면역학 8판

IMMUNOLOGY A SHORT COURSE

EIGHTH EDITION

대표역자
최태진

강호영 · 김병삼 · 김영상 · 김진경 · 이남경
이상명 · 이준희 · 장용석 · 조영준 공역

Richard Coico · Geoffrey Sunshine

JN443865

WILEY Blackwell

월드사이언스
worldscience.co.kr

면역학 8판

인쇄 | 2023년 1월 10일
발행 | 2023년 1월 20일

저자 | Richard Coico, Geoffrey Sunshine
공역자 | 강호영 · 김병삼 · 김영상 · 김진경 · 이남경
이상명 · 이준희 · 장용석 · 조영준 · 최태진
발행인 | 신정숙
발행처 | 도서출판 월드사이언스

주소 | 서울특별시 서초구 도구로 115 (월드빌딩 3층)
등록일자 | 1988년 2월 12일
등록번호 | 제 16-1601호

전화 | (02) 581-5811~3
FAX | (02) 521-6418
URL | http://www.worldscience.co.kr
E-mail | worldscience@hanmail.net

ISBN 978-89-5881-317-0

CONTENTS IN BRIEF

목차

저자에 대하여

Richard Coico는 뉴욕 브루클린에 위치한 SUNY Downstate Health Sciences University의 세포생물학 및 약학 교수이며, 임상전환과학연구소 소장이다. 그는 주요 공공 및 사립 학술 의학 센터에서의 교육 경력을 가지고 있으며, 그곳에서 의학 교육과정을 지도하였고, 수많은 의학 교육과정에 참여하였다. 그는 학과장 재직 기간 동안 의대 미생물 및 면역학 학과장 협의회(AMSMIC) 전임 회장이었으며, AMSMIC 교육 위원회 위원 및 위원장으로 활동하였다. 그의 경력 기간 동안 그의 연구 관심은 IgM과 함께 B-세포의 막 표면에 발현되는 IgD의 생리학적 역할 및 컴퓨터를 이용한 에볼라, 라싸 열 바이러스를 포함한 출혈열 바이러스에 대한 후보 백신의 탐색이었다.

기고 저자

Philip L. Cohen
Temple University School of Medicine, Philadelphia, Pennsylvania

Susan R.S. Gottesman
Department of Pathology, SUNY Downstate University of Health Sciences, College of Medicine, Brooklyn, New York

제8판 저자 서문과 감사의 글

*Immunology: A Short Course*의 8판은 적은 것이 많은 것(less is more)라는 우리의 원칙을 유지하고 있습니다. 7판이 발행된 이후로 면역 체계가 어떻게 발달하고 기능하며, 이러한 생리적 현상이 실패하거나 손상됐을 때 질병을 유발할 수 있는가에 대한 지식이 크게 확장되었습니다. 이러한 새로운 지식을 반영하기 위한 많은 중요한 업데이트 및 변경 사항이 이 판의 여러 장(새로운 장 포함)에서 나타납니다. 8판은 면역계의 세포와 기관(2장), 림프구 항원 수용체 유전자의 구조과 발현(8장), 실험 시스템과 방법(20장)에 대한 새로운 장을 포함합니다. B 및 T 세포 발달 활성화의 주제는 2개의 새로운 장에서 각각의 림프구 개체군을 다룹니다. 7판에 나온 다른 모든 장과 부록 섹션은 크게 업데이트되었으며, 특히 종양 면역학(18장)에 대한 장은 기고 저자 중 한 명(SG)이 완전히 새롭게 작성했습니다.

최근 면역학의 발전으로 인간의 면역 체계와 감염 및 면역 매개 질환의 메커니즘에 대한 더 나은 이해가 이루어졌습니다. 면역 체계는 병원체에 맞서 생존하기 위해 필수적입니다. 그러나 어떤 경우에는 병원체에 대한 면역 반응이 과도하여 해로운 결과를 초래할 수 있습니다(예: 염증 반응을 유발하는 사이토카인 폭풍). SARS-Cov-2라는 이름의 코로나바이러스로 인한 COVID-19 대유행은 소수의 감염된 사람에게는 잠재적으로 치명적인 사이토카인 폭풍과 관련이 있는 것으로 여겨지는 이러한 현상의 한 예입니다. 더욱이, 다수의 면역결핍 질환(예: 중증복합면역결핍증) 외에도 면역 매개 질환의 긴 목록이 확인되었습니다. 이러한 질병에는 천식, 알레르기성 질환, 접촉성 피부염, 전신성 홍반성 루푸스 등의 자가면역질환, 다발성 경화증, 제1형 당뇨병 등이 포함됩니다. 마지막으로, 크론병과 같은 급성 및 만성 염증성 질환과 이식된 장기, 조직, 세포의 거부 반응은 모두 면역 매개 질환 및 상태로 정의됩니다. 이러한 질병과 상태를 성공적으로 치료하거나 예방하는 것은 면역 체계와 병원체가 어떻게 상호작용하는지, 면역 체계가 어떻게 발달하고 조절되는지, 면역 체계가 본래의 생리적 기능을 수행하지 못할 때 손상을 일으키는 병리학적 기작은 무엇인지에 대한 기초적인 과학적 연구에 달려 있습니다.

7판 이후의 다른 발전에는 암 치료를 위한 새로운 면역 요법의 급증이 포함되었습니다. 수년 동안, 암 치료의 본질은 기본적으로 약리학적이었습니다. 이제 면역 기반 암 치료를 위한 세포 공학적 접근법 외에도, 많은 치료용 항체가 있습니다. 8판은 면역학 분야의 연구가 질병을 치료하기 위하여 백신과 100여 년 전 Paul Ehrlich가 처음 만든 용어인 다양한 면역 기반의 생물학적 마법의 총알을 이용하여 전염성 질병을 예방함으로써, 임상 및 중개 결과를 어떻게 만들어냈는지에 대하여 독자들에게 영감을 주고자 이러한 중요한 치료적 성공 중 일부를 강조하였습니다.

*Immunology: A Short Course*의 8판은 독자들에게 다양한 면역 매개 질병과 관련된 병태 생리학뿐만 아니라, 면역 체계의 생리학에 대한 현재 이해에 대한 명확하고 간결한 개요를 제공하고자 합니다. 주목할 점은 6판 발간 이후로 Susan Gottesman(SUNY-Downstate Health Sciences University, College of Medicine) 및 Warren Strober(NIAID/NIH) 박사의

중요한 동반 서적인 *Clinical Cases in Immunology*가 발간되었다는 것입니다. 우리는 이 두 권의 책이 만들어낸 시너지가 의대생 및 기타 의료계 학생들에게 진정한 자산이 될 것이라고 확신합니다.

저는 관용과 자가면역의 주제에 관한 12장을 업데이트한 Philip Cohen(Temple University School of Medicine) 박사 그리고 위에서 언급한 바와 같이 새로 작성된 종양 면역학에 대한 18장 및 면역결핍 장애 및 림프계의 종양형성이라는 제목의 16장 작성에 기여한 Susan Gottesman (SUNY-Downstate Health Sciences University, College of Medicine) 박사에게 깊이 감사드립니다.

이 책을 쓰는 동안, 아내 Lisa의 사랑스럽고 지속적인 지원에 감사하고 싶습니다. 그녀의 격려와 자극은 우리 아이들인 Jonathan과 Jennifer 이외에는 누구에게도 뒤지지 않습니다. 재능 있는 작가인 Jonathan과 새롭게 떠오르는 공중 보건 옹호자인 Jennifer 모두 어린이와 학생들 모두의 태도에서 가장 이상적인 조합인 인내심과 밝고 탐구심 있는 마음을 가진 축복받은 사람입니다. 마지막으로, 면역학 분야에 대한 저의 헌신과 열정에 큰 영향을 준 멘토인 G. Jeanette Thorbecke 박사님께 사후 감사를 올립니다.

이 책의 여러 이전 판을 공동 저술한 Geoffrey Sunshine 박사에게 특별한 감사를 전합니다. 이 판의 여러 장에 대한 그의 중요한 공헌과 내가 담당했던 장들에 대한 그의 비판적 조언은 이 판을 준비하는 동안 잊을 수 없었습니다.

마지막으로, 8판 출판에 도움을 준 John Wiley and Sons, Inc.의 직원들, 특히 James Watson, Holly Regan-Jones, Baskar Anandraj, Jennifer Seward에게 감사의 말을 전하고 싶습니다. 원고 준비에 도움을 준 비서, 사무 보조 및 기타 직원을 포함한 SUNY-Downstate Health Sciences University, College of Medicine의 동료들에게 특별한 감사를 드립니다.

Richard Coico
2021년 가을

교재 사용에 대하여

이 책의 특징

이 책에서는 다음과 같은 아이콘을 사용한다.

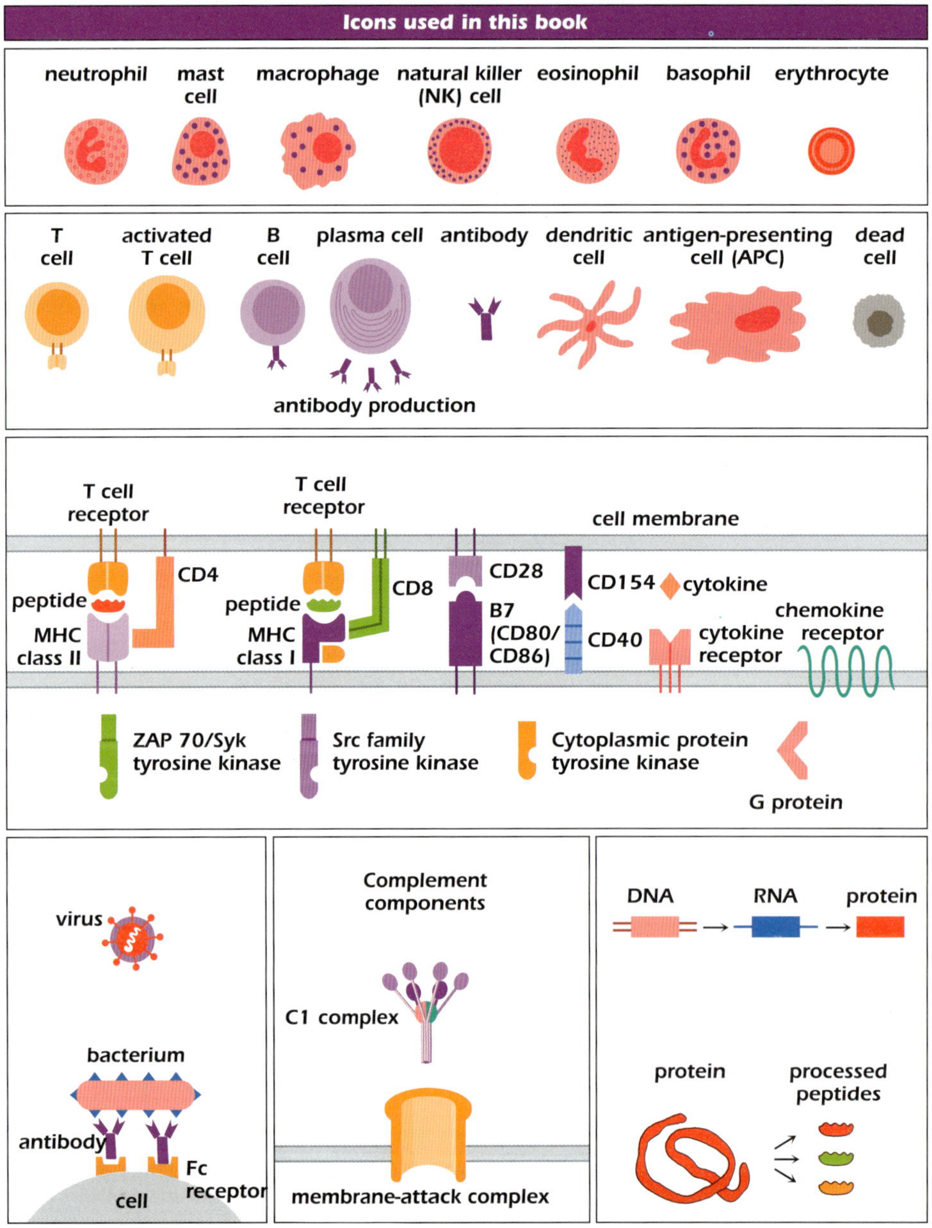

이 책은 다양한 사진, 그림자료, 표 등을 포함하고 있다.

표 2.3 선천 림프계 세포(ILC) 그룹과 그들의 시그니처 사이토카인들

그룹	생성하는 사이토카인
ILC1	IFN-γ Tumor necrosis factor(TNF)
ILC2	IL-4 IL-5 IL-13
ILC3	IL-22 IFN-γ

성 림프관을 통해 빠져나간다. 혈액 중의 림프구는 **모세관후 세정맥**(***postcapillary venules***)을 통해 림프절로 들어가고, **원심성 림프관**(***efferent lymphatic vessel***)을 통해 림프절을 빠져나가, 궁극적으로 **가슴관**(***thoracic duct***)으로 모이게 된다. 가슴관은 심장으로 혈액을 운반하는 **대정맥**(***vena cava***)에 림프구를 운반시키고, 이로 인해 림프구는 계속해서 재순환하게 된다.

비장도 비슷한 기능을 한다. 동맥혈에 존재하는 림프구는 문(hilus)을 통해 비장으로 들어가고 좁고 가지가 많은 소주동맥으로 들어간다(그림 2.4A). 소주동맥의 가장 먼 가지의 모세혈관은 림프절로 이어진다. 궁극적으로, 림프구는 소주정맥을 통해 정맥순환으로 돌아온다. 비장은 림프절과 마찬가지로 원심성 림프관을 갖고 있다. 림프구는 원심성 림프관을 빠져나가 전신으로 재순환되며, 구심성 림프관으로 되돌아온다(그림 2.1).

림프구의 다양한 림프 조직과 비림프 조직 사이의 이동과 이들의 회귀는 특정 지역의 **세포-부착 분자**(***cell-surface adhesion molecule, CAM***)와 그 수용체에 의해 정교하게 조

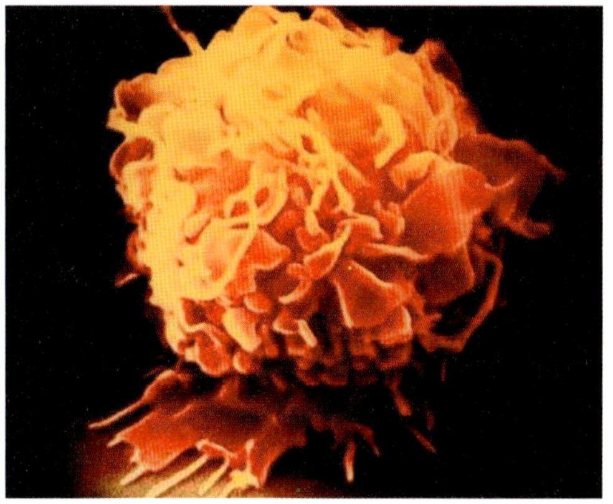

그림 2.13 주름진 막과 미세융모로 뒤덮여진 표면의 대식세포를 주사전자현미경으로 관찰한 사진 (x5200). Source: Reproduced with permission from J Clin Invest 117 [2007]

절된다. 세동맥 실질(paranchyma)에서 끝나는 비장을 제외하고, 혈액의 림프구는 일반적으로 **고내피세정맥**(***high endothelial venule, HEV***)이라 부르는 모세관후 혈관 지역의 혈관 내피세포를 관통해야만 한다. 이러한 과정을 **혈관외유출**(***extravasation***)이라고 한다. 재순환하는 림프구는 다른 혈관 내피세포는 그냥 지나치지만 림프 조직이나 염증 조직의 HEV에 존재하는 특정 수용체에는 선택적으로 결합한다. 나아가, 다양한 종류의 림프구와 HEV 사이의 보다 선택적인 결합을 통해서, 림프구의 다양한 림프 조직이나 비림프 조직으로의 이

여러분은 장별 복습문제를 통해 자신의 실력을 확인해 볼 수 있다.

복습 문제

각 질문에 대해 가장 알맞은 답 하나를 고르시오.

1. 다음 중 공통 림프계 전구세포로부터 유래되는 세포가 아닌 것은?
   A) 선천 림프계 세포
   B) NKT 세포
   C) B 세포
   D) T 세포
   E) 호중구

2. 다음 중 2차 림프기관에서 발견되는 B 세포에만 해당되는 것은?
   A) 전구 B 세포로 존재
   B) IgM만 발현
   C) 최종적으로 형질세포로 분화한다.
   D) 세포 증식

3. 림프절의 피질부 및 비장 동맥 주변 림프 조직의 말초지역에 위치한 배중심의 기능은?
   A) 미성숙 B 세포 및 T 세포의 발달을 돕는다.
   B) 손상된 적혈구를 순환계에서 제거한다.
   C) 줄기세포의 주된 원천으로서 조혈 기능 유지를 돕는다.
   D) 항원 자극 시 많은 수의 B 림프구 및 형질세포를 수용할 수 있는 바탕구조를 제공한다.
   E) NKT 세포의 분화 장소이다.

4. 림프절에서 혈액으로 림프구의 이동 순서를 정확하게 서술한 것은?
   A) 모세관후 세정맥, 원심성 림프관, 흉관, 심장으로 혈액을 운반하는 대정맥, 심장
   B) 모세관후 세정맥, 구심성 림프관, 흉관, 심장으로 혈액을 운반하는 대정맥, 심장
   C) 모세관후 세정맥, 원심성 림프관, 심장으로 혈액을 운반하는 대정맥, 흉관, 심장
   D) 모세관후 세정맥, 구심성 림프관, 심장으로 혈액을 운반하는 대정맥, 흉관, 심장

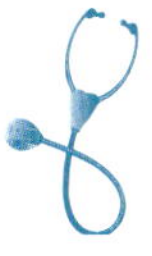

왼쪽 아이콘은 다른 도서에서 관련된 임상 사례를 찾아볼 수 있음을 의미한다. *Immunology: Clinical Case Studies and Disease Pathophysiology*, edited by Warren Strober (NIAID/NIH) and Susan Gottesman (SUNY-Downstate) (ISBN: 9780471326595; see http://bit.ly/ICCSDPsg).

역자 소개

강호영
부산대학교 자연대학 미생물학과

김병삼
울산대학교 생명과학부

김영상
충남대학교 자연과학대학 생화학과

김진경
대구가톨릭대학교 바이오메디컬학과

이남경
한국생명공학연구원 바이오신약중개연구센터

이상명
충북대학교 수의과대학

이준희
부산대학교 약학대학 미생물/면역학 전공

장용석
전북대학교 자연과학대학 생명과학부

조영준
대구대학교 과학생명융합대학 생명과학과

최태진
부경대학교 자연과학대학 미생물학과

1

면역계 개관

서론

오케스트라가 심포니를 아름답게 연주하기 위해서는 여러 연주자들의 악기가 전체 음악에 조화롭게 잘 기여하여야 한다는 것을 알 수 있다. 여러 면에서, 우리 몸에서 잘 조절되고 있는 면역계는 숙주 방어라는 항상성을 유지하는 데 있어 오케스트라 심포니와 비슷하게 작용한다. 하지만 셰익스피어가 말한 것처럼 "조율이 되지 않은 바이올린은 그저 소음에 불과할 뿐 아니라, 다른 연주자까지 망쳐버리고 만다!" (*Trolius and Cressida*). 이와 비슷하게, 조화가 안 된 면역계는 숙주를 해쳐 자가면역(autoimmunity), 암, 만성 염증을 유발할 수 있다. 다행스럽게도, 대부분 사람들의 면역계는 끊임없이 서로 조화와 조절을 통해 면역 세포 구성원들이 다른 기관과 협력하고 활동하게 함으로써 우리 몸을 건강하게 유지시킨다. 면역계는 처음 병원체를 접촉한 후 수 년 또는 수십 년이 지나서도 이를 기억하고 인식할 수 있다. 면역계는 우리 몸의 세포와 다른 종류의 세포를 구별할 수 있으며, 특정 병원체에 대해 어떻게 반응할 것인가 또는 전혀 반응하지 않을 것인가를 결정한다.

작가이자 과학자인 Lewis Thomas는 공생과 기생에 대한 에세이에서 자기(self)와 비자기(nonself)가 구별되는 조절/인식 작용이 작동되지 않는다면, 지구 상의 모든 생명체는 서로 합쳐져서 하나의 거대한 원형질체가 될 것이라고 기술하였다. 이러한 조절 기작은 생물 진화 초기부터 존재하였다. 세포들은 서로 협력하고 인식하는 공생 관계를 유지하기 위해 표지자(markers)를 진화시켰다. 예를 들면, 유전적으로 동일한 두 해면체 집단을 가까이 놓으면 서로 상대편 쪽으로 자라나서 융합하여 하나의 집단이 된다. 그러나 서로 다른 해면체 집단은 접촉한 다른 집단 세포를 파괴하는 거부 반응이 일어나 서로 떨어지게 된다.

식물계에도 비슷한 인식 기작이 있다. 자가수분을 하는 식물종에서 화분이 유전적으로 동일한 종의 암술머리에 떨어지면 화분관을 만들어 난자에 도달하여 수정할 수 있도록 한다. 그러나 화분이 유전적으로 서로 다른 종의 암술에 닿으면 발아가 되지 않거나 화분관이 분해된다. 반대로 타가수분을 하는 식물에서는 자기 표지가 있는 화분은 분해되지만, 비자기 화분은 발아하고 수정이 일어난다.

이러한 원시적인 인식 기작이 아직 완전하게 규명되지는 않았으나 세포마다 다른 세포 표면 분자와 결합하고 부착하는 분자를 갖고 있음이 분명하다. 분자 인식 기작은 다른 분자를 특이적으로 결합/인지하는 단백질을 이용하여 복잡한 면역 반응으로 진화하였다. 이러한 분자 인식이 자기와 비자기를 구별하는 면역 반응의 기본 원리이다. 이 책의 목적은 포유동물의 면역계가 어떻게 복잡하고 다양한 방법으로 이러한 분자인식 기작을 사용하는지를 설명하는 것이다.

아마도 면역학을 포함하여 다른 여러 의생명과학 분야의 발전에 가장 크게 기여한 것은 분자생물학 기술 발달일 것이다. 그러나 초기 면역학의 발전이 분자생물학의 기술 발전에 많은 기여를 한 것도 사실이다. 예를 들면, 특정 단백질 또는 cDNA를 분리하고 동정하는 면역학적 방법을 들 수 있다(6장). 이는 Köhler와 Milstein(1975)이 개발한 단클론항체

(monoclonal antibody) 기술에 의해 가능하게 되었다. 노벨상을 받은 그들의 업적은 모든 의생명과학 분야를 혁신적으로 발전시켰다. 종양-특이 항원에 대한 단클론항체는 인체의 종양 치료에 사용되고 있다. 이는 면역학이 의학뿐 아니라 농학, 식품학 등 전 과학 분야에 어떻게 기여할 수 있는가를 잘 보여주는 것이다.

인간 유전체 염기서열 분석 등 최근 면역학을 포함한 여러 의생명과학 분야는 매우 빠른 속도로 진보하고 있어 어떤 책에 실린 기술이나 내용은 책이 출판되기도 전에 이미 시대에 뒤떨어졌음이 밝혀지곤 한다. 그렇지만 새로운 개념도 과거의 개념을 완전히 대체하거나 부정하여 만들어지는 것이 아니며, 대부분 이미 존재하고 있는 정보를 바탕으로 성립된다는 사실을 간과해서는 안 된다. 이제 선천면역(선천면역)과 적응면역(획득면역)을 개괄하는 것부터 시작해보자. 이 두 면역현상은 우리가 숙주의 방어 기작을 쉽게 이해하는 데 방향타 역할을 해 줄 것이다.

선천면역과 적응면역

영어의 '*immunity*'는 인체를 이질적인 환경인자로부터 보호하는 기작을 의미하는데, 이는 "면제"를 뜻하는 라틴어 '*immunis*'에서 유래하였다. 여기서 말하는 환경인자란 미생물, 미생물에서 유래한 산물, 식품, 화학물질, 의약품, 화분, 동물의 털과 비듬 등을 말한다.

선천면역과 적응면역이 어떻게 상호작용하여 숙주가 병원체로부터 보호받는 면역 반응을 수행하는가를 알기 위해서는 먼저 면역계의 세포와 조직을 이해하여야 한다(3장). 아래에 선천면역계와 적응면역계에 대하여 간단히 요약하였고 이어 면역계 발달을 서술하였다.

선천면역

선천면역으로 불리기도 하는 선천면역(innate immunity)은 개체가 태어나면서부터 갖고 있는 모든 요소로 구성된다. 선천면역은 항상 존재하고 즉시 사용할 수 있기 때문에 짧은 시간 안에 외부 침입자로부터 숙주를 보호할 수 있다. 선천면역을 구성하는 주요 요소의 특징에 대하여는 3장에서 알아본다. 표 1.1에 선천면역계와 적응면역계의 특징을 요약하고서 서로 비교하였다. 선천면역계에는 신체 표면 및 신체 내의 여러 요소가 포함된다. 예를 들면, 피부, 점막, 기침 반사 작용 등이 외래(foreign) 인자를 효과적으로 방어할 수 있다. 화학인자, 예를 들면 pH와 체외로 분비된 지방산 등도 여러 미생물 감염에 효과적으로 대항할 수 있다. 또 다른 선천면역의 비세포적 요소로는 보체계(complement system)가 있으며, 이 주제는 4장에서 다룬다.

이 밖에도 선천면역을 구성하는 많은 요소가 있다. 발열, 인터페론, 백혈구에서 분비되는 여러 물질들, 미생물에 결합할 수 있는 패턴 인식 분자들(**내재 수용체**, Toll-유사 수용체; 3장 참조), 여러 혈청단백질들, 즉 β-lysin, 리소자임(lysozyme), 폴리아민, 키닌(kinin) 등이 포함된다. 이 모든 요소들은 병원성 침입자들을 직접 죽이거나 미생물에 대응하는 숙주 반응을 향상시킨다. 또 다른 선천면역 내부요소에는 대식세포(macrophage), 과립백혈구, 중추신경계의 미세교세포(microglia)와 같은 식세포들이 포함되는데, 이들은 숙주의 물리적, 화학적 장벽을 뚫고, 내부로 침입한 미생물들을 파괴하고 제거한다.

적응면역

생물 진화 과정에서 적응면역은 상대적으로 늦게 나타났으며, 오직 척추동물에만 존재한다. 인간은 외래 물질에 대한 면역

표 1.1 선천면역계와 적응면역계의 주요 특성

특성	선천면역	적응면역
특징	항원-비특이적 반응이 빠르다(분-시간 단위) 기억 없음	항원-특이적 반응이 느리다(일 단위) 기억
면역계 구성 요소	자연적 차단벽(피부, 점막 등) 식세포와 자연살해세포 수용성 인자(보체 등) 패턴 인식 분자	림프구 항원 인식 분자(B-, T-세포 수용체) 분비성 분자(항체 등)
주요 보호기작	염증 반응과 항바이러스 방어	항원 특이성과 일생 동안 지속되는 기억 반응

반응 능력을 타고나지만 외래 물질에 충분히 대응할 수 있는 면역을 갖기 위해서는 반응 능력을 가진 B 세포와 T 세포의 세포 수가 충분히 많아야 한다. 이는 항원-특이 수용체를 갖고 있는 림프구가 그 항원과 접촉하면 세포가 활성화되고 증식되어 일어난다. B 세포 또는 T 세포가 항원제공세포(APC)와 함께 항원의 자극을 받으면, 세포의 증식과 분화가 일어나 체액성 면역 반응을 담당하는 B-효과세포, 세포성 면역 반응을 담당하는 T-효과세포가 생성된다. 그러나 이 과정은 며칠부터 몇 주의 시간이 필요하다. 다행하게도, 세포성 및 비세포성 선천면역계는 외래 물질이 침입하고 불과 몇 분부터 몇 시간 안에 작동되어 외래 물질을 제거하거나 중화시킬 수 있다.

이러한 숙주의 방어 기작을 권투의 원투 펀치로 비유해 볼 수 있다. 선천면역계의 세포성, 비세포성 요소들은 항상 존재하고 있기에 초기에 재빨리 침입자를 제거하거나 침입을 차단할 수 있다. 그 후, 외래 물질에 반응하도록 항원-특이 수용체를 갖고 있는 적응면역 세포(B 세포, T 세포)가 작동하게 된다. 더구나, 이 세포들은 클론 팽창(clonal expansion)에 의해 세포 수가 증가하고(뒤에서 클론선택설을 설명함), 향후 동일한 항원이 침입하면 빠르게 반응하여 제거할 수 있는데, 이 현상을 **기억반응**이라고 한다. 이러한 과정을 통해 개체는 침입자에 대한 면역을 획득하여 동일한 침입자의 공격 또는 접촉에 대항할 수 있다.

현대 의학이 나오기 훨씬 전부터 사람들은 적응면역 현상을 알고 있었다. 치명적 질환인 흑사병이나 천연두에 걸린 후 회복된 사람들은 그 병을 앓지 않았던 사람들에 비해 훨씬 더 큰 저항성을 갖고 있다는 것을 몇 백 년 전부터 경험적으로 알고 있었다. 18세기 말 영국 의사인 Edward Jenner는 천연두에 대한 면역을 실험적으로 유도하여 적응면역을 재발견하였다. 만일 Jenner가 그 실험을 오늘날에 수행했다면 의사면허가 취소되고 의료소송에 휘말렸을 것이다. Jenner는 어린 소년에게 우두를 앓고 있던 여자의 고름을 접종하였다. 우두는 천연두와 유사하지만 천연두보다 증상이 양호하다. 얼마 후 그 소년에게 고의로 천연두 바이러스를 감염시켰지만 소년은 병에 걸리지 않았다! 우두가 보호 효과를 나타내었기에 적응면역을 유도하는 과정을 오늘날 **백신접종**(*vaccination*, 소를 뜻하는 라틴어 'vacca'에서 유래함)이라고 부르고 있다.

Jenner의 실험이 있은 후 약 100년이 지난 뒤 Louis Pasteur와 Paul Ehrlich에 의해 백신접종에 대한 개념이 확립되었다. 1900년에 이르러 면역은 미생물 자체뿐 아니라 미생물에서 유래된 산물로도 유도할 수 있다는 것이 밝혀졌다. 수없이 많은 자연 및 인공화합물들(금속, 저분자량의 화학물질, 탄수화물, 단백질, 뉴클레오티드)에 의해 면역이 유도될 수 있다.

적응면역을 유도하는 화합물을 **항원**(*antigen*)이라 부르는데, 이 명칭은 항체(antibody) 반응을 발생시키는(generation) 물질이라는 의미에서 유래하였다. 이제 우리는 항원이 항체 매개 면역 반응뿐 아니라 세포 매개 면역 반응도 일으킬 수 있다는 것을 알고 있다.

조혈작용(*hematopoiesis*)을 통해 면역계를 구성하는 B와 T 세포, 기타 다른 세포들이 기원한다. 이를 아래에 기술하였다.

조혈작용과 면역계의 발생

골수에 존재하는 **조혈줄기세포**(*hematopoietic stem cell*; *HSC*)는 자가증식하면서 모든 혈구세포를 생성한다(그림 1.1) 조혈작용은 배발생 초기에 난황낭과 대동맥 중배엽에서 일어나다가, 임신 3-4개월에는 태아의 간으로 옮겨가고, 최종적으로 골수에서 일어난다. 출혈 등에 의해 혈구세포가 과도하게 필요한 상황이거나 골수에 손상이 일어나면, 간과 비장이 골수외 조혈작용기관으로 작용한다.

그림 1.1에 나타낸 바와 같이, HSC는 공통 림프구전구세포와 공통 백혈구전구세포로 분화한다. 공통 림프구전구세포는 **림프구생성작용**(*lympopoiesis*)을 통해 림프구(B와 T세포)로 분화한다. 림프구전구세포는 또한 자연살해세포(NK세포), 수지상세포, 선천면역세포(ILC) 등으로 분화한다. 백혈구전구세포는 최종적으로 중성구, 호산구, 호염구, 적혈구, 단핵구(대식세포와 수지상세포로 추가 분화)로 분화된다. 백혈구전구세포는 또한 거핵세포로 분화될 수 있는데, 이는 복잡한 세포 리모델링을 거쳐 하나의 거핵세포로부터 수천 개의 혈소판이 만들어진다. 이 책의 뒤에서 우리는 각 조혈세포의 주요 특징과 림프구 발생의 주요 단계에 대해 설명할 것이다.

면역계는 각 조혈세포 집단을 모두 잘 활용하도록 진화하였다. 이미 지적한 바와 같이, 면역계 주요 요소를 논할 때 선천면역계부터 시작하여 적응면역계를 설명하는 것이 여러 면에서 편리하다. 따라서 이 두 요소의 상호관계를 이해하는 것이 중요하다. 이 두 요소는 서로 공통 조상세포를 가지므로 발생학적으로 서로 관련되어 있음이 분명하다. 기능적 측면에서 서로 관련되어 있음을 보여주는 좋은 예가 선천성 면역세포가 적응면역세포에 **항원제공**(antigen presentation)을 한다는 것이다. **항원제공세포**(antigen-presenting cell; APC)는 항원(예, 잡아먹은 세균 조각)을 T 세포에 제공한다. 뒤에서 상세히 설명하

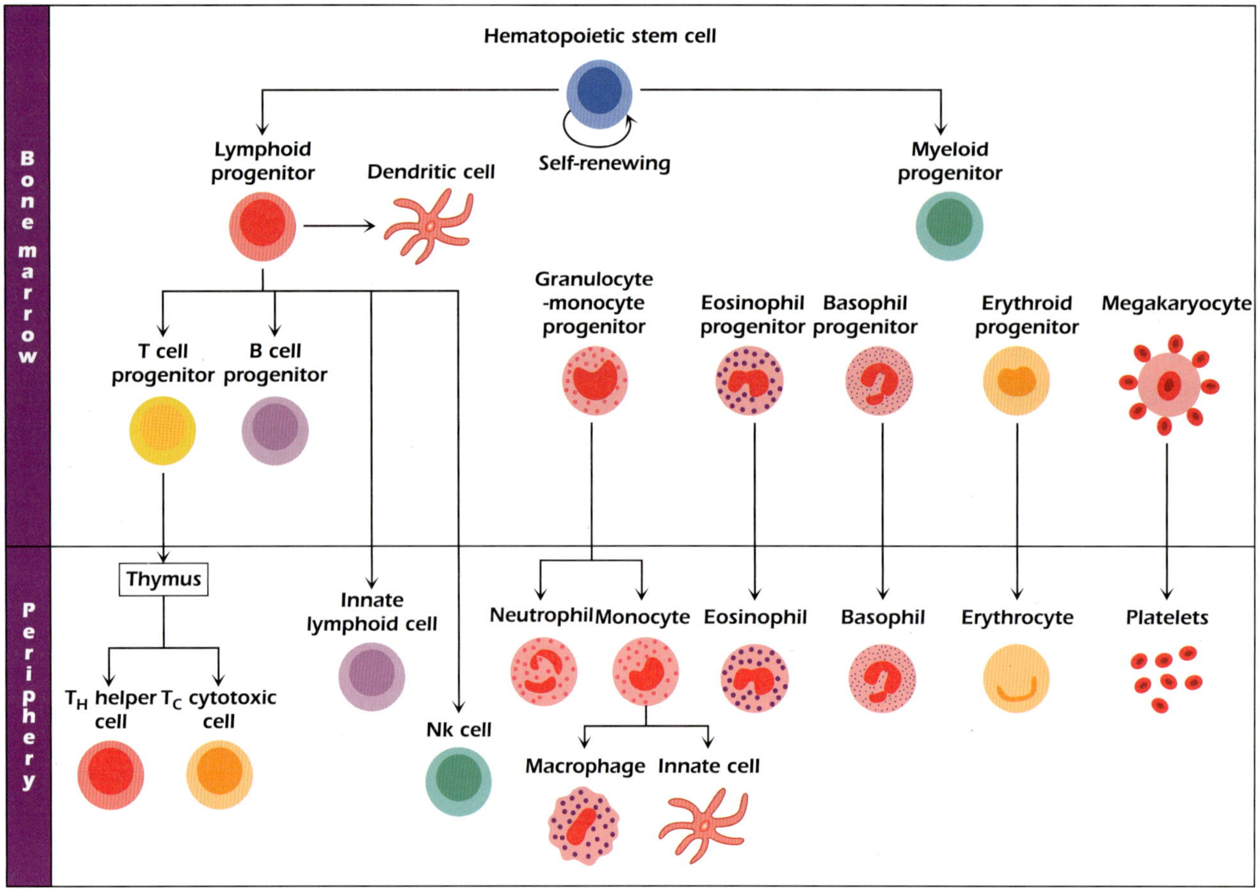

그림 1.1 자가증식하는 조혈줄기세포가 림프구와 백혈구전구세포로 분화한다. 이 세포들은 골수에서 계통특이적으로 분화한다. 이들 대부분의 세포는 골수에서 성숙한 후 혈류를 타고 말초기관으로 이동한다. 비만세포와 대식세포는 골수 밖에서 다시 분화한다. T 세포는 말초로 들어가기 전에 흉선에서 성숙한 T 세포로 분화한다.

겠지만, T 세포가 활성화되어 특정 반응을 수행하기 위해서는 표면에 특이 항원이 있는 APC와 상호작용하여야 한다.

클론선택설

1950년대에 면역학 역사에 있어 중요한 전환점이 되는 사건이 일어났다. 면역 반응의 항원특이성을 설명하기 위해 세포 수준에서 다윈의 진화론을 도입한 **클론선택설**이 등장한 것이다. Jerne과 Burnet(노벨상 수상), Talmage 등이 이 이론을 처음 제안한 후 현재는 정설로 받아들여진다. 클론선택설은 진정으로 면역학 분야에 혁명적인 영향을 주었다. 이 이론은 20세기 후반 연구자들의 면역계 연구 방법을 변화시켰으며, 모든 연구 분야에 막대한 영향을 미쳤다. 또한 이를 계기로 면역계를 구성하는 세포들의 활성화와 조절 기작을 분자 수준에서 이해하는 이론을 제시할 수 있게 되었다. 이 이론의 핵심을 아래에 기술한다.

앞서 말한 바와 같이, 면역 반응의 특이성은 B 림프구 및 T 림프구들이 특정 외래 분자(항원)를 인식하고, 이에 반응하여 이들을 제거하는 능력에 의해 형성된다. 이런 세포 클론들이 팽창되는 과정은 매우 효율적이지만, 드물게 돌연변이 또는 오류가 일어나 항원에 대한 결합 능력이 약하거나 항원에 결합하지 못하는 수용체를 가진 세포가 만들어질 수 있으며, 심지어는 자기-항원에 반응하는(autoreactive) 세포가 만들어질 수 있다. 정상 조건에서는 항원에 반응하지 못하는 세포는 제거되며, 생존하더라도 개체에 손상을 주지는 못한다. 또한 자가반응하는 세포는 면역계의 조절세포에 의해 억제되거나 클론이 소실되어 사라지게 된다. 이러한 조절 기작이 결여되면 자가면역 반응이 자주 일어나게 될 것이다. 림프구 발생 초기 과정에서 자기-항원에 대한 수용체를 가진 림프구가 만들어지지만, 이들 대부분은 제거되거나 기능적으로 불활성화된다. 이러한 림프구 발생 과정을 통해 항원 특이적인 반응을 하도록 프로그램된 성숙 림프구 레퍼토리가 만들어진다. 여기에는 숙주에 해를 주지 않으나 자가반응하는 수용체를 가진 림프구들도 포함되어 있다(그림 1.2). 자가면역 현상을 초래하는 환경 및 유전적 조건은 12장에서 다룬다.

이미 설명한 바와 같이, 면역계는 항원으로 작용하는 수많은 종류의 외래 물질을 인식할 수 있다. 어떻게 그처럼 수많은 항원에 대한 반응이 일어날 수 있을까? 자가면역 림프구 클론들이 불활성화되고 제거된다는 것은 이제 명확히 정립된 개념이며, 이외에도 클론선택설은 다음과 같은 이론을 제시하고 있다.

- 개체가 외래 항원과 접촉하기 이전부터 수없이 많은 특이성을 가진 T 림프구 및 B 림프구가 존재한다.
- 면역 반응에 참여하는 림프구는 표면 세포막에 항원-특이적 수용체를 발현한다. 항원이 수용체에 결합하면, 림프구는 활성화되고 여러 물질을 방출한다. B 림프구의 경우, 항원 수용체는 B-**세포 수용체**(***B-cell receptor***, **BCR**)이며, 활성화되면 항체의 형태로 세포 밖으로 분비된다.
- T 세포는 항원 수용체로 T-**세포 수용체**(***T-cell receptor***, **TCR**)를 갖는다. 활성화된 T 세포가 방출하는 물질은 B 세포와 달리 **사이토카인**(***cytokine***)이다. 사이토카인은 많은 세포들을 조절하여 효율적인 면역 반응을 일으킴으로써 항원을 제거한다.
- 하나의 림프구는 하나의 항원 특이성을 가진 세포막 수용체를 발현한다(그림 1.2). 이는 B 세포 및 T 세포에서 모두 동일하다.

위 사실은 개체가 외래 물질과 접촉하기 이전에, 세포 증식과 분화를 거쳐 수많은 항원에 대한 특이성을 갖는 세포 레퍼토리가 이미 개체에 형성되어 있었음을 나타낸다. 외래 항원이 개체에 도입되면 그 항원에 대한 특이성을 가진 세포들이 선택되어 항원과 결합할 수 있게 된다. 그림 1.2에서 B 세포에 적용된 것은 T 세포에도 동일하나 T 세포의 항원 수용체는 항체가 아니며 분비하는 분자도 항체와는 다르다.

아래의 클론선택설 명제는 어떻게 수많은 세포의 레퍼토리

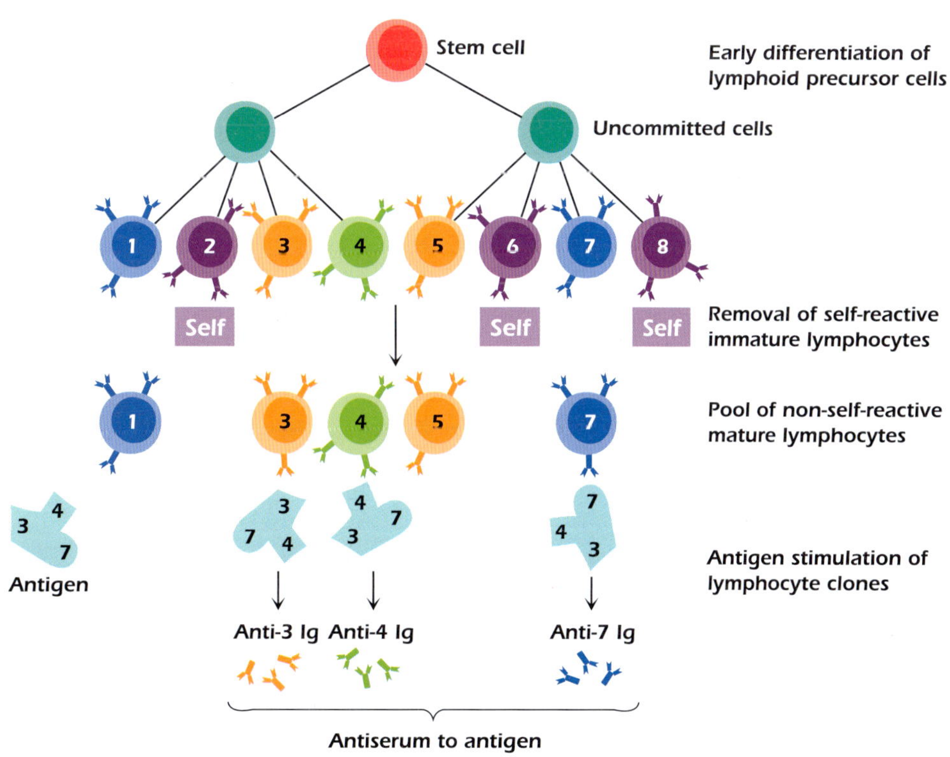

그림 1.2 항체 생산에 이르게 되는 B 세포의 클론선택설.

중 항원 특이성을 가진 특정 세포가 항원에 의해 선택되는지를 보여준다.

- 면역 반응을 하는 림프구의 세포막 수용체에 에피토프(epitope), 혹은 항원결정기라고 부르는 항원의 일부분이 결합한다. 이 항원결정기-특이적 수용체를 발현하는 세포는 적합한 조건에서 활성화되면, 증식하고 분화하여 클론을 형성한다.
- B 세포 클론에서서는 이 과정이 항원 특이성이 모두 동일한 항체 합성으로 나타난다. 대부분의 경우 면역 반응을 자극하는 항원은 매우 복잡한 분자이므로, 많은 종류의 항원결정기를 갖고 있고 그 각각의 항원결정기에 따라 특이적인 B 세포 클론을 활성화시킨다. 따라서 어떤 개체에 항원이 주입되면 그 항원의 여러 항원결정기 각각에 대한 항체가 각 클론으로부터 생성되어 항원이 갖고 있는 여러 항원결정기에 작용할 수 있는 다클론(polyclonal) 항혈청을 형성하게 된다.
- T 세포도 이와 유사한 방법으로 적합한 항원결정기 또는 항원결정기의 일부분에 의해 선택된다. 선택된 각 T 세포 클론들은 활성화되고 증식하여 동일 항원에 특이성을 갖는 클론을 형성한다. 따라서 항원에 대한 클론 반응이 증폭되고, 세포는 여러 종류의 사이토카인을 분비하게 된다. 나중에 동일한 항원과 다시 접촉하게 되면 많은 수의 세포 또는 클론이 활성화된다. B 세포처럼 항체를 합성하고 분비하는 대신 T 세포는 사이토카인을 합성하고 분비한다. 사이토카인은 수용성 매개 분자로서 다른 세포에 작용하여 세포의 성장, 활성화를 유도함으로써 항원 제거를 촉진하게 된다. 항원의 여러 다른 부위(항원결정기)가 각각 인식의 대상이 된다: 여러 다른 클론의 B 세포들이 항체를 생산하도록 자극함으로써 여러 다른 항원 특이성을 갖는 항체들로 구성된 항혈청을 형성한다; 동일한 항원에 존재하는 여러 항원결정기를 인식하는 T 세포들도 활성화되어 기능을 수행한다.

마지막 명제는 자기-항원을 인지하지만 반응하지 않는 현상에 대해 설명한다.

- 자기-항원이 순환하여 성숙 단계 이전의 발생 중인 림프계에 도달하면, 자기-항원을 인식하는 세포들이 제거되어 이후에는 자기-항원에 대한 면역 반응이 유도되지 않는다.

능동면역, 수동면역, 입양면역

적응면역은 면역화(접종)에 의해 유도되는데, 이는 다음 방법으로 얻어진다.

- **능동면역**(*Active immunization*)은 개체에 항원을 주입하여 면역화하는 것이다.
- **수동면역**(*passive immunization*)은 면역된 개체로부터 얻은 특정 항체를 면역되지 않은 개체에 주입하는 것이다.
- **입양면역**(*adoptive immunity*)은 면역 세포를 개체에 이식하여 면역화하는 것이다.

적응면역의 주요 특성

적응면역은 순환, 호흡, 생식 등의 다른 생리적 시스템과는 다르게, 다음과 같은 특징을 갖는다.

- **특이성**: 무작위적, 무차별적으로 작용하지 않고, 서로 다른 분자적 특성을 구별하여 특정 분자 구조에만 반응하는 특성을 말한다.
- **적응성**: 이전에 전혀 접촉하지 않은, 지구 상에 존재하지 않았던 분자를 만나도 이에 적응하여 반응할 수 있는 능력을 말한다.
- **자기/비자기 구별**: 면역 반응의 특이성을 나타내는 주요 특성이다. 이는 이질적인 외래 분자(비자기)를 인지하면서 반응하지만 자기 분자에 대해서는 반응하지 않는 능력을 말한다. 이 구별과 항원 인지는 표면에 항원특이 수용체를 갖는 특수 세포(림프구)에 의해 일어난다.
- **기억반응**: 신경계와 면역계에서 나타나는 특성이다. 면역계는 전에 접촉했던 외래 분자를 기억하고 있다가 동일한 외래분자를 다시 접촉하면 학습된 방법으로 더 신속히, 더 강하게 반응하는 것을 말한다. 면역학적 기억은 **이차반응**(***anamnestic response***, secondary response)으로도 불린다.

여러분이 이 책을 마칠 때쯤이면, 이러한 면역 반응의 특성을 세포 및 분자 수준에서 이해할 수 있을 것이다.

적응면역 반응의 세포

면역학은 숙주에 물질을 주입한 후 숙주에 생성된 산물을 관찰하는 경험적 학문에 오랫동안 머물고 있었다. 그러다가 면역 반응 산물을 검출하는 정량적 분석이 개발되면서 본격적인 면역학 학문 발전이 이루어지게 된다. 1950년대 림프구가 면역 반응을 주관하는 세포라는 것이 밝혀지면서 새로운 학문 분야인 세포면역학이 탄생하게 된다.

적응면역에 관여하는 세포들을 정의하는 편리한 방법 중 하나가 적응면역세포를 B 세포와 T 세포 2개로 나누는 것이다. 이는 매운 단순화시킨 정의이지만 적응면역 반응을 기능적 측면에서 단순하게 나눈 것이다. B 세포와 T 세포는 모두 공통의 림프구 전구세포에서 유래하지만 서로 다른 발생경로를 따라 다르게 분화된다(8-10장에 기술). 간단히 요약하면, B 세포는 골수에서 발생한 후 성숙하며, T 세포는 골수에서 발생한 후 흉선에서 주요 성숙 과정이 진행된다.

항원제시세포(***Antigen-presenting cells*; APC**), 즉 대식세포와 수지상세포 같은 세포들은 적응면역계를 구성하는 제3의 세포군이라 할 수 있다. 비록 이런 세포들은 자기 자신은 항원-특이적 수용체를 갖고 있지 않지만 항원을 처리한 후, T 세포의 항원-특이적 수용체에 항원을 제시할 수 있다. APC는 세포 표면에 T 세포와 상호작용하는 많은 분자를 발현하고 있다. 그 분자 중 하나인 주조직적합성복합체(major histocompatibility complex; MHC) 분자는 8장에서 설명한다. MHC 분자는 개체 집단에 다형적(polymorphic)으로 존재하는 유전자에 의해 암호화된다. 지금은 MHC 분자의 생리적 역할이 T 세포와 APC의 상호작용임을 잘 알고 있지만, MHC 분자는 임상에서 장기이식의 성공과 실패를 좌우하는 유전자로 먼저 알려졌다. 사실 이러한 임상 관찰에 의해 MHC 분자가 발견되었으며, 현재의 조직 적합성이라는 분자 명칭도 이 특성을 반영한 것이다. APC는 단백질 항원을 세포 내에서 분해하여 만들어진 펩티드를 MHC 분자에 탑재한 후 이를 세포 표면에 막단백질로 표현한다.

호중구(neutrophil)와 비만세포(mast cell) 같은 세포들도 적응면역 반응에 참여한다. 사실상 이 세포들은 선천면역 반응과 적응면역 반응에 모두 관여한다. 이 세포들은 특정 항원에 대한 수용체를 갖고 있지 않지만 여러 물질에 의해 활성화될 수 있으며, 숙주 방어에 참여하는 세포 네트워크의 주요 구성원으로 종종 강력한 면역 조절 능력을 나타낸다.

체액성 면역 및 세포성 면역

역사적으로 보면, 적응면역은 크게 두 갈래로 나뉘어 왔다. 즉, B 세포가 매개하는 체액성 면역과 T 세포가 매개하는 세포성 면역이다. 오늘날, B 세포와 T 세포는 서로 고유하면서도 상호보완적인 분자적, 기능적 역할을 맡고 있으며, 두 세포는 여러 단계에서 중요한 상호작용을 하고 있음이 밝혀지고 있다. 1950년대에 Robert A. Good은 선천성 유전 결함으로 흉선이 결핍된 사람의 면역 상태를 기술하면서 "자연에 의한 실험"이라는 용어를 사용하였다. 흉선 조직이 발생하지 않아 흉선이 없는 마우스(인간의 ***DiGeorge* 증후군**과 유사함)는 T-세포가 결핍되어 있으며, 또한 B-세포 기능도 비정상이다. 그 원인을 현재 분자적으로 잘 설명할 수 있다. T 세포의 도움이 없으면 B 세포는 정상적인 항체 반응을 나타낼 수 없으며, 특히 면역글로불린의 클래스 전환이 일어나지 않는다(9장 참조). T 세포는 B 세포의 증식과 분화 각 단계를 조절하는 사이토카인을 합성, 분비하는 등 여러 방법을 사용하여 B 세포 반응을 돕는다(11장 참조).

체액성 면역

B 세포 표면에 발현된 항원-특이적인 면역글로불린(Ig) 분자(B-세포수용체; B-cell receptors [BCR])에 항원이 결합하면, B 세포가 활성화되고 항체를 분비한다. B 세포의 표면에는 항원 특이성이 모두 서로 같은 약 100,000개의 BCR 분자가 발현되고 있다. 항원에 의해 BCR 분자가 서로 교차결합하게 되면 B 세포에 Ig 분자를 합성하고 분비하기 위한 신호가 전달되는데, 이로써 숙주가 항원을 제거하기 위한 항체 반응을 본격적으로 시작한다. 항체들은 이질적인 여러 혈청 글로불린 분자들의 혼합물인데, 각각은 모두 각각의 특징 항원에 결합하는 능력을 갖고 있다. 항체 활성이 있는 혈청 내의 모든 글로불린을 면역글로불린이라 한다(6장 참조). 항체 분자들은 공통적인

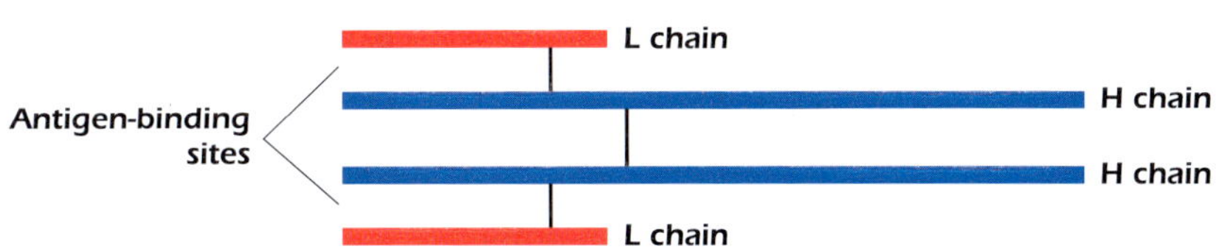

그림 1.3 2개의 중사슬(H)과 2개의 경사슬(L)로 이루어진 전형적인 항체 구조. 항원과 결합하는 부위가 표시되었다.

구조 특성을 갖고 있으며, 다음 두 가지 기능을 할 수 있다: (1) 특정한 구조적 특징을 가진 항원(항원결정기)을 인식하고 결합한다. (2) 항원과 결합한 후 공통적인 생물학적 작용을 나타낸다. 면역글로불린 분자는 2개의 동일한 경사슬(L 사슬)과 2개의 동일한 중사슬(H 사슬)이 이황결합으로 연결된 구조이다(그림 1.3). 항원과 결합하는 부위는 H 사슬과 L 사슬의 아미노-말단 부위로 구성된다. 따라서 H_2L_2로 구성된 면역글로불린 분자는 대칭 구조이며, 동일 항원 분자 또는 다른 항원 분자에 존재하는 두 개의 서로 동일한 항원결정기에 결합할 수 있다.

서로 다른 면역글로불린 분자들은 항원 결합 부위가 서로 다른데, 가장 중요한 차이는 H 사슬의 종류가 서로 다를 수 있다는 점이다. 5종류의 H 사슬(γ, μ, α, ε, δ)이 존재한다. 항체가 갖고 있는 H 사슬의 종류에 따라 항체는 IgG, IgM, IgA, IgE, IgD 등 5종류(클래스)로 나뉘고, 각 클래스는 독특한 생물학적 활성을 나타낸다. 예를 들면, IgG는 태반을 통과하여 모체의 면역을 태아에 전달하는 항체이며, IgA는 눈물, 침 등 분비물에 존재한다. 서로 다른 5종의 항체가 항원에 대해 동일한 특이성(항원 결합 부위)을 가지면서 서로 다른 작용(생물학적 효과기)을 나타낼 수 있다. 항원-항체 결합은 비공유결합-수소결합, 반데르발스 힘, 소수성 상호작용- 등 여러 약한 결합에 의해 이루어진다. 이런 결합력은 매우 약하므로 성공적인 항원 항체 결합이 일어나기 위해서는 자물쇠와 열쇠처럼 일정 지역이 서로 잘 밀착되어야 한다.

T 세포의 도움 외에 선천면역계의 비세포성 인자인 **보체계**(complement system)도 항체의 기능 활성화에 필수적인 역할을 한다(4장 참조). 항원-항체 결합 반응은 일련의 혈청 효소단백질들로 구성된 보체계를 활성화시킨다. 그 결과 미생물이 표적인 경우 미생물의 용균작용과 식세포에 의한 식세포작용이 증가한다. 또한 보체계 활성화는 선천면역계의 세포이면서 활발한 식세포 활성을 가진 다형핵백혈구(PMN), 즉 호중구를 불러들인다.

세포성 면역

항체에 의해 일어나는 체액성 면역 반응과는 다르게, 세포성 면역 반응은 T 세포가 매개한다. 그러나 이는 세포성 면역을 너무 단순하게 정의한 것이다. 왜냐하면, 병원성 미생물 등 외래 항원을 제거하는 세포에는 병원체 특이적인 TCR을 가진 T 세포와 내재 수용체를 갖고서 사이토카인에 의해 활성화되는 식세포가 모두 포함되기 때문이다(그림 1.4). 체내를 순환하는 수용성 항체를 생산하는 B 세포와 달리, T 세포는 항원 특이성이 동일한 약 10^5개의 항원 수용체(TCR)를 발현하며, 직접 항원을 제시하는 APC로 이동하여 동계 세포-세포 상호작용을 한다(8장, 11장 참조). 활성화된 T-세포는 사이토카인과 같은 수용성 인자를 분비하는데, 사이토카인은 항체와 달리 항원 특이적으로 작용하지 않는다.

T 세포에는 특정 항원결정기(에피토프)에 동일한 특이성을 갖고 있으면서도 형태학적으로 구별되며, 서로 다른 작용을 하는 몇몇 아종(subsets) T 세포들이 존재한다. 이는 항체가 특정 항원결정기에 동일한 특이성을 갖고 있지만 생물학적 활성은 서로 다른 여러 면역글로불린 클래스를 가질 수 있는 것과 유사하다. 주요 T 세포 아종을 살펴보면, CD4 분자를 발현하는 조력 T 세포(T_H 세포), CD8 분자를 발현하는 세포 독성 T 세포(T_C 세포)가 존재한다. 조절 T 세포(T_{reg} 세포)는 억제 기능을 갖는 T 세포 아종이다.

여러 T 세포 아종에 의해 수행되는 작용을 살펴보면 다음과 같다.

- **B 세포 도움.** T_H 세포는 B 세포를 도와서 항체 생성을 증가시킨다. T_H 세포는 여러 사이토카인을 분비하여 B 세포 활성화를 돕는다. 앞에 설명한 바와 같이, 사이토카인은 B 세포의 증식과 분화를 조절하는 수용성 매개 분자이다. 사이토카인에 대한 추가 정보는 11장에서 설명한다.
- **염증 효과.** 활성화되면, 특정 T_H 세포는 단핵구(monocyte) 및 대식세포의 이동과 활성화를 유도하는 사이토카인을 분비하여 염증 반응을 유도한다(15장).
- **세포 독성 효과.** 그림1.1에 도식된 바와 같이, T 세포는 크

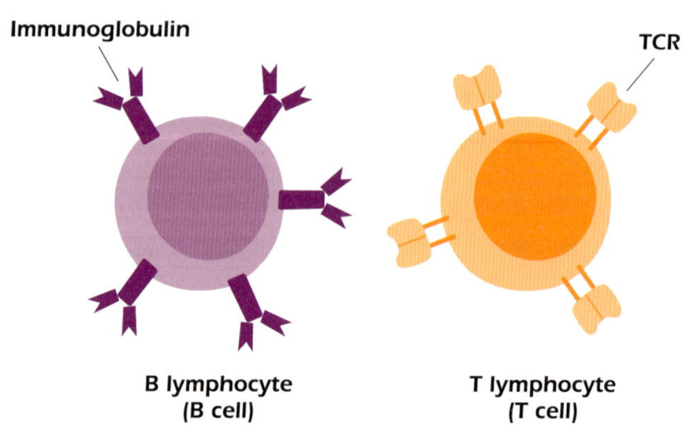

그림 1.4 항원 수용체; B 림프구 및 T 림프구 표면에 막관통 분자로서 발현된다.

게 아래에 기술한 조력 T 세포(T_H 세포)와 세포독성 T 세포(cytotoxic T cells; T_C 세포)로 나뉜다. 명칭에 나타난 바처럼, T_C 세포는 다른 세포에 세포 독성 효과를 나타내는데, 이 현상은 뒤의 장에서 자세히 기술한다. T_C 세포는 특정 표적 세포와 접촉한 후 표적 세포에 치명적인 손상을 유도하여 살해하는 세포 독성 살해 세포이다. 세포 독성 T 세포(T cytotoxic; T_C)로 명명되었다. T_H 세포와 달리, T_C 세포는 CD8 분자를 발현하므로 $CD8^+$ 세포라고도 한다.

- **조절 효과.** T_C 세포와는 다르게, T_H 세포는 면역 반응을 조절하는 중요 역할을 수행한다. T_H 세포를 특징짓는 다른 특성은 막단백질로 CD4 분자를 발현하는 것이다(따라서 $CD4^+$ 세포로 불린다). 또한 T_H 세포는 분비하는 사이토카인의 종류에 따라 서로 다른 아종으로 더 분류할 수 있다. 다음 장에서 논의하는 바와 같이, 이 아종은 T_H1, T_H2 등으로 세분화되며 분비하는 사이토카인을 활용해서 고유한 조절작용을 한다(11장). T_H1 세포와 T_H2 세포는 서로 상대편을 음성적으로 조절한다. 또 다른 T_H 세포로는 CD4와 CD25 분자를 함께 발현하는 조절 T 세포(T_{reg})가 있다(CD25는 IL-2 수용체 일부인 α 사슬이다). 12장에 $CD4^+/CD25^+$ 세포의 조절작용과 자가면역 억제 작용에 대해 서술한다.
- **사이토카인 효과.** 각각의 T 세포 아종(주로 T_H 세포)에서 생산된 사이토카인은 여러 림프계 및 비림프계 세포에서 많은 효과를 나타낸다. 따라서 T 세포는 여러 세포와 직간접적으로 의사소통 및 상호협력 작용을 수행한다.

그 동안 면역학자들은 항원에 의해 활성화된 세포들이 다양한 효과를 나타낸다는 것을 인지하고 있었다. 그러나 최근에 이르러서야 항원에 의한 활성화 과정과 다른 세포와의 상호작용에서 일어나는 복잡한 분자적 과정을 비로소 이해하기 시작했다. 오늘날 우리는 TCR과 항원이 단순 결합하는 것만으로는 T 세포 활성화가 일어나지 않는다는 사실을 알게 되었다. 항원-특이적인 T 세포가 활성화되기 위해서는 적어도 두 가지 신호가 필요하다. 신호 1은 TCR과 APC에 의해 제공되는 항원과의 결합신호이다. 신호 2는 공동자극분자에 의한 신호로서 IL-1, IL-4, IL-6 등 사이토카인이나 APC 표면에 발현된 CD40, CD86 분자에 의해 전달된다(11장). 최근에는 신호 1이 약할 경우 미생물 산물(감염성 비자기 분자), 손상된 자가 조직(Matzinger의 '위험가설') 등 신호 1의 신호를 증가시키는 물질도 공동자극분자에 포함시키고 있다.

일단 T 세포가 최적의 신호를 받아 활성화되면, 일련의 사건들이 일어나 활성화된 세포가 사이토카인을 합성하여 분비한다. 이어서, 이 사이토카인이 여러 세포에 존재하는 세포 표면 수용체에 결합하여 이 세포들의 활성을 변화시킨다.

면역 평형

지금까지 적응면역계의 체액성 면역과 세포성 면역의 반응은 서로 분리되어 있고 각기 다른 구성요소를 갖는 것으로 논의되어 왔다. 그러나 두 면역 반응은 우리 몸에 침입한 병원체 또는 외래 분자에 대한 반응에서 선천면역계와 상호작용할 뿐 아니라, 두 면역 반응 상호 간에도 서로 상호작용한다는 것을 이해하는 것이 중요하다. 이 모든 것은 침입한 항원을 신속히 제거하여 숙주의 생존 확률을 최대한 높이는 동시에, 자기 자신에 대하여 발생하는 면역 반응으로부터는 숙주가 보호받기 위한 것이다. 서론 시작에서 지적한 바와 같이, 정상적으로 조절되는 면역계는 숙주 방어라는 측면에서 끊임없이 항상성을 유지하기 위해 노력하고 있다. 복잡한 여러 요소들이 어떻게 우리 면역계가 항상성 또는 면역균형을 이루는가에 영향을 미친다. 여기에는 개체의 유전형, 음식물, 환경 조건, 스트레스에 대한 신경생리, 정신건강 등도 포함된다.

최근 **장내세균**(*microbiome*)의 장-신경-면역계 항상성에 대한 역할이 주요 연구 분야로 부상하고 있다. 장에 서식하는 장내세균총은 우리의 점막(장) 면역계 유지에 매우 중요하다. 예를 들어, 장 장벽 기능이 정상이면 우리는 장내세균과 공생관계를 유지한다. 그러나 장 장벽 기능이 비정상이 되면 장-신경-면역계 조절 이상 또는 장내세균총 이상이 일어난다. 이러한 현상은 스트레스가 높거나, 식습관 변화 또는 다른 생활습관 변화가 일어날 때 나타난다. 장 장벽 기능 이상은 면역 불균형을 가져와 만성염증, 자가면역, 과민반응 질환을 나타내게 된다. 장벽 투과성 증가로 초래되는 구체적 질환으로는 제2형 당뇨, 염증성 대장염, 정서불안 등을 예로 들 수 있다.

장내세균은 성인의 면역 항상성뿐 아니라 신생아의 면역계 발생과 질환 병리 발생에도 중요함이 알려지고 있다. 산업화가 잘된 나라에서는 과민반응과 여러 면역 관련 질환이 증가하는데, 이는 유아기에 미생물과의 접촉이 적어 정상적으로 면역계가 발달되지 않기 때문이라고 추측되고 있다. 이 개념을 위생 가설(hygiene hypothesis)이라고 한다. 신생아의 출생 초기 6개월 동안 특정 병원체 연관 분자 패턴과의 접촉을 통해 점막면역계 발생과 같은 장벽 성숙이 일어난다고 생각된다.

면역 반응에서 다양성 생성 기작

최근의 면역학 연구에서 가장 큰 성과는 분자생물학과 면역학이 성공적으로 결합한 결과이다. 그 이전까지 세포면역학의 발전으로 거대하고 다양한 면역 반응 특이성을 유발하는 세포에 대한 규명이 이루어졌지만, 어떤 종에서 각 개체가 갖고 있는 특이성과 다양성을 가능하게 하는 유전적 기작에 대해서는 잘 알 수 없었다. 이 논점을 요약하면 다음과 같다.

- 여러 계산 결과에 의하면, 면역 반응을 일으킬 수 있는 서로 다른 특이적인 항원 수는 약 10^6-10^7개이다.
- 각 특이 항원에 대해 항체나 TCR의 형태로 반응이 일어나고, 항체, TCR 분자 각각이 단일 유전자에 의해 암호화된다면 사람마다 10^7개의 유전자가 필요하다(항체 1종류당 유전자 하나). 한 개체가 어떻게 10^7개의 유전자를 면역계에 사용할 수 있는가? 이렇게 많은 양의 DNA가 어떻게 세대에서 세대로 유전될 수 있는가?

세포가 적은 양의 DNA를 가지고서 수많은 다양한 BCR 분자를 생산할 수 있는 유전적 기작이 S. Tonegawa(1987년 노벨상 수상)와 P. Leder의 분자생물학 방법을 이용한 선구자적 연구로 밝혀지게 되었다.

자연이 진화시킨 이 방법은 유전적 재조합의 하나로, 여러 개의 작은 미니 유전자들을 재조합하여 완성된 유전자 하나를 만들고, 이 유전자로 단백질 분자를 암호화하는 것이다. 적은 수의 미니 유전자 세트를 무작위적으로 재조합하는 방법으로 한정된 수의 유전자 조각으로부터 수많은 항원에 특이적인 수용체 분자 레퍼토리를 만들 수 있다. 이 내용은 7장에서 자세히 다룬다.

먼저 발견된 유전적 재조합 방법으로 B 세포에서 분비되는 항원 특이적 항체 분자 또는 B세포 수용체(BCR) 종류가 무한히 다양하게 존재할 수 있다는 사실이 규명되었고, 이어 TCR의 다양성도 유사한 기작에 의해 만들어진다는 것이 알려졌다. 항체와 BCR의 다양성 생성 기작은 이 책의 9장에서, TCR의 다양성 생성 기작은 10장에서 설명한다. 유전자를 분석하고 한 세포의 유전자를 다른 세포로 이동시킬 수 있는 여러 분자생물학적 기술이 도입되면서 면역학 분야에 커다란 진보가 이루어졌다고 할 수 있다.

면역학의 유용성

지금까지 우리는 면역학의 이론적 측면만을 고려하였지만, 면역학을 실생활에 적용하는 것은 개인의 생존에 매우 중요하므로 학생 교육 과정에 반드시 포함되어야 한다.

면역학 분야는 20세기 중엽 폴리오 백신이 성공적으로 사용되면서 각광을 받기 시작했다. 오늘날 백신은 소아 감염질환-홍역, 볼거리, 수두, 백일해, 소아마비, 파상풍 등-을 선진국에서는 대부분 근절시켰다. 장기 및 조직 이식 거부 반응, 관용 등이 일어나는 기작에 관한 면역학 분야가 발달하면서 심장, 간, 췌장, 콩팥 등 생명을 살리는 장기 이식이 성공하고 있다. 특히 최근에는 단일 클론 항체가 임상에서 진단, 수술 계획, 직접(암세포 특이적) 암치료, 간접(면역계 표적) 암치료 등 암의 진단과 치료에 이용되면서 면역학이 대중의 뜨거운 관심을 받고 있다. 1984년 Köhler와 Milstein이 단일 클론 항체 개발로, 2018년에 James Allison이 종양 자체보다 면역계를 표적으로 암을 효과적으로 치료하는 기술 개발로 노벨상을 수상한 것을 유념할 필요가 있다.

선천면역계와 적응면역계는 감염성 질환에 대한 예방과 치료에 중추적 역할을 하고 있으며 의심의 여지없이 개인의 생존에 필수적인 요소이다. 1800년대에 Metchnikoff는 식균세포가 병원체에 대한 인체의 최일선 방어기작이며, 병원체 감염에서 나타나는 염증 반응은 병원체로부터 숙주를 보호하기 위한 것이라는 가설을 제안하였다. 실제로, 선천면역계가 일상에서 마주치는 대부분의 병원체를 탐지하고 제거한다. 우리는 이제 선천면역 반응이 적응면역 반응과 공조하여 항원-특이적인 효과기(effector) 기작을 만들어 침입한 병원체를 죽이거나 제거한다는 것을 알고 있다. 19장에서 미생물에 대한 면역계의 반응 기작과 이러한 기작을 면역 예방에 어떻게 사용하는지에 대하여 다룰 것이다.

감염성 질환에 대한 백신은 질환 예방에 매우 효과적으로 작용하고 있는 방법이다. 폴리오수막염을 유발하는 바이러스에 대한 예방접종은 치명적인 이 질환의 발생률을 급격히 감소시켰다. 실제 과거에 만연했던 천연두는 지구 상에서 완전히 사라졌다. 1972년에 마지막 천연두 환자가 보고된 후로 자연에서 천연두 바이러스 전파는 더 이상 일어나지 않았다. 그러나 불행히도 천연두와 몇몇 다른 감염성 병원체가 생물학무기로서 사용될 우려를 자아내고 있다. 다행히 공공 예방접종을 통해서 무기화된 미생물 제재의 위협을 막아내거나 축소시킬 수 있을 것이다.

면역 반응에 의한 개체 손상

면역 반응이 개체의 생존에 필수적이라는 것은 명약관화하다. 외래 물질에 대해 발생하는 적응면역은 침입하는 물질을 제거하기 위한 목적이다. 이 과정에서 비특이적으로 작용할 수 있는 성분이 발생하는 경우 개체의 조직 손상이 수반될 수 있지만, 일반적으로 이러한 손상은 일시적이며 침입자가 제거되자마자 우리 몸은 정상으로 돌아간다.

그러나 체내에 들어온 의약품, 꽃가루, 곤충 성분 등 이물질을 제거하기 위한 면역 반응이 오히려 개체에 심각한 병리적 손상을 가져와서 심할 경우 죽음에 이르는 경우가 있다. 이러한 과도한 면역 반응을 통칭하여 **과민 반응**(***hypersensitivity reactions***) 또는 **알레르기 반응**(***allergic reactions***)이라고 부른다. 이런 질환들의 기본 원리를 이해하는 것은 질환의 치료와 관리에 필수적일 뿐 아니라 정상 면역 반응에 대한 지식 이해에도 공헌하게 된다. 왜냐하면, 정상과 과민 면역 반응 모두 동일한 기작을 사용하기 때문이다. 다만 과민 반응에서는 이 기작이 잘못된 방향으로 나아가거나 조절되지 않는 것이다(13-15장).

면역 반응의 복잡성과 개체에 손상을 유발할 가능성을 고려하면, 다른 생리 반응과 마찬가지로 면역 반응은 잘 조절되어 진행되어야 한다. 이런 조절 기작은 여러 경로를 사용하는 다중적 조절이며, 수용성 분자, 세포-세포 상호작용 등에 의한 피드백 조절로 반응을 증가 또는 감소시킨다. 면역 반응의 최종 목적은 항상성을 유지시키는 것이다. 즉, 시스템이 외부 침입자에 의해 흐트러지면 침입자를 제어하기 위해 필요한 만큼의 반응만 발생한 후 곧 평형상태로 돌아온다; 다른 말로 하면 면역 반응이 차단된다. 그러나 특정 침입자에 대한 기억은 남아 있어서 동일한 침입자가 다시 오면 반응이 더 빠르고 강력하게 일어난다.

선천성 유전적 결함, 호르몬 불균형, 병원체 감염 등으로 인해 이러한 조절 기작이 파괴되면 재앙이 초래된다. AIDS가 좋은 예이다. AIDS는 면역 반응을 조절하는 T 림프구에 바이러스가 감염하여 일어난다. 인간면역결핍바이러스(HIV)가 면역 반응에 필수적인 T 세포 아종 중 하나에 감염하면 T 세포의 발생과 기능이 낮아져서 면역결핍에 이른다. 정상인에게는 무해한 기회성 미생물 감염에도 AIDS 환자는 속수무책이 된다. 자기-항원에 대한 면역 반응을 방지하는 것도 면역 반응의 중요한 조절작용 중 하나이다. 만약 면역조절작용이 잘못되면 자기 조직에 대한 면역 반응이 일어난다(13장). 이러한 면역 반응을 **자가면역**(***autoimmunity***) 반응이라고 하며, 관절염, 갑상선염, 당뇨 등 여러 난치성 질환의 원인이 된다.

면역학의 미래

학생들이 미래의 면역학을 엿본다면, 미래에는 면역학이 분자생물학과 정보과학을 활발히 응용하는 매우 흥미로운 분야라는 것을 알 수 있을 것이다. 백신 개발과 면역 반응 조절 분야 등 몇 가지 예를 들어 보자. 백신을 만들기 위해 약독화 바이러스, 박테리아 등을 힘겹게 배양하기보다 병원체에 특이적인 단백질 서열 데이터와 컴퓨터(생물정보학)를 이용하여 백신 후보가 되는 펩티드를 찾아내는 것이 가능하다. 또한 백신 단백질을 암호화하는 유전자를 갖는 DNA 또는 RNA 백신 개발은 기존의 백신 개념을 혁신할 수 있다. 병원체가 갖는 유전자, 단백질, 또는 단백질의 일부 펩티드를 규명하여 다양한 생물학적으로 중요한 화합물에 대한 백신을 디자인할 수 있다.

또 다른 유망한 분야 중 하나는 면역 반응과 연관된 세포 활성을 증가시키고 조절할 뿐 아니라, 신체의 다른 기능도 조절하는 사이토카인을 규명하고 합성하는 분야이다. 유전자 분리, 클로닝, PCR, 생합성 기술 발전으로 이 분야가 급속히 부상하고 있다. 강력하고 중요한 조절 효과를 나타내는 사이토카인이 재조합 DNA 기술로 합성되어 암을 비롯한 다양한 질환을 치료하는 연구에 사용되고 있다. 몇몇 사이토카인은 이미 환자를 치료하는 치료제로 개발되어 임상에 사용되고 있다.

마지막으로, 면역학 연구에서 가장 흥미 있는 분야 중 하나는 아마도 세포의 유전자 조작 또는 동물의 특정 유전자를 없애거나(유전자 결핍 동물), 특정 형질을 가지게 하는 것(형질전환동물)이다. 이러한 면역학적 실험기법은 마지막 장인 20장에서 다루게 된다. 이러한 기술들로 인해 면역학자들은 면역 반응의 복잡한 조절과 유전자 발현 과정에서 특정 유전자의 역할을 이해할 수 있게 되어 인체에 유용하게 면역 반응을 조절하는 목적을 이룩할 수 있게 된다. 우리의 면역계 작용 기작을 이해하고 이를 변형, 조작할 수 있게 되면서 면역학은 인류의 미래에 막대한 기여를 하고 있다.

제1장 요약

제1장에서 면역계를 개괄한 것은 독자에게 복잡하고도 흥미로운 면역학 주제를 소개하려는 것이다. 이후의 각 장에서는 면

역계가 어떻게 작용하는가를 상세하게 다룬다. 먼저 면역계를 구성하는 세포들을 소개하며, 이어 면역 반응 산물의 구조 및 면역 반응을 측정하는 방법론을 기술한다. 다음으로 면역 반응을 생성하는 데 필요한 세포 구성원 및 구성분자들의 형성 과정과 활성화 과정을 설명한다. 마지막으로, 면역 반응의 범위와 강도를 조절하는 기작을 서술하는 것으로 기본적인 면역 반응에 대한 설명을 마친다. 이 분야는 면역 반응을 조절하며 조혈작용을 갖는 수용성 분자인 사이토카인에 대해 기술하는 11장부터 시작한다. 이어지는 다음 장에서는 면역 성분이 관여하는 여러 다양한 질환을 소개한다. 여기에는 면역 반응이 비효율적이거나 아예 결핍되어 발생하는 질환(면역결핍), 비정상적인 면역 반응(과민 반응), 그리고 자가항원에 대한 반응(자가면역 질환)이 포함된다. 이어서 장기이식에서의 면역 반응과 항종양 면역 반응을 다룬다. 19장에서는 면역계를 위협하는 병원체와 면역 반응이 어떻게 쉬지 않고 조화를 이루면서 감염성 질환으로부터 숙주를 보호하는지를 설명한다. 여기에는 여러 병원체로부터 숙주를 보호하기 위해 백신을 사용하는 면역 보호에 대한 내용이 포함된다. 의심의 여지 없이 백신은 20세기 의학에 혁명을 가져왔다. 21세기 우리 앞에 놓인 과제는 새롭게 출현하는 병원체(단적인 예가 HIV, COVID-19 팬데믹을 가져온 코로나바이러스), 생물학 무기, 또는 아직 규명되지 않은 미지 병원체 등에 대해 백신을 개발하기 위한 연구 노력이 될 것이다.

면역학 주제는 범위가 무척 넓고 세부적인 내용이 많지만, 이 책에서 저자들은 면역 반응을 통합적으로 이해할 수 있도록 상세한 내용은 생략하고서 기초 요소와 기본 개념에 충실하려 노력하였다. 더 자세한 내용을 알고 싶은 독자는 참고도서, 논문, 총설, 인터넷 사이트를 참고하기 바란다. 서문에 소개한 인터넷 사이트도 이 책에서 제공하는 면역학 골격에 살을 붙일 수 있는 자료이다.

REFERENCES AND BIBLIOGRAPHY

Amsen D, Backer RA, Helbig C. (2013) Decisions on the road tomemory. Adv Exp Med Biol 785: 107.

Arrieta MC, Stiemsma LT, Amenyogbe N, Brown EM, Finlay B. The intestinal microbiome in early life: health and disease. Front Immunol (2014) 5:427.

Birnbaum ME, Dong S, Garcia KC. (2012) Diversity-oriented approaches for interrogating T-cell receptor repertoire, ligand recognition, and function. Immunol Rev 250(1): 82.

Blom B, Spits H. (2006) Development of human lymphoid cells. Ann Rev Immunol 24: 287.

Boehm T, Bleul CC. (2007) The evolutionary history of lymphoid organs. Nature Immunol 8: 131.

Brownlie RJ, Zamoyska R. (2013) T cell receptor signalling networks: branched, diversified and bounded. Nat Rev Immunol 13(4): 257.

Carroll MC, Isenman DE. (2012) Regulation of humoral immunity by complement. Immunity 37(2): 199.

Kohler G, Milstein C. (1975) Continuous cultures of fused cells secreting antibody of predefined specificity. Nature 256(5517): 495.

Matzinger P. (1994) Tolerance, danger and the extended family. Ann Rev Immunol 12: 991.

Ohkura N, Kitagawa Y, Sakaguchi S. (2013) Development and maintenance of regulatory T cells. Immunity 38(3): 414.

Pieper K, Grimbacher B, Eibel H. (2013) B-cell biology and development. J Allergy Clin Immunol 131(4): 959.

Shevach EM. (2002) CD4+, CD25+ suppressor T cells: more questionsthan answers. Nature Rev Immunol 2: 389.

Strachan DP. (1989) Hay fever, hygiene, and household size. BMJ 299(6710): 1259.

Strachan DP. (2000) Family size, infection and atopy: the first decade of the 'hygiene hypothesis'. Thorax 55(Suppl 1): S2-10.

Swanson CL, Pelanda R, Torres RM. (2013) Division of labor during primary humoral immunity. Immunol Res 55(1–3): 277.

2

면역의 세포와 조직

서론

면역계는 독립적으로 그리고 서로 상호작용함으로써 기능을 하는 다양한 세포들 포함한다. 1장에서는 골수에서의 림프나 골수 전구 세포에서 유래하는 주요 면역 세포에 대해 설명했다. 이 장에서 면역 세포들의 기능적, 표현형적 특징에 대해 더 자세히 정의할 것이다. 덧붙여, 주요 림프 기관들인 골수, 가슴샘, 림프절, 비장에 대해 기술할 것이다. 적절한 면역반응에 필요한 협력을 위해 주요 면역기관의 위치를 포함하는 면역계의 해부학은 효율적으로 항원을 감지하고 반응하여 체내 전체에 효과 메커니즘을 나타내는 면역세포의 능력이 최대화되도록 디자인되어 있다. 면역 세포와 항원의 주요 이동경로는 림프계이다.

림프계

림프계는 **림프**(***lymph***)라고 하는 맑은 액체를 포함한 림프관들로 구성되어 있는 혈관계의 일부분이다. 림프는 혈장과 비슷한 액체로 림프구, 노폐물, 세포 잔여물, 그리고 중요한 것은 면역 반응을 촉진하는 세균과 단백질을 포함하고 있다. 모든 간질은 림프계로 흘러들어가며, 체내로 들어온 잠재적 병원체와 외래 물질이 항원-제시 세포와 항원-특이적 T와 B 세포가 면역 반응을 시작할 수 있는 림프절 내에 축적된다(그림 2.1)

1차, 2차 림프 기관

림프구가 성숙, 분화, 증식되는 기관들을 포함한다. 림프기관은 일반적으로 두 개의 범주:(1) **1차 림프 기관**(***primary organ***)과(2) **2차 림프 기관**(***secondary organ***)으로 나눈다. 1차 또는 중심 림프기관은 B와 T 세포가 항원을 인식할 수 있는 림프구로 성숙하는 장소이다. 다시 말하면, B와 T 세포 표면에 각각의 기능적인 항원-특이적 BCR과 TCR이가 발현되는 기관이다. B 세포는 골수(born marrow)에서 완전하게 성숙한 세포로 분화되며, "B 세포"라는 용어는 조류에서 항체를 생성하는 림프구가 분화되는, 조류 특유의 파브리시우스 낭(Bursa Fabricius의 "B"를 따서)으로부터 명명되었다. 반면에 T 세포는 골수에서 부분적으로만 분화되며, 전구세포로부터 성숙한 T 세포로 분화되기 위해서는 **가슴샘**(***thymus gland***)에서 최종적으로 성숙단계를 거쳐야 한다(Thymus의 "T"). 가슴샘의 조직학적인 특징은 다음 항목에서 설명할 것이다.

성숙한 B와 T 세포는 혈액이나 림프계를 따라 비장과 림프절을 포함한 말초 림프 조직, 즉 2차 림프 기관으로 이동한다. 이곳에서 B와 T 세포가 항원에 의해 활성화(증식과 분화)된다(그림 2.2). 2차 림프 기관의 조직학적인 특징 또한 아래에 설명할 것이다.

가슴샘(thymus gland). 가슴샘은 제3 및 제4 인두낭의 내배엽으로부터 유래된 이낭형(bilobed) 구조로 이루어져 있다. 가슴샘의 크기는 태아 발생 중에 증가되기 시작하여 사춘기까지 성장을 계속하다가 노화가 진행되면서 점차적으로 위축된다.

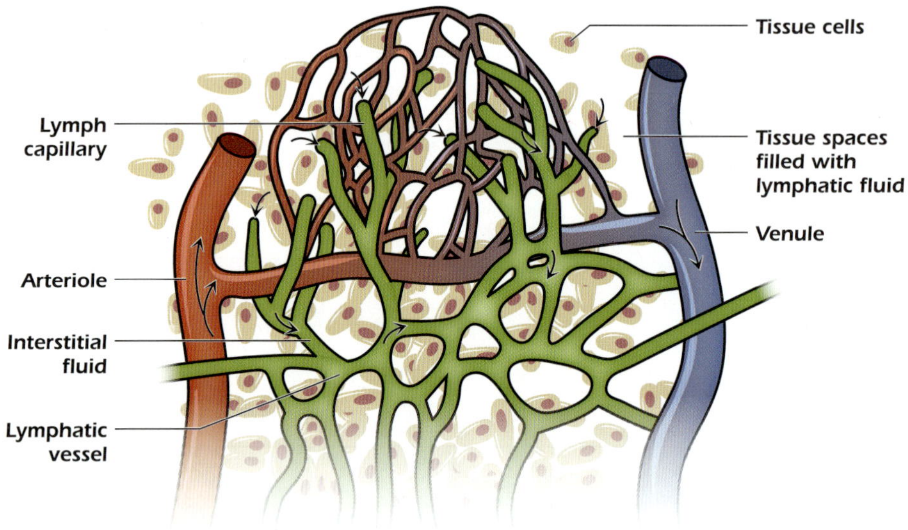

그림 2.1 간질 공간에서 배출되는 림프액.

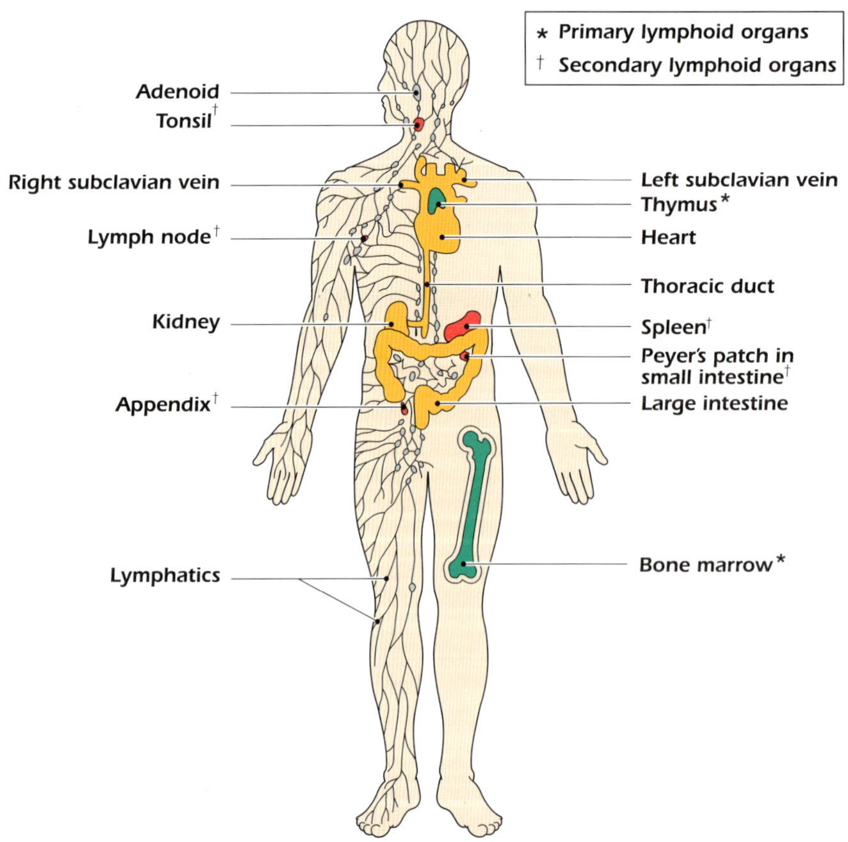

그림 2.2 체내 림프 조직의 분포.

가슴샘은 **림프상피**(***lymphoepithelial***) 기관으로 상피세포들로 이루어진 피질(바깥쪽)과 **림프세포**(**가슴샘세포**, ***thymocytes***)가 침윤되어 있는 수질(중심부)로 구성된다(그림 2.3). 피질부는 대부분 미성숙한, 다양한 크기의 림프구들이 밀집되어 있고, 세포자멸사(apoptosis)하는 가슴샘세포들을 제거하는 대식세포가 산재되어 있다. 그림 2.3B에서 정상인의 가슴샘조직 절단면을 볼 수 있다.

2차 림프 기관. 2차 림프 기관에는 두 가지 주요한 기능이 있다:(1) 외래 물질을 매우 효율적으로 포획하고 농축하는 것과(2) 항원-특이적인 T 세포의 유도와 항체를 생성하는 주요 장소이다. 즉, 면역 반응이 시작하는 곳이다. 주요 2차 림프

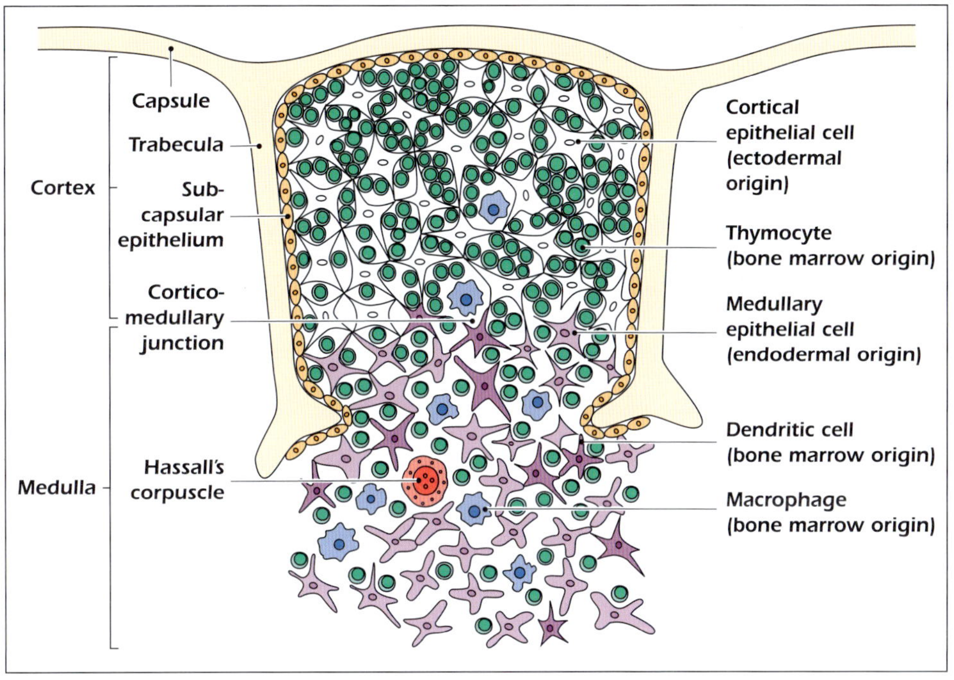

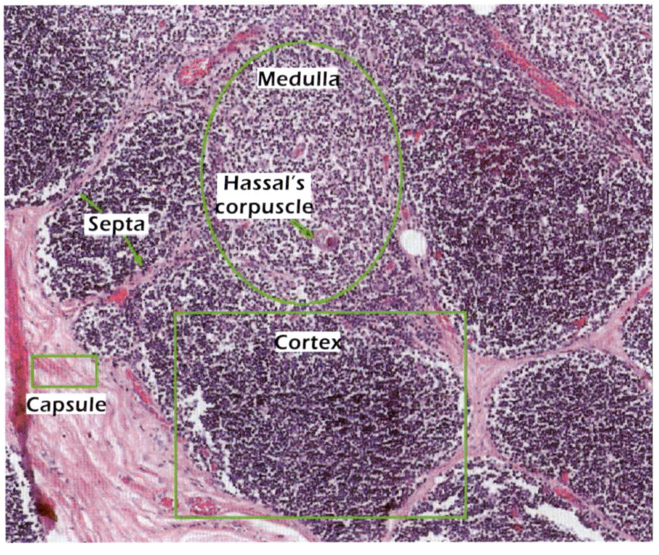

그림 2.3 (A) 가슴샘의 세포 구성. (B) 캡슐, 격막, 피질, 수질 그리고 Hassall's 혈구(corpuscle)을 보여주고 있는 청년기의 가슴샘조직 절단면. (Photograph by Dr. John Lewis, SUNY Downstate College of Medicine, New York.)

기관은 **비장**(*spleen*)과 **림프절**(*lymph node*)이다. 여기에 편도선, 충수, 소장 내층의 림프구가 밀집된(**파이어 반점**, ***Peyer's patch***), 점막 도처에 분포된 림프 군집이 2차 림프 기관으로 간주된다. 2차 림프 기관은 소화기, 호흡기 및 비뇨 생식기의 내층, 결막, 타액선과 같은 신체의 다양한 곳에서 발견된다. 이들 지역에서 성숙한 림프구가 항원과 접촉하고 활성화된다. 이들 점막 2차 림프 기관을 **점막-연관 림프 조직**(***mucosa-associated lymphoid tisseu***, MALT)라고 하며, 장과 관련된 림프 조직을 **장-연관 림프 조직**(***gut-associated lymphoid tissue***, GALT), 기관지에 관련된 림프 조직을 **기관지-연관 림프 조직**(***bronchus-associated lymphoid tissue***, BALT)이라고 한다.

비장 비장(spleen)은 2차 림프 기관 중 가장 크고(그림 2.4A), 혈액에 의해 운반된 외래 물질을 가장 효과적으로 포획해서 농축하는 곳이며, 항체를 생성하고 순환계로 분비하는 주요한 기관이다. 비장은 림프구가 풍부하게 존재하는 **백색 수질**(***white pulp***)과 많은 동(sinuses)과 많은 양의 적혈구와 대식세포, 림프구, 그리고 소량의 다른 종류의 세포들이 존재하는 **적색 수질**(***red pulp***)로 구성되어 있다. 그림 2.4B에서 백색과 적색 수질 지역을 보여주는 사람 비장 조직 절단면을 볼 수 있다.

백색 수질 지역은 주로 소동맥 근처에 위치하는데, 주변에는 T 세포가 풍부하게 존재하고, B 세포는 주로 **배중심**(***germinal center***)에 존재한다. 비장 세포의 약 50% 이상이 B 림프구이며 30~40%가 T 림프구이다. 항원의 자극을 받은 후에는 배중심에 많은 B 세포와 형질세포(plasma cell)가 존재하며, 이들이 항체를 합성하고 분비한다.

림프절 림프절(lymph node)은 작은 난형 구조(정상적으로 직경 1 cm 미만)이며, 신체 각부의 다양한 지역에 산재한다(그림 2.2). 이들은 가슴림프관(thoracic duct)과 연결된 림프관의 주요 접합 부위 가까이에 존재한다. 가슴림프관은 림프와 림프구를 혈액을 심장의 우측으로 운반하는 대정맥으로 이동시키며(그림 2.14), 그곳에서 이들은 신체의 각 부위로 재분배된다.

림프절은 많은 동(sinus)으로 이루어진 수질과 결합조직 막으로 둘러싸인 피질로 구성되어 있다(그림 2.5A). 피질지역은 1차 림프 여포를 포함한다. 항원 자극을 받았을 때, 이 구조는 확장되어 유사분열하는 림프구(대부분 B 세포)가 밀집되어 있는 배중심이 존재하는 2차 림프 여포를 형성한다(그림 2.5B). 항원 자극에 반응하여, 항원-특이적인 B 세포는 배중심에서 증식하며, 초기 반응을 자극하는 항원결정기(epitope)에 대한 강한 친화력이 있는 수용체(항체)를 가지는 세포 클론을 생성하는 **친화력 성숙**(***affinity maturation***)이라는 과정을 거친다(9장 참조). 항원-비특이적 B 세포는 바깥으로 밀려나 여포 외투층(mantle zone)을 형성한다. 깊은 피질 부위인 부피질 지역(paracortical region)에는 T 세포와 수지상세포가 존재한다. 수지상세포는 항원을 이들 지역으로 운반하여 T 세포에 항원 조각(펩티드)을 제시하며, 결과적으로 T 세포 활성화가 초래된다. 림프절의 수질 부위는 림프관을 통해 피질로부터 수질로 이동한 항체를 분비하는 형질세포가 존재한다.

주요 조혈세포

1장에서, 우리는 골수에서 줄기세포로부터 유래하는 주요 조혈세포의 발생 경로를 보았다(그림 1.1을 참조). 이 경로를 이용하여 생성되는 세포에는 과립구, 림프구, 적혈구, 단핵구, 대식세포, 수지상세포, 거대핵세포(megakaryocyte)가 있다. 여기서는 선천, 적응 면역 반응을 담당하는, 주로 각각 공통 림프 전구세포, 골수 전구세포로부터 유래하는 세포들에 초점을 둘 것이다.

림프 계열 세포군

우리는 이제 **공통 림프 전구세포**(***common lymphoid progenitors, CLPs***)로부터 유래하는 세포들을 중점적으로 면역계 세포들에 대해 논의할 것이다(그림 1.1). 이 세포들은 일반적으로 림프구(lymphocyte)라고 불리우며, 적응 면역 반응에서 주요 세포로 역할하지만, 어떤 세포의 경우에는 선천 면역과 적응 면역 사이에 걸쳐 기능한다. 그림 2.6에서 CLP로부터 유래하는 주요 림프군들을 나타냈다.

B 림프구 항체를 생성하는 **B 림프구**(***B lymphocyte, B cell***)는 조류에서 볼 수 있는 파브리시우스 낭(bursa of Fabricius)으로부터 처음 발견되어 그 이름이 유래됐다. 1장에서 논의했듯이, 포유류에서는 골수에서 주로 B 세포의 성숙이 일어난다. 골수에서는 조혈 줄기세포가 CLP로 분화되고, 후에 다른 림프구군들로 분화될 수 있다(그림 2.6). B 세포는 클론양상(clonal fashion)으로 발달하여 골수 내에서 완전히 성숙한다. 궁극적으로, 각 B 세포 클론은 분화하여 면역글로불린 분자로 구성된 항원 수용체(항체)를 세포막에 발현한다. 전형적인 항체 분자(antibody molecule)은 4가지 폴리펩티드 사슬로 구성되어 있다: 2개의 동일한 중사슬(heavy cahin)과 2개의 동일한 경

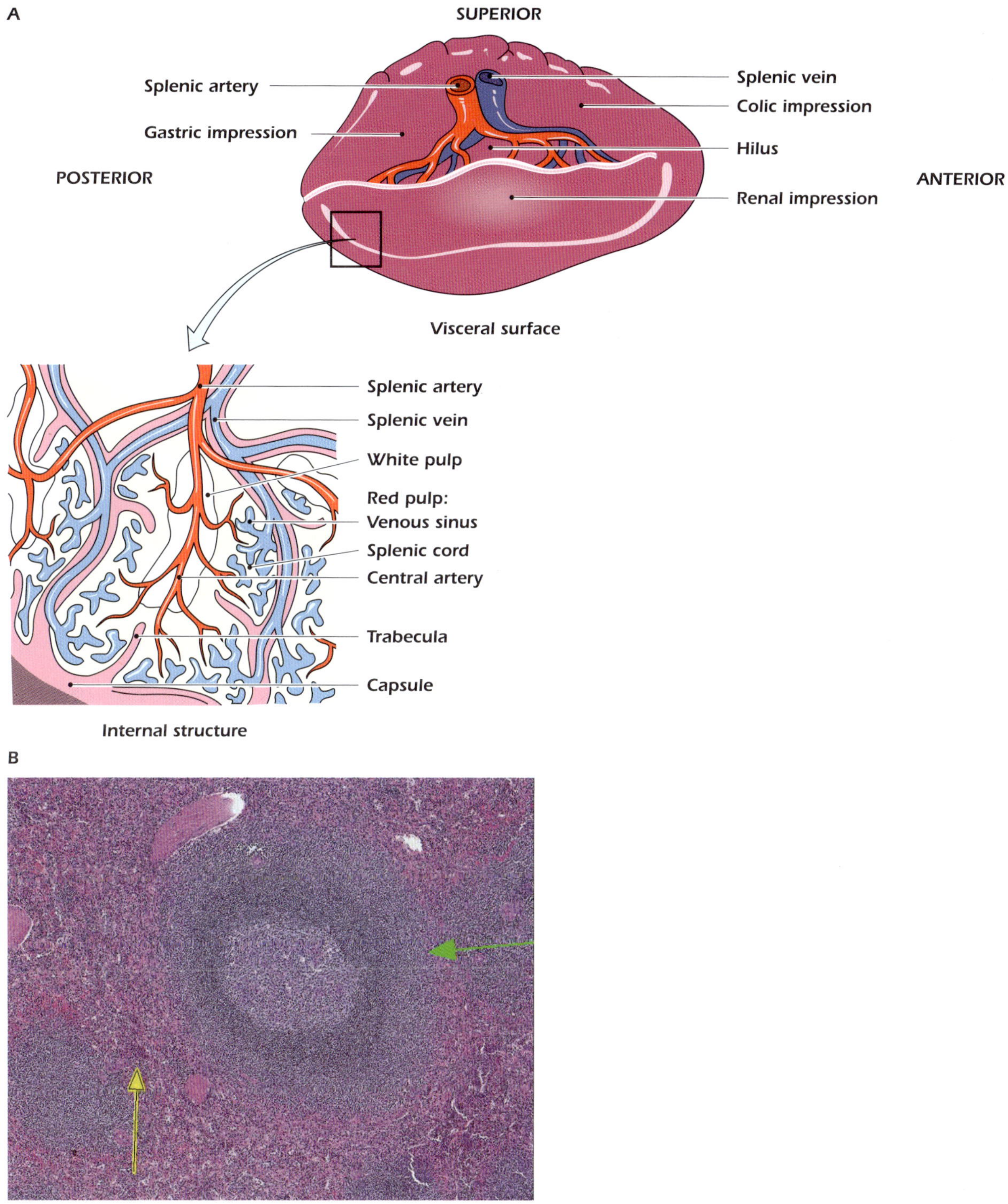

그림 2.4 (A) 비장의 개략도 및 단면도. (B) 비장 절단면. 노란색 화살표는 적색 수질을 나타낸다. 초록색 화살표는 배중심을 포함하는 비장결절을 보여주는 백색 수질을 가리킨다. (Photograph by Dr. Susan Gottesman, SUNY Downstate College of Medicine, New York.)

사슬(light chain)(그림 2.7)(또한 그림 1.2와 6장 참조)

말초로 들어간 성숙한 B 세포들은 수십만 개의 항원특이적 면역글로불린 분자를 세포막 표면에 보유하게 된다. B 세포가 특이적인 항원과 결합할때 핵에 신호를 전달하는 신호 분자들

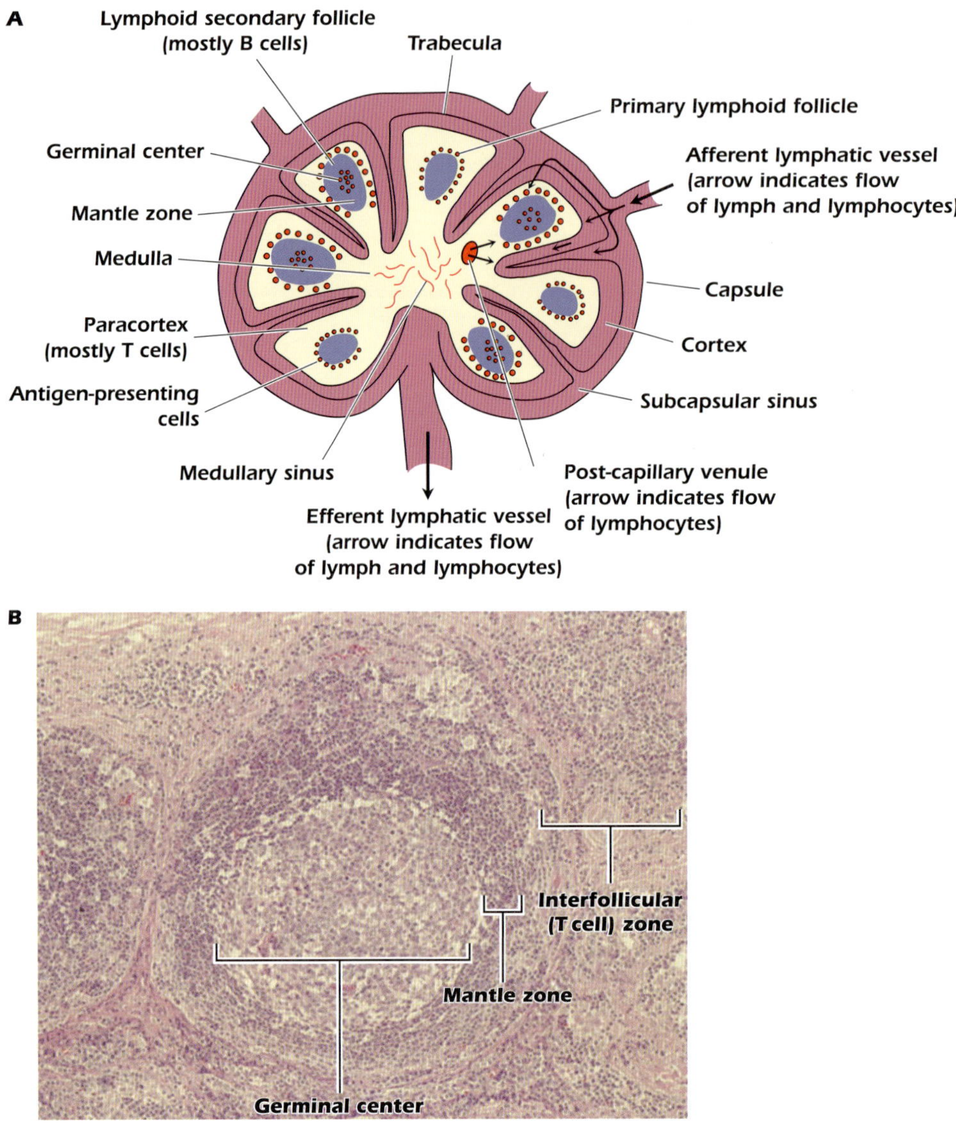

그림 2.5 (A) 림프절의 단면. 화살표는 림프와 림프구의 흐름을 나타낸다. (B) T 세포 구역, 변연대 구역, 배중심을 보여주는 림프절의 절단면.

(Igα, Igβ)과 연계되어 있다. 형질막에 결합된 면역글로불린과 Igα, Igβ 분자는 함께 B **세포 수용체**(***B cell receptor, BCR***) 복합체를 구성한다. 항원 활성화에 따른 B 세포 신호는 9장에서 다룬다.

이러한 다사슬 폴리펩티드(multichain polypeptide)의 생성과 연관된 분자 기작들은 9장에서 다룬다. 간단히 설명하면, 항원수용체를 코딩하고 있는 유전자들은 B 세포 성숙과정중에 DNA 분절의 재조합을 통해 BCR의 각각의 단백질 사슬을 코딩하는 수백만 개의 특이적으로 재조합된 수용체 유전자를 생성한다. 완전히 성숙한 B 세포들은 매우 다양한 항원특이성을 갖는 클론으로 나타난다. 하나의 클론(클론당 수백만개의 세포들로 구성)내에서의 B 세포들은 모두 동일한 BCR을 발현하며 동일한 항원특이성을 갖는다.

이 단계에서, 성숙한 B 세포는 골수에서 빠져나와 말초로 들어간다. B 세포는 주로 림프 기관(비장, 림프절, 점막 림프 조직)에 있지만 피부, 호흡기계통, 위장관, 혈액을 포함하는 다른 부위로도 이주한다. 말초에서 B 세포가 표면에 발현하고 있는 BCR에 특이적으로 결합하는 항원과 접촉하게 되면 활성화되어 증식하고 분화하여 1) B 세포 클론의 팽창 2) 영구적으로 항체를 분비하는 형질세포 생성 3) 동일한 항원에 재노출될 경우 빠르게 반응하는 장수 B 기억세포(long-lived B memory cells) 생성으로 이어진다. 종합적으로, 이 반응은 **체액**

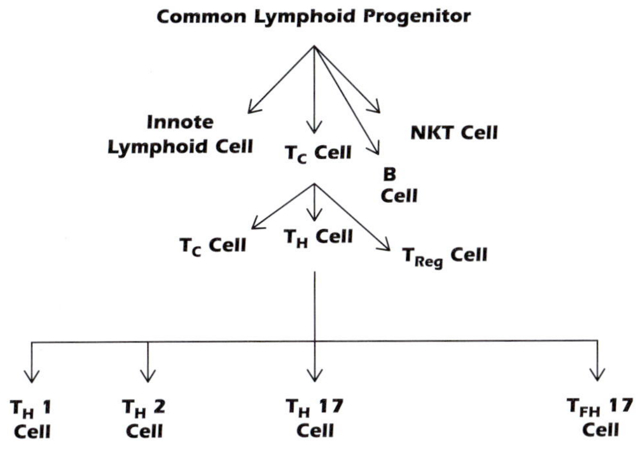

그림 2.6 공통 림프계 전구세포 (CLP) 로부터 유래한 세포로 선천 림프계 세포 (ILC), B 세포, NKT 세포, 그리고 기능적으로 구별되는 T 세포 아집단, 세포독성 T 세포 (Tc), 면역억제와 관용을 촉진하는 T 세포 (T_{reg}), 도움 T 세포 군 (T_H). 여기서는 T_H1, T_H2, T_H17, T_{FH} 세포로 불리는 T_H 세포를 나타냈다.

성 면역(*humoral immunity*)을 담당하는 중요한 부분이 된다(그림 2.9)

B 세포의 항원 활성화는 T 세포의 도움을 필요로 하는 팀워크에 의한다(9장 참조). 따라서, 대부분의 항원에 대한 B 세포 반응들은 T 세포 의존적이다. 또한 B 세포 활성화는 항원 특이성을 유지하면서 기능적으로 초기 항체(예를 들어, 선천성 면역체계의 중요한 구성성분인 보체를 활성하는 능력, 3장 참조)와

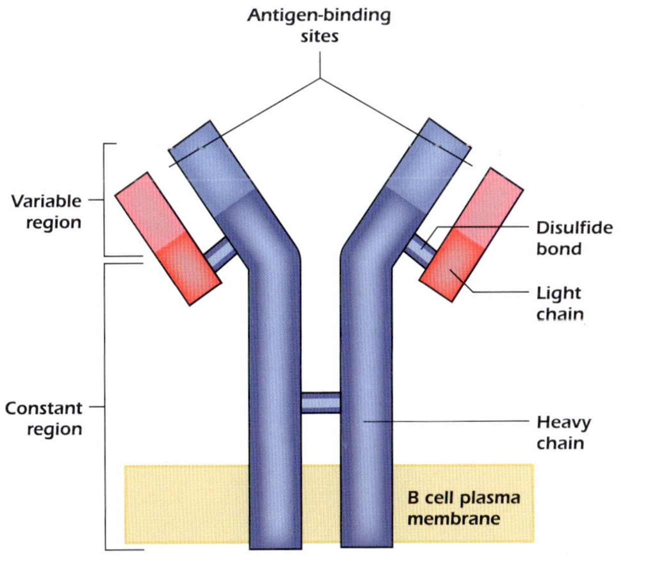

그림 2.7 B 세포 형질막을 가로질러 놓인 막 부분의 항체 분자. 항원–결합 부위는 2개의 동일한 경사슬(L)과 2개의 중사슬(H)의 아미노 말단 부분으로 구성되어 있는 가변 지역에 존재한다. 2황화 결합은 2개의 H 사슬 뿐만 아니라 L과 H 사슬을 연결하고 있다. (Source: © John Wiley & Sons, Inc.)

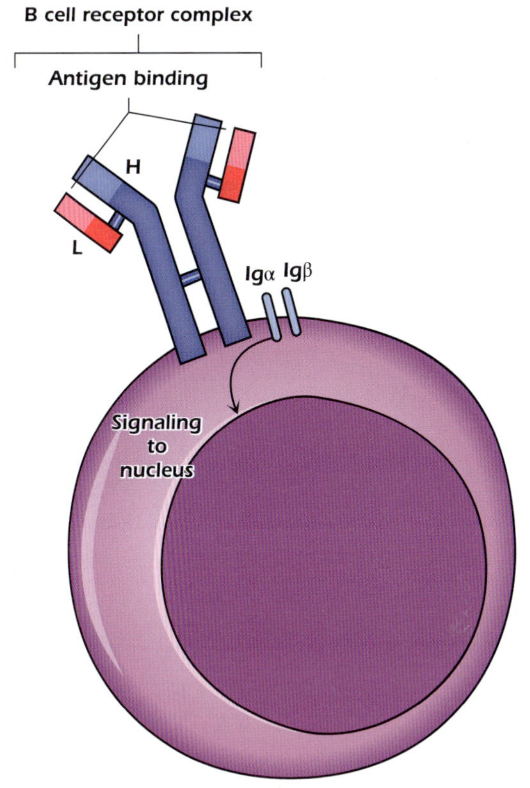

그림 2.8 4개 사슬의 면역글로불린 폴리펩티드와 Igα/Igβ 신호 분자들로 구성된 BCR 복합체와 B 세포.

다른 비항원결합부위를 발현하는 클래스 전환(class switch) 과정을 통해 더욱 다양한 세포들을 생성한다. B 세포 활성화는 또한 **체세포 과돌연변이**(*somatic hypermutation*)이라 불리는 과정을 통해 항원에 대해 더 높거나 또는 더 낮은 친화력을 갖는 면역글로불린 분자를 발현하게 된다(9장 참조). 이 과정은 또한 **친화력 성숙**(*affinity maturation*) 이라고도 알려져 있다.

T 림프구 T 림프구 (T 세포)는 골수 유래의 pre-T 세포가 최종 성숙 난계를 거치는 기관인 가슴샘(thymus)으로부터 명명되었으며 세포성 면역의 중개자이다. 완전히 성숙한 T 세포는 미경험 T 세포로서 가슴샘에서 나온다. 모든 T 세포는 CD3와 연관되어 T 세포 수용체(T cell receptor, TCR)를 발현하고 있으며, 다른 세포막 신호 변환 분자(ζ homodimers)와 함께, T 세포가 특이적 항원과 결합할 때 세포가 핵과 상호작용할 수 있게 한다(그림 2.10). T 세포 활성화와 신호 기작은 10장에서 더 자세히 다룬다.

그림 2.6에서 볼 수 있듯이, T 세포는 공통 림프 전구세포로부터 기능적으로 다양한 T 세포 아집단으로 분화한다. 전에

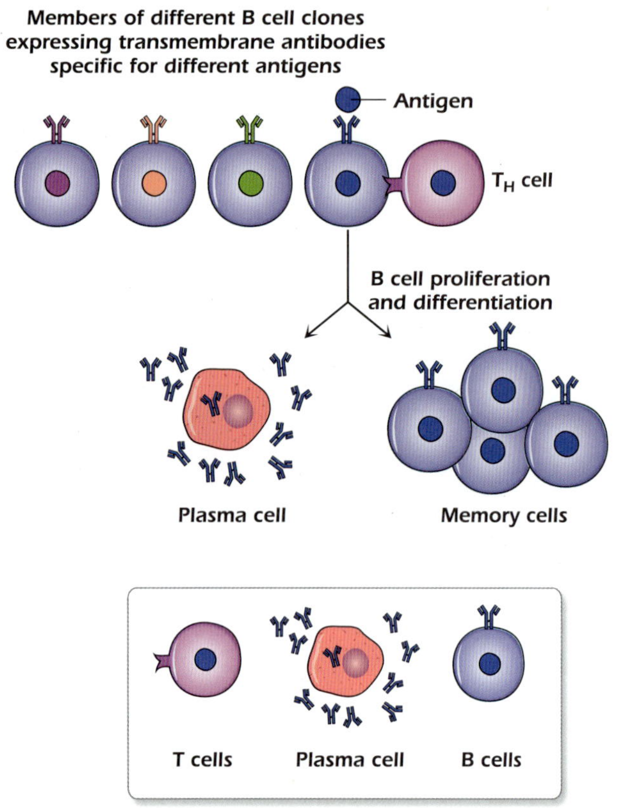

그림 2.9 B 세포의 T 세포 의존적인 항원 활성화. 항원은 항원 특이성을 가진 BCR을 발현하고 있는 B 세포 클론의 구성원을 자극한다. 활성화는 TH 세포의 도움이 필요하고, 증식과 분화 인자(사이토카인)를 제공해서 항체-생성 형질 세포와 기억 세포가 되도록 B 세포의 증식, 분화를 촉진한다.

기술했듯이, T 세포가 처음으로 발생하는 골수는 T세포의 최종 성숙 단계를 촉진하는 환경이 아니며 이러한 과정은 가슴샘내에서 일어난다.

형질특이적으로, 충분히 성숙된 T 세포는, 모두 분화집단(cluster of differentiation, CD) 분자 CD3(그림 2.10)을 발현하고 있고, 크게 CD4 또는 CD8을 발현하는 세포로 나뉘어진다. 세포 독성 T 세포(Cytotoxic T cell, T_c)은 TCR이 인식하는 항원을 가지는 표적 세포를 죽일 수 있는 능력을 가지고 있으며, 세포막 표면에 CD3, CD8을 발현하며 나머지 T 세포 아집단들은 CD3와 CD4를 발현하다. CD4 세포는 추가적으로 그림 2.10에서 볼 수 있듯이, T_H1, T_H2, T_H17과 $T_{Follicular\ Helper}(T_{FH})$로 세분화된다. 아래에 기술되어 있듯이, 이러한 아집단들은 고유의 기능적 특성을 가지고 있으며, 아집단 특이적인 사이토카인과 전사 인자 구성 요소를 각각 가지고 있다.

미경험 림프구(Naive lymphocyte). T 세포가 어떻게 기능적 특성을 갖는 다양한 아집단으로 분화하는지에 대해서 최근에 많이 알려졌다. 하지만 말초에서 항원과 상호작용을 한적이 없는 미경험 T 세포의 운명을 제어하는 조절 메커니즘에 대해서는 여전히 모르는 부분이 많다.

T 세포 레퍼토리는 가슴샘 선택(양성과 음성, 10장 참조)에 의해 처음 형성된다. 가슴샘에서 나온 미경험 성숙 $CD4^+$, $CD8^+$ T 세포는 TCR에 특이적인 항원과 상호작용하여 활성화된다. 이들은 일반적으로 1~3달 동안 살아있으며, 항원 수용체와 사이토카인, 구체적으로는 IL-7의 신호가 있어야 생존할 수 있다. 미경험 T 세포는 혈액에서 림프절을 거쳐 12~24 시간마다 혈액으로 재순환한다. 100,000개의 미경험 T 세포 중 약 1개가 주어진 항원에 반응할 가능성이 있다고 추정된다. 그러므로 빠르게 재순환되는 것은 T 세포가 TCR에 의해 인식되는 항원과 마주칠 가능성을 증가시킨다. 표 2.1에는 미경험 $CD4^+$ 및 $CD8^+$ 세포의 주요 특징을 요약했다.

세포 독성 효과 세포. 미경험 $CD8^+$ 세포의 TCR과 결합할 수 있는 항원 펩티드를 제시하고 있는 항원-제시 세포와 마주칠 때, 미경험 $CD8^+$ 세포는 활성화되고 세포 독성 세포(cytotoxic killer cell, CTL)로 분화한다. 또한 활성화 과정에서 오래 지속되는 기억 CTL이 생성되어 숙주가 항원 자극에 지속된 면역 반응을 할 수 있도록 한다(예, 바이러스와 다른 세포내 병원체). 형질특이적으로, CTL은 αβ TCR, CD3 그리고 CD8을 발현하고 있으며, IL-2와 인터페론(IFN)-γ를 포함한 시그니처 사이토카인을 생성한다. 가장 구별되는 특징은 퍼포린(perforin)과 그랜자임(granzyme)을 포함하는 세포질 과립들이 존재한다는 것이다. 이 분자들은 CTL-표적 세포와 상호작용이 이루어질 때 방출되어 표적 세포를 사멸시킨다. CTL에 감수성 있는 표적 세포에는 바이러스에 감염된 세포와 암세포가 있다(그림 2.11).

T_H 세포의 아집단. 2차 림프 조직에서 T 세포 항원 결합(antigen engagement)은 항원 특이적 T 세포의 레퍼토리를 형성하고, 그들의 기능적 특성을 결정한다. 즉, 항원 결합은 반응하는 T 세포를 특정 기능이 있는 아집단인 T_H1, T_H2, T_H17, T_{FH} 및 T_{Reg}을 포함하는 T 세포로 분화되도록 유도한다. 이 외에도 다른 아집단들도 확인되고 있다. T_H 세포를 효과 세포(effector cell)로 분화시키는 것은 부분적으로, 그림 2.12에 보여진 것과 같이 미경험 $CD4^+$는 노출되는 사이토카인에 의해 조절된다. 그러나 T_H 세포 분화는 다소 가변적(plastic)일 수 있

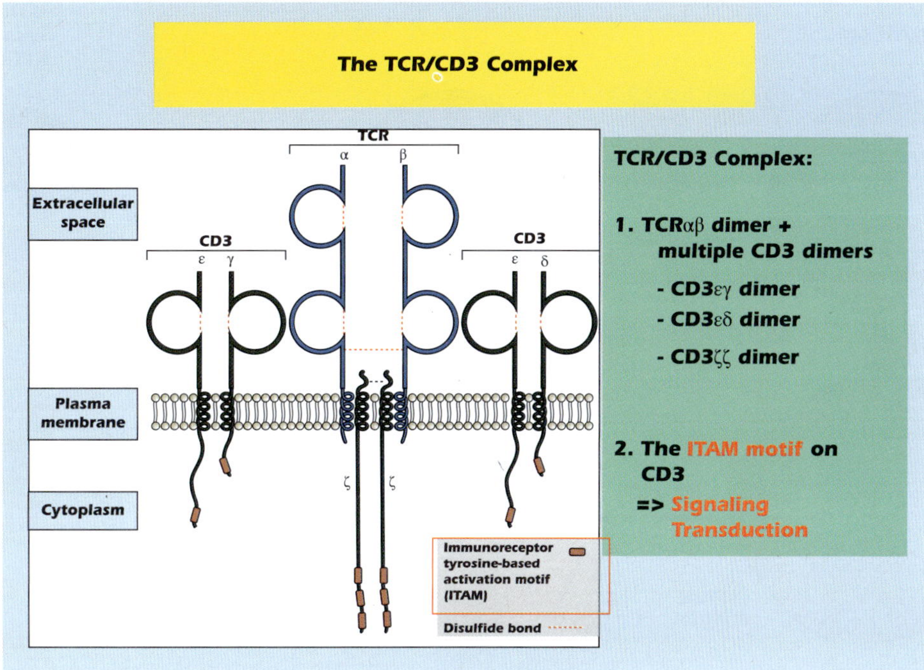

그림 2.10 TCR/CD3 복합체. TCR의 α와 β 사슬은 εγ와 εδ dimer, ζ homodimer를 포함하는 다수의 CD3 dimer와 연관되어 있다. Source: © John Wiley & Sons, Inc

표 2.1 미경험 $CD4^+$와 $CD8^+$ 세포의 속성.

T 세포	표면 표현형	사이토카인	전사 인자	기능
$CD4^+$	αβ TCR, CD3, CD4, CCR7, CD62Lhi	IL-2	THPOK	림프절에서 APC 표면의 펩티드 MCH class II 분자 복합체를 스캐닝하며 동족 항원의 존재(cognate antigen)를 순찰한다. APC에 의해 활성화된 후, 미경험 $CD4^+$은 효과 혹은 조절 T 세포로 분화한다; 또한 활성화된 미경험 T 세포는 기억 T 세포를 만들어낸다.
$CD8^+$	αβ TCR, CD3, CD8, CCR7, CD62Lhi	IL-2	RUNX3	림프절에서 APC 표면의 펩티드 MCH class I 분자 복합체를 스캐닝하며 동족 항원의 존재(cognate antigen)를 순찰한다. APC에 의해 활성화된 후, CTL이나 기억 T 세포로 분화한다.

다. 아집단 분화를 결정짓는 것은 여러 요소가 있으며, TCR 결합에만 의존하지 않는다. 항원의 양은 어느 정도 역할을 할 수는 있지만, 가장 중요한 것은 적합한 사이토카인 환경이다. 또한 T 세포 아집단의 가변성에 대한 논란은 존재한다. 특정 기능을 하는 아집단으로 분화된 T 세포가 나중에 다른 조건에서 항원에 의해 활성화될 경우 변할 수도 있다.

표 2.2에는 주요 T_H 세포 아집단의 표면 표현형, 사이토카인 구성들, 전사 인자 및 기능적 특성이 요약되어 있다.

자연살해 세포 T_H 세포로 정의된 다른 T 세포들과 같이 CD4와 TCR을 발현하는 작은 집단의 T 세포이나 다양성은 제한적이다. 보통의 T 세포와 달리, **자연 살해**(***natural killer, NK***) T 세포는 NK 세포(아래 참조)로 불리는 선천 림프계 세포에서 발견되는 표식인 CD 56을 발현한다. 또한 보통의 T 세포와 달리, 재정렬된 TCR은 "MHC 유사 분자인" CD1d에 제시된 지질 항원만을 인식하며, 이는 다음 장에서 다룰 것이다.

선천 림프계 세포 선천 림프계 세포(Innate lymphoid cell, ILC)는 공통 림프계 전구세포로부터 유래된 선천 면역 세포의 이질적 집단(heterogenous family)를 구성한다. 최근에 ILC는 생성하는 사이토카인에 따라 세 가지의 기능적으로 다른 그룹(ILC1, ILC2, IL3)으로 나뉜다(표 2.3). 첫 번째로 특성이 확인

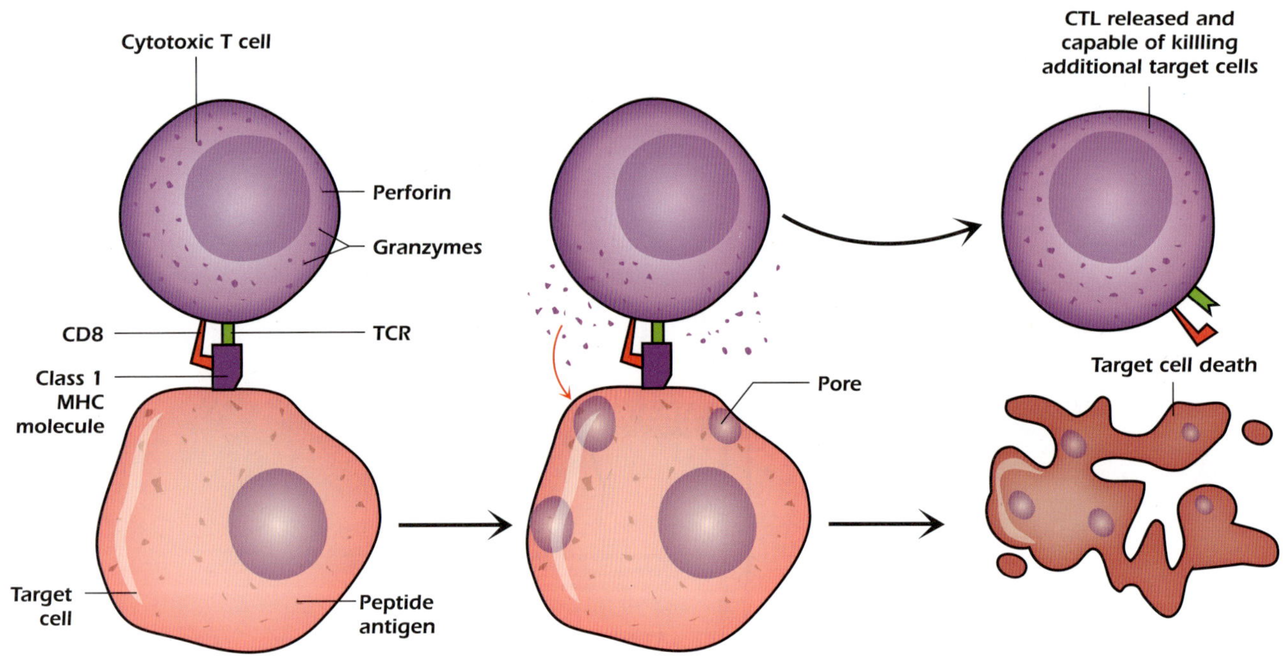

그림 2.11 표적 세포를 죽이는 CTL. CTL은 CD8과 함께 항원-특이적 TCR을 통해 상호작용한다. MHC class 1 분자에 의해 표적 세포에 발현된 항원성 펩티드는 항원-특이적 TCR과 결합하는데, 이 과정을 항원 제시(8장 참고)라고 한다. 직접적인 세포 접촉에 이어서, 구멍을 형성하는 퍼포린과 그랜자임이 CTL에서 방출되어 표적 세포의 파괴를 촉진한다.

된 ILC는 NK 세포로 정의되었으나 지금은 ILC1 그룹의 일원으로 정의된다. 위에서 기술했던 CD4를 발현하고 있는 $CD4^+$ NKT 세포와 혼동하지 않도록 한다. NK 세포는 큰 과립 림프구로 표적 세포와 접촉할 때 방출되는 생물학적으로 강력한 분자들을 포함하고 있는 세포내 과립들을 갖고 있다. 몇몇 과립내의 분자들은 표적 세포의 막에 구멍을 형성하여 표적 세포의 용해를 일으킨다(3장 참조). 다른 분자들은 표적 세포로 들어가서 표적 세포의 핵 DNA를 조각내어 세포 자살(프로그램화된 세포 죽음)을 일으킨다. 따라서 이들은 선행된 자극이 없어도 특정 바이러스 감염 세포와 암 세포들을 용해할 수 있다. 선천 면역 반응에서의 ILC의 역할에 관해서는 3장에서 더 자세히 다루겠지만, 이 면역 세포 집단에 대해 우리가 알고 있는 것은 초기 단계에 불과하다는 점이다.

골수계 면역 세포 구성

다형핵 백혈구 다형핵(Polymorphonuclear, PMN) 백혈구는 과립구(granulocyte)라고도 알려진 세포 집단이다. 여기에는 호염구, 호산구, 호중구가 포함된다. 과립구는 수명이 짧은 포식성 세포로 효소가 풍부한 라이소좀을 가지고 있다. 이것은 감염성 미생물들의 파괴에 사용한다. 또한 많은 미생물들에게 독성이 있는 peroxide, superoxide radical, nitric oxide을 생성한다. 일부 라이소좀은 락토페린(lactoferrin)과 같은 살균 작용을 하는 단백질을 함유하고 있다. PMN 백혈구는 감염에 대한 방어 작용에서 아주 중요한 역할을 한다. PMN 세포 기능의 결함은 만성감염 또는 재발 감염을 동반한다.

대식세포(Macrophage) 대식세포는 혈액의 단핵구(monocyte)로부터 유래하는 포식 세포다(그림 2.13). 단핵구는 작으며, 구형의 세포로 돌기(projection)가 적다. 또한 세포질이 풍부하고 소포체(endoplasmic reticulum)이 적고 과립이 많다. 단핵구가 혈액으로 부터 다양한 조직으로 이동함에 따라 다양한 조직학적 형태로 분화하게 되며 해부학적 위치에 따라 다음과 같이 분류된다.

- Kupffer cell, 간에 존재; 많은 세포질 돌기를 가진 큰 세포.
- Alveolar macrophage, 폐에 존재.
- Splenic macrophage, 비장에 존재.
- Peritoneal macrophage, 복강내 존재.
- Microglial cell, 뇌와 척수에 존재.
- Osteoclast, 뼈에 존재.

보다 최근에는, 기능적으로 이형질적인 대식세포 아집단들

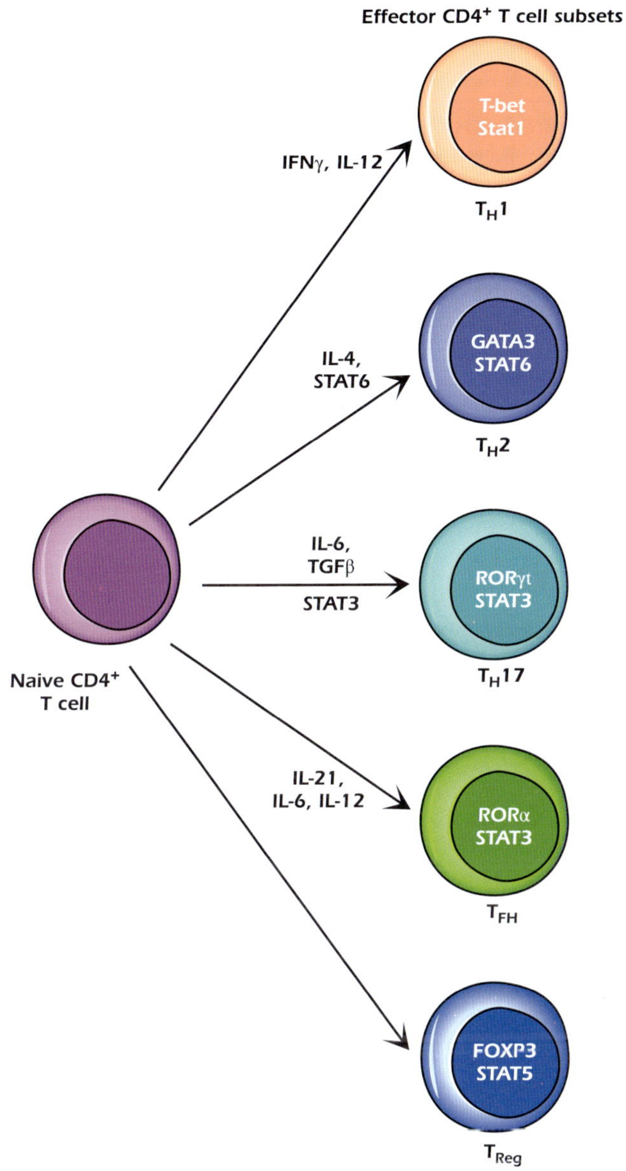

그림 2.12 미경험 $CD4^+$ T 세포를 특정 전사 인자를 나타내는 T_H 아집단으로의 사이토카인-촉진 분화.

을 알게되면서 이 선천 면역 세포들의 분류에 대한 새로운 패러다임을 일으키고 있다. 대식세포는 기능적으로 *M1* 또는 *M2* 대식세포로 분화된다. 이러한 극단화(polerization)는 사이토카인과 다른 분자들, 그리고 국소적 환경 상태에 의해 조절된다. **M1 대식세포**(*M1 macrophage*)는 전형적으로 IFN-γ나 지질다당질(lipopolysaccharide)에 의해 활성화되어 염증성 사이토카인을 생성한다. M1 세포는 미생물을 포식하고 면역 반응을 시작한다. 이들은 nitric oxide(NO)나 활성화 산소의 중간물질을 생성해서 세균과 바이러스에 대항한다(3장에서 논의한다).

M2 대식세포(*M2 macrophages*)는 IL-4, IL-10 또는 IL-13과 같은 사이토카인에 노출됨으로써 활성화된다. M2 대식세포는 증식을 유도하기 위한 폴리 아민이나 콜라겐 생성을 유도하기 위한 프롤린(proline)을 생성한다. 이러한 대식세포는 상처 회복 및 조직 복구에 역할을 한다.

비록 다양한 이름과 위치로 알려져 있지만, 특정한 물질과 항원에 결합하고 탐식하는 능력과 같은 공통점을 서로 공유하고 있다. 모세혈관을 따라서 위치해 있기 때문에, 이 세포들은 침입하는 병원체 및 항원과 첫 번째로 만날 가능성이 높다. 나중에 다루지만, 후천 면역(**적응 면역**, ***acquired immunity***이라고도 불리는)뿐만 아니라 성공적인 선천성 면역에 아주 큰 역할을 담당한다. 위에서 언급했고 뒤에서 더 자세히 다루겠지만, 대식세포의 또 다른 주요 기능은 항원을 포획하고, 변성시키거나 부분적으로 분해해서 항원 특이적 T 세포에 제시하는 것이다(즉, 항원 제시 과정).

수지상세포(Dendritic cell) 수지상세포(DC)는 매우 효율적인 항원 제시 세포(APC)로 선천 면역계에서 아주 중요한 구성 요소이다(3장 참고). 다른 선천 면역 세포와 같이, 병원체와 다른 항원들을 인식하고 포식하지만, 다른 APC보다 T 세포에게 항원을 제시하는 능력이 매우 뛰어나다. 혈액에서 이주하는 수지상세포, 림프절과 비장의 B 세포 구역인 1차와 2차 여포 내에서 이주하지 않는 **여포 수지상세포**(***follicular dendritic cell, fDC***), 가슴샘에서의 인터디지데이팅 세포(***interdigitating cell***), 피부에서의 **랑게르한스 세포**(***Langerhans cell***)로 알려져 있다. 수지상세포의 다른 형태로는 **형질세포 모양 DC**(***plasmacystoid DC***, pDC)가 있다. 다른 골수 전구세포 유래 수지상세포의 아집단들과 다르게, pDC는 림프계 전구세포로부터 유래한다. 다른 모든 수지상세포와 같이, pDC는 항원-제시 기능을 나타내지만 바이러스와 세균의 자극을 받으면 많은 양의 IFN-α/β를 생성하는 것이 차별점이다.

림프구의 이동과 재순환

림프절은 **구심성 림프관**(***afferent lymphatic vessel***)으로부터 유입되는 항원을 매우 효과적으로 포획할 수 있다(그림 2.5A). 림프절에서 항원은 대식세포, T, B 세포와 상호작용하여 항체와 항원-특이적 T 세포를 생성하는 면역 반응을 초래한다. 림프구, 항체 그리고 세포들은 수질부 바로 아래에 위치하는 원심

표 2.2 T_H 세포 아집단들의 속성.

아집단	표면 표현형	사이토카인	전사 인자	기능적 특성
T_H1	αβ TCR, CD3, CD4	IFN-γ, IL-2, LTα	T-bet, STAT4, STAT1	세포내 병원체에 대항하여 보호 면역을 증진시킴; 대식세포의 활성화와 iNOS의 상향 조절을 유도하여 세포내 병원체를 사멸시킴
T_H2	αβ TCR, CD3, CD4	IL-4, IL-5, IL-13, IL-10	GATA3, STAT6, DEC2, MAF	세포외기생 기생충에 대항하여 체액성(항체) 면역 반응과 숙주의 방어능을 증진시킴; 알러지 반응과 천식을 일으킬 수 있음
T_H17	αβ TCR, CD3, CD4	IL-17A, IL-17F, IL-21, IL-22	RORγt, STAT3, RORα	주로 점막 상피에서 세포외기생 세균과 진균류에 대항하여 보호 면역을 증강시킴; 자가면역과 염증 질환을 일으킬 수 있음
T_{FH}	αβ TCR, CD3, CD4, PD1	IL-17A, IL-17F, IL-21, IL-22	RORγt, STAT3, RORα	배중심 반응을 일으키는 데 관여하고, B 세포의 클래스 변환에 도움을 줌
T_{reg}	αβ TCR, CD3, CD4, CD25, CTLA4, GITR	IL-10, TGFβ, IL-35	FOXP3, STAT5, FOXO1, FOXO3	접촉-의존, 접촉-비의존 기작에 의해 면역 억제와 관용을 일으킴. 말초의 미경험 T 세포로부터 생성되고, 몇몇 경우에서는 적어도 TGF-β, IL-2가 Treg 분화를 위해 중요한 역할을 함

표 2.3 선천 림프계 세포(ILC) 그룹과 그들의 시그니처 사이토카인들

그룹	생성하는 사이토카인
ILC1	IFN-γ Tumor necrosis factor(TNF)
ILC2	IL-4 IL-5 IL-13
ILC3	IL-22 IFN-γ

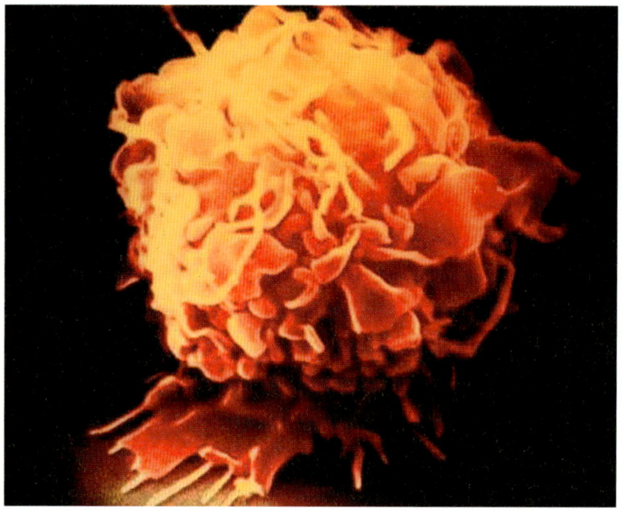

그림 2.13 주름진 막과 미세융모로 뒤덮여진 표면의 대식세포를 주사전자현미경으로 관찰한 사진 (x5200). Source: Reproduced with permission from J Clin Invest 117 [2007]

성 림프관을 통해 빠져나간다. 혈액 중의 림프구는 **모세관후 세정맥**(***postcapillary venules***)을 통해 림프절로 들어가고, **원심성 림프관**(***efferent lymphatic vessel***)을 통해 림프절을 빠져나가, 궁극적으로 **가슴관**(***thoracic duct***)으로 모이게 된다. 가슴관은 심장으로 혈액을 운반하는 **대정맥**(***vena cava***)에 림프구를 운반시키고, 이로 인해 림프구는 계속해서 재순환하게 된다.

비장도 비슷한 기능을 한다. 동맥혈에 존재하는 림프구는 문(hilus)을 통해 비장으로 들어가고 좁고 가지가 많은 소주동맥으로 들어간다(그림 2.4A). 소주동맥의 가장 먼 가지의 모세혈관은 림프절로 이어진다. 궁극적으로, 림프구는 소주정맥을 통해 정맥순환으로 돌아온다. 비장은 림프절과 마찬가지로 원심성 림프관을 갖고 있다. 림프구는 원심성 림프관을 빠져나가 전신으로 재순환되며, 구심성 림프관으로 되돌아온다(그림 2.1).

림프구의 다양한 림프 조직과 비림프 조직 사이의 이동과 이들의 회귀는 특정 지역의 **세포-부착 분자**(***cell-surface adhesion molecule, CAM***)와 그 수용체에 의해 정교하게 조절된다. 세동맥 실질(paranchyma)에서 끝나는 비장을 제외하고, 혈액의 림프구는 일반적으로 **고내피세정맥**(***high endothelial venule, HEV***)이라 부르는 모세관후 혈관 지역의 혈관 내피세포를 관통해야만 한다. 이러한 과정을 **혈관외유출**(***extravasation***)이라고 한다. 재순환하는 림프구는 다른 혈관 내피세포는 그냥 지나치지만 림프 조직이나 염증 조직의 HEV에 존재하는 특정 수용체에는 선택적으로 결합한다. 나아가, 다양한 종류의 림프구와 HEV 사이의 보다 선택적인 결합을 통해서, 림프구의 다양한 림프 조직이나 비림프 조직으로의 이

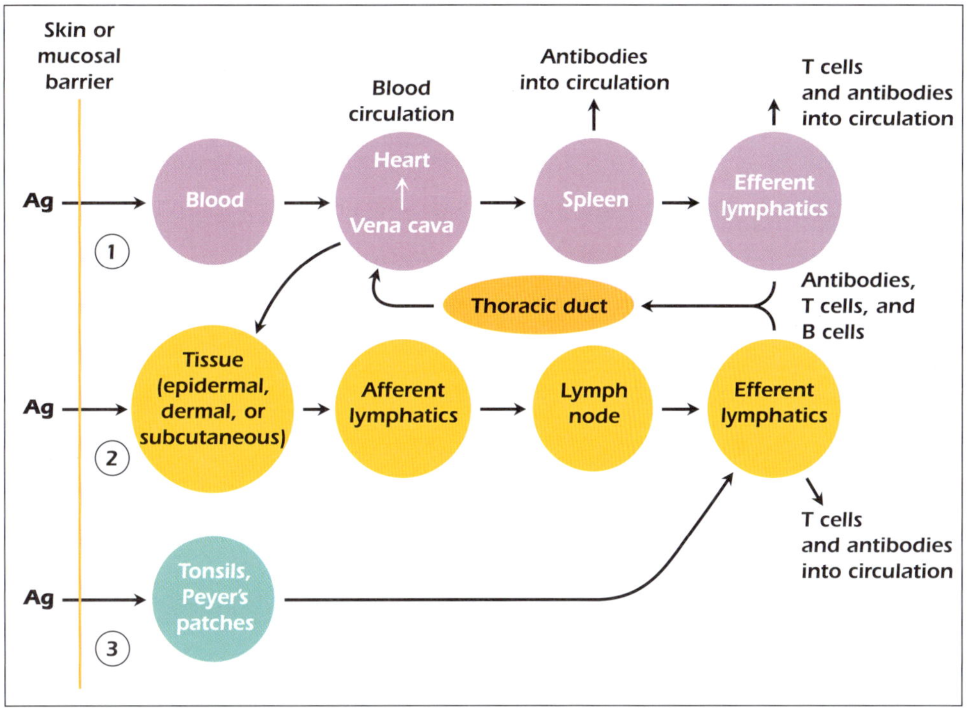

그림 2.14 림프의 순환과 (1) 혈액, (2) 피부, 그리고 (3) 위장관 또는 호흡계를 통해 침입한 항원의 운명.

동을 정교하게 조절한다. 재순환하는 단핵구와 과립구도 부착 분자 수용체를 발현하고 비슷한 기작을 이용하여 조직으로 이동한다.

림프 조직과 비림프 조직간의 림프구의 이동은 항원에 노출시 항원과 항원에 특이적인 수용체를 발현하는 림프구가 림프조직에 격리되어 림프구들이 증식하고 분화하도록 한다. 이는 항원-특이적 B 세포의 증식과 항체-생성 혈장세포의 생성뿐만 아니라 수명이 긴 항원-특이적 기억세포의 확장을 유도한다. 후자는 2차 림프 조직에 널리 분포하여 항원에 대한 지속적인 면역 반응에 관여한다.

침입 후 항원의 운명

망상내피계(*reticuloendothelial system*)는 체내로 침입한 외래 항원을 포획하고, 대식세포가 그들을 소화하여 분해하도록 고안된 시스템이다. 또한 림프구는 계속해서 전신으로 이동하는데, 이러한 이동은 림프구가 림프관을 따라서 전략적인 장소에 머물 수 있도록 한다. 이러한 시스템은 항원을 포획하는 것뿐만 아니라, 항원, 대식세포, T 세포와 B 세포가 매우 좁은 공간에서 상호작용하여 면역 반응을 개시할 수 있게 하는 장소(2차 림프기관)를 제공한다.

물리적 장벽들과 면역 반응을 나타내는 세포와 항체 구성인자들을 통과한 항원의 운명을 그림 2.14가 보여준다. 체내로 침입한 항원은 3가지 주요 경로를 거치게 된다.

- 항원이 혈류를 통해 체내로 침입한 경우, 순환계에 의해 비장으로 운반되어 그곳에서 수지상세포나 대식세포와 같은 APC과 상호작용하게 된다. 이전에 설명하였듯이, APC의 주요 기능은 항원을 삼켜서 처리한 후, 항원-특이적 TCR을 발현하는 T 세포에 항원을 제시하는 것이다. 이러한 상호작용은 세포 내 세포 간의 상호작용에서 유래한 공통자극 신호와 함께 작용하여 T 세포를 활성화시킨다. 항원-특이적 BCR을 발현하는 비장의 B 세포 또한 항원에 의해 활성화되며, 이 과정은 항원-특이적 T 세포가 분비한 사이토카인에 의해 촉진된다.
- 표피, 진피 또는 피하조직으로 침입한 항원은 염증 반응을 일으킬 수도 있다. 이러한 조직으로부터, APC에 의해 포획되거나 포획되지 않은 항원이 구심성 림프관을 통해 가까운 림프절로 운반된다. 림프절에서, 항원, 대식세포, 수지상세포, T 세포 및 B 세포는 상호작용하여 면역 반응을 일으킨다. 림

프절에서 항원-특이적 T 세포와 항체가 생성된 후에 순환계를 통해 다양한 조직으로 운반된다. 항원-특이적 T, B 세포 그리고 항체 또한 가슴관을 통해 순환계로 이동한다.

- 위장관 또는 호흡기로 침입한 항원은 각각 MALT와 BALT에 머물고, 이곳에서 대식세포 및 림프구와 상호작용한다. 이들 기관에서 생성된 항체는 국소 조직에 축적된다. 나아가, 원심성 림프관으로 들어온 림프구는 흉관을 통해 순환계로 운반되고 다양한 조직으로 재분배된다.

항원-특이적 미경험 림프구의 빈도

항원에 노출되지 않은 미경험(naive, nonimmunized) 동물에서 하나의 특정 항원을 인식할 수 있는 림프구는 10^3-10^5 림프구당 단 한 개뿐 임이 밝혀졌다. 따라서 항원이 이들 특이적인 세포와 만날 수 있는 가능성은 매우 낮다. 문제는, 항체 생성을 위해서는 동일한 특정 항원에 특이성을 가진 서로 다른 종류의 림프구인 T 및 B 세포가 반드시 서로 상호작용해야 한다는 것이다.

통계적으로, 특정 T 세포가 특정 항원 그리고 같은 항원에 특이성을 가지는 B 세포와 상호작용할 수 있는 기회는 매우 낮다. 그러나 자연은 이러한 세포들이 항원과 접촉할 수 있는 정교한 기작을 고안해냈다: 항원은 가까운 림프관을 통해 2차 림프 기관으로 운반되며, 그곳에서 특이적인 세포의 표면에 노출된다. T와 B 세포는 다소 빠른 속도, 수 일에 한 번 꼴로 순환하기 때문에 특정 항원에 특이성을 가진 순환 중인 림프구들이 비교적 짧은 시간 내에 항원이 있는 곳을 지나게 된다. 이러한 림프구가 특정 항원을 만나게 되면 활성화되고 이로써 항원에 특이적인 적응 면역 반응이 시작된다.

요약

1. 골수의 조혈 줄기세포로부터 유래하는 공통 림프계 전구세포는 각각의 림프구 집단을 생성한다.
2. 림프구가 성숙, 분화, 증식하는 기관은 2가지 종류로 나뉜다: 1차, 2차 기관
3. 1차 림프 기관은 유전자 재정렬이 일어나 기능적인 항원 특이적 BCR과 TCR를 발현하는 B 세포와 T 세포가 발달하는 곳이다.
4. 성숙한 B 세포는 골수 내에서 완전히 성숙한 세포로 분화한다.
5. T 세포는 골수에서 발생을 시작하여 가슴샘으로 이동하여 성숙 과정을 거친다.
6. 대식세포는 기능적으로 M1이나 M2 대식세포로 분화된다. 이러한 극단화는 사이토카인과 다른 분자들, 그리고 국소적 환경 상태에 의해 조절된다.
7. 2차 림프 기관은 비장, 림프절, 소장에서의 Peyer's patch, MALT, GALT, 그리고 BALT를 포함한다.
8. 2차 림프 조직은 외부 물질을 포획하고 농축하는 데 매우 효율적이며 항체 생성과 항원-특이적 T 림프구의 유도를 위한 주요 부위이다.
9. 림프계는 림프라고 하는 맑은 액체를 포함한 림프관들의 네트워크이다. 모든 간질 공간은 림프계로 배수되어 외부 항원이 항원제시세포와 항원특이적 T 세포 및 B 세포가 면역 반응을 개시하는 림프절로 휩쓸려와서 축적될 것이다.
10. 2차 림프 조직에서 T 세포 항원 결합은 항원-특이적 T 세포의 레퍼토리를 형성하고, 특정 기능이 있는 아집단인 T_H1, T_H2, T_H17, T_{FH} 및 T_{Reg}을 포함하는 T 세포로 분화시킨다. 각 아집단은 특징적인 사이토카인과 전사 인자를 발현한다.
11. 혈액 림프구는 모세관후 세정맥을 통해 림프절로 들어가고, 원심성 림프관을 통해 림프절을 빠져나가 궁극적으로 가슴관으로 모이게 된다. 가슴관은 심장으로 혈액을 운반하는 대정맥에 림프구를 운반시키고 이로 인해 림프구는 계속해서 재순환하게 된다.

REFERENCES AND BIBLIOGRAPHY

Eberl G, Colonna M, DiSanto JP, McKenzie ANJ. (2015) Innate lymphoid cells: a new paradigm in immunology. Science 348: aaa6566.

Ginhoux F, Jung S. (2014) Monocytes and macrophages: developmental pathways and tissue homeostasis. Nature Rev Immunol 14: 392.

Godfrey DI, MacDonald HR, Kronenberg M, Smyth MJ, van Kaer L. (2004) NKT cells: what's in a name? Nature Rev Immunol 4: 231.

Mebius RE, Krall G. (2005) Structure and function of the spleen. Nature Rev Immunol 5: 606.

Miller JF. (2002) The discovery of thymus function and of thymusderived lymphocytes. Immunol Rev 185: 7.
Mills CD, Kincaid K, Heilman MJ, Hill AM. (2000) M-1/M-2 macrophages and the Th1/Th2 paradigm. J Immunol 164: 6166.
Picker LJ, Siegelman MH. (1999) Lymphoid tissues and organs. In: Paul WE (ed.) Fundamental Immunology, 4th edition. Philadelphia: Lippincott Williams and Wilkins, p. 145.
Van den Broek, T, Borghans JAM, van Wijk F. (2018) The full spectrum of human naïve T cells. Nature Rev Immunol 18: 363.

복습 문제

각 질문에 대해 가장 알맞은 답 하나를 고르시오.

1. 다음 중 공통 림프계 전구세포로부터 유래되는 세포가 아닌 것은?
   A) 선천 림프계 세포
   B) NKT 세포
   C) B 세포
   D) T 세포
   E) 호중구

2. 다음 중 2차 림프기관에서 발견되는 B 세포에만 해당되는 것은?
   A) 전구 B 세포로 존재
   B) IgM만 발현
   C) 최종적으로 형질세포로 분화한다.
   D) 세포 증식

3. 림프절의 피질부 및 비장 동맥 주변 림프 조직의 말초지역에 위치한 배중심의 기능은?
   A) 미성숙 B 세포 및 T 세포의 발달을 돕는다.
   B) 손상된 적혈구를 순환계에서 제거한다.
   C) 줄기세포의 주된 원천으로서 조혈 기능 유지를 돕는다.
   D) 항원 자극 시 많은 수의 B 림프구 및 형질세포를 수용할 수 있는 바탕구조를 제공한다.
   E) NKT 세포의 분화 장소이다.

4. 림프절에서 혈액으로 림프구의 이동 순서를 정확하게 서술한 것은?
   A) 모세관후 세정맥, 원심성 림프관, 흉관, 심장으로 혈액을 운반하는 대정맥, 심장
   B) 모세관후 세정맥, 구심성 림프관, 흉관, 심장으로 혈액을 운반하는 대정맥, 심장
   C) 모세관후 세정맥, 원심성 림프관, 심장으로 혈액을 운반하는 대정맥, 흉관, 심장
   D) 모세관후 세정맥, 구심성 림프관, 심장으로 혈액을 운반하는 대정맥, 흉관, 심장

복습 문제의 답

1. **E.** 호중구는 골수의 골수계 전구세포에서부터 유래한다.
2. **C.** B 세포에서 형질세포로의 최종 분화는 비장과 림프절과 같은 2차 림프기관에서만 일어난다. 림프구의 순환과 세포 증식(항원-의존적인 최종 분화 반응이 아닌)은 파브리시우스 낭이나 그에 해당되는 기관 그리고 흉선과 같은 1차 림프기관에서도 일어난다. 골수는 다능성 줄기세포가 전구 B 및 T 세포로 분화되는 장소이다.
3. **D.** 항원 자극이 일어나면, 배중심에 유사분열에 들어가는 B 세포와 항체를 분비하는 형질세포가 많이 분포하게 된다. 미경험 면역 적격 림프구들은 비장과 림프절 같은 2차가 아닌 1차 림프 기관에서 발생한다. 배중심은 손상된 적혈구의 제거에 참여하지 않으며, 줄기세포의 원천이 아니다; 줄기세포는 골수에 존재한다.
4. **A.** 혈중 림프구는 모세관후 세정맥을 거쳐 구심성 림프관을 통해 림프절로 들어간다. 그들은 최종적으로 흉관으로 연결되는 원심성 림프관을 통해 림프절을 떠난다. 흉관은 심장으로 혈액을 운반하는 대전맥으로 연결되어 림프구의 끊임 없는 재순환을 제공한다.

3

선천면역 세포

서론

선천면역은 태어날 때부터 존재하는 면역 기전을 뜻하며, 미생물 및 기타 유해한 병원체에 대해 처음 반응하는 방어 작용이다. 이러한 반응은 병원체의 체내 침입 시 수분 이내에 발생한다. 모든 살아 있는 유기체는 환경으로부터 오는 지속적인 침입에 노출되어 있으며, 때때로 숙주의 방어 기전이 없는 경우 병원체 스스로의 생존을 위해 우리 몸을 이용하기도 한다. 따라서 선천면역 체계가 제공하는 초기 방어는 숙주의 생존에 중요하다. 이러한 방어 작용은 선천면역을 구성하는 물리/화학적 장벽 및 고도로 정교한 시스템으로 구성된 적응면역까지 포함한다. 이 장에서는, 선천면역에 관여하는 주요 조직, 세포 및 분자 요소들에 대해 기술할 것이다. 다수의 경우, 이러한 선천면역 관여 요소들은 적응면역 체계에 포함된 주요 요소들과의 활발히 반응하기에, 이와 관련하여 이들의 생리학적 역할에 대해서도 논의할 것이다. 이처럼 선천면역 반응은 면역 체계에서 독립적인 역할을 할 뿐 아니라, 적응면역 반응의 특성에도 영향을 미치기 때문에, 체내 면역 유지에 중요하다.

선천면역 체계는 계통 발생학적으로 7억5천만 년 전 다세포 유기체의 진화 과정에서 나타난 방어체계이며, 이와는 달리 적응면역 기전은 척추동물에서 5억~3억5천만 년 전에 나타났다. 오랜 진화의 역사 동안 이러한 면역 체계는 감염으로부터 다세포 생물을 보호하기 위해 미생물과 함께 진화하였다. 주목할 것은 포유류의 선천면역 체계 내 몇 가지 구성요소들이 식물과 곤충에서도 발견된다는 점인데, 이는 이들이 공통 유전적 특성을 갖는다는 것을 뜻한다. 예를 들어, 구조적으로 유사한 펩타이드인 디펜신(*defensins*)은 박테리아 및 곰팡이에 독성을 나타내며, 본 장의 뒷부분에서 보다 자세히 기술할 Toll-유사 수용체(*Toll-like receptor*, *TLR*) 계열의 경우도 하나의 예이다. Toll-유사 수용체는 숙주 유래가 아닌 병원체 표면의 구조적 형태나 분자 패턴에 결합하는 능력 때문에 병원성 미생물을 인식한다. 따라서 Toll-유사 수용체는 패턴 인식(*pattern recognition*)을 통해 병원체에 대한 방어 기전을 나타낸다. Toll-유사 수용체를 발현하는 선천면역 세포와 병원체 관련 분자 패턴 사이의 이러한 상호작용은 숙주세포의 세포내 신호전달을 개시하여 선택적인 유전자 발현을 유도하고 세포를 활성화시켜 침입한 병원체를 괴멸시킨다. 그렇지 않은 경우, 선천면역이 부분적으로 방어하더라도 뒤따르는 감염을 완전히 예방하기는 어렵다. 다행스럽게도, 체내의 적응면역 체계는 수일에서 수주에 걸쳐서 병원체 특이적 반응을 생성하여 장기간의 기억 면역을 형성함으로써 병원체의 침입에 의해 유발되는 향후 감염의 예방에 도움이 된다.

선천면역의 물리적, 화학적 장벽

대부분의 생물체들과 외래 물질은 병원체로부터 온전한 상피층을 통해 동물 체내로 침입할 수 없다. 몇몇 미생물은 피지선과 모낭을 통해서 들어온다(그림 3.1). 이러한 상피층은 피부 및 체외 표면에 노출되어 있는 호흡기, 위장관, 비뇨생식기관 및 분비선(타액, 눈물 및 유선) 같은 조직을 뜻한다. 이와 같

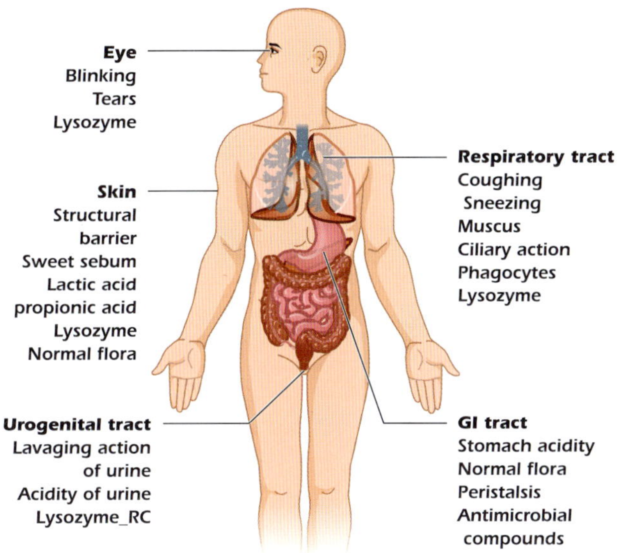

그림 3.1 감염을 막기 위한 피부 및 기타 상피 장벽. 물리적 장벽 역할 외에도 피부, 점막 및 선 상피층은 기계적(섬모, 체액 흐름, 평활근 수축), 화학적(산성도, 항균 펩타이드, 효소), 그리고 세포성 선천 방어 기전(수지상세포, 대식세포)에 의해 미생물의 군집화를 저해한다.

은 해부학적 장벽들은 선척적으로 병원체를 방어하는 물리적 및 기계적 기전을 포함한다(예, 눈 깜박임, 기침, 재채기, 위장으로 향하는 유체의 방향성). 또한, 이러한 해부학적 위치에 존재하는 상피세포들은 항균성 펩타이드 및 단백질을 생산하여 화학 및 생화학적 방어 작용을 유도한다.

몇몇 미생물은 피지선과 모낭을 통해서 들어온다. 그러나 땀의 산성 pH와 지방 분비 그리고 여러 **지방산**(***fatty acid***)과 **가수분해효소**(***hydrolytic enzyme***)(예, 라이소자임(***lysozyme***)), 이들 모두는 이 감염 경로의 중요성을 최소화할 수 있는 살균 효과를 갖는다. 게다가 **인터페론**(***interferon***)(11장 참조)과 혈청에 존재하는 **보체계**(***complement system***)(4장 참조)의 특정 단백질을 포함하는 수용성 단백질들은 비특이적 면역 반응을 제공한다. 인터페론은 바이러스 감염 시 세포에 의해 만들어지는 단백질로, 주변 세포에 항바이러스 상태를 유도하는 데 필수적인 물질이다. 미생물에 대한 반응으로 보체계의 연속적인 효소 반응 활성화는 병원성 미생물의 막을 표적으로 하여 미생물을 제거한다. 기도와 식도를 포함한 신체 여러 지역의 보호에 관련된 중요한 선천면역 기작은 이 기관들의 표면이 점액물질로 덮여 있다는 것이다. 이런 지역에서 점막 장벽은 미생물을 포획하고, 섬모를 가진 상피세포가 이들을 해결한다. 콧구멍의 털과 반사적인 기침 역시 호흡기 감염으로부터 개체를 보호하는 데 도움이 된다.

호흡기를 통해 들어온 미생물의 제거는 폐 혹은 폐포의 대식세포가 담당하며, 다음에 설명하겠지만 식세포가 미생물을 삼키고 제거한다. 이와 유사하게, **미세교세포**(***microglial cells***)라 불리는 **대식세포**(***macrophage***)는 중추신경계의 선천면역 방어를 담당한다. 점막 장벽으로 침입한 미생물은 대식세포에 의해 잡히거나 혹은 림프절로 옮겨져 대다수가 이곳에서 제거된다. 위장계의 환경은 타액 내의 가수분해 효소, 위의 낮은 pH, 그리고 소장 내의 단백질 분해효소와 담즙을 포함한 선천성 기작에 의해 많은 미생물에 손상을 준다. 여성 질 내의 낮은 pH도 같은 기능을 제공한다.

침입한 미생물이 일단 일차 방어 장벽인 여러 가지 물리적 그리고 화학적 장벽을 통과하면 침입자를 파괴할 수 있는 다양한 특화된 선천면역 세포들로 구성되어 있는 다음 방어 단계에 직면하게 된다. 탐식성 대식세포와 조직 비만세포, 그리고 **다형핵 백혈구**(***polymorphonuclear leukocytes***: 호중구, 호산구, 호염구)가 이러한 세포들이다. 이러한 형태의 각 세포들은 골수에 존재하는 조혈 전구세포로부터 분화된다(그림 1.1). 이 장의 뒷부분에서 살펴보겠지만, 병원체가 체내의 물리적 및 화학적 방어 장벽을 회피할 때에는 다른 선천면역 세포들이 세포 및 사이토카인 매개의 선천 방어 기전을 유도한다. 경우에 따라서, 활성화된 대식세포와 호중구가 식균 작용 향상 및 산화 파열의 절정에 이르는 초기 선천 방어에 참여해서, B 및 T 세포에 의해 발생하는 적응면역 반응 없이 병원체를 제거하기도 한다. 보다 일반적으로, 병원체에 내한 선천년역 반응은 장기간 지속되는 기억 반응을 위해 항원 특이적인 림프구의 활성화를 유발한다. 선천면역에 관여하는 세포들의 협력은 우리 면역체계를 구성하는 선천 및 적응면역의 상관관계가 중요하다는 것을 강조한다.

선천면역 및 적응면역 체계 사이의 기능적 상관성의 고전적인 예로서, **항원세시세포**(***antigen-presenting cells, APCs***)의 역할을 들 수 있다. 항원제시세포는 그 이름에 나타나듯이 항원(예, 잡아 삼킨 세균 조각)을 적응면역계에 속하는 T 세포에 제시한다. T 세포는 항원-특이적 활성화 반응을 유도하기 위해 항원제시세포가 제시하는 항원과 상호작용한다. 따라서 이번 장의 제목에서는 선천면역 반응에 주로 관여하는 세포들에 대해 기술하고 있지만, 면역체계의 초기 단계에서의 적응면역 반응에도 관여하는 이들의 중요한 역할을 인식하는 것이 중요하다.

선천면역계에 관여하는 세포들

2장에서 선천면역 체계에서 중요한 역할을 하는 세포들의 주요 기능적 특성에 대해 논의하였다. 해당 세포들은 아래와 같다.

다형핵 백혈구(과립성 백혈구)

- 호중구
- 호산구
- 호염구

대식세포

- 쿠퍼(Kupffer) 세포(간)
- 폐포 대식세포(폐)
- 비장 대식세포(비장)
- 복막 대식세포(복막)
- 미세교세포(신경조직)

수지상세포

- 랑게르한스(Langerhans) 세포(피부)
- 여포성 수지상세포(비장 및 림프절 내 여포)
- 깍지낀 수지상세포(흉선)
- 형질세포양 세포(혈액 및 말초 림프구 조직)

자연살해 T세포(도움 T세포 군에 속하는 세포)

선천적 림프구(ILCs)

- 그룹 1 선천적 림프구(NK 세포)
- 그룹 2 선천적 림프구
- 그룹 3 선천적 림프구

선천적 림프구(ILC)는 급성감염에 대한 보호 면역, 조직 재구성, 공생 미생물(예, 소화기관에 서식하는 어느 한 종에는 유익한 반면 다른 종에는 영향을 미치지 않는 공생관계에 있는 미생물총)의 해부학적인 봉쇄, 상처 치료, 점막 상피조직의 완전성 유지를 도와주는 다양한 선천면역 세포들로 구성되어 있다. ILC는 기관지와 소화기 염증과 같은 병리생리학적인 상태와도 관련이 있다.

2장에서 논의된 것처럼, ILC는 그들이 분비하는 사이토카인을 기반으로 세 가지 기능적 차별화 그룹(ILC1, ILC2, ILC3)으로 나뉘어진다(그림 3.2 및 표 2.1). 자연살해(natural killer, NK) 세포로 정의되는 첫 번째 ILC는, 그 이름이 암시하듯 특정 세포를 사멸시키기 위한 기능적 특징을 보유하고 있다. 바이러스에 감염된 세포나 암세포에서 발견되는 비정상적인 세포막 변형은 세포 독성을 갖는 NK 세포에 의해 인식된다. NK 세포는 활성 세포 독성 T 림프구가 많이 생성되기 전에 바이러스 감염 혹은 종양 형성 초기 단계에서 역할을 할 것으로 추측된다. NK 세포가 표적 세포와 접촉하면, 생물학적 작용 분자들이 포함된 세포내 과립이 분비된다. 이러한 분자들 중 몇몇은 표적 세포의 표면에 구멍을 형성하여 세포 사멸을 유발한다. 또 다른 분자들은 표적 세포 안으로 유입되어 세포의 핵 내 DNA를 파쇄하여 표적 세포의 세포자살(프로그램화된 세포 죽음)을 유도하기도 한다. 따라서, 이 세포들은 사전 자극 없이 특정 바이러스 감염 세포 및 종양 세포를 용해시킬 수 있다.

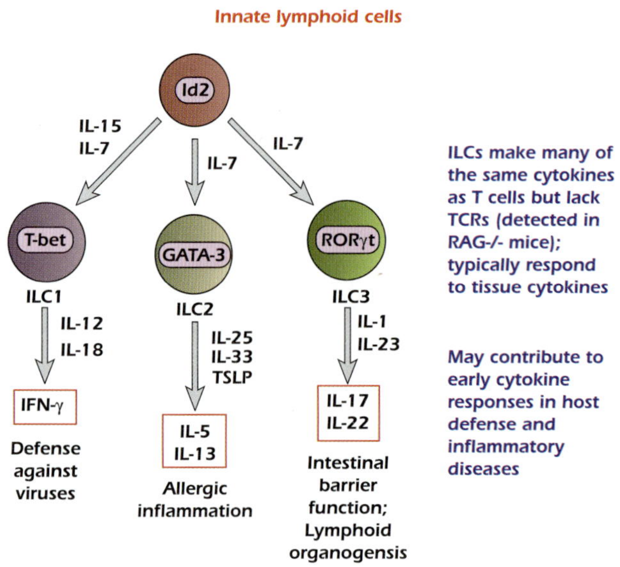

그림 3.2 내재 림프 세포(ILCs). 전사 인자(ID2)를 발현하는 전구체 세포로부터 유래된 ILC는 B 및 T 세포 분화를 억제하여 ILC 하위 집합-특이적 전사 인자가 기능할 수 있게 한다. ILC는 초기 방어 반응과 염증성 질환에 기여하는 것으로 여겨지는 기능적 특성을 보유한 세 그룹으로 나뉜다. 이들은 T 세포에 의해 만들어지는 것과 동일한 다양한 사이토카인을 생산하지만 T 세포 수용체가 없다.

T-세포 수용체(TCR)의 발현을 통해 항원-특이적으로 인식하는 세포 독성 T 림프구와는 달리, NK 세포는 항원-특이적 수용체가 없다. 그렇다면, 그들은 어떻게 표적을 찾아내고 파괴할까? NK 세포들은 세포-세포 접촉에 관련된 기작을 통해 자가항원인 주조직적합성복합체(MHC) I이 상실되었는지 여부에 따라 표적 세포인지를 결정한다. MHC class I 분자는 사실상 핵을 갖는 모든 세포에 발현된다. NK 세포는 정상 세포의 MHC class I과 결합하는 **살해-세포 억제 수용체**(***killer-cell inhibitory receptor, KIR***)를 발현한다. KIR이 MHC class I 분자와 결합하면, NK 세포 활성화의 하위 신호 과정을 억제하여

표적 세포의 분해와 파괴가 억제된다. 바이러스에 감염된 세포 또는 변형된 (암)세포는 표면에 MHC class I 분자가 크게 감소해 있다. 따라서 이런 세포가 NK 세포를 만나면, 효과적으로 KIR 기능을 발휘하지 못하기 때문에 NK 세포-매개 세포 독성에 노출된다(그림 3.3).

지금까지의 간단한 설명으로부터, 선천면역계의 세포 구성원 각각은 외래 물질과 병원체를 제거하기 위한 숙주의 초기 대응으로부터 궁극적으로 장기간의 면역 반응을 유발하기 위한 항원-특이적 적응면역 반응의 생성까지 다양한 역할을 담당함을 알 수 있다. 마지막으로, 이러한 세포들은 면역체계 내의 다른 많은 세포의 기능적 특성에 영향을 주는 면역 반응의 수용성 매개자인(11장 참조) 사이토카인의 생산자이다. 예를 들어, 이 세포들은 대식세포의 식세포 활성을 향상시켜서 병원체 제거와 NK 세포의 세포 독성 효과를 증가시킨다. 따라서 감염성 미생물에 대한 숙주의 보호 면역체계에서 선천면역 세포는 중추적인 역할을 한다. 또한, 이 세포들은 물리적 방어 장벽에 문제가 생길 때 마다(예, 피부 상처) 모집되기도 한다. 어느 경우이든, 상처 또는 감염에 의한 선천면역 세포의 이동은 염증이라고 하는 생리적 반응을 유도한다. 이는 다음 부분에서 보다 상세하게 설명할 것이다.

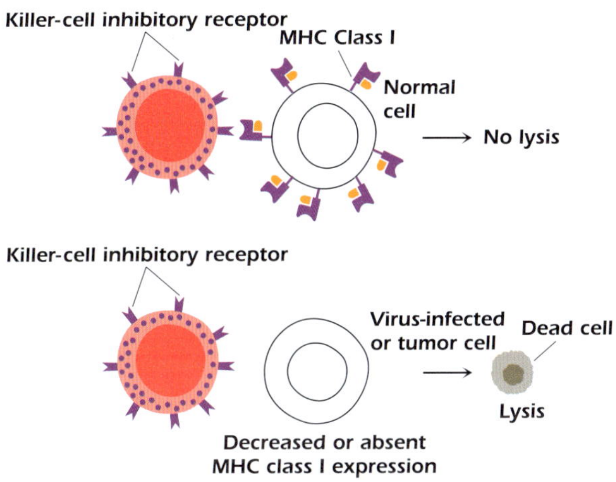

그림 3.3 NK 세포 억제 수용체와 살해.

패턴 인식: 선천면역 반응의 주요 특징

선천면역 세포의 기원과 주요한 특징을 살펴보았고, 이제 선천면역 세포가 숙주의 방어 역할을 시작하는 정교하면서 간단한 방법: **패턴 인식**(*pattern recognition*)에 대해 논의할 것이다. 면역계의 패턴 인식과 관련된 숙주 방어 기전의 기본은 **병원체-관련 분자 패턴**(*pathogen-associated molecular patterns, PAMP*)이라는 진화적으로 보존된 미생물 구조를 인식하고 반응하여 생성되는 특정 수용성 매개자와 선천면역 세포의 역할이다. 선천면역 세포에 의한 PAMP의 탐지는 분자의 수용성과 세포-관련 배선(germ line)-암호화된 **패턴 인식 수용체**(*pattern recognition receptors, PRR*)를 통해 일어난다. 그림 3.4에서 볼 수 있듯이, 병원체의 선천면역 인식 양상은 적응면역 반응과

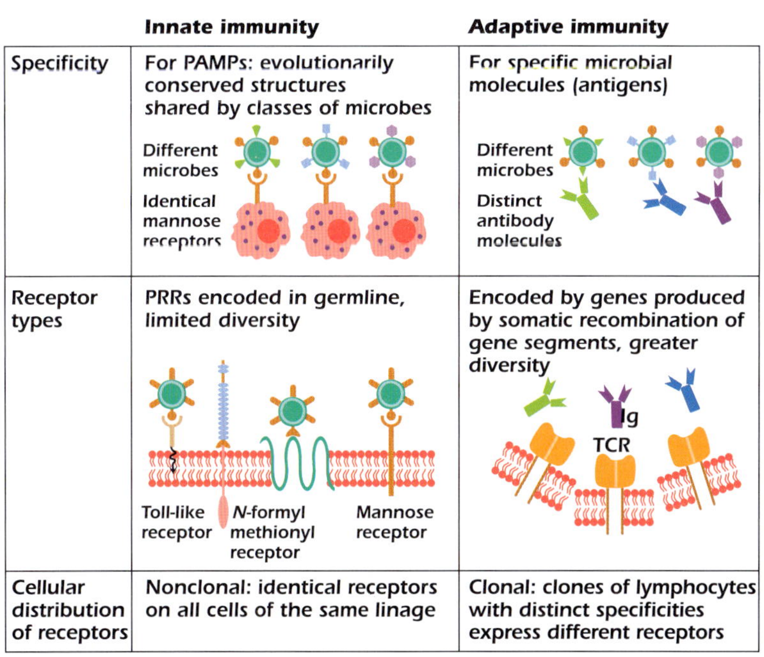

그림 3.4 선천면역과 적응면역에 사용되는 수용체들의 세포 분포와 특이성의 비교.

관련된 인식 기작과는 현저히 다르다.

이어지는 장에서 논의할, B와 T 림프구(각각 B와 T 세포로 도 불린다)는 체내에서 생성되는 항원-특이적 수용체를 발현한다. 이런 수용체는 배선-암호화된 것이 아니고 발달 과정 중 다수 유전자 조각들끼리의 유전자 재배열에 의해 만들어진 산물이다. 수지상세포 — 고효능 항원제시세포 — 에 과발현된 많은 PRRs은 세포 표면, 세포내 이입 구획, 세포질에 존재한다. 외래 항원을 인식할 때, 특히 PAMP가 존재하면 수지상세포는 B 세포(항원-특이적 항체를 생산하는)와 T 세포(항원-특이적 T-세포 수용체를 발현하는)에 의한 적응면역 반응의 개시를 돕는다. 적응면역 반응의 발달은 매우 빠르게(수분에서 수시간) 발달하고 짧게(며칠 혹은 몇 주) 지속되는 선천면역 반응과는 달리, 수 일에서 몇 주가 걸리며 상당히 오랫동안(몇 년) 지속된다. 더욱이, 클론 확장과 항원-특이적 기억 B와 T 세포를 생산하는 적응면역 반응과는 대조적으로 활성화된 선천면역 세포는 클론 확장이나 기억세포를 생산하지 않는다.

패턴 인식 수용체

건강한 개인이 매일 접촉하는 대부분의 미생물들은 선천면역 방어 기전에 의해 수분에서 수 시간 내에 발견되어 파괴된다. 기계론적으로, 선천면역은 비특이적인 물리 화학적 장벽(예, 피부, 산성도 혹은 위산), 세포성 장벽(예, 식세포) 그리고 분자 패턴-기반 반응에 의해 수행된다. 이번 장에서는 숙주에 해가 될 수 있는 외래 항원의 존재를 감지하는, 즉 계통유전학적으로 다양한 종(어류, 초파리, 포유류)에 의해 사용되는 패턴 인식 수용체(pattern recognition receptor) 반응을 설명하고자 한다. 분자 구조를 기반으로, PRR 분자는 Toll-유사 수용체(TLR), C-형 렉틴 수용체, NOD-유사 수용체, 그리고 RIG-1-유사 수용체를 포함하여 여러 패밀리로 나뉜다.

Toll-유사 수용체. 패턴 인식 수용체의 주요 그룹은 TLRs이다. Toll 유전자 패밀리는 초기에는 초파리 배아에서 등배 패턴에 기여하는 유전자로 연구되었으나, 후에 Toll 유전자가 코딩하는 단백질이 미생물 감염에 대한 초파리의 선천면역 반응에 있어서 중요한 역할을 하고 있음이 밝혀졌다. 이후 포유류의 병원체에 대한 반응에서 식세포와 수지상세포를 활성화시키는 상동 단백질(TLR)의 존재가 밝혀졌다. TLR은 특이적인 미생물의 분자 패턴을 인식할 수 있는 다양한 패밀리의 수용체이다(그림 3.5). 수용체 결합 후 TLR을 발현하는 이런 세포들에서 염증성 사이토카인을 생산함으로써 적응면역 반응의 개시를 촉진하기도 한다. 이런 현상은 다시금 선천면역계 및 적응면역계 간의 상호작용의 중요성을 설명해 주고 있다.

세포막 혹은 세포질에 존재하는 TLR들은 바이러스, 세균, 균류, 그리고 기생충에 발현되는 수없이 많은 PAMP을 인식한다. 주로 TLR1, TLR2, TLR4, TLR5, 그리고 TLR6가 세포막에 발현되어 미생물 표면의 특정 분자를 인식한다. 반면에, TLR3, TLR7, TLR8 그리고 TLR9은 소포체부터 리소좀 구역으로 이동하여 RNA와 DNA를 인식한다. TLR은 MyD88

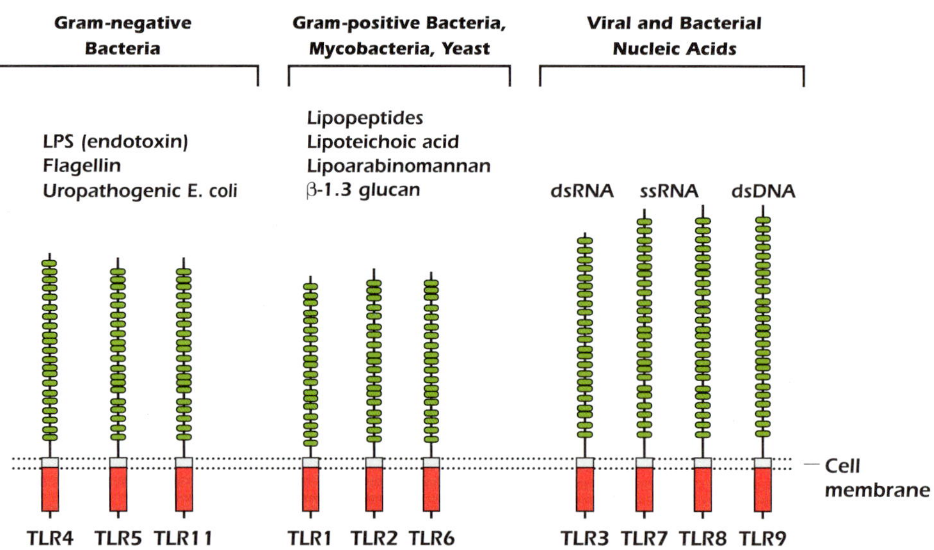

그림 3.5 여러 병원체 유래 특정 패턴 모티프 보유 분자에 결합하는 패턴 인식 수용체(TLR).

과 TIRF(Toll/interleukin-1 receptor domain-containing adaptor inducing IFN-β)를 포함하는 연결자(adaptor) 단백질과의 상호작용을 통하여 신호전달 과정을 시작한다. 연결자 단백질은 신호전달 과정에서 단백질-단백질 및 단백질-지방과의 상호작용을 매개하는 유연한 분자 발판 기능을 한다. 특정 TLR과 연결자 단백질이 결합하면, 신호전달 과정이 활성화되어 미토겐-연결(mitogen-associated) 단백질 키나아제(MAPKs) 및 NF-κB(nuclear factor kappa B)를 생산하고, 인터페론 조절 인자(IRF)-반응 유전자의 전사를 유도한다.

C-형 렉틴 수용체. C-형 렉틴 수용체(CLR)는 세포막에 결합된 수용체로서, 칼슘-의존적 방법으로(정의하자면, 모든 렉틴은 탄수화물과 결합한다) 탄수화물과 결합하는 큰 패밀리를 구성한다. 이 수용체들은 균류 인식과 선천면역 반응의 조절에 관여한다.

f-Met-Leu-Phe 수용체. N-포밀메티오닌(fMet)과 같은 포르밀화 펩타이드에 대한 특이적 수용체 그룹은 다형핵 세포와 단핵구 등의 식세포 막에 과발현되어 있다. fMet은 박테리아의 단백질 합성 개시에 특이적으로 사용되며, 진핵세포의 단백질 합성에는 사용되지 않는다. 합성 포르밀화 펩타이드는 PAMP처럼 식세포에 주화성을 보인다.

NOD-유사 수용체. NOD-유사 수용체(NLR)는 세포내 PRR 패밀리를 구성한다. 이 세포질 수용체의 주요한 역할은 세포질성 PAMP 및/또는 내재 위험 신호를 인식하여 면역 반응을 유도하는 것이다. NLR은 보존된 뉴클레오타이드-결합 소중합체화 도메인(NOD)과 루신-풍부 반복부위(LRR)로 구성된 3심렬(tripartite)-도메인을 갖고 있다. 특정 NLR은 염증소체(inflammasome)라 불리는 복합 단백질인 염증 조절 복합체를 구성하여 카스파아제-1 효소를 활성화함으로써 IL-1과 같은 특정 미성숙 사이토카인을 성숙한 형태로 활성화한다(그림 3.6). 이름에 나타나듯이, 염증소체의 생성은 미생물 병원체에 의해 자극되는 염증 반응과 관련이 있다. 염증 반응은 이 장의 후반부에서 설명할 것이다. 염증소체의 기능은 감염으로부터 건강하게 회복하는 데 밀접하게 관여하지만, 염증소체의 활성화는 자가면역 질환과 자가염증성 질환의 병리에 중심이 되는 사이토카인-유도 염증 반응에도 관여한다. 결과적으로 염증소체는 자가면역 질환과 만성 염증질환의 주요 약물 표적이 되고 있다. 더욱이, 최근 연구에 따르면, NLR 유전자의 변형이 크론병, 천식 등의 여러 만성 염증질환이나 가족성 한랭 두드리기, 미클-웰스(Muckle-Wells) 증후군, 그리고 블라우(Blau) 증후군과 같은 희귀성 자가염증 증후군과 관련이 있다고 보고되고 있다.

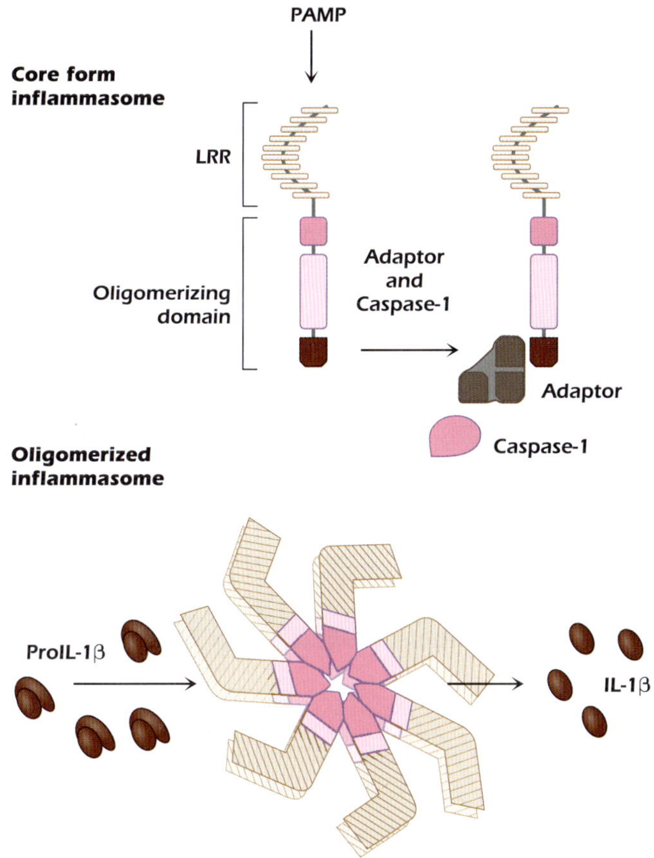

그림 3.6 염증소체의 중심 부위에 대한 병원체 관련 분자 패턴(PAMPs)의 결합. 세포질 내 염증소체의 NRR과 PAMP의 결합은 연결자 단백질과 카스파아제-1이 부착한 코어형을 유도한다. 이는 염증소체의 소중합체 형성으로 이어져 비활성 *IL*-1β를 활성형 *IL*-1β로 바꾼다.

RIG-1-유사 수용체. RIG-1-유사 수용체(RLR)는 숙주의 항바이러스 반응에 중요한 3개의 세포성 RNA 헬리카아제(helicase) 패밀리를 구성한다. 이들은 RNA 바이러스 복제 중간산물인 이중나선 RNA를 감지하여 감염된 세포로부터 1형 인터페론(인터페론-α와 인테페론-β)의 생산을 유도한다.

보체

선천면역계의 또 다른 중요한 수용성 인자는 보체계이다. 보체는 4장에서 상세히 논의할 것이다. 간략히 요약하면, 보체계

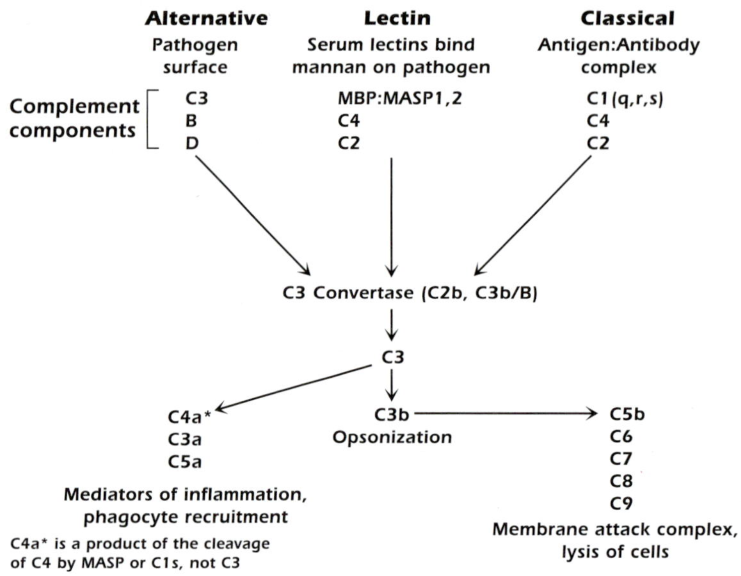

그림 3.7 세 가지 보체 활성 경로: 고전, 대체, 그리고 렉틴 활성 경로.

는 약 25종의 단백질로 구성되어 있으며, 이들 대부분이 간에서 생산된다. 이들은 함께 작용하여 세균을 파괴하는 항체의 기능을 보조하거나 "보완(complement)"한다. 보체는 숙주가 항체에 둘러싸인 항원(옵소닌화 항원이라 부름)을 제거하는 것도 돕는다. 특정 보체 단백질은 혈관의 팽창을 유도하여 투과도를 높임으로서, 염증 반응의 특징인 홍반, 열, 부종, 통증 그리고 기능상실에 기여한다.

보체 단백질은 비활성형으로 혈액 순환하며, 각 구성분은 보체 활성화 단계로 알려진 일련의 단계에서 정확한 순서에 따라 활성화된다(그림 3.7). 최종 산물은 침입한 세균의 세포벽을 관통하는 **막공격 복합체**(*membrane attack complex, MAC*)라는 통로 분자이다. 이러한 통로가 생김으로써 세균의 안과 밖으로 유동액이 흐르게 되고, 결과적으로 세균의 세포벽이 부풀어 올라 세균이 용해되어 죽게 된다.

세 가지의 보체 활성화 경로는 4장에서 자세히 논의할 것이다. 보체계의 첫 번째 단백질(C1q)은 미생물(예, 세균)에 반응하여 만들어진 항체에 의해 활성화되며, 이는 미생물 용해를 초래하는 MAC을 생성하는 과정의 시작이다. 이것이 **고전적 활성 경로**(*classical activation pathway*)이며, 적응면역 반응에 보체가 참여하는 부분이다. 하지만, C3과 같은 특정 보체 구성분이 항체의 참여 없이 병원체 표면에 직접 결합하는 **대체 활성 경로**(*alternative activation pathway*)가 있다. 이 결합은 단백질의 구조적 변화를 자극하여 미생물 용해를 초래하는 MAC 생성으로 이어지는 하위 보체 활성화 단계를 유도한다. 마지막으로, **렉틴 활성 경로**(*lectin activation pathway*)는 C2나 C4와 같은 보체 구성분이 관여하며 병원체 표면에 발현된 만난(mannan) 잔기에 렉틴이 직접 결합한다. 그 결과 두 경로에서와 같이 MAC 생성과 병원체 용해를 초래한다.

표 3.1 보체 활성에 관여하는 단백질.

항원:항체 복합체에 결합	C1q
활성화 효소	C1r, C1s, C2b, Bd, D, MASP1,2
막-결합 옵소닌	C4b, C3b, MBP
염증 반응 매개자	C5a, C3a, C4a
막공격	C5b, C6, C7, C8, C9
보체 수용체	CR1, CR2, CR3, CR4, C1qR
보체-조절 단백질	C1INH, C4bp, CR1, MCP, DAE, H, I, P, CD59

보체계의 다른 구성분들은 세균에 직접 결합하여 선천면역 세포에 의한 식세포 작용에 보다 취약하게 만든다. 보체 수용체를 발현하는 식세포가 보체로-둘러싸인 세균(옵소닌화 세균)을 만나게 되면 세균과의 결합과 식세포 작용이 훨씬 수월해진다. 보체 활성화 단계 중에 생성된 보체는 다른 면역세포(식세포와 백혈구)를 세균이 침투한 곳으로 유인한다. 그러므로 보

체는 국소적으로 움직이는 숙주의 방어 기전을 담당한다. 마지막으로, 단백질의 활성화에 관여하는 모든 생물학적으로 복잡한 체계와 같이, 숙주에 잠재적으로 해로운 결과(예, 염증)를 촉진할 수도 있으며, 보체계에는 활성 과정의 종식을 돕는 조절 단백질도 있다.

표 3.1에 보체 활성화 단계에 관여하는 단백질의 기능들을 요약하였다. 이들은 4장에서 좀 더 논의할 것이다.

미생물의 세포내, 세포외 사멸

선천면역 반응의 또 다른 특징은 고분자 물질(*endocytosis*; 세포내 이입)이나 세포(*phagocytosis*; 식세포 작용)를 삼키는 특정 선천면역 세포의 활성화이다. 세포내 이입은 세포외 용액에 존재하는 고분자 물질이 세포에 의해 섭취되는 것이다. 이것은 비특이적 막 함입을 수반하는 음세포 작용이나 특이적 막 수용체에 고분자의 선택적인 결합에 의한 수용체-매개 세포내 이입에 의해 일어난다. 두 가지 경우 모두, 외래 고분자 물질을 섭취하면 외래 물질로 채워진 세포 내 소낭이 생기고, 그 후 엔도솜(endosome)이라 불리는 산성 소낭과 결합하게 된다. 엔도솜은 분해효소(예, 핵산분해효소, 리파아제, 프로테아제)가 포함된 리소좀과 결합하여 섭취한 고분자 물질을 핵산, 당, 그리고 펩타이드와 같은 작은 조각으로 환원한다(그림 3.8).

식세포 작용. 식세포 작용은 박테리아와 같이 외부로부터 침입한 미립자의 소화 과정을 말하며, 이 작용은 면역체계의 중요한 방어 기전이다. 많은 미생물들은 식세포를 유인할 수 있는 물질을 분비한다. 식세포 작용은 외래 미립자를 더 쉽게 표적으로 삼을 수 있도록 다양한 인자들에 의해 향상되기도 한다. 이러한 인자들에는 항체와 여러 가지 혈청 보체인자(4장 참고)가 포함되며, 옵소닌(그리스어로 "먹기 좋게 요리된"을 뜻함)이라 통칭한다. 섭취된 후, 외래 미립자는 포식액포(phagosome)에 유입되며, 리소좀과 결합하여 포식리소좀을 형성한다. 포식리소좀은 강한 효소를 분비하여 미립자를 소화한다.

대식세포는 또한 **호흡급증**(***respiratory burst***) 과정에서 독소물질을 생산하여 침입 병원체에 손상을 초래할 수 있다. 이러한 독소 대사산물은 박테리아와 같은 병원체의 식세포 작용 동안 생성되며, 일련의 관련된 효소 경로에 의해 촉매된다. 호

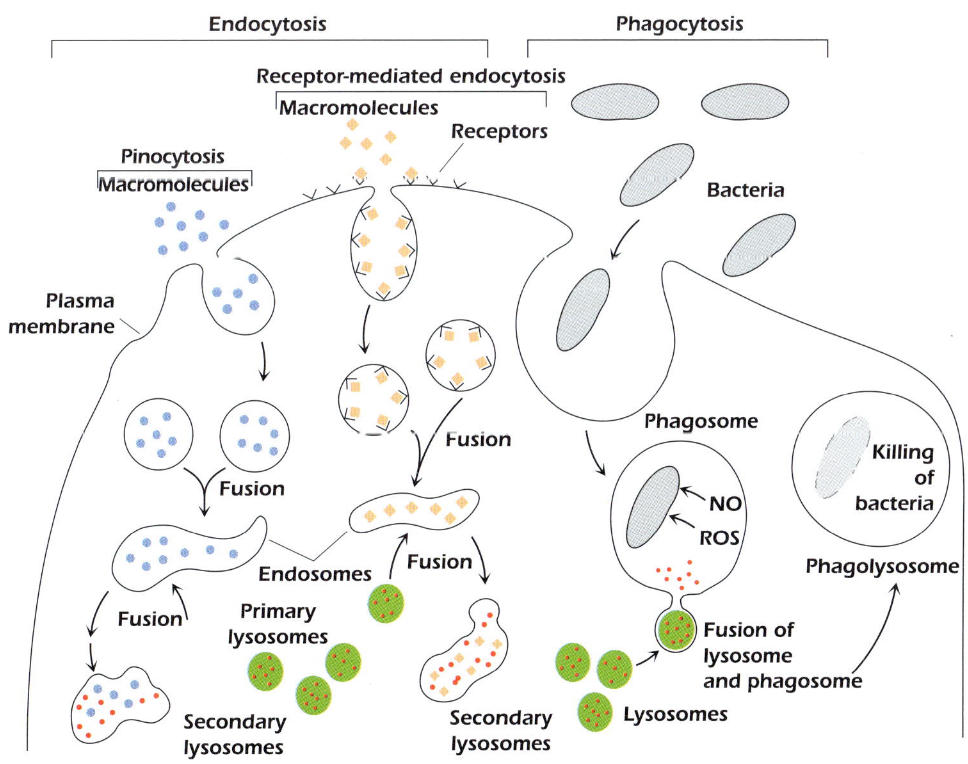

그림 3.8 식세포의 세포내 이입과 식세포 작용.

흡급증에 의해 생산되는 가장 중요한 독소 물질은 일산화질소(일산화질소 합성효소에 의해 생성되는), 과산화수소, 초과산화물 이온(식세포 NADPH 산화효소), 그리고 하이포염소산(미엘로퍼옥시다아제)이다. 미생물을 죽일 수 있는 이러한 산물은 박테리아뿐만 아니라 숙주세포도 손상시킬 수 있다. 다행히, 식세포에 의해 생산된 보호효소들이 작용하여 주로 포식리소좀(즉, 포식체와 리소좀이 결합된, 그림 3.8 참고)에 국한된 살균 활성이 나타나서 섭취된 병원체에만 독성이 집중된다. 이러한 보호 효소에는 과산화수소를 분해하는 카탈라아제(catalase)와 초과산화물 이온을 과산화수소와 산소로 전환시키는 초과산화물 디스뮤타아제(dismutase)가 포함된다. 식세포 작용을 일으키는 세포로부터 호흡급증 구성원 중 어느 하나라도 부재나 이상이 있으면 반복 감염에 노출되는 면역 결핍 상태가 발생한다(16장 참고).

염증 반응

선천면역 반응의 주요한 특징은 두 가지 형태로 구분되는 **"염증(*inflammation*)"**이다. **"급성 염증(*Acute inflammation*)"**은 신체 내 공격에 대한 단기적인 염증 반응이다. 염증의 원인이 초기에 해결되지 않을 때는, 조직 파괴 및 섬유증과 관련된 만성 염증이 발생할 수 있다. **"만성 염증(*Chronic inflammation*)"**은 외래 물질에 의한 지속적인 감염(예, 결핵) 혹은 자가면역 질환(예, 류마티스성 관절염)을 통해 야기될 수 있는 진행 중인 감염이다. 이러한 경우, 염증 반응이 계속되고 아스피린, 이부프로펜, 코르티손 같은 소염제와 사이토카인을 표적하는 생물약제요법(예, 종양 괴사 인자, 인터루킨-17)의 투여가 일시적으로 염증을 조절할 수 있다. 이러한 치료법들은 염증의 약리학적 매개체의 항진 및 활성화와 관련된 다양한 대사성 경로에 작용한다. 그러나 이 치료법들은 염증의 근본 원인을 해결하지는 못하기 때문에, 치료가 중단되면 증상이 다시 나타날 수 있다.

생리학적 과정으로서의 염증은 일반적으로 내인성 요인(조직 괴사 또는 골절과 같은)과 외인성 요인으로 인한 조직 손상 때문에 발생된다. 외인성 인자에는 기계적 손상(예, 자상), 물리적 손상(예, 화상), 화학적 손상(예, 부식성 화학물질에의 노출), 면역학적 손상(예, 과민반응, 13-15장 참조), 그리고 생물학적 손상(예, 병원성 미생물 감염, 19장 참조)이 포함된다. 염증 반응은 선천면역 반응의 세포들이 관여하며 손상의 원인에 관계없이 근본적으로 동일한 반응을 나타내기 때문에, 실제로 감염 역시 병원체-유도 손상으로 인한 염증이라고 할 수 있다. 비록 특정 유형의 염증 반응(예, 덩굴옻나무에 대한 과민 반응)에 수반하는 고통에 비춰 보면 역설적이기도 하지만, 본래 염증 반응은 정상적인 면역 과정으로서 상처 입은 조직을 정상 조직으로 돌려놓는 면역학적 항상성을 복원하는 작용이다.

위에서 언급했듯이, 염증은 감염을 일으키는 병원체에 의해 시작될 필요는 없지만, 조직 손상에 의해 야기될 수 있다. 이러한 손상은 병원체가 침입하는 물리적 장벽이 무너지지 않았더라도 국소 부위에서 손상된 세포 구성물의 방출을 유도한다. 이 장의 뒷부분에서 다룰 내용은, 염증 반응은 세포 잔해를 청소하고 상처 치유를 위해 손상된 부위로 식세포 및 다

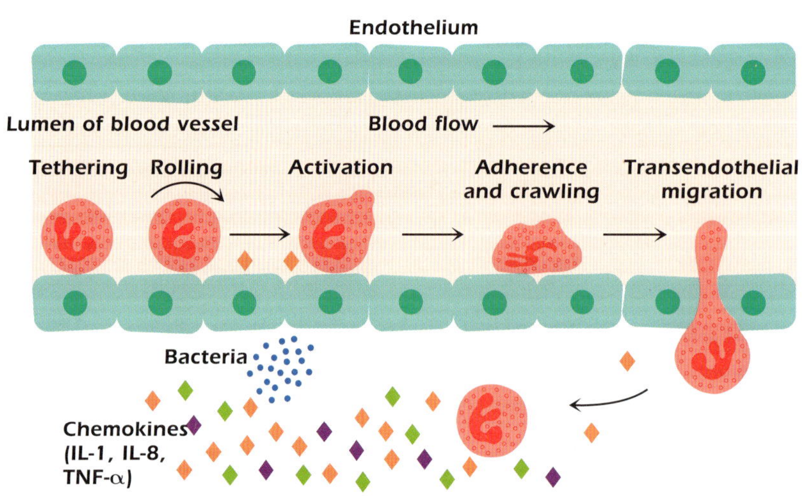

그림 3.9 내피세포에 백혈구가 부착하게 되면, 그들의 부착, 활성화 그리고 이러한 반응을 조장한 세균과 같은 병원체 제거(식세포 작용)를 필요로 하는 조직으로의 혈관외 유출이 발생한다.

른 선천면역 세포의 동원을 유발한다는 것이다. 아래에 기술된 것처럼, 이와 같은 세포 동원은 부분적으로 백혈구의 혈관내피 투과에 의해 발생하게 된다. 이러한 상황은 손상된 세포가 세포 구성물을 방출해서 주변의 비만세포로부터 강력한 염증성 매개체가 분비될 때 발생한다. 염증성 매개체는 히스타민, 류코트리엔 및 프로스타글란딘을 포함한다. **히스타민(*Histamine*)**은 혈류를 증가시켜 국소 혈관의 직경을 확장시킨다(혈관 확장). 히스타민은 또한 국소 모세혈관의 투과성을 증가시켜서, 혈장이 누출되어 염증 관련 부종을 유발하는 간질액이 형성되도록 한다.

백혈구의 경내피 이동

조직 손상 직후, 경내피 이동 또는 혈관외 유출이라고 알려진 현상이 발생한다. 이는 조직 손상 부위에서 방출되는 손상 관련 분자 패턴(DAMP)을 포함하여 손상된 상피세포에서 H_2O_2의 방출을 촉진한다. DAMP는 괴사가 진행 중인 스트레스성 세포에 의해 방출되어 염증 반응을 촉진하고 악화시키는 내인성 위험 신호로 작용하는 분자이다. DAMP는 또한 케모카인(예, IL-8), 사이토카인(IL-1, 종양 괴사 인자 TNF-α), 호중구를 동원하는 주변 조직 세포(예, 대식세포)의 류코트리엔 등과 같은 화학주성 사이토카인 계열의 방출을 유발한다. 초기에 동원된 호중구는 혈중으로부터 추가적으로 호중구를 동원하기 위해서, 이러한 케모카인과 류코트리엔의 분비를 직간접적으로 촉진하도록 활성화된다. 국소적으로 생성된 케모카인 및 사이토카인은 *혈관내피세포 부착 분자*(ECAMs) 및 ECAMs이 결합하는 백혈구 표면 리간드의 발현 증가를 유도한다. 따라서 증가된 혈관 투과성, 백혈구 내피 부착 및 이동으로 인해 혈액에서 염증성 미생물(예, 상처로 인해 피부에 들어가는 박테리아)이 위치한 국소 조직으로 이러한 세포의 *경내피 이동*(혈관외 유출)이 발생한다(그림 3.9). 백혈구 유출은 멈칫거림(tethering), 구르기(rolling), 활성화(activation), 부착(adhesion), 기어가기(crawling) 및 혈관외 유출(transmigration)로 이어지는 순차적 과정이며, 각 단계는 일련의 특정 분자들이 관여한다.

종합해 보면, 이러한 사건들은 "통증", "발적", "열"이라고 하는 염증의 세 가지 임상적 징후를 나타낸다. 이것은 증가된 혈류, 증가된 세포 대사, 혈관 확장, 수용성 매개체의 방출, 혈관으로부터 주변 조직으로 체액의 유출, 그리고 세포 유입으로 설명할 수 있다. 통증은 혈관 직경의 증가에 의해 야기되며, 이에 따른 혈류의 증가로 염증 부위에 열과 발적이 일어난다. 아래에서 논의되는 바와 같이, 혈류 감소와 수반되는 사이토카인-유도 및 키닌-유도 혈관내피세포의 표면 부착 분자의 발현 증가는 혈중을 순환하는 백혈구가 혈관에 결합하는 것을 촉진한다. 이런 현상은 조직으로 백혈구의 부착과 유입, 그리고 염증 부위로 호중구와 단핵구를 끌어들이기 용이하다. 국소 혈관에서의 또 다른 중요한 변화는 증가된 혈관 투과성이다. 혈관내피세포 간의 단단한 연결이 분리되어 혈액으로부터 유동성 물질과 단백질이 유출되고, 조직에 축적된다. 이러한 반응을 염증 반응과 관련된 **부종(*edema*)**이라 부르며, 세포들이 감염 부위로 축적됨에 따라 통증과 홍반, 열 등을 수반한다.

염증 반응과 관련된 대부분의 세포는 식세포로서, 주로 다형핵 백혈구이다. 다형핵 백혈구는 30-60분 이내에 축적되어, 침입자나 손상된 조직에 대해 식세포 작용을 수행하고 리소좀 효소를 분비하여 침입자를 제거한다. 이 시점에서 염증 반응이 지속되면, 4-6시간 안에 대식세포와 림프구가 미생물이나 외래 물질이 침입한 곳으로 유입된다. 대식세포는 다형핵 세포의 식세포 활성을 지원하여 지역내 방어를 촉진한다. 대식세포는 또한 침입한 병원체 또는 외래 물질에 의해 발현되는 항원을 처리하고, T 세포에 제시하여 항원-특이적 반응을 유도한다. 활성화된 T 세포는 여러 가지 사이토카인을 합성하고 분비해서 항원-특이적 B 세포를 자극하여 특정 항체를 생산하게 한다. 이러한 B 세포에 의해 생산된 항체는 5-7일 내에 혈청에서 측정 가능하며 체액성 면역의 방어 무기가 된다.

국소적 염증 반응: 키닌과 혈액응고 경로의 역할

키닌(*kinins*)과 **혈액응고 시스템(*coagulation system*)**의 활성화는 국소적 염증 반응에도 관여한다. 이러한 활성화 상황에서, 키닌은 세포와 조직체계에서 여러 가지 중요한 국소적 효과를 나타낸다. 국소적으로 분비되는 사이토카인과 함께, 이들은 (1) 국소적 평활근에 직접적으로 작용하여 근육 수축을 야기하고; (2) 축색돌기에 작용하여 신경 펄스를 막고 원위부 근육의 이완을 유도하며; (3) 혈관내피세포에 작용하여 수축을 유도함으로써 혈관투과성을 증가시킨다.

키닌은 매우 강력한 신경 자극제이며, 염증과 관련된 통증(그리고 가려움증)에 가장 중요한 인자이다. 키닌은 국소적 반응 중에 생성된 단백질분해효소에 의해 활성화된 후 빠르게 불활성화된다.

키닌에 의한 혈관 손상에 이어, **혈액응고 경로(*coagulation pathway*)**가 활성화된다. 연쇄적으로 활성화되는 혈장 효소는 혈류로부터 미생물을 막을 수 있는 혈소판과 함께 물리적 장벽(**혈병** 혹은 **혈전**)을 형성함으로써 염증 반응에 관여한다. 따라서

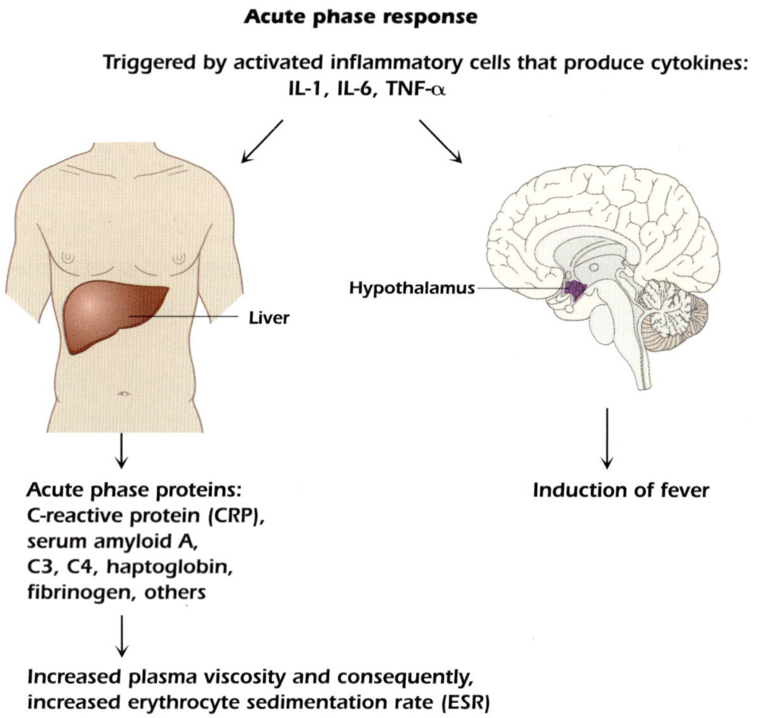

그림 3.10 선천면역 세포에 의해 생산된 사이토카인에 의해 자극되는 급성기 반응.

표 2.2 급성기 단백질.

단백질	면역계 기능
C-반응성 단백질	사멸 또는 죽어가는 세포, 세균의 표면에 발현된 포스포콜린에 결합 옵소닌
혈청 아밀로이드 P 구성 요소	옵소닌
혈청 아밀로이드 A	염증 부위로 면역세포 유인 세포외 기질을 분해하는 효소 유도
보체 인자	표적 세포의 옵소닌화, 용해 및 응집 주화성
만난(mannan)-결합 렉틴	보체 활성화의 만난-결합 렉틴경로
피브리노젠(α β 글로불린), 프로트롬빈, 인자 8, von Willebrand 인자	응집 인자 침입 미생물의 혈액응고에 의한 포획 주화성 유도
플라스미노겐	혈액 응고의 분해
α2-마크로글로불린	트롬빈 억제에 의한 응집 반응의 억제자 플라스민 억제에 의한 피브린 용해의 억제자
페리틴(Ferritin)	철과 결합, 미생물의 철 획득을 억제
헵시딘(Hepcidin)	Ferroportin의 세포내 유입을 자극하여, 대식세포 및 장세포 내에서 페리틴에 결합된 철의 방출을 억제
세루로플라스민(Ceruloplasmin)	철을 산화, 페리틴 결합을 유도하여 미생물의 철 획득을 억제
헤파토글로빈(Hepatoglobin)	헤모글빈에 결합하여, 미생물의 철 획득을 억제
오로소뮤코이드(Orosomucoid) (α1-acid glycoprotein)	스테로이드 운반자
α1-안티트립신, α(α)1-안티키모트립신	서핀(Serpin), 염증 반응을 감소

염증 반응 동안에 동시에 활성화된 키닌과 혈액응고 시스템은 병원체의 침입에 불리한 조건을 만들 뿐만 아니라 말단 조직과 기관으로부터 순환체계를 통한 침입로를 제한하는 새로운 물리적 장벽을 만든다.

급성기 반응

염증 과정은 상처가 난 후 수분 내에 미생물의 PAMP에 반응하는 선천면역 세포의 활성화로 시작된다. 이러한 활성화는 PRR의 결합에 의해 자극되고, IL-1, IL-6, TNF-α와 같은 염증성 사이토카인을 생산한다. 이 사이토카인 분자들은 순환계를 통해 간세포를 자극하여 수용성 PRR 기능을 하는 **급성기 단백질**(*acute phase proteins*)을 생산한다(그림 3.10). 급성기 반응의 또 다른 결과는 백혈구 생산의 증가(호중구의 우선적 동원; 결과적으로 호중수 수의 급격한 증가)와 하이드로코티손(hydrocortisone) 및 부신피질자극호르몬(ACTH) 합성의 증가이다. 전신성 염증 반응은 시상하부가 증가된 급성기 단백질에 반응하여 **열**(아래에서 설명)을 발생하는 현상을 포함한다.

표 3.2에 주요한 급성기 단백질을 열거하였다. 이들 중 C-반응성 단백질(C-reactive protein, CRP)은 특정 미생물의 막에 결합할 수 있고 보체계를 활성화한다(4장 참조). 이는 미생물의 용해를 초래하고, 식세포에 의한 식세포 작용 및 여러 가지 중요한 숙주의 방어 기능을 증가시킨다. 급성기 반응은 **적혈구 침전율**(*erythrocyte sedimentation Rate, ESR*)뿐만 아니라 혈중 CRP 양을 측정함으로써 임상적으로 평가될 수 있다는 점에서 주목할 만하다. CRP는 염증 반응의 비특이적 표지자로 간주되며, 심각한 세균 감염(예, 패혈증), 곰팡이 감염 혹은 골반 염증질환과 같은 급성 상태로 의심되는 환자에서 유의적인 염증 상황을 판단하거나 추적 관찰하는 표지자로 이용된다. CPR 측정은 만성 염증 환자에서 증상이 악화되거나 치료가 효과적인지 판단하기 위한 추적 관찰에도 유용하게 사용된다. 예로서, 염증성 장 질환, 관절염, 자가면역 질환[예, 전신성 루프스 홍반(SLE)]들이 포함된다. 높아진 혈장 점도 때문에 증가된 ESR은 급성기 단백질 농도 증가 때문이기도 해서 비특이적 염증의 지표가 된다. 하지만, 약간 증가된 ESR은 빈혈이나 임신(임신기간 중 피브리노겐 증가에 기인)기에도 나타난다. 매우 높은 ESR은 심각한 감염뿐만 아니라 골수종, 악성림프종에 의해 글로불린이 현저하게 증가한 때문이기도 하다.

이러한 과정에서 부착분자의 중요성을 그림 3.11에 설명하였다. 백혈구에 의한 L-셀렉틴의 발현 및 활성 내피세포에 의한 P-와 E-셀렉틴의 발현은 혈관 표면에서 백혈구의 멈칫거림과 구르기에 관여한다. 셀렉틴은 상호작용하는 세포에 발현되는 글리코실화된 리간드와 결합한다. 백혈구의 주화성 수용체가 글리코사미노글리칸 혹은 헤파린 설페이트에 고정된 주화성 인자들과 결합하여, 백혈구의 활성 그리고 내피세포에 대한 단단한 부착을 빠르게 유도한다. 주화성 인자들은 포밀화펩타이드와 같은 PAMPs, 보체 단백질들(예, C5a와 C3a), 지질, 그리고 IL-8과 같은 케모카인들을 포함한다.

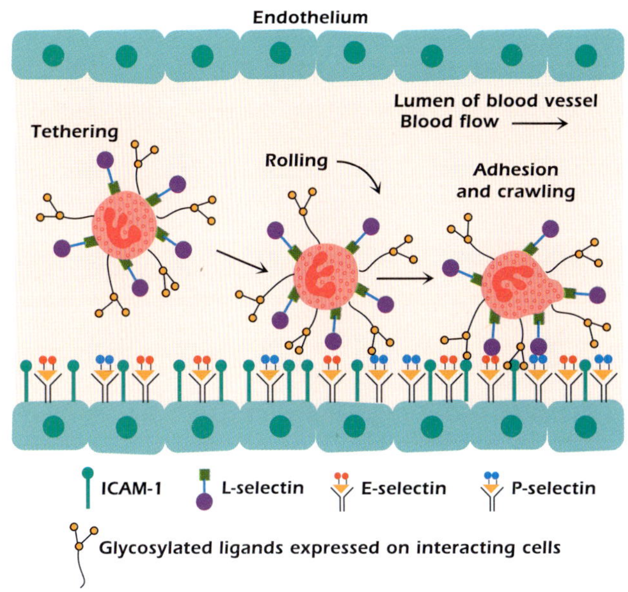

그림 3.11 백혈구의 머뭇거림, 구르기, 그리고 내피세포로의 부착에 관여하는 부착 분자는 혈액으로부터 조직으로의 내피 통과 이동을 유도한다.

열

열은 감염과 염증의 가장 일반적인 특성 중의 하나이지만, 포유류의 감염 과정에서 열의 중요성에 대한 정보는 여전히 제한적이다. 염증 반응 중에 시상하부의 급성기 단백질의 효과에 덧붙여, 열은 다수의 세균 유래물에 의해 유도되며, 특히 그람 음성 세균의 **내독소**(*lipopolysaccharide, LPS*)에 의해 야기된다. 선천면역세포(단핵구와 대식세포)가 LPS에 노출되면 **내인성 발열인자**(*endogenous pyrogens*)라고 불리는 사이토카인이 생성된다. 내인성 발열인자의 특징을 갖는 사이토카인에는 IL-1과 특정 인터페론이 포함된다(11장 참조). 기타 조직 내 세포들도 이러한 사이토카인을 생산할 수 있다. 예를 들어, 피부에 존재하는 각질세포는 IL-1을 보유하고 있다. 흥미롭게도 피부가 태양 자외선에 과하게 노출되었을 때(일광 화상), 각질세포는 생리적으로 손상을 입게 되어 IL-1을 포함한 내용물을 분비한다. 수 시간 내에, IL-1은 시상하부를 자극하여 체온

(열)을 올리고, 오한과 불쾌감을 불러온다—아마도 이런 현상을 더운 여름 날 해변가에서 경험해 봤을 것이다. 다행히, 여러 가지 자외선 차단제로 자외선을 차단할 수 있고, 햇볕에 의한 피부 손상을 피할 수 있다. 다수의 조직에서도 미생물에게 해로운 물질을 합성하는데, 분해효소, 독성 자유 라디칼, 그리고 위에서 언급한 급성기 단백질들이 포함된다.

요약

1. 두 가지 유형의 면역 반응이 있다 : 선천면역과 적응면역
2. 선천면역은 광범위하며, 반응은 빠르다(수분-수시간).
3. 선천면역 반응은 적응면역 반응과는 다르게 항원 노출에 대한 기억을 보이지 않는다.
4. 여러 물리적 장벽(예, 피부), 화학적 장벽(예, 위의 낮은 pH), 세포 구성분들(예, 대식세포, 호중구, 자연살해 T 세포), 패턴 인식 수용체(예, TLRs, NLRs), 보체를 포함한 많은 인자들이 선천면역에 관여한다.
5. 케모카인 수용체 및 부착 분자의 발현 변화는 면역 세포를 손상 부위로 동원하는 것을 촉진한다.
6. 선천면역 체계의 대식세포와 호중구는 포식리소좀의 활성 및 사이토카인 분비를 증가시켜 침투한 생물체의 파괴를 촉진한다.
7. 선천면역 방어 기전이 침입한 병원체를 완전히 제거하지 못하면 적응면역 세포(B 및 T 림프구)에 의해 매개되는 방어 기전이 작동하게 되며, 이는 적응면역 세포의 항원 표지와 사이토카인 활성화에 중요한 역할을 하는 선천면역 세포에 의해 촉진된다.
8. 보체는 병원체를 제거하기 위해 선천면역 및 적응면역 체계와 협력하는 50종 이상의 혈청 단백질 집합을 뜻한다. 보체의 주요 역할은 미생물의 옵소닌화와 감염 부위로의 식세포 동원이며, 용해를 촉진하는 막 공격 복합체를 형성하여 보체 활성화의 최종에서 미생물의 직접적인 사멸을 유도하기도 한다.
9. 보체 활성화의 세 가지 주요 경로는, (a) C1q가 항원-항체 복합체에 결합할 때 개시되는 고전적 경로; (b) 보체의 만노스 결합 렉틴이 병원체의 보존된 탄수화물에 결합하는 렉틴경로; (c) LPS와 같은 특정 미생물 표면에 C3가 직접 결합하는 대체경로를 포함한다. C3는 수용성 환경에서 낮은 수준으로 자발적인 가수분해를 거치며 숙주 세포 표면에 결합하기도 한다. 포유동물 세포에서 억제 조절 분자들은 이러한 세포의 손상을 방지한다. 미생물에는 이러한 조절 단백질이 없기 때문에 C3가 표면에 결합하면 보체 활성화 단계가 개시되어 미생물이 용해된다.

REFERENCES AND BIBLIOGRAPHY

Aderem A, Underhill DM. (1999) Mechanisms of phagocytosis in macrophages. Ann Rev Immunol 17:593.

Akira S, Takeda K, Kaiso T. (2001) Toll-like receptors: critical proteins linking innate and acquired immunity. Nature Immunol 2:675.

Bernink J, Mjösberg J, Spits H. (2013) TH1- and TH2-like subsets of innate lymphoid cells. Immunol Rev 252:133.

Beutler B, Jiang Z, Georgel P, Crozat P, Croker B, Rutschmann S, Du X, Hoebe K. (2007) Genetic analysis of host resistance: Toll-like receptor signaling and immunity at large. Ann Rev Immunol 24:353.Evavold CL, Kagan JC (2018) How inflammasomes inform adaptive immunity. J Mol Biol 430:217.

Furster R, Sozzani S. (2013) Emerging aspects of leukocyte migration. Europ J Immunol 43(6): 1404.Juelke K, Romagnani C. (2016) Differentiation of human innate lymphoid cells (ILCs). Curr Opinion Immunol 38:75.

Lanier, LL. (1998) NK cell receptors. Ann Rev Immunol 16:359.

Mills KH, Dungan LS, Jones SA, Harris J. (2013) The role of inflammasome-derived IL-1 in driving IL-17 responses. J Leukoc Biol 93:489.

Pancer Z, Cooper MD. (2007) The evolution of adaptive immunity. Ann Rev Immunol 24:497.

Ricklin D, Lambris JD. (2013) Complement in immune and inflammatory disorders: pathophysiological mechanisms. J Immunol 190:3831.

Song DH, Lee JO. (2012) Sensing of microbial molecular patterns by Toll-like receptors. Immunol Rev 205:216.Sonnenberg GF, Artis D. (2015) Innate lymphoid cells in the initiation, regulation, and resolution of inflammation. Nat Med 21:698.Stekel DJ, Parker CE, Nowak MA. (1997) A model for lymphocyte recirculation. Immunol Today 18:216.

복습 문제

각 질문에 대해 가장 알맞은 답을 고르시오.

1. 다음 중 골수(1차 림프 기관)와 관련 없으나 2차 림프 기관과 관련 있는 것은?
   A) 세포 증식
   B) 림프구의 분화
   C) 세포 간 상호작용
   D) 항원-의존적 반응

2. 선천면역 세포에서 세포내 병원체의 인식에 관여하는 것은?
   A) Toll-유사 수용체(TLRs)
   B) 항체
   C) NOD-유사 수용체(NLRs)
   D) 보체

3. 다음 NK 세포에 대한 설명 중 맞는 것은?
   A) 항원에 대한 반응으로 증식한다.
   B) 표적 세포를 식세포 작용과 세포내 소화를 통해 살해한다.
   C) 다형핵 세포의 일종이다.
   D) 표적 세포를 세포외 기작으로 살해한다.
   E) 특정 세균에 대해 특히 효과적이다.

4. 성숙한 수지상세포가 수행할 수 있는 것은?
   A) 미경험 항원-특이적 T 세포의 활성화
   B) 적혈구의 제거
   C) 브래디키닌(bradykinin) 생산
   D) 표적 세포의 세포외 살해

5. NK 세포에 발현되는 살해세포 억제 수용체(KIR)는 다음 중 어느 것과 결합하여 정상 세포의 죽음을 방지할 수 있는가?
   A) 보체 수용체
   B) 주조직적합성복합체(MHC) 클래스 I
   C) 면역글로불린
   D) Toll-유사 수용체

복습 문제의 답

1. **D.** 세포 증식, 림프구 분화 및 세포 간 상호작용은 골수에서 일어난다. 그러나 항원-의존적 반응은 비장과 림프절과 같은 2차 림프 기관에서만 일어난다.
2. **C.** NLR은 세포를 감염시키는 미생물을 인식하는 세포질 내재 수용체 군이다. 이 수용체에 일단 결합하면, 염증 반응 및 기타 숙주세포의 방어 기전을 촉진하는 일련의 세포 활성을 개시하게 된다.
3. **D.** NK 세포는 거대 과립성 림프구이다. 이 세포들의 수는 항원에 대한 반응으로 증가되지 않는다. 이들의 살해 작용은 세포 외적이며, 표적 세포는 바이러스-감염 세포나 종양세포이다. NK 세포는 세균에는 효과가 없다.
4. **A.** 미성숙 수지상세포가 병원체를 삼켜서 식세포 작용(phagocytosis)이 활성화되면, 이 세포들은 성숙되어 보다 효과적으로 항원을 전달한다. 나아가 이 세포들은 항원-특이적 미경험 T 세포를 활성화시킨다.
5. **B.** NK 세포가 발현하는 KIR은 핵이 있는 모든 세포들이 발현하는 MHC class I 분자와 결합하는데, 바이러스 감염은 MHC class I 분자의 발현을 감소시켜 NK 세포의 살해 표적이 된다.

4

보체

서론

3장에서 언급했듯이, 보체 시스템은 선천성면역의 주요 구성 요소이다. 항체가 세균을 죽이는 능력을 "보완"하는 혈청내 열-민감성 물질의 활성에 대한 초기 관찰들 중 일부에 따라 명명되었으며, 보체는 약 30개의 순환하고 있거나 막에 발현한 단백질로 구성되어 있다는 것을 이제 알고 있다. 보체 구성성분들은 **주로 간세포**(***mainly synthesized by liver hepatocytes***)와 염증반응에 관여하는 세포들에 의해 만들어진다. 후자의 세포 유형과 이들이 생산하는 보체 성분들의 목록은 표 4.1에 나타내었다.

보체 활성화에 의해 개시되는 생물학적 활성은 미생물 병원체를 제거하는 경로를 한층 강화시키기도 하고 병원체 자체를 직접 공격하기도 한다. 그러나 이러한 활성은 아주 강력하기 때문에 숙주에게 해를 끼칠 수도 있다. 따라서 정상상황에서 보체 활성화는 철저하게 조절된다. 이 장에서는 보체 활성화의 여러 가지 경로들, 보체의 주된 기능들, 그리고 보체 활성화가 어떻게 조절되는지 설명한다. 또한, 부적절한 보체 활성화나 보체 구성성분의 결핍에 의해 초래되는 임상상황에 대해서도 설명한다.

보체 활성화의 개요

보체 활성화에는 세 가지 경로가 있다: 고전경로, 렉틴경로 및 대체경로. 각 경로의 주된 특징은 그림 4.1에 보여주고 있다.

표 4.1 다양한 면역세포들이 합성/분비 하는 보체 단백질.

세포	보체 단백질
B 세포	C5
T 세포	C3, C5, B 인자, D 인자, P 인자
다핵형 백혈구 (PMN)	C3, C6, C7, 피콜린-1, B 인자, P 인자
비만세포	C3, C5, C1q
단핵구	C1q, C1r, C3, C5, C6, C7, C8, B 인자, D 인자
대식세포	C1q, C1r, C3, C5, B 인자, D 인자
수지상세포	C1q, C1r, C3, C5, C6, C7, C8, CD9, B 인자, D 인자

각 경로는 혈청 단백질이 병원체의 표면에 결합할 때 시작된다. **고전경로**(***classical pathway***)는 보체 구성성분 C1이 **항원-항체 복합체**(***antigen-antibody complex***)(세균과 같은 병원체의 표면에 항체가 결합하는 것이 대부분의 경우임)에 결합할 때 활성화된다. **렉틴경로**(***lectin pathway***)는 **만난-결합 렉틴**(***mannan-binding lectin, MBL***)이 여러 미생물(그람 양성 및 그람 음성 세균, 진균, 효모)의 표면에 있는 다당류 잔기의 말단에 결합하였을 때 활성화된다; 렉틴경로는 미생물 표면에 있는 아세틸화된 분자에 결합하는 피콜린(ficolin)이라는 또 다른 혈청 단백질에 의해 활성화될 수도 있다. **대체경로**(***alternative pathway***)는 보체 구성성분 C3b가 병원체 표면에 축적되었을 때 활성화된다.

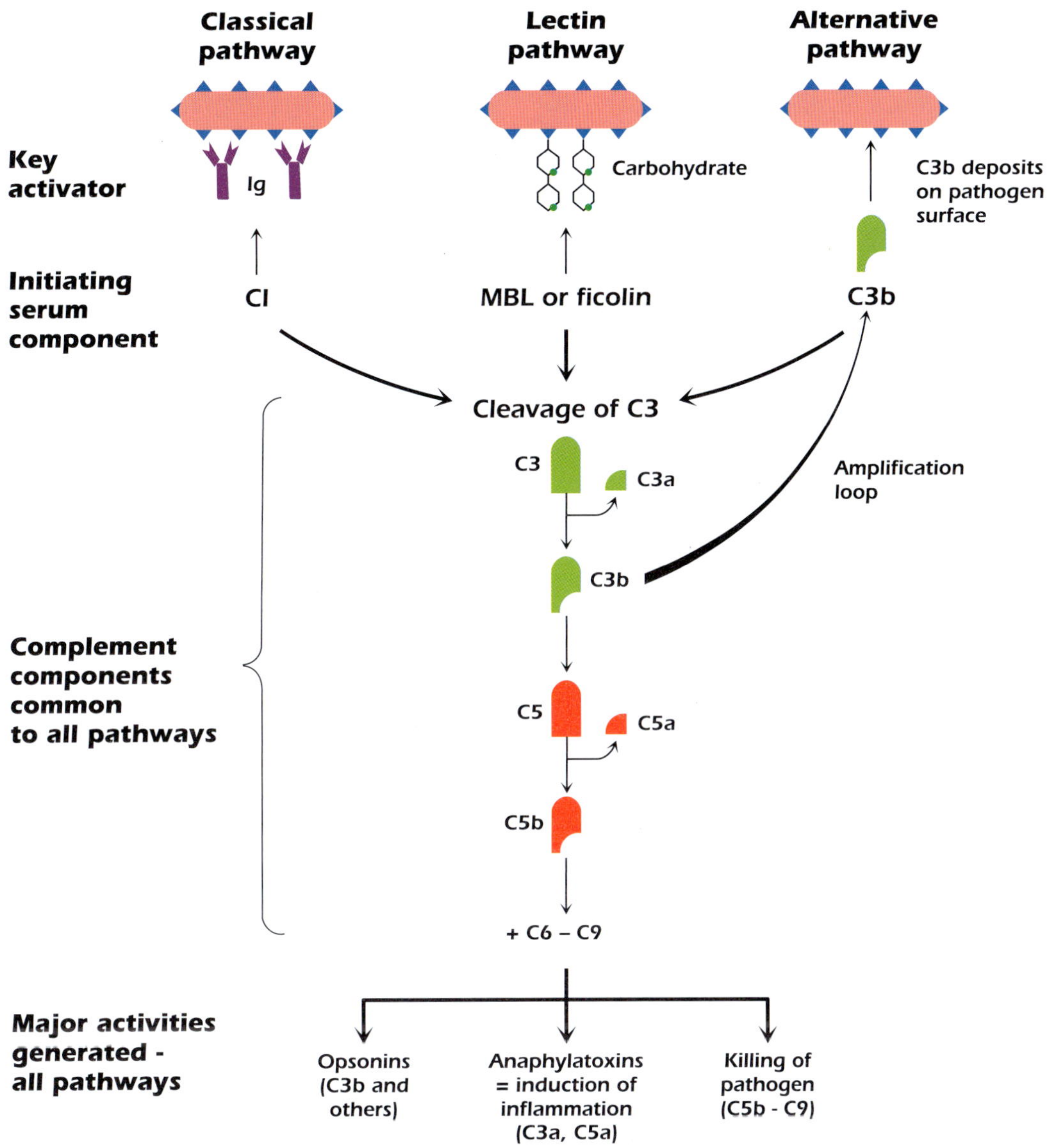

그림 4.1 보체 활성화의 고전, 렉틴, 대체경로의 요약: 주요 활성자, 개시 보체 구성성분, 모든 경로의 공통 구성성분, 생성된 주요 활성.

비록 세 가지 경로가 다른 활성물질들에 의하여 개시되지만, 각 경로의 초기 단계는 일반적인 공통 메커니즘을 가진다: 보체 구성성분들이 병원체 표면에서 순차적으로 활성화된다. 즉, 구성성분의 활성화는 연쇄반응 내에서 다음 구성성분에 작용하는 효소 기능을 유도해서 그 구성성분이 생물학적 활성을 가진 조각들로 나뉘게 한다. 또한 일부 활성화된 보체 구성성분들은 병원체의 표면에 축적된다.

초기 단계 이후, 경로는 보체 구성성분 *C3*의 절단에 집중된다. C3의 절단으로 *C3b*와 작은 조각인 *C3a*가 생성된다. C3b는 병원체 표면에 공유적으로 결합한다. C3b는 **옵소닌**(***opsonin***)으로, 이것이 병원체 표면에 축적되면 식세포들에 의한 병원체 포식이 촉진된다(6장 참조). 그러므로 병원체의 옵소닌화(opsonization)는 보체 활성화 경로의 핵심 기능들 중의 하나이다. 체액으로 방출되는 C3a는 활성화된 여러 세포들이 강력한 염증반응을 유도 하게 하는 물질인 **아나필라독소**(***anaphylotoxin***)이다. 따라서 보체 활성화의 결과로 인한 염증반응의 유도는 두 번째 핵심 기능이다.

아래에 자세히 설명한 바와 같이, 대체경로에서 C3으로부터 C3b가 생성되면 **증폭환**(***amplification loop***)이 만들어져서 경로가 더욱 촉발된다.

C3b가 병원체 표면에 결합한 후, 연속적으로 다음 단계의 구성성분인 ***C5***가 절단되어 ***C5b***와 ***C5a***가 생성된다. C5b가 병원체 표면에 축적되어, C6~C9 요소들의 결합이 가능하도록 한다. 이러한 최종 구성성분인 C5b~C9는 병원체 표면에 **막공격 복합체**(***membrane attack complex***, MAC)로 알려진 복합체를 형성하여 병원체를 사멸(용해)시킨다. 따라서 병원체를 죽이는 것이 보체 활성화의 세 번째 핵심 기능이다. C3a와 같이, C5a는 크기가 작은 체액성 아나팔라독소이다.

이와 같이, 보체 활성화의 세 가지 경로 모두는 세 가지의 핵심 생물학적 활성을 일으킨다: 병원체 표면에서의 옵소닌 생성, 염증반응을 촉진하는 체액성 아나팔라독소의 합성, 그리고 병원체의 직접적 사멸 유발. 이 모든 활성은 병원체를 신속하게 제거하거나 직접적으로 파괴한다. 지금부터 각각의 경로와 생물학적 활성에 대해 보다 자세히 설명한다.

고전경로

고전경로는 최초로 규명된 보체경로이기 때문에 이러한 이름이 붙여졌다. 구성 단백질은 C1, C2, …, C9까지이다; 숫자는 활성화 순서에서 그들의 위치가 아니라 구성성분이 발견된 순서를 나타낸다. 절단 산물은 C3a 또는 C4b처럼 소문자로 표기된다. C3b와 C4b와 같은 큰 조각들은 더욱 절단되어 C3c, C3d 등의 산물을 생성할 수도 있다.

활성제. **항원-항체 복합체**(***antigen-antibody complexes***)는 고전경로의 주된 활성제로, 병원체 표면에 결합한 항체가 가장 대표적인 예이다. 병원체에 대한 항체 생성은 적응 체액성 면역 반응의 주요 특징이다. 따라서 고전 보체경로는 적응면역 반응의 주요한 효과 메커니즘이며 병원체의 제거로 이어진다.

수용성 항원-항체 복합체 또한 고전경로를 활성화한다. 그들의 대부분은 대식세포에 의해 제거되지만, 전신 홍반성 루푸스(Systemic lupus erythematosus; SLE)와 같은 자가면역증상에서는 발견되고 있는데, 이에 대해서는 이 장의 후반부(12장 또한 참조)에서 설명한다. 고전경로의 다른 활성제에는 몇몇의 바이러스(이 장의 후반부에서 설명된 HIV-1을 포함), 괴사 세포 및 세포내 막들(예, 미토콘드리아 유래), 응집된 면역글로불린, 그리고 알츠하이머병의 플라크에서 발견되는 베타아밀로이드 등이 있다. 염증반응의 구성성분("급성기 반응물")인 **C-반응 단백질**(***C-reactive protein***, CRP)도 고전경로를 활성화시킨다; CRP는 폐렴구균(Streptococcus pneumoniae)과 같은 많은 세균 세포벽 성분의 일부인 포스포콜린 다당류에 결합한다.

C3의 분해로 이어지는 보체 고전경로의 초기 단계. 그림 4.2A는 고전경로가 개시되는 주요 경로를 보여준다: C1은 세균 표면에 발현된 항원과 결합하고 있는 가깝게 위치한 두 분자의 IgG 혹은 한 분자의 IgM(IgM은 그림에는 나타나 있지 않음)의 Fc 영역에 결합한다. 따라서, IgM과 IgG — 특히 IgG_3 아형 — 는 고전경로의 효과적인 활성제이다. IgM은 흉선-의존적 및 흉선-비의존적 항원 모두에 대한 초기 면역 반응에서 생성된다. 덧붙여, IgG_3는 일반적으로 세균과 바이러스에 의해 유발되는 반응인 T 세포가 인터페론-감마를 합성하는 항체 반응(10장 참조)에서 우선적으로 만들어진다. 따라서 적응면역인 체 액성 면역 반응에서의 IgM 또는 IgG_3의 생성은 항체를 유도하게 한 병원체에 이들의 항체가 부착하게 함으로써, 궁극적으로 보체 활성화를 통해 병원체를 제거한다.

모든 면역글로불린(Igs)이 고전경로의 활성화에 있어서 동등한 효과를 나타내지 않는다. 사람의 면역글로불린 중, C1에 결합하여 활성화시키는 능력은 IgM $>$ IgG_3 $>$ IgG_1 $\gg$ IgG_2 순으로 감소한다. 다른 항체 아형인 IgG_4, IgA, IgE, IgD는 C1에 결합하지 않고 C1을 활성화시키지 않으므로 고전 보체경로를 활성화시키지 않는다.

C1은 세 가지 다른 단백질의 복합체이다: C1q(동일한 6개의 단위체로 구성됨)는 각 2분자의 C1r 및 C1s와 결합한다(그림 4.2A 참조). C1q가 항원에 결합한 IgM이나 IgG의 Fc 영역에 결합한 결과로써 C1s는 효소 활성을 갖게 된다. 이렇게 효소적으로 활성화된 형태인 **C1s 에스터라제**(***C1s esterase***)라고 알려진 것은 고전경로의 다음 구성성분인 C4를 C4a와 C4b 두 조각으로 절단한다. 이 중 작은 조각인 C4a는 체액에 남지만, C4b는 병원체의 표면에 공유결합한다. 세포 표면에 결합한 C4b는 그 다음 C2와 결합하는데, 이는 C1s에 의해 절단된다. C2의 절단은 체액에 남아 있는 C2b와 C2a를 생성한다. C2a는 세포 표면의 C4b와 결합하여 C4b2a인 복합체를 형성한다. C4b2a 복합체는 고전경로 **C3 전환효소**(***classical pathway C3 convertase***)로 알려져 있다; 아래에 기술한 바와 같이, 이 효소는 경로의 다음 단계 구성성분인 C3를 절단한다.

렉틴경로

활성제. 그람 양성 세균(*Staphylococcus aureus*), 그람 음성 세균(*Klebsiella*, *Escherichia coli*, *Haemophilus influenzae type b*), 진균(*Candida* 및 *Aspergillus fumigatus*) 및 효모 입자들에 발현되는 말단 만노스 잔기는 MLB에 결합하여 렉틴경로를 활성화시킨다. 병원체인 Streptococcus pneumoniae를 포함한 많은 미생

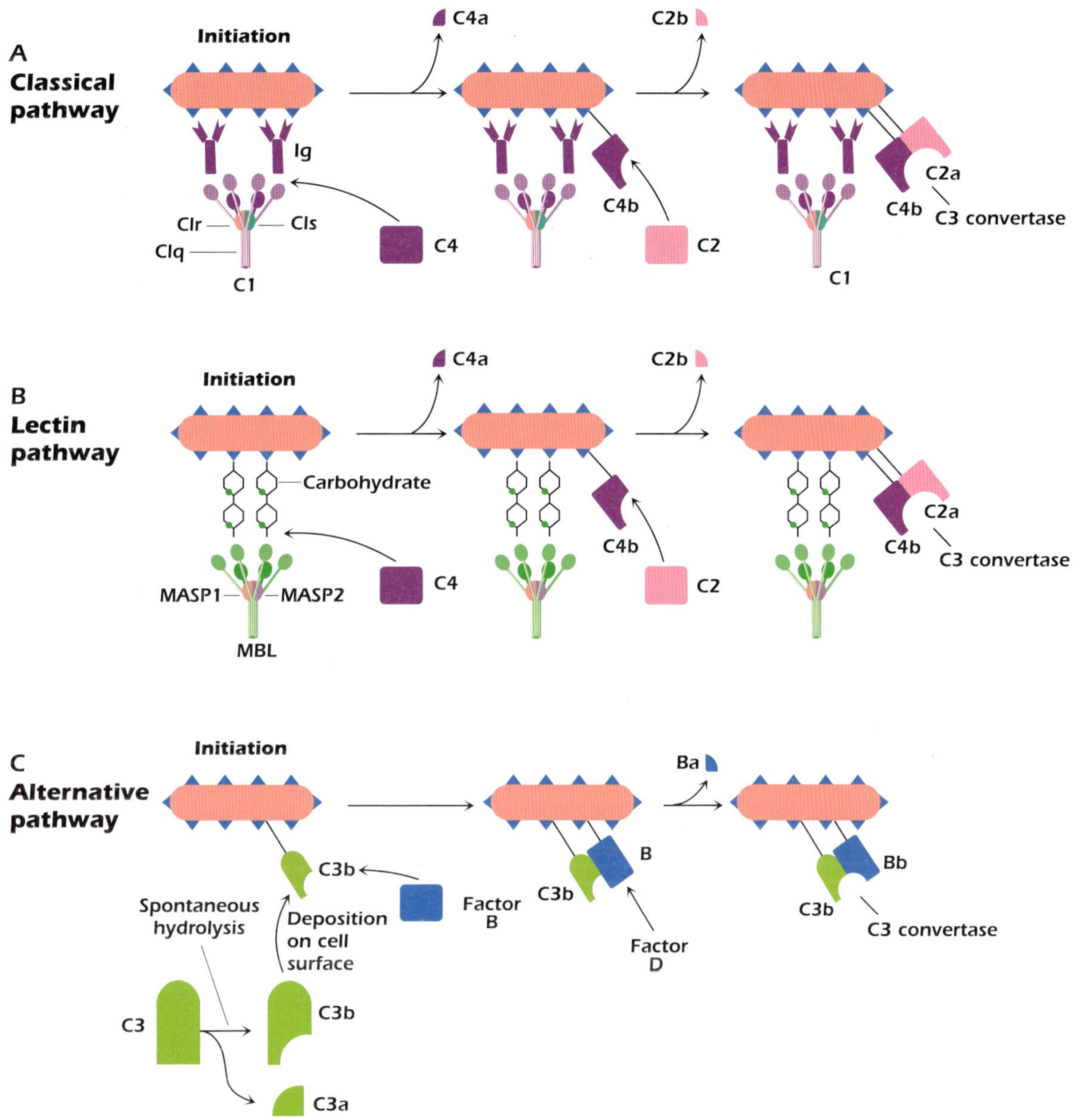

그림 4.2 C3 전환효소의 형성을 유도하는 고전, 렉틴, 대체 보체경로 활성화의 초기 단계: 고전 및 렉틴경로에서의 C4aC2b와 대체경로에서의 C3bBb.

물은 1,3-β-D-글루칸과 같이 다당류 측쇄 일부로 아세틸기를 가지거나 중성의 탄수화물 구조를 가진다; 이들 모두는 피콜린에 의해 묶여진다. 렉틴경로는 항체가 없을 때 병원체들이 발현하는 분자 패턴(PAMP, 3장 참조)에 의해 활성화되기 때문에, 선천면역 반응의 일부라 할 수 있으며, 병원체에 대한 신속한 반응에 관여한다.

렉틴경로를 활성화시키는 말단 탄수화물 구조는 일반적으로 포유류 세포의 표면에서는 발현되지 않기 때문에, 보체 활성의 렉틴경로는 우리 몸이 자기와 비자기를 구별하는 아직 밝혀지지 않은 또 다른 방식이라고 생각할 수도 있다. 이 책의 앞부분에서 선천면역(선천면역체계의 세포에서 발현되는 병원체에 대한 패턴인식 수용체들) 및 적응면역(T 및 B 세포는 비자기 항원에 반응하지만 자기항원에 반응하지 않음) 모두에 적용할 수 있는 중요한 개념을 언급하였다.

C3의 절단으로 이어지는 렉틴경로의 초기 단계. 렉틴경로는 MBL이 세균과 같은 병원체의 말단 다당류의 잔기에 결합할 때 개시된다(그림 4.2B 참조). MBL은 고전경로의 Clq와 구조

적으로 상동성을 가진다. 피콜린(그림에서는 나타나 있지 않음)은 MBL과 유사한 구조를 가지며, 또한 미생물 표면에 있는 N-아세틸글루코사민이나 N-아세틸갈락토사민과 같은 탄수화물과 결합한다.

MBL과 피콜린은 **만노스-연관 세린 프로테아제**(***mannose-associated serin protease, MASPs***)로 알려진 단백질분해효소와 복합체를 형성하며, 순환계에서 발견된다. 일단 세균에 부착하게 되면, 단백질분해효소 중 하나인 MASP-2가 순차적으로 C4와 C2를 절단하여 세균 표면에 C4b2a를 형성한다. 앞에서 설명한 바와 같이, C4b2a는 고전경로에서도 형성된다; 이것은 C3 전환효소로서 다음 구성성분인 C3을 절단한다. 따라서 렉틴경로와 고전경로는 이 단계에서 수렴된다.

대체경로

활성제. 보체 활성화의 대체경로는 거의 모든 유형의 외래 물질에 의해 특정 항체가 없어도 시작될 수 있다. 따라서 대체경로는 병원체에 대한 초기 반응에 관여하는 선천성 면역방어의 핵심 부분이다. 가장 잘 연구된 활성제들은 그람 음성 세균의 세포벽에 있는 지질다당류(**내독소**, ***endotoxin***), 일부 효모의 세포벽, 뱀에 존재하는 단백질인 코브라 독소 인자 등이다. 바이러스, 응집된 면역글로불린과 괴사 세포처럼 고전경로를 활성화하는 일부 물질들 또한 대체경로를 시작하게 한다.

C3의 절단으로 이어지는 대체경로의 초기 단계. 세포 표면에 C3b가 축적되면 대체경로가 시작된다(그림 4.2C). C3b는 C3에 있는 반응성 티올기의 자발적 절단에 의해 소량으로 순환계에서 생성된다; 이렇게 "미리 생성된" C3b는 병원체나 숙주(포유류)의 세포 표면에 발현되는 단백질 및 탄수화물에 결합할 수 있다(만약 C3b가 이러한 표면 물질들 중 하나에 결합하지 않으면 C3b는 빠르게 불활성화된다).

따라서 어떤 의미에서 대체경로는 항상 "활성화"되어 있으며, 계속되는 활성화는 숙주세포에 손상을 줄 수 있다. 그러나 아래에서 좀 더 자세히 언급하듯이, 포유류 세포는 대체경로의 진행을 조절한다. 미생물 세포들은 이러한 조절자가 결여되어 있기에 대체경로의 최종 단계로의 전개를 막을 수 없다.

C3b의 축적 후에, 혈청 단백질인 B 인자(factor B)는 세포

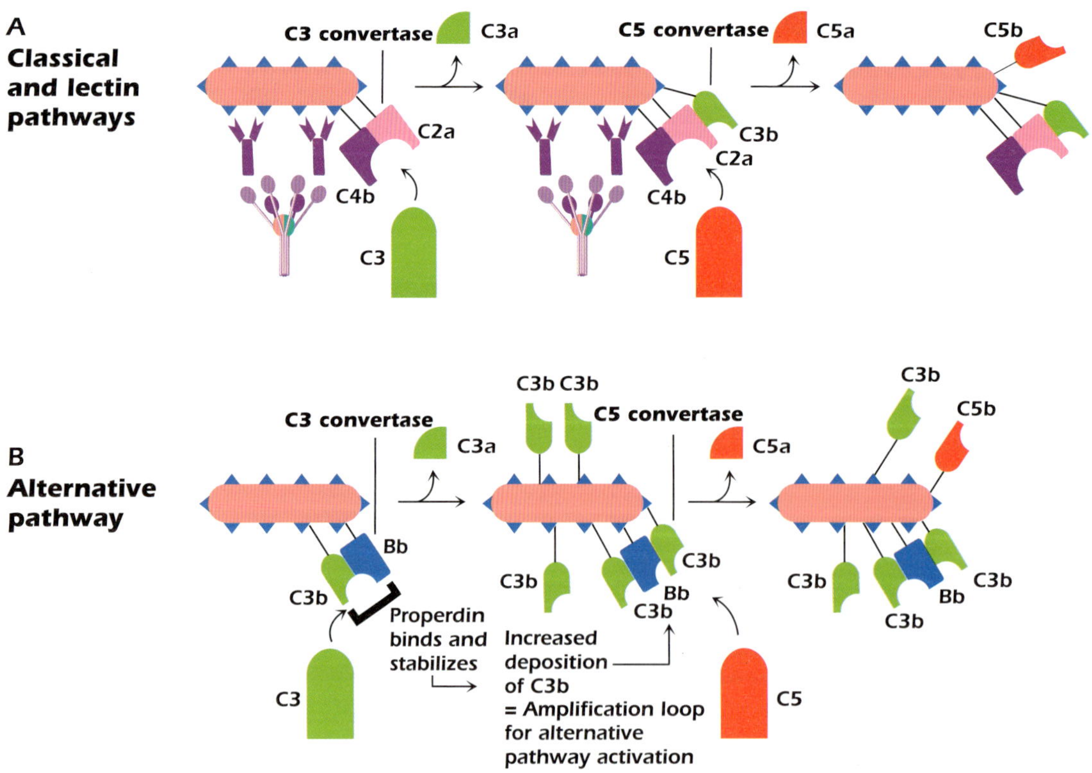

그림 4.3 C3 전환효소에 의한 C3 절단 및 C5 전환효소에 의한 C5 절단. (A) 고전경로 및 렉틴경로. (B) 대체경로. 모든 경로에서 C3은 세포 표면에 축적되는 C3b와 체액으로 방출되는 C3a로 절단된다. 유사하게, C5는 세포 표면에 축적되는 C5b와 체액으로 방출되는 C5a로 절단된다. 대체경로에서, 프로퍼딘에 의한 C3bBb의 안정화는 세포 표면으로의 C3b 축적을 증가시키고 보체 활성화를 증폭시킨다.

표면에서 C3b와 결합하여 C3bB 복합체를 형성한다. 그 후 D 인자(factor D)는 세포 표면에 결합한 C3bB 복합체의 B 인자를 절단해서 체액으로 방출되는 Ba 조각과 C3b에 붙어 남아 있는 Bb 조각을 형성한다. 이 C3bBb는 C3을 C3a와 C3b로 자르는 **대체경로 C3 전환효소**(*alternative pathway C3 convertase*)이다.

모든 경로 공통의 단계들 : C3와 C5의 활성화

C3 절단은 세 가지 보체경로 모두에 공통적인 첫 번째 단계이다(그림 4.3). 고전경로와 렉틴경로(그림 4.3A)에서 C3 전환효소인 C4b2a는 C3를 C3a와 C3b의 두 조각으로 절단한다. 대체경로(그림 4.3B)에서도 C3 전환효소인 C3bBb는 C3을 전자와 같은 두 조각으로 자른다. 작은 조각인 C3a는 체액으로 유리되어 나가고, 큰 조각인 C3b는 보체 활성 부위 근처의 세포 표면에 공유적으로 결합함으로써 보체 활성화 연쇄반응을 계속한다.

그림 4.3B에 보여진 대체경로의 독특한 특징을 주목할 필요가 있다: 혈청단백질인 **프로퍼딘**(*properdin*)(P **인자**[*factor p*]라고도 알려진)은 병원체 표면에 있는 C3bBb를 안정화시킨다. 결과적으로, C3bBb는 더욱 빠르게 C3 분자를 추가로 절단하면서 병원체의 표면에 C3b가 엄청나게 많이 쌓이게 된다. 위에서 언급한 바와 같이, 세포 표면에 C3b가 축적되는 것은 대체경로 활성화의 시작 단계이다. 따라서 빠르게 생성되고, 증가된 수준의 C3b가 세포 표면에 축적되면 대체경로를 거의 폭발적으로 촉진시킨다. 아래에서 언급된 바와 같이, 증폭환을 활성화하는 로퍼딘의 능력은 음성적 또는 조절 분자에 의해 균형을 유지한다. 결론적으로, 정상적인 상태에서는 대체경로가 지속적으로 활성화되지 않는다.

고전/렉틴 또는 대체경로의 C3 전환효소에 C3b의 결합은 연쇄반응 다음 단계의 구성성분인 C5가 결합하고 절단될 수 있게 한다(그림 4.3A, B의 중앙 부분). 이러한 이유로, C3b와 결합한 C3 전환효소는 **C5 전환효소**(*C5 convertase*, 고전/렉틴경로에서 C4b2a3b, 대체경로에서 C3bBb3b)라 부른다. C5의 절단은 두 조각을 생산한다: C5a는 체액으로 방출되어 강한 아나필라독소의 특성을 가지며, C5b는 세포 표면에 붙어 최종 보체성분의 결합을 위한 핵을 형성한다.

최종 경로

보체 연쇄반응의 최종 구성성분들인 C5b, C6, C7, C8, C9은 세 보체 활성경로에서 공통적이다. 이 구성성분들은 서로 결합하여 막공격 복합체(MAC)을 형성함으로써, 이들이 축적된 세포의 사멸(용해)을 초래한다(그림 4.4).

MAC 형성의 첫 단계는 세포 표면에 있는 C5b에 C6가 결합하는 것이다. 이후 C7은 C5b와 C6에 결합하고 세포의 외막으로 끼어 들어간다. 다음 단계인 C5b67로의 C8의 결합은 복합체가 세포막에 더 깊이 들어가게 한다. 세포막에 있는 C5b-C8은 C8에 결합하는 퍼포린 유사 분자인 C9의 수용체로 작용한다. 추가적으로 C9 분자들이 복합체 내의 C9 분자와 상호작용하여 C9-중합체(Poly-C9)를 형성한다. Poly-C9는 세포의 삼투평형을 방해하는 막투과성 통로를 형성한다: 이온들은 통로를 통해 통과하고 물이 세포로 들어간다. 세포는 부풀고 막은 거대분자가 투과할 수 있게 됨에 따라 거대분자들이 세포로부터 빠져나간다. 그 결과, 세포 용해가 일어난다.

보체 활성의 조절

조절되지 않는 보체 활성화는 보체 성분들을 빠르게 고갈시켜 숙수가 감염원의 후속 침입에 대응하여 방어할 수 없게 한다. 또한, 보체 활성화에 의해 발생한 조각들(특히 C3, C4, C5의 절단 산물들)은 강력한 염증반응을 유도하여 숙주를 손상시킬 수도 있다. 실제로, 보체 활성화는 류마티스성 관절염과 같은 자

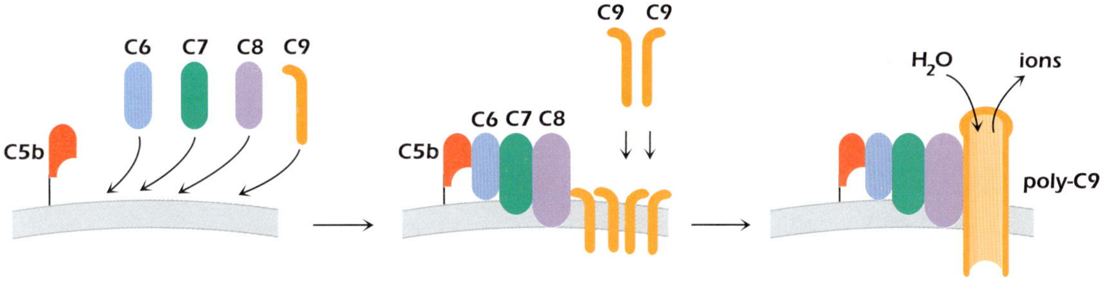

그림 4.4 막공격복합체(MAC)의 형성. 후기-단계의 보체 구성성분 C5b~C9는 순차적으로 결합하여 세포 표면에 하나의 복합체를 형성한다. 다수의 C9 성분들은 이 복합체에 결합하고 중합하여 poly-C9를 형성함으로써, 세포막을 파괴하는 통로를 생성한다.

가면역질환과 괴사조직에 의해 활성화된 보체로 인한 심근경색(심장마비)에서 좋지 않은 역할을 수행하는 것으로 여겨진다(이 장의 뒷부분에서 논의). 또한 눈에서의 보체 기능 조절장애는 연령 관련 황반변성에 중요한 역할을 하는데, 연령 관련 황반변성은 미국에서 60세 이상의 사람들 사이에서 시각장애와 실명의 주요 원인으로 나타났다.

일반적으로 보체경로의 많은 단계들이 특정 억제자들에 의해 음성적으로 조절되기 때문에 부적절한 보체의 활성은 발생하지 않는다. 이런 음성적 조절자 중 일부는 하나의 보체 활성경로에 특이적이지만 많은 경우 모든 경로를 억제한다. 이 보체 조절자들의 중요성은 조절 분자가 결핍되었을 때 발생하는 임상질환에 의해 강조된다: 각 개인은 아마도 염증반응에 의해 손상을 입거나 감염성 질병에 취약해질 수 있다. 이러한 상황의 일부는 이 장의 뒷부분에서 언급된다.

보체 활성을 조절하는 많은 분자들은 미생물 세포가 아닌 포유동물 세포의 표면에서 발현된다. 결과적으로, 보체 활성화에 의한 숙주 손상은 일반적으로 병원체에 대한 손상과 비교하였을 때 제한적이다. 아래 단락과 그림 4.5에 보체 활성화의 주요 조절자를 나타내었다.

C1 에스터라제 억제자(***C1 esterase inhibitor***, C1INH)는 고전 보체경로 활성화의 첫 단계를 억제하는 혈청 단백질이다. C1INH는 C1r과 C1s에 결합한 후, 이들로부터 C1q를 분리시켜 보체 활성화을 막는다. 또한, C1INH는 C3bBb의 기능을 억제하여 대체경로를 조절하는데, 최근에 MASP1과 MASP2를 억제하는 방법으로 렉틴경로를 조절하는 것이 밝혀졌다. 이 장의 마지막 부분에서 언급하였듯이, C1INH는 또한 다른 혈청 연쇄반응에서, 이들은 혈관에 영향을 주는 강력한 매개체인 응고와 키닌 형성과 관련된 효소 기능을 억제한다.

C4b-결합 단백질(***C4b-binding protein***, C4BP)은 혈청에서 발견되며, **붕괴촉진인자**(***dacay-accelerating factor***, DAF, CD55), **보체 수용체 1**(***complement receptor 1***, CR, CD35) 및 **막 보조인자 단백질**(***membrane cofactor protein***, MCP, CD46) 등은 널리 분포되어 있는 세포 표면 분자들로서 고전경로와 렉틴경로의 C3 전환효소인 C4b2a를 조절한다. 그림 4.5A는 이 모든 단백질들이 개별적으로 C4b에 결합할 수 있고, 활성화된 효소 성분인 C2a를 대체할 수 있다는 것을 보여준다.

I 인자(***Factor I***)는 또 다른 혈청단백질로 C2a가 대체된 후 세포 표면에서 C4b를 절단한다(그림 4.5A 참조). I 인자가 C4b를 분해하기 위해서 C4BP, MCP 그리고 CR1 중 하나 이상을 필요로 하므로, 이러한 분자들은 I 인자-매개 분해를 위한 보

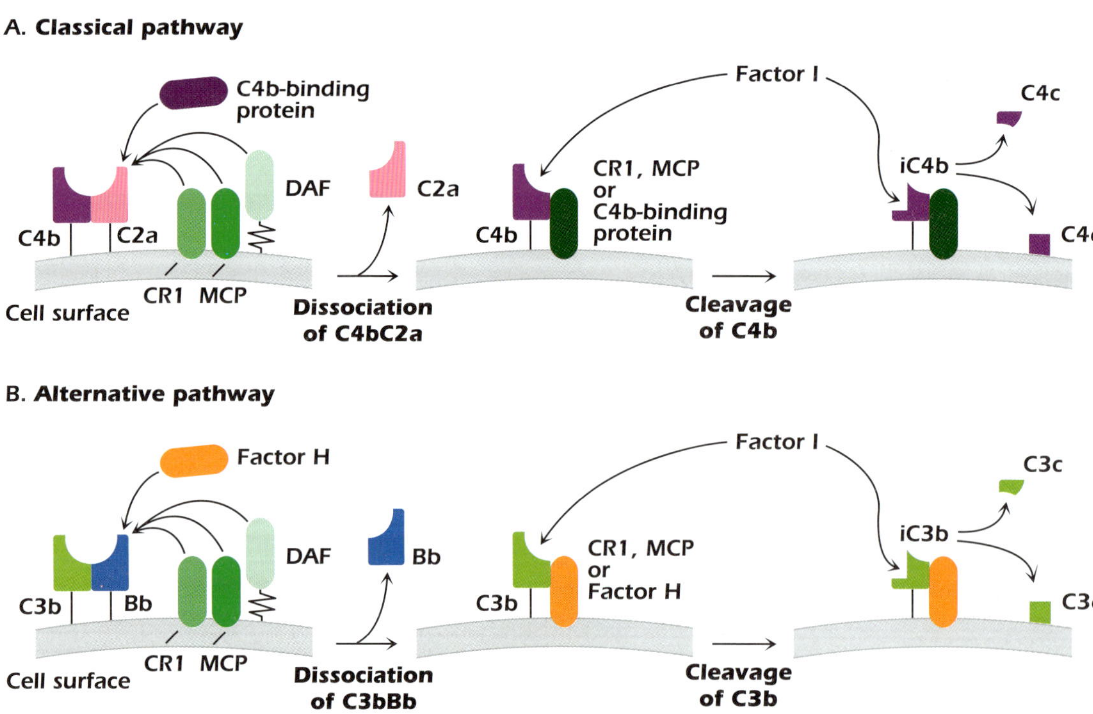

그림 4.5 (A) 고전경로와 (B) 대체경로에서 C3 전환효소의 조절자. 조절자는 전환효소를 분리시키고 세포 표면에 남아 있는 보체 성분을 잘라내거나, 이러한 절단에 필요한 보조인자로 작용할 수 있다. C4 결합 단백질은 고전경로를, H 인자는 대체경로를 전적으로 조절한다. I 인자, DAF, CR1 및 MCP는 두 경로 모두를 조절한다.

조인자(cofactor)라고 불린다. DAF는 C4b2a 복합체를 분리하지만 I 인자의 보조인자로서 작용하지는 않음을 주목해야 한다. I 인자는 C4b를 두 조각으로 절단한다: C4c는 체액으로 방출되고 C4d는 세포 표면에 부착된 채로 남아 있다. C4c와 C4d는 보체 연쇄반응을 지속하지 않으며, 생물학적 활성은 알려져 있지 않다. C4BP는 C4bC2a를 C3 전환효소로 사용하는 고전(그리고 렉틴)경로를 조절한다. CR1, MCP, 그리고 DAF는 고전경로, 렉틴경로, 대체경로를 조절한다(아래에 언급되었으며, 그림 4.5B에서도 보여진다).

H 인자(Factor H)는 혈청단백질로 대체경로에서 두 가지 중요한 조절 기능을 가진다. 첫째로, H 인자는 세포 표면의 C3b와 결합하기 위해 앞서 설명한 B 인자와 경쟁한다(그림 4.2, 하단 라인). C3b에 결합하는 B 인자는 대체경로를 지속시키지만, 만약 H 인자가 C3b에 결합하면 이 경로가 멈추게 된다. C3b가 결합된 표면의 특성은 어떠한 인자가 C3b에 결합할 것인지를 결정하는 데 있어 중요하다. 포유류 세포의 시알릭산 코팅은 H 인자의 결합을 선호하지만, 세균 세포에는 시알산이 결핍되어 있으므로, 이들은 B 인자와 C3b의 결합을 선호한다. 결과적으로, 포유류 세포는 H 인자의 조절 기능에 의해 보호받지만, 세균 세포는 보체경로의 추가 활성화에 대한 표적이 된다.

H 인자는 두 번째 기능을 가지고 있다: 이것은 대체경로에서 C3 전이효소 C3bBb에 결합하며, Bb를 대체하여 보체 연쇄반응의 추가 활성화를 막는다(그림 4.5B). H 인자가 C3b에 부착하면, I 인자는 C3b를 분해한다; 따라서, H 인자는 대체경로에서 I 인자-매개 C3b 절단의 보조인자이다. C3b는 단계적으로 분해되는데, 먼저 ***iC3b***(비활성화된 C3b를 지칭)가 되고 계속해서 두 조각으로 절단된다: ***C3c***는 체액으로 방출되고 생물학적 기능이 결여되어 있으며, ***C3d***는 세포 표면에 부착된 형태로 남아 있다. 분해 산물인 iC3b, C3c 및 C3d는 보체 연쇄반응은 지속시키지 않지만, 위에서 설명한 바와 같이, iC3b와 C3d는 중요한 생물학적 기능을 가지는데, 이는 다른 절에서 언급될 것이다.

고전경로의 C3 전환효소 C4b2a(DAF, MCP 및 CR1)의 기능을 저해하는 동일한 세포 표면 분자가 대체경로 전환효소인 C3bBb를 조절한다(그림 4.5B). 위에서 언급한 바와 같이, I 인자는 C4b를 분해하여 고전경로를 조절하고 C3b를 분해하여 대체경로를 조절한다.

보체 활성화의 말단경로와 MAC의 형성 또한 철저히 조절된다. C5b와 세포막 사이의 결합은 비교적 비특이적이기 때문에, 말단경로 구성성분인 C6-C9과 세포 표면에 있는 C5b와의 결합은 숙주의 "주변에 가만히 있는" 세포를 손상시키거나 용해시킬 수도 있는 MAC을 형성한다. 막결합 단백질들과 체액 단백질 모두 이것의 형성을 막는다. 막에 넓게 퍼져 있는 단백질인 ***CD59***는 세포 표면의 C5b-C8 복합체에 부착하여 C9의 중합을 방해함으로써 용해를 막는다. **S-단백질**(***S-protein***, ***vitronectin***)과 **SP-40,40**(***clusterin***)들은 체액성 단백질로 C5b6, C5b67, C5b678 및 C5b6789에 결합하고 막과의 상호작용을 막는다.

보체의 생물학적 활성

보체 시스템의 주요 기능을 아래에 요약하였으며, 그림 4.6과 4.7에 나와 있다. 보체 구성성분들은 특정 수용체를 발현하는 광범위한 세포와 상호작용한다. 이 수용체들은 두 종류의 큰 범주로 나뉜다: 이들은 C3b 또는 C4b 및 그 분해산물과 결합하는 수용체들; 그리고 아나필라독소인 C3a와 C5a에 대한 수용체들(표 4.2). (C4a 수용체의 분포는 보여주지 않았음; 이들은 세포상의 C3a 수용체의 세포 분포와 겹침.) C3b, C4b 및 이들의 분해산물과 결합하는 수용체와 세포는 병원체의 식세포 작용을 강화하는 반응에 관여를 하고, 아나필라독소와 결합하는 수용체와 세포는 염증반응에 관여한다.

보체의 세 가지 주요 기능은 그림 4.6에서 보여주고 있으며, 다음 절에서 설명한다.

옵소닌의 생성

숙주의 방어에 있어서 보체의 가장 중요한 기능은 병원체의 표면에 축적되는 옵소닌 활성을 가지는 조각들의 생성으로 여겨진다(그림 4.6A 참조). C3b와 C4b는 생성된 주요 옵소닌이지만 보체를 활성화시키지 않는 C3b의 조각인 iC3b 역시 옵소닌 활성을 가진다. 옵소닌에 의해 둘러싸인 세균은 대식세포나 호중구와 같은 식세포에 의해 빠르게 포식되고 파괴된다. 이러한 세포들은 보체경로에서 형성된 옵소닌과 다른 보체 구성성분에 대해 광범위한 특이성을 갖는 수용체들인 CR1, CR3 및 CR4 수용체를 발현한다. 면역글로불린 계열의 보체 수용체(CRIg)는 간에서 발견되는 세포(쿠퍼[Kuffer])를 포함하여 조직에 상주하는 대식세포에서 발현된다. 이들은 C3b 및 iC3b와 상호작용한다. CR1은 또한 앞에서 설명한 것처럼 보체 활성화의 조절자이다(그림 4.5 참조).

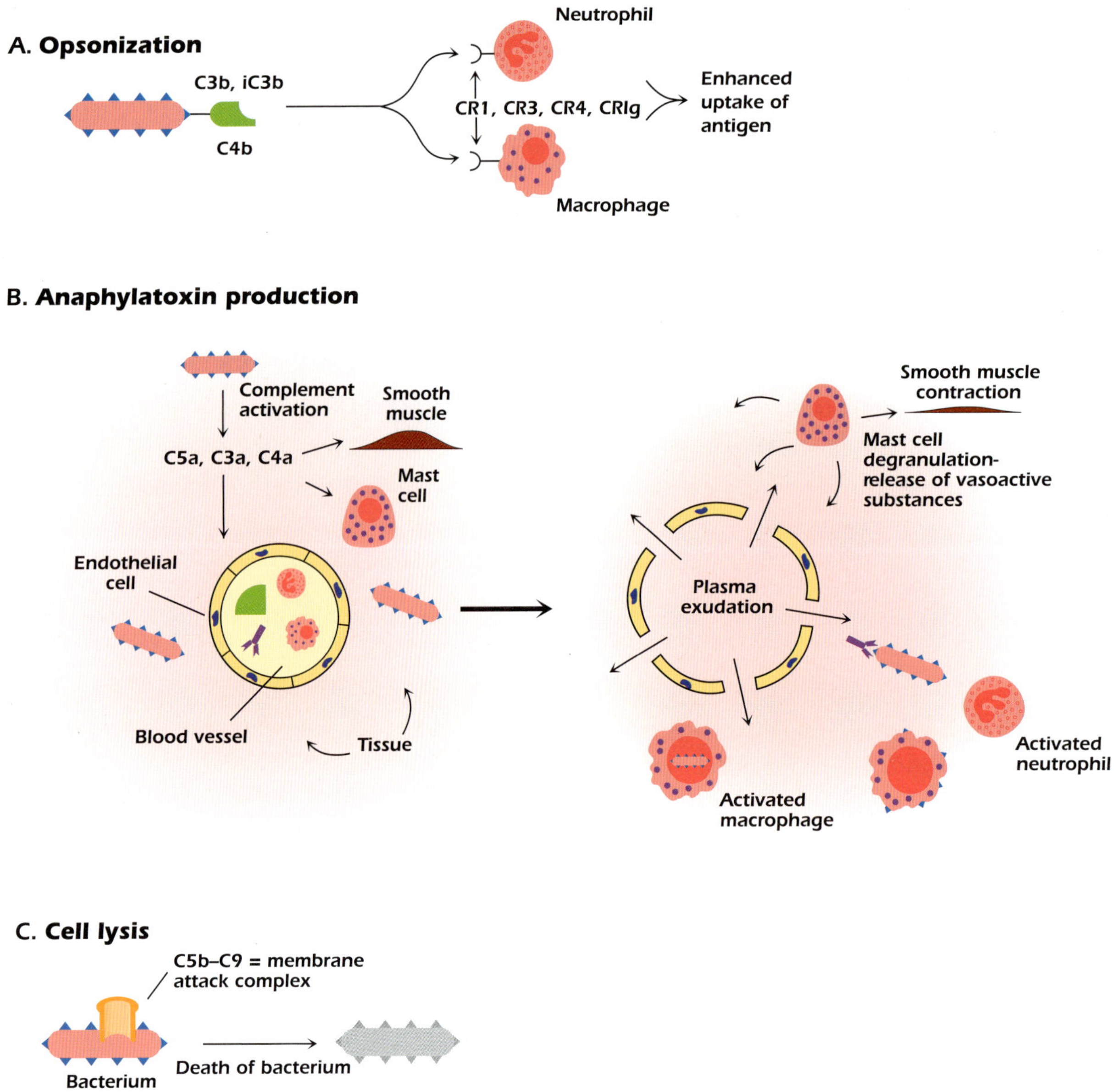

그림 4.6 보체의 주요 기능: (A) 옵소닌의 생성; (B) 아나필라독소의 생성; (C) 병원체의 용해.

아나필라독소의 생성

보체 활성화와 관련한 두 번째 주요 기능은 **아나필라독소**(***anaphylatoxin***)의 작용이다(그림 4.6B). C5a가 가장 강력하며, C3a가 그 다음이다; C4a는 훨씬 덜 강력하다. "아나필라독소"라는 이름은 이들의 기능에 대한 최초 인지로부터 유래하였다: 전신 알레르기 또는 아나필락시 쇼크와 유사한 특성을 유도하는 능력(13장 참조). 우리는 이제 이 작은 펩타이드들이 조직에 침투한 감염성 인자를 제거하는 신체 방어기전의 일부를 형성하는 염증반응을 유도하는 데 중요한 역할을 수행한다고 알고 있다.

아나필라독소는 다양한 종류의 세포가 발현하는 수용체와 상호작용한다(표 4.2과 그림 4.6B 참조). 이들은 혈관 내피세포(혈관벽을 이룸)를 활성화시켜서 혈관의 투과성을 높이며, 조직내 체액의 국부적 축적(부종)을 유도한다. 식세포(대식세포 및 호중구), 항체, 보체 구성인자들을 함유한 체액이 조직 내부로 유입되어 병원체에 대한 반응을 향상시킨다. 또한 아나필라독소는 호중구의 주화성 물질이다; 즉, 세포들은 농도가 낮은 지역에서 농도가 높은 지역으로 이동한다. 그 결과, 혈액을 순환하는 호중구들이

표 4.2 보체 수용체.

보체 수용체	세포 분포	결합하는 보체 성분	수용체 기능
CR1 (CD35)	적혈구, 단핵구, 대식세포, 호산구, 호중구, B 세포, 일부 T 세포, 여포 수지상세포, 비만세포	C3b, iC3b, C3c, C4b	식세포 작용의 증강; 보체 활성화 경로의 조절
CR2 (CD21)	후기 전구 B 림프구와 성숙 B 림프구, 일부 T 세포(흉선세포 포함), 여포 수지상세포	C3b, iC3b, C3d/C3dg	B 세포 보조수용체의 일부분: 항원에 의한 B 세포 활성화를 위한 역치를 낮춤
CR3 (CD11b/CD18, Mac-1으로도 알려져 있음)	단핵구, 대식세포, NK 세포, 과립구	iC3b (세균의 LPS, 다른 표면 분자 및 피브리노겐과 같은 다수의 비보체 성분)	식세포 작용 증강
CR4 (CD11c/CD18)	골수세포, 수지상세포, 활성화된 B 세포, NK 세포, 일부 세포 독성 림프구, 혈소판	iC3b (CR3와 상호작용하는 것들과 유사한 다수의 비보체 리간드)	식세포 작용 증강
CRIg	대식세포	C3b, iC3b	식세포 작용 증강
C3a 수용체	평활근세포, 내피세포, 상피세포, 혈소판, 비만세포, 대식세포, 호중구, 호염구, 호산구	C3a	아나필락시스독소 반응 매개
C5a 수용체 (CD88)	평활근세포, 내피세포, 상피세포, 혈소판, 비만세포, 대식세포, 호중구, 호염구, 호산구	C5a	아나필락시스독소 반응 매개

활성화되고, 염증 부위에서 순환계를 벗어나서, 외부 물질을 파괴한다. 아나필라독소는 또한 평활근 수축을 유도한다. 조직에서 아나필라독소가 호산구나 비만세포와 상호작용한 결과로 히스타민과 같은 염증반응 매개물질이 과량 분비된다. 히스타민과(13장에서 논의) 아나필라독소가 혈관의 투과성과 평활근 수축에 미지는 영향은 유사하다.

용해

보체의 세 번째 주요 기능은 병원체의 용해이다(그림 4.6C 참조). 세 가지 보체 활성 경로의 마지막 단계는 세포 표면에 MAC을 형성하는 것이다. 이것은 세포, 특히 미생물 병원체의 용해를 일으킨다.

보체의 다른 중요한 기능

항원에 대한 B 세포 반응의 증강. 보체 구성성분인 C3d나 C3의 최종 분해산물인 ***C3dg***가 CR2(CD21)에 결합하여 몇 가지 방식으로 항체 반응을 증가시키는데(그림 4.7Ai), 이에 관한 것은 9장에서 논의한다. 첫 번째로 C3dg는 항원에 결합하고 또한 B 세포의 표면 Ig에 결합한다(그림 4.7A 참조). C3dg는 동시에 B 세포 보조수용체의 일부인 CR2에 부착할 수 있다(9장 참조). 막 표면 Ig와 보조수용체를 통한 신호전달은 B 세포 활성화를 증가시킨다. 따라서 항원과 B 세포 표면에의 C3dg 결합은 B 세포 활성화를 위한 역치를, C3dg가 없는 상황에서의 결합과 비교하여, 1000배 만큼 낮춘다.

두 번째로, 배중심(germinal center)에서 여포 수지상세포(follicular dendritic cells)들이 항원-항체 복합체에 결합하고, 증식하고 있는 B 세포에 항원을 제시한다. 이러한 상호작용은 궁극적으로 기억세포의 발달에 아주 중요하다. 여포 수지상세포들은 C3dg에 결합하는 보체 수용체인 CR2와 iC3b에 결합하는 CR1을 발현한다. 따라서 여포 수지상세포들은 이러한 보체 구성인자들 중의 하나에 결합한 항원-항체 복합체들을 배중심 B 세포에 제시할 수 있다(그림 4.7Aii 참조). 이러한 방식으로 보체 구성인자들은 B 세포 기억을 유도하는 기능을 한다.

추가적으로, T 세포-의존적 B 세포의 항원 처리는 항원이 C3dg에 결합되어 있을 때가 그렇지 않을 때보다 더 신속하다; 아마도 C3dg가 B 세포 표면에 있는 CR2에 결합하면 항원의 흡수와 처리를 증가시키기 때문일 것이다. 이것은 보체가 T 세포-의존성 항원에 대한 B 세포 반응을 증가시키는 또 하나의 방법일 것이다.

면역복합체의 형성과 제거의 조절. 항체들이 다가 항원들에 결합하였을 때, 분자들 간의 교차결합은 그들이 비수용성이 될

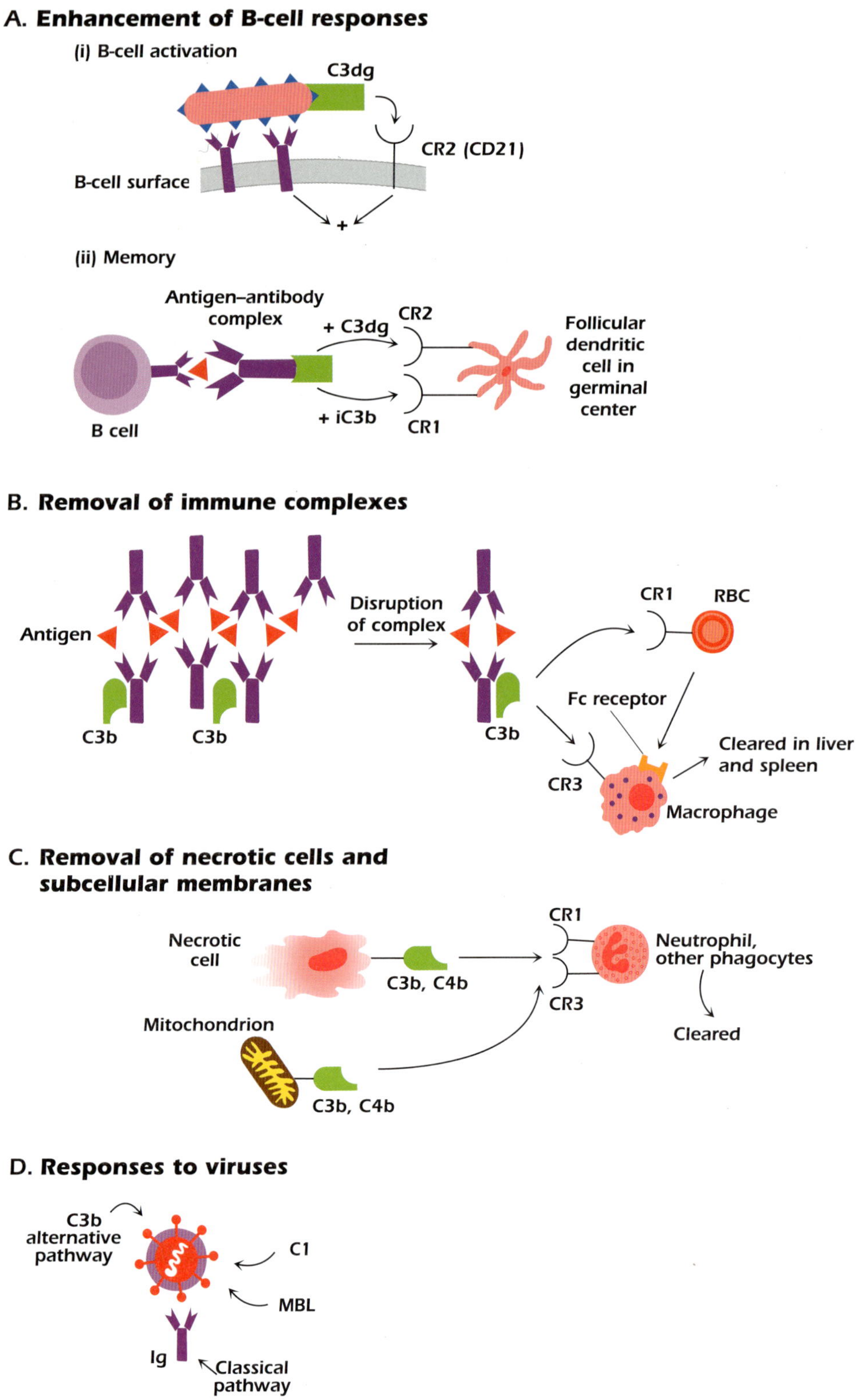

그림 4.7 보체의 다른 주요 기능: B 세포 반응의 증강, 면역복합체의 제거, 괴사 세포와 세포막의 제거 및 바이러스에 대한 반응.

때까지 크기가 증가하는 거대 항원-항체 복합체를 형성하는 경향이 있다. 이러한 복합체의 침전은 항체와 항원을 in vitro 상에서 식별하는 데에는 유용한 것으로 입증되었으나(6장 참조), in vivo 상에서의 거대한 불용성 복합체의 형성은 숙주에 해로울 수 있다. 이 장의 마지막 부분과 16장에서 언급한 바와 같이, 고전경로의 초기 구성인자에 결함이 있는 사람이나 전신 홍반성 루푸스(SLE)와 같은 자가면역 증상을 보이는 사람들에서 피부와 신장 같은 조직에서 거대한 불용성 면역복합체들을 볼 수 있는데, 이들은 염증반응을 유도하고 주변 세포에 손상을 입힌다(12장의 그림 12.11 참조).

보체는 이들 복합체를 제거하는 역할을 한다(그림 4.7B 참조). C3b가 거대한 항원-항체 복합체에 축적되면 복합체들끼리 뭉치게 하는 결합들을 방해한다. 그 결과로 복합체를 더 작은 조각으로 분해해서 대식세포가 제거할 수 있게 한다. 항원-항체 복합체에 C3b가 축적되면 CR1 수용체를 발현하는 적혈구 표면에 그들이 결합할 수 있게 한다. 적혈구들은 복합체들을 간과 비장으로 운반해서 이들 복합체들을 순환계로부터 제거한다. 이러한 기관들에서 복합체들은 적혈구 CR1으로부터 대식세포 CR3과 Fc 수용체로 옮겨진다. 대식세포는 복합체를 포식하여 파괴한다.

죽었거나 죽어가는 세포의 제거. 괴사에 의해 죽어가는 세포들은 보체를 활성화시켜 세포 표면에 C4b와 C3b가 축적되게 할 수 있다(그림 4.7C). 그런 다음, 이 세포들은 식세포에 있는 CR1 또는 CR3와 결합하여 제거된다. 미도콘드리아, 소포체와 같은 세포소기관 유래의 세포막 역시 고전경로 및 대체경로를 직접적으로 활성화시키고 유사한 방식으로 제거된다. 급성기 단백질이면서 염증반응의 구성성분인 CRP 역시 손상되었거나 괴사된 세포에 결합하여 고전 보체경로를 활성화한다. 박테리아 세포벽과 결합하는 CRP와 같은 구조인 다당류 포스포콜린 역시 손상되고 괴사한 포유동물 세포에 노출된다. 최근의 증거들은 세포사멸의 결과로 죽어가는 세포들이 보체 활성화를 유발한다는 것을 보여준다.

이 모든 상황에서 보체는 죽었거나 죽어가는 세포들을 조직으로부터 제거하여 항상성에 기여한다. 그러나 어떤 경우에는 죽었거나 죽어가는 세포들에 의한 보체 활성화가 임상 질환을 초래할 수 있다. 주목할 만한 예시로는 국소빈혈과 재관류에 의한 보체 활성화가 있다. **국소빈혈(*ischemia*)**의 경우, 혈액과 산소 공급이 차단된 이후 조직 부위가 죽게 된다(심근경색 후 심장근육 또는 뇌졸중 이후의 뇌 조직 포함). **재관류(*reperfusion*)**는 영향을 받은 조직으로의 혈액 공급을 회복시키려는 시도이다. 보체 활성화는 이러한 두 가지 상태 모두와 관련된 염증반응의 주요 기여자로 생각되며, 이들이 건강한 조직에 손상을 입힌다. 보체 기반의 치료법들이 염증반응의 해로운 영향을 감소시키기 위해 현재 시험 중에 있다.

바이러스에 대한 반응. 보체는 바이러스성 감염에 대한 방어에도 역할을 한다(그림 4.7D). C1은 C형 레트로바이러스, 렌티바이러스, HIV-1 및 HTLV-1와 같은 몇몇 바이러스들의 표면에 직접 결합하거나 이들에 의해 활성화될 수 있다. 또한 렉틴경로의 MBL은 HIV-1, HIV-2 및 인플루엔자 바이러스의 표면에 있는 만노스 잔기에 결합하고, 이들에 의해 활성화된다. 이러한 바이러스에 대한 반응으로 형성된 항체들은 결합을 추가로 증가시키고, 바이러스의 표면에서 고전경로의 활성화를 매개한다. 바이러스의 캡시드나 막 표면의 반복 단위체는 대체경로를 활성화시킨다. 보체 단백질의 결합은 식세포에 의한 바이러스의 옵소닌화와 용해를 유도한다. 또한 보체 결합은 바이러스가 표적 세포의 막과 결합하는 능력을 방해하고, 따라서 바이러스가 세포 안으로 유입되는 것을 차단한다.

많은 바이러스들이 항원처리 경로의 분자에 결합하는 단백질을 합성하는 방법으로 면역 반응을 회피한다(8장 참조). 바이러스는 또한 보체 단백질의 작용을 약화시키는 메커니즘을 사용한다. 예를 들어, 어떤 바이러스들은 보체 저해제 기능을 하는 것과 유사한 단백질을 만든다: 헤르페스바이러스는 DAF-유사 및/또는 MCP-유사 활성을 가지는 단백질을 만들고, 다른 바이러스는 C5b-9 형성을 저해하는 단백질을 생성한다. 또한 백시니아(vaccinia) 바이러스는 C3b 및 C4b에 결합하고 보체 활성화를 저해하는 단백질을 생성한다. 그 단백질은 분해 촉진 활성과 I 인자의 보조인자로 작용한다. HIV-1, HTLV-1, 원숭이면역결핍바이러스(SIV) 및 세포거대바이러스(CMV)는 비리온이 숙주 세포막으로부터 분리될 때 보체 조절 단백질인 DAF, MCP 및 CD59를 잡는다. 이러한 전략들의 결과로 바이러스들은 보체 매개의 반응으로부터 보호된다.

일부 바이러스들은 때때로 감염을 촉진하기 위해 보체를 이용하기도 하는데, 예를 들면 보체 수용체에 결합함으로써 세포 안으로 들어갈 수 있는 기회를 얻게 된다. 가장 잘 연구된 상호작용들 중의 하나는 사람 B 림프구에 감염하는 엡스타인-바(Epstein-Barr) 바이러스 감염이다. 바이러스의 막 당단백질인 gp350/220은 B 세포 표면에 발현된 CR2(CD21)에 결합해서, 바이러스가 세포 내부로 유입될 수 있게 한다. 어떤 바이러스들은 보체를 활성화시키고, 그 위에 축적된 C3b를 이용하여 숙주 세포 보체 수용체에 결합한다; 이러한 방식으로 HIV-1은 CR1, CR2 및 CR3을 이용하여 T 세포, B 세포 및 단핵구에 감염한다. 다른 바이러스들은 막에 발현되어 있는 보체 조절자에 결합한다: 파라믹소바이러스(홍역 바이러스)는 MCP를 이용하며, 피코나바이러스과의 바이러스들은 상피세포로 감염하기 위해 DAF를 이용한다.

보체 결손

위에서 보체 시스템이 미생물에 대한 숙주 방어에 어떻게 중요한 역할을 하는지를 설명하였다. 이는 Neisseria 종(수막염과 성매개 전염성 질병을 유발하는 세균), *S. pneumoniae, H. influenza* 및 *S. aureus*와 같이 **화농성(*pyogenic*,** 화농 형성)의 다당류 캡슐을 가진 세균들에 대한 숙주 방어에 있어 특히 중요하다. 이러한 미생물을 방어하기 위한 주요 메커니즘은 세균에 결합하는 IgG 항체의 생성이며, 그 결과로 옵소닌화, 보체의 활성화, 식세포 작용 및 세포내 사멸을 초래한다. 따라서 이러한 활성들 중 어느 것 하나라도 감소하게 하는 유전적 결손이나 후천적 획득을 가진 사람은 이러한 미생물에 특히 취약하게 만든다. 또한 보체는 순환계로부터 면역복합체들을 제거하는 데 중요하다; 따라서 특정 보체 성분의 결손은 면역복합체가 조직에 축적되어 염증을 유발하게 한다. 보체결손에 관한 더 많은 정보는 16장에서 다룬다.

일부 보체 구성인자들이 그들의 유전자에서 종종 단일 뉴클레오티드 변화나 다형성(polymorphism)의 결과로 대립형질 변이를 나타낸다는 것을 알 수 있다. 대립형질의 차이는 보체가 완전히 결핍되는 것이 아니라 구성요소의 수준과 기능의 변화를 초래한다. 이러한 변화의 중요성은 아래에서 설명한다.

표 4.3에는 특정 보체 구성성분이나 보체 기능 조절자의 결손으로 인해 발생하는 임상질환들이 요약되어 있다. 유전적으로 특정 보체 구성성분이 결손된 사람은 비교적 드물며(약 1만 명당 1명), 이러한 결손이 반드시 임상질환의 발생과 연관성이 있는 것은 아니다. C3 결손은 드물지만 매우 심각하고 심지어 생명을 위협할 수도 있는데, 이는 C3이 모든 보체경로에서 중심 요소이기 때문이다. C3이 결손된 사람은 재발성 화농성 감염이 일어나기 쉬우며, 열, 발진, 사구체 신염을 수반하는 SLE와 유사한 증상이 발생할 수도 있다. 이러한 증상은 아마도 면역복합체를 분해하고 제거하는 능력이 손상되었기 때문에 나타나는 것 같다. 고전경로 초기 구성성분인 C1, C4 또는 C2 중 어떠한 것의 결손이라도 화농성 세균 감염의 위험성이 증가하고, SLE와 유사한 증상의 전개가 증가된다. 대체경로 구성성분이나 모든 경로에 공통적인 인자들이 결핍된 사람들이 화농성 세균에 감염될 위험이 훨씬 더 높다. 이는, 이러한 세균에 대항하는 데 있어서 고전경로의 활성화가 대체경로의 활성화 만큼 중요하지 않을지도 모른다는 것을 암시한다.

대체경로 구성성분인 프로퍼딘, B 인자, D 인자의 결손은 화농성, 특히 Neisseria 감염과 관련이 있다. MBL 결손은 심각한 재발성 감염으로 인해 어린 시기에 중요한 문제가 될 수 있다. 막공격 복합체인 C5b-C9 구성성분이 부족한 사람들은 재발성 Neisseria 감염에 잘 걸리는 경향이 있다.

보체 수용체나 보체 조절단백질에 결손이나 이상이 생기면 역시 심각한 결과를 초래할 수도 있다. CR3(CD11a/CD18)에 결함이 있는 환자들은 모든 종류의 백혈구의 부착력과 이동성이 감소되는 **백혈구 부착 결핍증** I(***leukocyte adhesion deficiency***

표 4.3 보체 결손.

결손된 보체 구성성분	보체 기능에의 영향	임상적 질환
C3	C3b 및 다른 옵소닌 조각들이 생성되지 않음; 말단 성분들이 활성화되지 않음	중증 화농성 감염(캡슐을 가진 세균)과 SLE 유사 증후군
C1, C4, C2	고전경로가 활성화되지 않음	화농성 감염과 SLE 유사 증후군
프로퍼딘, B 인자 또는 D 인자	대체경로가 활성화되지 않음	중증 화농성 감염
만노스 결합 렉틴	렉틴경로가 활성화되지 않음	재발성 세균 감염
C5, C6, C7, C8,C9	MAC의 형성 불능	재현성 나이세리아(그람 음성 세균) 감염
C1 저해자(C1INH)	모든 활성화 경로의 조절되지 않는 활성화	혈관 부종

I)(16장 참조)이라고 알려진 질병을 가질 수도 있다. 이러한 환자들은 반복되는 화농성 세균 감염으로 인해 고통 받지만, 고름은 생기지 않는다.

H 인자나 I 인자의 결손은 대체경로의 조절되지 않는 활성화를 유발한다. 그 결과로 인해, 신장의 사구체에 있는 모세혈관 루프에 염증이 발생하는 **막증식성 사구체신염**(***membranoproliferative glomerulonephritis***)과 같은 질병이 발생할 수 있는데, 모세혈관벽의 두께가 증가하고 세포 수가 증가하는 특징이 나타난다. H 인자의 결핍은 또한 **비전형적 용혈성요독증후군**(***Atypical Hemolytic-Uremic Syndrome***)(모든 용혈성요독 증후군의 10%가 해당)과 관련이 있다. 보통 세균 감염의 결과로 인해서, 적혈구 파괴, 혈관 내피세포의 손상 및 심각한 신부전증의 특징을 가진다. C5의 절단을 막는 단일 클론 항체가 이 질병의 치료제로 평가받고 있는 중이다.

조절단백질 C1INH는 고전경로 구성성분인 C1r과 C1s의 유일한 조절단백질이기 때문에 이것의 결손은 C2 및 C4의 조절되지 않는 절단을 야기한다(위에서 서술한 바와 같이, C1INH는 렉틴과 대체경로의 단계를 저해하기도 한다). C1INH의 유전적인 결손은 **유전성 혈관부종**(***hereditary angioedema***)을 야기한다. 특징은 모세혈관이 확장되고 투과성이 증가하여 피부와 점막에서 국부적 부종이 발생하는 것이다. 증상은 얼굴과 사지 등의 반복적인 조직부종, 복통, 그리고 후두의 부종으로 인한 호흡곤란 등이 있다. 이러한 증상은 보체 연쇄반응 외의 혈청 내 연쇄반응에서 C1INH의 효소활성에 의한 저해 부족 때문에 발생하는 것으로 생각된다; 이런 경로들 중 하나는 브래디키닌을 포함한 키닌류를 형성하는데, 이것은 강력한 혈관확장제이자 혈관투과성 및 평활근 수축 유도제이다. C1INH의 결손은 이러한 혈관 매개제들의 생산을 증가시키는 것으로 생각된다. 미국에서는 이러한 질병의 치료제로서 인간의 혈청으로부터 제조한 C1INH 주사제가 승인받았다.

관련 사례 읽기: Hereditary Angioedema
In *Immunology: Clinical Case Studies and Disease Pathophysiology*

발작성 야간혈색뇨증(***Paroxysmal nocturnal hemo-globinuria***, PNH)은 보체 조절단백질과 관련된 희귀 질환이다. 이 질환은 주로 청년에게 발생하며, 적혈구 만성파괴 및 혈전 형성(혈소판과 혈액인자의 응집체는 혈관 막힘을 초래), 용혈성 빈혈 및 야간 소변에 헤모글로빈 존재 등의 특징을 가진다. 이 질환은 후천적(선천적 상황도 있음)으로 세포 표면의 많은 막 단백질에 부착하는 글리코실포스파티딜이노시톨(GPI) 앵커의 생산을 조절하는 유전자의 돌연변이로 인해 발생한다(6장 참조). PNH의 경우, 앵커가 적절하게 만들어지지 않아 단백질들이 세포 표면에 부착하지 못한다; 그들은 세포로부터 체액으로 분비된다. 보체 조절단백질인 DAF와 CD59를 포함한 몇몇 단백질들이 영향을 받는다. 이런 분자들이 없으면, 특히 적혈구의 막이 보체-매개성 용해에 취약하게 만든다. 위에서 언급한 C5의 절단을 막고 비전형적 용혈성 요독 증후군의 치료에 사용된 단일클론항체는 PNH 치료에도 사용되고 있다.

다른 후천성 질환에서, 면역복합체가 제거되지 않거나 환자가 감염에 취약해질 정도로 C3이 고갈될 수 있다. 이것은 **C3 신염인자**(***C3 nephritic factor***)로 알려진 자가항체를 생산하는 일부 사람들에게서 발생할 수 있다: 그 항체는 대체경로의 C3 전환효소(C3bBb)를 안정화시켜서, C3를 절단하는 데 매우 효율적이며, 수명이 긴 수용성 상태의 효소로 만든다. C3 신염인자는 일부 SLE 환자와 신체 상부의 지방소실을 동반하는 **부분지방이상증**(***partial lipodystrophy***)으로 알려진 희귀 질환에서 기술되었다. 이들 질환은 또한 사구체 신염을 수반하는 것이 특징이다. 지방세포, 특히 상체의 지방 세포들은 C3bBb를 절단하는 D 인자를 생산한다. 부분지방이상증에서의 지방세포 손실은 국소적인 보체-매개성 세포 용해 때문에 일어날 수 있다.

마지막으로, 보체 구성성분들, 특히 보체 조절자인 H 인자의 발현 차이는 **연령 관련 황반변성**(***age-related macular degeneration***) 전개의 위험성을 증가 또는 감소시키는 것과 관련이 있다는 것이 밝혀지고 있다; 이 질환에서는, 망막 뒤에 새로운 혈관이 비정상적으로 자라서 시력 상실을 초래한다. B 인자, C3와 I 인자 등에서의 변이 또한 연령 관련 황반변성과 관련이 있는데, 이는 연령 관련 황반변이의 발달이 보체 대체경로의 조절 이상의 결과임을 암시한다.

요약

1. 약 30개의 혈청 및 막-발현 단백질로 구성되는 보체 시스템은 미생물 병원체에 대한 선천성 면역과 항체 매개 적응면역 모두에서 핵심적인 효과 역할을 한다.
2. 보체의 활성화는 생물학적으로 활성을 가진 분자를 순차적으로 생성하는 일련의 연쇄반응이다. 보체 활성화에 의해 생성되는 주된 생물학적 활성은 옵소닌(식세포에 의한 병원체 섭취의 증강)과 아나필라독소(염증반응을 유도)이다. 생물학적 활성이 있는 보체 성분들은 다양한 세포 유형에 발현되는 특이 수용체와 상호작용한다. 또한 보체 활성화는 병원체를 직접 용해시키기도 한다.
3. 보체는 세 가지의 독특한 경로에 의해 개시된다: (a) 고전경로, 주로 항원-항체 복합체가 보체 구성성분 C1에 결합하는 것에 의함; (b) 렉틴경로, 만노스-결합 렉틴과 세균 표면의 말단 만노스 잔기 사이의 상호작용과 N-아세틸기를 가지는 탄수화물이 피콜린에 결합하는 것에 의함; (c) 대체경로, 병원체 표면에 보체 구성성분 C3b가 축적되는 것에 의함. 대체경로는 활성화를 매우 증가시킬 수 있는 증폭환을 가진다.
4. 세 가지 활성화 경로는 C3가 C3b와 C3a로 절단되는 것으로 수렴된다.
5. 모든 보체경로의 마지막 단계는 동일하다: 구성성분 C5b~C9으로 구성되는 막공격 복합체의 형성. 막공격 복합체의 형성은 세포의 용해로 이어진다.
6. 보체의 활성과 이것의 구성성분는 여러 가지 단백질에 의해 철저히 조절된다. 이들은 체액 상태(H 인자, I 인자, C1 저해자, C4b 결합 단백질)와 많은 포유동물 세포의 표면(DAF, MCP, CR1)에서 발견된다. 보체 조절단백질은 미생물 세포의 표면에서는 발현되지 않는다.
7. 보체는 옵소닌, 아나필라독소의 생성과 세포 용해 외에도 추가로 중요한 기능을 가진다. 이들은 항원에 대한 B 림프구 반응의 증강, 면역복합체의 형성과 제거의 조절, 죽거나 죽어가는 세포의 제거 및 바이러스와의 상호작용 등이 포함된다.
8. 보체 구성성분, 보체경로 조절자 또는 보체 구성성분에 대한 수용체의 결손은 감염에 대한 감수성의 증가 또는 염증질환의 발생을 초래할 수 있다.

REFERENCES AND BIBLIOGRAPHY

Ambati J, Atkinson JP, Gelfand BD. (2013) Immunology of age-related macular degeneration. Nat Rev Immunol 13: 438.

Bomback AS, Appel GB. (2012) Pathogenesis of the C3 glomerulopathies and reclassification of MPGN). Nature Reviews Nephrology 8: 634.

Frank MM. (2006) Hereditary angioedema: The clinical syndrome and its management in the United States. Immunol Allergy Clin North Am 26: 653.

Lubbers R, van Essen MF, van Kooten C, Trouw LA. (2017) Production of complement components by cells of the immune system. Clin Exp Immunol 188: 183.

Matsushita M. (2013) Ficolins in complement activation. Mol Immunol 55: 22.

Pettigrew HD, Teuber SS, Gershwin ME. (2009) Clinical significance of complement deficiencies. Ann N Y Acad Sci 1173: 108.

Riedemann NC, Ward PA. (2003) Complement in ischemia reperfusion injury. Am J Pathol 162: 363.

Roozendaal R, Carroll MC. (2007) Complement receptors CD21 and CD35 in humoral immunity. Immunol Rev 219: 157.

Rus H, Cudrici C, Niculescu F. (2005) The role of the complement system in innate immunity. Immunol Res 33: 103.

Takahashi K, Ip WE, Michelow IC, Ezekowitz RA. (2006) The mannose-binding lectin: A prototypic pattern recognition molecule. Curr Opin Immunol 18: 16.

Wallis R. (2007) Interactions between mannose-binding lectin and MASPs during complement activation by the lectin pathway. Immunobiology 212: 289.

복습 문제

각 질문에 대해 가장 알맞은 답을 고르거나 완성하시오.

1. 어떤 환자가 다중 세균 감염증으로 입원하였으며, 이 환자에서 C3가 완전히 결손되어 있다는 것이 확인되었다. 이 환자의 경우 어떤 보체-매개성 기능이 온전하게 남아 있는가?

   A) 세균의 용해
   B) 세균의 옵소닌화
   C) 아나필라독소의 생산
   D) 중성구 주화성 인자의 생성

E) 위의 내용 모두 아님

2. 보체가 필수적으로 요구되는 것;
   A) 레시티나아제 효소에 의한 적혈구의 용해
   B) 종양세포의 NK 매개성 용해
   C) 식세포 작용
   D) 항체-매개성 세균의 용해
   E) 위의 내용 모두 맞음

3. 다음 중 어느 것이 SLE 유사 증상의 발생과 관련이 있는가?
   A) C1, C4 또는 C2의 결손
   B) C5, C6 또는 C7의 결손
   C) 보체의 후기 구성성분의 결손
   D) 혈청 내 C3 농도의 증가
   E) C1, C4 또는 C2 농도의 증가

4. 다음 중 활성화된 C5 단편이 유발하지 않는 것은?
   A) 평활근의 수축
   B) 혈관 확장
   C) 감염 부위로의 백혈구 유인
   D) 대식세포로의 림프구 부착
   E) 막공격복합체 형성의 시작

5. 다음 중 보체 활성화의 대체경로의 특징이 아닌 것은?
   A) 연쇄반응 내에서 C3 이후의 보체 구성성분의 활성화
   B) 프로퍼딘의 참여
   C) 아나필라독소의 생성
   D) C4의 활성화
   E) H 인자에 의한 조절

6. DAF는 보체-매개성 세포 용해를 방지하기 위하여 보체 시스템을 조절한다. 이것과 관계있는 것은?
   A) C3 전환효소 복합체의 분리
   B) C3 전환효소의 세균 표면에의 부착 차단
   C) 막공격복합체의 세균 막 부착 저해
   D) C3b의 절단을 위한 보조인자로 작용
   E) C5 전환효소의 분리 야기

7. 다음 중 보체의 대체경로를 활성화시키는 것(들)은?
   A) 지질다당류(LPS)
   B) 일부 바이러스와 바이러스에 감염된 세포
   C) 진균과 효모의 세포벽
   D) 다수의 그람 양성 세균
   E) 위의 내용 모두 맞음

복습 문제의 답

1. **E.** 이러한 모든 기능들은 보체의 활성화에서 C3 이후 단계에서 생성되는 보체 구성성분에 의해 매개된다. 따라서 C3이 없으면 이런 모든 기능들은 방해를 받게 된다.
2. **D.** 보체는 IgM 또는 IgG에 의한 세균 용해에 필요하다(고전경로). 보체는 레시티나아제 또는 식세포 작용에 의한 적혈구 용해에는 보체가 필요하지 않다. 그러나 보체가 활성화하는 동안 생성된 C3b와 같은 옵소닌은 식세포 작용을 증강시킬 수는 있다. 일부 암세포가 보체 활성화의 대체경로를 개시할 수 있지만, 보체는 이런 세포의 NK-매개성 용해에는 아무런 역할을 하지 않는다.
3. **A.** 고전 보체경로의 초기 단백질(C1, C4 또는 C2) 중 하나의 유전적 동형접합 결손은 SLE 유사 증상의 발생과 긴밀하게 연관되어 있다. 이러한 결손은 아마도 고전경로의 보체 고정 기능이 없어 면역복합체가 비정상적으로 처리되는 결과를 초래할 것이다. 혈청 내 C3 및 C4의 농도는 그들에 결합한 많은 면역복합체 때문에 SLE에서 감소한다. 후반 단계 구성성분들의 결손은 화농성 생물체에 의한 재발성 감염과 관련이 있다.
4. **D.** C5a는 아나필라독소로써, 비만세포의 탈과립을 유도해서 히스타민의 방출을 초래하여 혈관 확장과 평활근의 수축을 일으킨다. C5a는 또한 주화성 물질로, 항원이 항체와 반응하고 보체 시스템이 활성화되는 히스타민 방출 지역으로 백혈구를 유인한다; 이것은 감염에 대한 염증반응의 한 부분이다. C5b는 막에 축적되어 최종 막공격복합체 형성을 시작하게 한다. C5a 뿐만 아니라, C5b 모두 대식세포에 림프구들의 부착을 촉진시키지는 못한다.
5. **D.** 보체 활성화의 대체경로는 C3의 활성화 단계에서 고전경로와 연결되어 있다. 따라서 이것은 C1, C4 또는 C2를 필요로 하지 않는다. 프로퍼딘은 대체경로를 통한 활성화에 필수적인데, 이는 프로퍼딘이 C3b와 활성화된 혈청 B 인자 간에 생성된 복합체인 C3 전환효소의 역할을 하는 C3bBb를 안정화시키고 C3를 활성화시키기 때문이다. 대체경로의 활성화 과정 동안 C3a와 C5a 모두 생성된다; 둘 다 아나필라독소이며 비만세포의 탈과립을 야기한다. H 인자는 대체경로의 핵심 조절자이다.
6. **A.** DAF는 대체경로와 고전경로의 C3 전환효소(각각 C3bBb와 C4b2a)를 불안정화시키는 보체 활성화의 세포 표면 조절자이다. CR1, H 인자, C4bBP와 같은 다른 보체 활성화 조절자처럼, 이러한 단백질들은 C3 전환효소의 분해(분리)를 촉진해서 세포막에 결합하고 있는 구성성분(C3b 또는 C4b)으로부터 효소 활성을 가지는 구성성분(Bb 또는 C2a)을 방출시키게 된다.
7. **E.** 이들 각 병원체와 미생물 유래 입자들은 보체 활성화의 대체경로를 시작할 수 있다. 트리파노소마와 같은 기생충뿐만 아니라 그람 양성 세균의 세포벽으로부터 유래한 테이코산도 이 경로를 통해서 보체를 활성화시킬 수 있다.

5

면역원과 항원

서론

면역 반응은 외래 자극에 노출됨에 따라 일어난다. 면역 반응을 유발하는 화합물은 **항원**(*antigen*) 또는 **면역원**(*immunogen*)으로 불린다. 이 용어들은 기능에 의해 구분된다. 항원이란 것은 B 림프구의 B 세포수용체(BCR)나 수용성의 항체들과 같은 면역계 구성요소에 특이적으로 결합할 수 있는 모든 물질을 말한다. 대조적으로, 면역원은 면역 반응을 유도할 수 있는 모든 물질을 일컬으며, 이들은 **면역원성**(*immunogenicity*)을 가진다. 면역 반응을 유도할 수 없는 많은 화합물들이 그들에 대해 특이적으로 유도된 면역계 구성요소에 결합할 수 있기 때문에 이러한 용어들을 구별할 필요가 있다. 그러므로 모든 면역원은 항원이지만, 모든 항원이 면역원이 되는 것은 아니다.

이들의 구별은 많은 종류의 항생제나 약물과 같은 저분자량 화합물의 경우에는 분명하다. 이들 화합물 스스로는 면역 반응을 유도할 수 없지만, 단백질과 같은 더 큰 물질과 결합되어 생긴 복합체는 저분자량 화합물 부분을 포함하여 복합체의 다양한 부분에 대한 면역 반응을 유도한다. 이러한 방식으로 만들어질 때, 저분자량 화합물을 **합텐**(*hapten*)('움켜잡기'라는 뜻의 그리스어 hapten에서 유래)이라 하고, 합텐이 결합한 고분자량 화합물을 **운반체**(*carriers*)라고 한다. 따라서 합텐은 스스로 면역 반응을 유도할 수 없는 화합물이지만 운반체와 결합된 합텐을 면역시키면 면역 반응이 유도될 수 있다.

탄수화물, 지질, 단백질, 그리고 핵산과 같이 알려진 모든 생화학적 물질들에 대하여 면역 반응이 증명되고 있다. 마찬가지로, 약물, 항생제, 식품첨가제, 화장품, 작은 합성펩티드 등에 대한 면역 반응도 유도할 수 있지만, 이들이 운반체에 결합되어야만 가능하다. 이 장에서는 항원성과 면역원성을 제공하는 화합물의 주요 속성에 대해 다룬다.

면역원성의 요건

어떤 물질이 면역원성을 가지려면 다음의 특성들을 가져야 한다: (1) 이질성; (2) 고분자량; (3) 화학적 복잡성; 그리고 대개의 경우, (4) 분해성과 숙주의 주조직적합성복합체(MHC)와의 상호작용.

이질성

동물들은 보통 자신에 대하여 면역학적으로 반응하지 않는다. 따라서, 예를 들면, 토끼가 자신의 혈청 알부민을 투여 받으면, 면역 반응을 일으키지 않을 것이다; 토끼는 알부민을 자신의 것으로 인식한다. 반면에, 토끼의 혈청 알부민을 기니피그에 주입하면, 토끼 혈청 알부민을 이질성의 물질로 인식하여, 이것에 대하여 면역 반응을 일으킨다. 자신의 알부민에 반응하지 않았던 토끼는 면역학적으로 정상 기능을 한다는 것이 증명되었기에 기니피그의 알부민을 주입할 수 있다. 면역학적 정상기능을 하는 토끼는 기니피그 혈청 알부민을 외래 물질로 인지하기 때문에 그에 대한 면역 반응을 일으킬 것이다.

따라서 면역원성 물질의 첫 번째 요건은 이질성이다. 물질의 이질성이 높을수록 면역원성이 증가된다. 일반적으로, 자신의 일부에 해당하는 물질은 그 개체에 면역원성이 되지 않는다. 그러나 예외적으로 자신의 조직에 대해 면역 반응을 일으키는 경우가 있다. 이 상태를 **자가면역**(***autoimmunity***)이라 한다(12장 참조).

고분자량

어떤 물질이 면역원성이 있는지를 결정하는 두 번째 특징은 그 물질의 분자량이다. 일반적으로, 1,000달톤보다 적은 분자량을 가지는 작은 화합물(예, 페니실린, 프로게스테론, 아스피린)은 면역원성이 없다; 1,000~6,000달톤 분자량의 화합물(예, 인슐린, 부신피질자극호르몬[ACTH])은 면역원성을 가질 수도 있고 아닐 수도 있다; 6,000달톤보다 큰 분자량을 가지는 화합물(예, 알부민, 파상풍 독소)은 일반적으로 면역원성을 가진다. 요약하면, 비교적 작은 물질은 낮은 면역원성을 가지고 큰 물질은 높은 면역원성을 가진다.

화학적 복잡성

물질이 면역원성을 가지는 데 요구되는 세 번째 특징은 어느 정도의 물리화학적 복잡성을 가지는 것이다. 예를 들어, 아미노산의 동형중합체(homopolymer)(예, 30,000달톤 분자량의 리신 중합체)와 같은 단순한 분자는 대부분 좋은 면역원이 아니다. 유사하게, 50,000달톤의 분자량을 가지는 폴리-γ-D-글루탐산(탄저균의 캡슐 구성물질)의 동형중합체는 면역원성이 없다. 이러한 화합물은 고분자량일지라도, 화학적 복잡성이 불충분하여 면역원성을 가지지 않는다. 그러나 스스로는 면역원성이 없는 다양한 화학물질(디니트로페놀 또는 다른 저분자량 화합물 등과 같은)들이 리신중합체의 아미노기에 결합되어 복잡성이 증가하면, 그 전체 거대분자는 면역원성을 가지게 된다. 이것에 의해 유도되는 면역 반응은 결합된 저분자량 물질에 대해서 뿐만 아니라 고분자량의 동형중합체에 대해서도 유도된다. 일반적으로, 물질의 화학적 복잡성의 증가는 그것의 면역원성 증가를 동반한다. 그러므로 폴리글루탐산, 알라닌, 리신(poly-GAT)과 같은 몇 가지의 아미노산으로 구성된 공동중합체(copolymer)는 높은 면역원성을 가지는 경향이 있다.

많은 면역원들이 단백질 성분이므로, 이 분자들의 구조적인 특징을 이해하는 것이 중요하다. 단백질의 네 가지 구조들은 단백질 분자의 면역원성에 기여한다. 적응면역 반응은 물질의 많은 구조적인 특징 및 화학적 성질을 인지한다. 예를 들면, 항체는 단백질의 **1차 구조**(아미노산 서열), **2차 구조**(α 나선 또는 β-병풍구조와 같은 폴리펩티드 사슬의 골격 구조), **3차 구조**(폴리펩티드 사슬의 접힘으로 이루어지고 이황화결합, 수소결합, 소수성 상호작용 등으로 인해 유지되는 단백질의 삼차원 형태를 이루는 구조) 등 단백질의 구조적 특성을 인식한다(그림 5.1). 또한 면역계는 **4차 구조**(한 단백질 단위체 이상으로 구성된 물질의 경우, 이들 각 단위체 부분들의 병치에 의해 형성된 구조)를 인식한다(그림 5.2).

분해성

B 세포와는 대조적으로, 면역 반응을 자극하기 위해 T 세포를 활성화시키는 항원의 경우에는 항원제시세포(APC)에 있는 주조직적합성 복합체(MHC) 분자들과의 상호작용이 일어나야 한다(9장 참조). APC는 **항원처리**(항원의 효소적 분해)라고 알려진 일련의 과정을 통해 항원을 먼저 분해해야 APC의 표면에 항원성의 **에피토프**(***epitopes***)를 제시할 수 있다. 에피토프는 또한 **항원결정기**(***antigen determinants***)라고도 한다. 항원결정기란 면역계에 의해 인지되는 항원의 일부분으로 항체와 T-세포 수용체에 결합이 가능한 항원의 최소 단위이다. 일단 분해되어 비공유적으로 MHC 분자에 결합하면, 에피토프는 항원-특이적 효과 T 세포의 활성화와 클론 확장을 자극한다.

단백질 항원들의 효소분해에 대한 민감성은 두 가지 성질에 크게 의존한다: (1) 면역 반응에 필수적인 B 세포 또는 T 세포와 상호작용하는 장소에 도달할 수 있을 만큼 충분히 안정해야 하고, (2) 항원제시세포에 의한 항원처리 동안에 그곳에서 일어나는 부분적 효소 분해에 대해 감수성이 있어야 한다. D형-아미노산으로 구성된 펩타이드는 효소 분해에 내성이 있어서 면역원성이 없지만, 그들의 L형-이성질체는 효소에 감수성이 있어 면역성을 나타낸다. 대조적으로 탄수화물은 처리되거나 제시되지 않으므로 T 세포를 활성화시킬 수 없지만 B 세포는 직접적으로 활성화시킬 수 있다.

일반적으로, 물질이 면역원성을 갖기 위해서는 네 가지 특성 모두를 가져야 한다: 주어진 개체에 이질적이고, 비교적 고분자량이며, 일정 정도의 화학적 복잡성을 보유하고, 분해될 수 있어야 한다.

합텐

앞에서 언급했듯이, 합텐이라는 물질은 저분자량이고 화학적 단순함 때문에 그들 원래의 형태로는 면역 반응을 유도할 수 없다. 이 화합물은 물리화학적으로 복잡한 고분자량의 운반체에 결합하지 않으면 면역원성을 나타내지 않는다. 그러므로 면역 반응은 고분자량 물질, 저분자량 물질 및 고분자 운반체

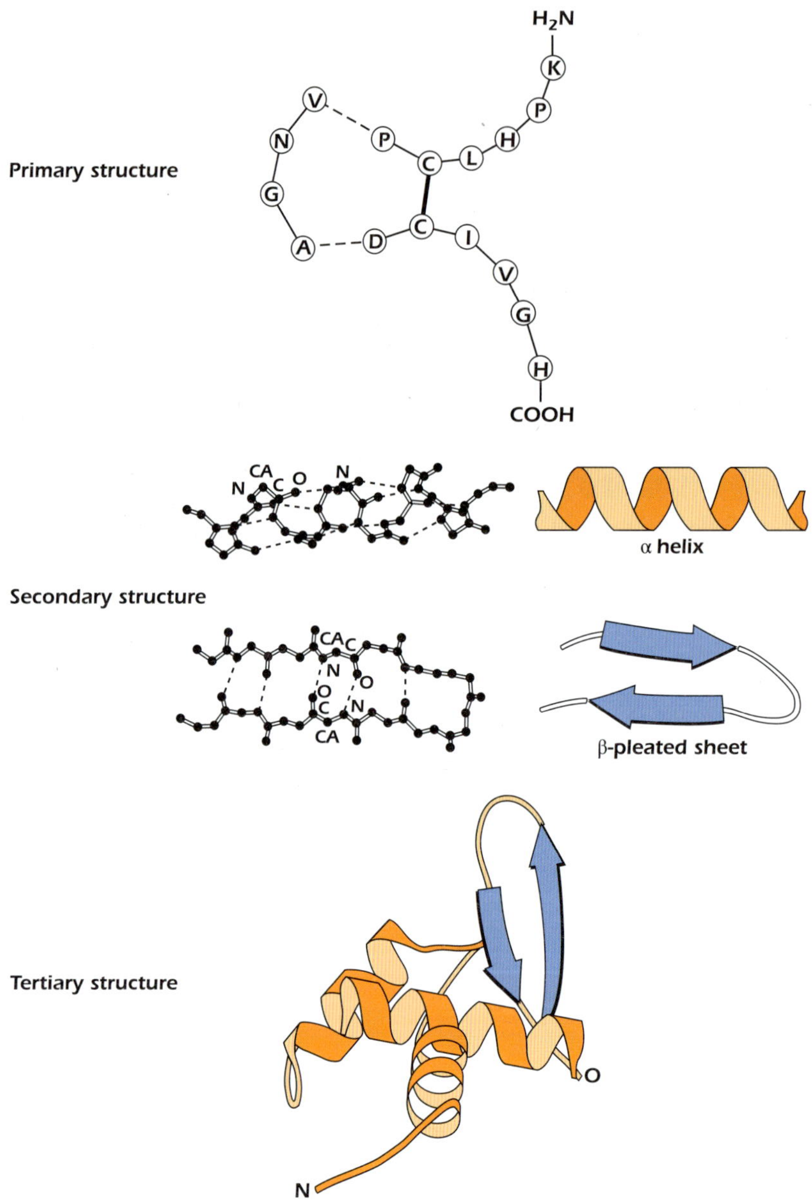

그림 5.1 단백질의 구성적 구조의 단계. 1차 구조는 아미노산의 선형적 배열(단일문자 표기를 이용)로 표시되었고, 그림에서 보는 바와 같이 사슬 내부에 존재하는 모든 이황화결합을 포함하여 나타내었다. 2차 구조는 폴리펩타이드 사슬이 α 나선 또는 β 병풍구조로 접힌 구조이다. 3차 구조는 리본 모양으로 보여진 바와 같이 2차 구조들 사이의 접힘에 의해 생성된다. "["Source: Adapted with permission from Sun P, Boyington JC. *Current Protocols in Protein Science*. Hoboken, NJ: John Wiley and Sons, Inc."]"

에 결합된 복합체 등과 같은 수천 종류의 화합물에 대해 유도된다.

면역원성을 위한 추가적 요소

어떤 물질이 면역원성인지 아닌지를 결정하는 데는 몇 가지의 다른 요소들도 역할을 한다. 면역된 개체의 유전형은 특정 물질이 면역 반응을 자극할지 아닐지를 결정하는 데 중요한 역할을 한다. 면역 반응의 유전적인 조절은 MHC 내에 있는 유전자들에 의해 크게 좌우된다. 면역원성에 큰 역할을 담당하는 또 다른 인자는 개인의 B 세포 및 T 세포의 종류와 관련이 있다. 획득 면역 반응은 항원성 에피토프가 B 림프구와 T 림프구의 항원-특이적 수용체에 결합하면서부터 시작된다. 만약 어떤 사람이 특정 자극에 대해 반응하는 데 필요한 동일한 항원-특이적 수용체가 있는 특정 림프구를 갖고 있지 않다면,

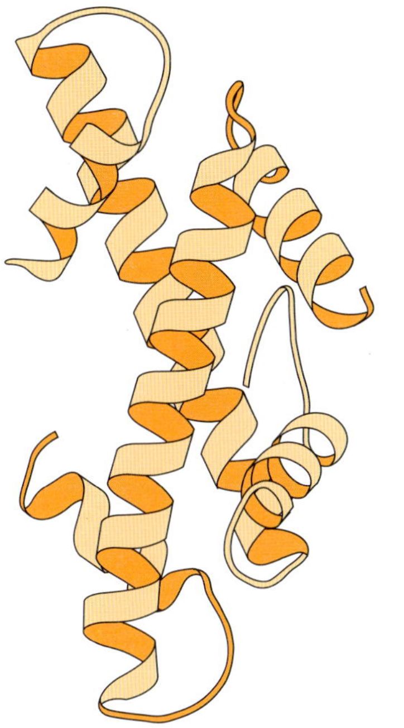

그림 5.2 단백질의 4차 구조는 2개 이상의 폴리펩타이드 사슬의 회합에 의한 것이며, 이들은 하나의 중합 단백질을 형성한다. "["Source: Adapted with permission from Sun P, Boyington JC. *Current Protocols in Protein Science*. Hoboken, NJ: John Wiley and Sons, Inc."]"

그 항원성 에피토프에 대한 면역 반응은 일어나지 않을 것이다. 마지막으로, 항원의 투여량과 투여경로 같은 기술상의 이슈도 물질이 면역원성인지 아닌지를 결정하는 데 중요한 역할을 한다.

항원의 불충분한 투여량은 림프구를 충분히 활성화시키지 못하거나, 이 투여량이 관련 세포가 반응하지 않게 만들어서 면역 반응이 유도되지 못할 수도 있다. 후자의 현상은 그 항원에 대하여 관용상태(tolerance)를 유도한다(12장 참조). 면역 반응을 유도할 수 있는 적절한 항원량이 필요한 것과 동반하여 투여 횟수 역시 면역 반응 생성 결과에 영향을 미친다. 아래에 언급하듯이, 항원의 반복 투여는 강력한 면역 반응을 유도하는 데 필요하다.

마지막으로, 투여경로도 면역 반응 체계의 결과에 영향을 미칠 수 있는데, 이는 투여경로가 어떤 장기 및 세포들이 면역 반응에 관여할 것인가를 결정하기 때문이다. 가장 흔히 사용하는 경로인 **피하조직경로**(***subcutaneously***)를 통해 항원을 투여하면 일반적으로 최고로 강력한 면역 반응이 유도된다. 이는 항원의 흡수, 처리, 제시를 담당하는 강력한 항원제시세포들 중 피부에서 항원을 제시하는 랑게르한스 세포의 역할 때문이다. 피하조직을 통해 투여된 항원에 대한 반응은 주사 부위와 연결된 림프절에서 일어난다. **정맥경로**(***intravenously***)로 투여한 항원은 가장 먼저 비장으로 운반되며, 비장은 도달한 항원에 대하여 면역 반응을 일으키지 않거나 관용을 나타내지만, 항원이 항원제시세포의 표면에 제시되었을 경우에는 면역 반응을 유도한다. 경구투여(**위장관 경로**, ***gastrointestinal route***)된 항원은 소장 고유층(lamina propria) 내에서 국부 항체 반응을 유도할 수 있으나, 종종 전신 수준의 관용(항원 무반응)을 유도한다(관용에 대한 자세한 논의는 12장 참조). 마지막으로, 호흡기관(**비강경로**, ***intranasal route***)을 통한 항원 투여는 종종 알레르기 반응을 유도한다(13장 참조).

면역 반응은 다양한 세포들 간의 상호작용에 의존하기 때문에 면역 반응의 유형 및 그 정도는 항원이 최종적으로 도달하는 기관을 채우고 있는 세포들에 의해 영향을 받는다. 위에서 열거된 까다로운 요건들은 정교한 조절 메커니즘의 일부를 구성하는데, 이는 이어지는 장에서 상세하게 설명되며, 한편으로는 적응면역을 유발하고, 다른 한편으로는 그러한 반응이 해로울 경우 물질에 대한 반응으로부터 개체를 보호한다.

1차 및 2차 면역 반응

한 개체가 면역원에 처음으로 노출 되는 것을 **1차 면역**(***primary immunization***)이라 하며, 이는 1차 반응을 일으킨다. 이어지는 장들에서 보는 바와 같이, 이러한 1차 면역 과정에서는 많은 상황들이 발생한다: 세포들은 항원을 처리하고, 항원 특이적인 림프구들의 증식과 분화를 활성화한다; T 림프구 집단은 다른 집단들과 상호작용하고, 후에 특정 기능을 가진 T 림프구로 분화하도록 유도한다; T 림프구는 또한 B 림프구와도 상호작용하여 B 림프구가 항체를 생성하고 분비하도록 유도한다.

동일 면역원에 대한 두 번째 노출로 인해 **2차 반응**(***secondary response***)이 발생한다. 이는 첫 번째 면역 상황에 의한 반응 수준이 아주 낮거나 거의 사라진 (몇 주 혹은 몇 년 내에) 후에 일어난다. 2차 반응은 여러 측면에서 1차 반응과는 다른 점이 있다. 가장 주목할 만하고 생물학적으로 의미가 있는 것은 면역 반응이 훨씬 빠르고 아주 크게 확대된다는 점이다. 어떤 측면에서 보면, 이 2차(최종) 노출은 개체가 동일 면역원에 이전에 노출된 적이 있다는 사실을 기억할 때 일어난다. 사실상, 2차 및 최종 반응은 1차 면역 반응에 의해 만들어진 다수의 항원 특이적인 림프구의 수적 확대를 활용하는 것이다. 따라서 관찰한 반응 강도의 확대는 반응하는 림프구의 수적 증가에 의한 것이다. 2차 반응은 **기억**(*memory*) 또는 **추억**(*anamnestic*) 반응이라고도 불리며, 기억 반응에 관여하는 B와 T 세포를 **기억 세포**(*memory cell*)라 부른다.

항원성과 항원결합 부위

특정 항원에 의해 유도된 면역 반응은 그 항원과 특이적으로 반응하는 항체를 생성하거나 림프구를 생성한다. 항체나 림프구 수용체에 있는 항원결합 부위는 특정 항원의 구조에 상보적으로 딱 들어맞는 특이구조를 가진다. 에피토프 또는 항원 결정기에 특이적으로 결합하는 면역글로불린 부분은 상보성 결정 부위(CDR)를 형성하고 있는 항체 분자의 몇몇 초가변 부위(hypervariable region)에 모여 있다. 면역글로불린 분자의 추가적인 구조적 특성은 6장에서 설명한다.

한 항체의 CDR 부위와 결합하는 에피토프의 크기는 대략 5~7개의 아미노산 크기에 해당한다는 것을 많은 연구에서 보여주고 있다. 이 부위의 크기는 다당류 및 펩타이드 에피토프에 항체가 결합하는 것과 관련된 실험을 통해서 계산되었다. 이 크기는 또한 **항체결정기**(*paratope*)라고 하는 상보적 항체결합 부위의 대략적 크기에 해당할 것으로 예상되었고, 실제로 X-선 결정 분석에 의해 이것이 증명되었다. 특정 T-세포 수용체(TCR)에 결합하는 작은 크기(8~12 아미노산의 펩타이드)의 에피토프(펩타이드)는 이들이 항원제시세포의 MHC 분자들과 비공유결합을 하고 있기 때문에 기능적으로 더 크게 이루어져 있다. 이러한 2분자 에피토프-MHC 복합체가 TCR에 결합하여 3분자 복합체(TCR-epitope-MHC)를 형성한다.

B 세포와 T 세포에 의해 인식되는 에피토프

많은 증거들에 의하면, B 세포에 의해 인식되는 많은 에피토프와 T 세포에 인식되는 에피토프의 특성이 다르다는 것을 보여준다(표 5.1). 일반적으로, B 세포의 막에 부착되어 있는 항체는 용액 내 자유로운 항원을 인식하여 결합한다. 그러므로 이러한 에피토프들은 주로 분자의 외부에 존재하여 B-세포 수용체와 상호작용하기가 용이하다. 다당류의 말단 사슬과 단백질 분자의 친수성 부분이 주로 B-세포 에피토프가 된다. 미오글로불린의 노출된 표면에 위치한 5개의 선형(linear)

표 5.1 보체 활성에 관여하는 단백질.

특성	B 세포	T 세포
항원 상호작용	B-세포 수용체(BCR)가 항원(Ag)에 결합	T-세포 수용체(TCR)가 MHC 분자에 탑재된 항원성 펩타이드에 결합
항원의 상태	단백질, 다당류, 지질	펩타이드
수용성 항원과의 결합	함	안 함
인식되는 에피토프	접근이 용이하고, 연속적 또는 비연속적	항원 처리(단백질 가수분해)에 의해 생성된 내부 선형 펩타이드

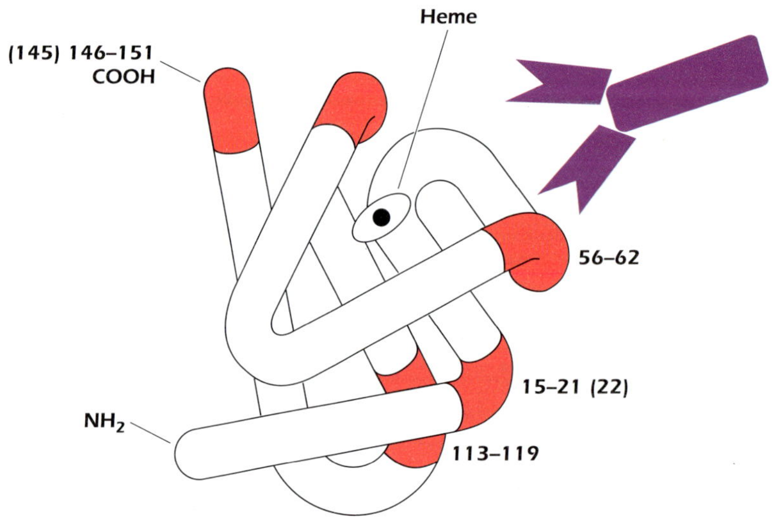

그림 5.3 5개의 선형 B 세포 에피토프(빨간색)를 포함하고 있는 항원(향유고래의 미오글로불린)의 예. 이 중 56~62번의 아미노산 잔기에 특이적인 항체결합 부위가 있다.

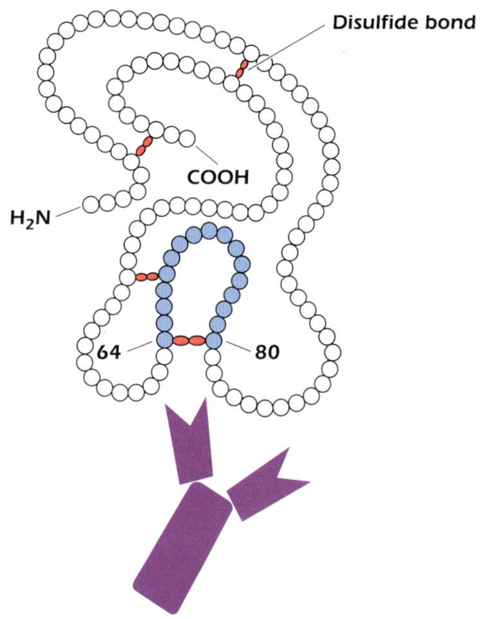

그림 5.4 아미노산 잔기(원형)로 보여지는 항원에서, 잔기 64~80번 사이에 형성된 이황화결합에 의해 비연속적인 에피토프 "고리"(파란색)가 형성된다. 에피토프-특이적 항체가 에피토프를 구성하는 비연속적인 아미노산에 결합하는 것에 주목하라.

의 B-세포 에피토프를 가진 항원의 예를 그림 5.3에서 보여주고 있다. 그림 5.4에 보인 바와 같이, B-세포 에피토프는 분자의 접힘 구조에 의해서 형성되기도 한다. 이러한 에피토프는 **입체구조적**(*conformational*) 또는 불연속적인 **에피토프**(*discontinuous epitope*)라 불리며, 폴리펩타이드 사슬 상에서 비연속적인 잔기들은 그림 5.3에 보인 바와 같이 단백질의 접힘 구조에 의해 함께 모이게 된다. B 세포와 달리, T 세포는 수용성 항원과 결합하지 못한다. 에피토프와 T-세포 수용체의 상호작용에는 효소적 분해 후 MHC 분자와 결합하게 되는 작은 펩타이드 형태로 만들어 주는 APC의 항원처리가 필요하다. 따라서 T-세포 에피토프는 폴리펩티드 사슬의 한 단편으로 구성되어 있으므로 **연속적**(*continuous*) 또는 **선형**(*linear*)이다.

그림 5.5에서 항원성 펩타이드와 결합하고 있는 MHC class I 분자의 구조를 보여주고 있다. 일반적으로, 이렇게 처리된 에피토프는 단백질 내부의 변성된 선형 소수성 부분이다. 다당류는 이러한 부위를 생성하지 않기 때문에, 실제로 T 세포와 결합하거나 활성화시킨다는 것은 알려지지 않고 있다. 그

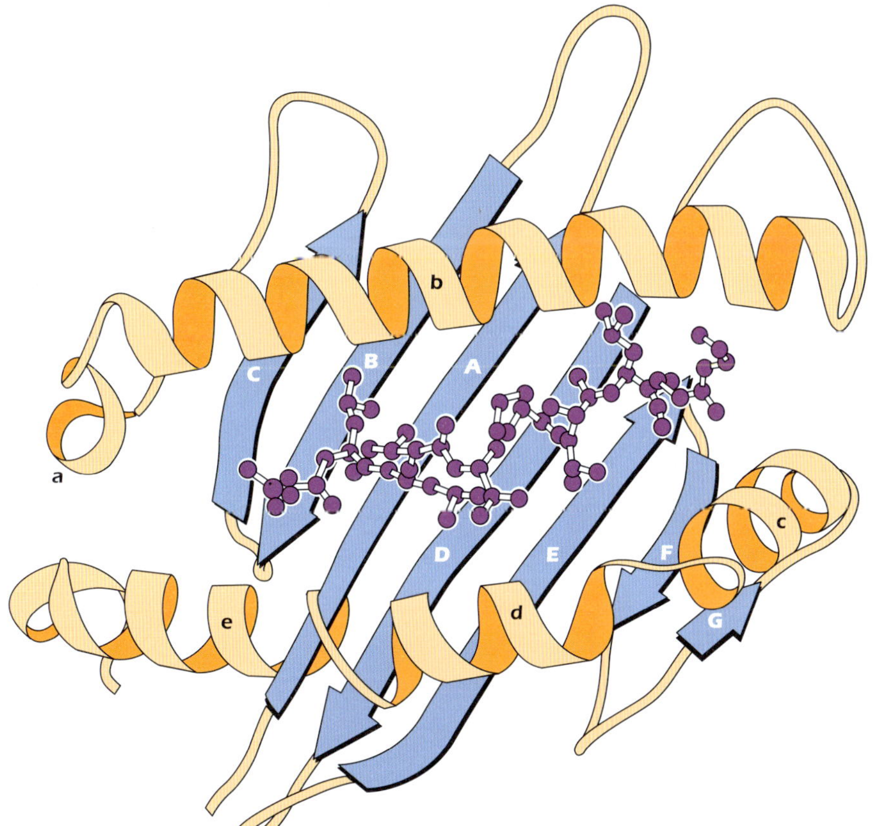

그림 5.5 항원성 펩타이드(볼-스틱 모델)와 결합한 MHC class I 분자 구조(리본 그림).

	Description	Example
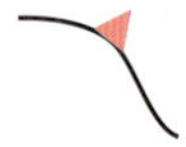	One epitope	Haptens
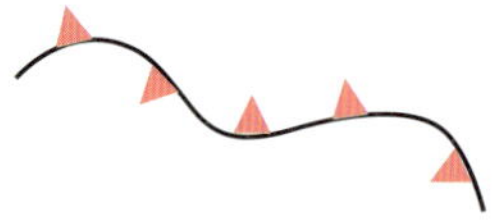	Many epitopes of the same specificity	Many polysaccharides, homopolymers
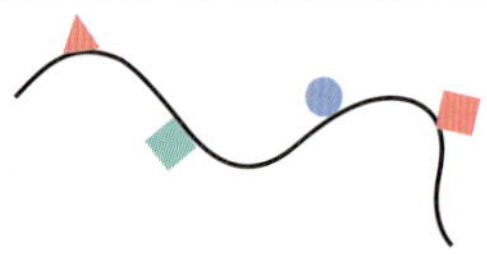	Many epitopes of different specificities	Proteins

그림 5.6 단일 또는 복수의 에피토프를 가지는 몇 가지 가능한 항원 구조.

러므로, 다당류는 오직 B 세포에 의해 인식되는 에피토프를 가지고 있지만, 단백질 에피토프는 B 세포와 T 세포 모두에 의해서 인식될 수 있다(표 5.1). 항원성 에피토프는 그림 5.6에 도식으로 표시된 특성을 가질 수 있다. 따라서 이들은 단일 에피토프(합텐)로 구성되거나 동일한 분자(예, 다당류)에서 다수의 같은 에피토프를 가지기도 한다. 가장 흔한 항원(단백질)들은 동일 분자 내에 다수의 서로 다른 에피토프를 가진다.

주요 항원들

다음의 주요 화학 그룹들이 항원성을 지닐 수 있다:

1. **탄수화물**(***carbohydrates***, 다당류, polysaccharides). 다당류는 단백질 운반체와 결합될 때만 면역원성을 가진다. 예를 들어, 당단백질처럼 더욱 복잡한 분자 복합체를 이루는 일부의 다당류는 그 분자의 다당류 잔기에 대하여 특이적으로 유도된 부분을 포함하는 면역 반응을 유도할 것이다. 항체가 주로 관여하는 면역 반응은 미생물 또는 진핵세포 구성성분과 같은 다양한 다당류 분자에 의해서 유도될 수 있다. 적혈구 표면에 있는 다당류인 ABO 혈액 그룹과 관련이 있는 면역 반응은 다당류의 면역원성에 관한 좋은 예이다.
2. **지질**(***lipids***). 지질은 거의 면역원성을 나타내지 않지만, 만약 지질이 단백질 운반체와 결합했을 경우에는 지질에 대한 면역 반응이 유도될 수 있다. 그러므로 어떤 면에서 지질을 합텐으로 간주할 수도 있다. 당지질과 스핑고리피드에 대한 면역 반응이 밝혀지고 있다.
3. **핵산**(***Nucleic acids***). 핵산은 그 자체로는 좋지 않은 면역원이지만, 단백질 운반체와 결합한 경우 면역원성을 나타낸다. 나선형 구조의 DNA는 보통 일반 동물에서는 비면역원성을 나타낸다. 그러나 핵산에 대한 면역 반응의 많은 예가 보고되고 있다. 중요한 임상적 예로 전신 홍반성 루푸스(Systemic lupus erythematosus; SLE) 환자에서 항-DNA 항체의 검출을 들 수 있다(12장에서 자세히 논의).

관련 사례 읽기: Hereditary Angioedema
In *Immunology: Clinical Case Studies and Disease Pathophysiology*

4. **단백질**(***Proteins***). 사실상 모든 단백질들이 면역원성을 가진다. 따라서 대부분의 면역 반응은 이러한 단백질에 대한 것이다. 단백질의 복잡성 정도가 커질수록 그 단백질에 대한 면역 반응은 더 강해질 것이다. 크기와 복잡성 때문에 단백질은 다수의 에피토프를 가진다.

항원 특이적인 항체나 T-세포 수용체에의 항원 결합

항원과 항체의 결합은 6장에서 자세하게 논한다. 항원의 B 세포와 T 세포와의 상호작용 및 이후의 활성화 반응은 9장과 10장에서 논한다. 이 시점에서, 항원이 항체 또는 TCR에 결합하는 데는 공유결합이 없음을 강조하는 것이 중요하다. **비공유결합**(***noncovalent binding***)에는 **정전기적 상호작용**(***electrostatic interactions***), **소수성 상호작용**(***hydrophobic interaction***), **수소결합**(***hydrogen bonds***)과 **반데르발스 힘**(***van der Waals forces***) 등이다. 이러한 상호작용의 힘은 상대적으로 약하므로, 항원과 항원 수용체에 있는 항원과 상보적인 부위 간의 접촉은 모든 이용 가능한 결합이 총체적으로 이루어질 수 있도록 충분히 넓은 지역에서 이루어져야 한다. 이 요건은 면역학적 상호작용에서 관찰되는 정교한 특성의 기본이다.

교차반응성

거대분자 항원은 여러 개의 서로 다른 에피토프를 가지고 있기 때문에, 이러한 항원들 중 일부는 전체 분자의 면역원성 또는 항원성 구조의 변경 없이도 변형될 수 있다. 이러한 개념은 고병원성 미생물 또는 맹독성 물질에 대한 면역과 관련하여 중요하다. 분명히, 병원성 독소로 예방접종하는 것은 현명하지 못하다. 그러나 그들의 면역원성에 확연히 영향을 주지 않은 채로 이와 같은 독소나 다양한 종류의 다른 독소(예, 뱀독)의 생물학적 활성을 파괴시키는 것은 가능하다.

어느 정도 변형된 독소는 더 이상 독성은 없지만 여전히 면역화학적 특성을 유지하는데, 이를 **변성독소**(***toxoid***)라 한다. 따라서 변성독소에 대한 체액성 면역 반응은 독소와 면역학적으로 교차반응(cross-reacts)을 한다고 말할 수 있다. 따라서 변성독소로 개체를 면역하는 것이 가능하고, 원래의 독소와 공유하고 있는 변성독소의 에피토프가 변형 과정에서 파괴되지 않았기 때문에 이들 에피토프에 대한 면역 반응을 유도할 수 있다. 독소와 변성독소 분자는 물리화학적, 생물학적 면에서 많이 다름에도 불구하고, 그들은 면역학적으로 교차반응한다; 변성독소에 대한 면역 반응이 독소에 대하여 효과적으로 방어할 수 있을 만큼 변성독소와 원래 독소 간에 충분한 에피토프를 공유한다.

세포나 항체 같은 면역 구성요소들이 에피토프를 공유하는 서로 다른 두 분자 모두와 하는 면역학적 반응을 교차반응(cross-reaction)이라 한다. 두 화합물이 면역학적으로 교차반응한다면 그 화합물들은 하나 이상의 에피토프를 공유하고, 한 화합물에 대한 면역 반응은 다른 화합물의 동일한 에피토프들 중 하나 이상을 인식하고 반응한다. 교차반응의 또 다른 형태는 하나의 에피토프에 특이성을 지니는 항체나 세포가 원래의 에피토프와 동일하지는 않지만 구조적으로 비슷한 다른 에피토프에 약하게 결합할 때 볼 수 있다.

면역에 사용된 항원이 유도된 면역요소와 반응하는 항원과 다르다는 것을 나타내기 위해서 **동형**(***homologous***)과 **이형**(***heterologous***)이라는 용어를 사용한다. 동형은 항원과 면역원이 동일함을 나타내며, 이형은 면역 반응을 유도하는 데 이용한 물질과 유도된 반응산물과 작용하는 물질이 다르다는 것을 나타낸다. 후자의 경우, 이형항원은 면역요소와 반응할 수도 있고 하지 않을 수도 있다. 만일 반응을 한다면, 이형항원과 동형항원은 교차반응을 보인다고 결론지을 수 있다.

특이성은 면역학의 주요 특성이지만 면역학적 교차반응은 여러 곳에서 관찰된다. 이것은 면역학적 특이성이 감소한다는 것이 아니라 교차반응을 일으키는 물질이 **항원결정인자**(***antigen determinants***, epitope)들을 공유한다는 것을 의미한다. 교차반응의 경우, 교차반응 물질의 항원결정인자는 동일한 화학 구조를 갖거나 유사하지만, 동일하지 않는 물리화학적 조성으로 구성될 수 있다. 위의 예시에서 기술했듯이, 독소와 이에 상응하는 변성독소는 두 종류의 물질이다: 독소는 천연물질이고 변성독소는 변형물질이며, 변성독소에 대한 반응은 천연물질과 교차반응한다.

면역학적 교차반응의 다른 예로, 교차반응하는 두 물질이 유사한 3차원적 특징을 가지는 특이적인 한 개 이상의 영역을 공통 에피토프로 공유하는 것을 제외하고는 서로 관련이 없다. 이와 같은 물질을 **이호성 항원**(***heterophile antigen***)이라고 한다. 예를 들어, 사람의 A 혈액형 항원은 폐렴구균 캡슐 다당류(XIV형)들에 대해 생성된 항혈청과 반응한다. 유사하게, 사람의 B 혈액형 항원은 대장균의 특정 균주에 대한 항체와 반응한다. 이러한 교차면역의 예에서 미생물 항원들을 이호성 항원(혈액형 항원과 관련하여)이라고 한다.

보강제

주어진 면역원에 대한 면역 반응을 강화하기 위해서 다양한 첨가제나 운반체가 흔히 사용된다. **보강제**(***adjuvant***, '돕는 것'이라는 뜻의 라틴어 adjuvare에서 유래)는 면역원과 혼합하면 면역원에 대한 면역 반응을 증가시키는 물질이다. 합텐에 사용된 운반체와 보강제를 구별하는 것이 중요하다. 합텐은 운반체에 공유결합할 때 면역원성을 가지게 될 것이다; 만약 합텐이 보강제와 섞이면 면역원성을 가지지 못할 것이다. 이와 같이 보강제는 면역원에 대한 면역 반응을 증가시키지만 합텐에 면역원성을 부여하지는 않는다.

보강제는 지난 80년 이상 동안 항원에 대한 면역 반응을 증가시키는 데 사용되어 왔다. 많은 새로운 백신 후보들이 충분한 면역원성을 가지지 못하기 때문에 백신에 사용하는 보강제를 찾는 데 관심이 증가하고 있다. 이것은 특히 펩타이드를 기초로 한 백신들에 해당된다. 보강제의 메커니즘은 (1) 백신 항원들의 생물학적 또는 면역학적 반감기의 증가; (2) 국부 염증성 사이토카인의 증가; 그리고 (3) APC, 특히 수지상세포에 의한 항원의 수송과 항원처리 및 제시를 증가시키는 것 등이다. 경험적으로 미생물 구성성분(예를 들어, 마이코박테리아 추출물)을 포함하는 것이 가장 좋은 보강제라는 것이 밝혀져 오고 있다. 병원체 구성성분은 대식세포와 수지상세포들이 공동자극(co-stimulatory) 분자들을 발현하게 하고 사이토카인을 분비하도록 유도한다. 최근, 미생물 구성성분들에 의한 그러한 유도는 이들 세포에 발현된 패턴인식 분자(예, Toll-like 수용체[TLR])들이 관여한다는 것을 보여준다. 미생물 구성성분이 TLR에 결합하면 세포가 공동자극 분자를 발현하게 하고, 사이토카인을 분비하도록 신호를 보낸다.

지난 수십 년 동안, 백신 항원의 개발 및 전달에 관한 전략들이 확대되어 왔다. 이러한 항원들 중 일부는 면역원성이 약하므로 적절한 면역 반응 유도와 증강을 위해 보강제가 있을 필요가 있다. 알루미늄 기반의 보강제가 포함된 백신은 전 세계적 예방접종 프로그램들에서 널리 사용되어 왔으며, 이와 관련된 상당한 안전정보들이 축적되고 있다. 면역학적 지식과 보강제의 작용 기전이 확대됨에 따라 임상시험에서 평가되고 있는 새로운 보강제를 포함하는 백신의 수가 증가되고 있다. 알루미늄 함유 화합물 이외의 다른 보강제를 함유하는 백신들

표 5.2 면역 보강제: 미국에서 현재 사용허가를 얻었거나 임상시험을 위해 개발 중인 것.

보강제명 (허가 년도)	보강제 분류	구성성분	백신 (질병)
사람용 백신으로 허가된 보강제			
Alum*(1924)	미네랄 염	인산화 알루미늄 / 수산화 알루미늄	다양함
MF (Novartis; 1997)	물-오일 현탁액	스쿠알렌, 폴리소르베이트 80(Tween 80; ICI Americas), 소르비탄 트리올리에이트(Span 85; Croda International)	Fluad(계절성 독감), Aflunov(대유행 전 독감)
AS03 (GlaxoSmithKline; 2009)	물-오일 현탁액	스쿠알렌, Tween 80, α-토코페롤	Pandremix(유행성 독감), Prepandrix(대유행 전 독감)
Virosomes (BernaBiotech; 2000)	리포솜	지질, 혈구응집소	Inflexal(계절성 독감), Epaxal(A형 간염)
AS04* (GlaxoSmithKline; 2005)	알룸-흡착된 TLR4 작용제	수산화 알루미늄, MPL	Fendrix(B형 간염), Cervarix(인간유두종바이러스)
개발 중 또는 임상시험은 시도되었으나 허가되지 않은 보강제			
Cp7909, CpG1018	TLR 작용제	CpG 올리고뉴클레오타이드 단독 혹은 알룸/현탁액과 혼합된 것	—
Imidazoquinolines	TLR7 및 TLR8 작용제	작은 분자들	—
PolyI:C	TLR3 작용제	이중가닥의 RNA 유사체	—
Pam3Cys	TLR2 작용제	지질펩타이드	—
Flagellin	TLR5 작용제	항원에 결합된 세균 단백질	—
Iscomatrix	혼합제	사포닌, 콜레스테롤, dipalmitoylphosphatidylcholine	—
AS01	혼합제	리포솜, MPL, 사포닌 (QS21)	—
AS02	혼합제	물-오일 현탁액, MPL, 사포닌 (QS21)	—
AF03	물-오일 현탁액	스쿠알렌, Motane 80, Eumulgin B1 PH	—
CAF01	혼합제	리포솜, DDA, TDB	—
Chitosan	유도된 제1형 인터페론	키토산 다당류	

* 미국에서 허가된 면역 보강제. AF03 adjuvant formulation 03; CAF01, catonic adjuvant formulation 01; DDA, Dimethyldioctadecylammonium; MPL, monophosphoryl lipid A; Pam3Cys, tripalmitoyl-S-gylceryl systeine; PolyI:C, polyinosinie-polycytidylic acid; TDB, trehalose dibehenate; TLR, Toll-like receptor.

이 여러 국가에서 사용이 승인되었고, 새로운 보강제를 함유하는 다수의 백신이 현재 개발 중에 있는데, 여기에는 인간유두종바이러스(HPV), 인간면역결핍바이러스(HIV), 말라리아, 결핵 등에 대한 백신뿐만 아니라 독감과 다른 질병에 대한 차세대 백신들이 있다.

그러나 새로운 보강제의 개발 및 평가뿐만 아니라, 소위 말하는 보강된 백신(adjuvanted vaccine, 예방접종 직전 백신에 혼합되는 보강제와는 다르게 단일제재로 투여되는 물질)은 규제의 어려움을 안고 있다. 백신 제조업체와 규제기관은 보강된 백신의 임상시험 진행을 지원하고, 최종 승인에 이르기까지 요구되는 정보의 유형과 데이터의 범위에 대하여 많은 의문을 가지고 있다. 분명히, 이것은 여기에서 논의할 범위를 벗어나지만, 미래에 사용될 새롭고, 효과적이며, 안전한 보강제 개발을 위한 노력에 있어서 우리가 직면한 과학적 도전과 규제적 문제에 직면하고 있음을 이해하는 것이 중요하다.

많은 보강제가 동물 모델에서 개발되어 왔고, 인간에서 실험적으로 테스트되었지만, 미국 식품의약국(US Food and Drug Administration; USFDA)은 단 한 가지 형태만 일반 백신 접종에 사용하도록 승인하였다. 현재 미국에서 알루미늄 하이드록사이드와 알루미늄 포스페이트(alum)가 정상인에게 투여되는 사람용 백신을 위해 승인된 주요 보강제이다. 무기염인 알룸은 단백질에 결합해서 단백질을 침전시키고 비특이적으로 항원의 면역원성을 증가시키는 염증반응을 유발한다. 투여되었을 때 침전된 항원은 항원 혼자만 투여되었을 때보다 투여 부위에서 더욱 천천히 방출된다. 더욱이 침전의 결과로 발생하는 증가된 항원의 크기는 거대분자가 포식될 확률을 증가시킨다.

많은 종류의 보강제가 실험동물에 사용되었다. 일반적으로 사용되는 보강제 중 하나가 **Freund's 완전 보강제**(***Freund's complete adjuvant***)인데, 이는 사멸된 *Mycobacterium tuberculosis*나 *Mycobacterium butyricum*이 기름(oil)에 현탁된 후 수용성의 항원 용액에 유화된 것이다. 보강제-항원 혼합물이 오일에 유화된 상태는 항원이 천천히 그리고 지속적으로 방출되게 해서 수혜자가 면역원에 지속적으로 노출되도록 도와준다. 보강제로 사용되는 다른 미생물로는 bacille Calmette-Guerin(BCG)(약독화 Mycobacterium), Corynebacterium parvum 및 Bordetella pertussis가 있다. 실제로 이러한 보강제 중 다수는 지질다당류(LPS), 메틸화되지 않은 CpG 다이뉴클레오티드 모티프를 가진 세균 DNA, 그리고 세균의 열충격 단백질 등과 같이 미생물이 발현하는 분자의 면역세포 활성화 특성을 이용한다. 이러한 많은 미생물 세포 보강제들은 TLR과 같은 패턴인식 신호 수용체에 결합한다. TLR에의 결합은 B 세포 및 T 세포에 의한 적응면역 반응을 간접적으로 활성화한다. 수지상세포는 미생물 보강제의 활성에 관여하는 중요한 APC이다. 그들은 사이토카인을 분비하고, 공동자극 분자를 발현하여 반응하며, 계속해서 항원-특이적 T 세포의 활성화 및 분화를 촉진한다.

표 5.2에는 현재 사용되는 주요 보강제가 나열되어 있는데, 이들 중 일부는 여전히 임상시험에서 테스트 중이다.

요약

1. 면역원성은 면역 반응을 유도하는 물질의 능력이다. 면역원성은 물질이 (a) 면역된 개체들에 대해 이질적이어야 하며, (b) 최소한의 분자량을 가지고, (c) 어느 정도의 화학적 복잡성을 지니며, (d) 분해될 수 있거나 항원처리에 감수성이 있어야 하고, 그것이 MHC 분자와의 상호작용을 통해 항원이 제시될 수 있어야 한다.
2. 항원성(antigenicity)은 물질이 면역세포나 항체에 결합할 수 있는 능력을 말한다. 이 결합은 매우 특이적이다; 면역 구성성분들은 물질의 다양한 물리화학적인 특성을 인식할 수 있다. 항원과 면역 구성성분 간의 결합에는 짧은 거리에서 작용하는 몇 가지의 약한 힘(반데르발스 힘, 정전기적 상호작용, 소수성 상호작용, 수소결합)이 관여한다; 이들은 공유결합을 하지 않는다.
3. 항체와 T 세포에 결합할 수 있는 가장 작은 항원 단위를 항원결정기(antigenic determinant) 또는 에피토프(epitope)라고 부른다. 물질들은 면역 구성성분들과 반응할 수 있는 한 개 이상의 에피토프를 가질 수 있다. 이러한 물질들에 대한 면역 반응들은 내부분 또는 모든 에피토프들에 대해 특이성을 가진 항체의 생성이나 세포의 형성을 말한다.
4. B 세포 막 면역글로불린이나 분비된 항체는 접근이 가능하고, 일반적으로 친수성이며, 유동성이 있는 아미노산 서열을 인식하는 경향이 있다. 이들은 연속적이거나 비연속적인 아미노산(구조 결정자)일 수 있으며, 단백질의 3차원 접힘에 의해 근접이 이루어진다. B 세포 막 면역글로불린과 항체는 다당류와 지질을 인식할 수 있다.
5. T 세포는 MHC 클래스 I 또는 MHC 클래스 II 분자에 결합되어

있는 단백질의 내부 아미노산 서열을 인식한다. 항원처리에 의해 생성된 단백질 항원들의 펩타이드 조각은 MHC 분자들과 결합해서 T 세포에 제시된다.

6. 면역학적 교차반응성은 이질성의 정도가 다양한 둘 이상의 물질들이 에피토프를 공유함으로써 이들 물질들 중 어떤 하나의 물질에 대해 유도된 면역 구성성분들과 반응하는 상황을 나타낸다. 그러므로 독소의 변형된 형태인 변성독소는 하나 이상의 에피토프를 천연독소와 공유할 것이다. 변성독소를 이용한 면역은 변성독소뿐만 아니라 천연독소에 대해서도 반응할 수 있는 면역반응을 유발한다.
7. 보강제는 특이적 면역 반응들의 질을 가속화시키고, 오래 지속하게 하며, 향상시킬 수 있는 물질들이다. 항원과 함께 투여될 때, 보강제들은 비특이적으로 반응을 증폭시키기 때문에 이것이 항원에 대해서는(보강제 자신을 위한 것은 아니고) 특이적 면역반응이 촉진되게 한다. 보강제의 작용 원리에는 APC(특히, 수지상세포)에 의한 항원제시의 증가, 공동자극 분자의 유도, 그리고 국부 염증반응 사이토카인 반응의 유도 등이 있다.

REFERENCES AND BIBLIOGRAPHY

Ahmed SS, Plotkin SA, Black S, Coffman RL. (2011) Assessing the safety of adjuvanted vaccines. Sci Transl Med 3(93): 9.

Atassi MZ. (1977) Immunochemistry of Proteins, Vols 1 and 2. New York: Plenum.

Benjamin DC, Berzofsky JA, East IJ, Gurd FRN, Hannum C, Leach SJ, Margoliash E, Michael JG, Miller A, Prager EM, Reichlin M, Sercarz EE, Smith-Gill SJ, Todd PE, Wilson AC. (1984) The antigenic structure of proteins: a reappraisal. Annu Rev Immunol 2: 67.

Berzofsky JA, Cease KB, Cornette JL, Spouge JL, Margalit H, Berkower IJ, Good FM, Miller LH, DeLisi C. (1987) Protein antigenic structures recognized by T cells: potential applications to vaccine design. Immunol Rev 98: 9.

Carroll EC, Jin L, Munoz-Wolf N, Oleszycka E, Moran HBT, Mansouri S, McEntee CP, Lambe E, Agger EM, Anderson P, Cunningham C, Herzog P, Fitzgerald KA, Bowie AG, Lavelle EC (2016) The vaccine adjuvant chitosan promotes cellular immunity via DNA sensor cGAS-STING-dependent induction of type I interferons. Immunity 15:597.

Christian RR, Mandl W, Black S, De Gregorio E. (2011) Vaccines for the twenty-first century society. Nat Rev Immunol 11: 865.

Davis DR and Cohen GH. (1996) Interactions of protein antigens with antibodies. Proc Natl Acad Sci USA 93: 7.

Davis MM, Boniface JJ, Reich Z, Lyons D, Hampl J, Arden B, Chien Y. (1998) Ligand recognition by αβT cell receptors. Annu Rev Immunol 16: 523.

Freund J, Calals J, and Hosmer EP. (1937) Sensitization and antibody formation after injection of tubercle bacilli and paraffin oil. Proc Soc Exp Biol Med 37: 509.

Global Advisory Committee on Vaccine Safety, June 2012. (2012) Wkly Epidemiol Rec 87(30): 281.

Mastelic B, Ahmed S, Egan WM, Del Giudice G, Golding H, Gust I, Neels P, Reed SG, Sheets RL, Siegrist CA, Lambert PH. (2010) Mode of action of adjuvants: implications for vaccine safety and design. Biologicals 38(5): 594.

Novotny J, Handschumacher H, Bruccoleri RE. (1987) Protein antigenicity: a static surface property. Immunol Today 8: 26.

Rothbard JB, Gefter ML. (1991) Interactions between immunogenic peptides and MHC proteins. Annu Rev Immunol 9: 527.

Watts C. (1997) Capture and processing of exogenous antigens for presentation on MHC molecules. Annu Rev Immunol 15: 821.

복습 문제

각 질문에 대해 가장 알맞은 답을 고르거나 완성하시오.

1. 실험실에서 큰 당단백질을 효소적으로 분해해서 아미노산 4~6개의 크기를 가진 당펩타이드 혼합물을 얻었다. 펩타이드 혼합물을 Freund's 완전 보강제와 함께 실험동물에 투여한다면 다음 중 어떤 것이 기대되는가?
   A) 펩타이드 혼합물 만에 의해 펩타이드-특이적 항체가 생성될 것이다.
   B) 펩타이드 혼합물과 보강제가 투여됐을 때만 탄수화물-특이적 항체가 생성될 것이다.
   C) 펩타이드 특이적 항체는 결합되지 않은 별도의 단백질 운반체가 주입된 경우에만 생성된다.
   D) 펩타이드 혼합물만에 의해 펩티드-특이 및 탄수화물-특이 항체와 T 세포 반응이 일어날 것이다.

E) 혼합물의 펩타이드에 대한 체액성 면역 반응이나 세포매개성 면역 반응 둘 다 일어나지 않을 것이다.

2. 이전에 우두 바이러스에 감염된 것에 의해 제공되는 천연두바이러스 감염에 대한 보호를 나타내는 것은;
   A) 항원 특이성
   B) 항원 교차반응성
   C) 대식세포에 의한 강화된 바이러스의 흡수
   D) 선천면역
   E) 수동적 보호

3. 독소를 변성독소로 바꾸는 것은:
   A) 독소가 더욱 면역원성을 가지게 한다.
   B) 독소의 약리학적 활성을 줄인다.
   C) 항독소와의 결합을 강화시킨다.
   D) 선천면역 만을 유도한다.
   E) 식세포 작용을 증가시킨다.

4. 합텐은:
   A) 면역원성을 가지기 위해 운반체를 필요로 한다.
   B) 동형 운반체가 사용되지 않을 때 특이적 항체와 결합한다.
   C) 에피토프가 하나(monovalent)이더라도 특이적 항체와 상호작용한다.
   D) 운반체 없이는 2차 항체반응을 자극할 수 없다.
   E) 위의 내용 모두 맞음.

5. 보강제라는 물질은;
   A) 면역원의 크기를 증가시킨다.
   B) 합텐의 면역원성을 강화시킨다.
   C) 면역원의 화학적 복잡성을 증가시킨다.
   D) 면역원의 면역 반응을 증가시킨다.
   E) 면역 교차반응성을 강화시킨다.

6. 한 큰 단백질 항원에 대해 만들어진 다중클론 항체는 그 단백질에 있는 모든 이황화결합이 끊어져서 변성된 단백질과도 반응한다. 그 항원에 대한 단일클론 항체는 비슷하게 변성된 단백질에 반응하지 않는다. 다음 중 가장 설명이 잘된 것은?
   A) 다중클론 항체는 항원에 있는 여러 비구조성의 에피토프들에 특이적인 항체를 포함한다.
   B) 단일클론 항체는 구조적 에피토프 및 비구조적 에피토프 모두 인식할 수 있다.
   C) 단일클론 항체는 이황화결합에 특이적이다.
   D) 다중클론 항체는 항원에 높은 친화력을 가지고 있다.

복습 문제의 답

1. **E.** 4~6개의 아미노산으로 이루어진 펩타이드는 저분자 물질로써 항체 반응이나 T 세포 반응을 생성할 수 없을 정도로 그 크기가 작다. 펩타이드들이 단백질 운반체에 결합하면 면역원성을 가질 수 있다. T 세포는 탄수화물에 대해 T 세포 반응을 나타내지 않으므로 D는 틀렸다.
2. **B.** 이전의 우두 감염에 의해 천연두를 예방하는 것은 항원 교차반응성의 한 예이다. 두 바이러스는 다수의 동일하거나 구조적으로 유사한 항원결정기를 공유하므로 우두 면역은 천연두에도 반응할 수 있는 항체를 생성하게 한다.
3. **B.** 독소에서 변성독소로의 전환은 독소의 약리학적인 활성을 줄이기 위함이다. 그래서 충분한 양의 변성독소를 면역 반응 유도를 위해 주사할 수 있다.
4. **E.** 합텐은 일반적으로 저분자량이고 한 개의 에피토프(monovalent)를 가진 물질로서 그들 스스로는 면역 반응(1차 또는 2차)을 유도할 수 없으나 고분자량의 운반체와 결합하면 면역 반응을 유도할 수 있다. 합텐은 운반체에 결합되어 있거나 결합하지 않은 상태에서도 유도된 항체와 상호작용할 수 있다.
5. **D.** 보강제는 면역원과 섞어 사용하면 그 면역원에 대한 면역 반응을 강화시키는 물질인데, 이때 보강제의 작용 기전은 사용된 보강제(예, 항원제시의 강화, 항원 방출의 지연)에 따라 다르다. 이것은 크기나 화학적 복잡성을 증가시키지는 않는다. 또한 보강제는 면역 반응 유도를 위해 항원성이 있는 운반체의 결합을 필요로 하는 합텐에 대한 면역 반응은 증가시키지 않는다. 보강제는 면역원이 독성을 나타나게 하는 것과는 관련이 없다.
6. **A.** 다중클론 항체는 다양한 B 세포 클론들의 B 세포 수용체와 반응하는 항원에 있는 특정 항원성 에피토프들에 의해 만들어진 항체 혼합물이다. 항체는 1차 서열 구조 또는 2차, 3차, 4차 형태 구조로 이루어진 에피토프를 인식할 수 있다. 이황화결합 절단에 의한 단백질 변성은 일반적으로 구조적 결정인자를 파괴한다. 그러므로 다중클론 항체는 천연 및 변성된 항원 모두에 있는 비구조적 에피토프와 반응하는 반면에 단일클론 항체는 천연 항원에 있는 구조적 결정인자만을 인식한다.

6

항체의 구조, 기능 그리고 항원과의 상호작용

서론

면역계의 주요 기능 중 하나는 자유롭게 순환하며 외래 물질에 대항해서 면역 기능과 보호 기능에 특이적으로 기여하는 성질을 가진 수용성 단백질의 생산이다. 이러한 수용성 단백질은 **항체**(*antibody*)로서, 구형의 구조를 가지고 있기 때문에 글로불린이라 불리는 단백질의 유형에 속한다. 전기장 하에서 이동하는 성질 때문에, 초기에는 이들을 γ-글로불린(보다 빠르게 이동하는 알부민, α-글로불린, β-글로불린에 대비하여)이라 불렀다. 오늘날 이들 단백질은 총칭하여 **면역글로불린**(***immunoglobulin, Igs***)으로 알려졌다.

면역글로불린은 막에 결합한 형태 혹은 분비 형태일 수 있다. 막에 결합한 항체는 B 세포 표면에 존재하며, 항원-특이적 수용체로 작용한다. 막에 결합한 형태의 항체는 Iga/Igb라 불리는 이형이량체와 연결되어 **B-세포 수용체**(***B-cell receptor***; BCR)를 형성한다. 8장에서 논의하는 바와 같이, Iga/Igb 이형이량체는 B 세포 활성화와 연관된 세포내 신호전달 기작을 중개한다. 분비형 항체는 형질세포(plasma cell)에 의해 생산된다. 형질세포는 최종적으로 분화된 B 세포로서 주로 골수 내에 있는 항체 생산 공장의 역할을 한다.

면역글로불린의 구조는 면역 반응에 필수적인 몇 가지 특징을 가지고 있다. 가장 중요한 두 가지 특징은 특이성과 생물학적 활성이다. **특이성**(***specificity***)은 초가변 부위(hyper variable region) 혹은 **상보성-결정 부위**(***complementarity-determining region***; CDR)를 포함하는 항체 분자의 한정된 부위에서 기인한다. 이러한 특이성이 항체가 특정한 항원 구조를 포함하는 물질하고만 결합하도록 제한한다. 4장에서 논의한 바와 같이, **에피토프**(***epitope***)로도 알려진 잠재적인 항원결정기가 광범위하게 존재하는 것이 각각이 특정 항원 구조와 결합할 수 있는 항체분자의 거대한 다양성을 가지도록 하는 체계로 진화되는 것을 촉진시켰다. 따라서 반응 가능한 분자 구조의 유형의 관점에서 보면 항체는 전체적으로 거대한 다양성을 보이는 반면, 각 항체는 하나 만의 특정 항원 구조와 반응할 수 있기 때문에 개별적으로는 고도의 특이성을 가진다.

항원-특이적 항체의 숫자가 수없이 많음에도 불구하고, 항원-항체 반응의 생물학적 효과는 그 수가 매우 적다. 항원의 성질에 따라, 생물학적 효과들은 독소의 중화, 미생물의 고정화(immobilization), 바이러스 활성의 중화, 미생물 혹은 항원입자의 응집 반응(6장 참조), 혹은 침전물이 형성되도록 유도하는 수용성 항원과의 결합 등이 포함된다. 침전된 항원은 식세포 작용을 하는 세포에 의해 손쉽게 세포로 도입되어 제거되기 때문에(2장 참조), 침전 반응은 적응면역 체계와 선천면역 체계가 어떻게 서로 협력하여 작용하는가를 보여주는 한 예이다. 항원-항체 복합체가 선천면역 체계와 상호협력하는 또 다른 예는 미생물의 용균을 용이하게 하는 보체의 활성화(2장 및 4장 참조)와 미생물이 식세포 작용으로 제거되는 결과를 가져오는 보체-매개성 옵소닌화(opsonization)가 포함된다. 항체의 또 다른 중요한 생물학적 기능인 특정 클래스의 면역글로불린이 어머니로부터 태아로 태반을 가로질러 갈 수 있는 능력에 대해서는 이 장의 후반부에서 다룬다.

항체의 여러 가지 생물학적 활성의 차이점은 항체 분자의 배아 발생 단계의 유전자에서 암호화된(germline-encoded) 부분에 의해 부여된 구조적인 성질에 기인한다. 따라서 모든 항체 분자들이 위에서 언급한 생물학적 기능을 동등하게 수행하지는 않는다. 가장 간단한 용어로 표현하자면, 항체 분자는 그들의 **클래스**(***class***) 내에서 다른 항체와 공통의 구조적 구성요소를 공유하지만, 어떤 한 항체의 항원-결합의 구성요소는 각각 독특하며 서로 다르다. 이 절에서는 면역글로불린의 구조적 성질과 생물학적 성질에 대해 설명한다.

면역글로불린의 분리와 성질 규명

혈청은 항체를 포함하는 혈액의 성분이다. 혈청은 채취한 혈액에서 혈전(clot)이 생성되게 한 후 남아 있는 액체성 부분이다. 혈액을 수집하는 진공 용기 내에 혈액 응고 과정을 방지하는 조치(예, 헤파린 첨가)를 취하지 않는다면, 혈액 응고인자가 활성화되어 세포성 혈전이 형성될 것이다. 약간 알칼리성인 pH(8.2)에서 혈청 구성요소들을 전기장에서 분리하는 실험방법인 **전기영동**(***electrophoresis***)을 실행하면, 5개의 주요한 요소들을 일반적으로 볼 수 있다(그림 6.1 참조). 양극으로 이동하는 과정에서 가장 느리게 이동하는 것을 γ-글로불린이라 불렀으며, 여기에 면역글로불린이 포함되어 있다. 과면역(hyperimmune) 토끼(시험 항원으로 여러 차례 면역 주사한 토끼)로부터 얻은 항혈청에서 항원으로 시험 항원-특이적 항체를 침전에 의해 제거하기 전의 항혈청과 제거한 후의 항혈청을 전기영동하여 두 조건 사이의 패턴을 단순히 비교함으로써 면역글로불린의 존재가 증명되었다. 이러한 과정으로 오직 γ-글로불린 분획만이 줄어들었다. 이 분획을 분리 수집하여 분석한 결과, 측정할 수 있는 모든 항체는 이 분획

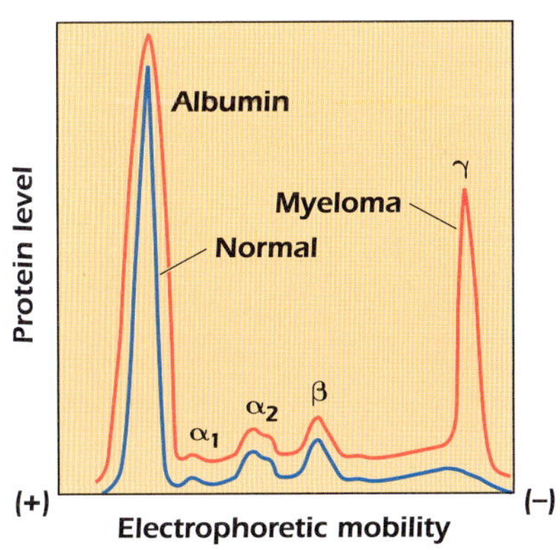

그림 6.1 정상인(청색선)과 IgG 골수종 환자(적색선) 유래 혈청단백질의 전기영동 이동성(mobility).

에 포함되어 있음이 밝혀졌다. 후에 항체 활성은 γ-글로불린 분획뿐만 아니라 양극 방향으로 약간 더 치우친 지역에서도 발견되었다. 따라서 γ-피크에 의해 예시된 바와 같이(그림 6.1 참조), 항체 활성을 가진 모든 구형 단백질을 일반적으로 면역글로불린이라 한다.

전기영동 피크의 폭이 넓은 것으로 미루어, 약간 서로 다른 전하를 가진 항체 분자들의 이질적인 집합으로 존재하는 것이 분명하다. 분석화학 방법으로 시험하기 위해서는 동질적이고 결정이 만들어질 수 있는 순수한 화합물의 시료가 필요하기 때문에, 이러한 이질성은 항체의 구조를 결정하려는 초기 시도에서 커다란 장애로 작용하였다. 이러한 문제의 일부는 **골수종 단백질**(***myeloma protein***)을 발견함으로써 해결되었다. 골수종 단백질은 **다발성 골수종**(***multiple myeloma***)이라 불리는 악성종양 질환에서 암세포로 전환된 단일 종류의 형질세포들이 생산한 균일한 항체 분자이다. 다발성 골수종 환자의 혈청에서 골수종 단백질의 존재는 혈청단백질의 전기영동 패턴에서 γ-글로불린 피크가 급격히 증가한 것으로 증명되었다(그림 6.1 참조). 몇몇 골수종 단백질이 항원과 결합하는 것이 확실해지자, 이 단백질이 전형적인 면역글로불린(Ig) 분자로 또한 간주될 수 있음이 분명해졌다.

항체의 구조를 연구하는 데 있어서 또 다른 도움은 소변에 있는 **벤스 존스 단백질**(***Bence Jones protein***)의 발견이다. Bence Jones 단백질은 균일한 단백질로서, 일부 다발성 골수종 환자에서 대량으로 생산되는데, 면역글로불린 κ 혹은 λ 경사슬(light chain)의 이량체로 구성되어 있다. 역사적으로, 이 단백질은 Ig 분자의 경사슬 부분의 구조를 결정하는 데 매우 유용함이 증명되었다. 오늘날, 항체를 생산하는 B 세포가 생체밖에서 죽지 않고 계속 살아나갈 수 있도록 하는 강력한 세포-세포 혼성화 기술로 인해서, 어떤 특이성의 단일클론 항체라도 대량으로 생산할 수 있는 하이브리도마(hybridoma) 생산이 가능하게 되었다(6장 참조).

경사슬 및 중사슬의 구조

항체 분자의 구조적 특성에 대한 분석은 실제로 분자를 더 깊이 연구하기 위하여 분자를 부분으로 나누어 분리하고 분석할 수 있다는 것을 최초로 밝혀낸 두 가지 발견에 의해서 1959년에 사실상 시작되었다. 영국의 Porter는 단백질 가수분해 효소인 **파파인**(***papain***)으로 Ig 분자(분자량 150,000 Da)를 처리하면, Ig 분자가 대략 같은 크기의 세 조각(그림 6.2 참조)으로 잘린다는

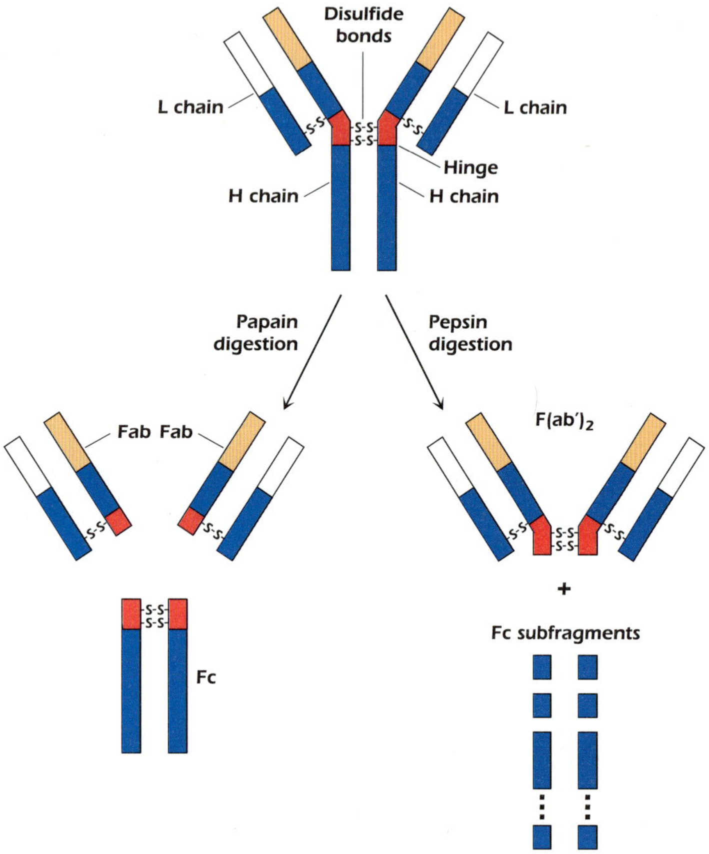

그림 6.2 파파인과 펩신을 사용한 면역글로불린의 단백질 분해.

것을 발견하였다. 이들 중 두 조각은 항원과 특이적으로 결합할 수 있는 능력을 보유하고 있었다. 그러나 온전한 분자와 달리, 이 조각은 용액에서 항원을 더 이상 침전시키지 않았다. 이들 조각을 ***Fab***(fragment of antigen-binding)라고 부르는데, 이들은 각각 하나의 결합 부위를 소유하고 있기에 1가(univalent)로 간주되며, 두 Fab는 모든 면에서 서로 동일하였다. 세 번째 조각은 용액으로부터 결정이 형성될 수 있는데, 결정이 형성된다는 사실은 외견상 균질성을 나타내는 표시이다. 이 조각을 **Fc 조각**(***Fc fragment***; fragment crystallizable)이라 부르며, 항원과 결합할 수 없지만, 온전한 분자의 Fab 부분과 항원이 결합한 후 생물학적 기능을 수행하는 것으로 나중에 밝혀졌다.

비슷한 시기에, 미국의 Edelman은 γ-글로불린을 mercaptoethanol(이황화결합을 파괴하는 시약)으로 처리하여 완전하게 환원시키면, 분자는 4개의 사슬로 갈라지게 되는데, 분자량이 대략 53,000달톤인 2개의 동일한 사슬과 분자량이 대략 22,000달톤인 2개의 동일한 사슬로 갈라지게 된다. 커다란 분자는 **중사슬**(***heavy chain***; 종종 약자로 ***H chain***)로 그리고 작은 분자는 **경사슬**(***light chain***; 약자로 ***L chain***)로 표기한다. 이러한 결과를 토대로, 그림 6.2에 그려진 Ig 분자의 기본 단위 구조가 제안되었다. 이 모델은 후에 기본적으로 정확한 것으로 밝혀졌으며, Porter와 Edelman은 항체 구조를 규명한 공로로 노벨상을 공동 수상하였다.

모든 Ig 분자는 2개의 동일한 중사슬과 2개의 동일한 경사슬이 몇 개의 이황화결합으로 서로 결합된 4개의 폴리펩타이드 사슬의 기본 단위로 구성되어 있다. Ig 분자를 파파인으로 분해하면 경첩 부위에 있는 중사슬 사이 이황화결합의 N-말단쪽을 자르기에 1가인 2개의 Fab 조각과 하나의 Fc 조각이 생성되는 점을 주목하자. 반면에 **펩신**(***pepsin***)으로 면역글로불린을 자르면 이황화결합의 C-말단쪽으로 자르기 때문에, 이황화결합으로 연결된 2개의 **Fab 조각**(***Fab fragment***)으로 구성된 ***F(ab′)***$_2$라 표시하는 2가(divalent)의 조각 하나와 몇 개의 더 작은 Fc 조각들이 생성된다. 당화(glycosylation)된 2개의 중사슬과 2개의 경사슬로 구성된 일반적인 Ig 분자의 더욱 자세한 구조가 그림 6.3에 나타나 있다. 항체 분자에서 사슬들을 서로 붙잡아 주는 사슬 사이(interchain) 이황화결합과 더불어, 경사슬 및 중사슬 각각은 항체 분자 특유의 역평행의 β-병풍 구조로 이루어진 **면역글로불린-접힘 도메인**(***immunoglobulin-fold domain***)을 형성하는 사슬내(intrachain) 이황화결합을 가지고 있

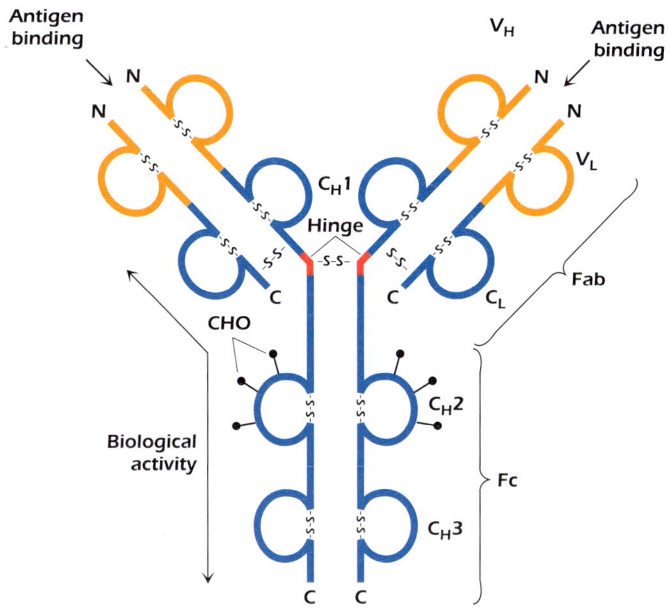

그림 6.3 사슬 내 이황화결합으로 형성된 면역글로불린-접힘 도메인을 보여주는 Ig 분자의 도식적 표현.

음을 주목하자. 이 장의 후반부에서 논의하는 바와 같이, 소위 **면역글로불린 슈퍼패밀리**(*immunoglobulin superfamily*)에 속하는 여러 다른 분자들도 이와 같은 구조적 특성을 항체와 공유하고 있다.

예상한 바와 같이, 한 종의 면역글로불린은 다른 종에서는 면역원으로 작용한다. 다른 말로 하면, 한 종의 면역글로불린을 다른 종에서 면역원으로 사용하면, 서로 다른 Ig 사슬들의 여러 특성을 연구하는 데 이용할 수 있는 항혈청이 생산된다. 따라서 면역글로불린을 연구하기 위한 혈청학적 접근 방식과 너불어 몇 가지 생화학적 분석 전략을 통해서 이들 분자의 구조적인 성질에 대한 중요한 통찰을 얻을 수 있었다. 예를 들어, 현재까지 연구된 거의 모든 종은 κ 사슬과 λ 사슬로 불리는 두 가지 클래스의 경사슬을 가지고 있다. 한 종의 어떤 개체라도 두 유형의 경사슬을 모두 생산하지만, λ 사슬에 대한 κ 사슬의 비율은 종에 따라 다르다(생쥐 95% κ; 인간 60% κ). 그러나 어떤 Ig 분자라도, 경사슬은 모두 κ이거나 혹은 모두 λ로 항상 동일하며, 절대로 두 가지 중 하나씩만 가지지는 않는다.

초기 연구에서 밝혀진 면역글로불린의 또 다른 중요한 특징은 거의 모든 종의 중사슬은 IgM, IgD, IgG, IgA, 그리고 IgE의 5개의 서로 다른 클래스 또는 **개별형**(*isotype*)으로 나뉠 수 있다는 것이다. 이들은 서로 다른 중사슬의 소위 **불변 부위**(*constant region*)에 기초하여 서로를 구별할 수 있으며, 각 클래스의 불변 부위는 단백질의 서열, 탄수화물 함량, 그리고 그 크기가 서로 다르다. 앞에서 주지한 바와 같이, 여러 Ig 클래스의 서로 다른 불변 부위가 각 개별형에 연관된 서로 다른 생물학적 기능을 부여한다. Ig 중사슬의 일정 부위는 Ig 중사슬 유전자(7장에서 자세히 논의)로부터 유래되었으며, 유전자들은 표 6.1에 나타난 그리스어 문자로 표시한다.

표 6.1 면역글로불린 중사슬 개별형.

면역글로불린	중사슬 유전자
IgM	μ
IgD	δ
IgG	γ
IgA	α
IgE	ε

μ, δ, γ, α, ε 중사슬에 해당하는 이러한 불변(C) 부위 [constant (C) region]를 암호화하는 유전자는 각각 Cμ, Cδ, Cγ, Cα, Cε이라 불린다. 한 종의 어떤 개체라도 5개의 Ig 개별형 모두를 생산하며 그 비율은 종에 따라 다르지만, 경사슬의 경우와 마찬가지로 어떤 항체에서 2개의 중사슬 모두는 동일하다(예, 2γ 혹은 2ε). 따라서 IgG 클래스의 항체 분자는 2개 동일한 κ 경사슬과 2개의 동일한 γ 중사슬을 가진 κ2γ2의 구조를 가질 수 있다. 또 다른 경우 2개의 동일한 l 사슬과 2개의 동일한 γ 사슬을 가진 λ2γ2 구조를 가질 수 있다. 한편, IgE 클래스의 항체는 κ2γ2 혹은 λ2ε2의 구조를 가질 수 있다. 어떤 조합의 구조를 가지더라도, 순환 과정에서 반감기, 특정 수용체에 결합할 수 있는 능력, 항원과 결합하였을 경우에 보체(14장 참조)를 활성화시킬 수 있는 능력처럼 클래스 고유의

생물학적 기능은 바로 중사슬의 성질에 달려 있다.

특정 항혈청으로 이러한 클래스의 성질을 자세히 규명함으로써 미세한 차이를 가진 몇 가지 **서브클래스**(***subclass***)를 지정할 수 있게 되었다. 따라서 주요 클래스인 인간 IgG는 서브클래스 IgG_1, IgG_2, IgG_3, 그리고 IgG_4로 세분할 수 있다. 유사하게 IgA는 2개의 서브클래스인 IgA_1과 IgA_2로 다시 나눌 수 있다. 서브클래스는 사슬 사이 이황화결합의 숫자와 배열이 서로 다를 뿐만 아니라 몇 가지 구조적 특성의 변화로도 구별할 수 있다. 이러한 변화는, 이후에 논의할 몇 가지 기능적 성질의 변화 원인이 된다.

면역글로불린 도메인

경사슬과 중사슬 사이 및 2개의 중사슬 사이를 연결하는 사슬 사이 이황화결합뿐만 아니라 루프를 형성하는 사슬 내 이황화결합이 존재한다는 것이 면역글로불린 구조 연구의 초반부에서부터 분명해졌다. 면역글로불린의 **구형 구조**(***globular structure***)와, 효소가 면역글로불린 분자를 올리고펩타이드나 아미노산으로 분해하는 대신에 매우 제한된 위치에만 작용하여 커다란 단위로만 절단한다는 것은 이 구조가 매우 촘촘하고 밀집된 구조라는 것을 의미한다. 더구나 대략 100~110 아미노산 간격으로 사슬 내 이황화결합이 규칙적으로 존재하는 것은 펩타이드 사슬 내 각 루프가 촘촘하게 접힌 **구형 도메인**(***globular domain***)으로 형성되었다는 예측이 가능하다. 실제로 각 경사슬은 2개의 도메인을 그리고 각 중사슬은 4개 혹은 5개의 도메인을 가지고 있으며, 각 도메인은 접혀지지 않은 짧은 구간으로 도메인 사이가 분리되어 있다. 이러한 공간 구조 배열은 직접적인 관찰과 유전학적 분석(7장 참조)으로 확인되었다.

면역글로불린 분자는 중심 부분에 이황화결합을 포함하는 개별 도메인들의 조립이다. 도메인들이 서로 광범위한 상동성을 보이는 것은 이들이 공통 조상의 한 유전자로부터 진화한 것을 암시하며, 이 유전자가 여러 번 중복 복제가 된 다음 변이가 일어나서 서로 다른 기능을 수행하는 도메인을 가능하게 하는 아미노산 서열의 변화가 가져온 결과로 여겨진다. 각 도메인이 중사슬에 혹은 경사슬에 있는가를 가리키는 문자와 도메인의 위치를 나타내는 문자로 표시한다. 경사슬과 중사슬의 첫 번째 도메인의 아미노산 서열은 다음 도메인과 비교하여 고도의 가변성을 보이므로, 첫 번째 도메인을 V_H 또는 V_L로 표시한다(그림 6.3 참조). 두 번째와 그 다음 도메인의 아미노산 서열은 훨씬 더 일정함으로, CL 또는 C_H1, C_H2, C_H3로 표시한다(그림 6.3 참조). 사슬 사이 이황화결합 이외에도 주로 소수성 상호작용을 통해서, 구형 도메인은 V_HV_L, C_H1C_L, C_H2C_H2, 그리고 C_H3C_H3와 같이 상동의 도메인과 서로 결합하여 짝을 이룬다.

면역글로불린 경첩 부위

면역글로불린 경첩(hinge) 부위는 짧은 구간의 아미노산 서열(IgD와 IgE의 경우는 상대적으로 긴 구간을 가지고 있다)로 구성되어 있으며, 중사슬의 C_H1과 C_H2 도메인 사이에서 발견된다(그림 6.3 참조). 이 경첩 구간은 주로 아미노산 시스테인과 프롤린 잔기로 구성되어 있다. 시스테인은 사슬 사이 이황화결합을 형성하는 데 관련되어 있으며, 프롤린은 구형 구조로 접히는 것을 방지한다. 중사슬에 있는 이 부위는 Y-모양을 가진 항체 분자의 2개의 Fab 팔 사이의 유연성을 갖도록 하기 때문에 구조적으로 중요하다. 박테리아의 표면에 존재하는 에피토프처럼 일정한 거리로 서로 떨어진 두 에피토프에 결합하도록 경첩 부위는 팔의 열림과 닫힘을 허용한다. 또한 이 구간의 아미노산 구간은 노출되어 있으며, 접혀지지 않은 다른 펩타이드와 마찬가지로 효소의 접근이 가능하기 때문에, 경첩 부위는 파파인과 같은 단백질분해효소로 절단될 수 있으므로 위에서 언급한 Fab와 Fc 조각들을 생성한다(그림 6.2 참조).

면역글로불린 가변 부위

앞에서 논의한 바와 같이, 면역글로불린의 일정 부위와는 대조적으로, 특이성을 가진 항체 분자가 특정 항원과 결합하는 부위가 면역글로불린의 **가변 부위**(***variable region***)이다. 면역학자들이 당면했던 주요 문제는 수많은 다양성을 가진 항원에 대응하는 데 필요한 수많은 각각의 특이성을 가진 항체가 어떻게 가변 부위로부터 생성되는가를 알아내는 문제였다. 7장에서 보는 바와 같이, 이 문제는 B 세포(그리고 10장에서 다룰 T 세포의 TCR)에 연관된 유전자 재배열의 현상으로, 대부분 해결하였고 설명되었다. 이 장의 후반에서 다루는 항체의 특이성에 관련된 주제를 이해하는 데 중요하기 때문에, 이 절에서는 항체의 특이성과 연관된 항체의 초가변 부위의 개념을 간략하게 소개한다.

항체의 항원결합 부위에 대한 중요한 인식은 다발성 골수종 환자의 소변 혹은 혈청에서 유래한 Ig 분자의 아미노산 서열

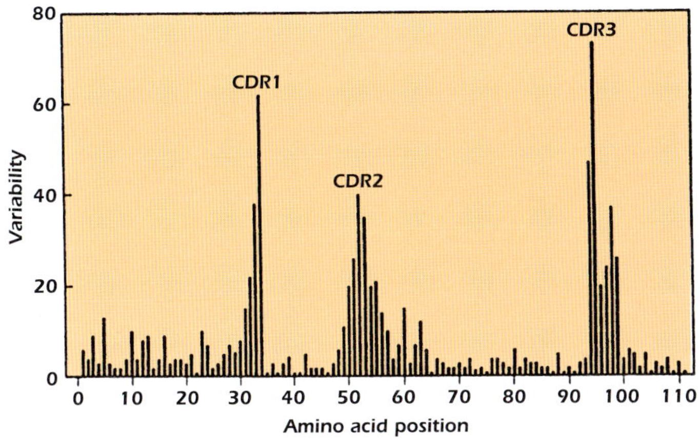

그림 6.4 대표적인 Ig 분자에서 V_H의 N-말단 부위의 아미노산 가변성.

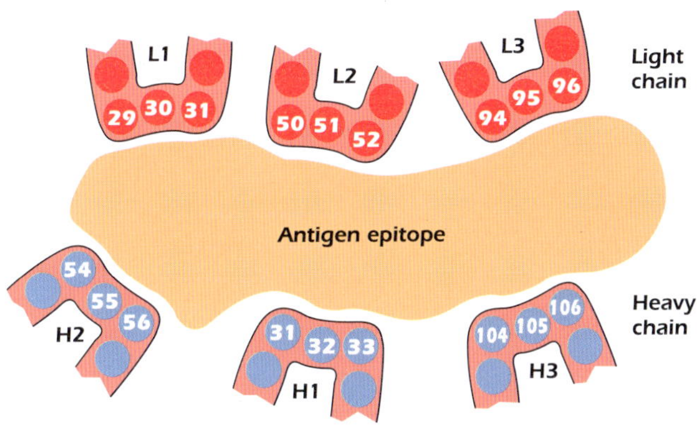

그림 6.5 L 사슬과 H 사슬의 초가변 부위로 구성된 에피토프와 항체-결합 부위 사이의 상보성을 나타내는 모식도. 문자 다음의 숫자는 중사슬(H1, H2, H3)과 경사슬(L1, L2, L3)의 CDR을 의미한다. 원 안에 있는 숫자는 CDR에 있는 아미노산 잔기의 번호를 나타낸다.

을 조사함으로써 확립되었다. 이러한 혈청 및 소변 시료가 왜 조사를 위해 선택되었는가? 이 장의 초반부에 논의한 바와 같이, 이 질환에 원인이 된 종양성 형질세포에 의해 생산된 모두 동일한 구조와 특이성을 가진 Ig 분자가 다발성 골수종 환자의 혈청에 매우 많은 양이 포함되어 있다. 더구나, 환자의 소변은 골수종 난백실(예; Bence Jones 단백질)과 연관된 풍부한 양의 경사슬 분자를 포함하고 있다. 이러한 혈청들과 소변 시료를 이용하여, 경사슬과 중사슬 모두의 N-말단 110개 아미노산에 가장 큰 가변성(variability)이 존재하는 것이 밝혀졌다.

Kabat과 Wu는 서로 다른 여러 VL과 VH 부위를 비교하였다. 그들은 사슬 내에 각 아미노산 위치의 가변성을 도표로 그렸으며, 가장 큰 가변성(어떤 한 위치에서 가장 보편적으로 존재하는 아미노산이 점유하는 빈도에 대하여 그 위치를 점유한 다른 아미노산의 숫자의 비율로 정의한다)이 경사슬과 중사슬의 세 지역에서 나타나는 것을 밝혀냈다. 이러한 지역을 **초가변 부위**(***hypervariable region***)라 부른다. 초가변 부위 사이에 있는 가변성이 덜한 구간을 **격자틀 부위**(***framework region***)라 부른다. 이제는 초가변 부위가 항원과 결합에 참여하고, 항원 구조에 상보적인 지역을 형성하는 것이 분명해졌다. 따라서 이 세 초가변 부위들은 경사슬과 중사슬의 상보성-결정 부위(CDR; complementarity-determining region: CDR1, CDR2, CDR3)라는 용어를 사용한다(그림 6.4 참조).

비록 CDR은 직선형의 펩타이드 사슬의 2차원적 모넬에서는 서로 떨어져 존재하지만, 실제로 경사슬과 중사슬의 초가변 부위들은 온전한 항체 분자의 접혀진 형태에서는 서로 인접해 있다. 이들은 서로 모여 에피토프에 상보적인 결합 부위를 구성한다(그림 6.5). 이러한 CDR들에서 가변성은 서로 다른 특이성을 가지는 항체의 기능에 필요한 다양성을 제공한다. 항원-항체 상호작용에서 알려신 모든 힘은 약한 비공유 상호작용(예; 이온결합, 수소결합, 반데르발스 힘, 그리고 소수성 상호작용)이다. 그러므로 안정된 상호작용에 필요한 전체 결합 세기가 허용되도록 하기 위해서는 항원과 항체 사이의 거리가 충분히 넓은 지역에 걸쳐서 서로 꼭 맞아야 한다. 에피토프와 항체 사이의 결합에 중사슬과 경사슬 모두가 기여한다.

서로 다른 항원 특이성을 가진 두 항체분자는 반드시 서로 다른 초가변 부위의 아미노산 서열을 가져야 하며, 유사한 서열을 가진 초가변 부위는 일반적으로 유사한 특이성을 가진다는 것이 이제는 분명해진다. 그러나 동일한 에피토프에 대한

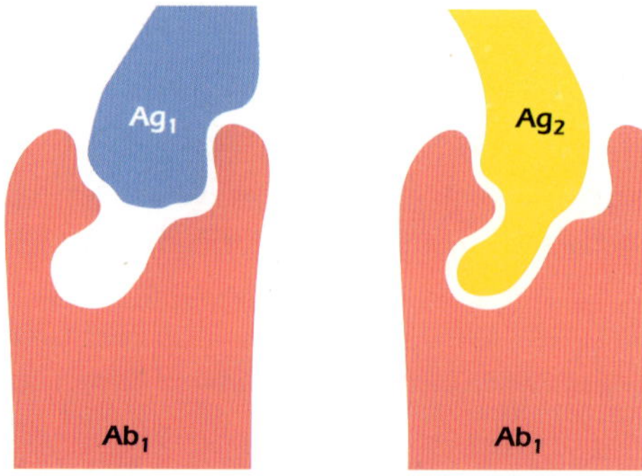

그림 6.6 어떤 한 특이적 항체(Ab1)가 서로 다른 두 에피토프(Ag1 및 Ag2)와 어떻게 결합할 수 있는가를 보여주는 그림.

특이성을 가지지만, 서로 다른 아미노산 서열을 가지는 2개의 항체가 가능하다. 이러한 경우는 서로 다른 결합 부위를 가지는 두 항체가 동일한 항원이 결합하는 데 사용되는 결합력의 유형과 숫자의 차이가 있을 것이기 때문에, 에피토프에 대한 항체의 **결합 친화력**(***binding affinity***; 결합 세기의 척도)은 아마도 다를 것이다.

추가적인 가변성의 원천으로 항체에 있는 항원결합 부위의 크기가 영향을 미치는데, 이 부위는 보통(항상 그렇지는 않지만) 함몰 혹은 틈새의 형태로 간주해야 한다. 몇몇 경우에서는, 특히 작고 소수성을 가진 합텐(hapten)이 관련되어 있는 경우, 에피토프가 결합 부위 전체를 차지하지 않지만, 결합에 충분한 친화력에 도달할 수 있다. 이러한 합텐에 특이적인 항체는 실제로 합텐과 확연한 구조적 유사성이 없는 다른 항원(예, dinitrophenol과 양의 적혈구)과도 반응할 수 있다. 이러한 비유사성 항원들은 항체의 항원결합 부위의 더 넓은 지역이나 혹은 다른 지역에 결합한다(그림 6.6 참조). 따라서 특정 항원결합 부위는 **중복성**(***redundancy***)라고 부르는 성질, 즉 서로 다르게 보이는 2개(또는 그 이상의)의 에피토프와 결합하는 능력을 가질 수 있었다. 하나의 항체 분자가 다수의 에피토프와 교차-반응할 수 있는 능력을 통해서 광범위한 항원에 대항하여 개체를 방어하는 데 필요한 서로 다른 항체의 숫자를 줄일 수 있을 것이다.

면역글로불린 변종

개별형

이 장에서 이미 **개별형**(***isotype***)이라는 용어를 소개하였다. 면역계가 이러한 수준의 Ig 다양성을 제공하기 위하여 진화한 이유는 무엇인가? 감염성 병원체 및 다른 외래 물질에 대한 체액성 면역 방어를 최적화하기 위하여 여러 가지의 기작이 개발되었다. 각 기작은 Ig 분자의 약간 다른 성질 또는 기능에 의존한다. 따라서 특이적인 항체 분자가 특정 항원 혹은 병원체에 결합하게 되면, 몇 가지 서로 다른 효과 기작이 작용하게 된다. 이러한 서로 다른 기작은 개별형으로부터 유래하며, 각 개별형은 동일한 항원과 결합하지만 서로 다른 생물학적 반응을 일으킨다. 이러한 차이점은 여러 가지 기능을 매개하는 도메인들을 생성하는 중사슬의 구조적인 변이의 결과로 나타난다. 면역글로불린 클래스의 성질에 대하여 표 6.2와 표 6.3에 요약하였다.

동종이형

면역글로불린의 구조에서 또 다른 형태의 변이는 **동종이형**(***allotype***)으로 개체 사이에 유전학적 차이점에 기초를 두고 있다. 바꾸어 말하면 중사슬 혹은 경사슬 일정 부위 유전자의 서로 다른 **대립유전자 형태**(***allelic form***)로 인하여, 동일한 유전자의 서로 다른 형태가 어떤 한 위치에서 생기게 한다. 동종이형의 결과로, 어떤 면역글로불린의 경사슬 혹은 중사슬은 한 종의 어떤 개체에는 존재하지만 다른 개체에는 존재하지 않을 수 있다. 그러나 한 종 내에서 Ig 클래스 사이의 동종이형 차이에도 불구하고, 어떤 한 클래스에 대한 불변 부위(H 또는 L 사슬)의 단백질 서열의 대부분은 고도로 보존되어 있음을 주목해야 한다. 알려진 H-와 L-사슬 유전자 위치에서의 동종이형의 차이점은 일반적으로 사슬의 불변 부위에 하나 혹은 2개의 아미노산이 변화된 결과로 인해서 나타난다. 소수의 예외를 제외하면, 2개의 동일한 Ig 분자에 동종이형의 차이가 존재하더라도 항원과 결합하는 것에 일반적으로 영향을 미치지 않지만, 이 차이는 멘델 유전의 분석을 위한 중요한 표식자로 사용된다. 몇 가지 알려진 동종이형 표지는 인간 IgG의 γ 사슬에 있는 그룹(IgG 표지에 대하여 ***Gm***이라 부른다), κ 사슬에 있는 그룹(***Km***이라 부름), 그리고 α 사슬에 있는 그룹(***Am***으로 부름) 등으로 구성되어 있다.

동종이형 표지들은 몇몇 종의 면역글로불린에서 발견되는데, 이는 보통 한 종의 한 개체에서 얻은 항체를 같은 종의 다른 개체에 면역 주사하여 생성된 항혈청을 사용함으로써 알려졌다. 다른 대립유전자 체계와 마찬가지로, 동종이형은 우성의 멘델 형질 방식으로 유전된다. 이러한 표지를 암호화하는 유전자들은 공동우성으로 발현되기에 한 표지에 대해서 개체는 동형접합체 또는 이형접합체일 수 있다.

표 6.2 면역글로불린 개별형의 가장 중요한 특성.

Feature	Isotype				
	IgG	IgA	IgM	IgD	IgE
분자량	150,000	160,000 단량체	900,000	180,000	200,000
추가적인 단백질 소단위	—	J와 S	J	—	—
혈청 내 대략 농도(mg/mL)	12	1.8	1	0–0.04	0.00002
전체 Ig 중 백분율	80	13	6	0.2	0.002
분포	혈관 내부 및 외부에 동등	혈관 내부 및 분비물	대부분 혈관 내부	림프구 표면	침과 콧물에 있는 호염구 및 비만세포 표면
반감기(일)	23	5.5	5	2.8	2.0
태반 통과	++	—	—		
분비물 내 존재	—	++	—		
모유 내 존재	+	+	0~미량		
보체의 활성화	+	—	+++		
대식세포, PMN 세포, NK 세포 상의 Fc 수용체와의 결합	++	—	—		
상대 응집 능력	+	++	+++		
항바이러스 활성	+++	+++	+		
항균 (그람 음성균) 활성	+++	++ (라이소자임과 함께)	+++ (보체와 함께)		
항독소 활성	+++	—	—		
앨러지 활성	—	—	—	—	++

표 6.3 인간 IgG 서브클래스들 간의 중요한 차이점.

특성	IgG1	IgG2	IgG3	IgG4
양 (총 IgG의 %)	70	20	7	3
반감기	23	23	7	23
보체 결합	+	+	+++	—
태반 통과	++	±	++	++
단핵구에 결합	+++	+	+++	±

이디오타입

특정 항체 분자의 결합 부위는 경사슬과 중사슬의 가변 부위에 존재하는 아미노산의 독특한 조합으로 이루어져 있다. 다른 항체 분자에는 이러한 조합이 존재하지 않기 때문에, 결합 부위는 같은 종의 동물에서 면역원으로 작용해야 하며 결합 부위에 대한 면역 반응을 자극해야 한다.

이 예측은 정확한 것으로 판명되었다. 만일 생쥐에 항체 반응을 생성하기 위하여 면역 주사한 후 면역 혈청으로부터 항원-특이적 항체를 분리하면, 항체는 같은 계통의 생쥐에서 항-항체(anti-antibody) 반응을 자극할 수 있다. 실제로 이러한 항-항체 반응은 다중클론(polyclonal) 항체의 성질을 가지고 있으며, 면역접종에 사용된 항체에 존재하는 몇몇 에피토프들에 특이적임이 밝혀졌다.

면역주사 프로토콜에 사용된 항혈청의 공여자와 수여자가 같은 계통이기에 유전학적으로 동일한 개체라는 사실로 미루어, 항체는 면역 반응을 보이지 않아야("자신"의 항원으로 간주해야) 하는 것이 아닌가? 항-항체 반응은 실제로 접종에 포함되어 있는 항체의 H와 L 사슬에 있는 가변 부위의 모두에 의해서 촉진된 것이다. 항체의 이러한 부분을 **이디오타입**(***idiotype***)이라 부른다. 따라서 위에서 기술한 항체로 면역 접종한 생쥐에서 생산된 항체들은, 보다 정확하게 표기하면 **항-이디오타입 항체**(***anti-idiotype antibody***)이다. 개체들 사이에서 항-이디오타입 반응이 정상적으로 일어난다는 증거가 제시되었다.

이러한 발견에 대하여 제안된 설명 중 하나는 항-이디오타입 항체가 초기 반응을 자극하는 항원에 대한 항체 반응을 조

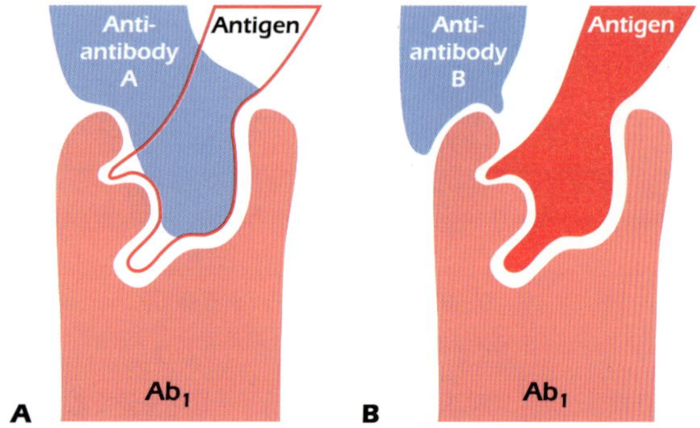

그림 6.7 Ab1에 대한 두 가지 형태의 항-이디오타입 항체. (A) 항-이디오타입 항체는 Ab1의 결합 부위에 대하여 생성되었으므로, 이 항원과 결합하는 것을 방해한다. (B) 항-이디오타입 항체가 격자틀 부위와 결합하며, 항원과 항체의 결합을 방해하지 않는다.

절하거나 중단하는 생리학적 역할을 한다는 것이다. 실제로 몇몇 경우에서 이디오타입의 결정기가 항원결합 부위 안이나 근처에 있는 경우에는 항-이디오타입 혈청은 항체가 항원과 결합하는 것을 방해한다. 항체가 항원과 결합하는 것을 방지하지 못하는 항-이티오타입 혈청은 아마도 항원결합 부위 바깥쪽에 있는 격자틀 부위에 있는 가변 결정기에 대하여 형성된 항체일 것이다(그림 6.7 참조).

비록 항-이디오타입 항체에 대한 조절 역할에 대하여 논란의 여지가 있지만, 다음 장에서 논의할 면역 조절에 대한 Jerne의 면역 조절의 네트워크 학설과 일치한다. 이 학설을 간단히 언급하면, 항체들은 주로 항체들과 서로 반응하고, 외래 항원은 단순히 이디오타입 항체들 사이에서 확립된 정상적인 평형 상태를 교란시키는 것으로 가정하였다. 1984년 Jerne는 면역 반응의 발달, 특이성, 그리고 조절을 이해하는 데 기여한 공로로 Kohler와 Milstein과 함께 노벨의학상을 공동 수상하였다.

이론적으로, 이디오타입의 항원결합 부위에 상보적인 항원결합 부위를 가진 항-이디오타입 항체는 이디오타입의 항원결합 부위에 대하여 또한 상보적인 에피토프와 닮은 항원결합 부위를 가진 항-이디오타입 항체를 가시화할 수 있다. 따라서 항-이디오타입은 에피토프의 복사본(facsimile) 또는 **내부 이미지**(***internal image***)를 의미한다. 실제로, 항-이디오타입 내부 이미지를 면역원으로 사용하여 실험동물에 면역 주사한 예가 있다. 이러한 면역원은 원래의 이디오타입이 생기게 한 에피토프를 가지고 있는 항원과 반응할 수 있었다. 따라서 원래의 항원을 도입시킨 면역 접종된 생쥐가 없더라도 이러한 항체들은 유도될 수 있다.

몇몇 경우에서, 특히 근친교배 동물에서는, 항-이디오타입 항체는 동일한 에피토프에 대하여 생성되고, 이디오타입을 공유하는 몇 가지 서로 다른 항체와 반응한다. 이러한 이디오타입을 **공용**(***public***) 혹은 **교차 반응 이디오타입**(***cross-reacting idiotype***)이라 부른다. 이 용어는 항체 분자의 집단을 구분하는 데 자주 사용된다. 공용 이디오타입에 대비하여, 하나의 특정 항체에만 반응하는 혈청을 개인용(private) 이디오타입으로 규정한다.

면역글로불린 사이에서 서로 다른 유형의 변종이 그림 6.8에 요약되어 있다. 서로 다른 중사슬과 경사슬의 일정 부위 유전자를 사용하기 때문에 생긴 일정 부위 사이의 차이를 **개별형**(***isotype***)이라 부른다. 동일한 불변 부위의 서로 다른 대립유전자에 기인하는 차이를 **동종이형**(***allotype***)으로 부른다. 마지막으로, 특정 개별형(예; IgG) 안에서 고유하게 재배열된 V_H와 V_L 유전자로 인한 차이를 **이디오타입**(***idiotype***; **개별특이형**)이라고 한다.

IgG의 구조적 및 생물학적 성질

IgG는 혈액, 림프액, 뇌척수액, 그리고 복수에 가장 많이 존재하는 주요 면역글로불린이다. IgG 분자는 분자량이 대략 50,000 달톤인 2개의 γ 중사슬과 분자량이 대략 25,000달톤

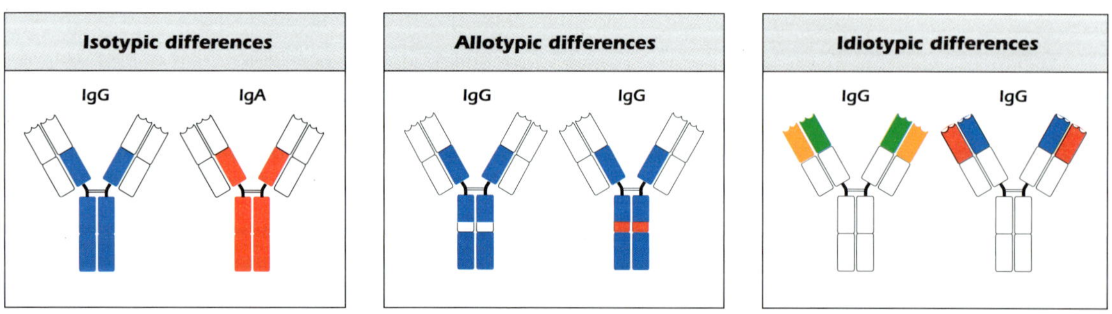

그림 6.8 서로 다른 유형의 Ig 변종.

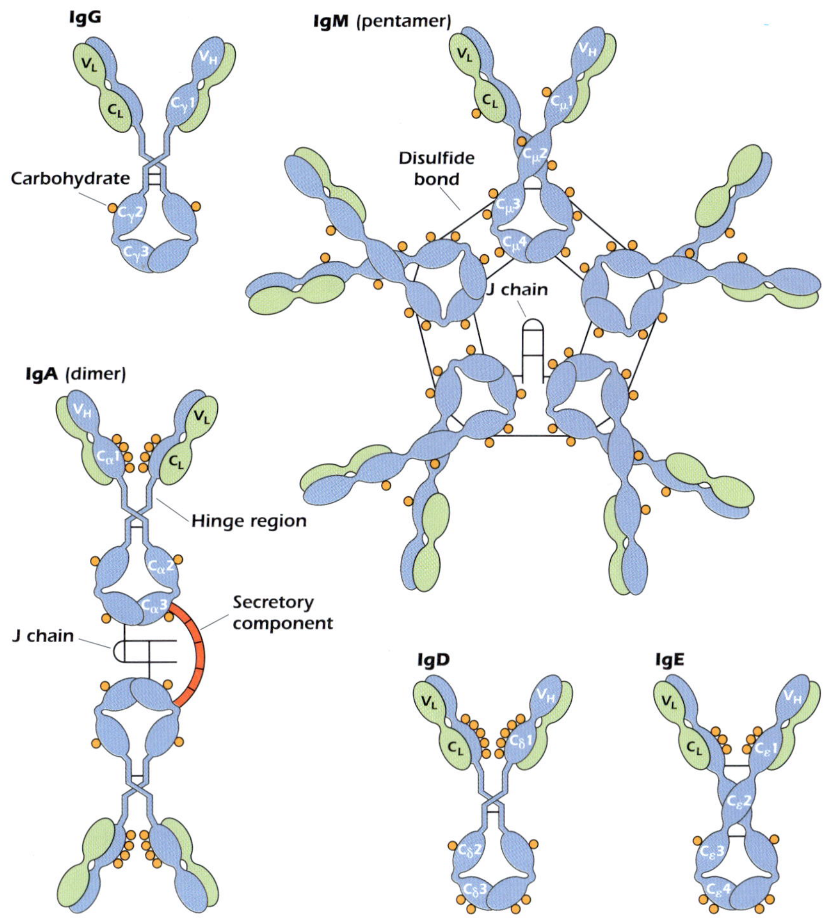

그림 6.9 분비되는 항체의 5가지 주요 클래스의 구조. 경사슬은 녹색으로, 중사슬은 청색으로 표시하였다. 주황색 원은 당화된 지역을 의미한다. 다량체인 IgM과 IgA 분자는 J 사슬로 알려진 폴리펩타이드를 가지고 있다. 이량체 IgA 분자는 분비요소(적색)을 포함하고 있다.

인 2개의 경사슬(κ 혹은 λ)로 구성되어 있다. 따라서 Ig 분자의 분자량은 대략 150,000달톤이고 침강계수는 7S이다. 전기영동으로 분리하면 IgG 분자는 모든 혈청단백질 중 가장 느리게 양극으로 이동하기에, IgG는 혈청 글로불린의 γ-범위로 이동하며, 따라서 초기에는 γ-글로불린 또는 7S 면역글로불린으로 표시하였다.

인간의 면역글로불린의 IgG 클래스는, 혈청 안에 가장 풍부하게 존재하는 순서대로(IgG1이 가장 풍부하게 존재), IgG_1, IgG_2, IgG_3, IgG_4로 표시하는 4개의 서브클래스를 포함하고 있다. 가변 부위를 제외하면, 클래스 내에 모든 면역글로불린(예 IgG1과 IgG2)은 아미노산 서열에서 90%의 상동성을 보이지만, 클래스 사이(예; IgG와 IgA)에서는 단지 60%의 상동성만이 존재한다. 이러한 정도의 상동성은, 인간 IgG를 생쥐에 면역 주사하여 생성한 어떤 항혈청은 한 클래스의 모든 구성원(예; IgG 클래스의 모든 서브클래스)에 대한 항체들을 포함할 수 있는 반면, 다른 항혈청은 서브클래스 중 단지 하나에서(예; IgG2에서)만 발견되는 결정기(determinant)에 특이적으로 만들어질 수 있음을 의미한다. 이러한 변동성은 여러 γ 사슬에 대한 항체를 항원으로 사용함으로써 처음으로 발견되었다. IgG 서브클래스는 화학적 성질이 서로 다르다는 것이며, 보다 중요한 점은 IgG 서브클래스는 생물학적 성질이 서로 다른 것인데, 이에 대해 아래에서 설명한다.

IgG의 생물학적 성질

성인의 혈청에 존재하는 IgG는 혈청단백질(다른 단백질은 알부민, 글로불린, 그리고 효소 등이 포함되어 있다)의 약 15%를 차지한다. IgG는 혈관 내부와 혈관 외부에 대략 동일한 양이 분포하고 있다.

훨씬 짧은 반감기를 가진 IgG3를 제외하고, IgG의 반감기는 대략 23일 정도로 모든 Ig 클래스 중 가장 긴 반감기를 가

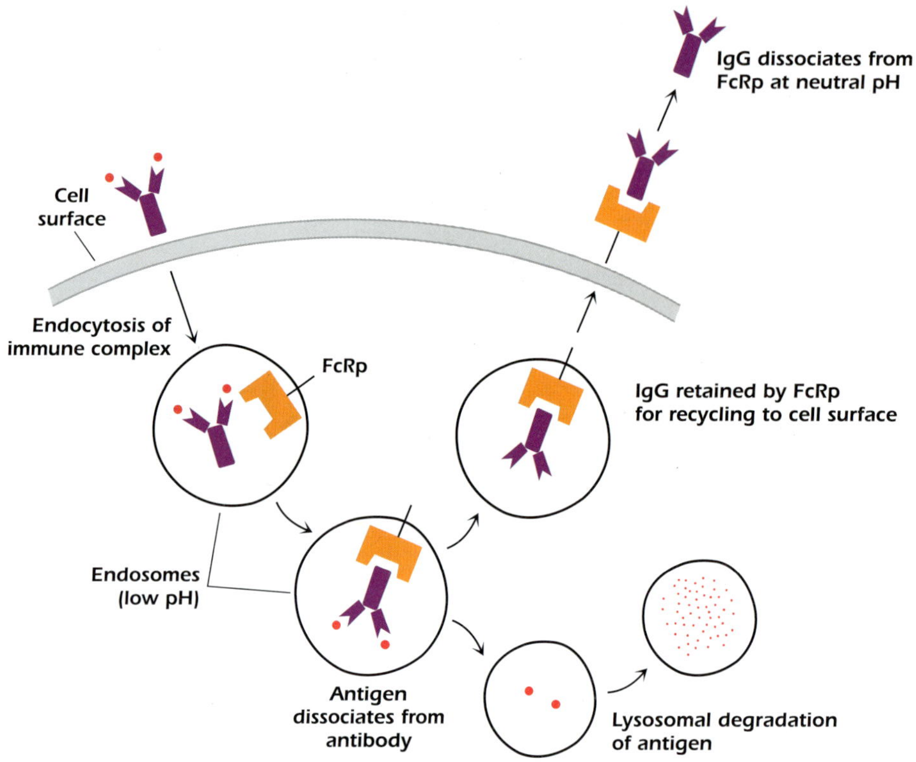

그림 6.10 보호수용체(FcRp)를 사용하는 IgG의 재활용. 순환하는 IgG 단량체와 항원(면역복합체)은 세포내 섭취 과정으로 항원-제시 세포로 들어온다. 엔도솜 내에서 복합체가 FcRp와 결합하면 IgG와 항원은 서로 분리되어 IgG가 재활용을 위해 세포 표면으로 돌아가게 한다. 항원은 리소솜에서 분해(항원 가공처리)가 되며, 단백질 가수분해 조각들은 MHC class II 분자와 연결되어 궁극적으로 세포 표면에 발현된다.

지고 있다. 혈청 내에서의 이러한 내구성에 따라, IgG는 항체를 전달하는 수동면역에 가장 적합하다. 흥미롭게도, 혈청 내 IgG의 농도가 증가하면(다발성 골수종의 경우나 매우 높은 농도의 IgG 전달의 경우), IgG의 분해 속도가 증가하고 IgG의 반감기는 15~20일로 혹은 그보다 더 짧아진다. 최근의 연구가 타 혈청단백질에 비하여 IgG가 오래 존재하는 것과 높은 농도에서 반감기의 감소하는 것에 대한 명백한 설명을 제공하였다. 분해로부터 IgG 분자를 보호하는 포화될 수 있는 IgG 수용체(보호 수용체 FcRp, 또한 Brambell 수용체로도 불림)가 확인되었는데, 이 수용체는 IgG의 Fc 부분에 결합하는 것으로 밝혀졌다. 세포내 엔도솜에서 발견되는 이 수용체는 선택적으로 세포내 섭취된 IgG(예; 항원-항체 면역복합체의 세포내 도입 과정 다음 단계에)를 재생하여 순환계로 다시 돌려보낸다. 그림 6.10은 Ig 항체로부터 어떻게 항원이 분리되어, 항체의 파괴 없이도 항원 제시를 위해서 항원이 수거되는가를 보여준다. IgG 농도가 높은 상태에서는, FcRp 수용체가 포화 상태로 되며, 여분의 IgG의 분해가 촉진되어 알부민 혹은 다른 Ig 개별형의 분해 정도와 차이가 없게 된다.

응집 반응과 침전물의 형성

IgG 분자는 **응집 반응**(***agglutination***), 즉 미생물과 같은 입자성(비수용성) 항원의 뭉침을 일으킬 수 있다. 다가(multivalent)의 수용성 항원과 IgG의 반응은 **침전물**(***precipitate***)을 생성할 수 있다(6장 참조). 비수용성 항원-항체 복합체는 쉽게 식세포 작용이 되어 식세포에서 파괴되기 때문에 이러한 IgG의 성질은 의심할 바 없이 생존에 상당한 도움이 될 것이다. 여러 가지 방식에 의해 IgG 분자는 응집체를 만들 수 있다. 예를 들어, IgG의 정제에 사용되는 알코올 침전 방식과 보체를 비활성화(14장 참조)시키는 데 이용되는 56°C에서 10분간 가열하는 조건은 모두 응집의 원인이 된다. 응집된 IgG는 여전히 항원과 결합할 수 있다.

보체 활성화 및 신체에 해로울 수 있는 다른 생물학적으로 활성을 가진 물질의 활성화, 그리고 식세포에의 부착과 같이, 항원-항체 복합체가 형성되어 발생하는 여러 가지 성질은 응집된 IgG(항원이 없이)에 의해서도 나타난다. 이러한 활성화는 항원에 의해 유도된 면역복합체 형성에 의해 생성되는 응집 과정과 유사하게 Fc 도메인이 나란히 배열되어 응집 반응이

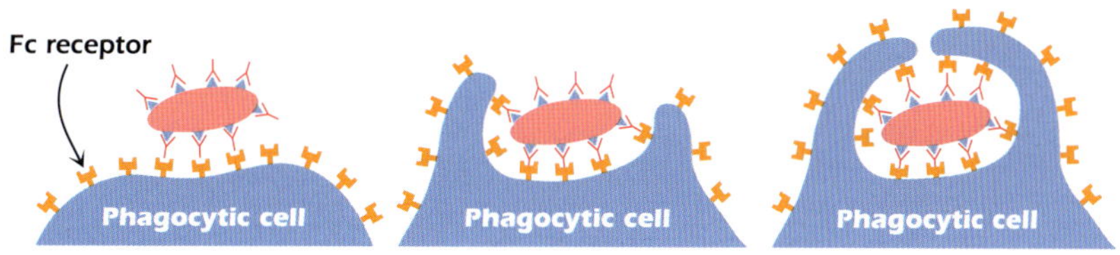

그림 6.11 항체로 코팅된 입자의 식세포 작용의 모식도.

일어나는 것에 기인한다. 그러므로 수동면역 목적으로 투여한 IgG(예; 독사에 물린 환자와 특정 간염 바이러스 등에 노출된 환자를 치료하기 위한 조제된 γ 글로불린)에 응집된 IgG가 존재하지 않아야 한다.

태반을 통과하는 IgG와 신생아에서 흡수

IgG 개별형(서브클래스 IgG_2 제외)은 태반을 가로질러 통과하여 어머니의 면역이 태아로 전달될 수 있는 유일한 면역글로불린 클래스이다. 태반 전달은 태반 세포에서 발현되는 IgG 보호 수용체(FcRn)의 발현으로 촉진된다. 최근 FcRn은 세포의 엔도솜에서 발견되는 IgG 보호 수용체와 동일한 것으로 밝혀졌다. 태아 면역글로불린을 분석한 결과, 임신 3개월 혹은 4개월째에 IgG의 농도가 급격히 증가함이 밝혀졌다. 태아는 이 시기에 면역글로불린을 합성할 수 없기 때문에, 태아의 IgG는 어머니에게서 나온 것이어야 한다. 이후, 임신 5개월째가 되면, 태아는 IgM과 극소량의 IgA를 합성하기 시작한다. 전달된 어머니 IgG의 수준이 분해 작용의 결과로 낮아지는 시기인 출생 후 3~4개월 후에, 영아는 자신의 IgG 항체를 합성하기 시작한다. 따라서 감염에 대한 태아 및 신생아의 저항성은 거의 전적으로 태반을 가로질러 통과한 어머니의 IgG가 제공한 것이다.

태반을 통과하는 과정은 IgG 분자의 Fc 부분에 의해 매개되며, IgG의 $F(ab')_2$ 또는 Fab 조각은 태반을 통과하지 않는다. 흥미롭게도, 태반 세포에 발현되는 IgG 보호 수용체는 신생아의 장 조직에서 일시적으로 과량 발현된다. 수유하는 초유에 포함되어 있는 어머니 IgG의 흡수는 장 조직에 높은 밀도로 존재하는 이 수용체에 결합함으로써 달성된다. FcRn은 생후 2주가 지나면 장 조직에서 발현이 줄어든다.

태반을 가로지르는 IgG 분자의 통과로 태아에게 감염에 대한 면역이 제공되지만, 이 과정 중에 태아의 적혈구에 대한 어머니의 항체가 전달돼서 신생아용혈병(erythroblastosis fetalis)이 유발된다(16장 참조). Rh 항원에 대하여 Rh^- 모체에 의해 생산된 모체의 IgG 항체가 태반을 통과하여 Rh 항원(Rh^+)을 발현하는 태아의 적혈구 세포를 공격한다.

옵소닌화

IgG는 옵소닌화 항체이므로 식세포 작용을 용이하게 한다. 옵소닌화는 그리스어인 **옵소닌**(***opsonin***)으로부터 유래하였으며, 먹기 쉽게 준비한다는 뜻이다. 따라서 특정 항원에 대한 항체 반응이 생성된 후 7일에서 10일 이내에, 항체의 Fab 부위를 통해 항원의 에피토프에 특이적으로 결합하는 IgG 항체가 존재할 것이다. 일단 결합하면, IgG 분자의 Fc 부분이 옵소닌의 성질을 부여한다. 대식세포와 PMN 식세포를 포함하는 여러 포식세포는 IgG 분자의 Fc 부분에 대한 수용체를 가지고 있다. 이 세포들은 Fc 수용체를 통해 항체로 코팅된 박테리아에 부착된다. 항체에 있는 Fc 부분과 Fc에 대한 수용체가 계속 결합되게 되면 포식세포의 원형질막이 박테리아를 둘러싸서 지퍼처럼 닫아 버리는 결과를 가져오며, 마지막에는 미생물을 삼켜서 제거한다(그림 6.11 참조).

항체-의존성, 세포-매개성 세포독성(ADCC)

IgG 분자는 항체 의존성, 세포매개성 세포독성(ADCC; antibody-dependent, cell-mediated cytotoxicity)에 중요한 역할을 한다. 이러한 형태의 세포독성에서, 표적 세포가 미생물이건 혹은 종양세포이건 상관없이 Fab 부분은 표적 세포와 결합하며, Fc 부분은 NK 세포라 부르는 커다란 특정한 과립성 림프구에서 발견되는 Fc 수용체와 결합한다. 이러한 기작으로 IgG 분자는 살해 세포가 표적에 초점을 맞추게 하며, 식세포 작용이 아닌, 살해 세포가 방출하는 여러 가지의 물질로 표적을 파괴하게 만든다.

보체의 활성화

2장에서 보체를 활성화시키는 3가지 방식에 연관된 기본 구성요소들과 기능적인 결과에 대하여 소개하였다. 보체의 주요 성질에 대해서는 4장에서 논의할 것이다. 간단히 기술하면, 보체계는 어떤 특정 병원체에 혹은 항체(예; 병원체-특이적 항체)

에 결합함으로써 활성화될 수 있는 일련의 혈장단백질의 집합이다. 보체의 활성화는 종종 특정 보체 구성요소를 생성하는 일련의 효소 연쇄반응을 설명한다. 보체 활성화의 결과로, 여러 가지 중요한 면역 현상 중에서도, **옵소닌화**(*opsonization*)가 일어나고, 감염성 물질을 **식세포 작용**(*phagocytosis*)으로 포식할 뿐만 아니라 침입한 미생물을 직접 **용균**(*lysis*)시키는 결과 등이 나타난다. 보체 구성요소와 결합하는 항체의 클래스는 활성화 연쇄반응에서 초기 단계의 보체 성분의 구조적 특성에 의해 결정된다.

2장에서 논의한 바와 같이, IgG 분자는 고전경로(classical pathway)를 통한 보체의 활성화 과정에서 중요한 역할을 한다(4장 참조). 보체 구성요소 시리즈 중 첫 번째 단백질(C1q)이 IgG-항원의 면역복합체에 노출이 되면, 단백질 분해의 결과로 인해 연쇄적으로 다음 단계의 보체 구성요소를 생성하는 고전경로의 활성화가 시작된다. 이 과정의 결과로, 마지막 단계에서 미생물 혹은 세포를 용해시키는 막공격복합체(MAC; membrane attack complex)가 생산된다. 이 과정에서 활성화된 보체 구성요소의 일부는 또한 옵소닌(예; C3b)이다. 옵소닌은 표적 항원에 결합하고, 옵소닌에 대하여 특이적인 수용체를 가지고 있는 식세포를 인도하여 표적 항원에 식세포의 포식 활성이 집중되게 한다. 보체 활성화 과정에서 생성된 다른 구성요소들은 화학주성(chemotactic)의 성질을 가지고 있어, 특히 식세포들을 끌어모은다.

종합하면, 표적 항원이 살아 있는 세포이든 미생물이든 또는 종양세포이든 간에 IgG에 의한 보체의 활성화는 숙주 및 표적 항원에 지대한 생물학적 효과를 보인다.

독소의 중화

파상풍(*tetanus*)과 **보툴리누스**(*botulinus*) 식중독과 같은 독소의 **중화**(*neutralization*) 또는 뱀과 전갈의 독액의 비활성화에 대하여 IgG 분자는 매우 훌륭한 항체이다. 이러한 독물을 중화하는 능력 때문에(대부분의 경우 독물의 활성 부위를 차단하여) 그리고 다른 개별형과 비교하여 IgG의 긴 반감기 때문에, IgG 분자는 독소와 독액에 대한 **수동면역**(*passive immunization*), 즉 항체의 전달을 위한 개별형으로 가장 적합하다.

박테리아의 고정화

IgG 분자는 여러 가지 운동성 박테리아를 고정화(immobilization)시키는 데 효과적이다. 특정 미생물의 편모와 섬모에 특이적인 항체의 작용으로 미생물이 응집됨으로써 미생물의 운동이 정지되어 미생물이 조직에 침투하거나 퍼지는 것이 방지된다.

바이러스의 중화

IgG 항체는 바이러스를 중화시키는 데 효율적인 항체이다. 중화의 한 메커니즘으로, 항체가 바이러스의 외피(coat)의 여러 부분들 중 바이러스가 숙주세포에 부착하는 데 사용하는 지역에 존재하는 항원결정기와 결합한다. 바이러스의 부착을 억제하면 감염을 효과적으로 저지한다. 다른 항체들은 바이러스의 침투를 억제하거나 감염을 유도하기 위해, 바이러스의 DNA 또는 RNA를 방출하기 위해 필수적인, 외피가 벗겨지는 것을 억제하는 것으로 생각된다.

IgG 분자의 기능적 다양성으로 인해서, 면역 반응에서 IgG는 대단히 중요한 분자이다. 개체가 IgG를 합성할 수 없는 면역결핍 질환(16장 참조)의 결과는 IgG의 중요성을 더욱 강조한

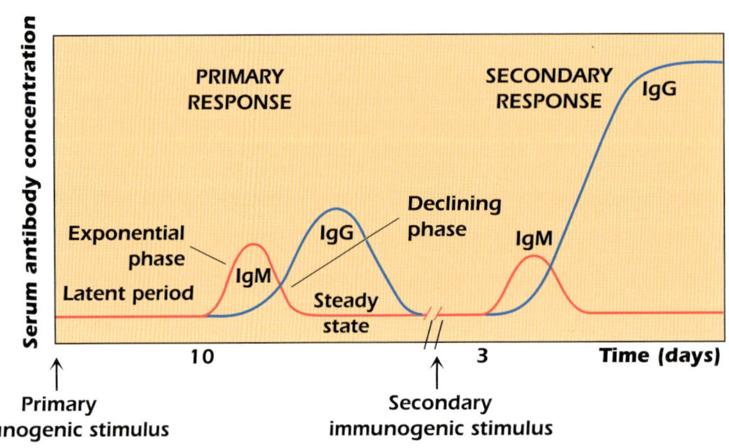

그림 6.12 항체 반응의 반응속도론

다. 면역결핍 질환자는 감염이 쉽게 되어 독혈증(toxemia)으로 사망에 이르게 된다.

IgM의 구조적 및 생물학적 성질

IgM은 면역 접종 후 가장 먼저 생산되는 면역글로불린이다. IgM의 이름은 고분자량(900,000 달톤)의 면역글로불린을 의미하는 마크로글로불린(macroglobulin; M)이며, 초기에 IgM을 기술한 것으로부터 유래하였다. IgM은 19S의 침강계수를 가지고 있으며 추가적인 C_H 도메인을 하나 더 가지고 있다. 한 단위가 4개의 사슬로 구성된 IgG 분자와 비교하여, IgM은 5개의 그러한 단위로 구성된 5량체 분자(pentameric molecule)이다. 각 단위는 2개의 경사슬과 2개의 중사슬로 구성되어 있으며, 모든 단위는 그들의 Fc 부분 사이의 추가적인 이황화결합과 **J 사슬**(***J chain***)이라 부르는 폴리펩타이드 사슬에 의해서 서로 연결되어 있다(그림 6.9 참조). J 사슬은 분자량이 15,000달톤이며, 경사슬 및 중사슬과 마찬가지로 B 세포 혹은 형질세포에서 합성된다. 이황화결합으로 서로 연결된 5량체로 구성된 IgM은 mercaptoethanol과 같은 환원제로 약하게 처리하면 서로 분리된다.

놀랍게도, 각 5량체 IgM 분자는 10개의 Fab 부위로 인해 예측된 10개의 결합가(즉, 10개의 항원결합 부위)를 가지는 대신에 5개의 결합가를 가지고 있는 것처럼 보인다. 이러한 결합가의 감소는 아마도 중합화에 따라 발생하는 입체구조의 제약에 기인한 결과일 것이다. 5량체의 IgM은 편평한 공간구조를 가지고 있어서, IgG의 경우처럼 항원과 결합할 때 인접한 Fab에 대하여 10개의 각각의 IgM Fab 부분이 완전하게 펼쳐지지 못한다. 따라서 한 Fab에 결합된 어떤 큰 항원은 이웃하는 부위의 Fab가 항원과 결합하는 것을 방해할 수 있으며, IgM이 5개의 결합가(혹은 더 적은 결합가)를 가지도록 할 것이다.

IgM의 생물학적 성질

성인 혈청에 존재하는 IgM은 대부분이 혈관 내부에 존재한다. IgM 분자의 반감기는 대략 5일이다. IgG와는 대조적으로 IgM 항체는 그 기능이 다양하지 않다. IgM은 독소를 중화하는 작용을 거의 하지 못하며, 바이러스를 중화하는 데도 비효율적이다. 단량체 형태의 IgM은 또한 IgD와 함께 성숙한 B 세포의 표면에서 발현되며(이 장 후반부에서 논의), 세포 표면에서 항원 특이적 B-세포수용체(BCR)로 작용한다. BCR과 항원이 결합되어 B 세포가 활성화되면, 클래스 전환(7장 참조)이 일어나서 막에 결합한 형태의 다른 Ig 개별형(예; IgG)을 발현하고 분비를 시작한다.

보체의 고정

5량체의 형태 때문에, IgM은 매우 훌륭한 보체-고정 혹은 보체-활성화 항체이다(2장 및 14장 참조). 다른 클래스의 면역글로불린과 달리, 적어도 2개의 Fab에 항원이 결합하면 한 분자의 IgM으로도 보체 연쇄반응을 시작할 수 있기에, 미생물이나 다른 세포들의 용해를 개시하는 관점에서 보면, IgM은 가장 효율적인 면역글로불린이라 할 수 있다. 더욱이 IgM이 감염이나 면역 접종 후 최초로 출현하는 항체 클래스라는 점을 고려하면, IgM 항체는 박테리아 감염에 대한 면역학적 방어의 초기 단계 방어선을 제공하는 항체로서 대단히 중요하다.

신생아 면역과 체액성 방어의 제1선

IgG와 달리, IgM 항체는 태반을 통과하지 못한다. 그러나 IgM은 태아가 합성(대략 임신 5개월 정도에 시작)하는 유일한 면역글로불린 클래스이기 때문에, 태아의 IgM 수준이 상승하는 것은 태아가 선천적인 감염이나 출산 전후에 감염이 되었다는 지표가 된다.

IgM은 면역접종 또는 T-비의존성 항원에 노출된 후 어린이와 성인에 의해 상당량이 합성되는 개별형이며, IgM은 면역접종 후 최초로 합성되는 개별형이다(그림 6.12 참조). 따라서 IgM 수준이 높아지면 일반적으로 최근에 감염이 있었거나 항원에 노출있음을 가리킨다.

응집 반응

IgM 분자는 효율적인 응집 항체이다. IgM의 5량체 형태 때문에, 상대적으로 작은 IgG 항체로는 서로 연결할 수 없을 정도로 멀리 떨어져 있는 에피토프 사이에도 IgM 항체는 거대분자의 나리를 형성하여 연결할 수 있다. 나아가 IgM의 5량체 형태와 다중의 결합가로 인하여 IgM 항체는 동일한 항원결정기의 반복된 패턴을 포함하는 항원에 특히 적합하다. 이러한 항원의 예로는 다당류 항원 또는 세포 표면에 다중으로 발현된 세포성 항원이 포함된다.

이소헤마글루티닌

IgM 항체에는 ABO 혈액형의 적혈구 세포 항원에 대한 자연계에 존재하는 항체인 **이소헤마글루티닌**(***isohemagglutinin***, 동종혈구응집소)이 포함된다. 이러한 항체들은 ABO 혈액형의 올리고당 구조와 유사한 결정기를 가지고 있는 위장관이나 기도에 있는 박테리아에 의해 면역화된 결과로 생긴 것으로 추정된다. 따라서 이전에 면역접종이 없었더라도, O형 혈액형을 가진 사람은 A와 B 항원에 대한 이소헤마글루티닌을 가지고 있으며, A형 혈액형을 가진 사람은 B 항원에 대하여 그리고 B형 혈액형을 가진 사람은 A 항원에 대하여 항체를 가지고 있다. AB형 혈액형을 가진 사람은 항-A 혹은 항-B 항체를 가지고 있지 않다. 다행히도, IgM 이소헤마글루티닌은 태반을 건너갈 수 없으므로 어머니와 태아 사이의 ABO 혈액형이 일치하지 않더라도 문제를 일으키지 않는다. 그러나 수혜자의 이소헤마글루티닌이 공여자의 적혈구와 반응하는 수혈 반응에서는, ABO 불일치의 결과가 발생할 수 있으며 참혹한 결과를 초래할 수 있다.

IgA의 구조적 및 생물학적 성질

IgA는 단량체 분자로서 혈청에서 발견된다. IgA는 또한 침, 점액, 땀, 위액, 눈물과 같이 외부 분비물 안에 존재하는 주요 면역글로불린이다. 더욱이 IgA는 또한 수유하는 어머니의 초유에서 발견되는 주요 면역글로불린이며, 초유의 IgA가 출생 후 최초 수 주일 동안 신생아를 병원체로부터 장을 보호하는 주요 역할을 한다. IgA 분자는 2개의 κ 경사슬 혹은 2개의 λ 경사슬과 2개의 α 중사슬로 구성되어 있다. α 중사슬은 γ 중사슬보다 다소 더 크다. 단량체 IgA의 분자량은 대략 165,000 달톤이며, 침강계수는 7S이다. 전기영동으로 분석하면, IgA는 혈청 글로불린의 느린 β 또는 빠른 γ 지역으로 이동한다. 이량체 IgA는 400,000 달톤의 분자량을 가지고 있다.

면역글로불린의 IgA 클래스는 IgA_1(93%)과 IgA_2(7%)의 2개의 서브클래스를 가지고 있다. 흥미롭게도, 점막 표면(호흡관, 위장관, 비뇨관)에서 생산된 모든 IgA를 모두 합치면, IgA는 양적으로 매우 주요한 면역글로불린이 될 것이다.

IgA의 생물학적 성질

생물학적 기능이 알려지지 않은 혈청 IgA는 5.5일의 반감기를 가지고 있다. 혈청에 존재하는 IgA 대부분은 단량체 형태(하나의 4-사슬 단위)로서, 아마도 이량체화 되기 전에 혈청으로 방출되어 분비요소(secretory component)에 결합하지 못했을 것이다. 분비형 IgA는 생물학적으로 대단히 중요하지만, 혈청 IgA에 대해서는 기능이 거의 알려진 것이 없다.

대부분의 IgA는 혈청에 존재하는 것이 아니라, 눈물, 침, 땀, 점액과 같은 분비물 안에 존재하며, 여기서 IgA는 3장에서 기술한 MALT의 구성요소로서 중요한 생물학적 기능을 한다. 점액성 분비물 내에서 IgA는 IgM에서 발견된 것과 동일한 J 사슬로 서로 연결된 2개의 4-사슬 단위로 구성된 이량체로 존재한다(그림 6.9 참조). IgA를 분비하는 형질세포는 IgA 분자와 이량체를 연결하는 J 사슬을 합성한다. 이러한 형질세

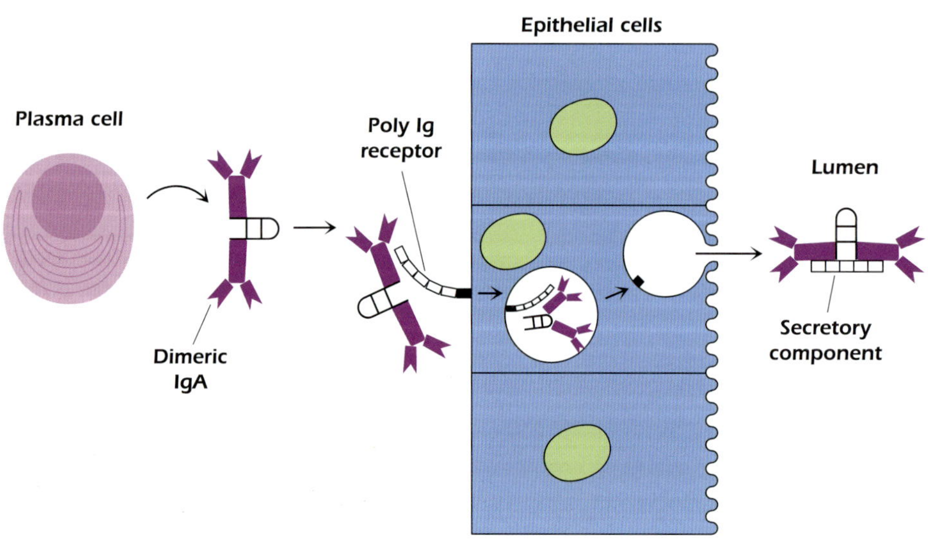

그림 6.13 상피층을 가로지르는 2량체 IgA의 트랜스사이토시스(transcytosis, 통과세포외배출). 창자, 호흡기, 침샘, 눈물샘, 그리고 젖샘에 있는 상피조직의 기저막 근처에 존재하는 형질세포가 2량체 IgA를 분비한다. IgA는 poly-Ig 수용체와 결합하며, 이 복합체는 소낭 안에서 세포를 통과하는 트랜스사이토시스 과정을 거친다. poly-Ig 수용체는 상피세포의 내강(lumen)측 표면인 정단면에서 잘려져 IgA가 세포로부터 방출되게 한다. 세포에서 나온 후, 분비 요소로 알려진 poly-Ig 수용체의 5량체 절편이 2량체 IgA에 부착된 상태로 유지된다. 분비 요소는 외부 환경과 직접적으로 접촉하는 몇몇 기관의 내강에서 항체를 보호하는 것으로 여겨진다.

포의 대부분은 여러 상피조직(예; 귀밑샘, 위장관의 장 융모, 눈물샘, 젖을 분비하는 유방, 그리고 기관지 점막층 아래 등)의 기저막 바로 아래 있는 **프로프리아 층**(***lamina propria***)이라 부르는 결합조직에 위치하고 있다. 이러한 이량체 분자가 형질세포로부터 방출될 때, IgA 이량체는 인접한 상피세포의 기저막에 발현된 폴리-Ig 수용체와 결합한다. 이 수용체는 분자들을 상피세포를 가로질러 수송하고, 이들을 세포외액으로(예; 장 내 혹은 기관지 내로) 방출한다. 이러한 방출은 poly-Ig 수용체를 절단하는 효소에 의해 촉진되는데, 분해의 결과로 70,000달톤의 크기를 가진 커다란 수용체의 절편(즉, 분비 요소)이 이량체 형태의 IgA 분자의 Fc 부분에 여전히 부착된 상태로 남아있다(그림 6.13 참조). 분비 요소는 이량체 IgA를 단백질 분해로부터 보호하는 역할을 할 것으로 여겨진다. 또한, 분비 요소는 소량의 5량체 IgM과 결합하고, IgM을 점막 표면으로 수송하기도 한다.

점막 감염에서의 역할

분비형 IgA가 침, 소변, 그리고 위액과 같은 분비물에 존재하기 때문에, 분비형 IgA는 호흡기 혹은 위장의 국지적인 감염에 대한 일차적인 면역 방어에 중요하다. IgA의 보호 효과는 침입하는 생명체가 상피조직 표면에 부착하거나 침투하는 것을 방지하는 능력에 기인하는 것으로 생각된다. 예를 들어, 콜레라의 경우, 병원성 *Vibrio* 균은 위장관에 부착하지만 위장관벽에 있는 세포로 절대 침투하지 않으며, 콜레라의 모든 증상은 세균이 위장관에서 외독소(exotoxin)를 분비하기 때문에 나타난다. 미생물이 세포에 부착하는 것을 방지하는 IgA 항체가 병원체로부터 보호하는 역할을 한다. 따라서 국지적인 감염으로부터 보호하기 위해서는, IgA가 국지적으로 생산되게 하는 면역 접종 경로가 혈청 내에서 항체를 주로 생산하게 하는 경로보다 훨씬 더 효과적이다.

살균 활성

IgA 분자는 보체에 대한 수용체를 가지고 있지 않기에, IgA는 보체-활성화 또는 보체-고정 면역글로불린이 아니다. 따라서 IgA는 보체-매개성 박테리아 용균을 유도하지 않는다. IgA는 그람-음성균에 대하여 살균 활성을 가지고 있다는 것이 알려졌지만, 이러한 살균 활성은 분비성 IgA가 포함된 같은 분비물에 라이소자임이 존재하는 경우에만 IgA가 살균 활성을 가진다.

항바이러스 활성

분비형 IgA는 바이러스가 숙주세포로 들어가는 것을 방지하는 효율적인 항바이러스 항체이다. 또한 분비형 IgA는 응집 반응을 일으키는 데 효과적인 항체이다.

IgD의 구조적 및 생물학적 성질

IgD 분자는 모두 κ이거나 모두 λ인 2개의 경사슬과 2개의 δ 중사슬로 구성되어 있다(그림 6.9 참조). IgD는 분자량이 180,000달톤인 단량체로 존재하며, 침강계수는 7S이다. 전기영동 시, IgD는 혈청 글로불린의 빠른 γ 지역으로 이동한다. IgD 분자에 대한 중사슬 동종이형이나 서브클래스는 없는 것으로 보고되었다.

IgD는 혈청에 매우 적은 양으로 존재하며, 그 양이 일정하지 않다. 이는 아마도 IgD를 분비하는 형질세포가 매우 드물고, 면역글로불린 중 IgD의 경첩 부위가 가장 길어서 쉽게 단백질 분해가 일어나기 때문이다. 게다가 B-세포 활성화 이후에 δ-중사슬 단백질의 전사가 급격히 감소하는데, 이러한 현상 또한 IgD 수준이 혈청에서 매우 낮은 것을 설명해 준다.

IgD는 성숙한 B 세포 표면에 IgM과 공동으로 발현되며, IgM와 함께, 항원-특이적 BCR의 기능을 한다. 표면에 IgD가 존재하는 것이 보다 더 성숙한 형태로 B 세포 분화가 일어나는 것이 특징이다. 따라서 B 세포의 분화 발달 과정에서 IgM 발현 다음에 IgD의 발현이 나타난다(9장 참조).

IgD의 기능은 완진히 규명되지 않았지만, 막에 결합한 형태의 IgD 발현은 자가반응성 항체를 생성하는 능력을 가진 B 세포를 제거하는 것과 관련이 있는 것처럼 보인다. 따라서 발생과정 동안 IgD의 주요 생물학적 중요성은 자가반응성 B 세포를 억제하는 데 있는 것 같다. 성숙한 B 세포에서는 IgD가 공동으로 발현된 IgM과 함께, 항원과 결합하는 표면 면역글로불린으로 작용한다.

IgE의 구조적 및 생물학적 성질

IgE 분자는 2개의 경사슬(κ 혹은 λ)과 2개의 ε 중사슬로 구성되어 있다. IgM과 마찬가지로, IgE는 추가적인 C_H 도메인(그림 6.9 참조)을 가지고 있다. IgE는 분자량이 대략 200,000달톤이고, 침강계수는 8S로, 전기영동 시 IgE는 혈청 글로불린의 빠른 γ 지역에 존재한다.

기생충 감염과 과민반응에서 IgE의 중요성

즉시과민형 항체(***reaginic antibody***)라고도 불리는 IgE는 혈청에서 반감기가 2일로서, 모든 클래스의 면역글로불린 중 가장 짧은 반감기를 가진다. IgE는 모든 면역글로불린 중 가장 낮은 농도로 혈청에 존재한다. 이러한 낮은 수준의 원인 중 일부는 합성의 속도가 느리기 때문이고, 일부는 비만세포(mast cell)와 호염구에서 발견되는 수용체(Fcε 수용체)에 매우 높은 친화력으로 결합하는 추가적인 C_H 도메인을 포함하는 Fc 부분의 독특한 성질 때문이다. 높은 친화력을 가진 이러한 수용체에 IgE가 결합하면, IgE는 이러한 세포에 수주 혹은 수개월 동안 결합한 상태로 지속된다. 항원이 다시 나타나면, 항원은 이러한 세포에 부착된 IgE의 Fab 부분에 결합하여 IgE 분자의 교차결합이 일어나고, 이에 따라 Fcε 수용체의 간접적인 교차결합이 일어나게 된다. 교차 결합이 일어나면, 비만세포와 호염구는 활성화되어 세포 내부의 과립에 저장된 히스타민, 헤파린, 류코트리엔, 그리고 약리학적 활성을 가진 화합물 등을 방출함으로써 즉시과민반응을 촉발시킨다. 이러한 반응은 모기에게 물렸을 경우처럼 가벼울 수도 있고, 혹은 기관지 천식처럼 심각할 수도 있으며, 수분 안에 사망에 이르게 하는 전신 아나필락시스(systemic anaphylaxis)의 결과를 보일 수도 있다(13장 참조).

IgE는 응집 반응이나 보체-활성화 항체는 아니다. 그럼에도 불구하고, IgE는 장내 기생충과 같은 특정 기생충으로부터 보호하는 역할을 한다. 이러한 보호 기능은 즉시과민반응에서 관찰되는 급성염증 반응의 활성화와 동일한 과정으로 이룩된다. 회충에 감염되는 동안에 혈청에서 IgE의 수준이 높아지는 것으로 밝혀졌다. 실제로 회충 항원으로 면역주사하면 IgE의 형성이 유도된다.

면역접종 후 항체 반응 속도론

1차 반응

앞에서 언급한 바와 같이, 한 개체에 특정 항원을 처음으로 노출시키는 것을 1차 면역접종이라 하며, 그 결과로 일어나는 측정 가능한 반응을 1차 반응이라 부른다. 그림 6.12에서 보는 것처럼, 1차 항체 반응은 아래와 같이 몇 단계로 나눌 수 있다.

1. **잠복기 혹은 지연기**(***Latent or Lag phase***): 항원으로 초기 노출이 이루어진 후 항체가 혈청에 탐지되기까지 1~2주의 기간이 걸린다. 이 기간의 실제 길이는 면역접종 대상 동물의 종, 접종에 사용된 항원의 특성, 그리고 다음 장에서 자세히 설명할 다른 요인들에 달려 있다. 잠복기의 길이는 또한 면역 반응의 산물을 측정하는 데 사용된 측정 방식에 크게 좌우된다. 다음 장에서 자세히 살펴볼 것이지만, 잠복기는 T와 B 세포가 항원과 접촉하고, 증식하고, 분화되는 데 걸리는 시간이 포함되어 있다. B 세포는 또한 혈청에서 항체가 검출될 정도로 충분한 양을 분비해야 한다. 항체 검출에 사용되는 방식이 덜 민감할수록 더 많은 항체가 검출을 위해 생산되어야 하고, 외견상 잠복기는 더 길어지게 된다.
2. **기하급수적 증가기**(***Exponential phase***): 이 기간 동안에 혈청 내 항체의 농도는 기하급수적으로 증가한다.
3. **정상 상태**(***Steady state***): 이 기간에, 항체의 생산과 분해가 균형을 이룬다.
4. **감소기**(***Declining phase***): 마지막으로, 면역 반응이 정지되기 시작하고 혈청 내 항체의 농도가 급격하게 감소한다.

1차 반응에서 최초로 탐지되는 항체 클래스는 일반적으로 IgM이며, 몇몇 경우에는 생산된 면역글로불린의 유일한 클래스일 수 있다. 만일 IgG의 생산이 이어지면, IgM의 생산은 신속하게 중지된다(그림 6.12 참조).

2차 반응

항원으로 1차 면역접종 후 항체의 생산이 수주 안에 완전히 중지된다고 하더라도(그림 6.12 참조), 면역된 개체에는 2차 반응을 개시할 뿐만 아니라, 그 항원에 대하여 미래의 여타 반응을 수행할 수 있는 긴 수명의 **기억세포**(***memory cells***)의 풀(pool)이 남게 된다. 실험적으로는, 2차 반응 혹은 **기억 반응**(또한 ***anamnestic response***로 불린다)은 동일한 항원으로 두 번째 주사하여 반응이 시작되면 1차 반응과 현저하게 달라진다. 두 번째 주사 후, 잠복기는 상당히 짧아지며 1차 반응에서 필요한 시간의 절반 이하의 시간에서 항체가 나타날 수 있다. 2차 반응에서 생산된 항체 양은 1차 반응에서 보다 커져서 훨씬 높은 농도의 항체가 혈청에서 검출된다. 또한 항체의 생산은 더 오랜 기간 계속되며, 수개월 혹은 수년 후까지 지속된다.

2차 반응에서 생산된 항체의 유형에는 눈에 띄는 변화가 있으며 동일한 항원 특이성을 가진 서로 다른 면역글로불린이 나타난다. 이러한 변화는 **클래스 전환**(***class switching***)으로 알려져 있다; IgG 항체가 IgM 항체보다 더 높은 농도로 훨씬 더 오랫동안 나타난다. IgM 수준은 크게 감소하거나 아예 사라질 수 있으며, IgA와 IgE가 또한 나타날 수 있다. 게다가, 항원에 대한 항체들의 평균 친화력(결합상수)이 2차 반응이 진행될수록 증가하는 현상인 **친화력 성숙**(***affinity maturation***)이 일어난다(9장 참조). 이러한 친화력의 증가에 대한 추진력은 항원의 양이 줄어드는 상태에서 항원을 획득하기 위해서, B 세포가 항원과 결합하지 않은 항체(free antibody)와 항원에 대하여 경쟁하는 동안 일어나는 B 세포의 선택 과정일 것이다. 따라서 세포 표면에 있는 높은 친화력의 Ig 수용체를 가진 B 세포의 클론들만이 항원과 충분하게 결합하여 형질세포로의 분화가 확실하게 시작되도록 할 것이다. 경쟁우위로 선택된 B 세포로부터 분화된 형질세포는 항원에 대하여 보다 높은 친화력을 가진 항체를 합성한다.

2차 반응을 일으키는 능력은 오랫동안(인간의 경우 수년 동안) 지속될 수 있으며, 이것이 침입하는 병원체와 최초로 접촉하여 살아남은 개체에 대해 분명한 선택적 우월성을 제공한다. 특이적인 반응을 생성하는 이러한 기억을 확립하는 것이 당연히 공중보건 면역접종 프로그램의 목적이다.

면역글로불린의 슈퍼패밀리

Ig-접힘 도메인(immunoglobulin-fold domain)(그림 6.3과 6.4 참조)을 포함하여, Ig 중사슬과 경사슬의 구조적 특성을 공유하는 다수의 단백질이 존재하며, 이들의 대부분은 막에 결합된 당단백질이라는 것이 밝혀졌다. 구조적 유사성 때문에, 이러한 단백질들을 면역글로불린 슈퍼패밀리(immunoglobulin superfamily)의 일원으로 분류한다. 이러한 단백질에서 볼 수 있는 중복되는 구조적 특징은 이들을 암호화하는 유전자가 공통의 조상으로부터 생겨났다는 것을 암시한다. Ig-접힘 도메인과 상동성을 가진 하나 혹은 그 이상의 부위를 가진 다수의 막단백질의 존재는 공통 조상의 원시 유전자가 중복된 후 발산(divergence)되는 과정으로 설명될 수 있을 것이다. Ig 슈퍼패밀리 단백질의 유전학적 및 기능적 분석에 따르면, 이들이 유전적으로 연관이 있거나 기능을 공유하지 않기 때문에, 이러한 유전자들이 독립적으로 진화하였다는 것을 가리킨다.

그림 6.14는 Ig 슈퍼패밀리의 구성원 단백질의 예를 보여준다. 이 그림에서 보는 바와 같이, 각 분자는 대략 110개의 아미노산으로 구성되어 있으며 사슬내 이황화결합으로 안정화된 특징적인 Ig-접힘 구조(루프)를 가지고 있다. 이러한 Ig-접힘 도메인은 막단백질들 사이(예, 조력 T 세포 분자에 있는 CD4 분자와 APC에 있는 MHC class II 분자)의 상호작용을 용이하게 하는 것으로 여겨진다.

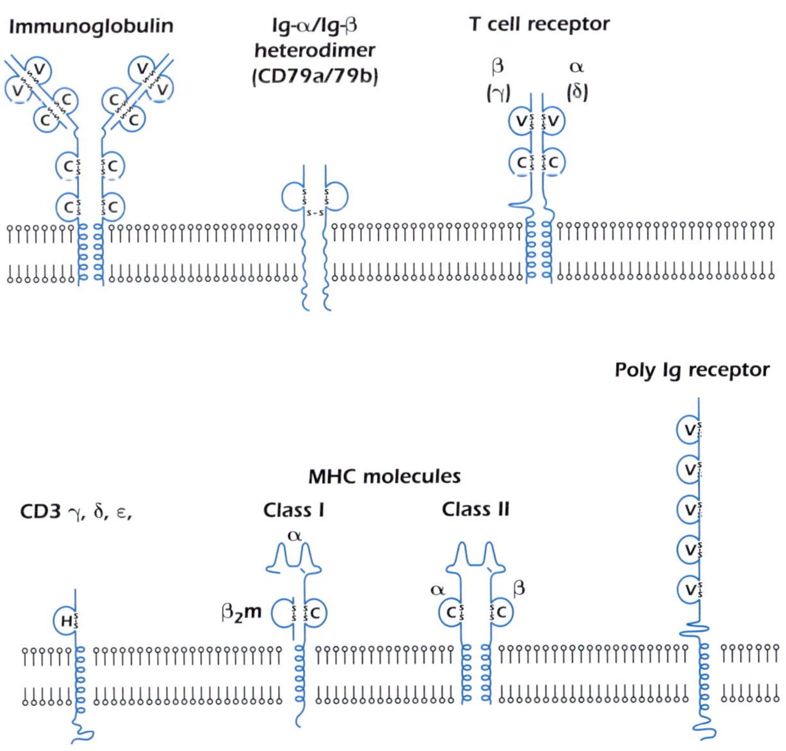

그림 6.14 Ig 슈퍼패밀리의 대표적인 구성원. Ig-접힘 도메인(청색 원형 고리로 표시)이 이러한 분자들의 공통적인 특징이다. 분자의 카복시 말단은 항상 막에 고정되어 있다.

항원-항체 상호작용

이전 장에서, 선천면역과 적응면역의 몇몇 기초적인 특성의 이해를 돕는 데 필요했던 몇 가지 기술과 측정법들을 다루었다. 이 장에서는 연구실험실과 진단 실험실에서 이용하는 생체 밖(*in vitro*) 기법, 측정법, 실험 시스템 등에 대하여 보다 더 자세하게 논의한다. 이들 중 일부는 단순히 항체에 기반을 두는 반면(예, **혈청학적 방법**(***serological methods***), 다른 기법들은 면역계의 생리학 및 병리생리학을 이해하는 데 크게 기여한 분자생물학적 기법, 유전공학, 생체 내(*in vivo*) 동물 모델 등을 사용한다. 2000년에 완성된 인간 유전체의 염기서열 분석과 그 외의 미생물 유전체의 염기서열 분석에 대한 적극적인 노력 이후 생명정보학과 컴퓨터생물학(소위 말하는 *in silico* 분석)을 사용하는 접근 방식은 면역계를 연구하는 데 유망한 방법으로 등장하였다. 유전체 및 단백질체 데이터베이스, 강력한 소프트웨어 도구 및 알고리즘으로부터 얻은 정보를 사용하면, 이들 기법은 면역학 분야에 대하여 밝은 전망을 제시하고 있다. 이것은 백신 후보물질로서 추가로 연구 가능한 병원체에 의해 발현된 면역원 에피토프를 확인하려는 중요한 노력에서 특히 그러하다. 비록 이러한 주제는 이 장의 범위에서 벗어나지만, 면역학 분야에서의 미래 발전은 *in vitro*, *in vivo*, 그리고 *in silico* 접근 방식의 조합으로 이루어진다는 점을 기억하는 것이 중요하다(20장 참조).

항원과 항체 사이의 반응은 여러 가지 면역측정법의 기초로 작용한다. 면역 반응의 정교한 특이성으로 인하여, 생체 밖, 즉 시험관 내에서 항원과 항체의 상호작용은 항원 혹은 항체를 확인하고 검출하는 진단 목적으로 널리 사용되고 있다. 항원의 동정과 분류를 위한 혈청학적 방법을 사용하는 사례로는 특이적인 항혈청을 이용한 다양한 미생물에 대한 혈청형분석(serotyping)이 있다.

항원과 항체의 상호작용은 다양한 결과를 보이는데, 여기에는 **침전**(***precipitation***, 항원이 수용성인 경우), **응집**(***agglutination***, 항원이 비수용성인 경우), 그리고 보체의 활성화 등이 포함되어 있다. 이러한 모든 결과는 분자당 2개 이상의 결합 부위를 가지는 다가(multivalent)의 항원과 항체 사이의 상호작용에 의해 나타난다. 위에서 열거한 항원-항체 사이 상호작용의 결과는 항체와 이에 대한 항원 사이의 1차적인 반응을 나타내는 것이 아니라, 다가의 항원과 항체 사이의 상호작용에 의해 나타나는 2차적인 반응에 의한 것이다. 침전물의 형성, 응집, 보체의 활성화와 같은 현상은 2개 또는 그 이상의 결합 부위를 가진 항체와 합텐(즉, 단일결정기, 1가 항원)이 반응했을 때는 일어나지 않으며, Fab와 같은 1가 항체 조각과 항원 사이의 상호작용은 비록 항원이 다가 항원일지라도 일어나지 않는다.

이러한 차이의 이유는 그림 6.15에 나타나 있다. 항체에 의한 다양한 항원 분자의 교차 결합(cross-linking)이 침전, 응집 혹은 보체 활성화에 필요하며, 이는 항원이 다가이며 항체가 2가인 경우[온전한 형태 또는 $F(ab')_2$]에만 가능하다. 그림 6.15는 몇 가지 다른 형태의 항원과 항체 분자나 이들의 조각[Fab 대 $F(ab')_2$]과의 상호작용을 보여준다. 그림 6.15E는 각 항원결정기에 대하여 항체 반응이 유도된 (각각 항-A, 항-B, 그리고 항-C) 여러 개의 항원결정기 또는 에피토프(epitopes, 이 경우에는 에피토프 A, B, 그리고 C)를 가지는 전형적인 다가의 항원을 보여준다. 병원성 미생물은, 이 병원균들에 대한 면역 반응 동안 B 세포와 T 세포가 반응할 수 있는 다양한 에피토프를 가지고 있기 때문에, 다가 항원의 좋은 예이다.

교차 결합의 결과로 생성된 면역복합체의 조립은 병원성 생명체를 파괴, 중화, 그리고 제거하는 것을 목적으로 하는 면역계의 몇 가지 목표를 용이하게 한다. 이전의 몇몇 장에서 논의한 바와 같이, 면역복합체는 고전적 보체경로를 활성화하여 막공격 복합체의 형성과 이 병원균의 용균을 유도한다. 게다가 면역복합체는 항원과 결합한 항체의 Fc 부위의 밀도를 높여서 Fc에 대한 수용체를 발현하는 식세포들이 이들 항원에 대한 식세포 작용을 시작할 수 있는 기회를 증가시킨다. 마지막으로, 보체의 활성화는 또한 면역복합체에 결합하는 C3b 요소를 생성하기 때문에, 표면에 CR1 수용체를 발현하는 적혈구는 C3b로 덮여 있는 면역복합체와 결합하고, 이들을 제거하기 위하여 간과 비장에 있는 식세포로 수송한다.

다가 항원과는 대조적으로, 그림 6.15A는 하나의 작은 분자량의 **합텐**(***hapten***)을 보여준다. 만일 이 합텐에 대한 항체 반응이 생성되면(합텐이 면역원으로 작용하게 하려면 합텐과 수송체 단백질을 함께 발현하는 분자를 사용하여 면역을 유도해야 하는 것을 기억하라), 항-A 항체와 하나의 합텐을 발현하는 항원 사이의 상호작용은 교차 결합을 하지 않는 복합체를 형성할 것이다. 마찬가지로, 그림 6.15C에 나타난 것과 같은 단일결정기, 다가 항원과 Fab 조각을 반응시키면 항원-항체 복합체의 교차 결합이 일어나지 않을 것이다. 마지막으로, 그림 6.15B~D에 나타낸 것과 같은 단일결정기(에피토프 A)를 가진 다가 항원의 경우 이 항원이 항-A 항체(그림 6.15B) 또는 이가 $F(ab')_2$ 항-A 조각(그림 6.15C)과 상호작용을 하여 교차 결합이 일어나지만, 1가의 항-A Fab 조각(그림 6.15D)과는 교차 결합이

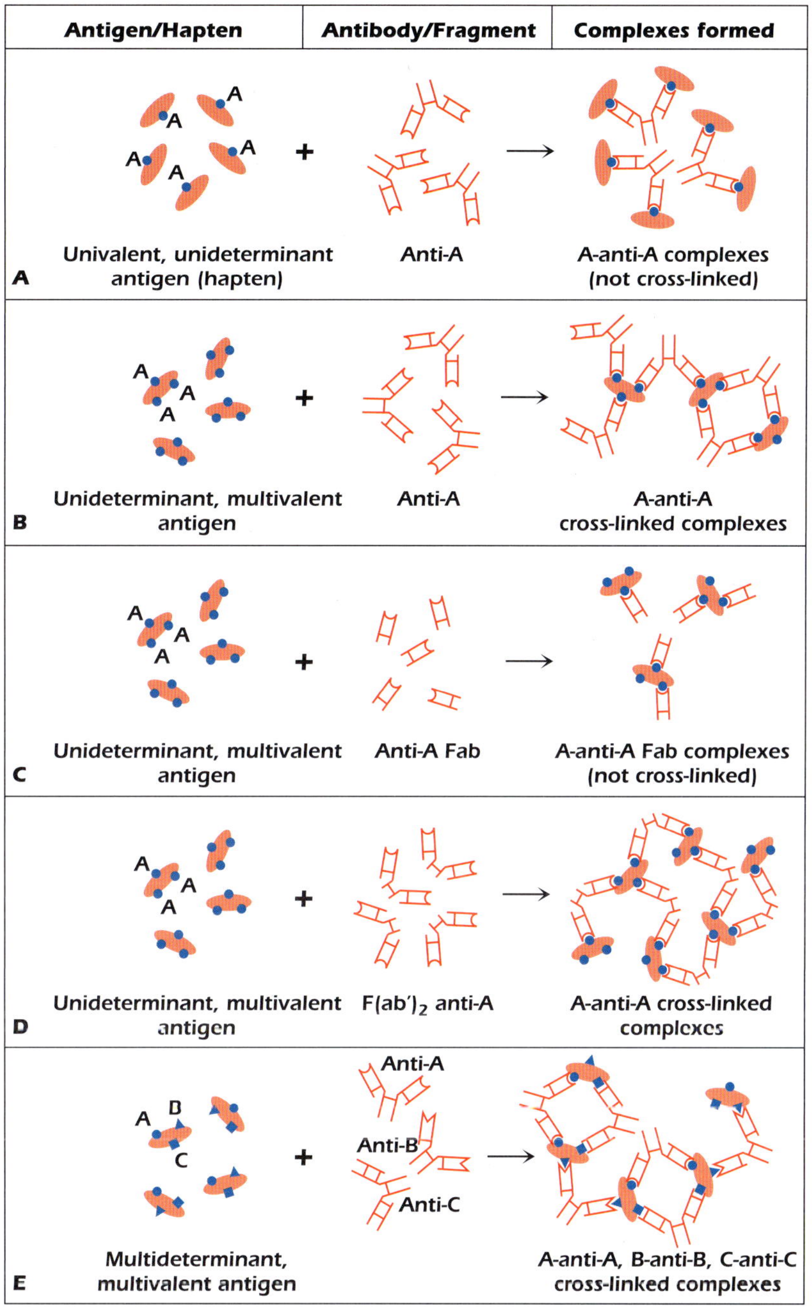

그림 6.15 항체 또는 항체 조각과 항원 또는 합텐 사이의 반응

일어나지 않는다.

항체와 항원 사이의 1차 반응

항체와 항원 사이의 반응에는 공유결합이 관여하지 않는다. 이러한 결합은 주로 **반데르발스 힘**(*van der Waals forces*), **정전기적 힘**(*electrostatic forces*), 그리고 **소수성 힘**(*hydrophobic forces*) 등으로 구성되어 있으며, 이들 모두는 상호작용하는 대상들 사이에 서로 매우 근접한 위치에 있어야 한다. 따라서, 상호작용은 에피토프와 항원 사이가 꼭 맞아야 하며, 이러한 밀착은 종종 열쇠와 자물쇠 사이의 밀착과 비교된다. 항원과 항체 사이의 상호작용에는 낮은 에너지 수준이 관여하기 때문에, 항원-항체 복합체는 낮거나 높은 pH, 높은 염 농도, 또는

사이안산염(cyanate) 이온과 같이 물 분자의 수소결합을 효과적으로 방해하는 이온들에 의해서 쉽게 분리될 수 있다.

결합상수

항체와 항원 에피토프 사이의 반응은 항체와 1가 합텐 사이의 반응으로 설명할 수 있다. 항체 분자는 2개의 동일한 Fab 항원결합 부위를 가지는 대칭형이기 때문에, 하나의 항체 분자는 2개의 동일한 1가의 합텐 분자와 결합하며, 각 Fab는 하나의 합텐 분자와 서로 독립적인 방식으로 결합한다. 1가 항원(Ag)과 각 결합 부위와의 결합은 다음과 같은 (방정)식으로 나타낼 수 있다.

$$Ag + Ab \underset{k_1}{\overset{k_{-1}}{\rightleftharpoons}} AbAg,$$

여기에서 k_1은 정방향(결합) 속도상수이고, k_{-1}은 역방향(해리) 속도상수를 나타낸다. k_1/k_{-1}의 비율이 결합상수인 K이며, 이는 곧 친화력의 정도를 나타낸다. 이것은 결합하지 않은 항원과 항체의 농도에 대한 결합된 항체-항원 복합체의 농도비율로 계산할 수 있다.

$$K = \frac{k_1}{k_{-1}} = \frac{[\text{AbAg}]}{[Ab][Ag]}.$$

결합상수(K)는 실제로 에피토프에 대한 항체의 친화력의 척도이다. 특정 합텐이나 에피토프에 결합하는 모든 항체 분자가 동일할 경우(단클론항체의 경우처럼), K값은 고유한 결합상수를 나타낸다. 그러나 단일 에피토프에 결합하는 혈청 항체들조차도 비균질적이기 때문에, 모든 항체 분자와 에피토프 사이의 평균 결합상수를 K_0로 나타낸다. 항체와 다가 항원의 각 에피토프 사이의 상호작용은, 항원의 각 에피토프가 이에 상응하는 항체와 위에서 설명한 바와 동일한 방식으로 반응하기 때문에, 항체와 합텐들 사이의 상호작용과 마찬가지로 동일한 반응속도론과 에너지론을 따른다.

결합상수 K는 **평형투석**(***equilibrim dialysis***)을 사용하여 결정할 수 있다. 이 과정에서는, 적절한 크기의 분자들을 한쪽에서 다른 쪽으로 자유롭게 통과할 수 있도록 하여 주는 반투성막으로 2개의 구획이 분리되어 있는 투석기가 사용된다. 항체를 반투성막의 한쪽 칸에 넣으면 그 크기 때문에 항체는 막을 통과할 수 없다. 항원쪽 칸에는 양을 알고 있으며, 크기가 작아 막을 통과할 수 있는 방사능으로 표지된 합텐 분자, 복합탄수화물이나 단백질의 에피토프를 구성하는 올리고당 또는 올리고펩타이드를 넣어준다. 시작 시점부터, 넣어준 합텐 또는 항원 에피토프는[이후로부터는 **리간드**(***ligand***)라 부른다] 막을 통과하여 확산될 것이며, 평형에 도달하면 결합하지 않은 리간드의 농도는 반투성막 양쪽이 동일할 것이다. 그러나 리간드 전체 양은 리간드의 일부가 항체에 결합하였기에 항체를 포함하고 있는 쪽이 더 많을 것이다. 두 구획에서 리간드 농도 차이는 항체에 결합된 리간드(즉, [AgAb] 복합체)의 농도를 나타낸다. 항체의 친화력이 높을수록, 더 많은 리간드가 결합한다.

평형투석기 한쪽 칸에 넣어준 항체의 농도는 사전에 농도를 알고 있으며 일정하게 유지할 수 있기 때문에, 여러 가지 다양한 농도의 리간드가 이 분석에 사용될 수 있다. 이 접근 방식은 이른바 항체의 **스캐차드 분석**(***Scatchard analysis***)을 용이하게 한다. 이 분석은 특정한 항체가 균일한지(예, 단일클론 항체) 혹은 비균질한지(예, 다중클론 항체)를 결정하는 데 그리고 평균 친화력상수(K_0)를 결정하는 데 유용하다

친화력과 결합력

위에서 지적한 바와 같이, 항체와 에피토프 또는 합펜 사이의 결합을 특징짓는 고유한 결합상수를 **친화력**(***affinity***)이라 한다. 항원이 여러 개의 반복되는 동일한 에피토프로 구성되어 있거나 항원이 다가일 경우, 전체 항원 분자와 항체 사이의 결합은 각 에피토프와 이에 대응하는 항체와의 친화력에 의존할 뿐만 아니라 관련된 모든 에피토프의 친화력 총합에도 의존한다. 예를 들면, 다가의 A 항원(그림 6.15 참조)과 항-A 항체와의 결합은 동일한 항체(예, 항-A)와 1가의 A 항원(그림 6.15 참조)과의 결합을 비교하여 10^4에서 10^5배 클 것이다. 이것은 다가의 A 항원과 항-A 항체와 결합은 항-A 항체가 반응할 수 있는 항원 A 부위의 숫자가 증가하는 데 영향을 받았기 때문이다.

친화력(***affinity***)은 항체와 합텐 같은 1가 리간드 사이의 교유한 결합상수를 지칭하는 반면, **결합력**(***avidity***)은 항체와 다가 항원 사이의 전체 결합 에너지를 지칭한다. 따라서 비록 IgM 항체에 있는 각 Fab의 결합이 IgG Fab의 결합과 동일한 친화력을 가지고 있다 하더라도, IgM 항체는 IgG 항체에 비하여 일반적으로 더 높은 결합력을 가진다.

항체와 항원 사이의 2차 반응

응집 반응

그림 6.15를 다시 한 번 살펴본다면, 항원이 **입자성**(***paticulate***)인,

즉 비수용성인 경우 항체와 여러 개의 항원 입자 사이의 결합은 교차 결합이 유도된다. 이러한 교차 결합은 최종적으로 항체에 의한 항원 입자의 뭉침 또는 응집 반응을 유도한다.

역가(titer). 항체와 교차결합의 결과로 일어나는 항원의 응집 반응은 항체에 대한 항원의 적절한 비율에 의존한다. 비수용성 항원에 특이적으로 작용하는 혈청 항체의 농도를 측정하기 위해 종종 사용되었던 방법이 응집 반응 분석이다. 혈청 내 항체 농도를 측정하는 이 방법은 더욱 민감하고 정량적인 분석(예, 이 장의 후반부에서 논의하는 효소면역측정법[ELISA])으로 대부분 교체되었다. 실제로, 특정 혈청의 응집 역가는 단지 혈청 내에 존재하는 항체의 반정량적인(semiquantitative) 표현인데, 이것은 항체의 농도(weight/volume)를 정량적으로 측정하는 방식이 아니다.

이 측정법은 2배수로 계단 희석한 혈청을 고정된 농도의 항원과 혼합함으로써 수행된다. 고배율로 희석된 혈청은 보통 항원 응집을 일으키지 않는데, 이는 눈으로 감지할 수 있는 응집을 위한 충분한 항체가 이 농도에서는 존재하지 않기 때문이다. 응집을 유도할 수 있는 항체가 어떤 단계 이상의 희석에서는 더 이상 응집을 유도하지 않는 최고의 희석비율을 **역가**(***titer***)라고 한다. 혈청을 고배율로 희석했을 때는 응집이 일어나지만, 혈청 내에 항체가 높은 농도로 존재하는 경우에는 응집이 일어나지 않는 것이 흔히 관찰된다. 응집이 일어나지 않는 고농도의 혈청을 포함하는 시험관은 프로존(prozone)에 해당한다. 프로존에서는 항체가 과량으로 존재한다. 항원에 비하여 항체의 농도가 높은 경우, 하나의 항원 입자에 있는 각 에피토프가 단지 하나의 항체 분자와 결합하게 되어 서로 다른 항원 입자들 사이의 교차 연결이 방해받기에, 항원에 대한 항체의 비율이 높은 경우에는 응집 반응이 일어나지 않을 수 있다.

프로존 현상 때문에 특정 항원에 대한 응집 항체의 존재 여부를 검사하는 데 있어, 항체를 여러 비율로 희석하여 검사하는 것이 필수적이다. 혈청을 단 하나의 농도에서 검사할 경우, 응집이 일어나지 않은 것은 프로존이거나 항체가 없다는 것을 의미하기 때문이다.

제타 전위 비수용성 항원의 표면은, 적혈구 표면에 존재하는 시알산(sialic acid)으로 인하여 적혈구가 순 음전하를 띠는 것처럼, 전하를 띨 수 있다. 이렇게 전하를 띠는 입자들을 식염수 용액에 현탁시킬 경우, **제타 전위**(***zeta potential***)라는 전위가 입자들 사이에서 형성됨으로써, 입자들이 서로 매우 가까이 다가가는 것이 방지된다. 이것은 전하를 띤 입자들이 항체에 의해 응집, 특히 IgG 항체에 의한 적혈구 응집이 일어나는 데 어려움이 발생한다. IgG 항체 분자의 Fab 팔 사이의 거리가 최대로 벌어진다고 하더라도, 제타 전위를 넘어서 2개의 적혈구 사이에 효과적인 다리를 놓기에는, 그 거리는 너무 짧아서 효과적으로 다리 연결을 형성할 수 없다. 따라서 IgG 항체가 음전하를 띤 적혈구에 대하여 만들어졌다 하더라도, 제타 전위에 의한 반발력으로 인해서 응집 반응이 일어나지 않는다. 반면에 IgM 5량체(pentamer)의 Fab 중 일부는 서로 충분히 떨어져 있으므로 제타 전위에 의해 서로 분리된 적혈구를 연결할 수 있다. IgM 항체의 이러한 성질과 IgM 항체가 5가인 특성이 IgM 항체가 응집 항체로서 효과적인 주된 이유이다.

비록 여러 해 동안, 제타 전위를 여러 가지 방법으로 줄임으로써 응집 반응을 개선하려는 시도가 진행됐지만, 이들 시도 중 어떤 것도 보편적으로 이용되거나 효과적이지 않았다. 그러나 1950년대에 Coombs에 의해서 이러한 문제를 극복하는 독창적인 방법이 개발되었다. 아래에 서술한 이 방법이 적혈구 항원에 특이적인 IgG 항체에 의한 응집 반응을 용이하게 만들었다. 이 방법은 또한 적혈구 표면에 존재하는 응집하지 않는 항체를 검출하는 데 유용하다.

Coombs Test 쿰즈(Coombs) 검사는 면역글로불린에 대한 항체를 사용한다(따라서 **항면역글로불린 검사**[***antiimmunoglobulin test***]라고 불린다). 이 방법은 두 가지 중요한 사실에 기초를 두고 있다: (1) 한 종(예, 인간)의 면역글로불린은 다른 종(예, 토끼)에 주사하면 면역이 유도되는 능력이 있어 면역글로불린에 대한 항체가 생산되게 되며, (2) 여러 항면역글로불린(예, 토끼의 항-인간 Ig 항체)은 항체의 Fc 부분에 존재하는 항원결정기와 결합하지만 Fab 부분에는 결합하지 않아 Fab 부분이 항원과 결합할 수 있게 한다. 따라서, 예를 들어, 만일 인간의 IgG 항체가 적혈구에 있는 에피토프와 결합되어 있는 경우, 그 다음에 인간 IgG에 대한 토끼 항체를 첨가하면 이 항체는 Fab 부분에 의해 적혈구에 결합되어 있는 인간 항체의 Fc 부분에 결합할 것이다(그림 6.16). 이러한 토끼 항체는 적혈구에 결합된 인간 항체에 결합할 뿐만 아니라, 이렇게 함으로써 제타 전위로 인해 서로 분리되어 비교적 멀리 떨어져 있는 적혈구에 결합한 인간 IgG 사이에서 교차 결합(다리 형성)을 유도해서 응집 반응이 일어나게 한다. 항면역글로불린 항체의 첨가는 적혈구에 대한 항체의 농도가 프로존 현상을 일으킬 만큼 충분히 높은

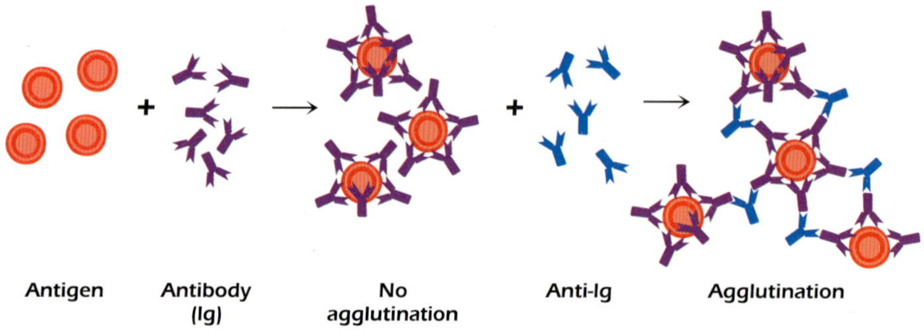

그림 6.16 항면역글로불린(Coombs) 검사의 모식도.

농도로 존재할 경우라 하더라도 응집 반응을 유도한다.

Coombs 검사에는 **직접 Coombs 검사**(*direct Coombs test*)와 **간접 Coobms 검사**(*indirect Coombs test*)의 두 가지 형태가 있다. 이들 두 방법은 검사의 작동 방식이 약간 다르지만, 두 방법 모두 면역글로불린과 항원 사이의 반응을 검출하기 위해 이종(heterologous)의 항면역글로불린을 사용하는 점에서 같은 원리에 바탕을 두고 있다. 직접 Coombs 검사에서는 항면역글로불린 항체를 표면에 있는 항원에 결합한 항체가 있다고 의심되는 입자(예, 적혈구)에 첨가한다. 예를 들어, 신생아의 적혈구에 결합되어 있는 모체의 항-Rh IgG 항체에 의해 발생하는 용혈성 질병이 있는 것으로 의심이 되는 신생아가 있다. 만일 이러한 의심이 올바른 것으로 입증하려면, 직접 Coombs 검사는 다음과 같은 결과를 보일 것이다: 신생아의 적혈구 용액에 항면역글로불린 항체를 첨가하면 적혈구 표면에 결합한 산모의 IgG에 항면역글로불린 항체가 결합되어 응집 반응이 일어날 것이다.

간접 Coombs 검사는 입자에 존재하는 특정 항원에 대한 항체가 혈청 안에 존재하는가를 검출하기 위해 사용된다. 혈청에 있는 항체를 입자에 첨가하면 제타 전위 때문에 응집 반응이 일어나지 않을 수 있다. 여기에 항-Ig를 추가로 첨가하면 응집 반응이 일어날 것이다. 보편적으로 적용되는 간접 Coombs 검사는 Rh^-인 여성의 혈액에 있는 항-Rh IgG 항체를 검출하는 검사이다(14장 참조). 이 검사는 일차적으로 여성의 혈청과 Rh^+인 적혈구를 반응시키고, 이어서 (직접 Coombs 검사에서와 마찬가지로) 항면역글로불린 시약을 첨가하는 것으로 구성되어 있다. 따라서 직접 Coombs 검사는 환자의 적혈구에 이미 결합되어 있는 Ab를 측정하는 반면에 간접 Coombs 검사는 환자의 혈청에 있는 항체를 측정한다.

수동 응집 응집 반응은 입자성 항원(예, 적혈구 또는 박테리아)에 사용될 수 있으며, 만일 수용성 항원이 비수용성 입자에 단단히 부착될 수 있다면 수용성 항원 또한 응집 반응에 사용될 수 있다. 예를 들어, 수용성 항원인 티로글로불린(thyroglobulin)을 라텍스 입자에 부착시킬 수 있으며, thyroglobulin 항원에 대한 항체를 첨가하면 thyroglobulin으로 코팅한 라텍스 입자와 응집 반응이 일어날 것이다. 물론 thyroglobulin이 결합된 라텍스를 첨가하기 전에 수용성 thyroglobulin에 항체를 첨가하면, 항체가 수용성인 항원에 먼저 결합하고, 수용성 항원이 과량으로 존재하는 경우 항체는 입자로 이루어진 항원에 결합할 수 없으므로 응집 반응이 억제될 것이다. 후자에 설명한 예를 **응집 억제**(*agglutination inhibition*)라고 한다. 이는 특정 바이러스에 대한 항체가 바이러스에 의한 적혈구의 응집을 방해하는 응집 억제와 구별되어야 한다. 이 경우에는, 항체가 바이러스 적혈구 표면에 있는 바이러스의 수용체에 결합하는 바이러스의 부위(들)에 작용한다.

항원이 입자의 천연 구성성분일 경우, 이를 **직접 응집**(*direct agglutination*)이라 한다. 항체와 비수용성 입자에 부착된 수용성 항원과 항체 사이에서 일어나는 응집 반응이 일어나는 경우, 이러한 반응을 **수동 응집**(*passive agglutination*)이라 부른다.

응집 반응(직접 또는 수동, Coombs 검사의 사용 여부와 관계없이)은 임상에서 널리 이용되고 있다. 위에서 설명한 예 이외에, 주요 응용으로는 혈액은행에서의 혈액형 분석, 약물-유도 자가면역 용혈성 빈혈과 같은 면역 반응으로 매개되는 다양한 용혈성 질병의 진단, 류마티스 인자(항-인간 IgG에 대한 인간 IgM)의 검사, 매독의 확진 검사, 임신 진단 라텍스 검사 등이 있다. 후자는 경우 임신한 여성의 소변에 존재하는 인간융모성선자극호르몬(HGG)을 검출하는 검사이다.

침전 반응

용액에서의 반응 항체와 입자성 항원 사이에서 일어나는 응

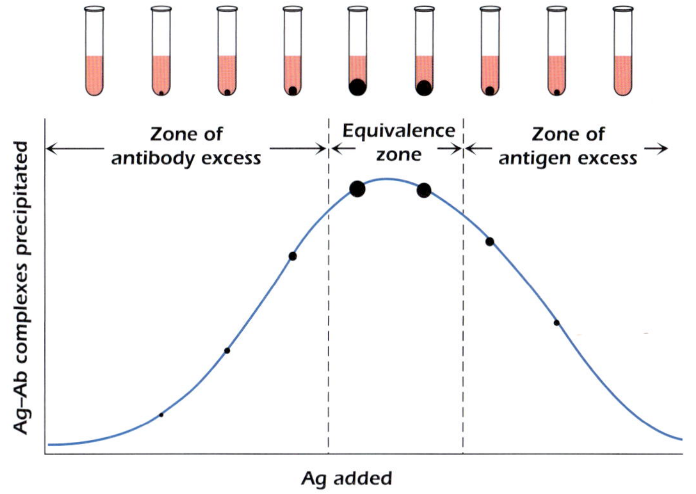

그림 6.17 침전소 반응의 모식도.

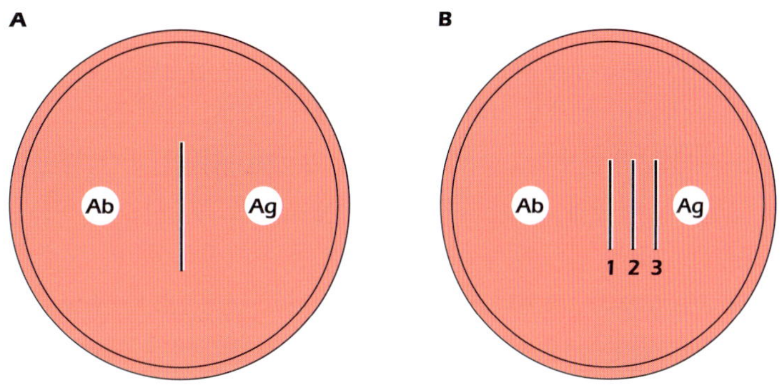

그림 6.18 항체와 단일항원(A) 그리고 항원 1,2,3과 각 해당 항체 사이의 젤 확산들.

집 반응과 달리 침전 반응(precipitation reaction)은 항체와 수용성 항원이 혼합되었을 때 일어난다. 응집 반응과 마찬가지로 2가의 항체와 다가의 항원 분자 사이에 교차 결합이 형성되어 격자(lattice) 형태를 형성하기 때문에 항원-항체 복합체의 침전이 일어난다. 격자들이 일정 크기에 도달하면, 항원-항체 복합체는 수용성을 상실하고 용액으로부터 침전된다. 침전이 형성되는 이 현상을 **침강소 반응**(***precipitin reaction***)이라 한다.

그림 6.17은 정량적인 침강소 반응을 나타내고 있다. 일정한 농도의 항체를 포함하고 있는 일련의 시험관에 항원의 농도를 증가시키면서 첨가하면 다양한 양의 침전물이 형성된다. 각 시험관에 있는 침전물의 양은 여러 가지 방법으로 측정할 수 있다. 첨가된 항원의 양에 대하여 침전물의 양을 도표로 나타내면, 그림 6.17에서와 같은 침강소 곡선을 얻어진다.

그림 6.17에 제시된 곡선의 아랫부분에는 3가지 중요한 구역이 있다: (1) 항체 과잉 구역(프로존), (2) 등가 구역, (3) 항원 과잉 구역. 등가 구역에서는 항체에 대한 항원의 비율이 최대 침선물이 형성에 최석인 상태이며, 항제가 과잉인 구역과 항원이 과잉 구역에서는 반응물들의 비율이 효과적인 교차 결합과 침전물의 형성을 유도하지 못한다.

침강소 곡선의 구역들은 침전된 항원-항체 복합체의 양에 기초를 둔다는 점을 강조할 필요가 있다. 그러나 항원 또는 항체 과잉 구역에서도 수용성 항원-항체 복합체가 존재할 수 있으며, 특히 최소량의 침전물이 형성되고 많은 양의 항원-항체 복합체가 상등액에 존재하는 항원 과잉 구역에서는 더욱 그러하다. 따라서 생성되는 침전물의 양은 항원과 항체 반응물의 비율에 의존한다: 즉, 반응의 올바른 비율은 침전물 형성이 최대가 되게 하며, 항원(또는 항체) 과잉은 수용성 복합체를 유도한다.

임상 실험실에서는, 용액 내의 항원-항체 복합체에 의한 빛의 산란 정도를 측정하는 탁도계를 사용한다. 탁도계는 또한 보체를 포함한 몇 가지 혈장단백질의 농도를 결정하는 데 사용된다. **비탁 분석**(***nephelometry***)이라 불리는 이 기법은 방사상 면역확산(이 장의 후반부에서 설명) 기법을 대부분 대체하였다.

비탁 분석과 방사상 면역확산 모두 면역복합체 형성을 측정하지만, 전자는 수용성 면역복합체를 측정하는 반면 후자는 침전된 면역복합체를 측정한다. 그러므로, 이들 두 가지 기법은 침전 곡선에서 서로 다른 대상을 표적으로 한다.

젤에서의 침전 반응 수용성 항원과 항체 사이의 침전 반응은 용액에서뿐만 아니라 한천 젤과 같은 반고체성 매질에서도 일어날 수 있다. 수용성 항원과 항체를 젤에 파놓은 홈에 넣으면(그림 6.18A), 반응물들은 젤 안에서 확산되어, 홈에서 가장 가까운 쪽이 가장 높은 농도를 가지는 농도의 기울기를 형성한다. 두 홈 사이의 어딘가에는 항원과 항체가 침전물의 형성에 최적인 비율로 존재할 것이다.

만일 항체 홈에는 항원 1, 항원 2, 항원 3에 각각 특이적인 항체 1, 항체 2, 항체 3이 들어있고, 항원 홈에 있는 항원 1, 2, 3이 서로 다른 속도로 확산된다면(1>2>3의 확산 속도로), 3개의 뚜렷이 다른 침강선(precipitin line)이 형성될 것이다. 항-1, 항-2, 항-3의 항체들은 같은 속도로 확산이 되고, 서로 독립적으로 항원 1, 2, 3과 각각 반응하기 때문에 3개의 등가 구역을 형성하며, 따라서 3개의 분리된 침전의 선이 형성됨에 따라서 3개의 침강선이 형성되었다(그림 6.18B). 항체와 항원의 서로 다른 확산 속도는 농도, 분자 크기 또는 분자 모양의 차이에서 기인하다.

방사상 면역확산 그림 6.19에 제시된 방사상 면역 확산 검사는 이중 확산 검사의 한 변형이며, 더욱 더 정량적인 다른 검사 방식을 선택하는 것이 가능하기에 널리 사용되지는 않는다. 서로 다른 농도의 항원이 홈에 존재하는 반면, 항체는 한천 젤에 균등하게 분포되어 있다. 따라서 침강선은 홈 주변의 침강환으로 대체된다. 침강환이 항원 홈의 중심으로부터 이동한 거리는 홈에 있는 항원 농도에 정비례한다. 홈에 있는 항원의 농도와 침강환의 지름 사이의 관계는 그림 6.19와 같이 도표로 나타낼 수 있다. 만일 홈 F와 홈 G와 같이 농도를 모르는 동일한 항원이 홈에 들어있다면, 이들 홈에 있는 항원의 농도는 침강환의 지름을 농도를 알고 있는 항원에서 형성된 침강환의 지름과 비교함으로써 결정할 수 있다.

면역전기영동 면역전기영동은 전기장에서의 단백질 혼합물의 분리하는 전기영동 과정과 젤 안에서 확산된 항체와 반응시켜서 분리된 단백질들을 검출하는 과정을 포함한다. 혼합물에 있는 항원들에 대한 항체를 포함하고 있는 항혈청으로 항원 혼합물을 분석하는 데 매우 유용하다. 이 방법은 단백질 전기영동의 확장으로, 이 방법에서는 단백질들이 전기영동으로 분리되고 단백질들의 추정되는 조성이 젤에서의 위치로 결정되어 알부민과 γ 글로불린 지역을 확인한다(그림 6.1 참조). 면역전기영동 또는 면역고정전기영동에서는 단백질을 분리한

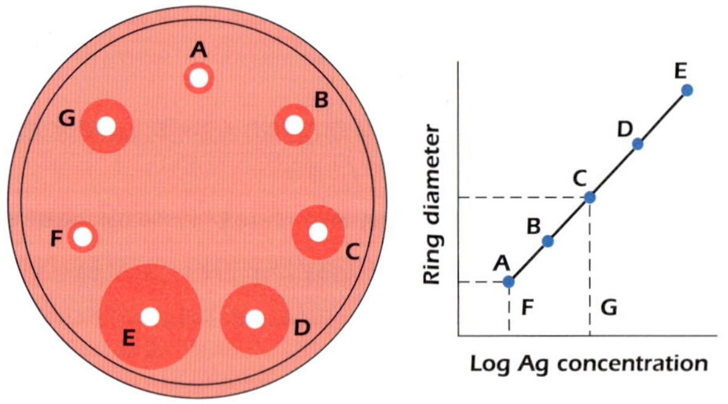

그림 6.19 방사상 확산. A, B, C, D, E는 이미 알고 있는 항원의 농도를 나타낸다. F와 G는 그래프를 통하여 측정될 수 있는 미지의 시료 농도를 나타낸다.

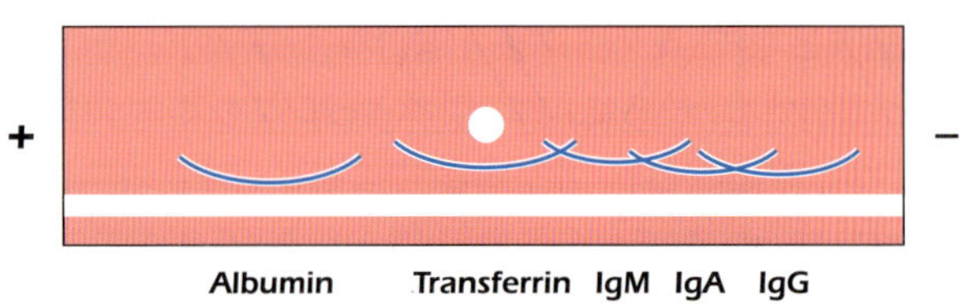

그림 6.20 혈청 단백질의 면역전기영동 패턴.

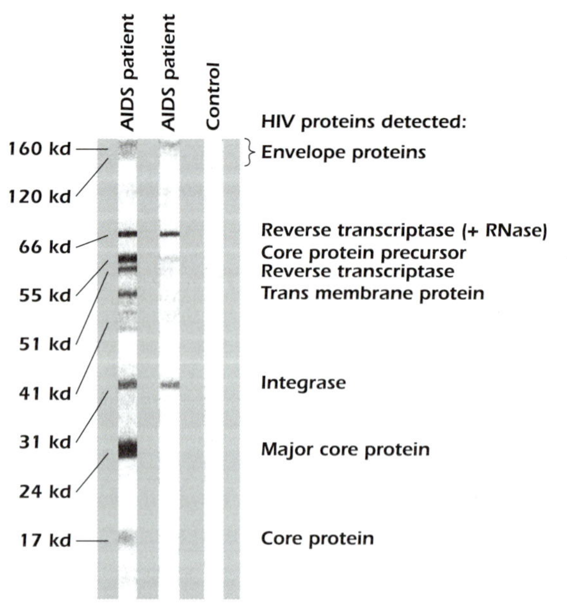

그림 6.21 HIV에 감염된 2명과 1명의 대조군으로부터 얻은 혈청 시료의 웨스턴블롯. 인간면역결핍증후군(AIDS) 환자의 시료에 나타난 몇 개의 밴드는 HIV 단백질에 반응하는 항체가 혈청에 존재하고 있음을 보여준다.

후 특정한 항체를 첨가해서 특정 단백질을 확인한다. 예를 들어, 인간 혈청단백질의 특성을 임상적으로 조사할 경우, 혈청 한 방울을 한천 젤로 코팅한 슬라이드의 중앙에 파놓은 홈에 넣는다. 그 다음 혈청을 전기영동하면 전기장에서의 이동성(mobility)에 여러 구성요소가 분리된다. 전기영동 후 슬라이드 한쪽에 길게 홈을 만든 후 인간 혈청단백질에 대한 항체를 넣는다. 항체는 젤에서 확산되며 분리된 혈청단백질도 마찬가지로 확산된다. 각 항원과 항원에 상응하는 항체에 대한 항원-항체 복합체의 비율이 최적인 곳에서 침강선이 형성된다. 이 결과는 그림 6.20에서 보여주는 패턴과 유사하다. 정상적인 사람의 혈청으로부터 얻은 침강선의 패턴 및 강도를 환자의 혈청에서 얻은 침강선의 패턴과 강도를 비교함으로써 하나 또는 그 이상의 혈청단백질이 결핍, 과다 또는 그 밖에 다른 비정상적 상태를 밝혀낼 수 있다. 실제로, 1952년 최초의 항체 결핍 증후군(Bruton 무감마글로불린혈증, 16장 참조)이 확인된 것은 바로 면역전기영동 분석을 통해서였다.

웨스턴 블롯(면역 블롯) 웨스턴 블롯(Western blot) 기법에서는, 항원(또는 항원 혼합물)이 젤에서 우선 분리한다. 분리된 물질을 전기블롯팅(electroblotting) 방법을 이용하여 단백질-결합 용지(예, 나이트로셀룰로스)로 옮긴다. 항체를 나이트로셀룰로스 용지에 첨가하여 특정 항원과 결합시킨다. 항체는 직접 표지되어 있거나(예, 방사능으로 표지), 표지된 항면역글로불린이 첫 번째 항체가 결합된 항원과 항체의 위치를 확인하기 위하여 사용될 수 있다. 이러한 이른바 웨스턴 블롯은 항원의 검출 및 특성 연구를 위해 연구실험실과 임상실험실에서 널리 사용되고 있다. 특별히 유용한 예는 HIV 항원이 결합된 나이트로셀룰로스 용지에 환자의 혈청을 첨가해서 반응시키는 인간 면역결핍바이러스(HIV) 감염의 확정 진단이다. 특정한 항체의 존재가 확인되면 이 바이러스에 감염되었다는 확실한 증거가 된다.

항원-항체 상호작용(예, 면역측정법)을 활용하는 다른 방법들의 예는 20장에서 논의한다.

요약

1. 모든 클래스의 면역글로불린은 2개의 동일한 경(L)사슬과 2개의 동일한 중(H)사슬로 구성된 기본적인 4-사슬 구조를 가지고 있다. 이황화결합을 통하여 각 경사슬은 중사슬에 연결되어 있으며, 2개의 중사슬은 서로 연결되어 있다.
2. 온전한 상태에서, L과 H 사슬은 사슬 내 이황화결합으로 안정화된 도메인 형태로 접혀 있다. 일련의 다른 단백질(예, TCR, CD4, MHC 클래스 I 및 II 분자)에서도 역시 Ig-접힘 도메인을 포함하고 있기에, 이들을 Ig 슈퍼패밀리의 일원으로 분류한다.
3. 면역글로불린은 B 세포 표면에 존재하는 막에 결합한 항체와 형질세포가 생산하는 분비형 항체의 두 가지 형태로 발현된다. 막에 결합한 항체는 Igα/Igβ로 부르는 이형이량체와 연계되어 B-세포 수용체(BCR)를 형성한다.
4. 중사슬과 경사슬의 N-말단 도메인에 있는 가변(V) 부위는 상보성-결정 부위(CDRs)라고도 불리는 초가변 부위를 포함하고 있다. CDR은 항원과 결합하는 항체의 결합 부위를 형성하며 항체의 특이성에 따라서 서로 다르다.
5. L과 H 사슬의 일정 부위 도메인은 각 L-사슬 개별형과 각 H-사슬 개별형 안에서는 각각 서로 유사하다.
6. 중사슬의 Fc 부위가 각 클래스의 항체가 수행하는 서로 다른 생물학적 기능의 원인이 된다.
7. 면역글로불린 중사슬과 경사슬 개별형은 그들의 일정 부위 구조로 서로 구별된다. H-사슬 일정 부위 지역에 존재하는 차이는 아미노산 하나 혹은 두 개의 아미노산의 변화를 일으키는 유전적 대립유전자의 변이에 기인한다. 이러한 차이를 가진 면역글로불린을 동종이형이라 부른다. 동종이형은 같은 종 안에서 개체를 구별하는 데 사용된다. 대조적으로, 항체 분자의 이디오타입 부위는 항체 분자의 항원 결합 부위를 형성하는 아미노산의 독특한 조합으로 나타나며, 따라서 이들은 특정 항체에 대하여 각각 서로 독특하다.
8. IgG는 독소의 중화부터 보체의 활성화 및 옵소닌화까지 광범위한 생물학적 기능을 수행할 수 있는 다재다능한 항체 클래스이나. IgG는 모체의 면역을 태아로 전달할 수 있는 유일한 면역글로불린 클래스이다. IgG의 반감기(23일)는 모든 면역글로불린 클래스 중 가장 길다.
9. IgM은 성숙한 B 세포 표면에서는 단량체로 발현되며, J 사슬로 서로 연결된 5량체 형태로 분비된다. 모든 클래스의 면역글로불린 중 IgM은 가장 뛰어난 응집 항체로 그리고 보체-활성화 항체로 작용한다.
10. IgA 항체는 단량체 형태와 이량체 형태로 존재한다. 이량체 IgA는 분비물에서 발견되며 분비형 IgA라 부른다. 분비형 IgA는 중요한 항바이러스 면역글로불린이다.
11. IgD는 성숙한 B 세포 표면에 존재하며, 동일한 특이성을 가진

IgM과 공동발현된다. IgD의 기능적 성질은 아직 완전하게 규명되지 않았다.

12. 즉시과민형 항체라고도 불리는 IgE는 알레르기 반응에 대단히 중요하다. IgE는 또한 기생충 감염으로부터 보호하는 데 중요한 역할을 하는 것으로 여겨진다. IgE의 Fc 부분은 비만세포를 포함한 몇 가지 세포에 있는 수용체와 높은 친화력으로 결합한다. IgE는 이러한 세포의 탈과립을 촉발해, 과민(알레르기) 반응을 매개하는 약리학적 활성 물질이 방출되게 한다.
13. 항원에 최초로 노출이 된 다음, 1차 면역 반응이 일어난다. 이 반응은 주로 IgM 항체를 생산한다. 같은 항원으로 다시 노출되게 되면 2차 혹은 기억 반응이 일어나는데, 1차 반응보다 신속하게 일어나고 IgM 생산으로부터 IgG 및 다른 개별형을 합성하도록 전환된다. 2차 반응은 1차 반응보다 훨씬 더 오래 지속된다.
14. 항원과 항체 사이의 반응에는 공유결합이 관여하지 않는다; 여기에는 정전기적 힘, 소수성 힘, 반데르발스 힘과 같은 약한 상호작용 힘이 관여한다. 결과적으로, 충분한 상호작용을 위해서는 항체-결합 부위와 항원이 열쇠와 자물쇠처럼 공간적으로 매우 정확하게 들어맞아야 한다.
15. 다가의 항원과 적어도 2가인 항체 사이의 반응만이 항체에 의한 항원 분자의 교차결합을 이뤄서 항원-항체 반응을 일으킨다. 이러한 반응은 합텐이나 1가의 Fab와는 일어나지 않는다.
16. 수용성 항체와 비수용성 항원 사이의 상호작용은 응집 반응을 일으킨다. 응집 반응의 정도는 상호작용하는 항체와 항원의 비율에 의존한다. 항체 수준이 높으면, 응집 반응이 일어나지 않을 수 있다. 역가라는 용어는 응집 반응이 일어나지만, 그 이상의 희석에서는 응집 반응이 일어나지 않는 최고의 혈청 희석비율을 말한다.
17. 침전 반응은 적절한 비율로 수용성 다가 항원과 (적어도) 2가 항체를 혼합하였을 때 일어난다. 침전 반응은 수용성 매질이나 젤에서 일어날 수 있다.
18. 젤에서 수용성 항원과 항체 사이의 반응은 항체나 항원의 정성적인 또는 정량적인 분석에 이용될 수 있다. 이러한 반응의 예를 젤 확산, 방사상 확산, 그리고 면역전기영동 등에서 볼 수 있다.

REFERENCES AND BIBLIOGRAPHY

Alzari PM, Lascombe MB, Poljak RJ. (1988) Three-dimensional structure of antibodies. Annu Rev Immunol 6: 555.

Capra D, Edmundson AB. (1977) The antibody combining site. Sci Am 236: 50.

Carayannopoulos L, Capra JD. (1998) Immunoglobulins: structure and function. In Paul WE. (ed) Fundamental Immunology, 4th ed. New York: Raven Press.

Davies DR, Metzger H. (1983) Structural basis of antibody function. Annu Rev Immunol 1: 87.

Eisen HN. (2001) Specificity and degeneracy in antigen recognition: Yin and yang in the immune response. Ann Rev Immunol 19: 1.

Harlow E, Lane D. (1988) Antibodies: A Laboratory Manual. Cold Spring Harbor, NY: Cold Spring Harbor Laboratory Press

Hudson L, Jay FC. (1989) Practical Immunology, 3rd edition. Oxford, UK: Blackwell

Jefferis R. (1993) What is an idiotype? Immunol Today 14: 19.

Johnstone A, Thorpe R, (1987) Immunochemistry in Practice. Oxford, UK: Blackwell.

Junghans RP, Anderson CL. (1996) The protection receptor for IgG catabolism is the β2-microglobulin-containing neonatal intestinal transport receptor. Proc Natl Acad Sci USA 93: 5512.

Koshland ME. (1985) The coming of age of the immunoglobulin J chain. Annu Rev Immunol 3: 425.

Mestecky J, McGhee JR. (1987) Immunoglobulin A. (IgA) Molecular and cellular interactions involved in IgA biosynthesis and immune response. Adv Immunol 40: 153.

Stanfield RL, Fisher TM, Lerner R, Wilson IA. (1990) Crystal structure of an antibody to a peptide and its complex with peptide antigen at 2.8 D. Science 248: 712.

Tomasi TB. (1992) The discovery of secretory IgA and the mucosal immune system. Immunol Today 13: 416.

Williams AF, Barclay AN. (1988) The immunoglobulin superfamily. Annu Rev Immunol 6: 381.

복습 문제

각 질문에 대하여 가장 알맞은 답을 고르시오.

1. 수용체에 결합과 같은 면역글로불린의 기능적 성질은 무엇과 연관이 있는가?
   A. 경사슬
   B. J 사슬
   C. 이황화결합
   D. 중사슬
   E. 가변 부위

2. 항체 분자의 이디오타입은 어느 아미노산 서열에 의해 결정되는가?
   A. 경사슬의 불변 부위
   B. 경사슬의 가변 부위
   C. 중사슬의 불변 부위
   D. 중사슬과 경사슬의 불변 부위
   E. 중사슬과 경사슬의 가변 부위

3. 다음 중 어느 것이 인간 γ 중사슬, κ 사슬, λ 사슬, 그리고 Ig의 Fc 부분에 특이적인 다클론의 토끼 항혈청을 생성할 것인가?
   A. 벤스-존스 단백질
   B. IgG의 집합체
   C. 펩신으로 분해한 IgG
   D. 정제한 Fab
   E. 정제한 $F(ab')_2$

4. 인간 IgA를 모아서 면역 접종한 후 생성된 다클론 항혈청은 무엇과 반응하는가?
   A. 인간 IgM
   B. κ 경사슬
   C. 인간 IgG
   D. J 사슬
   E. 모두 맞음

5. 어떤 한 개체가 IgG_1 동종이형 3과 12를 가진 이형접합체로 밝혀졌다. 이 개체에서 질대로 만들지 않는 IgG_1 항체는 무엇인가?
   A. 동종이형 12의 중사슬 2개
   B. κ 혹은 λ의 경사슬 2개
   C. 동종이형 3의 중사슬 2개
   D. 동종이형 3과 동종이형 12를 가진 중사슬 2개

6. HEA(hen egg albumin) 항원에 특이적인 IgG 항체를 파파인으로 분해하면 어떻게 되는가?
   A. 항원 특이성을 잃어버린다.
   B. HEA와 침전을 일으킨다.
   C. 모든 사슬 사이 이황화결합을 잃어버린다.
   D. 2개의 Fab와 하나의 Fc를 생산한다.
   E. 답 없음

7. 고양이 비듬에 대하여 심각한 알레르기를 가진 사람이 친구 집에 있는 애완용 고양이에 노출되었다면, 어떤 클래스의 면역글로불린이 노출된 후 곧바로 증가할 가능성이 가장 큰가?
   A. IgA
   B. IgE
   C. IgG
   D. IgM
   E. IgD

8. 항원과 결합했을 때 하나의 항체 분자로도 보체를 활성화시킬 수 있는 면역글로불린은 다음 중 어느 것인가?
   A. IgA
   B. IgE
   C. IgG
   D. IgM
   E. IgD

9. 병원체에 특이적인 IgM 항체의 상대적인 수준이 질병 진단에 중요한 이유는 무엇인가?
   A. IgM은 다른 개별형보다 탐지가 용이하기 때문이다.
   B. 바이러스 감염되면 종종 IgM 면역 반응이 매우 크게 일어나기 때문이다.
   C. IgM 항체는 다른 개별형에 비하여 재감염으로부터 더욱 잘 보호한다.
   D. 상대적으로 높은 수준의 IgM은 종종 IgM 항체 생성을 유도하는 물질에 최초로 노출되거나 최근에 노출된 상태와 연관이 있기 때문이다.

10. 1차와 2차 항체 반응은 서로 어떤 점에서 다른가?
    A. 가장 많이 생성되는 개별형이 존재
    B. 항원에 반응하는 림프구의 숫자
    C. 혈청에 나타나는 항체의 속도
    D. 생산된 Ig 개별형이 나타내는 생물학적 기능
    E. 모두 맞음

11. 알레르기 반응의 경향이 있는 개체에서, 다음 설명 중 알레르기 항원(allergen), 즉 알레르기 유발 물질에 노출되었을 때 그 결과를 가장 잘 서술한 것은 무엇인가?
    A. 노출된지 수주 후에 다량의 알레르기 항원-특이적 IgM이 혈청에 존재할 것이다.
    B. Fc 수용체를 발현하는 비만세포와 같은 세포들의 표면에 붙어 있는 알레르기 항원-특이적 IgE의 존재로 인하여 호흡 곤란 및 재채기와 같은 임상적 반응을 보일 것이다.
    C. IgG 반응은 알레르기 항원-특이적으로 활성화된 B 세포가 IgE로 클래스 전환이 진행되는 능력을 억제함으로써 알레르기 반응을 억제한다.

D. 순환하는 알레르기 항원-특이적 IgE는 눈이 가렵고 눈물이 나는 증상을 보이는 염증 반응이 시작되게 할 것이다.
E. 모두 맞음

12. 다음 중 면역글로불린 분자의 본연의 특성과 안정성에는 필수적이지만 항원과 항체 사이의 상호작용에는 관여하지 않는 것은?
A. 공유결합
B. 반데르발스 힘
C. 소수성 상호작용 힘
D. 정전기적 상호작용 힘
E. 에피토프와 항체 사이의 매우 밀접한 일치

13. 만일 달걀의 라이소자임(HEL)에 특이적인 IgG 항체로부터 Fab 조각을 얻기 위하여 파파인으로 처리하였다면, 이러한 조각들의 총결합력에 대한 다음 설명 중 올바른 것은?
A. 이들은 온전한 IgG와 비교하여 낮은 결합력을 가진다.
B. 이들은 온전한 IgG와 비교하여 높은 결합력을 가진다.
C. 이들은 온전한 IgG와 동일한 결합력을 가진다.
D. 이들은 HEL에 대한 결합력을 잃어버린다.
E. 이들은 HEL에 대하여 동일한 결합력을 갖지만 낮은 친화력을 가진다.

복습 문제의 답

1. **D.** 중사슬의 일정 부위의 C-말단은 면역글로불린의 생물학적 활성과 연관된 도메인을 가지고 있다.
2. **E.** 이디오타입은 항원결합 부위를 포함하는 Ig 분자의 항원결정기이다. 항원결합 부위는 경사슬과 중사슬 모두에 있는 가변 부위로 구성되어 있다.
3. **B.** γ 중사슬 (따라서 Fc 부위) 및 κ 경사슬 혹은 λ 경사슬을 각각 발현하는 IgG 분자의 혼합물을 포함한 IgG 집합체만이 이러한 IgG의 각 구성요소에 대한 항혈청을 생성할 것이다. 나머지는 모든 구성요소에 대한 항체를 자극하지 않을 것이다. 벤스-존스 단백질은 다발성 골수종 환자의 소변에서 발견되는 경사슬의 이량체이다. IgG를 펩신으로 처리하면 Fc 부위가 분해된다. 정제한 Fab와 $F(ab')_2$ 조각은 γ 중사슬(따라서 Fc 부위)이 없다.
4. **E.** 모두가 알맞은 답이다. IgA에 대한 항체는 κ와 λ 경사슬에 특이적인 항체를 가지고 있으며, κ와 λ 경사슬을 가지고 있는 IgG와 IgM과 반응할 것이다. 면역접종에 사용된 IgA가 이량체라면 J 사슬에 대한 항체도 역시 존재할 것이다.
5. **D.** 하나의 세포에서 생산된 어떤 면역글로불린이라도 2개의 중사슬과 2개의 경사슬은 동일하다. 그러므로 이 개체에 있는 항체 분자는 동종이형 3 또는 동종이형 12 중사슬을 가지고 있지만 3과 12의 혼합형은 가지고 있지 않다. 마찬가지로, 항체는 2개의 κ 혹은 2개의 λ 사슬을 가지고 있을 것이다.
6. **D.** IgG 분자는 파파인으로 처리하면 경첩 부위 위에서 절단되어 2개의 Fab 분자와 하나의 Fc 조작이 생성된다. Fab 조각은 HEA와 결합할 수 있지만, 이황화결합으로 서로 연결되어 있지 않기 때문에, 항원을 침전시킬 수 없다. 이는 펩신으로 처리한 결과와 대조가 되는데, 펩신은 경첩 부위 아래를 절단하기 때문에, 하나의 온전한 2가 $F(ab')_2$ 분자를 생성하여 항원을 침전시킬 수 있다. CDR 부위가 보존되었기 때문에 펩신으로 처리한 HEA 특이적 항체는 항체의 Fab 부위와 동일한 특이성을 가질 것이다.
7. **B.** 알레르기 항원에 대한 반응으로 생산된 면역글로불린의 주요 클래스는 IgE이다.
8. **D.** 하나의 분자가 항원에 결합하였을 때 오직 IgM만이 보체를 활성화시키거나 고정시킬 수 있다. 이는 IgM이 5량체 형태이기 때문이다.
9. **D.** 오직 마지막 설명만이 올바르다. 면역원에 반응하여 합성된 최초의 개별형은 IgM이기 때문에, 상대적으로 높은 IgM 수준은 종종 IgM 항체 생성을 유도하는 물질에 최초로 노출되거나 최근에 노출된 상태와 연관이 있다.
10. **E.** 모두가 정답이다. 답 문항들 모두가 자명하다.
11. **B.** 알레르기 반응의 경향이 있는 개체는 알레르기 항원에 특이성을 가진 IgE 항체를 다량 생산한다. 일단 생산되면, IgE는 Fcε 수용체를 가진 여러 유형의 세포(예, 조직의 비만세포)에 장기간 동안(수주에서 수 개월) 결합한 상태로 존재한다. 이러한 IgE의 Fab 부분에 알레르기 항원이 상호작용하여 세포에 결합된 항체들을 교차로 연결하게 되면, 그 결과로 세포막이 불안정하게 되며 세포의 과립의 탈과립화가 일어난다. 최종적으로, 알레르기 항원과 연관된 임상적인 증상의 원인이 되는 약리학적으로 강력한 활성물질이 방출되게 된다.
12. **A.** 항체와 항원 사이의 상호작용에는 공유결합이 관여하지 않는다. 결합력은 상대적으로 약하며, 이러한 결합에는 반데르발스 힘, 소수성 힘, 정전기적 힘 등이 포함된다. 에피토프와 항체 사이에는 매우 밀접한 일치가 필요하다.
13. **A.** 결합력은 항체와 다가 항원들 사이의 총결합에너지를 의미한다. 2가인 HEL-특이적 IgG 분자(2개의 Fab 조각을 가지고 있기에)와 비교하여 Fab는 1가이기 때문에, Fab 조각의 결합력은 낮을 것이다. Fab 조각의 친화력은 온전한 IgG 분자의 각 Fab 부위와 동일하기 때문에 선택 E는 올바르지 않다.

7

림프구 항원 수용체의 구조 및 발현

서론

앞 장에서 우리는 면역 반응의 다양성에 대해 설명하였다. 이러한 다양성은 개별 B 림프구에서 발견되는 항원 특이적 수용체의 분비 형태인 면역글로불린(Ig) 분자에서 볼 수 있다. 항원 특이적 T 세포 수용체(TCR)의 다양성도 비슷한 규모이다. 단일 개체에서 생성될 수 있는 항원 특이성이 상이한 B 및 T 세포의 수를 추정하여 보면 약 10^{11}개 이상이다. 즉, 모든 사람은 10^{11}개 이상의 서로 다른 Ig 또는 TCR 분자를 생성할 수 있는 능력을 가지고 있다. 그러나 지난 몇 년 동안 수행된 인간 게놈(상속 DNA)의 시퀀싱을 통해서, 우리는 이제 모든 사람이 19,000~20,000개의 유전자만 가지고 있다는 것을 알고 있다. 다른 포유류 종의 게놈에도 비슷한 수의 유전자가 포함되어 있다.

이와 같이 적은 수의 유전자가 그렇게 많은 다른 항원 수용체 분자를 어떻게 생산할 수 있을까? 지난 30년 동안의 연구에 의해 Ig 및 TCR 유전자는 수백 개에 불과하지만, 고유한 **재배열**(***rearrangement***) 또는 **재조합**(***recombination***) 전략을 사용하여 수백만 개 이상의 가능한 단백질 서열을 생성한다는 것이 밝혀졌다. 이러한 방식으로 유전자 또는 사실상 작은 유전자 분절이 결합되어 단일 Ig 또는 TCR 분자를 생성한다. 이 재배열 또는 재조합 메커니즘의 주요 특징은 Ig 및 TCR 유전자가 B 및 T 세포의 발달 동안 DNA 서열을 따라 위치를 변경한다는 것, 즉 이동한다는 것이다. 이러한 사실은 1987년 노벨상을 수상한 Susumu Tonegawa에 의해 Ig 유전자에서 처음으로 밝혀졌다.

이 장에서는 B 세포와 T 세포 항원수용체 유전자가 유전체내에서 어떻게 배치되는 지와 함께 Ig 합성과 TCR 발현의 중요한 특징에 대해 다룰 것이다. 또한, 항원 특이적 수용체의 다양성에 기여하는 여러 메커니즘과, 모든 개인이 직면하는 방대한 수의 병원체와 무해한 항원에 대처하는 방대한 수의 항원 특이적 수용체를 림프구가 어떻게 생성하는지에 대해 논의할 것이다.

유전자 구조 및 유전자 발현에 대한 개요

Ig 분자와 TCR 단백질이 합성되는 방식에 대해 논의하기 전에 먼저 전형적인 유전자가 어떻게 구성되고, 이 유전자로부터 단백질이 어떻게 합성되는지 검토해보자. 그림 7.1과 이후 그림에서는 세포 표면에서 발현되는 단백질을 암호화하는 유전자에 초점을 맞출 것이다.

유전자의 특징적인 구조를 그림 7.1의 윗줄에 표시하였다. **엑손**(***exons***)(나중에 성숙한 전령 RNA(mRNA)으로 전사되는 염기쌍의 서열)은 **인트론**(***introns***, 성숙한 mRNA로 되기 전 제거되는 염기서열)에 의해 서로 분리되어 있다. 세포 표면에서 발현되는 단백질(또는 분비되거나 세포내 소기관으로 이동하는 단백질)을 암호화하는 유전자의 전형으로, 이 유전자도 5′ 말단에 선도 서열(선도 엑손)을 가지고 있다. 선도 서열은 단백질의 아미노(N) 말단에서 주로 소수성인 약 10개의 아미노산을 암호화하는 서열로서, 이에 의해 생성된 단백질을 신호 펩타이드라고 한다. 그림 7.1에서는 나타내지 않았지만 선도 서열 앞부분에 전사를 조절하는 조절서열이 위치한다. 이러한 염기서열에는 **전사인자**(***transcription***

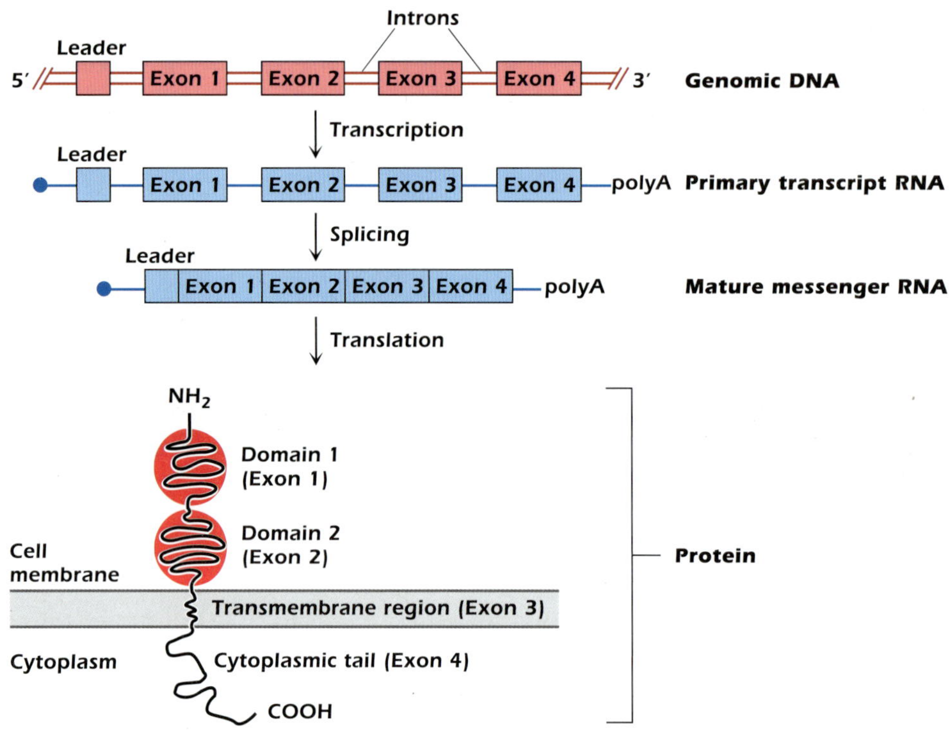

그림 7.1 세포막 관통 단백질을 암호화하는 유전자와 세포 표면에서 단백질을 발현시키는 단계. RNA의 5′ 말단에 있는 원은 메틸구아노신 "캡(cap)"이고 "polyA"는 3′ 말단에 폴리아데닐화된 "꼬리(tail)"를 나타내고 있다.

factors)라고 불리는 단백질이 결합하는데, 전사인자는 전사를 개시하거나 조절하는 단백질이다. 유전자의 전사는 DNA와 결합되어 있는 전사인자에 RNA 중합효소가 결합됨으로써 시작된다.

그림 7.1에 나타낸 유전자가 RNA로 전사될 때, 전체 DNA는 엑손과 인트론을 모두 포함하는 1차 전사체로 전사된다. 그 후, 1차 전사체의 분해를 억제하기 위해서 하나의 "모자"(5′ 말단에 단일 methylguanosine) 그리고 "꼬리"(3′ 말단에 약 250개의 아데닌)가 RNA에 부가된다. 그러면 효소 작용으로 **스플라이싱**(***splicing***) 과정을 통해 1차 전사체에서 인트론 부분이 잘려 나가고 전체 엑손 부분이 결합하여 성숙한 mRNA가 생성된다. 이 성숙한 mRNA은 핵을 떠나 리보솜에서 단백질로 번역된다.

세포막과 연합된 단백질의 mRNA가 리보솜에서 번역될 때, 신호 펩타이드는 폴리펩타이드 사슬의 합성을 소포체에서 하도록 지시하는 역할을 수행한다. 번역된 초기의 폴리펩타이드 사슬은 리보솜에서 소포체 내부로 이동된 후, 신호 펩타이드가 절단된다. 이렇게 새로 합성된 단백질은 소포체에서 골지체로 이동한 다음 세포막으로 이동한다.

림프구의 항원 특이적 수용체의 공통적 특성과 독자적 특징

B 세포에서 발현되는 막관통 면역글로불린(Ig)과 T 세포에서 발현되는 T 세포 수용체(TCR)는 림프구가 주변 환경의 항원에 결합할 수 있게 한다. 이전 장에서 논의한 바와 같이, BCR과 TCR 사이의 물리적 상호작용은 항원결정기로 정의되는 항원의 작은 부분에 대해 매우 특이적이다(5장 참조). 이러한 특이성은 Ig 및 TCR 항원 결합 부위의 구조에 의해 결정된다. 요컨대, 항원 수용체 레퍼토리에서 광범위한 에피토프 특이성은 Ig 및 TCR 분자의 에피토프 결합 부위에서 아미노산 서열의 변이에 기인한다. 이러한 분자는 B 또는 T 세포에서 발현되는 별개의 유전자 세트에서 유래하지만, 각각이 수용체 단백질의 가변(V) 영역으로 정의된 아미노산 서열로 구성된다는 점에서 유사하다. 또한, V 영역의 각 사슬은 신호 또는 효과기 기능을 제공하는 불변(C) 영역에 연결된다. V 영역은 유전자 분절라고 하는 여러 조각으로 인코딩된다. 이들은 **체세포 DNA 재조합**(***somatic DNA recombination***)에 의해 발달 중인 림프구에서 조립되어 이 장의 주요 주제인 유전자 **재배열**(***gene rearrangement***)로 알려진 메커니즘을 사용하여 완전한 V 영역 서열을 형성한다. 유전자 재배열 동안 각 유형의 유전자 분

표 7.1 B-세포 수용체(BCR)와 T-세포 수용체(TCR)의 특징 비교.

B-세포 수용체	T-세포 수용체
4개의 사슬	2개의 사슬
2개의 항원결합 부위(이가)	1개의 항원결합 부위(단가)
단백질, 탄수화물, DNA, 지질를 항원으로 인식함	주로 단백질 항원(정확히는 펩타이드)을 인식
자유 항원 인식 가능	펩타이드가 MHC 분자에 결합된 형태의 항원 인식
체액에 있는 어떠한 항원도 처리 가능	다른 세포와 상호작용 제한
활성화되면 분비됨	활성화되도 분비되지 않음
체세포 과돌연변이 및 개별형 전환 재조합 발생	항원과 반응하는 동안 TCR의 변화는 없음

절 선택은 무작위로 발생한다. 이 장의 뒷부분에서 논의하겠지만, 가능한 많은 다른 조합을 통해 BCR과 TCR 레퍼토리의 다양성을 생성한다.

B 세포와 T 세포 항원 특이적 수용체의 차이점을 표 7.1에 요약하였다. TCR의 몇 가지 독특한 특징(예: MHC의 역할)에 대한 세부 사항은 8장에서 논의한다.

이 장에서는 Ig과 TCR 단백질의 합성과 관련된 분자 메커니즘을 핵심적으로 다룬다. 먼저 BCR와 수용체 유전자의 주요 특성을 설명한 다음 T 세포의 항원 수용체에 대해 설명한다.

B-세포 항원 특이적 수용체 및 수용체 유전자

그림 7.1에 묘사된 표면 분자는 B 세포의 표면에서 발현되는 막 Ig 분자의 구조와 몇 가지 유사성이 있다(그림 7.2). 예를 들어, 두 분자 모두 세포 외 N-말단 도메인과 막 관통 영역을 가진다. 그러나 막 Ig는 그림 7.2 묘사된 분자와는 다음과 같은 면에서 매우 다르다. 첫째, Ig는 4개의 사슬로 구성된 당단백질이다. 완전한 Ig 분자를 만들기 위해 새로 합성된 개별 중사슬(H) 및 경사슬(L)은 4개의 사슬 분자가 세포 표면에 도달하기 전에 세포 내부에서 조립되고 당화되어야 한다. 둘째, 각 Ig 사슬은 매우 짧은 세포질 꼬리를 가지고 있다. B 세포의 원형질막에 존재하는 Ig 분자는 항원결합 후에 활성화되는 Igα/Igβ 신호전달 분자(ITAM)와 연합되어 있다(9장 참조). Igα/Igβ와 항원결합 Ig 분자는 B 세포의 항원 특이적 수용체(BCR) 복합체를 함께 형성한다.

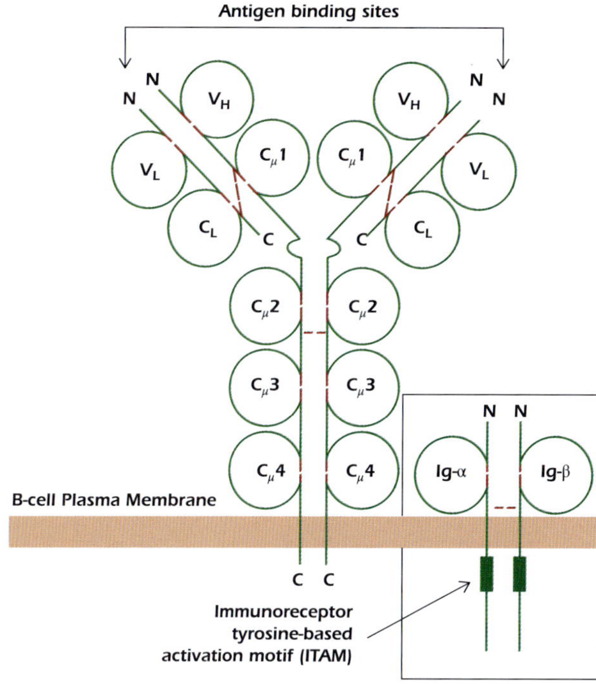

그림 7.2 B 세포의 막관통 면역글로불린(Ig), Ig와 연합된 신호 분자들. 그림은 단백질의 세포외 아미노 말단(N)과 세포내 COOH 말단(C) 부분이 있는 Ig 분자를 나타내고 있다. 빨간색 영역은 사슬 내 및 사슬간 이황화결합을 표시하고 있다. Ig의 경사슬(V_L) 및 중사슬(V_H)의 가변 아미노말단 영역은 2개의 항원결합 부위를 구성한다. 경사슬(C_L) 및 중사슬(C_H)의 불변 영역도 표시하였다. ITAM 영역과 관련된 Igα/Igβ 신호전달 분자(박스 영역)도 나타내었다.

유전자 발현

인체의 모든 이배체 세포는 다른 모든 세포와 동일한 유전자를 가지고 있다. 유일한 예외는 림프구인데, 림프구는 항원 특이적 수용체를 암호화하는 유전자의 함량이 다른 세포와 다르다.

개체 내의 세포들은 서로 다른 유전자를 전사하고 번역하기 때문에 서로 다르다. 이 세포들은 다른 패턴의 유전자를 **발현**(*express*)한다. 유전자의 특정 패턴의 발현은 세포의 기능을 결정한다. 예를 들어, 모든 세포는 인슐린 유전자를 가지고 있지만 췌장의 β 세포만이 유전자를 발현하고 인슐린을 만들 수 있다. 유사하게, 모든 세포는 Ig 유전자를 포함하지만, B 림프구(및 그 분화된 형질세포)만이 Ig 유전자를 발현하므로 Ig 분자를 합성한다. B 세포를 제외한 다른 모든 세포와 마찬가지로, T 세포는 Ig 유전자를 포함하지만 이를 발현하지는 않는다.

여러 단계에서 유전자 발현을 조절하지만 많은 인자가 특정 유전자의 발현을 증강("상향 조절")하거나 감소("하향 조절")시킨다. 유전자 발현의 조절에는 전사 인자의 활성, 전사의 속도 및 mRNA의 반감기가 포함된다. 다양한 세포 유형에서 유전자 발현을 조절하는 메커니즘을 이해하는 것은 주요 연구 관심 분야이다. 유전자는 전체 게놈의 아주 작은 부분(1~2%)만을 차지하며, 최근까지 유전자 이외의 DNA는 기능이 없는 것으로 간주 되었다. 그러나 최근 연구에 따르면 게놈 전체에 걸쳐 여러 개의 유전자 스위치가 확인되었는데, 이는 유전자 이외의 게놈에 있는 여러 부위가 유전자 발현 조절에 핵심적인 역할을 한다는 것을 의미한다.

Ig 사슬 합성에서의 유전적 사건들

Ig의 중사슬과 경사슬을 암호화하는 유전자는 앞에서 설명한 전형적인 세포 표면 단백질 유전자의 구성과 유사한 점이 있으나 차이점도 있다. 이전에 설명한 것처럼, Ig를 암호화하는 유전자(TCR을 암호화하는 유전자도 마찬가지로)는 세포의 발달 및 분화 단계에 따라 이동(재배열)하는 독특한 성질을 가지고 있다.

Ig 경사슬 유전자의 구성과 재배열

일반적인 특징. 우선, Ig 중사슬 유전자의 조직화 및 재배열보다 단순한 Ig 경사슬 유전자(κ와 λ)의 구성과 재배열에대해 설명한다. 5장에서 언급했듯이, κ와 λ 경사슬의 폴리펩타이드는 2개의 주요 도메인, 가변 영역(V_L)(경사슬의 약 108잔기의 아미노말단 부분) 및 불변 영역(C_L)으로 구성되어 있다.

다음 절에서는 아래의 내용에 대해 설명한다.

- 경사슬의 가변 영역을 암호화하는 2개의 유전자 분절—*V* 분절과 *J* 분절
- 경사슬의 불변 영역을 암호화하는 C유전자
- 경사슬을 암호화하는 DNA가 절단되고 *V(D)J* **재조합효소**라고 하는 효소 복합체에 의해 게놈에서 V와 J 유전자 분절이 연결된다. 연결된 VJ 유전자 절편은 C 유전자와 함께 완전한 경사슬을 합성한다.

재조합 효소는 "V(D)J"라고도 하는데, 그 이유는 뒷부분에서 설명하겠지만 중사슬은 V와 J 유전자 분절뿐만 아니라 D 유전자 분절을 사용하며 동일한 재조합효소가 중사슬과 경사슬을 자르고 연결하는 데 관여하기 때문이다. 따라서 Ig 유전자를 암호화하는 DNA를 절단하고 연결하는 메커니즘을 *V(D)J* **재조합**이라고 한다.

κ-사슬 합성. 그림 7.3의 맨 윗줄은 **배선**(*germline*), 즉 신체의 모든 세포에서 인간 κ 사슬을 암호화하는 유전자 세트[κ 유전자좌(염색체 2에 위치)라고 함]의 배열이다. 선형으로 배열되어 있고 인트론에 의해 서로 분리된 약 40개의 서로 다른 Vκ 유전자 분절, Vκ 유전자의 하류에 있는 5개의 서로 다른 Jκ 분절, Jκ 유전자의 하류에 단일 Cκ 유전자가 위치한다. 각각의 Vκ 유전자에는 자체 선도 서열이 있으며(그림에서는 생략되어 있다), Vκ 유전자 분절, Jκ 유전자 분절 및 Cκ 유전자를 포함하는 영역은 길게 뻗어 있는 DNA에 의해 서로 분리되어 있다.

각각의 Vκ 유전자 분절은 κ 가변 영역의 95개 아미노 말단

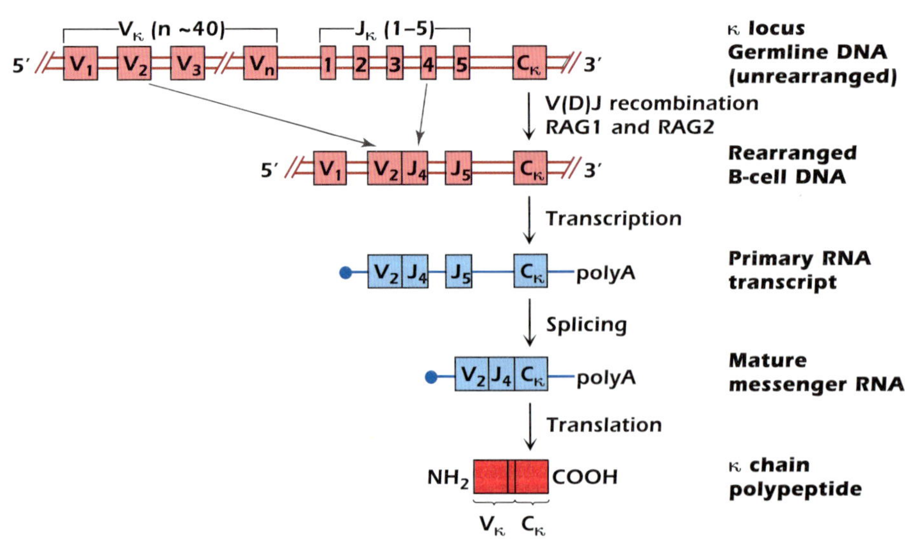

그림 7.3 경사슬 유전자(κ)의 재배열과 재배열 이후의 합성 단계.

아미노산을 암호화할 수 있다. 각 Jκ 분절은 κ 가변 영역의 나머지 13개 아미노산(96-108)을 암호화한다.

그림 7.3에서 V(D)J 재조합에 의해 κ사슬이 어떻게 형성되는지를 보여주고 있다. 골수에서(조류에서는 점액 낭) 일어나는 B 세포 발달의 초기 단계에 각 B 세포는 하나의 Vκ 유전자 분절을 선택해서 Jκ 분절 중 하나에 물리적으로 연결한다; 그림에서는 V_2가 J_4로 재배열되었다. 각각의 V와 J 유전자를 어떻게 선택하는지에 대한 메커니즘은 아직 불분명하지만 아마도 무작위적인 과정일 것으로 추측된다.

Vκ에서 Jκ로의 재배열(실제로 모든 Ig 및 TCR 유전자의 재배열)은 V(D)J 재조합효소 복합체에 의해 매개되는데, V(D)J 재조합효소 복합체는 DNA에서 서로 다른 유전자 분절을 자르고 연결하는 효소 집단이다. 몇몇 재조합효소 복합체의 효소는 모든 세포의 DNA 복구에 관여되어 있으나, ***RAG-1***(*recombination activating gene 1*)과 ***RAG-2***는 발달 과정에 있는 림프구에서 독점적으로 발현된다. RAG-1과 RAG-2 모두 Ig과 TCR DNA의 초기 절단에 요구되기 때문에 B 세포와 T 세포의 발달에 매우 중요한 역할을 한다. RAG-1 또는 RAG-2 유전자 산물에 결함이 있는 사람은 성숙한 B 및 T 세포가 결여된다. 이것은 16장에 자세히 설명되어 있는 중증복합면역결핍증(SCID)의 한 형태이다. RAG-1 또는 RAG-2 유전자가 결핍된 마우스(RAG knockout mice)에서도 B 세포와 T 세포가 결여되어 있다.

그림 7.4는 κ좌 DNA의 V(D)J 재조합효소-매개 절단 및 연결이 어떻게 발생하는지 자세히 나타내었다. V(D)J 재조합효소는 V와 J 유전자 분절의 끝에 위치한 **재조합 인식 서열**(***recombination recognition sequences***)을 인식한다. 이러한 재조합 인식 서열은 V, D, J 유전자 분절 모두에서 '보존(conserved)'되어 있다. 재조합효소는 V_2와 J_4 유전자 분절을 연결시키고, V_3, V_4 등을 포함하는 중간 DNA는 고리 모양으로 절단돼서 궁극적으로 분해된다. 이 초기 B 세포의 재배열된 DNA에는 재조합 과정의 영향을 받지 않은 유전자 분절인 V_1 및 J_5가 여전히 포함되어 있다.

B 세포의 DNA가 재배열된 후(V_2에서 J_4) 인트론을 포함한 1차 전사체가 만들어진다(그림 7.3). 이후, 이 1차 전사체에서 인트론과 추가 J 엑손이 제거되고, Vκ, Jκ 및 Cκ 엑손이 함께 결합된 성숙한 mRNA를 형성한다. 이 성숙한 mRNA는 조면소포체에서 κ 폴리펩타이드 사슬로 번역된다. 그런 다음 κ 사슬은 소포체의 내강으로 이동하여 리더 서열에 의해 암호화된 신호펩타이드가 절단된 후 새로이 합성된 중사슬과 결합해서 Ig 분자를 형성하게 된다.

모든 B 세포는 각 부모로부터 받은 2개의 염색체를 갖고 있으므로, 2개의 κ 유전자좌를 가진다. 유전자의 재배열은 순차적으로 이루어진다. 세포는 2개의 κ 유전자좌 중, 먼저 하나의 κ 유전자좌에서 재배열을 시도한다. 이 재배열이 결과로 기능적인 Ig 경사슬("생산적" 재배열)이 만들어지면, 다른 한쪽의 κ 유전자좌와 2개의 λ 유전자좌에서 재배열이 일어나지 않는다. 그들은 배선 구조 그대로 남아 있게 된다. 그러나 κ 유전자좌에서의 첫 재배열의 결과로 만들어진 Ig 사슬이 기능적이지 않으면 다른 한쪽 κ 유전자좌에서 재배열이 진행되고, 그것도 성공적이지 못하면 λ 유전자에서의 재배열이 순차적으로 일어나게 된다.

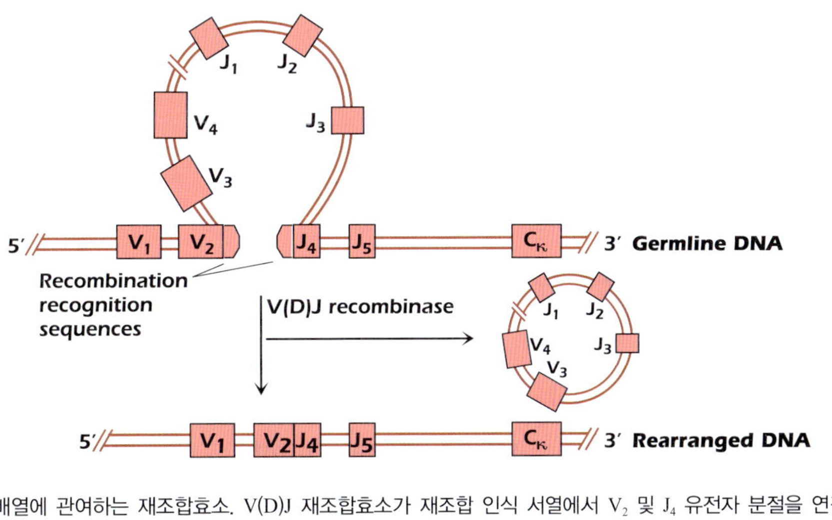

그림 7.4 경사슬 유전자의 재배열에 관여하는 재조합효소. V(D)J 재조합효소가 재조합 인식 서열에서 V_2 및 J_4 유전자 분절을 연결하면, 그 사이의 (V_3, V_4 등) DNA는 고리 구조를 형성하여 제거된다.

λ-사슬 합성. λ 유전자는 인간의 22번 염색체에서 발견되며, κ 유전자와 중사슬 유전자는 다른 염색체에 위치한다. λ 유전자좌에서의 재배열은 2개의 κ 유전자좌에서의 재배열이 성공적으로 수행되지 않았을 때 일어난다. λ 유전자좌에서의 재배열 방법도 κ 사슬의 재배열 방법과 유사하다. λ 사슬의 합성도 V와 J 분절을 이용하고 V(D)J 재조합효소에 의해 매개된다: 30개의 Vλ 유전자 분절 중 하나가 4개의 Jλ 유전자 분절 중 하나와 연결된다. 각 Vλ 유전자 분절은 λ 가변 영역의 아미노말단을 암호화하고, Jλ 유전자 분절은 λ 가변 영역의 나머지 13개 아미노산을 암호화한다. λ 유전자좌의 구성은 단 하나의 Cκ 유전자만을 포함하는 κ 유전자좌의 구성과 다소 차이가 있다: 각각의 Jλ는 서로 다른 Cλ 유전자와 연결되어 있다. 따라서 각 λ 사슬은 4개의 가능한 Cλ 영역 중 하나를 갖는다. 이러한 서로 다른 Cλ는 5장에서 서로 다른 기능을 수행하는 중사슬과 다르게, 유사한 기능을 수행한다.

B 세포에서 V_λ와 J_λ 분절의 재배열이 완성된 후, λ의 폴리펩타이드의 합성은 이전에 설명한 κ의 폴리펩타이드 합성과 유사한 방법으로 진행된다(그림 7.3).

중사슬 유전자의 구성과 재배열

그림 7.5에서 Ig 중사슬 유전자의 구성(H 유전자좌)을 나타내었다. 사람의 H 유전자좌는 14번 염색체에 존재하고, 각각의 경사슬 유전자좌와 다른 염색체에 위치하고 있다. 그림에서는 경사슬의 유전자좌와 공통점과 차이점을 보여주었다. Ig 경사슬과 가장 다른 차이점은 중사슬의 가변 영역을 코딩하는 유전자는 V_H, D_H, J_H의 3개의 유전자 분절로 구성된다는 것이다. 즉, V와 J에 더하여 **D(*diversity*) 분절**이 가변 영역에 포함된다. D와 J 분절은 중사슬의 3번째 초가변 영역 또는 **상보성-결정 부위(*complementarity-determining region*:** CDR3)라 불리는 아미노산 서열을 암호화한다(5장 참조). V 부위의 유전자는 2개의 또 다른 초가변 영역(CDR1, CDR2)를 암호화한다. 그림 7.5는 사람의 중사슬 유전자좌를 나타내고 있는데, 약 40개의 V_H 유전자 분절, 약 25개의 D_H 유전자 분절, 6개의 J_H 유전자 분절로 구성된다.

그림 7.5의 가장 윗 부분은 중사슬의 2번째 특징을 나타내고 있다: 배선에 Ig의 불변 영역를 암호화하는 다수의 C_H 부위가 존재한다. 인간은 9개의 C_H 유전자를 가지고 있으며, 각 Ig 클래스 또는 하위 클래스에 대해 하나씩 H 유전자좌의 3′ 말단에 집약되어 있다. Cμ는 V, D 및 J 유전자 분절에 가장 가깝다. 5장에서 설명한 것처럼, CH 영역은 항체의 클래스—IgM, IgD, IgG, IgA 혹은 IgE—를 결정하여 결과적으로 항체의 기능을 결정한다. 중사슬 합성은 경사슬과 동일한 재배열 메커니즘을 사용한다.

즉, V(D)J 재조합효소와 RAG-1 및 RAG-2 유전자 산물을

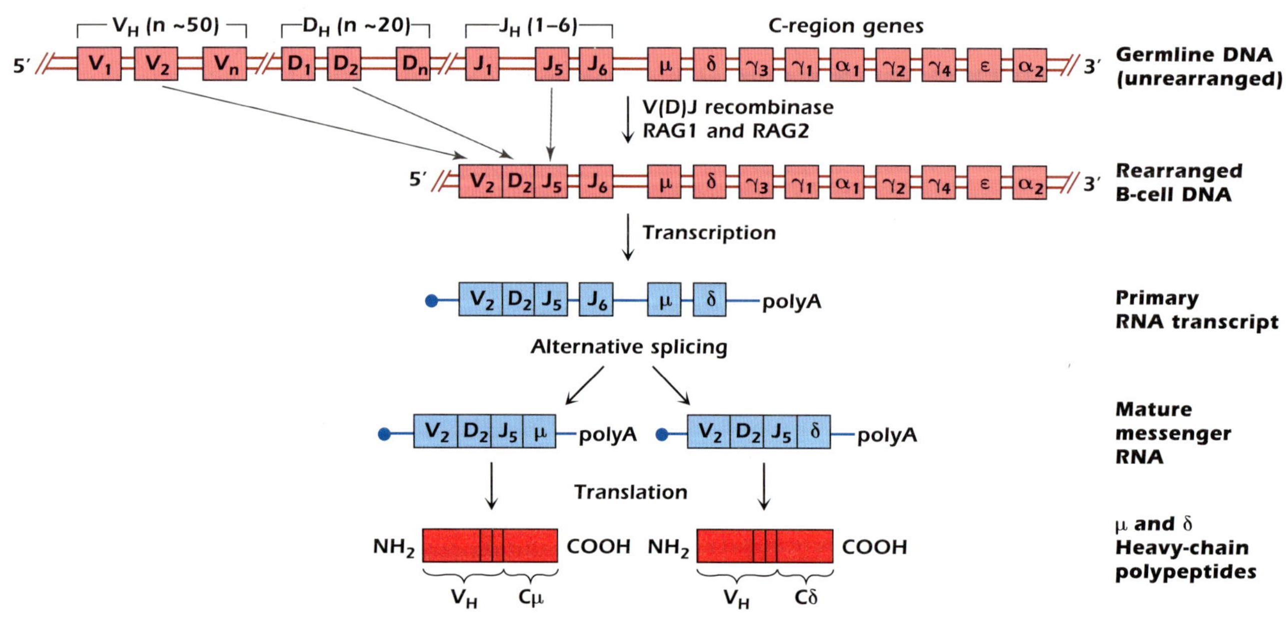

그림 7.5 중사슬의 유전자 재배열과 그 이후에 일어나는 합성 단계를 보여주는 모식도로서, B 세포에서의 대체 스플라이싱이 어떻게 동일한 항원특이성을 가진 μ와 δ 사슬을 형성하는지를 보여준다.

사용하여 DNA 절단 및 다른 유전자 분절을 연결시킨다. B 세포의 초기 단계에서 2회에 걸친 배선 DNA 재배열이 반드시 일어난다(그림 7.5의 2번째 줄). 첫 번째는 하나의 D 분절을 하나의 J 분절에 연결한다. 두 번째는 하나의 V 분절을 DJ 단위체에 재조합하는 것으로(그림 7.5의 V_2 D_2 J_5,) 중사슬의 항원 특이성이 정해진다. 만일 이 재배열이 성공적이면 다른 쪽 중사슬의 유전자는 배선 상태로 존재한다. 9장에서 다루어지는 것처럼, 미성숙 B 세포로 알려진 B 세포 분화 단계에서 이 VDJ 단위는 가장 가까이 있는 C 부위 유전자인 Cμ와 함께 전사되어, 세포 표면에 IgM을 발현한다.

B 세포 분화의 다음 단계인 성숙 B 세포는 그림 7.5에 나타낸 것처럼 그 표면에 IgM과 IgD를 함께 발현한다. 이 세포에서 재배열된 V_2 D_2 J_5 DNA는 두 개의 가장 가까운 CH-영역 유전자인 Cμ 및 Cδ와 함께 전사된다(그림 7.5의 3행). Cμ, Cδ를 함께 가지고 있는 이 1차 전사체는 두 가지 다른 방법, 즉 **대체 스플라이싱**(***alternative splicing***)에 의해 VDJ-μ 혹은 VDJ-δ mRNA를 생성한다. 결과적으로, 하나의 성숙 B 세포는 2개의 mRNA를 모두 합성한다. 이 두 mRNA는 조면소포체에서 μ 또는 δ 폴리펩타이드로 번역된 후 세포 내에서 κ 또는 λ 경사슬과 조합되어 세포 표면에 같은 항원 특이성을 갖는 IgM과 IgD를 발현한다. 이러한 방식으로, 개별 성숙한 B 세포는 동일한 항원 특이성을 갖는 IgM 및 IgD 모두를 표면에서 발현할 수 있다.

B 세포의 표면에서 발현되는 형태 외에 IgM, IgG, IgA 및 IgE(IgD는 제외)도 분비형으로 존재한다. 이런 분비형 Ig는 형질세포에 의해 합성되는데, 이 세포는 표면에 Ig를 발현하지 않는다(9장). 막-결합형 혹은 분비형 Ig 분자는 각 CH 유전자의 3′ 말단에 있는 추가적인 짧은 엑손에 의해 암호화된다(그림 7.4에는 표시되지 않음). 예를 들어, Cμ 유전자의 3′ 말단에서 추가 엑손은 (a) 막관통 영역과 막 형태 Cμ의 세포질 꼬리, (b) 분비 형태의 Cμ 말단을 암호화한다. 모든 엑손은 Cμ 유전자의 하나의 큰 1차 전사체로 전사되고, 이 1차 전사체는 대체 스플라이싱 과정에 의해 2개의 다른 mRNA을 생성한다. 하나는 막관통 영역에 대한 RNA와 막-결합 형태로 번역될 세포질 꼬리를 포함하고, 다른 하나는 동일한 중사슬의 분비된 형태로 번역될 C-말단 대한 RNA를 가진다. 세포질 꼬리가 있는 전사체는 형질세포에서 만들어지지 않는다.

대립유전자 배재와 Ig 유전자 발현의 조절

모든 B 세포에는 Ig 분자를 합성할 수 있는 많은 유전자가 있다. 즉, 가변 영역을 형성하는 여러 V, D, J 유전자와 κ 및 λ 경사슬에 대한 서로 다른 유전자가 존재한다. 또한 B 세포가 두 세트의 염색체를 가지기 때문에 이론적으로 두 염색체에 위치하는 Ig 유전자 모두 Ig 분자를 합성할 수 있다. 그러나 이러한 일은 일어나지 않는다. 두 부모 염색체의 유전자로부터 유래하는 대부분의 유전자 산물과는 대조적으로 Ig 사슬은 한 세트의 유전자, 즉 부계 염색체 또는 모계 염색체에 의해 암호화된다. 예를 들어, 중사슬은 부계 염색체의 유전자에서, 경사슬은 모계 염색체의 유전자에서 암호화될 수 있는 것이다.

이렇게 부모 중 한쪽 염색체의 유전자만 사용되어 발현되는 현상을 대립유전자 **배제**(***allelic exclusion***)라고 한다; 즉 한 개체의 염색체에 존재하는 2개의 **대립유전자**(***alleles***)로부터 하나만을 사용하여 단백질을 합성한다. 또한 B 세포는 한 종류의 경사슬만을 합성한다. 즉, 경사슬의 유전자 발현은 개별형 배제와 대립유전자 배제를 수행한다. 다른 하나의 대립유전자는 침묵한다. 대립유전자 배제의 결과, 하나의 B 세포는 단일 항원 특이성을 가진 하나의 Ig을 생성한다.

Ig 유전자의 재배열, 대립유전자 배제, 완전한 Ig 분자 합성은 정교하게 조절된다. 재배열은 하나의 중사슬 유전자좌에서 먼저 시도된다. 만약 성공적으로 V(D)J 재배열이 일어나 중사슬 폴리펩타이드가 생산되었다면 반대쪽 부모 염색체의 중사슬 유전자좌는 억제 작용에 의해 재배열이 일어나지 않는다. 또한 부모 염색체 중 어느 하나의 염색체에서 V(D)J 재배열이 실패하거나 폴리펩타이드 생산이 실패하면 다른 염색체의 중사슬 재배열이 일어난다. 그런 다음 동일한 과정이 경사슬에서도 일어나며, κ 사슬 유전자에서 먼저 시도되고 λ 사슬 유전자가 그 다음에 시도된다. 이 유전자 중 한 유전자에서 V 분절과 J 분절의 결합에 의해 생산적인 재배열이 일어나면, 또 다른 유전자는 배선 상태로 남아 있게 된다. 사람에서는 κ:λ를 발현하고 있는 B 세포의 비율이 약 2:1인데, 이것은 κ 유전자좌의 재배열이 성공적이라는 것을 의미한다. 발달 중인 B 세포는 하나의 중사슬 및 하나의 경사슬에 대한 유전자의 생산적 재배열을 성공적으로 완료할 때까지 염색체 사본의 일부 혹은 전체를 아용하여 진행한다. 이와 같은 과정으로 만들어진 사슬들은 B 세포의 단일 항원 특이성을 이루는 기초가 된다. 만일 세포에서 그 Ig 유전자가 기능적인 재배열에 성공하지 못하면 그 세포는 죽게 된다.

요약하자면, 비록 모든 B 세포가 중사슬과 경사슬 각각을 암호화할 수 있는 두 염색체(부계와 모계 염색체)를 포함하고 있을지라도 하나의 B 세포는 하나의 중사슬과 경사슬만 기능

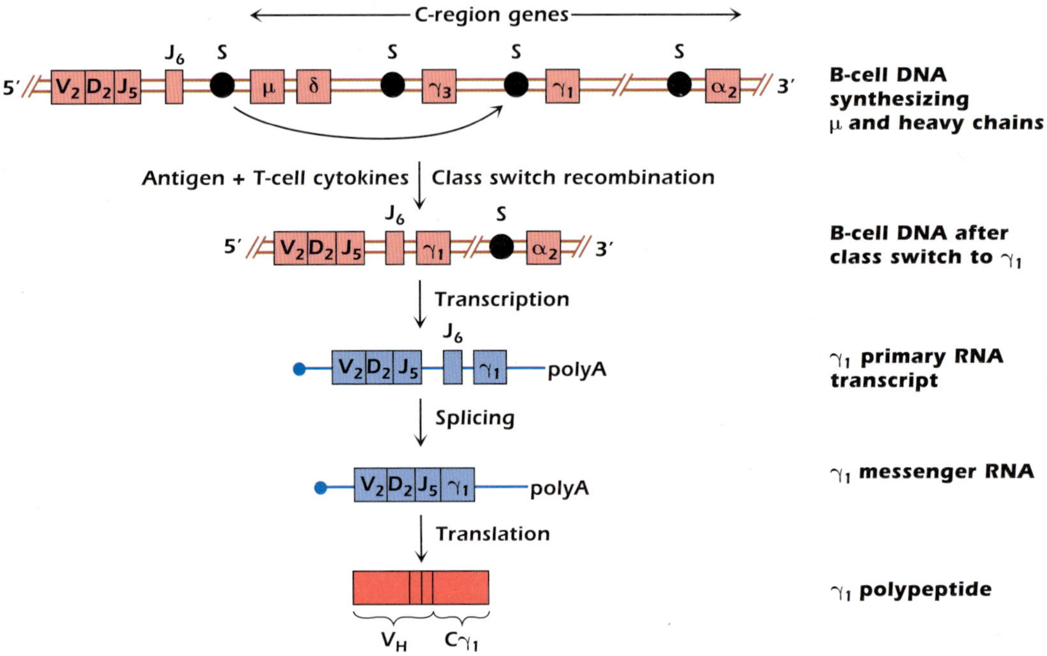

그림 7.6 개별형 (전환) 재조합. S는 전환되는 영역을 나타내고 있으며, 중사슬의 불변 영역 위쪽에 위치하고 있다. 항원과 T 세포 유래 사이토카인의 존재하면, 중사슬의 Cμ와 Cδ에 가까이 위치하는 VDJ 단위가 전환되어 중사슬의 $C\gamma_1$과 결합한다. 이러한 방법으로 활성화된 B 세포는 본래 B 세포가 인식한 항원의 특이성을 갖는 IgG_1을 합성한다.

적으로 발현한다. 이러한 대립유전자 배제 현상으로 각각의 B 세포의 표면에 단 하나의 단일 항원 특이성을 가진 하나의 Ig 분자(IgM, IgD, IgG, IgA 혹은 IgE)만이 발현된다. 마찬가지로, B 세포에서 합성되어 분비되는 항체 분자는 단일 항원결정기(epitope)에 대한 특이성을 보인다.

면역글로불린 개별형 전환

위에서 언급했듯이, 하나의 B 세포는 VJ(경사슬)와 VDJ(중사슬) 재배열에 의해 고정되는 단일 특이성을 나타내는 항체를 만든다. 이러한 재배열은 초기 B 세포의 분화 단계에서 항원이 존재하지 않는 상태로 진행된다. 성숙한 IgM^+IgD^+ B 세포가 항원에 의해 자극되면, 이것은 **개별형 전환 재조합**(***class switching recombination***)이라는 메커니즘을 통해 클래스 또는 개별형(isotype)의 전환(switching)이 일어난다(그림 7.6). 항원에 의해 활성화된 B 세포는 재배열을 통해 C_H 유전자를 전환한다. 따라서 B 세포는 IgG, IgE 또는 IgA와 같은 다른 클래스의 항체 분자를 합성한다. 개별형 전환은 B 세포의 기능을 변화시키지만 항원 특이성은 변화시키지는 않는다.

그림 7.6에는 항원에 의해 자극된 성숙한 B 세포에서 일어나는 개별형 전환 재조합의 주요 특징을 나타내고 있다. 이 B 세포는 $V_2D_2J_5$ 단위를 결합한 재조합에 의해 결정된 동일한 항원 특이성을 갖는 IgM과 IgD를 발현하고 있다. 이 B 세포가 T 세포의 신호가 있는 상태에서 항원에 의해 자극을 받으면, DNA가 추가로 재배열되어 재배열된 VDJ 유전자가 다른 중사슬 불변 영역 유전자(그림 7.6의 γ_1)로 전환된다. 이러한 불변 영역 유전자의 변화는 Cδ를 제외한 모든 C_H 유전자의 5′(상류) 말단에서 발견되는 반복 염기서열인 **전환 부위**(***Switch region***, S)에서 일어난다. 그림 7.5에서는 C_H 유전자 중 γ_3, γ_1 및 α_2만을 나타냈으나 더 아래쪽에 위치한 다른 C_H 유전자도 사용된다. 이렇게 하면 전환 부위를 포함하여 중간에 있는 C-영역 DNA가 제거되면서, 세포는 C-영역 유전자가 결실된 항체 부류(이 세포에서 IgM, IgD 또는 IgG_3)를 만드는 능력을 잃게 된다. 재배열된 DNA로부터 1차 전사체가 생성된 후 인트론이 잘려나가고, IgG_1 중사슬 발현을 위한 mRNA가 형성된다. 개별형 전환 재조합의 결과로서, B 세포는 다른 중사슬—IgG_1—을 가진 Ig 분자를 합성하지만, 여전히 그것을 활성화한 원래 항원에 대해 특이적인 성질을 갖는다.

개별형 전환 재조합은 Ig 중사슬 유전자 좌에서 독특하게 일어난다. 이는 특정 항원 특이성을 가진 항체가 다양한 서로 다른 불변 영역 사슬과 결합하여 서로 다른 효과기 기능을 갖도록 한다. 항체가 단일 항원 특이성을 유지하면서 다양한 C 부위 사슬과의 결합에 의해 다른 실행 기능을 보유할 수 있도록 한다. 예를 들어, 박테리아 항원에 대해 특이적인 VDJ 단위체를 가진 항체는 Cγ에 연결되어 IgG 분자를 생성한다. 이 IgG 항체는 Fc 영역을 통해 Fcγ에 대한 수용체를 발현하는 대식세포와 같은 세포와 상호작용을 한다. 다른 한편으로, 동일한 VDJ 단위체가 Cε에 연결되어 IgE 분자를 생성할 수도 있다. IgE 항체는 Fcε에 대한 수용체를 발현하는 비만 세포와 같은 세포와 상호작용한다. 위에서 언급한 것처럼, Ig V 영역 유전자 사용이 변형되지 않기 때문에 이러한 면역글로불린 종류 변환(isotype switching)은 이 B 세포의 항원 특이성에 영향을 미치지 않는다.

개별형 전환 재조합은 일반적으로 2차 림프조직의 배중심(germinal center)에서 진행되며, BCR을 통한 항원 자극, B 세포와 T 세포의 상호작용과 T 세포 유래의 사이토카인이 필요하다. T 세포에서 유래하는 신호가 존재하지 않을 경우 B 세포의 개별형 전환이 일어나지 않는다. 개별형 전환 재조합은 또한 2차 림프조직의 배중심에서 활성화된 B 세포가 발현하고 있는 **AID**(***activation-induced cytidine deaminase***)가 필요하다. 11장에서 자세하게 설명하겠지만, 항원에 의해 B 세포가 활성화될 때 T 세포 유래 사이토카인은 각각의 전환이 일어나는 동안 C_H 유전자 선택에 중요한 영향을 미친다. 예를 들어, IFN-γ가 발현되면 B 세포에 VDJ-$C\gamma_3$ 중사슬 재배열이 일어나 IgG_3 합성이 유도된다. 반면에 IL-4가 있으면 VDJ-$C\gamma_4\varepsilon$ 또는 VDJ-Cε 중사슬 재배열이 일어나 IgG_4 또는 IgE 합성이 일어난다.

항체 다양성의 생성

지금까지 우리는 다수의 항원에 대처하기 위해 상대적으로 적은 양의 DNA에서 다양한 항체를 생성하는 것과 관련된 독특한 메커니즘에 대해 설명하였다. 하지만 다양성을 생성하기 위한 더 많은 메커니즘이 존재하며, 그 일부를 아래에 서술하였다.

배선에 있는 다중 V 유전자의 존재

배선 상에 존재하는 다수의 V 유전자는 항체 다양성의 근간이 되며 생산될 수 있는 최소한의 항체 수를 나타낸다고 볼 수 있다.

VJ 및 VDJ 조합적 결합

이미 언급했듯이, 모든 V 유전자 분절은 임의의 J 유전자 분절과 결합하여 경사슬의 가변 영역을 형성할 수 있다. 유사하게, 중사슬 유전자 재배열에서도 모든 V 유전자 분절은 임의의 D 또는 J 유전자 분절과 결합할 수 있다. 이렇듯 서로 다른 유전자 분절은 가변 영역의 구조에 기여한다. κ-chain 가변 영역을 암호화하는 약 40개의 Vκ 및 5개의 Jκ 유전자가 있으므로, 무작위 결합을 가정하면 $40 \times 5 = 200$κ 사슬이 형성될 수 있다. 또한, 30개의 Vλ와 4개의 Jλ 유전자로 120개의 λ 사슬이 형성될 수 있다. 유사하게, 중사슬 가변 영역을 암호화할 수 있는 약 40개의 V 유전자, 25개의 D 유전자 및 6개의 J 유전자가 있고 이들 또한 임의의 조합으로 결합할 수 있다면 $40 \times 25 \times 6 = 6000$개의 서로 다른 중사슬의 형성이 가능하다.

중사슬과 경사슬의 무작위적인 조합

VJ 및 VDJ의 조합적 결합에 더해서, 모든 중사슬은 임의의 모든 경사슬과의 결합이 가능하다. 하나의 중사슬은 어떠한 경사슬과도 결합한다. 따라서 총 12×10^6개의 서로 다른 κ 함유 Ig 분자(200×6000)와 0.72×10^6(12×6000) λ 함유 분자는 150개의 다른 유전자에서 생성될 수 있다(모든 중사슬, κ 및 λ 분절을 합산)! 이것은 제한된 유전자 세트가 어떻게 다양한 종류의 서로 다른 항체를 생성할 수 있는지를 보여준다.

연결 부위 다양성

V(D)J 재조합 과정에서 DNA 가닥은 잘리고 다시 연결된다. 그러나 V, D, J 분절의 연결이 항상 정확하지는 않다; 즉 연결되는 과정에서 몇 개의 뉴클레오티드가 결손되기도 하고 삽입되기도 한다. 그 결과로 연결 부위의 염기서열은 변화할 수 있으며, 이후에 합성되는 Ig 폴리펩타이드의 아미노산 배열이 변경될 수 있다. 항원에 대한 상보성이 결정되는 Ig 초가변 영역의 일부에서 부정확한 재조합이 일어나기 때문에 연결 부위 다양성은 항원 결합 부위의 아미노산 변화를 초래할 수 있다. 이러한 모든 변화를 **연결 부위 다양성**(***junctional diversity***)이라고 한다. Ig 분자의 약 80%는 배선상의 서열과 비교할 때 연결 부위 다양성을 나타내는 것으로 알려져 있다.

절단된 DNA에 뉴클레오타이드("N-뉴클레오티이드")를 추가하는 메커니즘 중 하나는 **TdT**(***terminal deoxynucleotidyl transferase***)에 의해 매개된다. 또한, "P-뉴클레오티드"라고 하는 일부 뉴클레오티드는 TdT가 관여하지 않는 메커니즘에 의해 절단된 DNA의 연결부에 도입될 수 있다. V(D)J 재조합 동

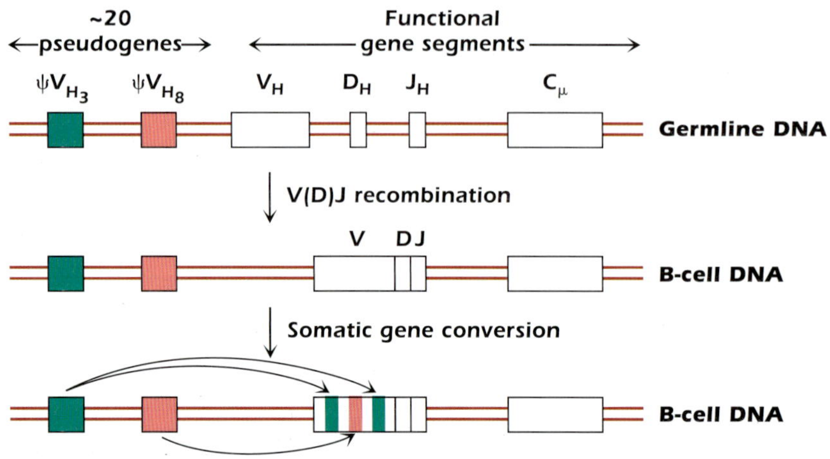

그림 7.7 체세포 유전자 전환은 몇몇 생물종에서 Ig 유전자의 다양성을 생성한다. 그림은 닭의 Ig 중사슬 자리에서 나타나는 현상을 보여주고 있다. 하나 또는 그 이상의 슈도진(pseudogenes, 그림에서는 3과 8)의 짧은 DNA 염기서열은 복제되어 재배열된 B 세포의 VDJ 단위체에 삽입된다. 슈도진는 폴리펩타이드 합성을 방해하는 돌연변이가 있는 유전자 분절이다.

안, 뉴클레오티드는 엑소뉴클레아제(exonuclase)에 의해 DNA 단편의 절단 말단에서 제거될 수도 있다. 이와 같은 뉴클레오티드의 삽입과 결손은 V, D, J 분절 사이에 연결 다양성을 형성하고, 이것이 항원결합 부위의 다양성을 만든다.

체세포 과돌연변이

B 세포의 일생 동안 중사슬이나 경사슬의 V 유전자에서 일어나는 돌연변이는 B 세포에서 생산되는 항체의 다양성과 친화도를 증가시킨다. 이것은 **체세포 과돌연변이**(*somatic hypermutation*)의 결과이다. 체세포 과돌연변이는 항체의 중사슬 혹은 경사슬의 V 유전자의 V(D)J 재조합체에서 점돌연변이(point mutation)가 일어나서 아미노산 서열이 변하는 현상이다. 이는 정상적으로 발생하는 돌연변이율보다 최소 10,000배 이상 높은 비율로 발생하기 때문에 "과돌연변이"라고 한다.

일반적으로, 항원에 대한 1차 반응에서는 친화도가 낮은 항체가 생성된다. 그러나 9장에서 좀 더 자세하게 설명하겠지만, 2차 림프 조직의 배중심에서 항원 자극에 의해 B 세포가 부가적으로 발달하면 체세포 과돌연변이와 함께 항원에 대한 항체의 친화력이 증가하게 된다. 면역 반응의 친화력 성숙(affinitiy maturation)이라 일컫는다. 체세포 과돌연변이는 B 세포 집단에 의해 생성되는 항체의 친화력과 다양성을 모두 증가시킨다.

체세포 유전자 전환

Ig 다양성이 VDJ 재조합 및 체세포 과돌연변이에 의해 생성된다는 사실은 마우스 및 인간 B 세포 연구로부터 밝혀졌다. 그러나 다른 종, 특히 새와 토끼에 대한 후속 연구에서 이 동물들이 **체세포 유전자 전환**(*somatic gene conversion*)으로 알려진 다른 메커니즘을 사용해서 매우 다양한 B 세포 특이성을 생성한다는 것이 밝혀졌다. 체세포 유전자 전환은 유전자 간 비상호적 염기서열 교환에 기초한다. 공여 유전자의 일부가 수여 유전자로 복제되어 수여 유전자가 변형된다. 이러한 현상을 일으키는 메커니즘은 아직 명확하게 밝혀져 있지 않다. 그림 7.7은 모든 B 세포에서 재배열되는 단일 기능성 VH 유전자와 약 20개의 **슈도진**(*pseudogene*, 돌연변이가 있어 폴리펩타이드 합성을 방해하는 유전자 절편)를 포함하는 닭의 중사슬 유전자좌를 나타내고 있다. 그림의 맨 아래에는 이 특정 B 세포에서 슈도진 3의 2개의 짧은 서열과 슈도진 8의 1개를 재배열된 VDJ 유전자에 통합함으로써 다양한 가변 유전자 단위가 생성되었음을 나타낸다. 체세포 유전자 전환은 경사슬 다양성 또한 생성할 수 있다.

인간과 마우스 외에 많은 종들이 1차적인 Ig 레퍼토리의 다양성을 확보하기 위해 체세포 유전자 전환과 체세포 과돌연변이 전략을 사용한다. 예를 들어, 닭은 체세포 유전자 전환을 주요 메커니즘으로 사용하며, 양은 체세포 과돌연변이를 주로 사용한다. 토끼나 소, 돼지와 같은 다른 종들은 1차적인 Ig의 다양성 확보를 위해 매우 제한적인 VDJ 재조합 전략과 함께 체세포 과돌연변이, 체세포 유전자 전환 전략을 병행한다.

이러한 모든 메커니즘을 통해 항체가 만날 수 있는 다양한 에피토프를 처리하는 데 필요한 모든 특이성을 포함하는 B 림프구의 거대한 라이브러리 또는 레퍼토리를 형성한다. 한 개

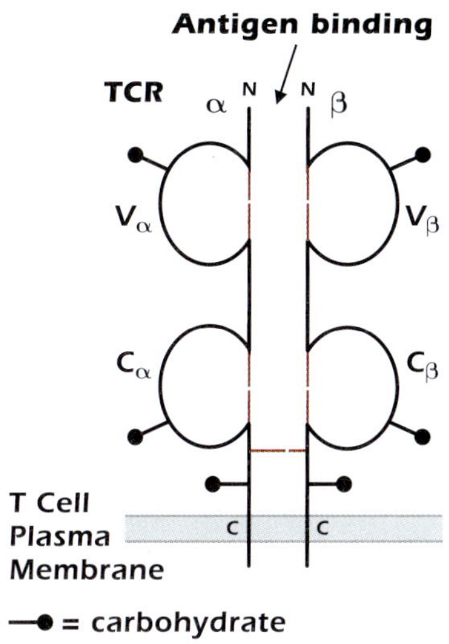

그림 7.8 αβ TCR, V, C, 항원-결합 부위를 보여준다. 빨간색 영역은 각각 α 및 β 사슬 사이의 구형 아미노산 사슬 고리와 다리를 형성하는 사슬 내 및 사슬 간 이황화결합을 나타낸다. 각 사슬의 가변 아미노말단 영역(V_α 및 V_β)과 사슬 특이적 불변 영역(C_α 및 C_β)을 보여주고 있다.

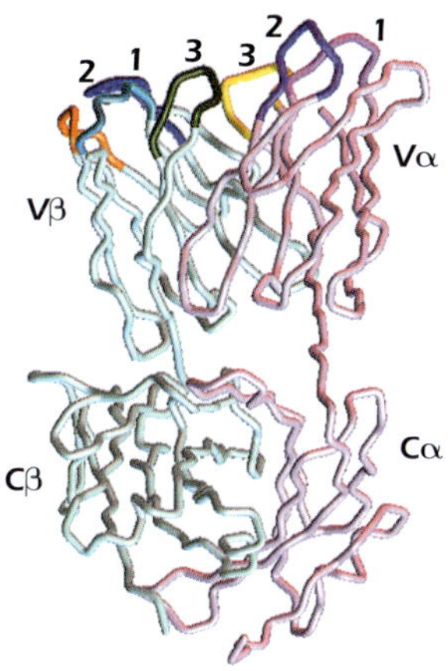

그림 7.9 Vα와 Cα, Vβ와 Cβ를 보여주는 αβ TCR(리본 구조)의 구조와 Vα(오른쪽)와 Vβ(왼쪽) 상단에 1, 2, 3으로 표시된 3개의 상보성 결정 영역(CDR). 항원은 오렌지색으로 표시하였다. (Garcia K et al. 1998. Reproduced with permission of American Association for the Advancement of Science.)

체가 만들어 낼 수 있는 항원 특이적 Ig의 총수는 10^{11}개 정도이고, 이것은 체세포 과돌연변이에 의해 더욱 증가한다.

항체 다양성 형성에서의 AID의 역할

앞에서 설명한 것처럼, **AID**(***activation-induced cytidine deaminase***)는 개별형 전환에서 중요한 역할을 수행하는 효소이다. 명칭에서 알 수 있듯이, AID는 활성화된 B 세포에서 시티딘(cytidine)으로부터 아미노기를 제거하여 우리딘(uridine)으로 변환시킨다. 이와 같은 변화로 DNA에서 U:G 염기 부정합이 형성되면서 다른 효소의 작용에 의해 잘려지게 된다. 그 결과, Ig의 가변 영역 유전자 DNA 상에 변이를 유발한다. AID가 왜 주로 Ig 가변 영역 유전자에 작용하는지에 대한 이유는 아직 불분명하다. AID 유전자의 결손의 결과로 'hyper-IgM syndrome'라는 질병이 생기는데, 이 질환은 IgM의 농도가 비정상적으로 높은 반면에 다른 개별형의 항체의 농도는 매우 적거나 없는 것이 특징이다.

AID는 체세포 과돌연변이와 유전자 전환에도 깊이 관여하고 있다. 그러므로 AID는 항체의 다양성에 기여하는 3개의 과정에서 그 역할을 수행한다. 이 3종류의 과정에서 AID의 정확한 기능에 대한 연구가 현재 진행 중이다. 배중심에서 개별형 전환 재조합과 체세포 과돌연변이에 대한 AID의 역할은 9장에서 좀 더 다룬다.

T 세포의 항원-특이적 수용체 및 그 유전자

B 세포와 마찬가지로 T 세포는 항원-특이적 수용체를 발현하고 있으며, T 세포 클론은 고유한 염기 서열을 가진 TCR을 발현하고 있다. 이를 **클론 분포**(***clonally distributed***)라고 한다. 이론상 10^9 종류 이상으로 추정되는 각기 다른 구조를 가진 TCR 분자의 거대한 레퍼토리는 Ig 분자에서 설명한 것 같이 V(D)J 유전자 재배열 전략에 의해 생성된다. TCR 유전자 재배열의 독특한 양상과 그 합성을 담당하는 유전자 재배열에 관한 내용은 뒤에서 자세히 논의한다.

αβ TCR

그림 7.8은 인간과 다른 많은 종들의 성숙한 T 세포에서 발현되는 TCR의 형태를 보여주고 있다. TCR은 2개의 이황화결합으로 연결된 폴리펩타이드 사슬 α와 β로 구성되어 있고, 세포막에 존재한다. 인간 T 세포 중 일부는 γ와 δ 사슬로 만들어진 다른 TCR을 발현하기도 하는데, 이는 뒷 부분에서 다룰 것이다.

TCR의 α와 β는 짧은 세포질 꼬리를 가진 당단백질로서 탄수화물 조성의 다양성에 의해 분자량은 40~60 kDa 사이이다. TCR α와 β 사슬은 가변 영역(V 부위)와 불변 영역(C 부위)로 구성되어 있고, Ig 분자의 V 부위 및 C 부위와 유사하다(그림 6.3 및 6.14). 각각의 TCR V와 C 부위는 Ig-유사 도메인(Ig-like domain)을 가지고 있다.

Ig 분자의 항원-결합 영역과 유사하게 TCR의 특이성은 초가변 또는 상보성-결정 영역(CDR)에 기인한다. 그림 7.9와 같

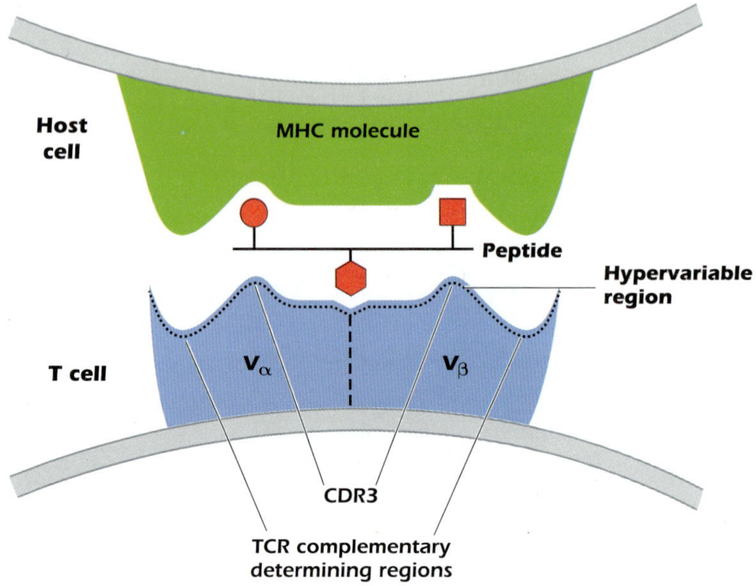

그림 7.10 TCR의 Vα Vβ에 존재하는 상보성-결정 부위(CDR)와 세포 표면에 발현하는 MHC(클래스 I 또는 II)-펩타이드 분자와의 상호작용. CDR3는 MHC에 둘러싸인 펩타이드의 중앙에 결합하고 있다.

이 TCR Vα 및 Vβ 부위는 3개의 상보성-결정 부위(CDR1, CDR2, CDR3)를 가지며 이들이 모여 삼차원 구조인 항원-결합 부위(antigen-binding site)를 형성한다. β 사슬은 추가적인 초가변 부위를 가지는데, 이는 MHC + 펩타이드와 결합하지 않지만, 슈퍼항원(superantigen)과는 결합한다(이에 대해서는 10장에서 다룬다).

TCR과 Ig 구조 사이의 유사성과 이 두 분자들을 암호화하는 유전자의 구성은 TCR과 Ig이 공통 조상 유전자로부터 진화되었음을 의미한다. 6장과 그림 6.14에서 설명했던 것처럼, 이들 유전자는 면역글로불린 유전자 **슈퍼패밀리**(***Ig gene superfamily***)에 속하고, 이로부터 생산된 단백질 분자들은 면역글로불린 **슈퍼패밀리**(***Ig superfamily***)에 포함된다.

TCR과 Ig의 비교

TCR과 Ig의 구조가 비슷하지만 몇 가지 중요한 점에서 차이점이 있다(표 7.1 참조).

TCR의 항원 인식. Ig이 혈청과 같은 체액에 존재하는 다양한 유형의 항원(탄수화물, DNA, 지질, 단백질)과 결합한다(6장 참조). Ig은 또한 항원에 존재하는 선형 에피토프(항원결정기)와 3차원 구조의 에피토프와 반응할 수 있으며, 이는 항원의 3차원적 형태와 서열이 항체 반응을 유도하는 데 중요하다는 것을 말해준다. 반면 αβ TCR은 숙주세포의 표면에서 발현하는 MHC 분자와 결합된 단백질(펩타이드)의 작은 선형 조각과 상호작용한다. 결과적으로 Ig에 의해 인지되는 구조와 형태의 다양성과 비교하였을 때, αβ TCR이 인식하는 항원은 일반적으로 MHC 분자(MHC 클래스 I 또는 II, 8장 참조)와 작은 선형 펩타이드의 조합이다(8~9개의 아미노산으로 이루어진 펩타이드는 MHC 클래스 I과 결합하고, 12~17개의 아미노산으로 이루어진 펩타이드는 MHC 클래스 II와 결합한다).

TCR은 MHC 분자와 MHC 홈에 결합된 펩타이드 양쪽 모두와 중요한 상호결합을 형성한다. MHC와 펩타이드 복합체는 TCR Vα와 Vβ 사슬의 CDR과 상호작용한다(그림 7.10). TCR의 일부 서열은 MHC 분자와 접촉하고 다른 서열은 펩티드와 접촉한다. 그림 7.10에서 보여주는 TCR-펩타이드-MHC 상호작용에서 TCR의 CDR3은 펩타이드 중앙의 아미노산과 접촉하고, CDR 1과 2는 MHC 분자와 상호작용한다(그림에는 표현되지 않음). 이러한 패턴은 많은 TCR에서 볼 수 있지만 어떤 경우에는 CDR1과 CDR2가 펩타이드와 상호작용하는 반대 현상이 발견되기도 한다.

결합가와 입체 구조. 4개의 사슬을 가진 Ig 분자는 하나의 경첩과 2개의 항원-인식 부위를 가진다. B 세포의 표면이나 체액 내에 항원이 존재할 때, Ig 분자의 이러한 특징들은 서로 다른 형태와 크기를 가진 항원에 2가(bivalently)로 결합할 수 있는 유연성이 있다. 그러나 TCR은 항원에 대해 단일 결합 부위를 형성하는 2개의 사슬 구조이다. 따라서 TCR은 1가(monovalent)로서 항체의 Fab 한쪽 분절과 유사하다. TCR은 고정된 형태를 가지며, 이는 다른 세포의 표면과 결합하기에 적당하다.

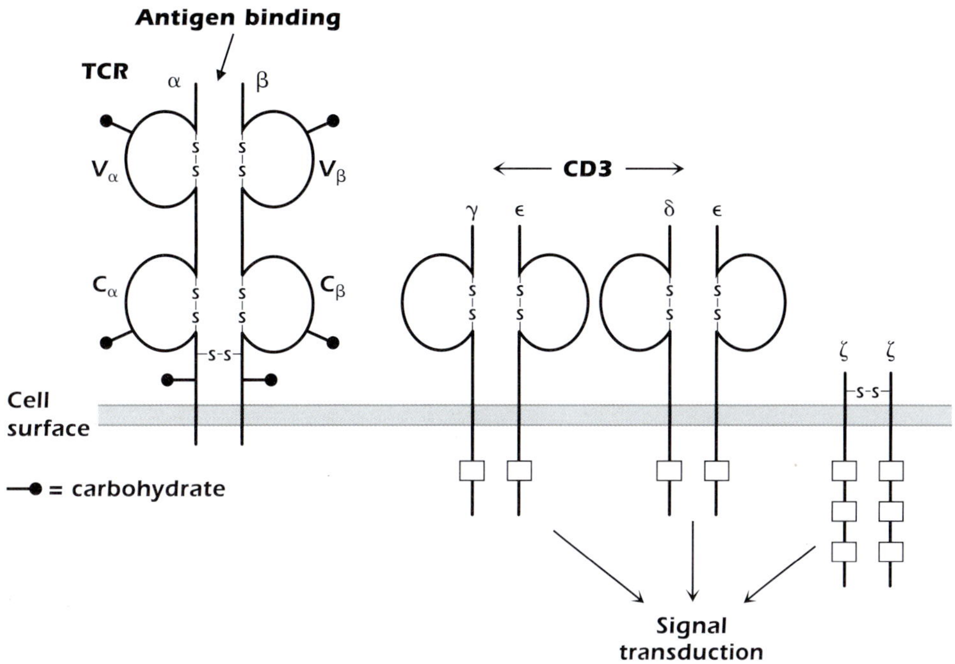

그림 7.11 TCR 복합체. 항원 결합 사슬인 α와 β가 신호전달 복합체인 CD3(γ, δ, ε 사슬)과 ζ 상동접합 사슬과 결합하고 있다. 세포질 영역의 작은 직사각형 모양은 ITAM(immunoreceptor tyrosine-based activation motif)을 나타낸다.

수용체의 분비. Ig과는 다르게 TCR은 특별하게 분비되는 형태로는 존재하지 않으므로, T 세포가 활성화되어도 분비되지 않는다. 따라서 항원 결합 및 "효과기(effector)" 기능(예: Ig 이소 타입에 따른 보체 고정)이 있는 Ig와 다르게, 항원 특이적 TCR에는 효과기 기능이 없다. 활성화된 T 세포는 사이토카인을 분비하거나 감염된 숙주세포를 살해한다. 반면에 B 세포는 항원이 세포막 면역글로불린과 결합한 후 활성화되고, 원래 항원과 결합한 B 세포와 동일한 항원-특이성을 가진 Ig를 분비하는 형질세포로 분화한다. 그러므로 B 세포의 효과기 분자는 항원에 특이적이지만, T 세포에 의해 분비되는 효과기 분자는 항원에 특이적이지 않다.

항원과 반응하는 동안에 TCR은 변화하지 않는다. 항원에 대한 반응이 진행됨에 따라, Ig 분자는 항원에 대한 친화력이 더욱 강화되는 **체세포 과돌연변이**(***somatic hypermutation***)와 특정한 V 지역에 다른 C 지역을 부호화하는 유전자 세트를 연결하는 개별형 전환을 겪는다. 이러한 일은 B 세포에서만 나타나는 독특한 것으로, T 세포는 흉선에서 TCR을 획득한 후 더 이상의 유전적 변화를 겪지 않는다. 그러므로 TCR은 항원과 반응하는 동안 변화하지 않는다.

T-세포 수용체 복합체

TCR은 CD3 분자와 2개의 동일한 ζ(*zeta*) 사슬(***CD247***, 분자량 16 kDa)과 비공유적으로 단단하게 연합하여 T 세포의 표면에서 발현된다(그림 7.11).

TCR과 CDR 그리고 z의 조합을 **TCR 복합체**(***TCR complex***)라고 한다. CD3은 3개의 서로 다른 펩타이드인 γ, δ 그리고 ε 분자(분자량은 각각 25, 20 그리고 20 kDa)들로 구성되고, γ와 δ의 두 세트가 막에서 발현된다. CD3의 γ와 δ 분자는 γδ TCR에서 발현되는 TCR의 γ와 δ 사슬과는 다른 분자이다.

CD3과 ζ는 항원과 결합하지 않는다. 이들은 TCR이 항원과 결합한 후 활성화될 때 작용하는 **신호전달 분자**(***signal transduction molecule***)로서, B 세포의 항원-특이적 수용체 복합체에서 면역 글로불린과 결합하고 있는 Igα와 Igβ와 유사하다(9장 참고).

CD3 복합체 각각의 사슬은 Igα와 Igβ에서 볼 수 있는 티로신 잔기를 포함하는 서열인 **면역수용체 티로신-기반 활성화 모티프**(***Immunoreceptor tyrosine-based activation motif, ITAM***, 그림 7.2 참조)를 가지고 있고, ζ사슬에도 또한 3개의 ITAM 모티프가 있다(그림 7.11 참조). TCR의 항원결합 사슬이 항원과 결합한 후, CD3와 ζ 사슬의 ITAM은 T 세포 활성화의 초기 단계에서 중요한 역할을 한다(10장 참조).

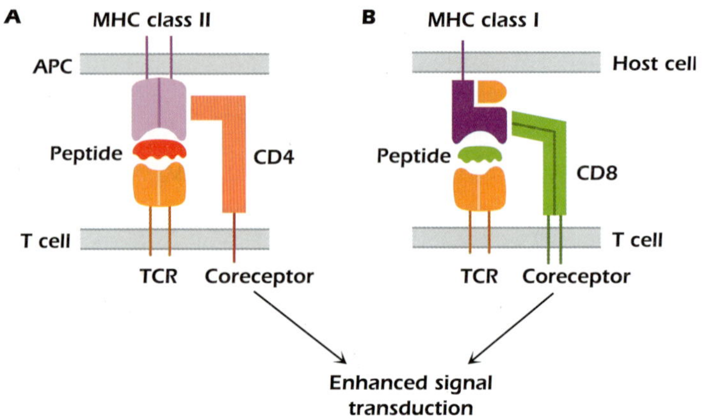

그림 7.12 TCR 공동수용체와 숙주세포에서 발현되는 MHC 분자와의 상호작용: (A) CD4와 APC에서 발현되는 MHC class I ; (B) CD8과 모든 유핵세포에서 발현되는 MHC class I

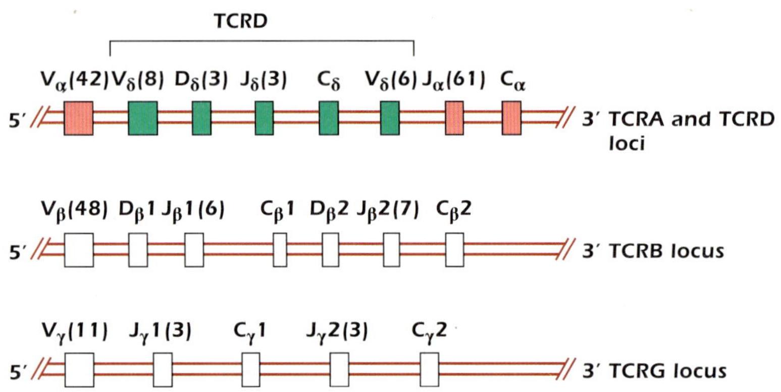

그림 7.13 TCR 사슬을 암호화하는 인간 α, β, γ 및 δ 유전자의 조직: TCRA, TCRB, TCRG 및 TCRD 유전자좌. 괄호 안의 숫자는 배선에서 서로 다른 유전자 분절의 수를 나타낸다. TCRB와 TCRG 유전자 부위는 다른 염색체 상에 존재하고, TCRA와 TCRD는 같은 염색체 상에 존재한다. TCR δ 사슬을 부호화하는 유전자는 TCR α 사슬을 부호화하는 유전자 사이에 위치하고 있다. 유전자 재배열 메커니즘은 TCR α와 δ가 동시에 같은 T 세포에서 발현할 수 없도록 한다.

CD3의 또 다른 중요한 기능은 새롭게 합성된 TCR 분자를 세포 표면까지 운반하는 "샤페론(chaperone)"으로서의 역할이다. CD3ε 사슬이 자연살해세포(natural killer cell, NK cell)의 세포질에서 발견되기도 하지만, 보통 CD3 분자는 주로 T 세포의 표면에서만 발현된다. 그러므로 CD3 폴리펩타이드의 세포 표면 발현은 다른 세포로부터 T 세포를 구별하는 표식으로 사용될 수 있다.

공동수용체

TCR은 **공동수용체**(*co-receptor*)인 ***CD4*** 또는 ***CD8***과 함께 T 세포의 표면에 발현된다(그림 7.12). CD4는 하나의 사슬을 가진 당단백질이고, CD8은 2개의 사슬을 가진 당단백질이다. CD4와 CD8은 항원과 결합하지 않지만, 그림 7.12A와 7.12B에서 보는 것처럼, 각각 MHC 클래스 II와 MHC 클래스 I 분자와 결합한다. CD4 또는 CD8의 발현은 αβ TCR을 발현하는 T 세포를 **$CD4^+$ T 세포**와 **$CD8^+$ T 세포**라 불리는 두 아집단으로 구별한다. 오직 흉선에서 분화하고 있는 미성숙 T 세포만이 CD4와 CD8을 동시에 모두 발현하고 있다. T 세포뿐 아니라 단핵구, 대식세포, 수지상세포도 CD4 분자를 발현하고, 수지상세포와 자연살해세포는 CD8 분자를 발현하기도 한다.

$CD4^+$ T 세포의 기능은 주로 사이토카인을 생성하여 다른 다양한 세포들과 상호작용한다. $CD8^+$ T 세포의 기능은 주로 감염된 세포를 살해하는 것이다. 건강한 사람의 경우, 순환하고 있는 $CD4^+$ T 세포와 $CD8^+$ T 세포의 비율은 최대 2:1이지만, 바이러스의 감염이 일어나면 $CD8^+$ T 세포의 수가 증가해서 그 비율이 낮아지고, 후천적면역결핍증후군(AIDS) 환자의 경우에서처럼 $CD4^+$ T 세포가 고갈된 상황에서도 이 비율은 감소한다(16장 참조).

CD4와 CD8은 몇 가지 중요한 기능을 갖는다.

- D4와 CD8은 숙주 세포와 T 세포의 상호작용에 있어서 **부착 분자**(*adhesion molecules*)로 작동하여, TCR과 MHC 분자

와 상호작용할 때 펩타이드를 발현하는 숙주세포와 T 세포의 결합을 견고하게 해준다.

CD4는 세포에서 발현하고 있는 모든 MHC class II 분자와 결합한다(그림 7.12A). CD4는 MHC class II 분자의 불변 영역인 펩타이드 결합 홈 바깥쪽에 결합한다. MHC class II 분자는 항원제시세포(APC)인 수지상세포, 대식세포, B 세포, 흉선 상피세포에서 발현된다. 그러므로 $CD4^+$ T 세포는 MHC class II에 결합된 항원을 제시하고 있는 항원제시세포와 상호작용한다. 이들은 또한 MHC class II를 발현하도록 유도된 다른 세포(비전문 APC)와도 상호작용한다.

CD8은 신체의 모든 유핵세포 표면에 발현되는 MHC class I을 발현하고 있는 세포와 선택적으로 결합한다(그림 7.12B). 따라서 $CD8^+$ T 세포는 MHC class I과 결합할 수 있는 항원을 발현하고 있는 모든 숙주세포와 상호작용한다.

- CD4와 CD8 분자들은 항원과 결합한 후에 TCR을 통한 신호를 증가시키는 **신호전달**(***signal transduction***) 분자로 작동하므로, CD4, CD8 공동수용체는 T 세포를 활성화시키는 항원의 능력을 증강시킨다. 공동수용체의 발현은 항원에 대한 반응 역치를 낮춰 준다. 따라서 공동수용체가 없을 때보다 공동수용체가 존재하면 훨씬 적은 양의 항원으로도 T 세포를 자극시킬 수 있다. CD4와 CD8의 신호전달은 이 분자들의 세포 안쪽 부분들이 담당하며, T 세포 활성화 경로의 중요한 효소인 단백질 티로신 키나아제(protein tyrosine kinase, PTK)와 관련되어 있다. 이 개념은 10장에서 좀 더 자세히 논의할 것이다.
- CD4 분자의 독특한 특징은 **HIV와 결합**하는 것이다. CD4를 발현하는 세포에 바이러스가 감염되어 최종적으로 질병인 AIDS를 유도한다(16장 참조). CD4는 T 세포뿐만 아니라 단핵구, 대식세포, 수지상세포에서도 발현되기 때문에, CD4를 발현하는 모든 세포는 HIV-1에 의해 감염될 수 있다.

T-세포 수용체를 암호화하는 유전자

α, β, γ, δ TCR 사슬(각각 ***TCRA***, ***TCRB***, ***TCRG***, ***TCRD***)을 암호화하는 인간 유전자좌의 구성은 그림 7.13에 나타내었다. 다음 특징에 대해 알아보자.

- α 및 γ 사슬은 Ig의 경사슬처럼 V와 J 유전자 분절로 조립되지만, β와 δ 사슬은 Ig의 중사슬처럼 V, D, J 유전자 분절로부터 조립된다.
- β와 γ TCR 위치는 서로 다른 염색체 상에 각각 존재하지만, α와 δ TCR 위치는 동일한 염색체 상에 위치한다. 사실 TCR의 δ 사슬을 암호화하는 유전자는 α 사슬을 암호화하는 유전자 구역 내에 끼어 있다. α와 δ 위치에 있는 유전자 재배열 기작은 δ와 δ가 같은 T 세포에서 동시에 발현되지 않게 한다.
- 배선에서 Vγ와 Vδ 유전자보다(5개에서 10개) Vα와 Vβ 유전자가 더 많이(40~50개) 존재한다.
- 서로 다른 2개의 Cβ 유전자($Cβ_1$, $Cβ_2$)가 존재하지만, C 유전자와 이에 의해 생산된 단백질은 사실상 동일하고 기능적인 차이점이 없다. 그러므로, TCR β 사슬은 Ig에서 중사슬 고정 유전자로부터 생성되는 단백질이 다르므로 다른 효과 기능을 갖는 항체 개별형과는 구별된다.

T-세포 수용체의 다양성 생성

TCR에서 발생하는 다양성에 대한 기작은 BCR 생성 기작과 매우 유사하다. Ig에 대한 유전자 재배열의 동일한 기본 원리가 TCR α, β, γ, δ 각 사슬의 가변 영역(V)과 불변 영역(C)을 생합성하는 데 적용된다. **재조합효소**(***recombinase***) 및 **재조합 인식 서열**은(***recombination recognition sequences***) VJ 또는 VDJ 단위를 연결하는 데 사용되어 특정 TCR 폴리펩타이드 사슬의 가변 영역 특이성을 만들어낸다. 동일한 효소가 B 세포와 T 세포 모두에서 수용체의 재조합에 관여한다. **재조합 활성화 유전자**(***Recombination activation gene***, ***RAG***)인 RAG 1괴 RAG-2는 초기 B 세포와 초기 T 세포 모두에서 재조합효소 유전자를 활성화시키는 데 중요한 역할을 한나. 또한 B 세포와 같이(9상 참조) 발달 초기의 T 세포는 DNA 가닥 절단에 뉴클레오티드를 삽입하는 효소인 말단 데옥시뉴클레오티딜트랜스퍼라제(terminal deoxynucleotidyl transferase, TdT)를 발현하여 TCR V 영역의 접합 및 삽입 부위 다양성에 기여한디(10장 참조).

요약하면, TCR 다양성은 (1) 배선에서의 다중 V(D) 및 J 유전자, (2) 사슬의 무작위적인 조합, (3) 접합 부위와 삽입 부위 가변성에 의해 생성된다. TCR 다양성의 중요한 기여 인자인 접합 부위와 삽입 부위 다양성은 CDR3로 알려진 TCR 항원 인식 부위에서 엄청난 경우의 수의 서로 다른 염기서열을 생산한다. 그러나 이 장의 앞부분에서 설명한 것처럼, TCR와 Ig의 다양성 발생의 중요한 차이는 Ig는 항원 자극에 따라 체세포 과돌연변이(somatic hypermutation)를 겪지만, TCR은 그렇지 않다는 점이다.

요약

1. B 세포와 T 세포는 독특한 유전자 재조합 메커니즘을 사용한다. 즉, 발달하고 있는 림프구의 유전체에 존재하는 제한된 수의 Ig(및 T 세포의 TCR)유전자 분절이 이동, 결합되어 재조합된다. 이러한 메커니즘을 통해 무수한 수의 Ig(항체) 혹은 TCR이 생성된다.
2. Ig와 TCR 유전자 분절의 연결은 효소 복합체인 VDJ 재조합 효소에 의해 매개된다. 재조합효소의 두 가지 구성요소인 RAG-1과 RAG-2는 림프구에서 특이적으로 발현되며 발달 과정에 있는 림프구의 DNA의 절단과 연결에 필수적이다.
3. 경사슬 합성: 하나의 B 세포에서 Ig 경사슬의 가변 영역(κ 혹은 λ)은 2개의 유전자 분절, V_L과 J_L에 의해 암호화된다. V_L은 가변 영역의 처음 95개의 아미노산을 암호화하며, J_L은 나머지 13개의 아미노산을 암호화한다. 동일한 경사슬의 불변 영역인 C_L은 다은 유전자가 암호화한다. κ와 λ 사슬을 코딩하는 κ와 λ의 유전자좌는 서로 다른 염색체에 존재한다.
4. 신체의 모든 세포는 다수의 V_L과 J_L 유전자 분절을 갖는다. 발달하고 있는 B 세포에서는 VDJ 재조합효소 복합체가 하나의 V_L과 하나의 J_L을 연결하여 경사슬의 불변 영역 유전자에 가깝게 배치한다. κ 사슬을 만드는 B 세포에서는 VκJκ 단위체가 Cκ 유전자와 연결되고, λ 사슬을 만드는 VλJλ 단위체가 Cλ 유전자와 연결된다.
5. 1차 RNA 전사체는 경사슬 유전자의 재배열된 DNA로부터 만들어진다. 암호화되지 않은 RNA는 1차 전사체에서 잘려 나가고 mRNA가 생성된다. 이후 mRNA는 κ 혹은 λ 경사슬로 번역된다.
6. 중사슬의 합성: 하나의 B 세포에서 Ig 중사슬의 가변 영역은 경사슬을 합성을 위하 염색체에서 사용되는 유전자 분절과 다른 3개의 개별 유전자 분절에 의해 암호화된다. 즉, V_H(variable), D_H(diversity), J_H(joining)의 3개의 분리된 유전자 분절로부터 암호화된다. 불변 영역은 구별된 유전자 분절인 C_H(Cμ, Cδ, Cγ Cα, Cε)에 의해 암호화된다. 중사슬의 유전자좌는 κ, λ의 유전자좌 염색체와 다른 염색체에서 발견된다.
7. 신체의 모든 세포는 다수의 V_H, D_H, J_H 분절을 보유하고 있다. 경사슬의 DNA 재배열과 유사하게, 발달 중인 B 세포의 VDJ 재조합효소는 하나의 V_H과 하나의 D_H 하나의 J_H 유전자 분절을 연결하여 재배열시킨다. 연결된 VDJ는 중사슬의 가변 영역를 암호화한다. 이러한 유전자의 재배열은 VDJ 유전자를 중사슬의 불변 영역 근처에 위치시킨다.
8. 미성숙 B 세포는 가장 가까운 C_H, Cμ를 갖는 VDJ를 전사하고 번역하여 IgM을 합성한다. 성숙 B 세포는 VDJ-CμCδ를 전사한다. 성숙한 B 세포의 1차 전사체는 대체 스플라이싱 현상에 의해 μ 사슬 또는 δ 사슬을 생성한다. 따라서 하나의 성숙한 B 세포는 동일한 항원 특이성을 갖는 IgM 및 IgD 분자를 합성한다.
9. B 세포에서 중사슬은 부계 유래 염색체 또는 모계 유래 염색체의 중사슬 유전자 분절로부터 암호화된다. 경사슬 역시 두 염색체 중 하나의 유전자 분절로부터 만들어진다. 이러한 현상을 대립유전자 배제라고 하며, 이 현상으로 B 세포는 단일 항원 특이성을 가진 Ig을 생성한다.
10. 항원 자극 후, 배중심에 T 세포, T 세포 유래의 사이토카인이 존재하는 경우 성숙 B 세포는 개별형 전환을 하여 추가적인 중사슬 유전자의 재배열이 이루어진다. 처음에 Cμ 및 Cδ 유전자에 가깝고, 이 세포의 VDJ 단위는 또 다른 불변영역 유전자인 Cγ, Cα, Cε과 같은 다른 불변 영역 유전자에 전환되고 가깝게 배치될 수 있다. 결과적으로, IgM과 IgD를 합성하던 B 세포는 동일한 항원 특이성을 가진 다른 항체(IgG, IgA, IgE)를 생성할 수 있다.
11. T 세포는 특정 항원에 대한 유일하고 클론적으로 분포된(clonally distributed) T-세포 수용체(TCR)를 발현한다. 다양한 항체를 만들기 위해 B 세포에서 일어나는 V(D)J 재조합 전략과 재조합효소 기구들이 T 세포에서도 사용되어 서로 다른 TCR을 가지는 거대한 T 세포 레퍼토리를 형성한다.
12. 사람과 마우스 대부분의 T 세포에서 TCR은 막관통 분자인 α와 β 두 사슬로 구성된다. TCR은 Ig 분자와 유사하게 V와 C 지역을 가진다. TCR의 세포외 부분은 항체의 Fab 부분과 유사하다.
13. αβ TCR은 숙주세포의 표면에서 MHC 분자에 결합된 펩타이드와 상호작용한다. 항원과 결합하는 αβ 사슬은 CD3과 ζ폴리펩타이드와 함께 TCR 복합체를 형성하며, 이들 CD3과 ζ 사슬은 항원이 αβ 사슬에 결합한 후에 세포내 신호 전달에 관여한다.
14. 공동수용체 분자들은 αβ TCR과 연합하고 있다. 성숙 T 세포의 공동수용체는 CD4 또는 CD8이며, T 세포는 $\alpha\beta^+CD4^+$ 세포와 $\alpha\beta^+CD8^+$ 세포의 두 아집단으로 분류된다. 공동수용체의 역할은 (a) 숙주세포 MHC 분자의 불변 영역과 결합한다(이때 CD4는 MHC 클래스 II와, CD8은 MHC 클래스 I과 결합한다.) (b) T 세포와 숙주세포 사이의 부착을 견고하게 한다. (c) TCR 활성화 후 신호전달을 증가시킨다. 인간의 CD4 분자는 HIV와도 결합한다.
15. T 세포는 또한 (a) 공동자극과 신호전달에 관여하는 분자들인 CD28, CTLA-4 (CD152), CD40 리간드를 발현한다. (b) APC에 부착하는 데 관여하는 CD2, LFA-1, ICAM-3도 발현하며, (c) 특정 조직에 귀소하는 데 관여하는 인테그린과 셀렉틴 (부착 분자), 케모카인 수용체들을 발현한다.
16. γδ는 소수의 인간 T 세포 집단에서 발현되는 TCR이며, 주로 장 및 피부와 같은 점막 상피 부위에서 발견된다. γ와 δTCR 사슬은 또한 V(D)J 재조합에 의해 생성되며, CD3 및 ζ와 결합하여 세

포 표면에 발현된다. $\gamma\delta^+$ T 세포는 병원체에 대한 첫 번째 방어선에서 역할을 수행한다. 따라서 이 세포들은 선천면역과 적응면역 반응 모두의 특징을 갖는다.

17. B 및 T 세포 항원 수용체 특이성의 다양성은 다음과 같은 공통 메커니즘에 의해 만들어진다.
18. 중사슬과 경사슬의 가변 영역에 대한 다중 유전자.
19. 다른 조합으로 V, D, J 유전자 분절을 재배열하고, 경사슬과 중사슬의 무작위적으로 조합한다.
20. 뉴클레오타이드 결실 또는 삽입(주로 말단 TdT에 의해 매개됨) 후 부정확한 결합으로 초래되는 인한 V, D 및 J 유전자 분절 결합 부위의 접합 다양성.
21. B 세포(T 세포 제외)는 체세포 과돌연변이(somatic hypermutation)라고 하는 항원 수용체 다양성을 증가시키는 추가 메커니즘을 사용한다. 이것은 배 중심에서 항원에 의한 자극 후에 발생하고, B 세포의 Ig V 영역의 서열을 변경해서 B 세포의 항원 결합 특이성을 변경한다. 항원에 대해 더 높은 친화도를 항체에 부여하는 V 영역에 돌연변이가 있는 B 세포가 선택된다.
22. Activation-induced cytidine deaminase(AID)는 B 세포의 개별형 전환 및 체세포 과돌연변이를 일으키는 효소다.

REFERENCES AND BIBLIOGRAPHY

Chaudhuri J, Basu U, Zarrin A, et al. (2007) Evolution of the immunoglobulin heavy chain class switch recombination mechanism. Adv Immunol 94: 157.

Di Noia JM, Neuberger MS. (2007) Molecular mechanisms of antibody somatic hypermutation. Annu Rev Biochem 76: 1.

Dudley DD, Chaudhuri J, Bassing CH, Alt FW. (2005) Mechanism and control of V(D)J recombination versus class switch recombination: similarities and differences. Adv Immunol 86: 43.

Jung D, Alt FW. (2004) Unraveling V(D)J recombination; insights into gene regulation. Cell 23: 299.

Odegard VH, Schatz DG. (2006) Targeting of somatic hypermutation. Nat Rev Immunol 6: 573.

Petersen-Mahrt S. (2005) DNA deamination in immunity. Immunol Rev 203: 80.

Schatz DG, Spanopoulou E. (2005) Biochemistry of V(D)J recombination. Curr Top Microbiol Immunol 290: 49.

복습 문제

각 질문에 대해 가장 알맞은 답을 고르시오.

1. 디프테리아 독소에 대한 IgG_2 항체를 생성하는 B 세포에서 중사슬 DNA의 구조는 다음과 같다 : $5'$-$V_{17}D_5J_2$ $C\gamma_2$-$C\gamma_4$-$C\varepsilon$-$C\alpha_2$-$3'$. 배아의 B 세포에서 이 B 세포로 분화되기 위해 DNA는 몇 번의 재배열이 필요하였을까?
   A) 1
   B) 2
   C) 3
   D) 4
   E) 필요 없음

2. 만약 40개의 V, 25개의 D, 6개의 J 영역 중사슬을 암호화할 수 있고, 40개의 V와 5개의 J 영역 유전자가 경사슬을 암호화한다면 발생 가능한 최대 항체 레퍼토리 수는?
   A) 76 + 45 = 121
   B) 76 × 45 = 3,420
   C) (40 × 5) + (40 × 25 × 6) = 6,200
   D) (40 × 5) × (40 × 25 × 6) = 1,200,000
   E) 1,200,000 이상

3. 특정 B 세포의 항원 특이성은:
   A) 항원과 결합에 의해 유도된다.
   B) 경사슬의 서열에 의해 결정된다.
   C) 경사슬과 중사슬의 가변 영역 서열에 의해 결정된다.
   D) 개별형 전환 이후 변화한다.
   E) 중사슬의 불변 영역에 의해 결정된다.

4. IgA 항체를 생산하는 형질세포를 분자 수준에서 분석할 때 관찰할 수 없는 것은?
   A) Cα DNA 엑손 근처로 전위된 V, D, J 유전자의 DNA 염기서열
   B) κ 또는 λ 경사슬 특이적인 mRNA
   C) J 사슬 특이적인 mRNA
   D) μ 사슬 특이적인 mRNA
   E) 항원에 대한 T-세포 수용체를 코딩하는 DNA 염기서열

5. 단일 B 세포가 IgM과 IgD 분자를 세표 표면에 함께 발현할 수 있는 이유는?
   A) 대립유전자 배제(allelic exclusion)
   B) 개별형 전환(isotype switching)
   C) 서로 다른 항원에 대한 동시 인식
   D) 대체 RNA 스플라이싱(alternative RNA splicing)
   E) 두 부모 염색체의 유전자를 모두 사용

6. Ig 유전자의 구성과 관련된 진술 중 옳은 것은?
   A) 배아 DNA의 V, J 부위는 이미 재배열되어 있다.
   B) 경사슬 유전자는 세포 표면 IgM이 발현된 후 추가적인 재배열이 일어난다.
   C) VH 유전자 분절은 Jκ 또는 Jλ 유전자 분절과 재배열될 수 있다.
   D) Ig VH 부위를 암호화하는 VDJ 분절은 다은 중사슬의 불변 영역 유전자와 결합할 수 있다.
   E) VDJ 결합이 일어난 후 VDJ 단위체를 Cμ 유전자 옆에 놓이기 위한 재배열이 필요하다.

7. 다음 중 B 세포 항원 수용체의 항원 결합 부위 다양성에 기여하지 않는 것은?
   A) 배선 상의 다중 V 유전자
   B) 경사슬과 중사슬의 무작위적 조합
   C) V와 J 또는 V, D, J 분절의 부정확한 재조합
   D) 다중 불변 영역 유전자의 유전
   E) 체세포 과돌연변이

8. B 세포가 세포 표면에 IgM과 IgD를 모두 발현하는 것에 관한 설명 중 옳지 않은 것은?
   A) IgM과 IgD의 경사슬은 아미노산 염기서열이 동일하다.
   B) IgM과 IgD의 중사슬 불변 영역은 아미노산 염기서열이 서로 다르다.
   C) IgM과 IgD는 항원 특이성이 다르다.
   D) 만약 증식 및 분화를 유도하는 항원 및 T 세포의 신호가 존재하면, B 세포는 IgG, IgE 또는 IgA 항체를 분비하는 형질세포로 분화될 수 있다.
   E) 세포 표면 IgM은 κ 또는 λ 경사슬을 발현하지만 둘 다 발현하지는 않는다.

9. 다음 중 항원에 의해 자극된 후 B 세포의 항원 결합 부위가 변하는 현상에 관여하는 것은?
   A) 접합 부위 다양성
   B) 조합 다양성
   C) 배선 다양성
   D) 체세포 과돌연변이
   E) 1차 RNA 전사체의 대체 스플라이싱

10. 다음 설명 중 옳은 것은?
   A) TCR 사슬은 T 세포 내부로 신호를 전달한다.
   B) CD4 분자가 제거된 세포는 항원을 인식하지 못할 것이다.
   C) TCR 사슬의 재배열이 완전히 이루어진 T 세포는 흉선에서 발견되지 않는다.
   D) TCR을 발현하고 있는 T 세포는 오직 흉선에서만 발견된다.
   E) 흉선에 있는 T 세포의 대부분은 $CD4^+$ $CD8^+$ T 세포이다.

11. 항원-특이적 수용체로 αβ를 사용하는 성숙 T 세포에 대해 잘못 설명한 것은 다음 중 어느 것인가?
   A) 세포 표면에 CD8을 발현한다.
   B) $CD4^+$ 또는 $CD8^+$일 수 있다.
   C) 비자기-항원으로부터 유래된 펩타이드와 상호작용한다.
   D) 수용체로서 γδ를 발현하기 위해 TCR 유전자를 추가로 재배열할 수 있다.
   E) 그들은 혈류와 림프를 통해 순환하고, 2차 림프 기관으로 이동한다.

12. TCR과 Ig 유전자에 대한 설명 중 틀린 것은 무엇인가?
   A) B 세포와 T 세포의 전구세포에서, 복수의 V^-, D^-, J^-, C 영역 유전자는 재배열되지 않은 상태이다.
   B) TCR과 Ig 유전자 모두에서 일어난 재배열은 유전체의 특정 부위와 결합하는 재조합효소가 관여한다.
   C) Ig과 TCR 모두 C-영역 사용을 전환시킬 수 있다.
   D) Ig과 TCR 모두 다양성을 발생시키기 위하여 V, D, J 유전자 조합적 결합과 접합 부위 부정확성을 사용한다.

13. B 세포와 T 세포 상의 항원-특이적 수용체에 대한 내용 중 틀린 것은 무엇인가?
   A) 클론적으로 분포된 막관통 분자이다.
   B) 세포 내 분자와 상호작용하는 광범위한 세포질 영역을 갖는다.
   C) 가변 영역 및 불변 영역을 가진 폴리펩타이드로 구성된다.
   D) 세포 표면에 있는 신호전달 분자와 연합되어 있다.
   E) 비자기-항원으로부터 유래된 펩타이드와 상호작용할 수 있다.

복습 문제의 답

1. **C.** 세 번의 DNA 재배열이 요구된다. 첫째, $D_5 \rightarrow J_2$ 재배열이 일어난 후 $V_{17} \rightarrow D_5J_2$ 재배열이 일어난다. 이는 $V_{17}D_5J_2$를 이용해 IgM과 IgD를 합성하도록 유도한다. 세 번째 재배열은 IgG_2를 생산하기 위한 $V_{17}D_5J_2C\mu C\delta$에서 $V_{17}D_5J_2$로의 개별형 전환이다.
2. **E.** 유전자의 조합 가능한 경우의 수는 1,200,000가지이지만, 항체의 특이성은 V, D, J 분절의 결합 부위에서 일어나는 접합 부위 다양성(불완전한 결합, 유전자 탈락, 뉴클레오타이드 삽입에 의해 발생)과 체세포 과돌연변이에 의해 더 많은 경우의 수가 발생한다.
3. **C.** 항원 특이성은 서열에 의해 결정되기 때문에 그 구조는 중사슬과 경사슬 가변 영역의 조합에 의해 형성된다.
4. **D.** IgA를 생산하는 세포에서 VDJ-Cα 재배열의 결과로 Cμ 유전자가 제거된다. 다른 DNA 염기서열과 mRNA 종류는 세포에서 관찰할 수 있다.
5. **D.** IgM과 IgD의 동시 합성은 1차 전사체인 5′-VDJ-Cμ-Cδ-3′의 대체 스플라이싱으로 인해 VDJCμ 또는 VDJCδ mRNA가 생성되므로 가능하다.
6. **D.** Ig VH 영역을 암호화하는 VDJ 유전자 분절과 다른 중사슬 불변 영역 유전자의 결합은 개별형 전환의 기초가 된다.
7. **D.** 다중 C_H 부위가 존재하는 것은 Ig 분자의 기능적 다양성의 기초를 제공하지만 항원-특이적 수용체의 다양성에는 기여하지 않는다.
8. **C.** 단일 B 세포에 발현되는 IgM과 IgD는 같은 중사슬과 경사슬 V(D)J 유전자 단위를 사용한다. 따라서 동일한 항원 특이성을 갖는다.
9. **D.** Ig 분자의 다양성을 만드는 방법 중 체세포 과돌연변이만이 항원 자극 후 항원 결합 부위에 영향을 줄 수 있다.
10. **E.** $CD4^+$ $CD8^+$ T 세포는 흉선 세포의 대다수를 차지한다.
11. **D.** αβ를 수용체로 사용하는 T 세포의 유전자는, γδ를 수용체로 사용하기 위해서 더 이상 재배열될 수 없다. TCR δ 유전자 절편은 α 위치에 산재되어 있고, α위치가 재배열될 때 제거된다.
12. **C.** 동일 항원 특이성이 유지되는 동안 중사슬 불변 영역를 변화시키는 능력은 Ig의 고유한 성질이다. 다른 현상은 TCR과 Ig 모두에서 공통이다.
13. **B.** TCR과 Ig 둘 다 짧은 세포질 꼬리를 갖는다. 항원-결합 사슬과 결합한 신호전달 분자는 세포내 분자와 상호작용한다.

8

주조직적합성복합체(MHC)와 항원 제시

서론

이전 장들에서는 한 세트의 림프구(B 세포) 발생 과정과 기능, 항원에 대한 B 세포의 수용체(면역글로불린), 그리고 동일한 형태로 B 세포에 분포된 수용체의 광범위한 다양성을 생성하는 기작에 중점을 두어 왔다. B 세포의 항원-특이적 산물인 항체는 바이러스 또는 혈액 내(IgG) 혹은 점막(IgA)에서 접하는 박테리아와 같이 세포 외부로부터의 항원과 상호작용하는 데 매우 중요한 역할을 한다. 바이러스, 박테리아, 그리고 기생충과 같은 여러 병원체는 숙주세포로 침입하며, 그들 생활사의 일부를 세포 내부에서 보낸다. 항체는 세포로 들어가지 않으므로, 병원체가 일단 세포 내부로 들어가게 되면, 항체는 방어에 비효율적이다. 숙주세포 내부의 병원체에 대한 면역 반응은 T 세포와 T 세포 산물의 영역에 속한다. T 세포는 또한 여러 "무해한" 항원들, 즉 비병원성이지만 반응하고 제거해야 하는 외래 항원에 대한 면역 반응도 일으켜야 한다.

항원이 단백질, 탄수화물, 핵산 혹은 지질인가에 상관없이, 항체는 모든 유형의 항원과 결합한다. 반면에, T 세포는 거의 배타적으로 단백질 혹은 더욱 정확히 언급하자면 단백질의 분해 과정에서 유래된 펩타이드에만 작용한다. 단백질은 박테리아, 바이러스, 그리고 기생충과 같은 병원체의 주요 구성 물질이며, 대부분의 항원은 그 성질이 단백질이다. 단백질들은 또한 바이러스 감염의 산물이다. (이 장의 후반부에 몇몇 T 세포가 특정 박테리아의 지질 구성 성분과 상호작용하는 것을 서술한다) 따라서 해를 끼칠 가능성이 있는 거의 모든 물질과 각 개체에 노출되는 수많은 다른 항원에 대한 반응에서 T 세포들이 대단히 중요한 역할을 한다.

T 세포는 숙주세포 내부로 감염되거나 들여온 병원체 및 항원과 상호작용하기 때문에, T 세포는 B 세포가 사용하는 시스템과 서로 다른 항원 인식 시스템을 사용한다. T 세포는 숙주세포의 표면에 발현된 항원과 상호작용한다. B 세포와 마찬가지로, T 세포는 항원 특이적 수용체인 **T-세포 수용체**(***T-cell receptor***, TCR)를 발현한다.

T-세포 수용체의 성질은 7장에서 더욱 자세하게 논의하였다. 이 장에서는 T 세포가 어떻게 항원을 인식하며, **주조직적합성복합체 분자**(MHC; ***major histocompatibility complex molecules***)가 이러한 인식 과정에서 하는 역할에 대하여 서술한다. TCR로서 αβ의 2사슬 분자를 발현하는 **αβ T 세포**로 알려진 주요 T 세포 형태에 의한 항원인식에 중점을 두고 서술할 것이다. 다른 설명이 없다면 이들 세포를 단순히 "T 세포"로 언급한 것이다. 이 장의 후반부에서는 T 세포의 아집단(subpopulation)에 의한 항원 인식을 논의한다. 또한 이 장에서 MHC 분자를 암호화하는 유전자들의 특성과 인구 집단 내에서 MHC 유전자와 유전자 산물의 거대한 다양성의 가능한 이유에 대하여 논의한다.

MHC는 어떻게 그 이름을 얻게 되었는가.

주조직적합성복합체라는 용어는 20세기 중반부터 시작된 장기이식 연구로부터 유래되었다. 이러한 연구 실험들이, 조직들이 같은 종(주로 생쥐; 자세한 내용은 17장 참조) 안에서 서로 다른 개체에 이식되었을 때, 조직의 수용하거나 혹은 거부하는 반응, 글자 그대로 **조직적합성**(***histocompatibility***)을 결정하는 규칙에 대한 통찰력을 제공하였다. 연구자들은 초기 실험 결과는 이러한 이식동물의 신속한 거부 반응이 한 유전자에 의해 결정되는 것을 보여준다고 해석하고, 이 유전자를 주조직적합성 유전자라고 불렀다. 그 이후 연구에 따르면, 이 "유전자"는 실제로 하나의 단위로 유전되는 서로 밀접하게 연관된 유전자의 세트인 **복합체**(***complex***)로 밝혀졌기 때문에 **주조직적합성복합체**(***major histocompatibility complex***)로 알려지게 되었다. 이제는 모든 척추동물은 다수의 유전자를 포함하는 MHC를 가지고 있다는 것이 알려져 있다. 인간 MHC는 **HLA**(***human leukocyte antigen*; 인간 백혈구 항원**)으로 알려져 있다.

생쥐를 대상으로 수행한 초기의 다른 이식 연구로부터, T 세포가 거부 반응에서 매우 중요한 역할을 한다는 것이 밝혀졌다(자세한 내용은 17장 참조). 이러한 이식 연구들을 종합하면, MHC와 T 세포 반응 사이에 이해되지 않았지만 중요한 연결 고리가 있음을 보여주었다. 각 개체는 보통 이식 수술을 하지 않기 때문에, "일상적인" T 세포 반응에서 MHC의 기능에 대한 연구가 집중적으로 실행되어 왔다. 아래 절에서는 이러한 일상적인 MHC 분자의 역할에 대한 이해에 관하여 기술한다.

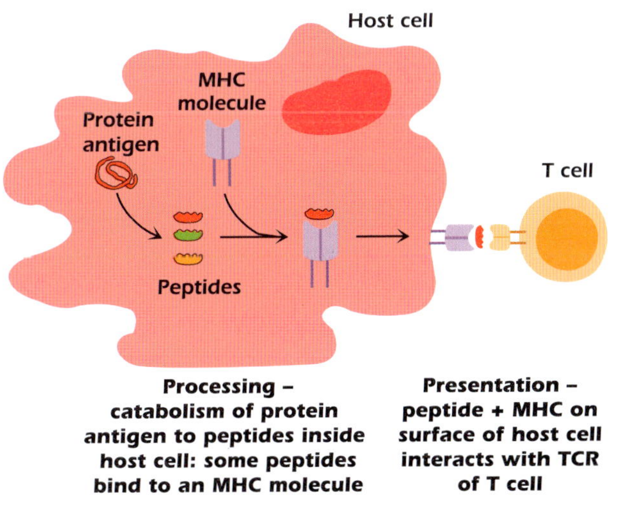

그림 8.1 T 세포로의 항원 제시에서 MHC의 역할. 단백질 항원은 숙주세포에서 분해, 즉 가공처리된다. 펩타이드 중 일부는 MHC 분자와 결합하며, 펩타이드-MHC 조합은 세포 표면으로 이동하여 그곳에서 "알맞은" T-세포 수용체(TCR)를 가진 T 세포에 제시된다.

항원 제시에서 MHC의 역할

단백질 항원이 숙주세포로 들어간 후 세포 내부에서 일어나는 사건들이 그림 8.1에 요약되어 있다.

요약하면:

- 단백질은 여러 종류의 길이를 가진 직선형의 절편인 펩타이드로 분해(가공처리)된다.
- 이들 펩타이드 중 일부는 세포 내부에서 MHC 분자와 결합한다. 이 결합은 선택적이다. 즉, 모든 펩타이드가 MHC 분자와 결합하는 것은 아니다.
- 펩타이드가 결합된 MHC 분자는 세포 표면으로 이동한다.
- MHC 분자 및 결합된 펩타이드의 조합은 숙주가 생성할 수 있는 수십억 개의 서로 다른 TCR 중 하나인 "적절한" 또는 "알맞은" TCR을 발현하는 T 세포에 의해 세포 표면에서 인식된다. 그림 8.2는 T 세포의 항원 인식에 매우 중요한 세 가지 요소를 보여주는데, 이들은 펩타이드, 숙주세포의 표면에 발현된 MHC 분자, 그리고 T 세포 표면에 발현된 TCR이다.

따라서, MHC 분자는 두 가지 핵심적인 기능을 가지고 있다: (1) 단백질이 숙주세포 내부에서 가공처리 되었을 때 생성된 펩타이드와 선택적으로 결합(*selectively bind*)하며, (2) 적절한 TCR을 가진 T 세포에 숙주세포의 표면에 있는 펩타이드를 제시(*present*)한다.

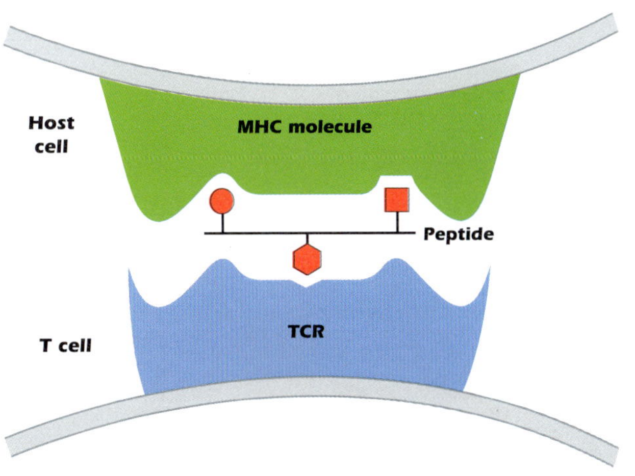

그림 8.2 숙주세포의 표면에 발현된 MHC 분자에 결합된 펩타이드와 TCR의 상호작용.

T 세포 면역 반응에서 MHC 분자가 펩타이드에 결합하고 제시하는 대단히 중요한 이 역할을 **T 세포 반응의 MHC 제한**(***MHC restriction of T cell response***)이라 부른다.

각 MHC 분자의 다중의 복사본이 숙주세포의 표면에 발현되며, 각 MHC 분자는 여러 펩타이드와 결합(이 장의 후반부에서 설명하는 바와 같이, 한 번에 하나의 펩타이드가 결합)할 수 있다. 세포 내부에서 펩타이드와 결합함으로써, MHC 분자는 숙주세포의 내부 환경으로부터 시료를 채취하여 T 세포가 특정 숙주세포에 감염이 일어났는지, 혹은 외래로부터 유래한 요소를 포함하고 있는지 여부를 확인할 수 있게 하는 정보를 세포 표면에 제시한다. MHC 분자와 숙주세포의 표면에 발현된 외래 펩타이드와의 조합은 반응해야 하는 숙주 T 세포에 제공하는 핵심적인 신호이다. 중요한 점은 외래 펩타이드가 존재하지 않으면, T 세포가 숙주세포에 대하여 반응하지 않는다는 점이다. T 세포는 감염된 세포(혹은 항원을 포함하고 있는 세포)에 대해서만 반응하고 감염되지 않은 숙주세포에는 반응하지 않는다.

MHC 분자는 또한 흉선에서 T 세포의 분화 과정에 중요한 역할을 한다(10장 참조). 따라서 MHC 분자는 미성숙 T 세포의 분화 및 성숙 T 세포의 반응 모두에서 상호 연관된 중요한 역할을 한다.

서로 다른 MHC 분자들은 서로 다른 세트의 T 세포와 상호작용한다

두 가지 중요한 세트의 MHC 분자, 즉 ***MHC class* I** 및 ***MHC class* II** 분자가 서로 다른 T 세포 반응을 지시한다(그림 8.3).

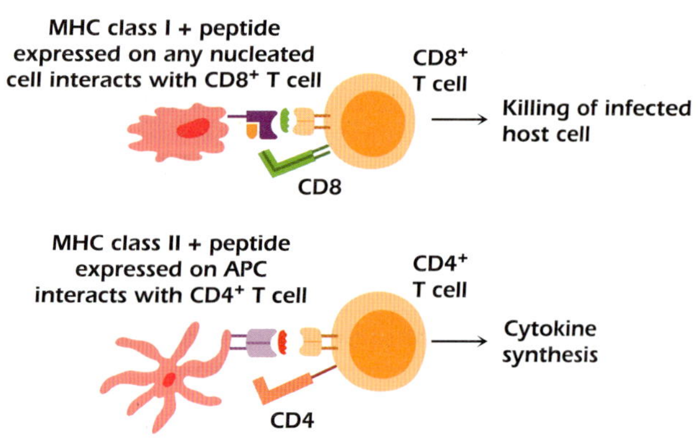

그림 8.3 MHC class I을 발현하는 세포는 $CD8^+$ T 세포와 상호작용하며, 이 T 세포는 감염된 숙주세포를 죽인다. MHC class II를 발현하는 세포는 $CD4^+$ T 세포와 상호작용해서 T 세포가 사이토카인을 합성하도록 한다.

MHC class I

MHC class I 분자는 CD8과 상호작용하며, CD8이 발현되는 T 세포의 아형 또는 서브세트(subset)를 **$CD8^+$ T 세포**라 정의한다. 따라서 전에 언급한 T 세포 반응의 MHC 제한에 대한 정의를 확장해 보면, $CD8^+$ T 세포의 반응은 MHC class I 분자에 의해 제한된다고 표현할 수 있다.

MHC class I 분자는 핵을 가진 모든 세포(따라서 적혈구에서는 발현되지 않는다)에서 발현되며, 이들 세포에 바이러스, 세균, 또는 기생충과 같은 병원체가 감염될 수 있다. $CD8^+$ T 세포의 주기능은 병원체에 감염된 세포뿐만 아니라 종양 조직 및 이식된 조직을 죽이는 것이다. 따라서 MHC class I 분자와 $CD8^+$ T 세포는 숙주세포에 감염되는 병원체에 대한 면역 반응에서 매우 중요한 역할을 한다.

$CD8^+$ T 세포에 발현되는 CD8과 상호작용하는 것 외에도, MHC class I 분자는 자연살해(NK) 세포에서 발현되는 분자와도 상호작용을 한다. 이 상호작용은 NK 세포가 정상적인 숙주세포를 죽이는 것을 방지한다.

MHC class II

MHC class II 분자는 CD4와 상호작용하며, CD4의 발현으로 **$CD4^+$ T 세포**라 부르는 T 세포의 서브세트를 규정한다. 앞에서 정의한 바와 병행하여, $CD4^+$ T 세포의 반응은 MHC class II 분자에 의해 제한된다고 말할 수 있다.

MHC class II 분자는 MHC class I 분자보다 분포가 더 제한되어 있다. MHC class II 분자는 **항원제시세포**(***APC; antigen presenting cell***)에서만 **상시적**(***constitutively***)으로, 즉 기본적으로 항상 발현되지만, 다른 유형의 세포에서는 발현이 유도될 수 있다. APC는 항원을 섭취하여 T 세포에 제시하는 세포이다. 인간의 경우, MHC class II를 발현하는 주요 APC는 수지상세포, 대식세포, 그리고 B 림프구이며, 흉선 상피세포도 또한 MHC class II 분자를 발현한다. 유도 인자가 존재하지 않으면, 대부분의 세포(예를 들어, 간 및 신장 조직 세포)는 MHC class I 분자를 발현하지만, MHC class II 분자는 발현되지 않는다. 대조적으로, APC는 상시로 MHC class I 분자와 MHC class II 분자를 모두 발현한다.

활성화 과정에 대한 반응으로, $CD4^+$ T 세포는 광범위한 종류의 사이토카인을 합성하며, 이런 이유로, B 세포를 도와서 항체를 합성하는 과정을 포함하여 여러 가지 유형의 세포와 $CD4^+$ T 세포가 상호작용한다. 따라서 MHC class II 분자와 $CD4^+$ T 세포는 APC 안으로 도입된 병원체와 항원에 대한 반

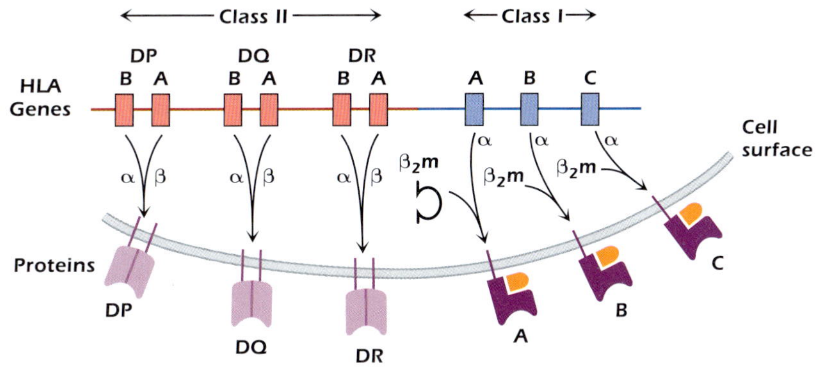

그림 8.4 HLA class I (A, B, C) 및 II (DP, DQ, DR)의 다형적 분자들을 암호화하는 유전자를 나타내는 인간 MHC인 HLA의 단순 모식도. β_2-마이크로글로불린 (β_2m)은 MHC의 외부에서 암호화된다.

응에 매우 중요한 역할을 한다.

모든 class의 MHC 분자 발현은 여러 요인에 의해 영향을 받을 수 있다. 감염 물질에 대하여 반응하는 동안 방출된 사이토카인은 MHC 분자의 발현을 촉진시킨다. 인터페론(IFN) α, β, γ는 MHC class I 분자의 발현을 상향조절하며, 인터페론 γ (IFN-γ)는 MHC class II 발현을 상향조절한다. 이러한 상향조절의 결과로 MHC class II의 발현이 APC에서 증가하며, 보통 정상적인 상태에서는 발현하지 않는 섬유아세포나 내피세포에서 발현이 유도된다. 따라서 MHC class I과 II 발현의 유도와 발현의 증가는 감염 물질에 대한 T 세포 반응을 증가시킨다. 반면에, 몇몇 바이러스의 감염과 종양 발생은 MHC 분자의 발현을 감소시킨다. MHC 분자들 발현의 조절에 대해서는 이 장의 후반부에서 자세히 논의한다.

MHC class I 및 class II 분자의 가변성

MHC class I과 II 분자들의 구조를 자세히 논의하기 전에, 중요한 점에 대하여 주목해야 한다. MHC class I과 II 분자들은 각 개인마다 서로 다르며 이러한 차이점은 유전학적으로 결정된다. 즉, MHC가 서로 다른 개인들은 아미노산 서열이 약간 다른 분자를 발현한다.

개체에 따라 서로 다른 MHC 분자 구조의 이러한 차이점은 **다유전자성**(***polygenicity***) 및 **다형성**(***polymorphism***)의 두 가지 근원으로부터 발생한다. 다유전자성은 MHC class I과 II 분자가 다수의 독립된 유전자들에 의해서 암호화된다는 것을 의미한다. 인간의 HLA 복합체(6번 염색체에 존재)는 3개의 독립적인 유전자인 ***HLA-A***, ***HLA-B***, 그리고 ***HLA-C***가 세포 표면에 발현되는 MHC class I 분자를 암호화한다(그림 8.4).

아래에 설명하는 바와 같이, 세포 표면에서 발현되는 모든 MHC class I 분자는 HLA 복합체의 외부에 있는 유전자에 의해 암호화되는 작은 분자인 **β_2-마이크로글로불린**(***β_2-microglobulin***; β_2m)과 연합하여 발현된다. 모든 세포는 두 세트의 염색체(한 염색체는 아버지로부터 다른 한 염색체는 어머니로부터 유래)를 가지고 있기에, 핵을 가진 각각의 세포에는 6개의 서로 다른 HLA class I 분자까지 발현되며, 각 MHC 분자는 펩타이드와 결합할 수 있다. 유사한 방식으로, HLA 복합체는 세 가지 서로 다른 2개의 사슬로 구성된 MHC class II 분자인 ***HLA-DP***, ***HLA-DQ***, 그리고 ***HLA-DR***를 암호화한다(그림 8.4). 따라서 인간 항원제시세포는 펩타이드와 결합할 수 있는 6개의 서로 다른 MHC class II 분자를 발현할 수 있다.

다형성은 인구집단 내에 다수의 안정된 형태로 각 MHC 유전자가 존재한다는 의미이다. MHC는 신체에서 가장 고도로 다형적인 유전자 시스템이며, 따라서 인구집단에서 가장 고도로 다형적이다. 인간에게 MHC class I 분자 HLA-B와 MHC class II 분자 HLA-DRB를 암호화하는 유전자의 서로 약간 다른 형태인 **대립유전자**(***allele***)가 천여 개 이상 확인되었다. 인간에서 유선학적 나형싱의 또 다른 중요한 예는 적혈구세포 항원(A, B, 그리고 O) 및 헤모글로빈 분자의 서로 다른 형태이다. 각 개인의 유전자 서열을 서로 비교하여 단일염기다형성(SNP)을 확인한 최근 연구 결과에 따르면, 여러 유전자가 — 예를 들어 사이토카인 수용체 및 간 해독작용 효소의 유전자들은 — 대립유전자 변이성을 가진다는 것이 밝혀졌다. 그러나 이들 유전자 중 어떤 유전자도 MHC만큼 인구집단에서 고도로 다형적이지는 않다.

인간 MHC 유전자의 광범위한 다형성으로 인하여, 무작위로 선택된 두 개체가 동일한 세트의 HLA class I과 class II

분자를 발현하는 가능성은 극도로 낮다. 17장에서 기술한 바와 같이, MHC 분자와 이들을 암호화하는 유전자의 거대한 다양성이 장기와 조직을 성공적으로 이식하는 데 주요 장애가 된다. 이 장의 후반부에 MHC가 왜 그토록 다양하게 진화되었는가에 대하여 논의한다.

MHC 구조의 다양성을 생성하는 데 사용된 메커니즘은 DNA의 재배열에 의해 생성되며 한 세포당 한 유형의 수용체를 생산하는 B 세포와 T 세포의 항원 특이적 수용체(각각 Ig와 TCR)의 다양성을 생성하는 데 사용된 메커니즘(7장 참조)과는 서로 다르다는 것을 명심하여야 한다. 대조적으로, 비록 MHC 분자가 인구집단 내에서 다양하지만, 특정 개인에서 각 세포(간, 신장, 림프구 세포 등)는 동일한 세트의 HLA I 및 II 분자들을 발현한다.

MHC class I 분자 및 class II 분자의 구조

이 절에서는 "전형적인" MHC class I 및 II 분자의 일반적인 구조적 특징을 보여준다. "전형적인" 특징이란 이들 분자가 인간 및 다른 척추동물 종(예를 들어, 생쥐, 고양이, 소)에서 공통적인 구조를 가진다는 의미이다.

MHC class I

그림 8.5의 A-D 부분은 전형적인 class I 분자의 중요한 구조적 특징과 이 분자가 어떻게 펩타이드 및 TCR과 상호작용하는가를 서로 다른 방식으로 보여준다. 세포 표면에 발현되는 MHC class I 분자는 막관통 당단백질(대략 분자량은 43 kDa)로서, **β_2-마이크로글로불린**(***β_2-microglobulin***; β_2m, 분자량 12 kDa)이라 불리는 작은 불변(invariant; 모든 세포에서 동일한) 폴리펩타이드와 비공유결합으로 연결된 형태로 발현된다. 위에서 지적한 바와 같이, β_2m은 MHC와는 분리된(즉, 멀리 떨어진) 염색체에 있는 유전자에 의해 암호화된다. MHC class I 분자는 **α** 사슬 혹은 중사슬로 불리며, 3개의 세포외 Ig-유사 도메인, α_1, α_2, α_3으로 구성되어 있다. β_2m은 단일 Ig-유사 도메인과 매우 비슷한 구조를 가지고 있으며, 실제로 β_2m과 MHC class I 분자는 6장에서 서술한 Ig 슈퍼패밀리의 일원이다. 세포 표면에서 MHC class I은 β_2m과 함께 4개의 도메인으로 이루어진 모습을 하고 있으며, α_1은 α_2와 MHC class I 분자의 바깥쪽에서 짝을 이루고, α_3와 β_2m은 원형질막과 가까운 부위에서 짝을 이룬다.

그림 8.5B에는 X-선 결정학으로 조사한 모든 MHC class I 분자에서 관찰되는 가장 두드러진 특징이 나타나 있다. 막으로부터 가장 멀리 떨어진 부위에 있는 α_1과 α_2 도메인 부분으로 구성된 깊은 홈(groove) 혹은 틈새(cleft)를 가지고 있다. 그 이름이 의미하는 것처럼, **펩타이드-결합 홈**(***peptide-binding groove***)이 바로 펩타이드가 결합하는 부위이다. 이 홈은 직선 배열로 8~9 아미노산 길이로 이루어진 펩타이드를 붙잡고 있다. 모든 MHC class I 분자는 몇몇 서로 다른 펩타이드와 결합할 수 있지만, 오직 하나의 펩타이드가 한 번에 하나씩 결합한다. 그림 8.5C에 나타나 있는 것처럼, 홈은 울퉁불퉁한 바닥(β-병풍구조를 이루는 아미노산으로 구성된)을 둘러싸고 있는 벽(α 나선구조로 형성된)으로 이루어진 바구니와 유사한 모양을 가지고 있다. 그림 8.5C와 8.5D에서 보는 바와 같이, MHC 분자와 결합하는 펩타이드는 이 홈 안에 들어맞는다.

MHC class I 분자들에 결합하는 펩타이드의 선택성 위에서 인구 집단 내에서 MHC class I 분자의 엄청난 가변성에 대하여 언급하였다. MHC class I 분자들 사이에 아미노산 서열의 차이점을 살펴보면, 차이점 대부분은 세포 외부에 있는 α_1과 α_2 도메인에 있는 한정된 부위, 특히 펩타이드-결합 홈의 바닥과 벽에 해당하는 부위의 아미노산에 국한되어 있음을 알 수 있다(그림 8.5C 참조). 아미노산 서열의 차이와 이에 따른 결합 홈의 구조의 차이점이 어떤 펩타이드가 특정 MHC 분자에 결합할 것인가를 결정하는 데 매우 중요한 역할을 한다. 홈의 바닥을 형성하는 주머니 모양의 부위가 또한 펩타이드가 적절하게 배열되도록 하여 특정 T-세포 수용체(TCR)에 의해 펩타이드가 인식될 수 있게 한다(그림 8.6).

따라서 MHC class I 분자의 펩타이드에 대한 결합은 선택적이다. 하나의 MHC 분자는 높은 친화력을 가진 특정 펩타이드에만 결합할 것이다. 한 MHC class I 분자는 8- 또는 9-아미노산 서열의 펩타이드 안에서 어떤 특정 위치에 불변의 혹은 서로 매우 유사한 아미노산 잔기들이 자리 잡은 것을 의미하는 **고정 잔기**(***anchor residues***)를 가진 펩타이드와 우선적으로 결합한다. 그림 8.6에서 보는 바와 같이, MHC class I 분자와 결합하는 펩타이드는 전형적으로 2개의 고정 잔기를 가지고 있으며, 고정 잔기들은 MHC 분자의 대립유전자 특이적인 주머니(pocket)와 상호작용을 한다. 펩타이드에서 고정 잔기 외에 다른 위치에 있는 아미노산은 서로 다를 수 있다. 그 결과로 한 MHC class I 분자는 서로 다른 서열을 가진 여러 다양한 펩타이드와 결합할 수 있다. 이러한 점이 각 개인이 가진 최대 6개의 MHC class I 분자만으로도 어떻게 여러 서로

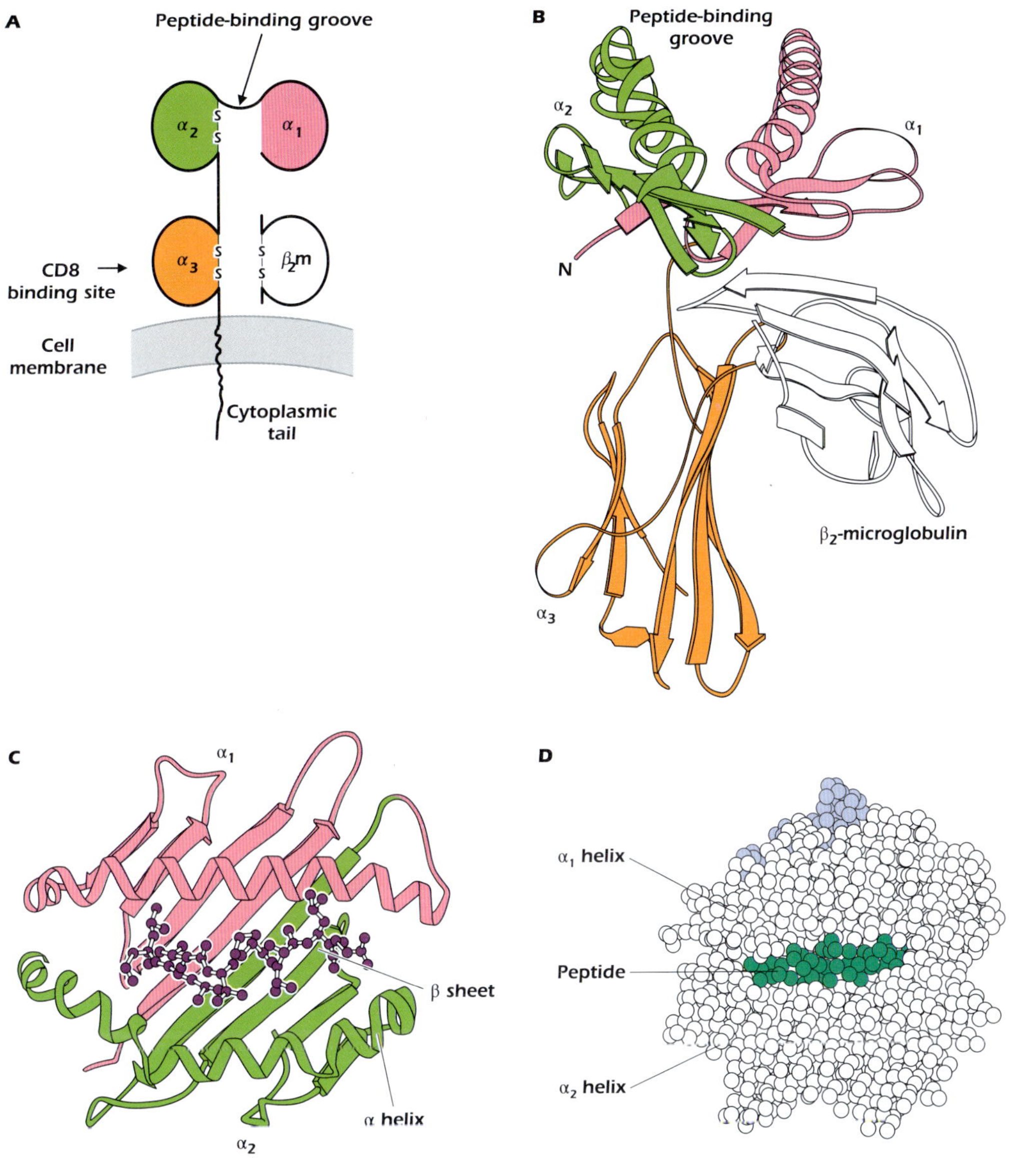

그림 8.5 MHC class I 분자의 다양한 묘사. (A) 세포 표면에서 β_2-m과 결합된 MHC class I 분자의 삽화. (B) 펩타이드-결합 홈을 보여주는 β_2-m과 연결된 MHC class I 분자의 측면도. (C) 결합된 펩타이드를 보여주는 펩타이드-결합 홈의 평면도. (D) MHC class I 분자의 펩타이드 결합 홈 및 홈에 결합한 펩타이드의 공간-채움 모델, 평면도. "["Source: Bjorkman PJ et al. 1987. Reproduced with permission of Nature Publishing Group. Delves P et al. 2011. Reproduced with permission of John Wiley & Sons Ltd."]"

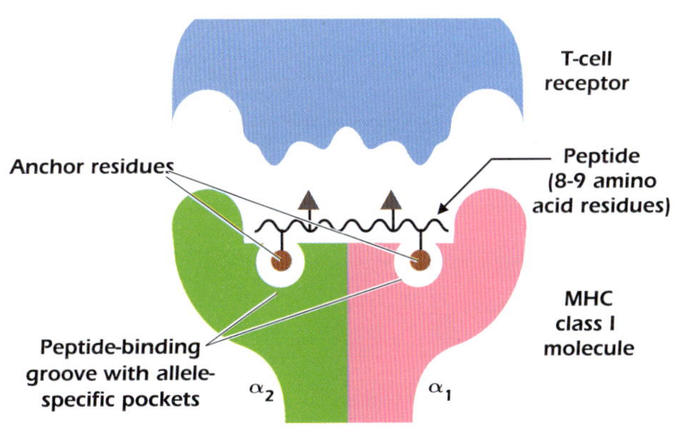

그림 8.6 MHC class I 분자의 펩타이드-결합 홈에 결합한 펩타이드는 MHC 분자와 T-세포 수용체와 상호작용한다. 펩타이드에 있는 고정 잔기(anchor residue)들이 대립유전자-특이적 주머니에 결합한다. [Source: Rammensee HG, Falk K, Roetsche O. 1992. Reproduced.]

다른 펩타이드 항원과 결합할 수 있는가를 설명하는 데 도움이 된다. 또한 이러한 사실은, 극소수의 예외를 제외하고, 왜 거의 모든 단백질로부터 생성된 적어도 하나의 에피토프와 T 세포 반응이 일어나는가를 설명하는 데 그리고 단백질 항원에 대한 반응이 실패하는 것이 왜 그렇게 드문 일인지에 대한 설명에 도움을 준다.

그림 8.6은 이 틈새에 결합한 펩타이드 및 MHC class I 분자의 일부분이 TCR과 상호작용하는 것을 보여준다. 항원 펩타이드 내에서는 1개에서 4개 정도의 아미노산 잔기만이 TCR과 접촉하기에, TCR에 의한 인식에는 적은 숫자의 펩타이드 접촉만이 매우 중요하다는 것을 가리킨다.

MHC class I 분자의 불변 부위에 CD8의 결합 서로 다른 MHC class I 분자들의 펩타이드-결합 홈 바깥쪽 부분은 서로 매우 유사하다. 따라서 한 개인의 MHC class I 분자는 펩타이드-결합 홈 내에서 또는 그 주위에 있는 **다형적**(***polymorphic***) 혹은 **가변 부위**(***variable region***; 그 분자에 독특한 서열)와 모든 MHC class I 분자에서 서로 유사한 **비다형적**(***nonpolymorphic***) 혹은 **불변 부위**(***invariant region***)로 나눌 수 있다. $CD8^+$ T 세포 아집단의 특징을 나타내는 분자인 CD8은 특별히 α_3 도메인에 있는 모든 MHC class I 분자의 불변 부위에 결합한다(그림 8.5A 참조).

MHC class II 분자의 구조

그림 8.7에는 전형적인 MHC class I 분자의 핵심적인 특징이 서로 다른 방식으로 나타나 있다. 그림 8.7A는 MHC class II 분자가 α 및 β(각각 분자량이 대략 35,000 Da 및 28,000 Da) 두 사슬로 구성된 막관통 당단백질로 구성되어 있음을 보여준다. MHC class I 분자와 마찬가지로, 각 MHC class II 분자는 세포 표면에 4개의 도메인을 가진 구조로 발현되며, α_1 도메인은 β_1 도메인과 쌍을 이루며, α_2 도메인은 β_2 도메인과 쌍을 이룬다. α와 β 사슬은 세포질 꼬리를 가지고 있으며, 세포 외부에는 Ig-유사 도메인을 가지고 있다. 이들 도메인은 또한 Ig 슈퍼패밀리의 일원이다.

MHC class I 분자와 마찬가지로, MHC class II 분자는 분자 윗부분에 하나의 class I 분자와 결합하는 class II 분자-결합 홈을 가지고 있다(그림 8.7B와 8.7C에 더욱 자세하게 나타나 있다). MHC class II 분자에서, 이 홈은 α_1과 β_1 도메인 사이의 상호작용으로 형성되었다. 그림 8.7C는 MHC class II 틈새의 바닥과 벽이 MHC class I 분자에서 발견되는 것과 같은 α-나선구조와 β-병풍구조를 가지고 있음을 보여준다.

MHC class I 분자의 틈새에 결합하는 8~9개 아미노산 길이의 펩타이드와는 대조적으로, MHC class II 홈에는 직선으로 배열된 길이가 12개에서 대략 17개의 아미노산을 가진 직선 형태로 배열된 다양한 펩타이드와 결합한다. 그림 8.7C와 그림 8.7D는 결합된 펩타이드의 양 말단 부분은 홈의 바깥에 있는 것을 보여준다.

MHC class I 분자에서와 마찬가지로, 각 MHC class II 분자도 특정 고정 잔기를 가진 펩타이드와 결합한다. 그림 8.8은 전형적인 class II 분자에 결합하는 펩타이드가 펩타이드의 중앙 부위에 위치하며, 대립유전자 특이적인 주머니에 결합하는 3개(종종 4개)의 고정 잔기를 가지고 있음을 보여준다. 고정 잔기 바깥쪽에 있는 펩타이드의 다른 아미노산 잔기들은 서로 다르기 때문에, MHC class II 분자도 역시 다양한 여러 펩타이드와 결합할 수 있다. 4개에서 6개 아미노산이 TCR과 접촉하지만, 그림 8.8에는 2개의 아미노산 접촉만 그려져 있다.

MHC class I 분자처럼, MHC class II 분자는 가변 혹은 다형적 부위와 불변 혹은 비다형적 부위로 구성되어 있다. $CD4^+$ T 세포 아집단의 특징을 나타내는 분자인 CD4는 모든 MHC class II 분자의 불변 부위, 특히 β_2 도메인에 결합한다(그림 8.7A 참조).

항원 처리 및 제시: MHC 분자는 어떻게 펩타이드와 결합하며 T 세포와 상호작용하는 리간드를 생성하는가

외인성 항원과 MHC class II–펩타이드 복합체의 생성

외인성 항원(***exogenous antigen***)은, 용어가 의미하는 바와 같이, 숙주세포의 외부에서부터 유래한 것으로 보통 세포내 섭취 혹은 식세포작용으로 세포 내부로 들여온 항원이다. 외인성 항원은 박테리아나 바이러스와 같은 병원체로부터 혹은 숙주를 손상시키지 않으나 면역 반응을 활성화시킬 수 있는 백신과 같은 외래 단백질로부터 유래할 수 있다. 이 장의 전반부에서 지적한 바와 같이, 외인성 항원을 세포 내로 섭취하고 T 세포에 제시하는 기능을 하는 특성화된 세포는 항원제시세포(APC)로 알려져 있다. 주요 APC는 수지상세포, 대식세포, 그리고 B 세포이며, 이들 모두는 MHC class II 분자를 상시로 발현한다.

그림 8.8은 비활성화 또는 사멸(dead) 바이러스 백신의 구성성분으로서 주사된 단백질과 같은 전형적인 외인성 항원의

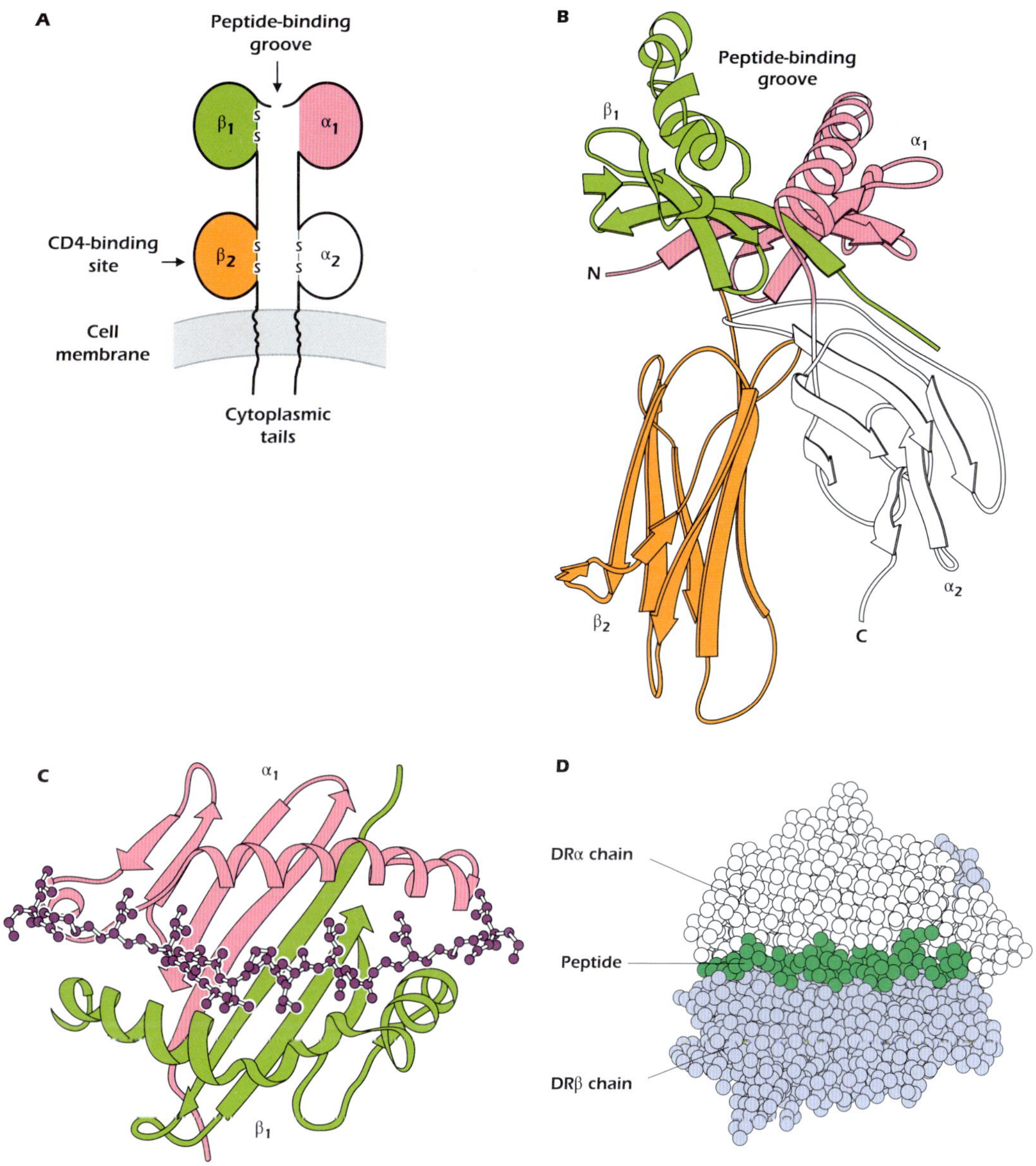

그림 8.7 MHC class II 분자의 다양한 묘사. (A) 세포 표면에 있는 MHC class II 분자의 삽화. (B) 펩타이드-결합 홈을 보여주는 MHC class II 분자의 측면도. (C) 펩타이드-결합 홈의 평면도. (D) MHC class II 분자의 펩타이드 결합 홈 및 홈에 결합한 펩타이드의 공간-채움 모델, 평면도. "["Source: Stern LJ, Wiley DC. 1994. Reproduced with permission of Elsevier. Stern LJ, Wiley DC. 1994. Reproduced with permission of Elsevier. Delves P, et al. 2011. Reproduced with permission of John Wiley & Sons Ltd."]"

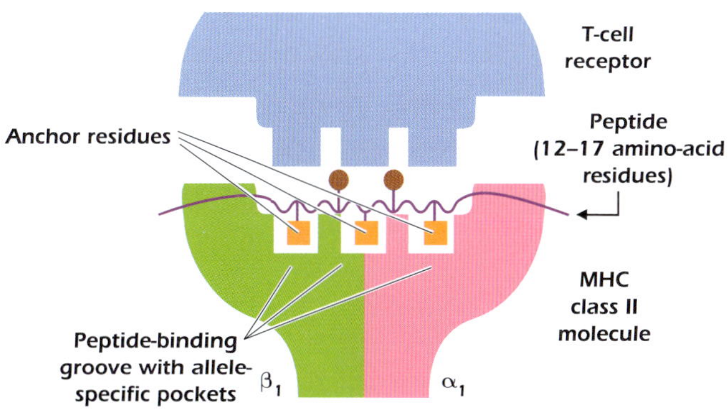

그림 8.8 MHC class II 분자의 펩타이드-결합 홈에 결합한 펩타이드는 MHC 분자 및 T-세포 수용체와 상호작용한다. 펩타이드에 있는 고정 잔기들이 대립유전자-특이적 주머니에 결합한다. "["Source: Rammensee HG, Falk K, Rotzschke O. 1993. Reproduced with permission of Elsevier."]"

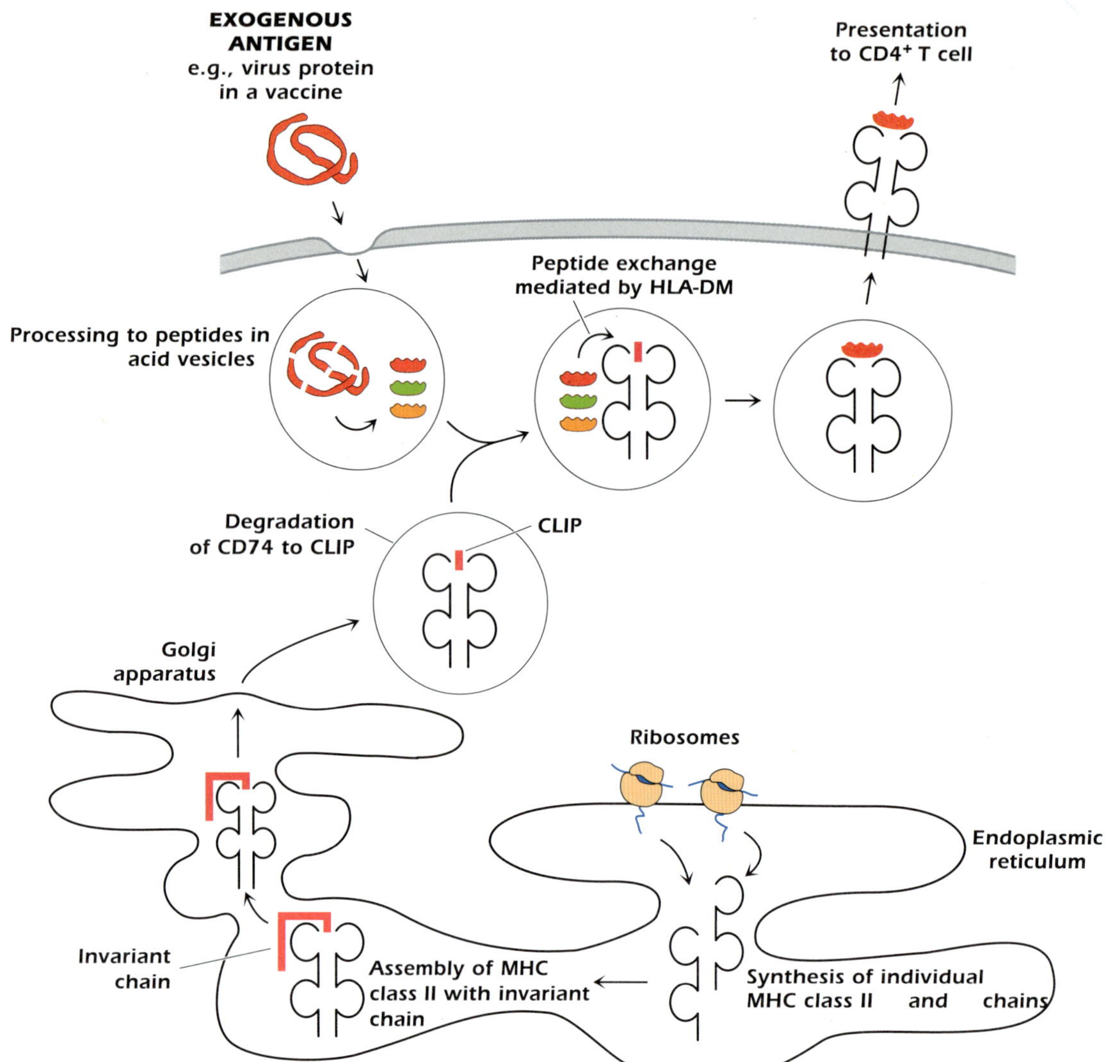

그림 8.9 MHC class II 경로에서의 외인성 항원의 가공처리(CLIP = MHC class II 분자의 홈에 결합한 불변 사슬의 절편).

가공처리 과정 및 제시 과정을 보여준다. 단백질은 세포 내부로 들어와 매우 산성(대략 pH 4.0)인 엔도솜 또는 리소솜 소낭과 융합한 세포내 소낭 안에 가두어지게 된다. 이러한 소낭은 단백질과 펩타이드를 분해하는 여러 가지 분해효소를 포함하고 있다. 이 소낭 안에서 낮은 pH에서 기능을 보이는 카텝신(cathepsin)으로 알려진 단백질 분해효소는 단백질을 펩타이드로 자른다. 전형적인 단백질 항원의 분해 과정으로 몇몇 개의 펩타이드가 생성된다(그림 8.9에는 단지 3개의 펩타이드만 표시하였다).

펩타이드를 포함한 산성 소낭과 조면소포체의 리보솜에서 합성된 MHC class II 분자를 포함한 소낭과 세포 내에서 융합한다. MHC class II의 α와 β 사슬은 각각 소포체에서 합성되며, 소포체에서 **불변 사슬**(***invariant chain*, *Ii*, *CD74***)과 조립된다. CD74는 새로 생성된 MHC class II 분자의 홈에 결합하여, 내인성(endogenous) 항원의 처리 과정에서 유래된 펩타이드(아래 내용 참조)와 같은 소포체 내에 존재할 수 있는 펩타이드들이 MHC class II 분자에 결합하는 것을 방지한다.

CD74는 또한 새로 합성된 MHC class II 분자에 대하여 **샤페론**(***chaperone***)으로 작용한다. CD74와 상호작용하여 MHC class II α와 β 사슬이 소포체를 떠나 골지체로 들어가게 하며, 이들 사슬이 골지체로부터 세포내 섭취 경로로 생성된 산성 소낭으로 진행되게 한다. 복합체로부터 불변 사슬(CD74)을 제거하는 과정은 단계별로 이루어진다. 초기에는 불변 사슬이 단백질분해효소에 의해 분해되어 CLIP(class II-associated invariant

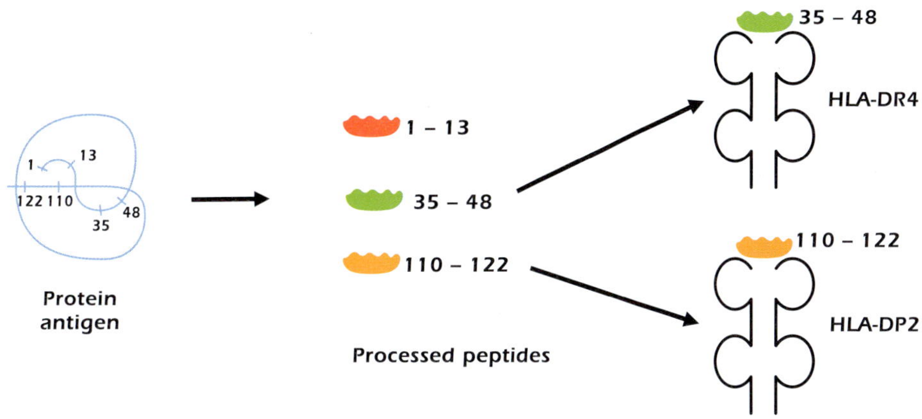

그림 8.10 가공처리된 펩타이드들은 서로 다른 MHC 분자에 선택적으로 결합한다. 숫자는 단백질 항원의 아미노산 서열의 위치를 의미한다.

polypeptide)으로 알려진 절편이 MHC class II의 홈에 남게 된다. CLIP과 결합한 MHC class II를 포함한 소낭들은 그 다음 외인성 항원의 분해작용으로부터 유래된 펩타이드를 포함한 산성 소낭(엔도솜 혹은 리소솜)과 융합한다. 이 구획 안에서, HLA-DM으로 알려진 분자가 MHC class II-CLIP 복합체와 외인성 항원에서 유래한 펩타이드 사이의 교환 과정을 촉매한다. 이러한 방식으로 펩타이드-MHC class II 복합체가 생성되며, 이들은 적절한 항원 수용체를 발현하는 $CD4^+$ T 세포와 상호작용할 수 있는, 즉 제시할 수 있는 세포 표면으로 이동한다.

비록 전형적인 단백질의 분해 작용은 몇몇 개의 펩타이드를 생산하지만, 이 장의 초반에 서술한 것처럼, MHC와 펩타이드의 결합은 선택적이기 때문에, 생성된 펩타이드들 모두가 MHC 분자와 결합하지는 않는다. 그림 8.10은 어떤 한 커다란 단백질의 분해 과정으로 유래된 여러 펩타이드 중 3개의 펩타이드로 이 상황을 보여준다. 펩타이드 35~48과 펩타이드 110~122는 어떤 개체에서 발현된 HLA-DR4와 HLA-DP2의 2개의 서로 다른 MHC class II 분자와 결합한다. 단지 이러한 두 펩타이드만이 이 단백질 항원에 대하여 특정 개체에서 T-세포 반응을 유도할 수 있는 가능성을 가지고 있다. 펩타이드 1~13은 MHC class II 분자와 결합하지 않기 때문에, 이 펩타이드는 $CD4^+$ T 세포 반응을 일으키지 않는다. 이 개인에서 펩타이드 35~48과 펩타이드 110~122는 이 단백질의 **면역우성**(*immunodominant*) $CD4^+$ T-세포 에피토프(항원결정기)라고 한다. 펩타이드 1~13은 완전히 서로 다른 MHC 분자의 세트를 발현하는 다른 개체에게는 이 단백질의 면역우성 에피토프일 가능성이 매우 크다. 따라서 거의 예외가 없이, 모든 개체는 이 바이러스 단백질에 대하여 T-세포 반응을 보일 것이라 말할 수 있다. 그러나 펩타이드-MHC 결합의 선택성으로 인하여, 서로 다른 MHC 분자를 발현하는 각 개체는 동일한 단백질의 서로 다른 부분에 반응한다.

내인성 항원과 MHC class I-펩타이드 복합체의 생성

내인성 항원(endogenous antigen)은 단백질로 세포 내부에서 합성되며, 일반적으로 바이러스, 박테리아, 기생충과 같은 병원체로부터 유래한다. 그림 8.11은 전형적인 내인성 혹은 내재성 항원으로 바이러스에 의해 감염된 후 세포가 합성한 바이러스 단백질의 가공처리 및 제시 과정을 보여준다. 처리 과정은 세포질에서 일어나며, 펩타이드 절편을 생성하는 주요 기작은 **프로테아솜**(*proteasome*)이라는 이름의 세포질에 존재하는 거대한 난백질 복합제를 통하여 진행된다. 또한 프로테아솜은 세포질 단백질의 정상적인 대사(일상적인 분해)에도 관여하며, 단백질을 대략 15개 아미노산 정도의 길이로 이루어진 펩타이드로 절단한다. 세포 기질에 존재하는 효소(aminopeptidase)가 이들 펩타이드로부터 더 많은 아미노산을 제거한다. 일부 펩타이드는 파괴되지만, 일부 8~15개 아미노산으로 이루어진 펩타이드(그림 8.11에 나타나 있는 3개 펩타이드와 같은)는 펩타이드 운반체(TAP)에 의해 선택적으로 소포체로 수송된다. 소포체 안에서 이들 펩타이드의 효과적인 조립을 위해, MHC class I 분자는 ***tapasin***과 ***TAP***(***transporter associated with antigen processing***)을 포함하는 특정 조립 인자들이 필요하다. Tapasin은 ATP와 결합하며 TAP의 정상상태 수준을 증가시켜서, 샤페론인 ***calreticulin***에 의해 소포체 안으로 더 많은 펩타이드가 수송되도록 한다. TAP는 소포체에서 세포질로 펩타이드를 수송한다.

세포질에서 소포체로 수송된 펩타이드들은 새로이 합성된

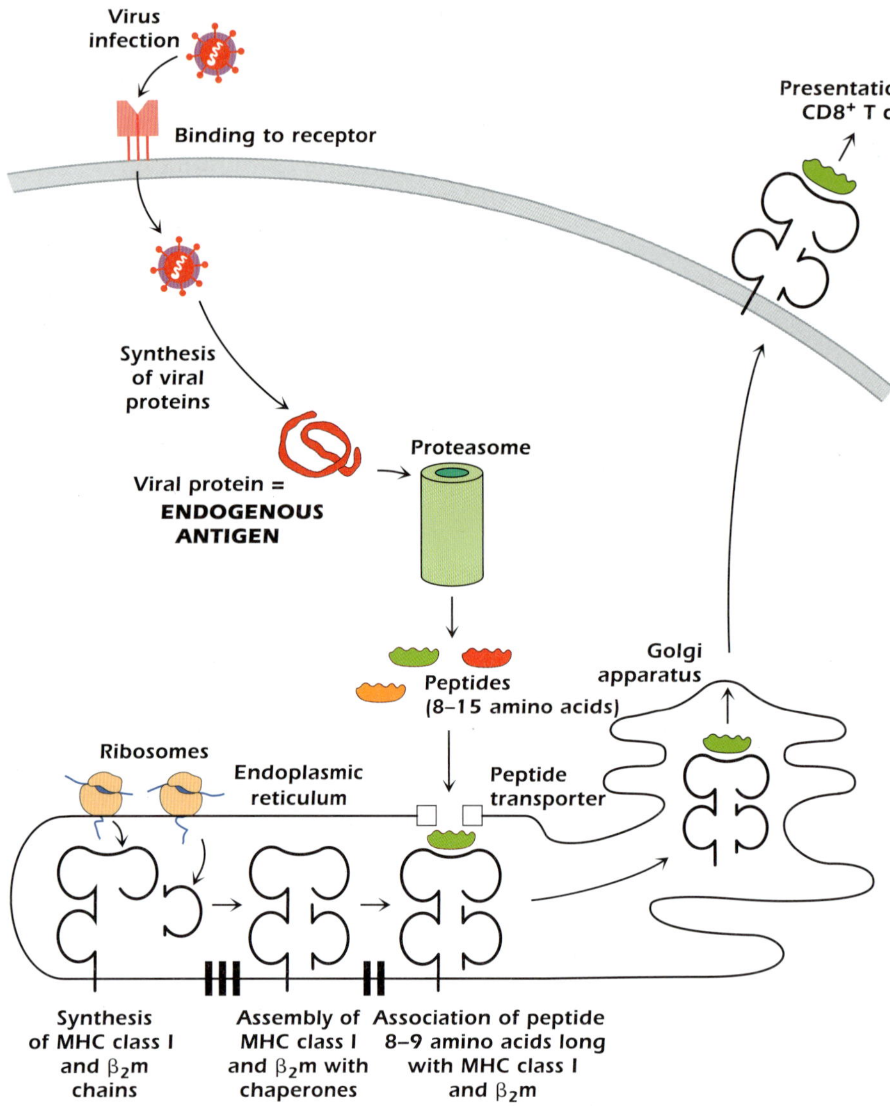

그림 8.11 MHC class I 경로에서 내인성 항원의 가공처리.

MHC class I 분자와 결합한다. MHC class I과 β_2 사슬이 조면소포체에서 각각 독립적으로 합성되어 소포체 내에서 조립된다. MHC class II 분자의 합성과 마찬가지로 샤페론이 소포체에서 조립된 MHC class I과 β_2 사슬의 구조를 안정화시키며, 이 복합체가 세포 내에서 수송되게 한다.

이전에 지적한 바와 같이, MHC class I 분자는 8~9개 아미노산으로 이루어진 펩타이드에 우선적으로 결합한다. 소포체에 도달한 펩타이드의 운명은 일반적으로 펩타이드가 완전히 분해될 때까지 아미노산을 하나씩 제거하는 아미노펩티데이스(aminopeptidase)에 의해 분해되는 것이다. 적절한 결합 특성, 즉 8~9개 아미노산 길이를 가지며 MHC class I 결합 홈에 충분한 세기로 결합하는 특성을 가진 펩타이드는 새로이 합성된 MHC class I 분자에 결합함으로써 완전히 분해되는 운명으로부터 "구조"된다.

소포체에서 MHC class I 분자에 결합한 펩타이드는 골지체를 거쳐 세포 표면으로 이동하며, 세포 표면에서 적절한 항원 수용체를 발현하는 $CD8^+$ T-세포에 제시된다. MHC class II 분자와 펩타이드 사이의 상호작용에 대하여 기술한 바와 같이, 오직 MHC class I 분자와 결합한 펩타이드만이 $CD8^+$ T 세포 반응을 시작한다. 이 펩타이드들이 특정 항원에 특이적인 $CD8^+$ T-세포 반응에 대한 면역우성 에피토프들이다. 이러한 면역우성 에피토프 중의 하나는 그림 8.11에서 녹색으로

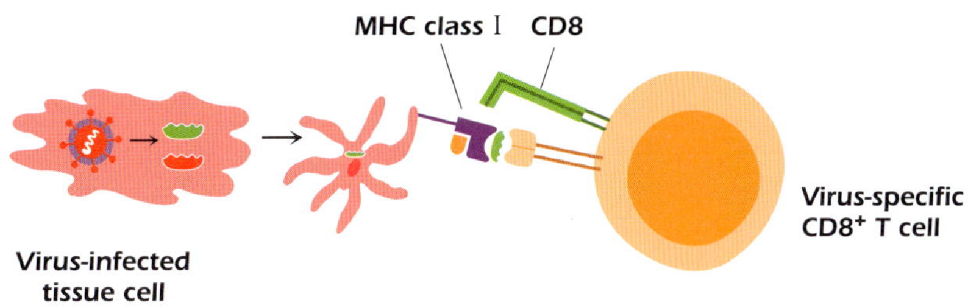

그림 8.12 교차제시. 수지상세포는 바이러스에 감염된 세포에서 유래한 외인성 항원을 세포 내부로 섭취하지만, 가공 처리된 펩타이드를 MHC class I 분자와 연결하여 $CD8^+$ T 세포에 제시한다.

표시된 바이러스 단백질을 분해하여 생성된 펩타이드다.

MHC class I 분자는 핵을 가진 모든 세포에서 발현되므로, 내인성 항원의 처리 및 제시 과정은 신체의 모든 세포에서 일어날 수 있다. 병원체가 신체의 거의 모든 세포에 감염될 수 있기 때문에, 숙주세포가 감염되었는지를 확인하기 위하여 $CD8^+$ T 세포는 숙주세포의 표면에 발현된 MHC class I과 펩타이드의 조합을 "스캔"한다.

바이러스에 감염된 세포 및 종양세포에서 MHC class I 발현의 감소: NK 세포의 역할 감염성 병원체에 대응하여 합성된 사이토카인과 같은 인자들이 MHC class I과 class II 분자들의 합성을 유도하거나 증가시킨다. 이는 반응을 유도하는 병원체에 대하여 면역 반응이 증강되도록 한다. 대조적으로 몇몇 바이러스(헤르페스 단순 바이러스, 아데노바이러스, 사이토메갈로바이러스)들은 그림 8.11에 나타나 있는 경로에서 몇몇 단계를 방해하는 단백질을 합성한다. 이들 바이러스는 MHC class I 분자의 합성을 억제하거나 혹은 펩타이드-MHC class I 복합체가 세포 표면으로 수송되는 것을 차단한다. 이러한 방식으로 바이러스는 MHC class I 분자의 발현을 감소시킴으로써, 바이러스에 대한 $CD8^+$ T 세포 반응을 감소시킨다. 나아가, 정상 세포와 비교하여 종양세포에서는 종종 MHC class I 발현이 감소하며, 이로 인하여 $CD8^+$ T 세포에 의한 잠재적인 항종양 반응이 저하된다.

비록 MHC class I 발현의 감소로 $CD8^+$ T 세포 반응은 저하되지만, 다른 면역 반응이 일어나게 된다. 특히, MHC class I 발현의 감소는 바이러스에 감염된 세포나 종양세포에 대하여 NK 세포 반응이 시작되게 하는 계기가 된다. 2장에서 서술한 바와 같이, MHC class I 분자는 NK 세포 기능에 음성 조절인자로 작용한다. 정상적인 숙주세포에 발현된 MHC class I은 NK 세포에 발현된 살해세포 억제 수용체(KIR)와 상호작용하여 NK 세포가 숙주세포를 죽이는 것을 방지한다. 만일 숙주세포(종양세포나 바이러스에 감염된 세포와 같이)가 MHC class I을 발현하지 않아서 KIR-MHC class I 상호작용이 일어나지 않으면, NK 세포가 활성화되어 MHC가 결핍된 세포를 죽이게 된다.

교차 제시: 외인성 항원이 MHC class I 경로로 제시

외인성(endogenous) 항원을 MHC class II 경로로 처리하는 능력과 더불어, APC—특히 수지상세포—는 외인성 단백질 항원으로부터 유래한 펩타이드를 생성하고 $CD8^+$ T 세포에 제시하는 **교차 제시**(***cross-presentation***)라 불리는 독특한 경로를 가지고 있음을 보여준다(그림 8.12). 수지상세포는 바이러스에 감염된 세포 또는 죽어가는 세포로부터 유래한 항원과 같은 외인성 항원을 식세포 작용 또는 음세포 작용을 통해 세포 내부로 들여온다. 이들 펩타이드가 어떻게 세포 내부에서 MHC class I 분자와 상호작용하는기는 완전히 알려지지 않았다. 신성 구획으로부터 항원을 MHC class I 경로로 처리하기 위해서 펩타이드를 운반하는 과정이 연관된 한 경로가 있는 것으로 생각된다. 펩타이드는 그 다음에 소포체로 수송되어 새로이 합성된 MHC class I 분자와 결합한다.

교차-제시 과정은 APC에 의해 섭취되지 않는 몇몇 바이러스에 감염된 조직세포들에 대하여 반응하는 $CD8^+$ T 세포를 활성화시키는 데 중요한 역할을 하는 것으로 여겨진다(10장 참조). 또한 이 과정이 죽어가는 세포에 대한 반응에도 역할을 하는 것으로 여겨진다.

외인성 항원이 MHC class I 분자와 결합하는 교차-제시 경로 외에도, 몇몇 경우에는 내인성 항원이 MHC class II 분자와 결합할 수 있다. 이 과정은 세포질의 단백질들이 분해 과정을 위해 리소솜으로 수송되는 세포내 과정인 **자식작용**(***autophagy***)에서 일어날 수 있다. 자가-펩타이드는 MHC class II 분자와 산성 소낭에서 결합할 수 있다. 그러나 현재까지는,

표 8.1 MHC Class I 및 II 분자의 기능과 특성 비교.

특성	MHC Class I	MHC Class II
이름	HLA-A, HLA-B 그리고 HLA-C	HLA-DP, HLA-DQ 그리고 HLA-DR
구조	α 사슬 + $β_2$m	a + β 사슬
세포 발현	핵을 가진 모든 세포. 인터페론에 의해 여러 유형의 세포에서 발현이 상향조절됨 바이러스와 몇몇 종양세포에 의해 하향조절됨	APC(수지상세포, 대식세포, B 세포, 흉선 상피세포)에서 상시로 발현; IFN-g에 의해 여러 유형의 세포에서 발현이 유도됨.
펩타이드-결합	홈 길이가 8-9 아미노산인 펩타이드와 선택적으로 결합 $α_1$과 $α_2$ 도메인에 의해 형성된 홈	길이가 12~17 아미노산인 펩타이드와 선택적으로 결합 $α_1$과 $β_1$ 도메인에 의해 형성된 홈
MHC-펩타이드 복합체와 상호작용하는 분자	$CD8^+$ T 세포의 TCR	$CD4^+$ T 세포의 TCR
결합하는 펩타이드의 유래	(1) 세포질에서 분해된 내인성 항원 또는 (2) 교차-제시	산성 구획에서 분해된 외인성 항원
MHC-펩타이드 복합체와 상호작용하는 세포	$CD8^+$ T 세포에 발현되는 CD8($α_3$ 도메인), NK 세포에 발현되는 KIR	$CD4^+$ T 세포에 발현되는 CD4($β_2$ 도메인)

자식작용의 결과로 T 세포 면역 반응을 생성하기 위하여 외래 항원의 가공처리가 일어난다는 사실에 대한 증거가 매우 한정되어 있다.

지금까지 기술한 MHC class I 분자와 class II 분자의 특성을 비교하여 표 8.1에 요약하였다. 표 8.2에는 MHC class I 분자와 MHC class II 분자의 공통적인 특성이 요약되어 있다.

어떤 항원이 T 세포 반응이 시작되도록 하는가?

외인성 항원이 어떻게 APC에 의해 섭취되어, MHC class II 경로와 산성 구획에서 어떻게 처리되고, $CD4^+$ T 세포에 제시되는가를 기술하였다. 따라서 박테리아, 대부분의 바이러스, 알레르기 항원(allergen), 그리고 전혀 해롭지 않은 항원으로부터 나온 단백질들 모두가 $CD4^+$ T 세포 반응을 유발한다. 대조적으로, 오직 감염성 병원체, 특히 바이러스만이 MHC class I 분자에 의해 제시되는 내인성 혹은 교차-제시 경로를 통해서 에피토프를 만들어 내기에, 이들은 $CD8^+$ T 세포를 활성화시키는 유일한 유형의 항원이다. 항상 그런 것은 아니지만, 감염성 병원체는 일반적으로 APC에 의해 포획되기 때문에 $CD4^+$T 세포와 $CD8^+$ T 세포를 모두 활성화시킨다. 그러나 10장에서 기술하는 바와 같이, 몇몇 바이러스는 $CD4^+$ T 세포 반응을 불러일으키지 않으며, 거의 전적으로 $CD8^+$ T 세포에 의해서만 반응을 일으킨다.

숙주 T 세포가 이식된 조직의 세포에 발현된 비자기 MHC 분자에 대해 반응하는 이식 면역 반응은 일반적으로 $CD4^+$와 $CD8^+$ T 세포 반응을 모두 활성화시킨다(17장 참조). 종양에 대한 면역 반응은 일반적으로 $CD8^+$ T 세포에 의해 매개된다.

표 8.2 Class I 및 Class II 모두에 공통적인 특성

- 모두 다유전자성(독립적인 다중 유전자)이며 고도로 다형적(인구 집단 안에서 거대한 대립유전자의 변이)이다.
- 모두 펩타이드에 선택적으로 결합한다.
- 모두 동등하게 발현되며 공동우성으로 발현된다.

자기-분자들로부터 유래한 펩타이드와 MHC 분자와의 결합

위에서 언급한 항원 처리 및 제시 현상 — 단백질의 분해 과정과 세포 내부에서 한 구획으로부터 다른 구획으로 이동과정 — 은 세포 생리학적으로 정상적인 경로이다. 따라서 세포 내부에서 정상적으로 발견되는 단백질, 즉 자기-단백질(self-protein)은 단백질 항원 처리 제시 과정에서 서술한 과정과 동일한 과정으로 대사되고 분해된다. 예를 들어, 리보솜과 미토콘드리아 단백질들은 세포 내부에서 분해되며 이들 분자에서 유래한 펩타이드들은 MHC 분자들과 결합할 수 있다. 실제로 세포에서 추출한 MHC 분자들은 거의 모든 경우 이러한 자기 단백질로부터 유래한 펩타이드를 포함하고 있다. 위에서 언급한 단백질 처리 과정으로부터, 숙주세포 내부에서 유래한 단

백질은 MHC class I 분자와 결합할 것으로 예상되며, 실제로 이러한 것이 관찰되었다.

그러나 MHC 분자와 결합한 자기-펩타이드는 보통 T 세포를 활성화시키지 않는다. 그 이유 중 하나는 여러 자기-분자에 대하여 반응성을 가지는 T 세포는 흉선에서 분화 과정 동안 제거되거나 비활성화되었기 때문이다(10장 참조). 그렇지만 자기-분자와 반응할 수 있는 가능성을 가진 성숙한 T 세포가 흉선 밖에서도 검출되는 것으로 알려졌다. 이러한 T 세포는 왜 활성화되지 않는가? 동등하게 중요한 점은 어떤 한 개체의 세포가 지속적으로 가공 처리되고 그들의 MHC 분자와 결합하는 수많은 자기-단백질에 둘러싸여 있음에도 불구하고, 어떤 개체가 어떻게 아주 작은 양의 외래 단백질에 대하여 반응할 수 있는가? 이는 아주 중요한 이슈로서, T 세포는 면역 반응이 필요하지 않은 정상적인 숙주세포와 병원체에 감염된 세포를 반드시 구별할 수 있어야 한다.

그 해답은 병원체가 MHC 분자에 결합하는 펩타이드를 생성하는 능력 이상으로 면역 반응을 활성화시키는 효과를 병원체가 유도하는 것 같이 보인다. 병원체에 의해 유도되는 주요 효과는 항원을 T 세포에 제시하는 특성화된 APC에서 **공동자극 기능**(***costimulator function***) 또는 **2차 신호**(***second signal***)라고도 불리는 효과이다(이 개념은 10장에서 더 논의한다). 공동자극 신호는 미경험 T 세포(항원과 이전에 만나지 않았던 T 세포)를 활성화시키는 데 필요하다. APC와는 대조적으로, 자기-분자에서 유래한 펩타이드를 가진 정상적인 조직세포(간 또는 췌장)는 공동자극 신호 분자를 발현하지 않으며, 따라서 T 세포가 활성화되지 않는다. 비록 자기-분자로부터 유래한 펩타이드가 그 조직에 있는 APC에 의해 제시된다고 하더라도, 외래 항원이 존재하지 않거나 염증 반응이 없는 경우, 그 조직의 APC는 공동자극 신호를 발현하지 않기 때문에 T 세포가 활성화되지 않는다(10장 참조). 이러한 신호 과정의 필요성으로 인하여, T 세포가 일반적으로 자신의 구성 요소로부터 유래한 펩타이드에 반응하지 않지만, 잠재적으로 유해한 비자기(non-self) 항원으로부터 유래한 펩타이드에는 반드시 반응하도록 하게 한다.

이것은 또한 무해한 항원 혹은 몇몇 백신과 같은 일부 외래 항원에 대하여 T 세포 반응의 유도가 왜 어려울 수 있는가를 설명하는 데 도움을 준다. T 세포(그리고 항체) 반응이 전개되기 위해서, 이러한 항원은 자주 종종 **면역보강제**(***adjuvant***)와 함께 투여된다. 면역보강제는 일반적으로 수지상세포, 대식세포 그리고 B 세포와 같은 APC를 활성화시킬 수 있는 산물이며, 면역보강제는 5장에 자세하게 서술하였다.

항원에 대한 반응 불능

이전 장에서 기술한 바와 같이, 한정된 숫자의 서로 다른 MHC class I과 II 분자가 어떤 한 개체에서 발현된다. 항원이 T 세포 반응을 생성하기 위해서는, 처리 과정 동안 유래된 적어도 하나의 펩타이드가 반드시 이러한 MHC 분자들 중 하나에 결합해야 한다. MHC 분자에 결합하지 않는 펩타이드는 T 세포 반응을 활성화시키지 않는다. 따라서 만일 항원 전체가 MHC 분자에 결합할 수 있는 단 하나의 펩타이드라도 생성하지 못하였다면, 그 개체는 특정 항원에 대하여 T 세포 반응을 일으키지 못할 것이다.

자연에 존재하는 병원체는 일반적으로 크고 복잡하기 때문에, T 세포와 B 세포 모두에 의해 면역 반응을 촉진시키는 다수의 에피토프를 포함하고 있다. 따라서 어떤 형태이든 간에 병원체에 대하여 면역 반응이 어느 정도는 확보된다. 그러나 매우 한정된 숫자의 에피토프를 포함하는 아미노산의 합성 중합체의 경우, 커다란 항원임에도 불구하고 무반응이 초래될 수 있다. 또 다른 중요한 상황은, 하나의 작은 펩타이드로 구성된 백신과 같은, 작은 펩타이드에 대한 반응에서 볼 수 있다. 어떤 한 인구 집단은 서로 다른 여러 유형의 MHC 분자들을 발현하기 때문에, 몇몇 사람들에서 발현된 MHC 분자는 이 특정 펩타이드와 결합하지 않을 수 있다. 예방접종의 경우 이러한 문제를 펩타이드에 대한 반응을 향상시키는 거대한 단백질, 즉 운반체(carrier)에 펩타이드를 연결함으로써 해결할 수 있다(10장에서 자세하게 기술).

T 세포 반응을 활성화시키는 다른 유형의 항원

슈퍼항원

그림 8.13A는 **슈퍼항원**(***superantigen***)으로 알려진 일련의 단백질 항원의 핵심적인 특징을 보여준다. 인간의 경우, 이들의 대부분은 병원성 박테리아에서 생산되는 외독소(exotoxin)이다. 두 가지 예는 식중독의 원인이 되는 포도상 구균에 의해 방출된 장독소(enterotoxin)와 독성 쇼크 증후군을 일으키는 독소이다. 슈퍼항원은 가공 처리되지 않지만, 온전한 슈퍼항원 분자가 펩타이드-결합 홈 바깥쪽에 MHC class II 분자와 결합하여 MHC class II 분자와 $CD4^+$ T 세포에 의해 발현되는 TCR β 사슬의 가변 부위를 서로 교차-연결한다. 각 슈퍼항원은 특정 Vβ 유전자 산물을 발현하는 T 세포에 결합한다. 인간의 경우 단지 대략 50개 정도의 서로 다른 Vβ TCR 유전자가 존재하기에, 그리고 하나의 슈퍼항원이 하나 이상의 Vβ와 결합할

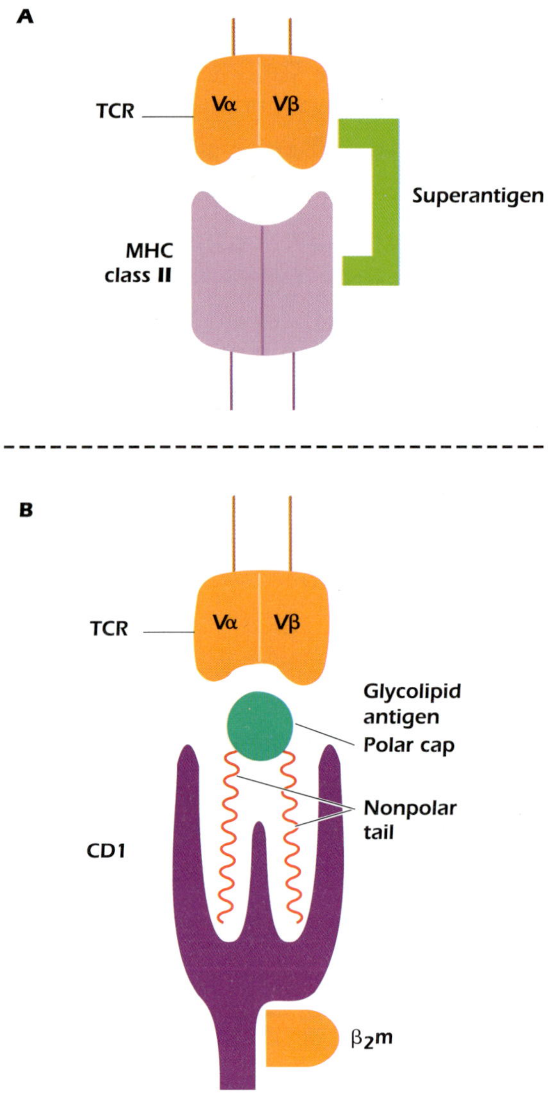

그림 8.13 비펩타이드 항원과 TCR의 상호작용: (A) 슈퍼항원은 MHC class II 펩타이드-결합 홈의 바깥쪽에 결합하며 TCR Vβ와 상호작용한다. (B) CD1은 당지질 항원을 제시한다.

수 있기 때문에, 슈퍼항원은 전체 $CD4^+$ T 세포의 10%까지 활성화시킬 수 있다. 이 숫자는 전형적인 항원으로부터 펩타이드-MHC class II 복합체에 의해 단지 몇 개의 T 세포 클론이 활성화되는 것에 비하면 거대한 숫자이다. 따라서 슈퍼항원의 핵심적인 생물학적 및 임상학적 특징은 수많은 $CD4^+$ T 세포를 활성화시키는데, 그 결과로 이들 세포가 증식하고 사이토카인을 많이 분비하며, 순환계로 들어갈 수 있다는 점이다. 독소가 수많은 T 세포를 활성화시키는 전신성 효과는 발열, 심혈관 쇼크 등의 임상적인 결과로 나타나며 치명적일 수 있다.

지질 및 당지질

일부 T 세포는 대식세포 내부에서 사는 결핵균(*Mycobacterium tuberculosis*)과 같은 병원체의 세포벽에서 발견되는 지질과 당지질을 인식할 수 있다. 이러한 T 세포는 또한 다양한 숙주 당지질과도 반응한다. 지질 및 당지질은 대식세포와 수지상세포와 같은 APC에 의해 발현된 CD1(CD1a부터 CD1d)로 알려진 일련의 분자들에 의해 제시된다(그림 8.13B). CD1 분자들은 MHC 지역의 외부에 위치한 유전자에 의해 암호화되는 세포 표면 당단백질이다. MHC class I 분자와 마찬가지로, CD1은 APC의 표면에 β_2m과 결합된 형태로 발현된다. CD1 분자의 구조는 MHC class I 분자의 구조와 유사하지만, CD1은 더 크고 깊은 결합 홈을 가지고 있다. 이 홈은 항원 지질의 소수성 골격과 결합하여 지질과 당지질의 극성 부위가 T-세포 수용체와 결합하도록 노출시킨다. 지질 항원이 CD1과 결합하는 것은 외인성 펩타이드가 MHC class II 분자에 실리는 것과 유사하게 산성 세포 구획에서 일어나는 것으로 여겨진다. 몇몇 바이러스가 MHC class I 상호작용하는 것과 마찬가지로, 최근 실험적 증거에서 헤르페스 단순 바이러스(herpes simplex virus) I은 CD1d의 발현을 감소시키고, 당지질의 항원 제시를 억제한다는 것이 밝혀졌다.

CD1a, b, 그리고 c는 지질을 αβ TCR을 사용하는 T 세포에 제시하지만, CD1d는 지질과 당지질을 NK 세포 및 T 세포 특성을 모두 발현하는 T 세포의 아집단인 NKT 세포에 제시한다(NKT 세포는 10장에서 논의).

γδ T 세포를 활성화시키는 다수의 항원들

T 세포의 TCR에서 αβ 대신에 γδ로 알려진 2개의 사슬을 가진 TCR을 사용하는 T 세포의 서브세트가 있다. γδ T 세포(10장에서 논의)는 병원체와 손상된 숙주세포에서 유래한 여러 서로 다른 유형의 항원에 반응한다. γδ T 세포가 반응하는 항원에는 인항원(phosphoantigen)으로 알려진 인지질 및 다른 작은 비단백질의 분자뿐만 아니라, 세포가 가열되거나 스트레스를 받았을 때 합성되는 열충격 단백질이 포함되어 있다. 이들 서로 다른 항원들이 γδ T 세포에 어떻게 제시되는가는 아직 완전히 이해되고 있지 않지만, 다형성의 MHC 분자가 관여하지는 않는 것 같이 보인다. 지질 분자는 CD1 분자에 의해 제시될 가능성이 크며, 열충격 단백질은 MHC class I 폴리펩타이드-연관 서열(MIC)A 및 B와 같은 MHC class I-유사 분자에 의해 제시되는 것으로 여겨진다. MICA와 MICB는 이 장의 후반부에서 논의한다.

HLA 지역의 유전자들

과학자들은 오랫동안 모든 척추동물에서 발견되는 MHC 유전자가 하나의 단위로 유전되는 매우 밀접하게 연결된 유전자들의 그룹인 복합체라는 것을 인식하였다. 인간과 생쥐의 MHC 지도가 작성되었으며, 그림 8.4에 나타난 다형성 MHC class I 및 II 분자들보다 더 많은 유전자가 존재하는 것이 밝혀졌다.

다형성 MHC class I 분자인 HLA-A, HLA-B, HLA-C를 암호화하는 3개의 유전자뿐만 아니라, **class I 지역**(***class I region***)은 훨씬 덜 다형적인 MHC Ib 유전자들인 ***HLA-E***, ***HLA-F***, 그리고 ***HLA-G*** 유전자를 포함하고 있다. MHC Ib 유전자의 단백질 산물의 기능은 잘 알려지지 않았다. 이들은 다형적인 class I 유전자 산물과 유사한 구조를 가지고 있지만, T 세포에 펩타이드를 제시하지 않는다. HLA-E와 HLA-F는 NK 세포에 항원을 제시하는 데 관련이 있는 것으로 생각된다. 태반의 영양막세포에서 HLA-G의 발현이 어머니가 태아에 대하여 거부 반응을 보이는 것을 방지하는 잠재적인 기작으로 제안되었다. 또한 ***MICA***와 ***MICB*** 유전자도 클래스 I 지역에 포함되어 있다. 이들은 γδ T 세포 및 NK 세포와 상호작용하는 스트레스에 의해 유도되는 산물을 암호화한다. MICA와 MICB 단백질은 class I-유사 구조를 가지고 있지만, 세포 표면에서 β_2m과 연결되어있지 않으며 펩타이드와 결합하지 않는다.

다형적 MHC class II 분자인 HLA-DP, HLA-DQ, HLA-DR을 암호화하는 유전자의 쌍이 **class II 지역**(***class II region***)에 포함되어 있다. 각 MHC class II 소지역(subregion)에는 A 유전자와 B 유전자를 포함하는데, 이들 유전자는 두 사슬의 MHC class II 분자의 α와 β 사슬을 각각 암호화한다(그림 8.4). 따라서, 예를 들어 HLA-DPA1 유전자는 HLA-DP 분자의 DPα를 암호화하고, HLA-DPB1 유전자는 HLA-DP 분자의 또 다른 사슬인 DPβ를 암호화한다. 몇몇 사람은 DRβ 사슬을 암호화하는 데 사용되는 DRB 유전자(DRB1, DRB2, 등등)를 하나 이상 가지고 있으므로 한 쌍의 DRα와 DRβ 사슬보다 더 많이 가지고 있을 수 있다. 따라서 이들은 HLA class II 분자가 6개 이상 표면에 발현될 수 있다.

몇몇 사람들에서는 6개보다 적은 수의 HLA class I 또는 II 분자를 표면에 발현할 수 있음을 주목하여야 한다. 이것은 두 상동염색체 모두가 동일한 대립유전자, 예를 들어, HLA-DR4를 발현할 때 일어날 수 있다. 이들은 HLA-DR4에 대하여 **동형접합체**(***homozygous***)이다. 그러나 대부분의 개체는 HLA 유전자에 대하여 2개의 염색체에 있는 다른 대립유전자를 발현하는 **이형접합체**(***heterozygous***)이다.

외인성 항원 가공처리-MHC class II 경로에서 펩타이드 교환에 관련된 분자를 암호화하는 ***HLA-DM*** 유전자도 class II 지역에 포함되어 있다. 이 지역은 또한 MHC class I 경로와 관련된 펩타이드 수송 분자인 TAP-1 및 TAP-2, 그리고 프로테아솜의 주요 소단위 분자들을 암호화하는 유전자들이 포함되어 있다.

Class I과 class II 분자 사이에 **class III 부위**(***class III region***)이 있다. 이곳에는 혈청 보체 성분인 C2, C4, 인자 B(factor B, 4장에 기술)를 암호화하는 유전자들이 포함되어 있다. 인간 MHC class III 지역에는 사이토카인인 종양괴사 인자와 림프 독소(각각, TNF-α, TNF-β), 열충격 단백질인 hsp70-1, hsp70-2, 그리고 21-hydroxylase (스테로이드 대사에 관련된 효소) 등이 포함되어 있다.

매우 중요한 세포 상호작용을 하는 분자들을 암호화하는 유전자들이 왜 한 단위로 유전되는 복합체로 연관되어 있는가에 대한 이유는 현재까지는 알려지지 않았다.

다형적 MHC 분자의 명명법

초창기에는 HLA class I 혹은 II 분자에 특이적인 항체를 이용하는 혈청학적 방법으로 HLA 분자의 성질을 규정하였다. 혈청학적 접근 방식으로 HLA 항원들 사이의 차이점을, 예를 들어 HLA-A2는 HLA-A25와 서로 다르며, HLA-DR14는 HLA-DR16과 서로 다르다는 것을, 확립시켜 주는 전문용어가 탄생하게 되었다. PCR 기술의 출현으로 HLA 분자들 사이의 차이점을 훨씬 더 상세히 서술하는 것이 가능해졌다. 예를 들어, HLA를 현재 용어로는 *HLA-DRB1*1301*로 표기하는데, 별표 왼편의 글자들은 HLA 유전자, 이 경우에는 DRB1을 지칭하며 별표 오른편의 네 숫자(이런 경우에는 6에서 8자리)는 특정 대립유전자를 가리킨다. 이러한 HLA 대립유전자의 성질을 더욱 광범위하고 정확하게 규명함으로써 장기이식 공여자와 수여자를 서로 맞추는데, 그리고 서로 다른 자가면역 상태에 대한 위험성을 가진 개체를 확인하는 데 매우 큰 도움을 준다(각각 17장 및 12장 참조). 인간 자가면역 질환과 연관된 특정 대립유전자의 중요한 예가 12장의 표 12.2에 있다.

MHC 유전자의 발현 조절

공동우성 발현

MHC class I과 II 분자들은 **공동우성으로 발현**(***codominantly expressed***) 되는데, 이는 모든 세포가 모계와 부계의 염색체 모두로부터 전사된 MHC 분자들을 발현한다는 의미이다. 따라서 한 개인의 핵을 가진 모든 세포는 6개의 서로 다른 HLA class I 분자와 6개의 서로 다른 HLA II 분자를 발현한다. 위에서 언급한 바와 같이, 한 쌍의 DRα와 β 사슬보다 더 많이 발현될 수 있기 때문에, 몇몇 개인들은 6개 이상의 서로 다른 HLA II 분자를 발현할 수 있다. 몇몇 개인들은 특정 대립유전자에 대하여 동형접합체이기 때문에, 서로 다른 class I 또는 II 분자를 6개보다 적게 발현할 수도 있다.

동등한 조절

MHC 분자의 발현은 **동등하게 조절**(***coordinately regulated***)된다. 이는 모든 class I 분자와 모든 class II 분자가 한 세포에서 동시에 발현된다는 의미이다. 따라서 IFN-g와 같은 인자는 어떤 한 특정 세포에서 모든 class I 분자의 발현을 증강시키고 모든 class II 분자의 발현을 유도한다. 앞의 논의 과정에서 강조하는 바와 같이, MHC class I 분자는 MHC class II 분자가 존재하지 않더라도 발현될 수 있기 때문에, MHC class I과 II 유전자는 독립적으로 조절된다.

드물게 발병하는 **무표지림프구증후군**(***bare lymphocyte syndrome***)을 가진 사람은 HLA class I 혹은 II 분자 또는 둘 모두 발현하는 능력이 없다(16장 참조). HLA class II 분자를 발현하지 않는 사람은 항원을 $CD4^+$ T 세포에 제시하는 기능의 결손 및 $CD4^+$ T 세포의 감소가 특징인 매우 심각한 면역결핍 증상을 보인다. 이러한 사람들은 MHC class II 유전자의 전사를 조절하는 인자 중 하나에 돌연변이가 발생한 것이다.

관련 사례 읽기: 무표지림프구증후군
In *Immunology: Clinical Case Studies and Disease Pathophysiology*

MHC 유전자의 유전

그림 8.14는 한 개체의 염색체에서 발현된 HLA class I 및 II 유전자의 세트인 **일배체형**(***haplotype***)이 하나의 단위로서 자손에 전해지는 것을 보여준다. 이러한 예에서, 아버지 세포는 그의 친할아버지와 친할머니로부터 받은 염색체(일배체형 1과 2)에 의해 암호화된 HLA class I과 II 분자를 발현하며, 어머니의 세포는 그녀의 외할아버지와 외할머니로부터 받은 염색체(일배체형 3과 4)에 의해 암호화된 HLA class I과 II 분자를 발현한다. 인구집단 내에서 HLA 유전자와 분자들이 다양하기 때문에, 아버지가 제공한 일배체 1과 2는 어머니가 제공한 일배체형 3과 4와 서로 다를 것이 거의 확실하다(이 그림에서 서로 다른 염색체 색깔로 표시).

아들 혹은 딸의 HLA 일배체형은 그들의 부모의 일배체형과 서로 다르다. 부모 각각은 각 아이와 서로 다른 하나의 HLA 일배체형을 발현하며, 각 아이는 아버지와 어머니와는 서로 다른 HLA 일배체형을 발현한다. 이 가족의 모든 아이에게서는 하나의 서로 다른 세트의 HLA 일배체형이 발현되지만, 어떤 아이이든 두 아이가 동일한 일배체형을 가질 확률은 4분의 1이다. 그러나 한 가족 내에서 개인은 보통 동일한 MHC 분자를 발현하지 않으며, 전체 인구집단에서도 모든 HLA 대립유전자가 똑같은 개체를 찾을 가능성은 지극히 낮다.

다른 종의 MHC

척추동물의 모든 종은 MHC를 가지고 있다. 일반적으로, 다른 종의 MHC의 명칭은 사람의 MHC, 즉 HLA와 유사하다. 예를 들어, 소의 경우는 BoLA이고, 돼지의 경우는 SLA이다. ***H-2***로 알려져 있는 생쥐의 MHC가 가장 자세히 연구되었다. H-2라는 이름은 이식 반응에 관련된 조직적합성 유전자들의 초기 연구로부터 유래하였기에 다른 종과 다르다. 생쥐는 계통의 모든 구성원이 유전학적으로 동일한 **근친교배계**(***inbred strains***)를 만들기 위해 교배를 선택적으로 시킬 수 있기 때문에, 생쥐의 H-2는 큰 관심을 불러일으켰다(이 주제는 20장에서 자세히 논의). 근친교배 계통의 생쥐의 유전학적 동일성의 장점을 이용한 연구가 인간에게서 손쉽게 해답을 얻을 수 없는 여러 근본적인 면역학적 질문에 대한 해답을 제공하였다. 인간과 생쥐의 MHC의 유전자 및 산물은 서로 고도의 상동성을 가지고 있기에, 이들은 공통의 조상으로부터 유래했음을 가리키고 있다.

H-2는 생쥐의 17번 염색체에 위치하고 있다. MHC class I 지역이 하나인 인간 HLA와 달리, 생쥐의 MHC class I 유전자는 H-2의 양쪽 말단 부위에서 발견된다(그림 8.15). 3개의 독립적인 유전자인 ***K***, ***D***, ***L***은 쥣과 동물의 MHC class I 분자를 암호화하며, 이들 분자는 β_2m과 결합된 형태로 세포 표면

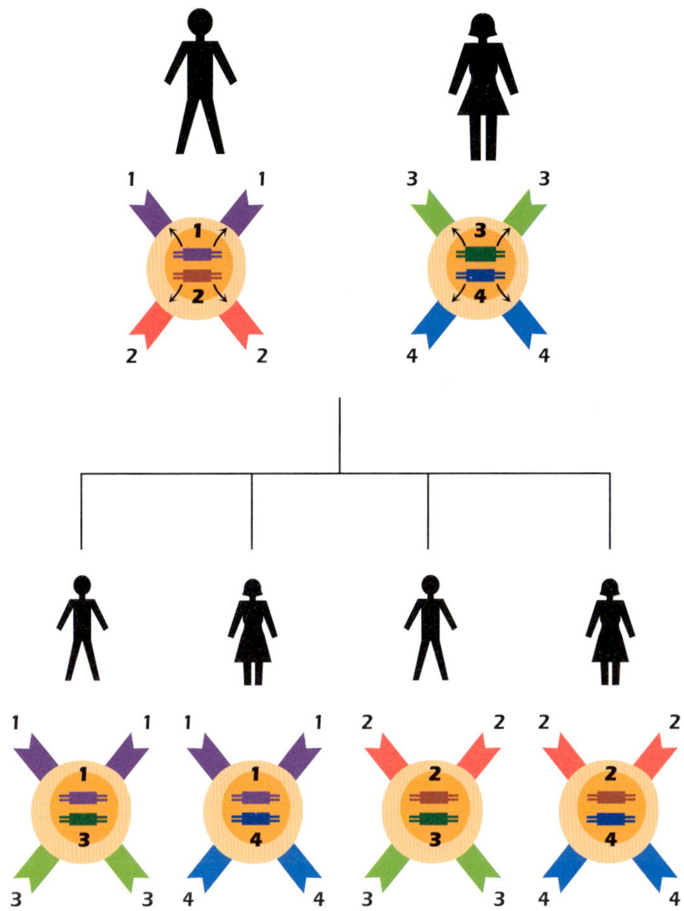

그림 8.14 HLA 유전자들은 하나의 단위로 부모로부터 자식으로 전달된다. HLA는 고도로 다형적이기 때문에 임의의 두 성인은 4개의 서로 다른 독특한 HLA 일배체형(아버지: 1과 2, 어머니: 3과 4)을 가지고 있을 가능성이 크다. 이들 부모의 자손은 4개(1/3, 1/4 등)의 서로 다른 일배체형을 발현한다. 서로 다른 색깔로 그려진 세포 표면에 발현된 구조는 그 개체에 있는 모든 세포에 의해 발현된 HLA I 및 II 분자의 연합된 세트를 나타낸다.

에 발현된다. H-2는 다형적 MHC class II 분자인 ***I-A***와 ***I-E***를 암호하하는 유전자의 2쌍(인간의 3쌍 대신에)을 포함하는 클래스 II 지역을 포함한다. I-A와 I-E 각각은 α 사슬과 β 사슬로 구성되어 있다.

질병에 대한 저항성과 취약성에 연관된 MHC 분자의 다양성

MHC 유전자와 분자들의 광범위한 다형성으로 인하여 개체들 사이에서 이식된 조직을 받아들이는 것이 커다란 장애가 되는데, 이는 무작위로 선택된 두 개체가 유전학적으로 동일할 확률이 극도로 낮기 때문이다(17장 참조). 거의 모든 척추동물 종들은 유사하게 다양한 MHC 유전자와 분자들의 배열을 가지고 있기에, MHC 다양성을 유지하는 것이 그 종에 대하여 몇 가지 주요한 이점이 있어야 할 것이다.

가장 그럴듯한 설명은 MHC 분자의 다양성이 주변에 널려 있는 병원성 생명체에 대하여 그 종에 대한 보호 반응의 역할을 한다는 것이다. 추측하건데, 적어도 몇몇 개체에서, MHC 분자의 다양성으로 인해 어떤 병원체에서 유래한 펩티이드기 MHC에 결합하여 T-세포 반응을 활성화시키는 확률을 증가시키는 것 같다. 이점을 설명하기 위해, 개체군 내에 난 하나의 MHC 분자만 존재하는 극단적인 경우를 상상해보자. 만일 어떤 병원체가 하나뿐인 MHC 분자의 발현을 방해한다면, T-세포 반응이 일어나지 않을 것이며 종 전체가 사라질 수도 있을 것이다. 수많은 MHC 유전자와 분자들을 종 안에서 유지하는 것은 이러한 사건이 일어날 확률을 크게 낮춰준다.

특정 MHC 대립유전자의 발현은 서로 다른 전염성 병원체에 대한 저항성이나 취약성에 연관된 중요한 요인 중 하나인 것이 또한 분명하다. 인간의 경우, 특정 HLA 대립유전자의 발현이 HTLV-1(human T lymphotropic virus I), B형 간염, 한센병, 말라리아, 결핵, 그리고 AIDS의 급속한 진행과 같은 다수의 서로 다른 전염성 질병에 대하여 취약성 또는 저항성과 연관이 있다는 것이 알려졌다. 최근 중요한 연구 중 한 예는 HLA-C와 인간면역결핍바이러스(HIV) 감염과 AIDS의 신

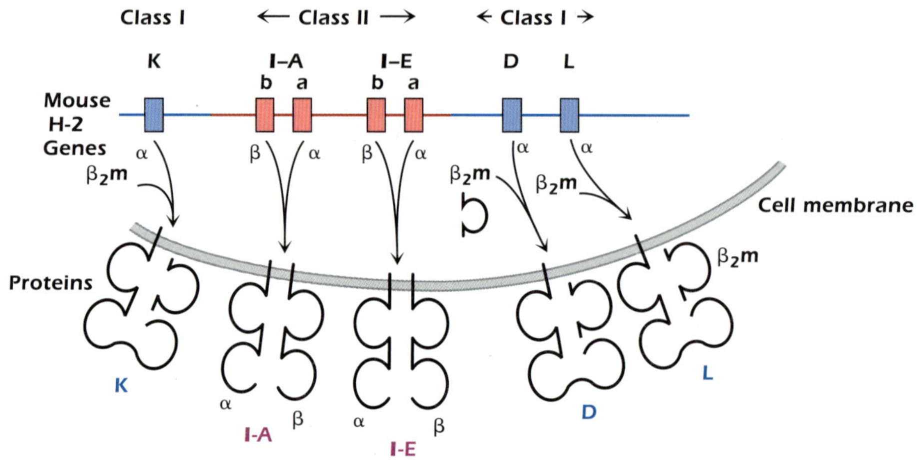

그림 8.15 생쥐 MHC인 H-2의 단순 모식도. 세포 표면에 발현된 다형적 MHC class I 및 II 분자를 암호화하는 유전자와 세포 표면의 지역이 나타나 있다; β_2m은 MHC 구역 외에 있는 유전자에 의해 암호화된다. 생쥐에게서는 H-2 일배체형을 위첨자로 표시한다. 예를 들어, 생쥐 계통 H-2^b에서 모든 MHC class I 및 II 유전자는 b 유형(K_b, I-A_b 등등)이고 MHC가 다른 생쥐 계통인 H-2^d에서는 MHC class I과 II 유전자 모두 d 유형(K^d, I-A^d 등등)이다.

속한 진행 사이에 연관성이 있다는 연구 결과로서, HLA-C의 높은 발현이 바이러스 양을 감소시키는 것과 $CD4^+$ T 세포의 숫자가 낮아지는 상태로, 즉 AIDS로 진행되는 속도를 지연시키는 것에 연관이 있었다.

유사한 MHC 연관성이 다른 종에 걸리는 감염성 질병에서도 나타난다. 여기에는 Marek's disease(닭의 바이러스 질환)과 소 백혈병 바이러스(bovine leukemia virus) 감염이 해당된다. 나아가, 비록 또 다른 유전자와 유전자 산물이 자가면역 질환 혹은 염증 질환의 발병에 원인이 된다 하더라도, 어떤 특정 HLA 대립유전자를 가진 개체는 특정 자가면역 질환 혹은 염증질환이 발생할 위험도가 높다.

특정 MHC 유전자 혹은 분자를 가진 것을 질병이나 증상의 발병과 진행되는 것을 연결하는 확실한 병인 기작은 어떠한 질병에서도 아직 확립되지 않았다. 그럼에도 불구하고, 이러한 여러 질병의 발병과 진행이 어느 정도는 어떤 방식으로라도 특정 MHC 분자에 의한 특정 펩타이드의 제시 및 "부적절한" T-세포 반응의 활성화와 관련이 있는 것으로 보인다. 예를 들어, 위에서 서술한 HLA-C의 높은 발현과 HIV 감염의 억제가 향상된 것과의 연관성은 HLA-C 발현이 높지 않은 다른 개체에서보다 HLA-C 발현이 높은 개체들에서 바이러스에 대한 $CD8^+$ T-세포 반응이 보다 더 효과적으로 일어나는 것에 기인할 가능성이 있다.

요약

1. MHC 분자는 신체의 세포 내부로 섭식된 혹은 세포 내부에서 사는 항원에 대한 T 세포의 반응에 있어서 매우 중요한 역할을 한다. MHC 분자는 단백질 항원으로부터 유래한 펩타이드와 결합하고, 이를 적절한 수용체를 가진 T 세포에 제시한다. 따라서 T 세포 반응은 MHC가 제한한다고 말할 수 있다.
2. MHC는 한 단위로 유전이 되는 유전자들의 세트인 복합체이다. MHC는 세포 표면 막관통 분자의 2가지 중요한 부류인 MHC class I과 MHC class II를 암호화한다.
   - MHC class I은 작은 불변의 펩타이드인 β_2-마이크로글로불린과 결합된 형태로 핵을 가진 모든 세포에서 발현된다. MHC class I에 결합된 펩타이드는 $CD8^+$ T 세포의 TCR과 상호작용하기 때문에 $CD8^+$ T 세포의 반응은 MHC class I로 제한된다.
   - MHC class II는 수지상세포, 대식세포, 그리고 B 세포와 같이 T 세포에 항원을 제시하는 세포인 APC에서만 상시적으로 발현된다. MHC class II에 결합한 펩타이드는 $CD4^+$ T 세포의 TCR과 세포 표면에서 상호작용한다. 따라서 $CD4^+$ T 세포의 반응은 MHC class II로 제한된다.
3. MHC 분자의 발현은, 특히 감염성 병원체에 대한 반응으로 생성

된 사이토카인에 대한 반응으로, 여러 유형의 세포에서 유도될 수 있다. 이러한 발현의 유도는 병원체에 대한 T 세포 반응을 향상시킨다. 바이러스는 MHC 발현을 억제하며, 따라서 바이러스에 대한 T 세포 반응을 방해한다.

4. 한 개체 안에서, 신체의 모든 세포에서 동일한 MHC class I과 II 분자가 발현된다. 서로 다른 개체는 서로 다른 MHC class I과 II 분자들을 발현한다. 이러한 다양성은 한 종의 서로 다른 개체가 MHC class I과 II 유전자들이 광범위한 유전적 형태(유전학적 다형성)를 가지고 있기 때문에 생긴다. 실제로 MHC는 개체군에서 가장 유전학적으로 다양한 시스템이다. 광범위한 MHC 유전자의 다형성 때문에 모든 개체는 거의 각자 고유한 배열의 MHC 유전자 세트를 가지고 있다.
5. 모든 MHC class I과 II 분자의 세포 밖 부위는 단백질 항원의 분해(처리)로부터 유래한 펩타이드와 결합하는 펩타이드-결합 홈이라 부르는 깊은 틈새를 가지고 있다. 펩타이드와 MHC 분자의 결합은 선택적이다; 즉, 각 MHC 분자는 특정 모티프(motif)를 가진 펩타이드와 우선적으로 결합한다.
6. MHC class I과 II 분자들은 세포 내부의 서로 다른 구획에서 가공된 단백질로부터 유래한 펩타이드와 결합한다.
   - MHC class I 분자는 세포질에서 분해된 단백질("내인성 항원")로부터 유래한 길이가 8~9 아미노산인 펩타이드와 결합한다; 펩타이드는 소포체 안으로 수송되며, 그곳에서 새로이 합성된 MHC class I 사슬과 β_2-마이크로글로불린 사슬과 상호작용한다.
   - MHC class II 분자는 세포 내부로 들여온 APC의 산성 소낭에서 분해되는 단백질("외인성 항원")로부터 유래한 12~17개 아미노산 길이의 펩타이드와 결합한다. 수지상세포는 교차-제시라는 독특한 경로를 가지고 있다. 교차-제시에서는 세포 내부로 들어온 항원이 MHC class I 분자와 결합하여 $CD8^+$ T 세포에 제시된다.
7. 단백질은 일반적으로 구조가 복잡하기 때문에, 보통 각 단백질은 MHC 분자와 결합할 수 있는 적어도 하나 이상의 펩타이드를 생성하며, 이로 인해서 외래 항원의 적어도 일부분에 대해 T-세포 반응이 일어나는 것이 확실하게 된다.
8. MHC class I 분자는 NK 세포 표면에 있는 수용체와도 상호작용한다. 이러한 상호작용은 NK 세포가 숙주의 정상적인 세포를 죽이는 것을 방지한다. 바이러스에 감염된 후와 몇몇 종양에서 MHC class I의 발현이 감소하면, NK 세포가 숙주세포를 죽이게 된다.
9. MHC 분자는 외래 항원뿐만 아니라 자가 성분에서 유래한 펩타이드와도 결합하지만, 자가 성분은 보통 T-세포 반응을 활성화시키지 않는다. 이것은 정상적인 상태에서는 자기-분자는 미경험 T-세포 반응을 활성화시키는 공동자극(2차) 신호를 생성하지 않기 때문이다. T-세포 반응은 이러한 공동자극 신호를 유도하는 외래(비자기) 분자, 특히 병원체의 성분에 대한 반응에 집중되어 있다.
10. 여러 자가면역과 염증 질환에 대한 취약성과 저항성은 특정 MHC 분자의 발현과 연관성이 있다.

REFERENCES AND BIBLIOGRAPHY

Blum JS, Wearsch PA, Cresswell P. (2013) Pathways of antigen processing. Annu Rev Immunol 31: 443.

Bjorkman PJ, Saper MA, Samraoui B, Bennett WS, Strominger JL, Wiley DC (1987) Structure of the human class I histocompatibility antigen, HLA-A2. Nature 29: 506.

Boyton RJ, Altmann DM (2007): Natural killer cells, killer immunoglobulin-like receptors and human leucocyte antigen class I in disease. Clin Exp Immunol 149: 1.

Delves PJ, Martin SJ, Burton DR, Roitt IM. (2011) Roitt's Essential Immunology, 12th ed., John Wiley & Sons.

Joffre OP, Segura E, Savina A, Amigorena S. (2012) Cross presentation by dendritic cells. Nat Rev Immunol. 12: 557.

Rammensee HG, Falk K, Rotzschke O (1993) MHC molecules as peptide receptors. Curr Opin Immunol 5: 35.

Stern LJ, Brown JH, Jardetzky TS, Gorga JC, Urban RG, Strominger JL, Wiley DC (1994) Crystal structure of the human class II MHC protein HLA-DR1 complexed
with an influenza virus peptide. Nature 368: 215.

Stern LJ, Wiley DC (1994) Antigenic peptide binding by class I and class II histocompatibility proteins. Structure 2: 245.

Thomas C, Tampe R. (2019) MHC I chaperone complexes shaping immunity. Curr Opin Immunol 58: 9

Trowsdale J (2005): HLA genomics in the third millennium. Curr Opin Immunol Curr 17: 498.

Wieczorek M, Abualrous ET, Sticht J, Alvaro-Benito M, Stolzenberg S, Noe F, Freund C. (2017) Major histocompatibity complex (MHC) Class I and MHC Class II proteins: conformational plasticity in antigen presentation. Front Immunol 8: 292

복습 문제

각 질문에 대해 가장 알맞은 답을 고르시오.

1. 아래 설명 중 MHC class I과 II 분자 모두의 특징이 아닌 것은?
   A) 그들은 공동우성으로 발현된다.
   B) 그들은 핵을 가진 모든 세포에 항상 발현된다.
   C) 그들은 도메인 구조를 가진 당화된 폴리펩타이드다.
   D) 그들은 항원 절편을 T 세포에 제시하는 데 관련되어 있다.
   E) 그들은 B 세포의 막 표면에서 발현된다.

2. MHC class I 분자는 다음 중 어느 것에 중요한가?
   A) T 세포에 있는 CD8 분자에 결합
   B) 외인성 항원(예, 박테리아 단백질)을 B 세포에 제시
   C) 온전한 바이러스 단백질을 T 세포에 제시
   D) T 세포에 있는 CD4 분자에 결합
   E) B 세포에 있는 Ig에 결합

3. MHC class II 분자에 관하여 다음 중 틀린 것은?
   A) B 세포는 표면에 MHC class II 분자의 서로 다른 대립유전자 형태를 발현한다.
   B) MHC class II 분자는 APC의 소포체 안에서 합성된다.
   C) 유전적으로 다른 개체는 서로 다른 MHC class II 대립유전자를 발현한다.
   D) MHC class II 분자는 세포 표면에서 β_2-마이크로글로빈과 연관되어 있다.
   E) MHC class I 분자에 결합하지 않는 펩타이드는 $CD4^+$ T-세포 반응을 일으키지 않는다.

4. 펩타이드 수송체인 TAP는
   A) β_2-마이크로글로빈과 결합한다.
   B) MHC 분자에 펩타이드가 결합하는 것을 방지한다.
   C) 프로테아솜의 일부이다.
   D) MHC class I과 결합하기 위해 펩타이드를 소포체 안으로 수송한다.
   E) MHC class II와 결합하기 위해 펩타이드를 소포체 안으로 수송한다.

5. HLA 유전자들에 대한 다음 설명 중 틀린 것은?
   A) HLA 유전자들은 보체 요소를 암호화한다.
   B) HLA 유전자들은 발현된 HLA class I 각 분자의 사슬 모두를 암호화한다.
   C) HLA 유전자들은 발현된 HLA class II 각 분자의 사슬 모두를 암호화한다.
   D) HLA 유전자들은 서로 다른 질병에 대한 취약성과 저항성에 관련이 있다.
   E) 염색체에 있는 HLA 대립유전자의 모든 세트는 HLA 일배체형으로 알려져 있다.

6. B 세포, T 세포, 그리고 췌장 세포 모두의 표면에서 발견되는 것은 다음 중 어느 것인가?
   A) MHC class II 분자
   B) 재배열된 항원-특이적 수용체
   C) 면역글로불린
   D) MHC class I 분자
   E) CD19

7. 어떤 소년의 간세포가 바이러스에 감염된 후, 바이러스로부터 유래된 단백질의 처리 및 제시 과정에 관한 아래 설명 중 올바른 것은?
   A) 모든 펩타이드는 HLA class I 분자와 연관된 처리 과정에서 유래하였다.
   B) 처리 과정은 산성 소낭에서만 일어난다.
   C) HLA class I 분자에 결합하는 바이러스에서 유래된 펩타이드는 소년의 여동생의 HLA class I 분자에도 결합한다.
   D) 바이러스에서 유래된 몇몇 펩타이드는 $CD8^+$ T 세포에 제시된다.
   E) 소년의 HLA class I 분자는 12~17개 아미노산 길이의 바이러스에서 유래된 펩타이드에 우선적으로 결합한다.

복습 문제의 답

1. **B.** MHC class I 분자는 핵을 가진 모든 세포에서 발현되지만, MHC class II 분자의 상시 발현은 B 세포 및 수지상세포와 같은 APC에 한정되어 있다. MHC class II 분자의 발현은 내피세포나 섬유아세포와 같은 다른 유형의 세포에서도 사이토카인에 의해 발현이 유도될 수 있다.
2. **A.** T 세포에 발현된 CD8과 숙주세포의 표면에 발현된 MHC class I 분자의 불변 지역과의 상호작용은 $CD8^+$ T-세포 반응이 시작되게 하는 데 있어서 매우 중요하다.
3. **D.** MHC class II 분자가 아니라, MHC class I 분자가 β_2-마이크로글로불린과 연결되어 있다.
4. **D.** 펩타이드 수송체인 TAP는 세포질에서 생성된 8~9 아미노산 길이의 펩타이드를 선택적으로 소포체로 수송하며, 수송된 펩타이드는 새로 합성된 MHC class I 분자에 결합할 수 있다.
5. **B.** HLA class I 분자는 세포 표면에서 β_2-마이크로글로불린과 결합한 형태로 발현된다. β_2-마이크로글로불린을 암호화하는 유전자는 MHC 지역 외의 다른 염색체에 위치하고 있다.
6. **D.** MHC class I 분자는 핵을 가진 모든 세포에서 발현된다. MHC class II 분자는 B 세포와 같은 APC에서는 상시적으로 발현되지만, T 세포 혹은 췌장 세포에서는 발현되지 않는다. T 세포와 B 세포는 항원-특이적

수용체를 발현하지만, 췌장 세포는 발현하지 않는다. Ig와 CD19는 B 세포에 의해 발현된다.

7. **D.** MHC 분자의 선택적인 결합 때문에, 바이러스 단백질이 가공처리되어 생성된 모든 펩타이드가 아니라 일부 펩타이드만이 소년의 MHC class I 분자와 결합되었으며, 바이러스-특이적 $CD8^+$ T 세포 반응을 활성화시켰을 가능성이 크다. HLA class I 분자에 결합하는 펩타이드는 8~9 아미노산 길이를 가지고 있다. 소년의 여동생은 다른 HLA 일배체형을 가질 것으로 예측되기 때문에, 바이러스에서 유래한 다른 세트의 펩타이드들이 소녀의 MHC class I 분자에 결합할 것이다.

9

B 세포의 발달과 활성화

서론

앞 장에서는 B 세포가 다양한 기능을 갖는 항체를 어떻게 합성하는지, 중사슬의 종류에 따라 합성되는 IgM, IgG, IgA, IgE의 기능에 대해 설명하였다. 또한 다양한 항원에 특이적으로 반응할 수 있는 B 세포의 광범위한 **레퍼토리**를 만드는 기작에 대해 설명하였다. 이 기작은 적응면역 반응의 특징적인 두 가지 성질을 나타낸다(1장, 그림 1.1 참조). 첫 번째 성질은 무수히 많은 항원결정기(에피토프)에 반응하는 능력인 **다양성**(***diversity***)이고, 두 번째 성질은 다른 항원결정기를 구분하는 능력인 **특이성**(***specificity***)이다. 이러한 성질로 인해 개개인은 홍역 바이러스와에 반응할 수 있는 1개 이상의 B 세포 클론과 mycobacterium 등의 세균에 반응할 수 있는 하나 이상의 B 세포 클론을 가지게 되는 것이다.

이 장에서는 항원이 없는 상태에서 일어나는 B 세포 초기의 발달에서부터 항원과 상호작용하여 항체 합성을 초래하는 후기 단계에 이르기까지 B 세포 발달의 중요한 단계에 중점을 두고서 설명할 것이다. 이러한 발달 단계의 필수적인 사건은 면역글로불린 유전자 재배열이다. B 세포는 초기 발달 및 항원으로 인한 활성화 이후의 단계에서 적응 면역의 두 가지 다른 주요 특징을 획득한다. 그 하나는 "**자기**(***self***)와 **비자기**(***nonself***) 구별"로 "외래 물질" 또는 비자기 항원에는 반응하지만 자기 항원에는 반응하지 않는 능력(12장 참조)이다. 다른 하나는 항원으로 인한 활성화 이후 획득하게 되는 "**기억**(***memory***)"으로 이전에 경험했던 항원을 기억해내서 첫 번째 반응보다 더 빠르고, 더 효과적인 면역 반응을 유도하는 능력이다.

B 림프구 발달

개요

B 림프구라는 명명은 닭을 이용한 초기 실험으로부터 유래되었다. 닭의 **파브리시우스낭**(***bursa of Fabricius***, 총배설강 상피세포의 돌출 부위)이라는 기관이 항체 합성에 요구되는 장기이며, 이 기관을 조류의 초기 발달기에 제거하면 항체 합성이 제대로 이루어지지 않아 성숙한 항체-형성 세포로 발달되는 세포를 '***bursa-derived***' 또는 **B 세포**라고 명명하였다. 닭 등의 조류와는 대조적으로, 포유동물은 낭(bursa)을 가지고 있지 않다. 포유동물의 B 세포 분화의 초기 단계는 조혈줄기세포가 개인의 일생 동안 존재하는 골수에서 일어난다. 조혈줄기세포와 B-세포 계통의 전구체는 태아의 발달 초기에 골수 이외에 태아 간을 비롯한 다른 부위에서 발견된다. 그러나 태아 발달 후반기, 출생 직후 및 출생 이후 생애 동안 골수는 B 세포 분화의 초기 단계의 주요 부위이다. 따라서 인간과 다른 포유류에서 골수는 항원 특이적 수용체가 처음 발현되는 부위로, B 세포 분화를 위한 1차 림프 기관이다. B 세포 분화는 일생 동안 발생하므로 B 세포 레퍼토리는 지속적으로 보충된다.

그림 9.1에서는 B 세포 분화 경로의 주요 단계를 다타내고 있다. 각 단계는 7장과 다음 부분에서 설명하는 특정 면역글로불린 유전자 재배열과 다양한 **세포 표면분자**(***CD marker***)에

의해 정의된다. 이와 같은 발달 단계의 주요 특징을 자세히 설명하기 전에 아래에서 논의되는 면역글로불린 유전자 재배열의 유전적 메커니즘에 대한 기본적인 이해가 중요하다.

면역글로불린 유전자 재배열의 유전학

아래에서, 비면역글로불린 유전자 구조와 발현에 대한 간략한 검토에 이어, Ig 유전자가 게놈에서 어떻게 배열되는가에 대한 설명과 Ig 유전자에서 단백질까지 합성의 주요 특징에 대해 논의할 것이다. 또한, 항원 특이적 수용체의 다양성에 기여하는 메커니즘과 B 세포가 모든 개인이 직면하는 무수한 병원체 및 무해한 항원을 처리하는 엄청난 수의 항원 특이적 수용체를 생성하는 방법에 대해서도 논의할 것이다. 먼저, B 세포 분화의 초기 단계가 일어나는 위치에 대한 설명으로부터 시작한다.

초기 B 세포 분화의 장소

B 세포의 가장 초기에 인식 가능한 단계를 B 전구세포 또는 pro-B 세포라고 한다. pro-B 세포 이후 발달 단계의 B 세포는 pre-B 세포, 미성숙 B 세포, 성숙 또는 미감작 B 세포, 형질세포 및 기억세포가 있다. 면역글로불린 중사슬 및 경사슬 유전자의 재배열은 아래에서 논의되는 것처럼 B 세포 발달의 초기 과정에서 필수적인 분화 단계이다.

골수에서 일어나는 분화의 초기 과정 동안 골수의 골격이나 기질을 구성하는 비림프성 세포인 기질(stroma)은 세포 간 상호 부착을 제공하고, IL-3, IL-7, 인슐린 유사 성장인자 1 및 줄기세포인자(SCF)과 같은 사이토카인을 생성한다. 이러한 외부 인자들이 B 세포 계통의 초기 발달 단계에서 B 세포의 생존과 증식을 촉진한다.

Pro-B 세포: D~J 재배열. 그림 9.1의 왼쪽에 B 세포 계열의 첫 세포이면서 최초의 Ig 유전자의 재배열하는 **pro-B 세포**를 나타내었다. 중사슬 유전자 좌에서 D_H 유전자 분절이 J_H 유전자 분절로 재배열된다. 이 재배열은 V(D)J 재조합효소에 의해 매개된다. Pro-B 세포는 ***CD19***를 발현하며, 이는 형질세포를 제외한 B 세포 발달의 모든 후속 단계의 B 세포 표면에서 발현한다. CD19는 B 세포에서만 거의 독점적으로 발현되므로, 형질세포로의 분화 이전의 B 세포를 인식하는 유용한 마커이다. Pro-B 세포는 CD19이외에 ***CD10***도 발현한다.

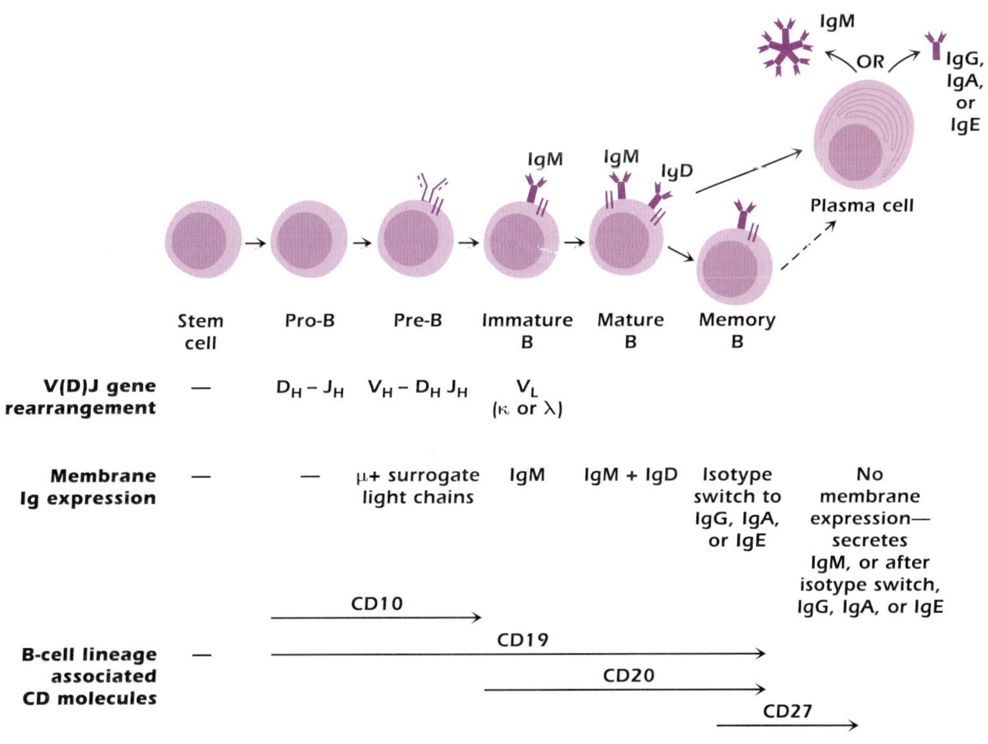

그림 9.1 B 세포의 분화 단계. Pre-B 세포의 점선은 대리 경사슬을 나타내고 있다. 세포 표면에 중사슬 옆에 그려져 있는 2개의 선은 Igα와 Igβ(CD79a와 b)를 나타내고 있다. 그림으로 표현하지는 않았지만 배중심 B 세포 또한 CD10을 발현한다.

Pre-B 세포: V-DJ 재배열. Pro-B 세포 다음의 B 세포 분화 단계인 pre-B 세포에서는 중사슬 유전자좌에서 두 번째 재배열이 일어난다. V(D)J 재조합효소는 중사슬 VH 유전자 분절을 재배열된 DHJH 분절에 연결하여 VDJ 단위를 형성한다. 이렇게 재배열된 VDJ는 Cμ에 가깝게 위치하며 pre-B 세포는 μ 사슬을 합성한다. 경사슬 유전자 재배열은 일어나지 않고, pro-B 세포와 마찬가지로 pre-B 세포는 CD19와 CD10을 발현한다.

B 세포 분화 초기 단계에 일어나는 Ig 유전자 재배열은 순차적으로 일어난다. 두 부모 염색체 중 첫 번째 중사슬의 유전자 재배열이 **생산적**이라면, 즉 제대로 전사되어 μ 사슬로 번역되면 중사슬 유전자 분절의 재배열은 더 이상 일어나지 않는다. 그러나 첫 번째 염색체에서 재배열이 성공적이지 못하면 재배열은 두 번째 염색체에서 시도된다. 만일 두 번째 염색체의 재배열이 성공적이면 μ 사슬이 만들어지고 대리 경사슬와 함께 미성숙 B 세포의 세포 표면에 발현된다. 이 μ 사슬과 대리경사슬은 **pre-B 세포 수용체**(***Pre-B Cell Receptor***)를 형성한다. 결과적으로 성숙한 B 세포는 골수에서 발달하고 동일한 항원 특이성을 갖는 IgM과 IgD를 동시에 발현한다. 이러한 성숙한 미감작 B 세포는 성숙한 B 세포 수용체(BCR)를 발현하게 되어 말초조직으로 들어가 적응 면역체계의 핵심 세포가 된다. 그림 9.2는 pre-B 세포와 성숙한 B 세포에서 발현되는 Ig의 구조를 비교하고 있다. 성숙한 B 세포가 막결합-Ig에 특이적인 항원을 만나면, Ig 개별형 전환(class switch)을 거쳐 다른 Ig 아이소타입(IgG, IgA 또는 IgE)을 생산하는데, 이들은 Ig 분자의 항원 결합 부위를 그대로 보존한다. 이러한 과정은 개별 B 세포 클론의 항원 특이성이 보존되게 한다.

Pre-B 세포의 주요 특징은 세포 표면에 **pre-B 세포 수용체**(***Pre-B Cell Receptor***, Pre-BCR)를 발현하고 있다는 것이다(그림 9.2A). Pre-BCR의 발현은 B 세포 계통의 발달 초기 단계에 중요한 확인점이다. 만일 세포가 중사슬의 재배열을 성공적으로 수행하지 못해 pre-BCR을 만들지 못하면 그 세포는 **세포자살** 혹은 **예정세포사**를 통해 제거된다.

pre-BCR은 μ 사슬과 단단하게 결합된 2종류의 단백질로 구성된다: 하나는 **대리 경사슬**(***surrogate light chain***)로 명명되는 **VpreB**(***CD179a***)과 **λ5**(***CD179b***)(그림 9.2A)로서, 이것은 세포 바깥쪽에서 μ 사슬과 결합하고 있다. VpreB는 Ig V 영역과 구조적으로 유사하고, λ5는 λ 경사슬의 불변 영역과 구조적으로 유사하다. λ5와 VpreB는 비재배열 유전자 산물로서 B 세포 발달 단계 중 이 단계에서만 발현된다. λ5와 VpreB는 비공유결합을 통해 결합하고 있고, μ 사슬과는 중사슬과 경사슬의 결합과 동일하게 이황화결합으로 결합하고 있다.

μ 사슬과 결합하고 있는 두 번째 단백질은 **Igα(CD79a)**와 **Igβ(CD79b)**로서, 이들은 pre-B 세포부터 기억 B 세포(memory B cells)에 이르기까지 B 세포 계통의 모든 세포에 나타나는 Ig 분자와 상호작용한다(그림 9.1). Igα와 Igβ는 이황화결합으로 이종이량체를 형성한다(Igα/Igβ). Igα/Igβ는 항원과 결합하지 않지만, pre-BCR(그림 9.2A)과 BCR(그림 9.2B)의 **신호전달 분자**(***signal transduction molecules***)로서 작용한다. 신호전달 분자는 세포 내로 신호를 전달해서, 궁극적으로는 핵까지 신

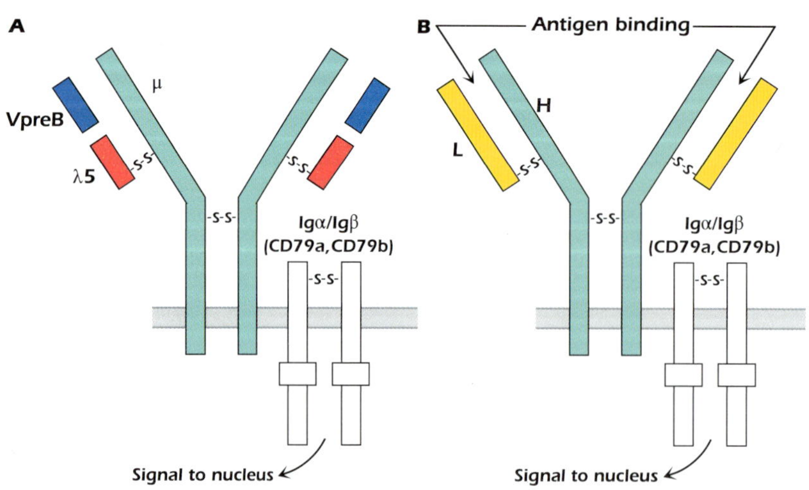

그림 9.2 (A) Pre-B 세포 수용체(pre-BCR)와 (B) B 세포 수용체. Pre-B 세포 수용체의 중사슬은 μ 사슬이고, B 세포 수용체의 중사슬은 μ, δ, γ, α, ε 사슬이 된다. 신호전달 분자인 Igα/Igβ는 Pre-B 세포 수용체와도 B 세포 수용체와도 연합되어 있다. Immunoreceptor tyrosinebased activation motif (ITAM)은 Igα와 Igβ에 직사각형으로 표시하였다.

호가 전달되어 유전자 발현의 변화를 초래한다. 유사한 신호전달 분자가 T 림프구의 항원 특이적 수용체와 연합하고 있다(10장 참조). **Btk**(***Bruton's tyrosine kinase***)는 pre-BCR(혹은 BCR)의 세포 내 신호전달에 관여하는 효소로서 이 신호는 궁극적으로 핵에 도달하게 된다. Btk는 Pre-B 세포를 다음 단계로 분화시키는 데 중요한 역할을 담당하는 효소로, Btk 유전자에 돌연변이를 갖는 소년의 경우 신호전달의 결여로 인해 pre-B 세포 단계에서 B 세포 분화가 정지되는 **X-연관 무감마글로불린혈증**(***X-linked agammaglobulinemia***)으로 발전하여 면역결핍 상태가 된다(16장 참조). Igα/Igβ의 신호전달 기능은 그들의 세포질 영역에 의해 매개되는데, 이 영역에는 **ITAM**(***immunoreceptor tyrosine-based activation motifs***)이라고 알려진 아미노산 배열을 포함하고 있다. ITAM의 기능은 본 장의 후반부에 다시 설명할 것이다.

BCR을 발현하고 있는 B 세포는 항원과 결합한 후, Igα/Igβ를 통해 신호를 전달한다. 현재 신호전달을 촉발시키는 pre-BCR의 리간드는 밝혀져 있지 않으나 Pre-B 세포에서 Igα/Igβ로부터 오는 신호는 Ig 중사슬 유전자의 성공적인 재배열과 기능적인 μ 사슬을 만드는 데 관여한다고 알려져 있다. 이러한 신호전달의 결과로 pre-BCR을 발현하는 세포는 다음 단계로 분화된다. 즉, 이 세포는 증식하고, 대리 경사슬 합성은 중단되며, V(D)J 재조합효소에 의해 경사슬 유전자 재배열을 시작하고 추가적인 중사슬 유전자의 재배열을 차단한다(7장 참조).

중사슬 유전자 재배열처럼, pre-B 세포 발달의 후반기에 경사슬 유전자 재배열도 순차적으로 일어난다. κ 사슬 유전자가 먼저 재배열을 시도하고, 만일 κ 사슬을 암호화하는 염색체에서 성공적으로 재배열되지 않으면, λ 유전자 재배열이 일어난다. 만일 생산적인 경사슬 유전자 재배열이 일어나지 않으면, 세포는 죽는다. 이와 같은 **대립유전자 배제**(***allelic exclusion***, 단 하나의 염색체로부터의 유전자를 이용하여 중사슬과 경사슬을 만드는 과정)의 생물학적 결과로, 개별 B 세포는 단 하나의 단일 항원 특이성을 갖는 Ig 분자를 세포 표면에 발현하도록 하게 된다. 대립유전자 배제와 관련된 분자 메커니즘은 7장에서 다루었다(7장 참조).

음성 선택과 중심관용의 발달

미성숙 B 세포는 항원과 반응할 수 있다; 즉, 미성숙 B 세포가 발현하고 있는 IgM은 항원 에피토프와 결합하고 반응할 수 있다. 이 IgM을 생성하기 위한 메커니즘—VDJ 재조합과 중사슬과 경사슬의 짝지음—이 무작위적으로 일어나기 때문에 일부 미성숙 B 세포는 비자기항원에 특이적인 IgM을 발현하며, 일부는 자기항원에 특이적인 IgM을 발현한다. 만일 미성숙 B 세포가 비자기항원에 특이적인 수용체를 발현한다면, 이 세포는 골수를 떠나 비자기항원에 특이적인 성숙 B 세포의 거대한 레퍼토리의 한 구성원으로 분화할 것이다.

그러나 자기항원을 인식하고 반응성을 갖는 B 세포가 골수를 떠나게 되면 조직에서 자가면역질환을 유발할 위험성이 따른다. 그러므로 골수에 존재하는 미성숙 B 세포가 자기항원을 인식하고 결합할 수 있다면, 이 세포는 세포자살을 통해 **제거**된다(그림 9.3). 미성숙 B 세포에 의해 인식되는 자기항원은 골수에 존재하는 기질 세포에 의해 발현되는 분자일 것이다.

골수에서 일어나는 B 세포의 발달 단계에서 이러한 자가반응성을 갖는 B 림프구 제거 혹은 삭제하는 것을 **음성 선택**(***negative selection***)이라고 한다. 음성 선택은 클론선택 이론과 **중심관용**(***central tolerance***)의 기본적인 특성이다. 즉, 림프구가 항원 특이적 수용체를 획득하는 기관 또는 조직인 1차 림프기관에서의 자기에 대한 B 및 T 세포 내성의 발달이다(12장 참조). 음성 선택의 결과로 생존한 림프구는 1차 림프 조직을 떠나 말초로 이동하고 자신에 대한 반응성은 없지만 비자기항원을 인식하고 반응한다. 그러나 모든 자기반응성 미성숙 B 세포가 자기항원과 반응 후 즉각적으로 제거되는 것은 아니다(그림 9.3). 일부 자기반응성 세포는 **수용체 편집**(***receptor editing***)을 통해 그들의 수용체를 변화시킬 기회를 갖는다. 이 과정에서 자가항원과 미성숙 B 세포에 발현된 BCR의 상호작용은 세포의 V(D)J 재조합효소를 재활성시켜서, Ig 경사슬 유전자는 재배열되지 않은 V 및 J 분절을 사용하는 2차 재배열을 일어난다. 예를 들어, 그림 9.5에 표시된 B 세포의 κ 유전자좌의 재배열에서 V_1과 J_5는 수용체 편집을 통해 재조합될 수 있는 재배열되지 않은 유전자 분절이다. 수용체 편집은 중사슬에서는 일어나지 않는데, 그 이유는 최초 재배열에서 D_H 분절을 제거한 후 남겨진 V_H와 J_H 분절은 D_H 분절 없이 결합할 수 없기 때문이다.

만일 수용체 편집이 비자기항원에 특이적인 Ig를 만들어냈다면, 미성숙 B 세포는 생존하여 골수를 떠날 수 있다; 이 세포는 비자기항원을 인식하는 B 세포의 일원이 될 것이다. 만일 수용체 편집을 통해서 동일 혹은 다른 자기항원을 인식하는 Ig를 생성한다면, 미성숙 B 세포는 세포자살을 통해 제거될 것이다. 이런 세포들은 자기 항원에 대한 반응성이 강하기

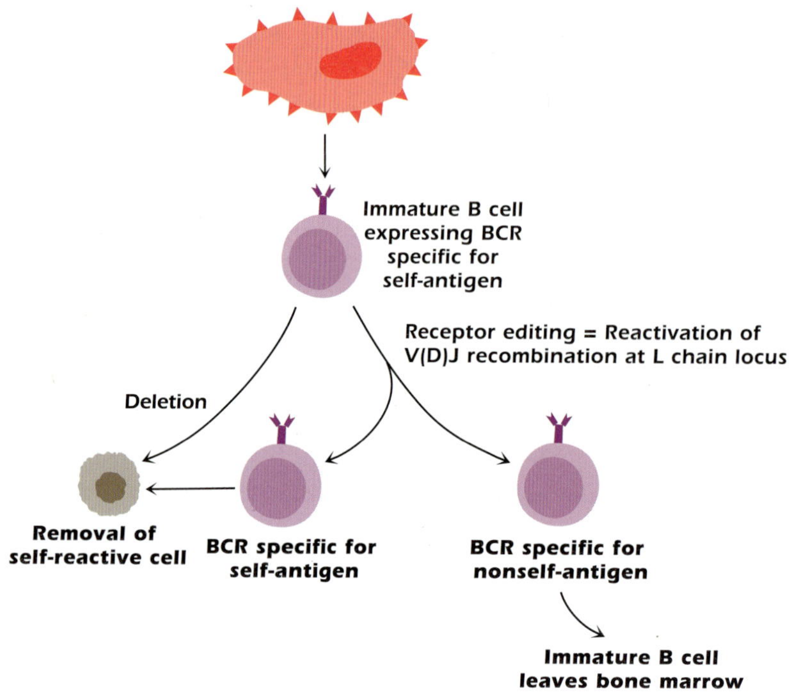

그림 9.3 골수에서 자기항원에 반응하는 미성숙 B 세포의 운명. 자기항원을 인식하는 B 세포 수용체를 발현하는 세포(BCR, 자기반응성 B 세포)는 세포사멸을 통해 제거된다. 일부의 자기반응성 B 세포의 경우 자기항원과의 상호작용이 V(D)J 재조합효소를 재활성화해서 수용체 편집이 일어난다. 수용체 편집 후에도 미성숙 B 세포가 자기항원에 대해 반응하는 수용체를 생성하면 그 B 세포는 제거된다. 수용체 편집의 결과 자기반응성이 아닌 BCR을 생성하면, 이 B 세포는 생존하고 골수를 떠난다.

때문에 골수에 존재하는 것 뿐만 아니라, 순환계로 들어가서 다른 조직으로 이동하는 것을 막는다. 일부 마우스 모델에서는 자기반응성을 갖는 미성숙 B 세포가 자기항원과의 상호작용을 통해 제거되지 않는다. 그들은 생존하지만 항원에 대한 반응성을 가지지 않는다; 이러한 세포를 **무반응성**(*anergic*)이라고 하며, 12장에서 자세하게 다룬다.

이행단계 B 세포

골수에서의 음성 선택으로부터 생존한 미성숙 B 세포는 2번째 발달 단계의 확인점으로 향한다. 골수에서 대략 24시간 정도 머문 후에 혈액을 통해 비장으로 이동한다. 이런 세포를 **이행단계**(*transitional*) **B 세포**라고 한다. 이 단계의 B 세포는 세포표면에 IgD와 IgM을 발현하기 시작한다.

이행단계 B 세포는 B 세포 분화 경로의 첫 번째 단계로 사이토카인의 하나인 BAFF(종양 괴사 인자 계열에 속하는 B 림프구 인자, B 림프구 자극제[BLyS]라고도 함)에 대한 수용체를 발현하고 반응하는 세포이다. BAFF는 단핵구, 수지상세포, 골수기질세포 등의 다양한 세포에 의해 합성되며, 이행단계 B 세포와 B 세포 분화의 후반기에 존재하는 세포의 생존신호로서 역할을 수행한다. 자가면역 질환인 류머티스관절염 환자와 전신홍반성루프스 환자에게서 높은 농도의 BAFF가 관찰되는데, 치료방법 중의 하나로 BAFF의 농도를 낮춰서 저하시키는 것이 고려되기도 한다(12장 참조).

B 세포의 활성화

B 세포, 특히 형질세포의 주요 기능은 Ig 분자를 합성하는 것이다. 이제부터는 B 세포가 활성화되고 Ig 합성이 일어나는 신체의 주요 부위와 Ig 개별형 전환을 포함한 항원 활성화에 대한 다양한 유형의 반응에 대해 자세히 다룬다.

림프절에서의 항원, B 세포, 조력 T 세포의 상호작용

TD 항원에 대한 항체의 반응에는 Helper T(TH) 세포가 요구된다는 것을 앞에서 설명하였다. 이러한 T 세포는 CD4 분자를 발현하고 있어 $CD4^+$ T 세포라고 한다(10장 참조). TD 항원에 대응하는 $CD4^+$ T 세포와 B 세포는 서로 협력하고 두 세포 모두 동일한 항원 특이성을 갖는다; 따라서 이러한 세포를 **동족**(*cognate*) T 세포, B 세포라고 한다. 이 두 세포가 어떻게 서로를 찾을 수 있을까? 우리 몸을 관통하여 조직으로 들어가는 항원은 림프관을 통한 수동 수송에 의해 또는 항원 제시 세포, 특히 수지상세포(아래 참조)에 의해 흡수, 분해("처리") 및 수송된 후 배액 림프절에 도착한다. 미경험 B 세포는 림프절을 순환하면서 "유리(free)" 항원과의 접촉 가능성을 높인다. 림프절의 B 세포 영역인 여포(follicle)에서 적절한 수용체를 가진 B 세포는 막결합형 Ig를 통해 항원을 포획한다(그림 9.4). 항원과의 상호작용은 B 세포를 활성화시키고, 림프절의 T 세포 영역에 인접한 여포 가장자리로 이동시킨다.

동일한 항원 특이성을 갖는 $CD4^+$ T 세포 또한 T 세포 영역과 여포 가장자리 지역에 위치한다. 이 T 세포는 동일한 항원에 의해 활성화되었다; T 세포를 활성화하기 위해 항원의 단백질 성분이 조직에 존재하는 수지상세포에 의해 섭취되고 처리되어, 항원을 품은 상태로 림프절의 T 세포 영역으로 이동한다(그림 9.4, 10장에서 자세히 다룬다.). 미감작 $CD4^+$ T 세포도 림프절을 순환하고, 항원을 제시하고 있는 수지상세포와의 상호작용은 적절한 TCR을 가진 $CD4^+$ T 세포를 활성화한다. 항원 제시 수지상세포와 $CD4^+$ T 세포의 상호작용은 10장에서 자세히 설명할 것이다.

$CD4^+$ T 세포와 동족 B 세포는 림프절의 여포와 T 세포 영역의 경계지역에서 상호작용한다. 이 상호작용에서는 B 세포가 T 세포에 대해 항원제시 세포로 작용한다. 10장에서 자세하게 설명하겠지만, B 세포가 항원을 인식하면 섭취하여 세포 내에서 펩타이드로 처리한 다음, T 세포에 의해 인식될 수 있도록 세포 표면에 제시한다. $CD4^+$ T 세포와 B 세포의 접촉은 몇 시간에 걸쳐 일어난다. 이와 같은 상호작용이 시작된 약 48시간 후에 B 세포는 IgM을 합성하는 형질세포로 분화된다. 따라서 IgM은 가장 먼저 합성되는 항체이다.

배중심에서 일어나는 일들

약 48시간 동안 접촉한 후 항원에 의해 활성화된 $CD4^+$ T 세포와 B 세포는 B 세포 영역인 여포로 다시 이동하여 **배중심** (***germinal center***)을 형성한다. 배중심에서는 흉선 의존성(TD) 반응에서의 체세포 과돌연변이, 고친화도 B 세포 선택, 기억 B 세포 발달 및 개별형 전환과 같은 항체 합성의 중요한 몇 가지 일들이 일어난다(그림 9.5).

체세포 과돌연변이. 대부분의 항원에 의해 활성화된 B 세포는 배중심의 **암지대**(*dark zone*)에서 빠르고 활발하게 증식한다. 1차 여포에 존재하는 항원 비특이적 B 세포는 증식 영역 밖으로 이동하여 증식하는 세포 주위에 **여포 외투역**(*mantle zone*)를 형성한다. 암지대에서 증식하는 동안 Ig 가변 영역 유전자에서 정상보다 100,000배 높은 빈도의 돌연변이가 일어난다. 이러한 **체세포 과돌연변이**(***somatic hypermutation***)는(7장 참조)는 결과적으로 항원에 대해 달라진 친화력을 보이는 항체 분자를 합성, 발현하는 B 세포의 발달을 초래한다.

배중심에서의 B 세포의 활성화는 Ig 가변 영역 유전자의 뉴클레오티드를 변화시키는 효소인 AID(activiation-induced deaminase)의 활성을 유도한다. AID는 AICDA 유전자에 의해 암호화되며, 시도신 염기의 탈아미노화에 의해 DNA에 돌연

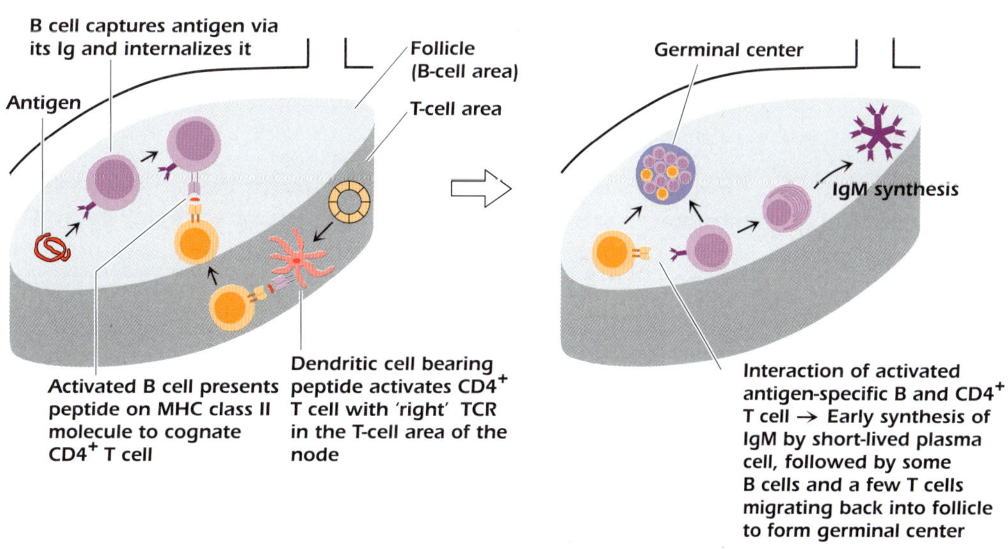

그림 9.4 림프절에서 항원-특이적 B 세포와 $CD4^+$ T 세포-항원의 상호작용은 IgM의 초기 합성과 배중심의 발달을 유도한다.

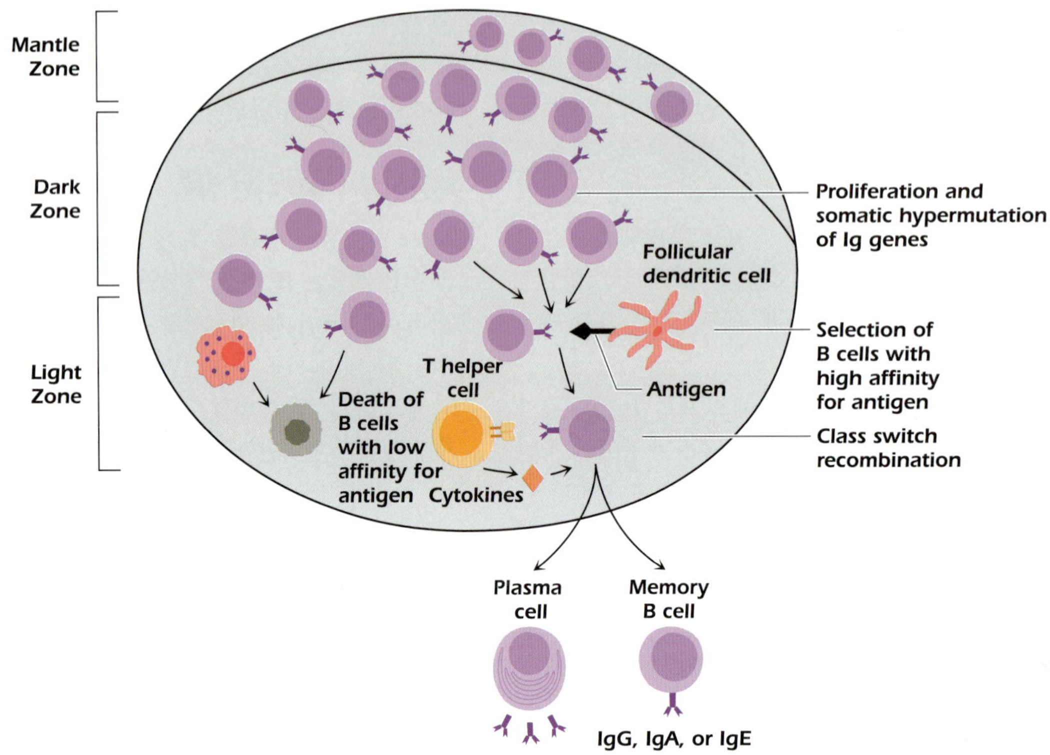

그림 9.5 배중심에서 일어나는 중요한 반응: 체세포 과돌연변이, 개별형 전환 재조합, 형질세포와 기억 B 세포로의 분화. 항원, B 세포, CD4$^+$ T 세포, 여포 수지상 세포와 선택받지 못한 B 세포를 처리하는 대식세포를 표시하였다.

변이를 일으켜서 우라실로 바꾼다. AID 체세포 과돌연변이와 개별형 전환에 모두 관여한다.

항원에 고친화력을 갖는 B 세포의 선택. 체세포 과돌연변이가 일어난 후, B 세포는 배중심의 명지대(light zone)로 들어가 두 가지 다른 유형의 세포, 즉 하나는 반응을 개시한 항원에 대해 특이적인 CD4$^+$ T 세포이고, 다른 하나는 항원 보유 **여포 수지상세포**(***follicular dendritic cell***, FDC)와 상호작용한다. FDC는 항원-항체 복합체(항원이 항체 및 보체 성분에 결합됨)에서 항원에 결합하는 긴 과정을 갖는다. 이 세포는 항원을 장기간 동안 표면에 보유하고 있으면서 배중심의 B 세포에 제시한다. 또한 FDC는 T 세포에게 항원을 제시하는 수지상세포와는 다른 세포이다(8장, 10장 참조).

명지대의 B 세포들은 FDC가 제시하는 항원을 놓고서 경쟁한다. 항원에 대해 가장 높은 친화도를 갖는 항체를 합성하도록 돌연변이된 Ig 가변 영역 유전자를 갖는 B 세포가 클론적으로 선택되고 확장된다. 반면, 낮은 친화도의 항체를 생성하는 돌연변이가 있는 B 세포는 선택되지 않고 죽을 수 있다. 가변 영역에 돌연변이가 없는 일부 B 세포는 생존한다. 그러므로 배중심은 세포자살에 의한 세포의 죽음이 왕성한 곳이다. 대식세포는 식세포 작용을 통해 죽은 세포를 제거하는데, 이러한 섭식체 **대식세포**(***tingible body macrophages***)는 반응성 여포의 특징이다.

배중심에서의 체세포 과돌연변이와 항원 경쟁의 결과로 출현하는 B 세포는 원래의 B 세포 집단보다 특정 항원에 대해 높은 친화도를 보이는 항체를 생산한다. 이러한 현상을 항원에 반응하는 **친화도 성숙**(***affinity maturation***)이라고 한다.

개별형 전환 재조합—형질세포와 기억세포의 발달. 명지대에서 항원에 의해 활성화 B 세포는 CD4$^+$ T 세포와 결합한다. 이 CD4$^+$ T 세포를 $\mathbf{T_{FH}}$(***T follicular helper cell***)라고 하며, 10장에 자세히 다루었다. T_{FH}와 B 세포 표면의 분자쌍 사이의 지속적인 결합과 T 세포 유래 사이토카인의 작용으로 인해 개별형 전환 재조합이 일어난다(그림 9.7 참조). 결과적으로, 이 B 세포는 IgG, IgA 또는 IgE와 같은 다른 개별형의 Ig를 합성하는 세포로 전환되는 것이다. 배중심 B 세포에서 유도된 AID는 개별형 전환 재조합에도 필수적이다.

전사인자 **Bcl-6**은 배중심 형성에 필수적이며, B 세포는 배

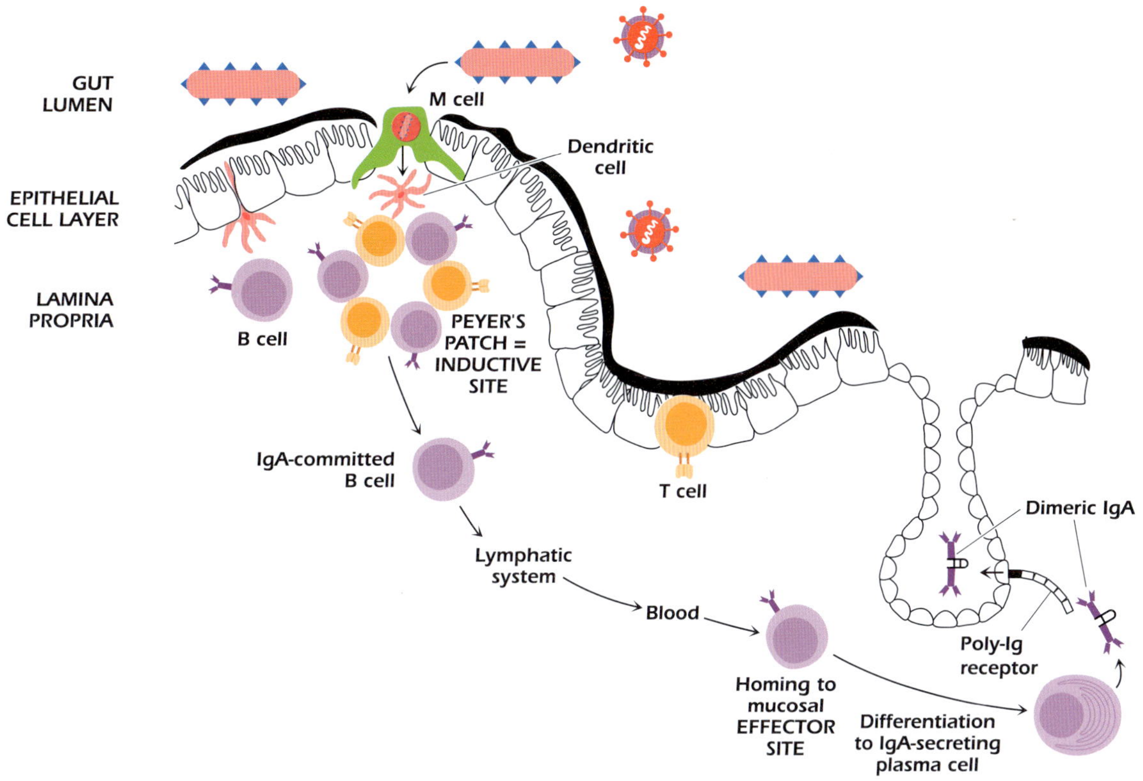

그림 9.6 소화관 관련 림프 조직[GALT, 유도 부위(파이어 반)와 효과 부위를 표시하였음]에서의 IgA 항체의 합성.

중심 B 세포로의 발달을 위해 Bcl-6을 필요로 한다. 이것은 몇몇 유전자를 억제하고 형질세포나 기억 B 세포로 분화하는 것을 막는다. 배중심에서 B 세포가 체세포 과돌연변이와 개별형 전환을 성공적으로 마치면, Bcl-6 발현이 멈추고 B 세포는 다음 성숙 단계로 진행하여 형질세포 혹은 기억 B 세포가 된다. 기억세포와 대조적으로 형질세포로의 분화로 이이지는 메커니즘은 현재 불분명하다.

형질세포는 B 세포의 항원 활성화후 24~48시간 후에 배 중심에서 생성된다. 이 세포의 수명이 매우 길며(최대 몇 년), 항체를 계속 합성하는 다른 림프 기관, 특히 골수로 이동한다. 골수의 형질세포에 의해 분비되는 항체는 혈청에서 발견되는 대부분의 IgG 및 단량체 IgA를 생성하는 것으로 생각된다. 이러한 항체들은 독소(파상풍 및 디프테리아 등)와 숙주가 노출된 다양한 병원체로부터의 보호작용을 수행한다. **흉선 의존성**(***thymus dependent***, TD)으로 알려진 주요 항원들에 대한 반응으로 (TH 세포가 요구되기 때문에) 형질세포는 2개의 주요 부위, 즉 림프절과 비장의 배중심과 점막 관련 림프 조직(MALT)에서 생성된다. 일부 항원은 B 세포가 항체를 만드는 데 T 세포의 도움을 필요로 하지 않는다. 이러한 항원을 **흉선 비의존성**(***thymus independent***, TI) 항원이라고 한다. IgM 생성만을 자극하는 TI 항원에 대한 B 세포 반응과 달리, TD 항원에 대한 반응은 일반적으로 특정 항원에 대한 하나 이상의 에피토프에 특이적인 하나 이상의 개별형(즉, IgM과 더불어 IgG, IgA 또는 IgE) 항체를 합성한다. 따라서 항원에 반응하는 형질 세포의 개체군은 다양하며 다양한 면역 글로불린의 혼합물(**나클론 반응**)을 생성한다.

이러한 세포들은 광범위한 임상 및 진단 기능을 갖는 **단일클론 항체**(단일 항원 에피토프에 특이적인 항체)를 생성하는 데 사용할 수 있다.

마지막으로, 20장에서 형질세포가 세포 배양을 통해 어떻게 변형되고 "불멸화"될 수 있는지 설명할 것이다. 이러한 세포는 광범위한 임상 및 진단 기능을 가진 단일 항원 에피토프에 특이적인 **단일클론 항체**(***monoclonal antibodies***)를 생성하는 데 사용된다.

기억 B 세포는 일반적으로 수명이 길고 항원을 다시 만날 때까지 증식하지 않는다. 항원에 대한 재노출(보통 T 세포가 필요함)은 1차 반응보다 더 빠르게 2차 반응을 활성화한다. 동일한 항원에 재노출 되면 기억 B 세포는 증식해서 Ig 개별형 전

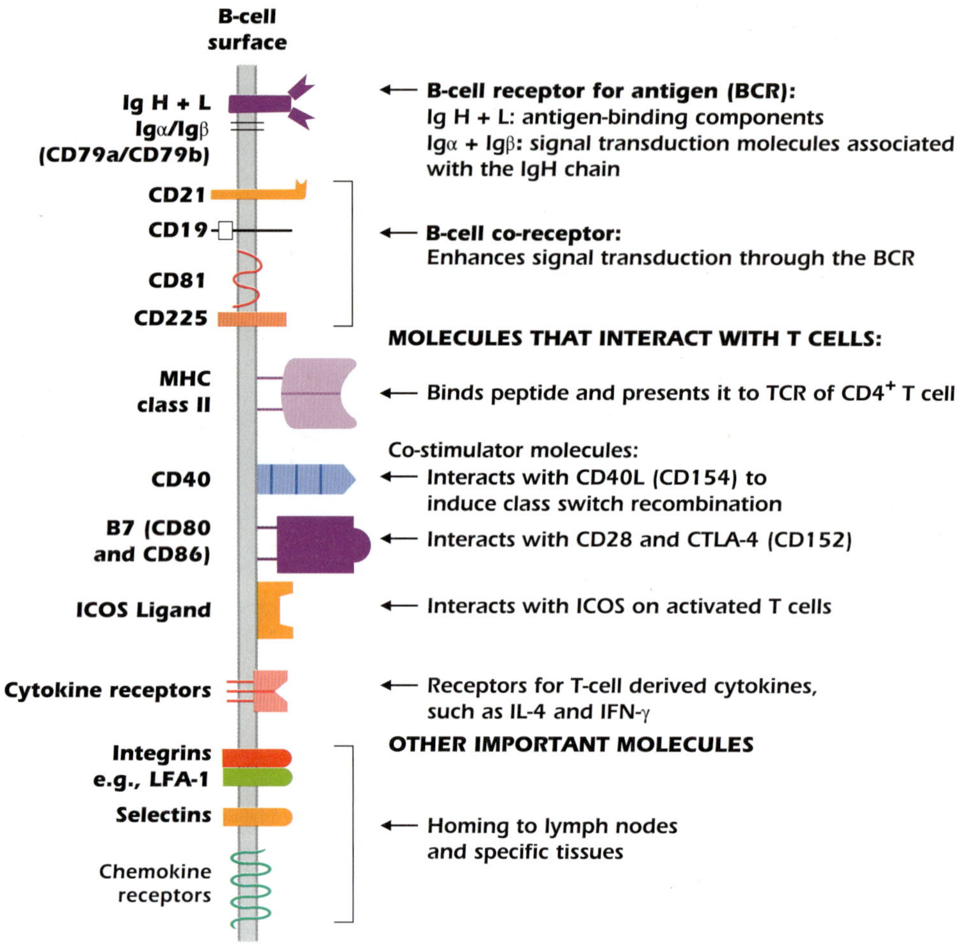

그림 9.7 B 세포 표면에 발현하고 있는 중요한 분자들(자세한 내용은 본문 참조).

환으로 인해 IgM 이외의 개별형을 발현하는 추가 형질세포 및 기억 B 세포가 생성된다. 위에서 언급한 것처럼, 기억세포는 성숙한 B 세포가 TD 항원에 의해 활성화된 후 이차 림프 기관의 배중심에서 발달한다. 미경험 B 세포가 림프 기관을 통해 순환하는 것과 대조적으로 기억 B 세포는 조직으로 이동한다.

TD 항원에 대한 반응에 있어서 배중심 반응의 중요성을 감안할 때, 배중심 형성 또는 기능의 결함은 심각한 결과를 초래할 수 있다. 이러한 일은 AID 활성의 결핍, 여포 B 세포 또는 TFH 세포의 표면 분자의 돌연변이로 인해 발생할 수 있다. 이러한 비정상적인 변화로 인해 체세포 과돌연변이와 개별형 전환 재조합이 일어나지 않고, 기억 B 세포와 개별형이 전환된 형질세포로 분화되지 않아 IgM 항체만이 합성되어 'hyper-IgM syndrome'과 같은 임상적 증상을 초래할 수 있다(16장 참조).

관련 사례 읽기: Hyper-IgM syndrome
In *Immunology: Clinical Case Studies and Disease Pathophysiology*

점막조직에서 항체의 합성

IgA는 호흡기, 위장관, 침샘, 눈물샘, 유선샘 등의 점막 표면의 방어체계에서 중요한 역할을 담당하고 있다. 이와 같은 점막조직의 상피 기저막 부위에 존재하는 형질세포는 2량체의 IgA를 합성하고 분비한다(6장 참조). IgA는 침샘, 눈물샘, 유선에서도 발견된다. 점막조직에서 IgA는 상피층을 가로질러 내강 쪽으로 운반돼서 공기나 음식 또는 물을 통해 노출되는 많은 병원체들로부터 점막 표면을 보호한다. 호흡기와 위장관은 신체 내에서 거대한 표면적을 차지하고 대부분의 위치에서 단일층의 상피세포로 덮여 있기 때문에 이들 점막 조직은 감염에 대하여 취약하므로 이와 같은 영역을 보호하는 것이 중요하다. IgA와 더불어 상피 내 림프구(intraepithelial lymphocyte, IEL), 조절 T 세포(T regulatory cells, Tregs), 최근에 발견된 내재성 림프구(innate lymphoide cell, ILC) 등의 세포가 감염에 취약한 점막조직의 방어를 담당하고 있다(10장 참조).

점막조직에서의 IgA 합성에 대해 설명하기 전 최근 임상적으로 혹은 연구적인 측면에서 각광을 받고 있는 사람의 **미생물군의 유전체**(***human microbiome***)에 대해 알아둘 필요가 있다. 인간의 장에는 500여 종의 세균이 숙주에 영향을 끼치지 않고 살고 있다(세균은 호흡기와 피부에서도 살고 있다). 이러한 세균은 숙주인 인간 자신의 게놈에서 발견되는 것보다 100배 이상의 DNA를 가지고 있는 것으로 계산되었는데, 이는 DNA의 관점에서 보면 우리는 인간보다 세균에 가깝다는 것을 의미한다. 장관에 사는 세균은 숙주에게 영양분을 제공하는 등 다양한 이점을 제공하기에 숙주와 함께 진화한 것으로 생각된다. 또한 이 세균이 장 내부와 원거리 부위 모두에서 면역 반응을 형성하고 있다는 것이 점차적으로 밝혀지고 있으며, 이러한 미생물군의 유전체가 장 및 몸의 다른 부위에서 시간의 경과와 항생제 치료에 대한 반응과 다양한 질병 상태 등의 다양한 조건에서 어떻게 변화하는지를 이해하기 위한 많은 연구가 진행 중이다.

점막조직에서의 IgA 합성. TD 항원에 대한 반응으로 MALT에서 일어나는 IgA 합성은 위에서 설명한 배중심 반응과 매우 유사하지만 일부 차이점이 있다. 그림 9.6은 MALT의 한 영역인 소화관-관련 림프 조직(gut-associated lymphoid tissue, GALT)에서의 IgA 합성 특징을 나타낸다. 주요 특징 중의 하나는 **공통점막면역계**(***common mucosal immune system***)이다: 즉, 점막면역계를 구성하는 서로 다른 부분이 면역학적으로 서로 연결되어 있음을 의미한다. 항원에 의해 활성화된 B 세포가 IgA 합성에 관여하는 **유도 부위**(***inductive site***)에서 일어나는 일이 IgA^+ B 세포가 그 기능을 수행하는 **효과 부위**(***effective site***)에 어떻게 연결되는지 보여주는 그림에 설명되어 있다.

GALT는 **고유판**(***laminar propria***)으로 알려진 연결 조직의 내장 상피세포 아래에 놓여 연결되어 있다. 고유판에 존재하는 대부분의 림프구는 **파이어 반**(***Payer's patch***)이라고 하는 조직화된 기관에서 발견된다. 파이어 반은 T 세포 영역과 B 세포 영역이 존재하여 다른 2차 림프 조직과 유사한 구조를 가진 대표적인 유도 부위이다. M 세포는 파이어 반을 덮는 상피층 내에 배치된 특수화된 세포로 소화관 내강에서 항원을 포획하여 T 세포와 B 세포 부위로 운반하는데, 이때 수지상세포가 항원을 T 세포와 B 세포에 제시한다. 또한 수지상세포는 그 일부분이 장관 내강에 도출되어 직접 항원을 GALT 안으로 전달하는 기능이 밝혀져 있다.

활성화된 T 세포와 장내의 다른 세포들에 의해 만들어진 사이토카인이 B 세포의 IgA 개별형 전환을 증가시킨다. 소화관 내에서 활성화된 IgA^+ B 세포와 T 세포는 고유판에서 나와 흐르는 림프를 통하여 최종적으로 순환 단계로 들어간다. 이러한 IgA-수임(committed) 림프구는 세포 표면에 발현하고 있는 세포 부착 분자와 케모카인 수용체의 결합을 통해 GALT로 귀소한다. IgA-수임 B 세포는 실행 부위(고유판)에서 최종적으로 IgA를 분비하는 형질세포로 분화된다.

흉선-비의존성 항체 반응

흉선-비의존성 항원(***thymus-independent antigen***, TI)은 $CD4^+$ T 세포의 도움 없이 B 세포 반응을 자극하는데, 작지만 중요한 항원이다.

TI 항원은 TI-1과 TI-2 2종류로 나눌 수 있다. TI-1 항원은 높은 농도에서 유사분열(mitogenic)을 자극하는 성질을 가진다. 즉, 이들은 다수의 B 세포 클론을 활성화시켜 증식시키고 항체를 생성한다. 이러한 항원-비특이적 활성화 특성 때문에 **다중클론 B 세포 활성자**(***polyclonal B cell activiator***)라고 한다. 대장균과 같은 그람 음성균에서 유래한 LPS(lipopolysaccharide)가 대표적인 TI-1 항원이다. 또한, 소아마비 바이러스와 같이 반복적인 구조를 갖는 일부 바이러스의 단백질 피막 또한 TI-1 항원이다. TI-2 항원에는 박테리아 혹은 곰팡이의 다당류 등(예: dextrans 및 ficoll 및 *Haemophilus influenzae* 및 *Streptococcus pneumoniae*와 같은 박테리아의 다당류 캡슐)이 포함된다. TI-2 항원은 고농도에서도 세포 증식을 촉진 시키진 않지만, TI-1 항원처럼 B 세포가 항체 반응을 위해 T 세포를 필요로 하지 않는다.

TI 반응은 몇 가지의 생물학적으로 관련된 특징을 갖는다.

- T 세포 의존성 항원과는 다르게 TI 항원에 대한 반응은 신속하게 일어나며, 주로 IgM을 생성한다. 이 IgM은 박테리아나 바이러스와 같은 병원체의 감염 초기에 방어 작용을 수행한다.
- TI 반응은 기억 B 세포로의 분화를 야기하지 않는다; TI 항원의 2번째 투여는 처음 투여했을 때와 거의 유사한 정도의

IgM을 생성하고, 반응 속도, 개별형 전환에도 별 다른 차이가 없다. 이러한 결과로부터 T 세포에서 유래한 사이토카인이 기억세포로의 분화와 개별형 전환에 중요한 요소임을 알 수 있다.

- T 세포가 결여되어 있다고 할지라도 TI 항원에 대한 면역반응은 유도된다. 따라서 T 세포 면역결핍을 가진 환자라 할지라도 병원체에 대항하는 T 세포 반응은 결여되지만 병원체에 대항하는 IgM의 생성이 가능하다.
- TI 반응은 TD 반응이 일어나는 장소와 별개의 해부학적 지역에 위치하는 특정 B 세포 집단에 의해 수행된다. 이러한 세포는 비장에 존재하는 변연부 B 세포와 흉강이나 복강에 존재하는 B-1 세포이다.

변연대 B 세포. 비장은 혈액에 운반되는 이물질을 가두어 농축시키는 매우 효율적인 기관이다. 혈액에 포함되는 물질은 비장의 변연대(marginal zone)에 있는 대식세포를 통하여 여과된다. 이 변연대는 T, B 림프구가 존재하는 영역을 적색 펄프에서 분리하는 특수 영역이다. 림프절의 변연대에 있는 대식세포는 림프에 있는 물질에 대해, 예를 들어 병원체의 피하 노출 후, 유사한 여과 역할을 한다. 이것은 비장의 변연대를 면역계와 혈액으로 유입된 세균과의 상호작용을 수행하는 초기 장소로 만든다.

변연대 B 세포는 여포 B 세포와 다르게, 성숙한 B 세포가 장기간 생존하는 고착 세포군이다. 변연대 B 세포의 주요 기능은 혈액-매개 또는 림프-매개 병원체, 특히 캡슐화된 박테리아(폴리사카라이드 코팅) 및 바이러스에 대한 반응으로 IgM의 최초 TI 합성에 참여하는 것이다.

이러한 반응의 중요성은 1~2세가 될 때까지 변연부 B 세포가 완전히 발달하지 않은 영아들이 폐렴이나 수막염을 일으킬 수 있는 *Haemophilus influenza b*와 같은 박테리아 감염에 특히 취약하다는 관찰을 통해 나타난다. 불과 25년 전만 해도 매년 수천 명의 어린이가 이러한 감염으로 사망했다. 이러한 사망은 *H. influenza b*의 외부 캡슐 다당류에 단백질이 접합된 **접합 백신**(***conjugate vaccines***)의 도입 이후 극적으로 감소했다. 접합 백신의 효과에 대한 면역학적 원리는 19장에서 다룬다.

B-1 세포. B-1 세포는 많은 종에서 복강과 흉강에서 주로 나타나는 B 세포군으로, 비장과 림프절에서는 소수 존재하는 세포집단이다. 이러한 B-1 세포가 다른 B 세포와 어떤 연관성이 있는지에 대해 아직까지 명확하게 규명되어 있지 않다.

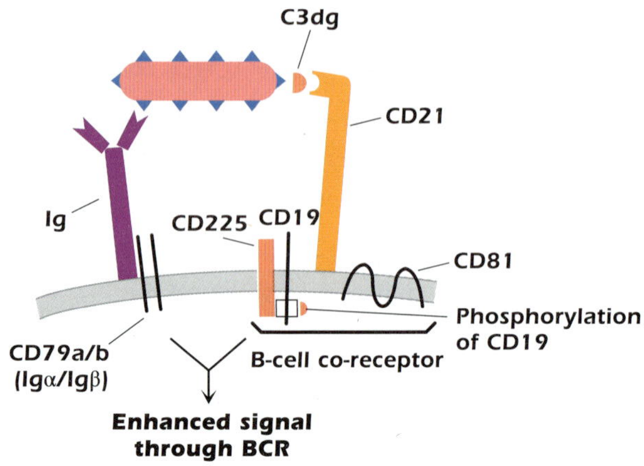

그림 9.8 B 세포 공동수용체(CD19/CD21/CD81/CD225)를 통한 B 세포 활성 증강. (a) 병원체와 B 세포 표면의 Ig와의 결합 또는 (b) B 세포 공동수용체인 CD21과 보체 성분인 C3dg와의 동시결합은 B 세포 활성화에 필요한 항원에 대한 역치를 낮추어 B 세포 활성화 신호전달을 증강시키다. 주황색으로 표시한 반원은 활성화된 CD19에 첨가된 인산기를 나타낸다.

대부분의 B-1 세포는 일반적인 B 세포에서는 발현하지 않은 CD5 분자를 표면에 발현하는 특징을 갖는다.

성인에서 B-1 세포는 다양한 박테리아에 대한 TI 1차 반응 초기에 낮은 친화도의 다중특이적(다양한 항원과 반응성이 있는)인 IgM 항체를 합성한다. 또한, B-1 세포는 대부분의 "자연" 항체, 즉 항원의 감작 없이 혈액에서 발견되는 IgM을 합성하는 것으로 생각된다. 이러한 항체는 광범위한 교차반응성을 가지며, 이전에 박테리아의 노출에의해 자극되었을 가능성이 크다. 따라서 B-1 세포는 세균이나 바이러스 전신 감염에 대항하는 1차적인 방어 기능을 갖는 것으로 여겨진다. B-1 세포에 의해서 합성된 일부 다중특이성 IgM은 자가항원과 반응하는 성질이 있으며, 이는 B-1 세포가 자가면역 질환과 관련이 있음을 나타낸다. 실질적으로 전신홍반루프스 환자에게서 높은 수준의 B-1 세포가 존재한다는 것이 보고되었다.

마우스에서 B-1 세포는 혈청과 점막 표면에서 발견되는 IgA의 상당량을 생성하기도 한다. 이러한 B-1 세포의 IgA 합성은 T 세포가 없는 상태에서 IgA 합성으로의 전환이 일어나기 때문에 비정상적이다. B-1 세포의 수용체의 레퍼토리는 N 영역의 다양성과 체세포 돌연변이의 감소로 인해 매우 제한적으로 타 B 세포보다 "배선"에 가깝다.

B 세포 막단백질

다음 절과 그림 9.7~9.10에서는 B 세포 기능에서 중요한 역할을 하는 몇 가지 핵심 분자에 대해 간략하게 설명한다.

B 세포 분화 단계-특이적 단백질

앞에서 언급한 것처럼, B 세포는 그 발달 단계와 활성화 정도에 따라 서로 다른 분자를 발현한다(그림 9.1 참조). CD10은 B 세포 발달의 초기 단계(pro-B 및 pre-B 세포)와 배중심 B 세포에 의해 발현된다(그림 9.1에는 표시되지 않음). CD19는 pro-B에서 기억 B 세포로 이어지는 B 세포 계통의 모든 세포에서 발현되지만 형질세포에서는 발현되지 않는다. CD20은 미성숙 B 세포에서 기억 B 세포까지 모든 세포에서 발현되지만 형질세포는 발현하지 않는다. CD27은 기억세포와 형질세포에서만 발현된다. CD5는 B 세포 중, B-1 세포에서 발현하는 특징적인 단백질이다. 또한, pre-B로부터 B 세포 분화의 여러 단계는 표면 수용체를 가지며, 생존을 위해 기질세포 유래 사이토카인, 특히 BAFF 및 IL-7의 상호작용을 필요로한다.

항원-결합 분자: 세포막 Ig

B-림프구 계통의 전형적인 특성은 세포 표면에서의 Ig 사슬의 발현이다. (그러나 계통에서 가장 미성숙한 세포인 pro-B 세포와 Ig를 분비하는 B 세포 분화의 말기 세포인 형질세포는 세포 표면에 면역글로불린을 발현하지 않는다). 세포막 Ig은 항원에 결합하기 때문에 세포 표면 Ig의 발현으로 B 세포를 식별하고, 이를 다른 림프구와 단핵세포들로부터 구별하는 것에 이용될 수 있다.

세포막 Ig와 연합된 신호전달 분자

Igα와 Igβ 면역글로불린의 중사슬은 매우 짧은 세포질 내 영역을 가지고 있어 항원과 결합한 후 세포 내부로 신호를 직접 전달하지 못한다. 따라서 B 세포의 중사슬과 밀착된 형태로 결합되어 BCR을 형성하고 있는 Igα (CD79a)/Igβ (CD79b) 이량체를 통해 항원과의 결합 신호를 세포 내로 전달한다. 항원과 Ig와의 결합 후, Igα/Igβ의 기능에 대해서는 이후에 설명할 것이다.

B-세포 공동수용체. **B 세포 공동수용체**(*co-receptors*)(그림 9.7 및 9.8 참조)는 CD19, CD21, CD81(TAPA-1이라고도 함)

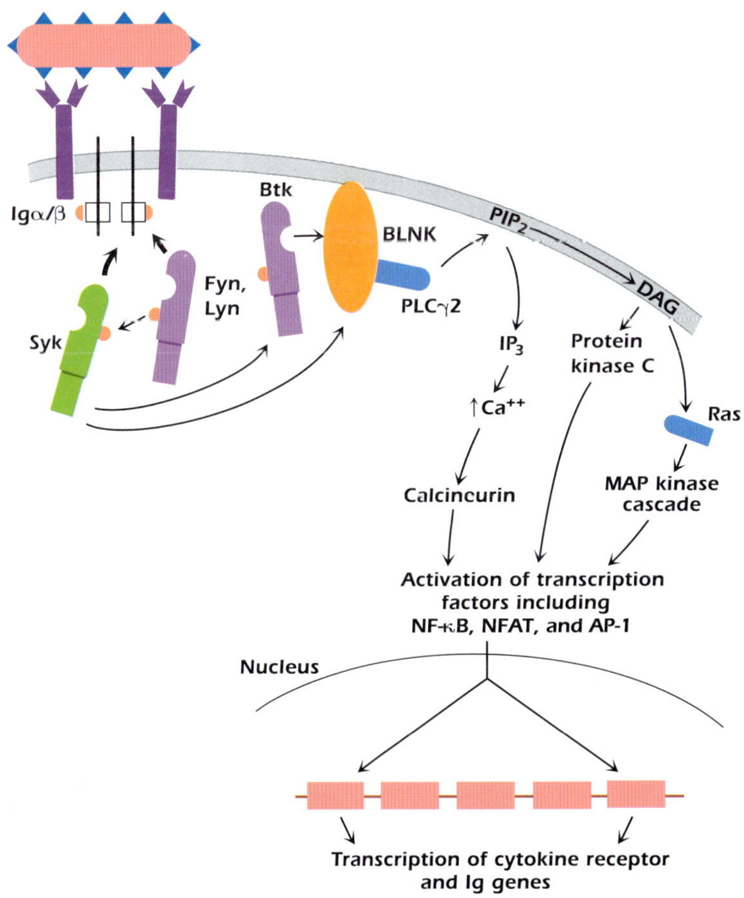

그림 9.9 B 세포 활성에서의 세포내 반응. 주황색으로 표시한 반원은 활성화된 분자에 첨가된 인산기를 표시하고 있다. 두꺼운 화살표는 활성화 후에 일어나는 분자들의 이동을 표시하고 있다(자세한 내용은 본문 참조).

및 CD225(또는 Leu13)의 4개 분자 세트로 구성되어 있으며 세포막의 BCR에 가깝게 위치하고 있다. B 세포 공동수용체는 항원 자극 후에 BCR을 통한 신호전달을 증강시킨다. 이러한 신호전달 증강의 결과로 인해 공동수용체는 항원에 반응하는 B 세포 활성의 역치를 줄여 주는 역할을 한다. 즉, BCR과 함께 공동수용체가 활성화되면 BCR 단독에 의한 활성에 비해 동일한 항체 반응을 일으키는 데 필요한 항원의 양이 100~1000배 정도 적게 요구된다. 이러한 공동수용체는 T 세포의 공동수용체인 CD4 혹은 CD8과 유사하지만 동일하지는 않다(10장 참조).

B 세포 공동수용체가 BCR을 통한 신호전달을 증강하는 대표적인 예는 보체를 활성화하는 미생물 병원체에 대한 반응에서 잘 나타난다(4장 참조). 그림 9.8에서 나타낸 것처럼, 박테리아는 적절한 BCR을 발현하는 B 세포의 Ig와 결합함과 동시에, 미생물 병원체에 의한 초기 반응에서 생성되어 혈장에 존재하는 보체 성분인 C3dg와 결합한다(4장 참조). C3dg는 병원체를 코팅하거나 꼬리표를 붙이며, B 세포 공동수용체의 하나인 CD21과 결합한다. 이러한 방법으로 박테리아는 Ig를 통해 B 세포 표면에 부착되고 CD21을 통해 B 세포 공동수용체에 부착된다. 따라서 공동 수용체와 BCR 모두에 대한 병원체의 동시 결합은 BCR만을 통해 전달되는 신호와 비교하여 B 세포에 대한 신호를 향상시킨다.

T–B 세포 상호작용에 관여하는 분자들

이 장의 앞부분에서 TD 항원에 반응하는 항체 생산에 대해 언급한 바 있다. 이 반응에서 B 세포와 조력 T 세포 표면의 분자 사이의 상호작용이 매우 중요하다. B 세포는 Ig를 합성할 뿐만 아니라, 항원을 제시하고 조력 T 세포를 활성화시키는 기능을 함께 가지고 있다. 따라서 B 세포, 특히 활성화된 B 세포는 $CD4^+$ T 세포에 항원을 제시하는 다른 항원제시세포와 유사한 특징을 나타낸다. B 세포는 다음과 같은 분자를 그 세포 표면에 발현한다.

주조직적합성복합체 class II (MHC class II) 분자. MHC class II 분자는 B 세포에서 처리된 단백질 항원에서 유래된 펩티드 항원을 탑재하여 $CD4^+$ T 세포에 그 항원을 제시한다. MHC class II 분자는 pro-B 세포를 제외한 모든 B 세포에서 발현된다. MHC 분자의 기능과 구조는 8장에 자세히 설명되어 있다.

공동자극 분자. 공동자극 분자는 미감작 T 세포를 활성화하기 위해 필요한 제1 신호(T-세포 수용체와 항원의 상호작용)와 함께 필요한 제2 신호를 담당하고 있다. 공동자극 분자는 미감작 B 세포보다는 활성화된 B 세포에서 높은 수준으로 발현하고 있다. 다양한 공동자극 분자가 밝혀져 있으며, B7이 가장 잘 알려져 있다. ***B7*** 분자는 T 세포가 발현하고 있는 CD28과 결합하는 다양한 분자 중 하나이다. B 세포가 발현하는 또 다른 공동자극 분자는 ***CD40***으로 활성화된 T 세포가 발현하는 CD40 리간드(CD40L 또는 CD154)와 상호작용을 하는 것으로 알려져 있다. 이 상호작용은 B 세포를 활성화하고 개별형 전환과 체세포 돌연변이에도 중요한 역할을 수행한다. CD40-CD154 상호작용의 중요성은 사람의 **'X-연관 고-IgM 증후군(*X-linked hyper-IgM syndrome*)'**으로 알려진 증상을 통해 잘 알 수 있다. CD154 유전자에 돌연변이가 일어나, 활성 T 세포가 CD154를 발현하지 않거나 비기능적인 형태의 유전자를 갖는 소년 집단은 항체 중 단지 IgM 항체만을 생성한다. 왜냐하면, 그들의 B 세포가 개별형 전환을 진행시키지 못하기 때문이다.

유도형 공동자극(*inducible co-stimulatory ligand, ICOS*) 리간드(*ICOSL*)는 B 세포에서 발현되는 또 다른 중요한 공동자극 분자이다. 활성화된 T 세포에 발현되는 ICOS와 ICOSL과 상호작용은 배중심 형성에 중요하게 작용한다.

이러한 모든 공동자극 분자는 10장에서 더 자세히 논의된다.

사이토카인 수용체. B 세포는 몇몇의 T 세포에서 유래하는 사이토카인의 수용체를 발현한다. TD 항원 반응은 T-B 상호작용으로 인해 T 세포가 합성하는 사이토카인의 종류(예, IL-4 혹은 IFN-γ)에 따라 배중심에서 B 세포가 만드는 항체의 개별형에 영향을 미친다.

귀소(Homing)

각각의 분화 단계에 있는 B 세포는 신체의 다양한 해부학적 위치에서 발견된다. 예를 들면, 미감작 성숙 B 세포는 림프절에서 발견되지만, 항원에 의해 활성화된 기억 B 세포와 형질세포는 다른 조직에서 발견다(예를 들어, 긴 수명을 갖는 형질세포는 주로 골수로 이동하는 반면, 기억 B 세포는 폐나 피부와 같은 특정 조직으로 이동한다). B 세포를 포함한 T 세포 및 기타 백혈구의 림프절로의 이동이나 신체의 타 조직으로의 이동은 매우 정교하게 조절된다.

백혈구 표면에 발현된 세 가지 분자가 **귀소(*homing*)**라는 현상을 조절한다. **케모카인 수용체(*chemokine receptor*)**와 2종류의 **세포 부착 분자**(*adhesion molecule*)인 **인테그린**(*integrin*)과 **셀렉틴**(*selectin*)이 그것이다. 케모카인은 B 및 T 림프구를 포함하여 백혈구의 이동에 영향을 미치는 많은 유형의 세포에서 생성되는 작은 분자량을 갖는 사이토카인이다(11장 참조). LFA-1(CD11과 CD18)과 같은 인테그린은 2개의 사슬로 구성된 세포 부착 분자로서 T 세포, B 세포를 포함해 다양한 세포가 발현하고 있다. CD62L과 같은 셀렉틴은 단일사슬로 구성된 당단백질로서 B 세포를 포함한 다양한 세포가 발현하고 당단백질 리간드의 당부분과 결합한다.

귀소 모델은 마치 우편번호와 같다. 특정 주소로 편지를 보내기 위해서 케모카인 수용체와 세포 부착 분자의 조합은 수령인을 식별할 수 있는 정도의 특이성을 제공한다. 백혈구에 의해 발현되는 분자 세트는 특정 조직, 특히 혈액과 특정 기관의 경계에 있는 혈관 내피의 특수 영역에 있는 내피 세포[(고내피세정맥(HEV)]에 의해 발현되는 분자와 상호작용한다.

B 세포(T 세포)가 발현하고 있는 세포 부착 분자와 케모카인 수용체의 발현 패턴은 발달 단계와 세포가 항원과 상호작용했는지 여부에 따라 변화한다. HEV에서 이러한 분자들의 상호작용의 결과로 림프구는 혈액을 떠나 특정 기관으로 이동하게 된다.

B 세포의 세포내 신호전달

이 장의 마지막 부분에서는 항원 자극에 의해 B 세포 내부에서 활성화되는 주요 신호전달 경로 중 일부를 설명한다. 10장에서 논의되는 것처럼, T 세포도 항원에 결합한 후 유사한 활성화 경로를 갖는다.

항원에 의한 활성화. B 세포의 활성에 관해서는 B 세포를 직접 활성화하는 TI 항원에 의한 반응이 가장 광범위하게 연구되었다(그림 9.3 참조). 이를 간단하게 설명하면 세포 표면에서의 항원 인식은 세포 표면으로부터 세포질과 핵으로 전달하는 일련의 질서정연한 세포내 신호전달 과정을 촉발시킨다. 몇몇 과정들은 항원과의 최초 접촉 후, 수초, 수분 만에 이루어지고, 몇몇 과정들은 몇 시간 내에 이루어진다. 이러한 신호전달의 결과로 B 세포의 유전자 발현 양상이 변화하게 된다.

B 세포의 활성화는 세포막에서 하나 이상의 BCR 복합체가 형성하는 **수용체 교차결합**에 의해 시작된다. 항원이 BCR에 결합하면, Igα/Igβ의 세포질 영역에 있는 ITAM의 티로신 잔기가 빠르게 인산화된다. 즉, Src 패밀리의 일종인 인산화효소 Fyn과 Lyn에 의해 인산기의 첨가가 일어난다. Igα/Igβ의 ITAM의 인산화는 또 다른 인산화효소인 Syk를 소집하고, 이 Syk가 인

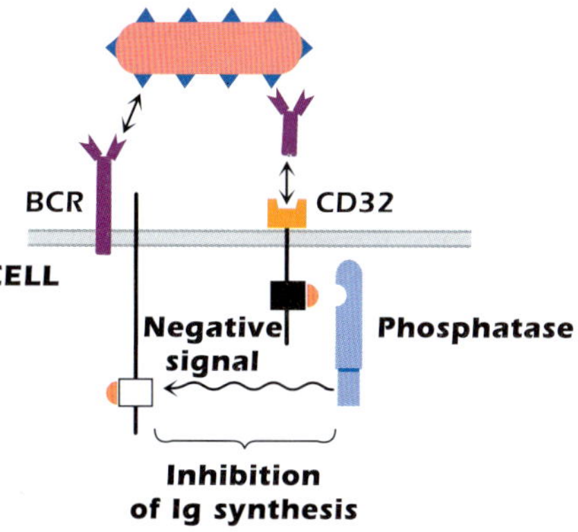

그림 9.10 항체의 음성 조절은 B 세포의 활성을 억제한다. 단일 B 세포의 수용체에 대한 항원 및 항원-항체 복합체의 항체 성분의 동시 결합(Ig에 대한 항원 및 FcR에 대한 항체 성분의 Fc 부분, CD32)은 CD32의 세포질 영역에 있는 ITIM(검은색 직사각형)에 탈인산화효소의 결합을 초래한다. ITIM에 결합하면 탈인산화효소가 활성화되고, 이는 BCR과 관련된 신호전달 경로에서 활성화된 분자의 티로신 잔기에서 인산기를 제거한다. 결과적으로 BCR을 통한 활성화 신호가 억제된다.

산화되어 활성화된다(Syk는 또 다른 티로신 인산화효소군으로 이 군에는 T 세포 특이적 인산화효소인 ZAP-70도 포함된다. 10장 참조). 활성화된 Syk은 차례대로 다른 티로신 인산화효소 Btk와 B 세포 연결자 단백질(B-cell linker protein, BLNK)을 소집하여 활성화한다. BLNK는 효소의 활성은 가지고 있지 않지만 다른 단백질이 결합할 수 있는 부위(domain)를 갖고 있는 **연결자**(*adaptor*) 단백질이다. 이러한 분자들의 소집, 활성화 그리고 집합체 형성(aggregation)은 BCR과 연합해 있는 막부위 세포질 부분에서 거대한 신호전달 복합체를 형성한다.

BLNK와 결합하는 핵심 분자 중 하나는 **PLCγ2**(*pho-spholipase Cγ2*)라는 효소이다. BLNK와 PLCg2의 결합은 세포에서의 중요한 세 가지 신호전달체계를 활성화한다. 첫 번째는 세포내 칼슘 수준의 증가이다. 이 반응은 PLCγ2가 원형질막의 인지질 포스파티딜이노시톨 4,5 비스포스페이트(PIP2)를 분해한 결과이다. PIP$_2$의 분해산물 중 하나는 IP3인데, IP3는 세포내 칼슘 저장고로부터 칼슘을 방출해서 세포질 내의 칼슘 농도를 증가시킨다. 방출된 칼슘에 의해서 세포질 내에 불활성화 상태로 존재하던 **칼시뉴린**(*calcineurin*)이 활성화된다.

두 번째는 PKC(단백질인산화효소 C)의 활성화를 초래한다. 이 반응은 PLCγ2의 작용으로 IP3와 함께 생성되는 ***diacylglycero***(DAG)에 의해 이루어진다. DAG은 PKC를 활성화시키고 PKC는 일련의 신호전달 과정을 통해 궁극적으로는 전사인자 ***NF-kB***를 활성화시킨다.

세 번째는 DAG가 GTPase인 Ras와 결합한 결과에서 초래된다.

이 반응은 세포질에서 MAP 키나아제(kinase) 신호전달체계를 활성화시킨다. 또한 Ras는 BLNK에 결합하는 분자들과 직접적으로 결합하여 MAP 키나아제 신호전달 체계를 활성화시킨다.

위에서 언급한 3종류의 세포내 신호전달 과정은 궁극적으로 NF-AT, AP-1, NF-κB와 같은 전사인자의 활성화를 초래하고, 이 전사인자들은 핵으로 들어가 유전자 발현을 변화시킨다. 즉, 이러한 전사인자들은 세포의 증식, Ig의 합성, 사이토카인 수용체 등의 유전자 발현을 촉진시킨다. 항원과 BCR의 결합 후, 대략 24~48시간 후에 B 세포는 증식하기 시작하여 Ig를 합성하고 분비하는 형질세포로 분화한다.

B 세포 신호전달의 증강. B 세포 공동수용체를 통한 활성화로 인한 활성화 신호의 향상은 BCR과 관련된 티로신 인산화효소에 의한 CD19의 세포질 영역에서 ITAM의 빠른 인산화를 통해 일어난다. 이 인산화 반응으로 PI3-키나아제(kinase)라는 인산화효소가 CD19 분자로 모집한다. 이러한 일련의 반응은 전사인자의 활성화와 핵으로의 이동을 촉진하는 세포내 신호경로를 유도한다.

B 세포 신호전달의 음성 조절. B 세포 표면에 발현되는 분자 중에는 B 세포 신호에 부정적인 영향을 주기도 한다. 이러한 분자로는 **CD32**뿐만 아니라 CD19, CD81 및 CD21 보조 수용체를 음성적으로 조절하는 **CD22**가 포함된다. CD32 (FcγRIIb)는 IgG Fc 부위에 대해 낮은 친화도를 보이는 수용체로서 대부분의 성숙 B 세포에서 발현된다. CD32는 항원-항체 복합체의 일부분인 IgG와 결합할 수 있다. 이런 방법으로 CD32는 B 세포에 음성적인 신호를 전달함으로써 **항체 피드백**(***antibody feedback***), 즉 항체에 의한 B 세포의 불활성화를 초래하는 역할을 담당한다.

그림 9.10은 항원-항체 복합체(박테리아에 결합된 IgG)에서 Ig에 대한 CD32의 결합이 초래하는 B 세포 신호전달의 음성적인 조절을 나타내고 있다. 항원-항체 복합체의 Fc 부분은 CD32와 결합하고, 항원은 동시에 동일한 B 세포가 발현하고 있는 Ig에 결합한다. CD32에 대한 항체의 Fc 말단의 결합은 CD32의 세포내 영역에 하나 혹은 그 이상의 탈인산화효소를 동원한다; 탈인산화효소는 앞에서 설명한 ITAM과 유사하게 면역 수용체 티로신 **기반 억제 모티프**(***immunoreceptor tyrosine-based inhibitory motif***, ITIM)로 알려진 CD32의 티로신 함유 아미노산 서열에 결합한다. ITIM과의 결합은 탈인산화효소를 활성화시켜 BCR과 관련된 신호전달 경로에서 활성화된 분자의 티로신 잔기에서 인산기를 제거한다. 결과적으로, BCR을 통한 활성화 신호가 억제된다.

요약

1. 포유동물에서 B 세포 발생의 초기 단계는 골수에서 일어나며 일생 동안 지속된다.
2. B 세포 분화의 각 단계에서 특정 CD 분자가 발현된다.
3. B 세포 계통의 가장 초기 단계 세포는 pro-B 세포이며, Ig 중사슬 유전자 재배열이 시작된다: DH 유전자 분절은 JH 유전자 분절에 재배열된다.
4. 다음 단계는 pre-B 세포이다. 이 단계에서 VH 유전자 분절이 VDJ 단위를 형성하기 위해 결합된 DJ 분절에 재배열되고, 재배열된 VDJ는 C 유전자 옆에 자리한다. pre-B 세포는 μ 사슬을 생성한다. 이들은 재배열되지 않은 대리 경사슬과 신호전달 분자인 Igα(CD79a)와 Igβ(CD79b)와 함께 연합되어 있다. Igα, Igβ와 결합하는 μ 사슬과 대리 경사슬의 복합체를 pre-B 세포 수용체라 부른다.
5. 분화의 다음 단계에서는 경사슬 유전자가 재배열되기 시작한다; 대리 경사슬 합성이 중단되고, κ 또는 λ 경사슬은 μ 사슬과 짝을 이룬다. 이 세포는 미성숙 B 세포로, 세포 표면에 Igα/Igβ와 연합된 IgM을 발현한다. IgM과 Igα/Igβ의 복합체를 B-세포 수용체라 부른다.
6. V(D)J 재배열이 무작위적으로 일어나기 때문에 일부 미성숙 B 세포는 외래 항원(비자기)에 특이적인 IgM을 발현하고, 일부 미성숙 B 세포는 자기항원(자기)에 특이적인 IgM을 발현한다. 비자기항원을 인식하는 수용체를 가진 미성숙 B 세포는 골수를 떠나 비장으로 이동한다. 자기항원을 인식하는 수용체를 가진 미성숙 B 세포는 세포자살에 의해 제거된다. 골수에서의 자기항원에 대해 반응성을 갖는 미성숙 B 세포의 제거를 통해서 B 세포 계통의 중심관용이 이루어진다. 자기항원에 반응성을 갖는 모든 미성숙 B 세포가 즉각적으로 제거되지는 않는다. 일부는 수용체 편집을 거치게 된다: 미성숙 B 세포가 세포에 결합된 자기항원과 반응하면, 재배열되지 않은 경사슬 유전자 분절에서 재배열이 일어난다. 만일 세포가 비자기 분자에 대해 특이적인 수용체가 생성되면, 이 세포는 살아남아 이후의 분화단계를 거친다. 만일 세포가 여전히 자기항원에 대해서 특이성을 가지면 제거된다.
7. B 세포 분화의 다음 단계인 성숙한 B 세포는 세포 표면에 단일 항원 특이성을 가지는 IgM과 IgD를 발현한다.

8. 성숙한 B 세포의 다음 분화 단계는 주로 골수 밖에서 일어나고, 결과적으로 항원에 노출된다. B 세포의 활성화는 항체를 생성하고 분비하는 형질세포로의 증식과 분화를 일으킨다. 활성화된 B 세포의 일부는 기억세포로 분화된다. 이 세포는 항원에 대한 2차 반응에 대해서 빠른 반응을 보이고, IgM이 아닌 다른 항체를 생성한다.
9. 흉선-의존성 항원이 B 세포의 항체 생성을 유도하기 위해서는 T 세포의 도움이 필요하다. 초기 단계에는 IgM 항체를 생성하지만, 그 이후의 반응에서는 IgM이 아닌 다른 항체인 IgG, IgA, IgE가 생성된다.
10. TH 세포와 B 세포의 상호작용은 주로 2차 림프 기관의 배중심에서 일어난다. 배중심 반응은 (a) 친화도 성숙을 유도하는 Ig 가변 영역 유전자의 체세포 과돌연변이, (b) IgM 혹은 IgD를 합성하는 B 세포가 동일한 항원 특이성을 갖는 다른 개별형(IgG, IgA, IgE)을 합성하는 B 세포로의 개별형 전환 재조합이 일어난다. T 세포가 생산하는 사이토카인은 B 세포에 의해 합성되는 항체의 개별형에 영향을 준다.
11. 배중심의 B 세포는 기억 B 세포 또는 형질세포로 분화된다. 기억세포는 다른 조직으로 귀소한다; 형질세포는 주로 오랜 기간 동안 항체를 지속적으로 생성하는 골수로 귀소한다.
12. 점막연관 림프조직에서, IgA-생성 B 세포는 유도 부위에서 발달하고, 림프 조직을 떠나 혈류를 통해 IgA를 분비하는 형질세포로 분화되는 다른 점막 효과 부위로 귀소한다.
13. 흉선-비의존성 항원에 대한 B 세포 반응은 특정 B 세포 집단인 변연대 B 세포와 B-1 세포가 관여하는 것으로 알려져 있고, 이 반응으로 대부분이 IgM만이 생성된다.
14. 세포막 Ig의 발현은 B 세포에서만 보여지는 독특한 현상이다. CD10, CD19, CD20, CD27의 발현은 B 세포 발생 단계를 알 수 있는 주요한 표지 분자이다. 또한 B 세포는 공동수용체인 CD19/CD21/CD81/CD225를 발현한다. 이 공동수용체는 B 세포의 신호를 증진시키고, 항원이 Ig에 결합한 후 B 세포 활성화에 필요한 역치를 낮춘다.
15. 성숙하고 활성화된 B 세포는 T 세포와의 상호작용에 중요한 역할을 하는 표면 분자를 발현한다. 이러한 분자들은 MHC class II, 공동자극분자인 B7, CD40, ICOSL, 사이토카인 수용체 등이다. B 세포는 다른 종류의 백혈구처럼 특정 조직으로 이동할 수 있는 귀소 분자들을 발현하고 있다.
16. B(및 T) 세포는 각 림프구의 발달 단계에서 제한된 수의 Ig(T 세포에서 TCR) 유전자 분절이 결합(이동하고 함께 결합됨)되는 독특한 재배열(또는 재조합) 메커니즘을 사용한다. 이 메커니즘은 모든 개인에서 발견되는 엄청난 수의 Ig(항체) 및 TCR 분자를 생성하는 데 주요 방법이다.
17. Ig 및 TCR 유전자 분절의 연결은 효소 복합체인 VDJ 재조합효소에 의해 매개된다. 재조합효소의 두 가지 구성요소인 RAG-1과 RAG-2는 림프구에서 특이적으로 발현되며 발달 중인 림프구에서 DNA를 절단하고 연결한다.
18. 경사슬 합성: 단일 B 세포에서 Ig 경사슬의 V 영역(κ 또는 λ)은 V_L및 J_L의 두 유전자 분절에 의해 암호화된다. V_L은 V 영역의 처음 95개 아미노산을 암호화하고, J_L은 나머지 13개 아미노산을 암호화한다. 동일한 경사슬의 불변 영역인 C_L은 다른 유전자가 암호화한다. κ 및 λ 유전자좌(κ 및 λ 사슬을 암호화하는 유전자)는 다른 염색체에 위치한다.
19. 신체의 모든 세포에는 여러 개의 V_L 및 J_L 유전자 분절이 존재한다. 발달 중인 B 세포의 VDJ 재조합효소 복합체는 하나의 V_L 유전자 분절을 하나의 J_L유전자 분절로 재배열하여 만들어진 VJ 단위를 경사슬의 불변 영역 유전자에 가깝게 배치한다. κ 사슬로 결정된 B 세포는 VκJκ 유전자 단위는 Cκ 유전자에 결합하고, λ 사슬로 결정된 B 세포에서 VλJλ 단위는 Cλ 유전자에 결합한다.
20. 일차 RNA 전사체는 경사슬 유전자 분절의 재배열된 DNA로부터 만들어진다. 비암호화 RNA가 1차 전사체에서 스플라이싱되어 mRNA가 생성되고, 이후 mRNA는 κ 또는 λ 경사슬로 번역된다.
21. 중사슬 합성: 단일 B 세포에서 Ig 중사슬의 V 영역은 경사슬 합성 염색체에 사용되는 유전자 분절과 다른 3개의 개별 유전자 분절에 의해 암호화된다. 이러한 유전자 분절은 V_H(가변), D_H(다양성) 및 J_H(연결)이다. 별개의 유전자 분절은 중사슬의 불변 영역인 CH를 암호화한다. C_H 영역 유전자는 여러 개 존재한다: Cμ, Cδ, Cγ, Cα 및 Cε. 중사슬 유전자좌는 κ 및 λ좌의 염색체와 다른 염색체에서 발견된다.
22. 신체의 모든 세포에는 여러 V_H, D_H 및 J_H 유전자 분절이 존재한다. 경사슬 유전자의 재배열 방식과 유사하게, 발달 중인 B 세포의 VDJ 재조합효소는 하나의 VH 유전자 분절을 하나의 DH 유전자 분절 및 하나의 JH 유전자 분절에 물리적으로 연결한다. 이 방법으로 연결된 VDJ 단위체는 중사슬 가변 영역을 암호화한다. 또한 VDJ 단위를 중사슬 불변 영역 유전자 근처에 위치시킨다.
23. 미성숙 B 세포는 가장 가까운 C_H, Cμ를 갖는 VDJ를 전사하고 번역하여 IgM을 합성한다. 성숙 B 세포는 VDJ-CμCδ를 전사한다. 성숙 B 세포의 1차 전사 단계에서 중사슬 RNA의 대체 스플라이싱의 결과로 μ 또는 δ 사슬을 생성한다. 따라서 하나의 성숙 B 세포는 동일한 항원 특이성을 갖는 IgM 및 IgD 분자를 합성한다.
24. B 세포의 중사슬은 모계 유래 염색체이거나 부계 유래 염색체에 위치하는 중사슬 유전자 분절에 의해 암호화된다. 경사슬 또한 이 두 염색체 중 하나에 위치하는 경사슬 유전자 분절에 의해 암호화된다. 대립유전자 배제라고 하는 이 현상은 특정 B 세포가 단일 항원 특이성의 면역글로불린을 생성하도록 한다.
25. 배중심에서 항원 자극 후 T-세포 도움과 T-세포 유래 사이토카인의 존재하에서 성숙한 B 세포는 개별형 전환 재조합을 통해 중사슬의 DNA를 추가로 재배열할 수 있다. 처음에 Cμ 및 Cδ 유전자에 가깝고 전사된 이 세포의 VDJ 단위는 Cγ, Cα 또는 Cε

과 같은 다른 C-영역 유전자에 "전환"되고 가깝게 배치될 수 있다. 그 결과, IgM과 IgD를 합성하던 B 세포는 항원에 대한 특이성은 동일하지만 다른 개별형(IgG, IgA 또는 IgE)의 항체를 합성할 수 있다.

26. 항체 특이성의 다양성은 다음과 같은 방법으로 달성된다.
    - 경사슬 및 중사슬의 V 영역에 대한 다중 유전자
    - 다른 조합으로 V, D 및 J 유전자 분절 재배열하고 중사슬 및 경사슬의 무작위적인 구분
    - 뉴클레오티드 삭제 또는 삽입 후 부정확한 연결로 인해 V, D 및 J 유전자 분절 연결 부위의 접합 다양성(주로 TdT에 의해 매개됨).
    - 배중심에서 항원에 의한 자극 후에 발생하는 체세포 과돌연변이는 B 세포의 Ig V 영역의 서열을 변화시켜 B 세포의 항원 결합 특이성을 변화시킨다. 항원에 대한 높은 친화력을 갖는 V 영역에 돌연변이가 있는 B 세포가 선택된다.
    - 인간이나 마우스 이외의 종에서 일어나는 체세포 유전자 전환: 재배열되지 않은 유전자의 짧은 DNA 서열이 재배열된 VDJ 유전자 단위로 복사된다.
    - 이러한 메커니즘을 통해 소수의 유전자가 항원 특이성이 다른 방대한 수의 항체 분자를 생성할 수 있게 된다. AID (activation-induced cytidine deaminase)라는 효소는 다양한 항체를 생성하는 세 가지 주요 경로인 개별형 전환 재조합, 체세포 과돌연변이 및 유전자 전환에 관여한다.

REFERENCES AND BIBLIOGRAPHY

Amanna IJ, Carlson NE, Slifka MK. (2007) Duration of humoral immunity to common viral and vaccine antigens. N Engl J Med 357: 1903.

Chaudhuri J, Basu U, Zarrin A, et al. (2007) Evolution of the immunoglobulin heavy chain class switch recombination mechanism. Adv Immunol 94: 157.

Corthésy B. (2007) Roundtrip ticket for secretory IgA: Role in mucosal homeostasis? J Immunol 178: 27.

Di Noia JM, Neuberger MS. (2007) Molecular mechanisms of antibody somatic hypermutation. Annu Rev Biochem 76: 1.

Dudley DD, Chaudhuri J, Bassing CH, Alt FW. (2005) Mechanism and control of V(D)J recombination versus class switch recombination: similarities and differences. Adv Immunol 86: 43.

Germain RN, Robey EA, Cahalan MD. (2012) A decade of imaging cellular motility and interaction dynamics in the immune system. Science 336: 1676.

Kamada N, Seo SU, Chen GY, Núñez G. (2013) Role of the gut microbiota in immunity and inflammatory disease. Nat Rev Immunol 13: 321.

Kunkel EJ, Butcher EC. (2002) Chemokines and the tissue-specific migration of lymphocytes. Immunity 16: 1.

Luger EO, Fokuhl V, Wegmann M, Abram M, Tillack K, Achatz G, Manz RA, Worm M, Radbruch A, Renz H. (2009) Induction of long-lived allergen-specific plasma cells by mucosal allergen challenge. J Allergy Clin Immunol 124: 819.

McHeyzer-Williams LJ, McHeyzer-Williams MG. (2005) Antigenspecific memory B cell development. Annu Rev Immunol 23:487.

Martin F, Kearney JF. (2000) B cell subsets and the mature preimmune repertoire: marginal zone and B1 B cells as part of a "natural immune memory." Immunol Rev 175: 70.

Odegard VH, Schatz DG. (2006) Targeting of somatic hypermutation. Nat Rev Immunol 6: 573.

Petersen-Mahrt S. (2005) DNA deamination in immunity. Immunol Rev 203: 80.

Pieper K, Grimbacher B, Eibel H. (2013) B-cell biology and development. J Allergy Clin Immunol 131: 959.

Salmi M, Jalkanen S. (2005) Lymphocyte homing to the gut: attraction, adhesion, and commitment. Immunol Rev 206: 100.

Schatz DG, Spanopoulou E. (2005) Biochemistry of V(D)J recombination. Curr Top Microbiol Immunol 290: 49.

Vinuesa CG, Linterman MA, Goodnow CC, Randall KL. (2010) T cells and follicular dendritic cells in germinal center B-cell formation and selection. Immunol Rev 237: 72.

복습 문제

각 질문에 대해 가장 알맞은 답을 고르시오.

1. B 세포 분화의 초기 단계는:
   A) 태아 흉선에서 일어난다.
   B) 항원이 요구된다.
   C) κ 유전자 분절 재배열이 일어난다.
   D) 대리 경사슬 유전자 분절의 재배열이 일어난다.
   E) 중사슬 유전자 분절 재배열이 일어난다.

2. 성숙한 B 림프구의 표면에 발현되는 것은?
   A) CD40
   B) MHC class II 분자
   C) CD32
   D) IgM과 IgD

E) 위의 내용 모두 맞음

3. 다음 중 옳지 않은 것은?
   A) 2차 면역 반응에서 항체는 대개 1차 반응에서 형성된 항체보다 항원에 대한 반응성이 높다.
   B) 가변 영역의 체세포 과돌연변이는 2차 반응 동안 관찰되는 항체 친화력의 변화에 기여한다.
   C) 흉선-의존성 항원에 대한 1차 반응에서의 항체 생성은 혈액에서 일어난다.
   D) 개별형 전환은 항원이 존재할 때 일어난다.
   E) IgM 항체는 주로 1차 반응에서 만들어진다.

4. 미성숙 B 림프구는:
   A) D와 J 유전자 분절에서만 재배열이 일어난다.
   B) T 림프구 뿐만 아니라 B 림프구의 전구세포이다.
   C) 세포 표면에서 IgM과 IgD를 모두 발현한다.
   D) 항원 접촉이 수용체 편집과 제거를 일으키는 발달 단계이다.
   E) 성숙하기 위해서 흉선을 통과한다.

5. B-세포 수용체에 결합하는 항원은:
   A) 항원결합 부위를 통해 신호가 전달된다.
   B) B 세포 활성화를 일으킨다.
   C) Igα와 Igβ 분자를 통해 신호를 전달된다.
   D) 대식세포 활성화를 일으킨다.
   E) T 세포를 활성화시키는 사이토카인 합성을 일으킨다.

6. 다음 중 기억 B 세포에서 볼 수 없는 것은?
   A) Igα와 Igβ
   B) γ 중사슬
   C) ε 중사슬
   D) 대리 경사슬
   E) κ 경사슬

7. 림프절과 비장에 있는 배중심은:
   A) 미성숙 B 세포와 T 세포의 발달을 지원한다.
   B) 순환계로부터 손상된 적혈구를 제거한다.
   C) 줄기세포의 주요한 근원지로 작용하여 조혈 과정을 유지하는 것을 돕는다.
   D) 항원에 의해 활성화된 성숙 B 세포가 분화하고 증식하는 장소이다.
   E) T 세포를 제거한다.

8. 디프테리아 독소에 대한 IgG2 항체를 만드는 B 세포의 중사슬 DNA는 5′-$V_{17}D_5J_2$ $C\gamma_2$-$C\gamma_4$-$C\varepsilon$-$C\alpha_2$-3′ 구조를 가지고 있다. 배아의 DNA에서 이 B 세포 DNA로 바뀌려면 몇 번의 개별 재배열이 필요하였겠는가?
   A) 1
   B) 2
   C) 3
   D) 4
   E) 0

9. 특정 B 세포의 항원특이성은:
   A) 항원과 결합에 의해 유도된다.
   B) 경사슬의 서열에 의해 결정된다.
   C) 경사슬과 중사슬의 가변 영역 서열에 의해 결정된다.
   D) 개별형 전환 이후 변화한다.
   E) 중사슬의 불변 영역에 의해 결정된다.

10. 다음 중 항원 자극 후 B 세포의 항원-결합 부위를 변화시키는 역할을 하는 것은?
   A) 접합부 다양성
   B) 재조합 다양성
   C) 배선 다양성
   D) 체세포 과돌연변이
   E) 1차 전사체의 대체적 스프라이싱

복습 문제의 답

1. **E.** B 세포 발달의 초기 단계는 태아의 간과 성인의 골수에서 일어나고, 경사슬 V, D, J 유전자 분절의 재배열이 일어난다.
2. **E.** 모든 분자가 성숙한 B 세포의 표면에서 발현된다.
3. **C.** 흉선-의존성 항원에 대한 1차 반응에서 항체 생성은 주로 2차 림프기관에서 일어난다 — 비장, 림프절, 점막-연관 림프 조직
4. **D.** 단지 IgM만을 발현한 미성숙 B 세포에서, 세포에 결합된 자기항원과의 접촉은 경사슬 유전자의 2차 재배열인 수용체 편집을 일으킨다. 만일 수용체 편집으로 인해 자기에 대해 특이성을 가지는 수용체를 만들면, 이 B 세포는 제거된다.
5. **C.** Igα와 Igβ는 막결합 Ig 분자와 연합되어 있으며, 세포막 Ig에 항원이 결합한 다음 신호를 전달하는 역할을 담당한다.
6. **D.** 대리 경사슬은 B 세포 발달의 pre-B 세포 단계에서만 발현된다.
7. **D.** 배중심은 림프절과 비장에 존재하는 특정 영역으로서, 활성화된 B 세포의 증식, 체세포 과돌연변, 개별형 전환 재조합이 일어나는 장소인 이 세포들은 궁극적으로 기억세포나 형질세포로 분화한다.
8. **C.** 세 가지 DNA 재배열이 필요하다. 먼저 $D_5 \rightarrow J_2$ 재배열이 발생하고 $V_{17} \rightarrow D_5J_2$가 뒤따른다. $V_{17}D_5J_2$를 사용하여 IgM 및 IgD 분자를 합성한다. 세 번째 재배열은 $V_{17}D_5J_2C\mu C\delta$를 $V_{17}D_5J_2C\gamma_2$로 개별형 전환하여 IgG2 분자를 합성하는 것이다.
9. **C.** 항원 특이성은 서열에 의해 결정되며 따라서 중사슬과 경사슬의 가변 영역의 조합에 의해 형성되는 구조이다.
10. **D.** Ig 분자의 다양성을 생성하기 위해 설명된 메커니즘 중 체세포 과돌연변이만이 항원 자극 후 항원 결합 부위에 영향을 미친다.

10

T 세포 발달 및 활성화

서론

7장에서는 B- 및 T-세포 항원 수용체 유전자들이 유전체 내에서 어떻게 배열되는지를 면역글로불린 합성과 T 세포 수용체 발현의 주요 특징들과 함께 살펴보았고, 9장에서는 B 림프구 발달 및 활성화에 초점을 맞춰 살펴보았다. B 세포 및 B 세포의 생산물(항체)은 체액에서 바이러스, 세균, 기생충과 같은 병원체를 처리하는 데 있어 매우 효과적이지만, 병원체가 세포에 감염되거나 세포 내로 침입한 경우에는 효과적이지 않다. T 세포는 숙주세포 안으로 침입한 병원체에 결정적으로 반응하여 이들을 처리하기 위해 진화했다고 여겨진다.

8장에서는 T 세포의 발달 및 활성화 관련 특성을 이해하기 위해 T 세포의 항원 인식에서 MHC 분자의 역할을 논의하는 데 필요한 기반 내용을 살펴보았다. 이 장에서는 발생 중인 T 세포가 항원에 대한 T-세포 수용체(*TCR*)를 획득하는 기관인 흉선에서의 T 세포 발달 과정을 논의하며, 기능성 T 세포 발생 과정에서 MHC 분자의 중요한 역할에 대해 논의한다. 먼저 TCR을 자세히 살펴보고서 그 특성을 B-세포 수용체(BCR)의 특성과 비교할 것이며, 마지막으로 T 세포 활성화와 관련된 세포, 분자 및 신호 메커니즘에 대해 논의하고자 한다.

항원 특이적인 T 세포 수용체

항원과 상호작용하는 분자들

B 세포와 마찬가지로 T 세포는 **클론별로 분포**(*clonally distributed*)된 항원 특이적 수용체를 발현하고 있으며, 이는 모든 T 세포가 고유한 서열을 가진 TCR을 발현하고 있다는 것을 의미한다. 이론상 10^9 종류 이상으로 추정되는 각기 다른 구조를 가진 TCR 분자의 거대한 집합은, 9장에서 면역글로불린 분자에 관하여 설명했던 것과 같이 V(D)J 유전자 재배열 전략에 의해 만들어진다. TCR 유전자 재배열의 독특한 양상은 뒤에서 자세히 다룬다.

αβ TCR. 그림 10.1은 사람이나 다른 종에서 대다수의 성숙한 T 세포가 발현하는 TCR의 형태를 보여주고 있다. TCR은 2개의 이황화결합으로 연결된 폴리펩타이드 사슬 **α**와 **β**로 구성되어 있고, 세포막에 존재한다. 사람의 T 세포 중 일부는 γ와 δ 사슬로 만들어진 다른 TCR을 발현하기도 하는데, 이는 이 장의 뒷 부분에서 다룰 것이다.

TCR의 α와 β는 짧은 세포질 부위를 가진 당단백질이며, 탄수화물 구성요소가 다양하기 때문에 분자량은 40에서 60 kDa 사이이다. TCR α와 β 사슬은 가변 부위(V)와 불변 부위(C)로 구성되어 있으며, 면역글로불린 분자의 V 부위 및 C 부위와 유사하다(6장의 그림 6.14 참고). 각각의 TCR V와 C 부위는 면역글로불린-유사 도메인(Ig-like domain)을 가지고 있다.

그림 10.2에서 볼 수 있듯이, TCR Vα와 Vβ 부위는 면역글로불린 V_H와 V_L과 유사하게 3개의 상보성 결정부위(CDR1, CDR2, CDR3)를 가지며, 이들이 모여 삼차원 구조의 항원결합 부위(antigen-binding site)를 형성한다. β 사슬은 추가적인 극가변 부위(HV4)를 가지는데, 이는

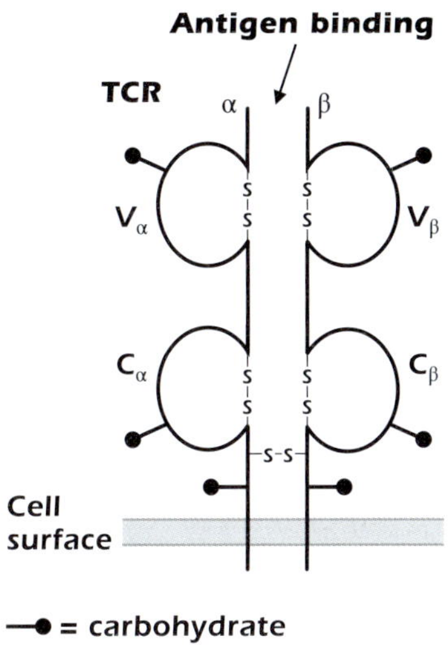

그림 10.1 αβ TCR, V, C, 항원-결합 부위를 보여준다.

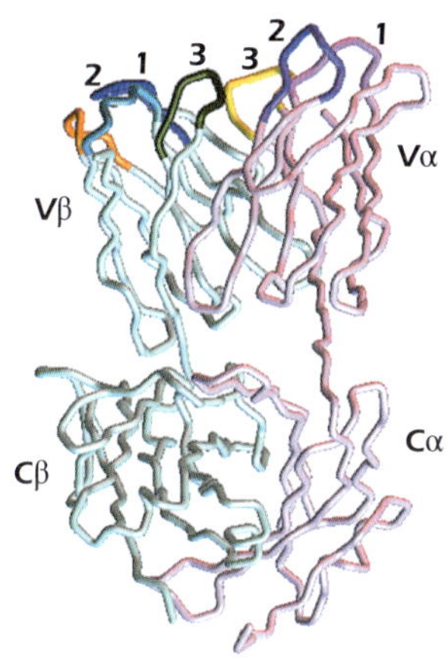

그림 10.2 αβ TCR 구조(리본 도형). Vα, Cα, Vβ, Cβ 영역과 세 군데 상보성 결정 부위(1, 2, 3)를 Vα(오른쪽)와 Vβ(왼쪽) 상단에서 볼 수 있다. 숫자 4는 β 사슬의 네 번째 가변 부위(HV4) 지역을 의미하는데, 이 부분은 펩타이드-MHC 복합체와 결합하는 것에는 관여하지 않는다. 항원은 주황색으로 나타내었다. Garcia K et al. 1998. Reproduced with permission of American Association for the Advancement of Science.

MHC + 펩타이드와 결합하지는 않지만 초항원(superantigen)과는 결합한다. 이에 대해서는 이 장의 후반부에서 다룰 것이다.

TCR과 면역글로불린 구조 사이의 유사성과 이들을 부호화하는 유전자의 구성은 TCR과 면역글로불린이 공통 조상 유전자로부터 진화되었음을 의미한다. 6장과 그림 6.14에서 설명했던 것처럼, 이들 유전자는 **면역글로불린 유전자 슈퍼패밀리**(***Ig gene superfamily***)에 속하며, 이로부터 생산된 단백질 분자들은 **면역글로불린 슈퍼패밀리**(***Ig superfamily***)에 포함된다.

표 10.1 T 세포 수용체(TCR)와 항원에 대한 면역글로불린인 B 세포 수용체(BCR)의 특징 비교.

T 세포 수용체	B 세포 수용체
두 개의 사슬	네 개의 사슬
하나의 항원결합 부위(단가)	두 개의 항원결합 부위(이가)
주로 단백질 항원(정확히는 펩타이드) 인지	단백질뿐 아니라 탄수화물, DNA, 지질도 인지
펩타이드가 MHC 분자에 결합된 형태 인지	자유 항원 인지 가능
다른 세포와 상호작용 제한	체액에 있는 어떠한 항원도 처리 가능
활성화되도 분비되지 않음	활성화되면 분비됨
항원과 반응하는 동안 TCR의 변화는 없음	체세포 고도변이 및 클래스 전환 재조합 발생

αβ TCR과 면역글로불린의 비교. TCR과 면역글로불린의 구조가 비슷하지만, 몇 가지 중요한 점에서 차이가 있다(표 10.1 참조).

항원 인식. 면역글로불린은 혈청과 같은 액체 상태에 존재하는 다양한 유형의 항원(탄수화물, DNA, 지질, 단백질)에 결합한다. 면역글로불린은 또한 항원에 존재하는 선형 및 입체적 구조의 항원결정기(epitopes)와 반응하기 때문에, 항원의 3차원 형태와 서열이 항체 반응을 유도하는 데 중요하다. 반면, αβ TCR은 주로 숙주세포의 표면에서 발현하는 MHC 분자와 결합된 단백질(펩타이드)의 작은 선형 조각과 상호작용한다. 따라서 면역글로불린에 의해 인지되는 구조와 형태의 다양성과 비교하였을 때, αβ TCR이 인식하는 항원은 일반적으로 MHC 분자(MHC class I 또는 II)와 작은 선형 펩타이드(MHC class I에 결합된 8~9개의 아미노산 또는 MHC class II에 결합된 12~17개의 아미노산)의 조합이다.

TCR은 MHC 분자 및 MHC 홈에 결합된 펩타이드 양쪽 모두와 중요한 상호결합을 형성하며, MHC와 펩타이드 복합체는 TCR Vα와 Vβ 사슬의 CDR과 상호작용한다(그림 10.3). TCR에서 몇 개의 서열은 MHC 분자와 결합하고 다른 서열은 펩타이드에 접촉한다. 그림 10.3에서 보여주는 TCR-펩타이드-MHC 상호작용에서, TCR의 CDR3는 펩타이드의 중앙 부위의 아미노산과 접촉하며, TCR의 CDR1과 CDR2(그림에는 표현되지 않음)는 MHC 분자와 상호작용한다. 이러한 패턴은 많은 TCR에서 볼 수 있지만, 어떤 경우에는 CDR1과 CDR2가 펩타이드와 상호작용하는 반대 현상이 발견되기도 한다.

결합가와 입체구조. 4개의 사슬을 가진 면역글로불린 분자는 하나의 경첩과 두 개의 항원-인식 부위를 가진다. 면역글로

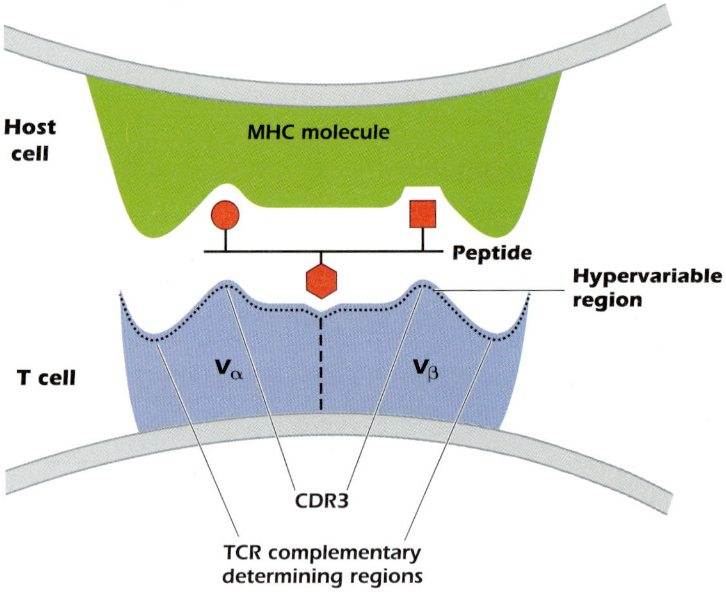

그림 10.3 TCR의 Vα, Vβ에 존재하는 상보성 결정 부위(CDR)와 세포 표면에 발현하는 MHC(class I 또는 II)-펩타이드 분자와의 상호작용. CDR3는 MHC에 둘러싸인 펩타이드의 중앙에 결합하고 있다.

불린이 B 세포의 표면이나 체액 내에 존재할 때, 이러한 특징들은 서로 다른 형태와 크기를 가진 항원에 2가(bivalently) 형태로 결합할 수 있도록 면역글로불린에게 유연성을 부여한다. 그러나 TCR은 항원에 대해 단일 결합 부위를 형성하는 두 개의 사슬 구조이다. 다시 말해서, TCR은 1가(monovalent)로서 항체의 Fab 한쪽 분절과 유사하다. TCR은 또한 고정된 형태를 가지며, 이는 다른 숙주세포의 표면과 결합하기에 적절하다.

수용체의 분비. 면역글로불린과는 다르게 TCR은 분비 형태로는 존재하지 않으므로 T 세포가 활성화되어도 분비되지 않는다. 그러므로 면역글로불린과는 달리, TCR은 "효과기(effector)" 기능을 나타내지 않는다. 오히려 활성화된 T 세포는 사이토카인을 분비하거나 감염된 숙주세포를 살해한다. 반면에 B 세포는 항원이 세포막 면역글로불린과 결합한 후 활성화되고, 원래 항원과 결합하는 동일한 항원-특이성을 가진 면역글로불린을 분비하는 형질세포로 분화한다(9장 참고). 그러므로 B 세포의 효과기 분자는 항원에 특이적이지만, T 세포에 의해 발현되는 효과기 분자는 항원에 특이적이지 않다.

항원에 반응하는 동안의 TCR의 무변화. 항원에 대한 반응이 진행됨에 따라, 면역글로불린은 항원에 대한 친화력이 더욱 강화되는 **체세포 과돌연변이**(*somatic hypermutation*) 과정과 특정 V 지역에 다른 C 지역 유전자를 연결하는 **클래스 전환**(*class switching*) 과정을 겪는다. 이러한 기작은 B 세포에서만 나타나는 독특한 것으로, T 세포는 흉선에서 TCR을 획득한 후 더 이상의 유전적 변화를 겪지 않는다. 그러므로, TCR은 항원과 반응하는 동안 변화하지 않는다.

T 세포 수용체 복합체

TCR은 CD3 분자와 2개의 동일한 **ζ(*zeta*) 사슬**(*CD247*, 분자량 16 kDa)이 비공유적으로 단단하게 결합되어 T 세포의 표면에 발현된다(그림 10.4).

TCR과 CD3, 그리고 ζ의 조합을 **TCR 복합체**(*TCR complex*)라고 한다. CD3은 세 개의 서로 다른 폴리펩타이드인 γ, δ 그리고 ε(분자량은 각각 25, 20 그리고 20 kDa)로 구성되어 있고, γε 및 δε의 두 형태로 세포막에 발현된다. CD3의 γ와 δ 분자는 γδ T 세포에서 발현되는 TCR의 γ와 δ 사슬과는 다른 분자이다.

CD3과 ζ는 항원과 결합하지 않는다. 이들은 TCR이 항원과 결합한 후 활성화될 때 작용하는 **신호전달 분자**(*signal transduction molecule*)로서, B 세포의 항원-특이적 수용체 복합체에서 면역 글로불린과 결합하고 있는 Igα 및 Igβ와 유사하다(9장 참고).

CD3 복합체 각각의 사슬은 Igα와 Igβ에서 볼 수 있는 티로신 잔기를 포함하는 서열인 **면역수용체 티로신-기반 활성화 모티프**(*Immunoreceptor tyrosine-based activation motif, ITAM*)를 가지고 있고, ζ 사슬도 3개의 ITAM 모티프가 있다. TCR의 항원결합 사슬이 항원과 결합한 후, CD3와 ζ 사슬의 ITAM은 이 장의 뒷부분에서 설명할 T 세포 활성화의 초기 단계에서 중요한 역할을 한다.

CD3의 두 번째 중요한 기능은 새롭게 합성된 TCR 분자를

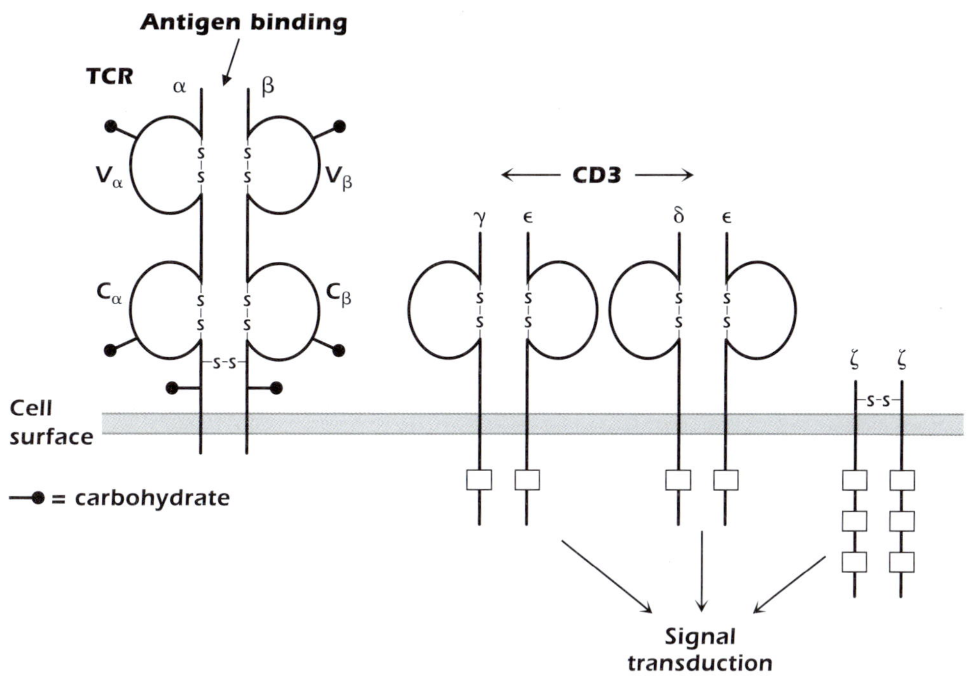

그림 10.4 TCR 복합체. 항원결합 사슬인 α와 β가 신호전달 복합체인 CD3(γ, δ, ε 사슬)과 ζ 상동접합 사슬과 결합하고 있다. 세포질 영역의 작은 직사각형 모양은 ITAM(immunoreceptor tyrosine-based activation motif)을 나타낸다.

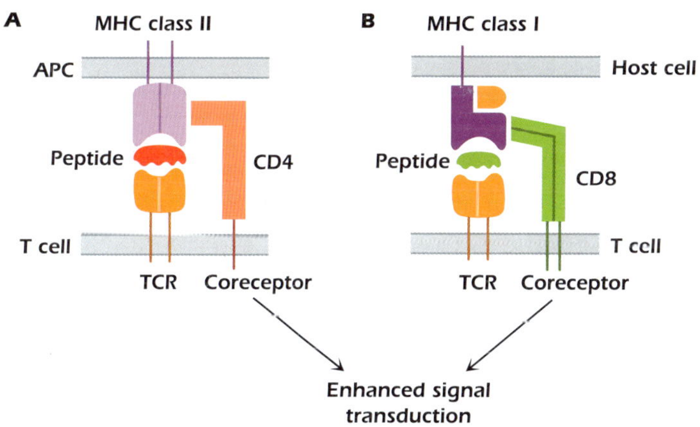

그림 10.5 TCR 공동수용체와 숙주세포에서 발현되는 MHC 분자와의 상호작용: (A) CD4와 APC에서 발현되는 MHC class II ; (B) CD8과 모든 유핵세포에서 발현되는 MHC class I

세포 표면까지 운반하는 "샤페론(chaperone)"으로서의 역할이다. 따라서 CD3는 항상 T 세포 표면에서 TCR과 함께 발견된다. CD3ε 사슬은 자연살해(NK) 세포의 세포질에서 발견되기도 하지만, 보통 CD3 분자는 주로 T 세포의 표면에서만 발현된다. 그러므로, 모든 CD3 폴리펩타이드의 세포 표면 발현은 다른 세포로부터 T 세포를 구별하는 표지자로서 사용될 수 있다.

공동수용체

TCR은 **공동수용체**(***co-receptor***)라 불리는 ***CD4*** 또는 ***CD8***과 함께 T 세포의 표면에 발현된다(그림 10.5). CD4는 단일 사슬 당단백질이고, CD8은 2개의 사슬을 가진 당단백질이다. CD4와 CD8은 항원과 결합하지 않지만, 그림 10.5A와 10.5B에서와 같이 각각 MHC class II와 MHC class I 분자와 결합한다. CD4 또는 CD8의 발현은 αβ TCR을 발현하는 T 세포를 **$CD4^+$ T 세포**와 **$CD8^+$ T 세포**라 불리는 두 아집단으로 구별한다. 오직 흉선에서 분화하고 있는 미성숙 T 세포만이 CD4와 CD8을 모두 발현하고 있다. T 세포뿐만 아니라 단핵구, 대식세포, 수지상세포도 CD4 분자를 발현하고, 수지상세포와 자연살해 세포는 CD8 분자를 발현하기도 한다.

CD4$^+$ T 세포의 기능은 주로 사이토카인을 분비하는 것으로, 다른 다양한 세포들과 상호작용한다. CD8$^+$ T 세포의 기능은 주로 감염된 세포를 살해하는 것이다. 건강한 사람의 경우, 순환하고 있는 CD4$^+$ T 세포와 CD8$^+$ T 세포의 비율은 대략 2:1이지만, 바이러스의 감염이 일어나면 CD8$^+$ T 세포의 수가 증가하여 이 비율이 낮아지는데, 후천적면역결핍증후군(AIDS) 환자의 경우에서처럼 CD4$^+$ T 세포가 고갈된 상황에서도 이 비율은 감소한다(16장 참조).

CD4와 CD8은 몇 가지 중요한 기능을 갖는다.

- CD4와 CD8은 숙주 세포와 T 세포의 상호작용에 있어 특화된 **부착 분자**(***adhesion molecules***)로 작용하여, MHC 분자와 함께 존재하는 펩타이드를 발현하는 숙주세포에 대한 T 세포의 결합을 견고하게 해준다.
- CD4는 MHC class II 분자를 발현하는 모든 세포에 선택적으로 결합하며(그림 10.5A), MHC class II 분자의 불변 부위인 펩타이드 결합 홈의 바깥쪽에 결합한다. MHC class II 분자는 항원제시세포(APC)인 수지상세포, 대식세포, B 세포, 그리고 흉선 상피세포에서 발현된다. 따라서 CD4$^+$ T 세포는 MHC class II에 결합된 항원을 제시하고 있는 항원제시세포와 상호작용한다.
- CD8은 MHC class I을 발현하고 있는 세포와 선택적으로 결합한다(그림 10.5B). MHC class I 분자는 핵이 있는 모든 세포의 표면에 발현된다. 따라서 CD8$^+$ T 세포는 MHC class I과 연관된 항원을 발현하는 모든 숙주세포와 상호작용한다.
- CD4와 CD8 분자들은 항원과 결합한 후에 TCR을 통한 신호를 향상시키는 **신호전달**(***signal transduction***) 분자로 작동하므로, CD4, CD8 공동수용체는 T 세포를 활성화시키는 항원의 능력을 증강시킨다. 공동수용체의 발현은 항원에 대한 반응 역치를 낮춰 줌으로써, 공동수용체가 없을 때에 비해 훨씬 적은 양의 항원으로도 T 세포를 자극시킬 수 있다. T 세포 공동수용체는 B 세포 공동수용체인 CD19, CD21, CD81, CD225 복합체의 유사체이다(9장 참조). CD4와 CD8의 신호전달은 이 분자들의 세포 안쪽 부분에 의해 발생하며, T 세포 활성화 경로의 중요한 초기 효소인 단백질 티로신 키나아제(protein tyrosine kinase)와 관련되어 있다. 이 개념은 이 장의 뒷부분에서 더 자세히 논의할 것이다.
- 인간 CD4 분자의 독특한 특징은 **HIV-1과 결합**(***HIV-1 binds to it***)하는 것이다. 이 결합은 CD4를 발현하는 세포에 바이러스가 감염돼서, 최종적으로 AIDS를 유도하게 한다(16장 참조). CD4는 T 세포뿐만 아니라 단핵구, 대식세포, 수지상세포에서도 발현되기 때문에, 이러한 세포들은 모두 HIV-1에 의해 감염될 수 있다.

T 세포 표면에서 발현되는 다른 주요 분자들

그림 10.6과 다음 단락에서는 T 세포 기능에서 중요한 역할을 수행하는 T 세포 공동수용체 및 TCR 복합체와 연관된 분자들에 대해서도 알아본다.

공동자극 리간드. 항원과 한 번도 만난 적 없는 **미경험 T 세포**(***naive T cell***)의 활성화를 위해서는 두 가지 신호가 필요하다. 1차 신호(first signal)는 APC에서 발현되는 MHC 결합 펩타이드와 T 세포에서 발현되는 TCR 사이의 상호작용이다. **공동자극 상호작용**(***co-stimulatory interaction***)으로 알려진 **2차 신호**(***second signal***)는 T 세포를 충분히 활성화시키기 위해 필요하다. 이러한 공동자극 상호작용은 TCR 복합체에 의해 전달된 신호를 증강시킨다.

공동자극분자들의 다양한 상호작용들은 T 세포와 APC 표면에서 나타난다. 가장 잘 알려진 공동자극 상호작용은 T 세포에 발현된 **CD28**과 APC 표면에서 발현된 **B7 집단**(***B7 family***) 분자들 사이의 작용이다. 이들의 상호작용은 항원에 의해 활성화된 T 세포가 증식하는 데 필수적인 T 세포 성장인자 사이토카인 IL-2의 합성을 위해 매우 중요하다. T 세포 표면의 CD28 집단에는 다른 여러 분자들이 있다. 이들은 항원제시세포 표면에 있는 B7이나 또 다른 분자들과 상호작용하고, 단순히 활성화시키는 것 이외의 기능도 갖는다. CD28 집단에 속하는 **CTLA-4**(***CD152***)는 활성화된 T 세포에서 발현되며, 반응 종결 시 B7 분자와 결합하여 활성화된 T 세포에 음성 조절 신호를 전달하는 중요 인자다.

T 세포는 또한 **CD40 리간드**(***CD40L*** 또는 ***CD154***)를 발현하며, 대식세포, 수지상세포, B 세포에서 발현된 CD40과 상호작용해서 B7-CD28 공동자극 상호작용을 증강시킨다. 또한 CD40-CD40L 상호작용은 B 세포의 T-세포-의존 클래스 전환과 체세포 과돌연변이에서 중요한 역할을 수행한다.

부착과 귀소에 관여하는 분자들. 부착(Adhesion). T 세포는 항원제시세포의 표면에서 발현된 분자들과 몇 가지의 부착 상호작용을 한다. 부착 분자들은 T 세포 또는 항원제시세포에 특이적이지 않다. 부착 분자들 간의 상호작용은 T 세포가 림프

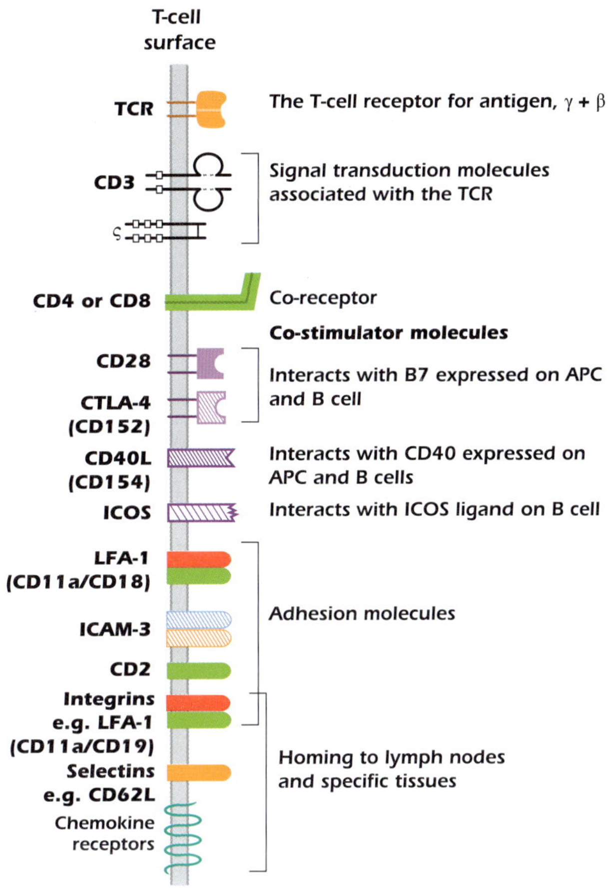

그림 10.6 T 세포 표면에서 발현되는 중요한 분자들. 빗금친 분자들은 활성화된 세포에서 발현이 높아지는 분자들을 나타낸다.

절로 들어갈 때 특히 중요하다. 부착 상호작용은 T 세포가 항원제시세포, 특히 수지상세포 근처로 이동하는 속도를 늦춰서 T 세포가 자신의 TCR에 적합한 펩타이드 + MHC 조합을 가진 수지상세포를 탐색할 수 있게 해준다. T 세포에서 발현되는 주요한 부착 분자들은 다음과 같다.

- ***CD2***, 항원제시세포 및 다양한 다른 세포들에서 발현되는 LFA-3(CD58)에 결합한다. CD2는 거의 대부분 T 세포에서 발현되고, 자연살해 세포뿐만 아니라 성숙 또는 미성숙한 T 세포 모두에서 발현된다.
- ***LFA-1(CD11a/CD18)***, 2개의 사슬을 가진 인테그린 집단의 한 구성원으로서 대식세포와 수지상세포와 같은 항원제시세포 및 내피세포에서 발현되는 ICAM-1(CD54)을 포함한 몇몇 리간드와 결합한다.
- ***ICAM-3(CD50)***, 항원제시세포에서 발현되는 LFA-1과 결합한다.

귀소. B 세포처럼, T 세포는 특이적인 조직을 선호하여 이동하는 **귀소**(***homing***)와 관련된 표면 분자들을 발현한다. 귀소는 부착 분자와 케모카인 수용체의 발현 양식에 의해 엄격하게 조절되고 있어, 이러한 분자들의 발현 양상은 세포의 활성화 상태에 따라 변한다. 미경험 T 세포는 미경험 B 세포처럼 말초 조직과 점막 조직의 림프절을 통해 순환하고 있다. 통상적으로 사람에서 병원균의 감염이 주로 일어나는 말초 조직에 머무르는 미경험 림프구는 없고 주로 순환하므로 항원과 상호작용할 수 있는 기회가 높아진다.

림프절로 들어오는 미경험 T 림프구는 미경험 B 림프구처럼 케모카인 수용체와 부착 분자쌍을 발현한다. 이 과정에서 중요 부착 분자로는 말초 림프절로 들어오도록 하는 ***L-selectin(CD62L)***과 점막에 있는 림프절로 들어오게 하는 인테그린 **α4β7**이 있다. 이러한 부착 분자는 림프절의 경계에 있는 혈관 내피의 특정 지역인 고내피세정맥(high endothelial venules)에 있는 세포에 발현된 **어드레신**(***addressin***)으로 알려진 당단백질과 결합한다. 또한 미경험 T 세포는 케모카인 수용체인 ***CCR7***을 발현해서 말초와 점막 조직 림프절의 고내피세정맥에서 발현되는 케모카인과 결합한다. 부착 분자와 케모카인 수용체가 고내피세정맥에서 발현되고 있는 자신의 리간드와 결합하므로, 미경험 T 세포가 특정 림프절로 들어가거나, 순환을 위해 림프절을 떠날 수 있도록 도와준다. 혈류로부터 조직으로 들어가는 림프구에 대한 기작은 11장에서 논의하는 다른 백혈구에 대한 설명과 유사하다.

일단 T 세포가 림프절에서 활성화되어 **효과기 세포(*effector cell*)**와 **기억 T 세포(*memory T cell*)**가 되면, 표면에 발현하고 있는 부착 분자와 케모카인 수용체 발현 패턴이 변화되어 림프절을 떠나 특정 조직으로 귀소한다. 부착 분자와 케모카인 수용체의 발현 패턴은 T 세포가 이동하는 조직을 확인할 수 있는 "주소 코드(address code)"를 제공한다. 일반적으로 이러한 귀소는 효과기 T 세포나 기억 T 세포가 원래 활성화된 장소로 돌아갈 수 있게 한다. 예를 들어, 장에 있는 림프절에서 처음으로 활성화된 세포는 다시 장으로 귀소할 것이다.

γδ T 세포

사람의 T 세포는 대부분 TCR이 αβ 사슬로 구성되어 있지만, 상대적으로 소수의 T 세포는 γδ로 알려진 서로 다른 두 개의 사슬로 구성된 TCR을 발현하는 **γδ T 세포(*γδ T cells*)**이다. γδ TCR은 CD3 및 ζ와 함께 결합하여 발현된다. 일반적으로 γδ T 세포는 αβ를 발현하는 T 세포에서 발현되는 CD4와 CD8 공동수용체 분자는 없지만, 장에서 발견된 γδ T 세포는 CD8을 발현한다.

γδ T 세포는 피부, 장, 폐와 같은 점막 내피에서 주로 발견되지만, 정상적인 성인의 순환계와 이차 림프기관에서는 αβ T 세포에 비해 그 수가 훨씬 더 적다. 점막 상피 도처에 흩어져 있는 상피내 림프구의 약 10%는 γδ T 세포이며, 하단 소장의 일부분에서는 γδ T 세포의 비율이 더 높은 경우도 있다. γδ T 세포는 모든 포유류에 일정 수준으로 존재한다. 소와 사슴과 같은 반추동물의 말초 혈액에는 순환하고 있는 αβ T 세포보다 γδ T 세포 수가 더 많다고 알려져 있다. TCR의 α와 β 사슬처럼, γ와 δ 사슬은 V와 C 부위로 구성되어 있고, 각각의 Vγ + Cγ와 Vδ + Cδ의 항원 결합 부위는 앞서 설명처럼 Vγ + Vδ 결합에 의해 형성되며, Vγ와 Vδ 부위는 재조합에 의해 생성된다. 그러나 매우 다양한 αβ TCR을 갖는 T 세포와는 달리, γδ 수용체의 종류는 훨씬 적다. 이것은 배선에서 Vα나 Vβ 유전자 절편의 수보다 Vγ와 Vδ 유전자 절편의 수가 더 적기 때문이다(아래에서 논의). 게다가 γ와 δ 사슬의 쌍은 α와 β 사슬의 쌍 조합보다 훨씬 더 제한적이기 때문에, 서로 다른 점막 조직에서 발견된 γδ T 세포는 선호하는 Vγ와 Vδ 사슬의 조합 수가 다양하지 못하다.

γδ T 세포는 적응면역 반응과 관련된 몇 가지 특징(항원-특이적 수용체 사용)을 갖지만, 선천면역 반응과 관련된 몇 가지 다른 특징을 갖기도 한다. αβ T 세포 반응이 개시되기까지 수일이 걸리는 것과는 달리, γδ T 세포는 수 시간 안에 마이코박테리아, 사이토메갈로바이러스(*cytomegalovirus*), 말라리아원충(*Plasmodium falciparum*)과 같은 병원체에 빠르게 반응한다. γδ T 세포 반응은 특히 인터페론-γ와 종양괴사인자(TNF)와 같은 사이토카인의 합성과 세포독성 기능을 포함한다.

γδ T 세포는 일반적으로 MHC 분자와 결합된 펩타이드에는 반응하지 않지만, 인지질과 인항원(*phosphoantigen*)으로 불리는 작은 비단백질성 분자와는 반응한다. 또한 숙주세포가 열이나 스트레스를 받았을 때 생산되는 열충격 단백질(heat-shock proteins)과 반응할 수 있다. αβ T 세포와는 다르게, γδ T 세포는 기억 반응을 나타내지 않는다. γδ TCR의 항원 결합 부위는 αβ TCR의 구조보다는 항체의 항원 인지 부위의 구조와 더 유사하다. 이러한 γδ TCR과 αβ TCR의 차이는 아마도 그들이 결합할 수 있는 항원 분자가 다르다는 것을 의미한다.

이 장의 뒷 부분에서 설명하겠지만, αβ와 γδ 계열은 흉선내 발달 과정에서 초기에 나눠지고, γδ T 세포는 개체 발생에 있어서 αβ T 세포보다 더 일찍 나타난다. 그러므로 γδ T 세포는 병원균으로부터 신생아를 보호하는 데 있어 중요한 역할을 할 것으로 예상된다.

T 세포 수용체를 부호화하는 유전자

7장에서는 TCR의 발현을 이끄는 유전자 재배열과 관련된 기전들에 대해 설명하였다. α, β, γ, 그리고 δ TCR 사슬(각각 ***TCRA***, ***TCRB***, ***TCRG***, ***TCRD***)을 부호화하는 사람 유전자 위치의 구성은 그림 10.7에서 확인할 수 있다.

다음 특징에 대해 알아보자.

- α와 γ 사슬은 면역글로불린의 경쇄처럼 V와 J 유전자 절편으로부터 조립되지만, β와 δ 사슬은 면역글로불린의 중쇄처럼 V, D, J 유전자 절편으로부터 조립된다.
- β와 γ TCR 위치는 서로 다른 염색체 상에 각각 존재하지만, α와 δ TCR 위치는 동일한 염색체 상에 위치한다. 사실 TCR의 δ 사슬을 부호화하는 유전자는 α 사슬을 부호화하는

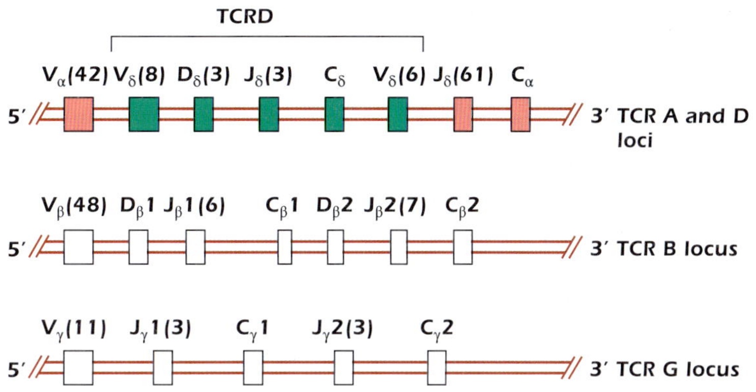

그림 10.7 사람의 TCR의 α 사슬을 부호화하는 TCRA, β 사슬을 부호화하는 TCRB, γ 사슬을 부호화하는 TCRG, δ 사슬을 부호화하는 TCRD 유전자 부위. 상자 개수는 배선에서 각기 다른 유전자 조각들의 수를 나타낸다. TCRB와 TCRG 유전자 부위는 다른 염색체 상에 존재하고, TCRA와 TCRD는 같은 염색체 상에 존재한다. TCR δ 사슬을 부호화하는 유전자는 TCR α 사슬을 부호화하는 유전자 사이에 위치하고 있다. 유전자 재조합 메커니즘은 TCR α와 δ가 동시에 같은 T 세포에서 발현할 수 없게 한다.

유전자 구역 내에 끼어 있다. α와 δ 위치에 있는 유전자 재배열 메커니즘은 α와 δ가 같은 T 세포에서 동시에 발현되지 않게 한다.

- 배선에서 Vγ와 Vδ 유전자(5'~10개)보다 Vα와 Vβ 유전자가 더 많이(약 40~50개) 존재한다.
- 서로 다른 2개의 Cβ 유전자($C\beta_1$, $C\beta_2$)가 존재하지만, C 유전자와 이에 의해 생산된 단백질은 사실상 동일하고 기능적인 차이점이 없다. 그러므로 TCR의 C 부위는 면역글로불린의 중쇄 불변부 유전자로부터 생성되어 다른 반응 기능을 갖는 항체의 개별형과 혼동되어서는 안된다.

T 세포 수용체의 다양성 생성

7장에서 설명된 것처럼, TCR의 다양성 발생 기작은 BCR의 그것과 매우 유사하다. 9장에서 설명된 면역글로불린에 대한 유전자 재배열의 동일한 기본 원리가 TCR α, β, γ, δ 각 사슬의 가변 부위(V)과 불변 부위(C)을 합성하는 데 적용된다. **재조합효소**(***recombinase***)와 **재조합 인식서열**(***Recombination recognition sequence***)은 특정 TCR 폴리펩타이드 사슬의 가변 부위 특이성을 생성하는 VJ 또는 VDJ 단위를 연결하는 데 이용된다. 이러한 재조합 상황에서 B 및 T 세포 모두 같은 효소들을 활용한다. 9장에서 설명한 것처럼, **재조합 활성화 유전자**(***Recombination activation gene, RAG***)인 *RAG-1*과 *RAG-2*는 초기 B 세포와 초기 T 세포 모두에서 재조합효소 유전자를 활성화시키는 데 중요한 역할을 한다. 또한 B 세포에서처럼, T 세포 역시 발달 과정의 초기에 DNA 염색분체 손상 시 뉴클레오티드를 삽입시켜서 TCR V 부위 내 경계 및 삽입 다양성을 유도하는 말단 데옥시뉴클레오티드 전달효소(terminaldeoxynucleotidyltransferase, TdT)도 발현한다.

요약하면, TCR 다양성은 (1) 배선에서의 다중 V(D) 및 J 유전자, (2) 사슬의 임의 조합, (3) 경계 및 삽입 부위 가변성에 의해 생성된다. TCR 다양성의 중요한 기여 인자인 경계 및 삽입 부위 다양성은 TCR 항원인식 부위의 CDR3 부위에 엄청난 경우의 수의 다른 염기서열 삽입을 유도한다. 그러나 이 장의 앞부분에서 설명한 것처럼, TCR과 면역글로불린 내 다양성 발생의 중요한 차이는 면역글로불린은 항원 자극에 따라 체세포 과돌연변이(somatic hypermutation)를 겪지만, TCR은 그렇지 않다는 점이다.

흉선에서의 T 세포 분화

T 세포 분화를 위한 일차 기관인 흉선

B 세포처럼, T 세포는 포유류의 초기 태아 발생 과정 중 조혈모세포로부터 유래되며, 간에서 발견된다. 태아 발생 후기 및 출생 후에는 T 세포 계열의 전구세포가 골수에 존재한다. 이런 전구 줄기세포의 일부는 **림프구 전구세포**(***common lymphoid progenitor***, CLP)로서 혈류를 통해 흉선으로 이동한다.

심장 위쪽에 위치한 흉선은 T 세포의 발달을 위한 일차 림프 기관이다(2장 참조). 흉선에서 발달 중인 T 세포는 TCR뿐만 아니라 T 세포의 또 다른 특징을 획득하게 되고, T 세포 레퍼토리를 형성하는 TCR 구조의 엄청난 다양성을 나타낸다. 또한 흉선은 발달 중인 T 세포의 분열이 격렬하게 일어나는

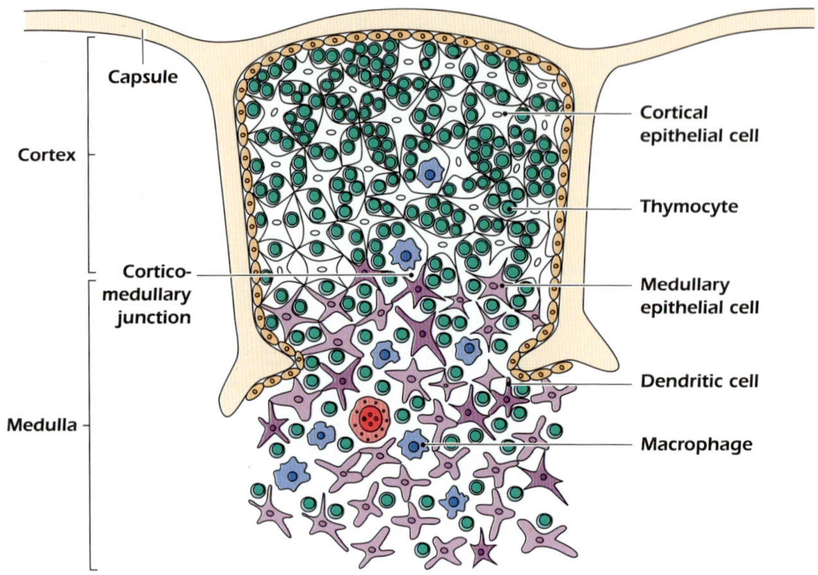

그림 10.8 흉선을 구성하는 세포들. Reproduced with permission from Rosen FS, Geha RS(1996) Case Studies in Immunology, New York: Garland Publishing.

장소로, 매일 흉선에서 생산되는 세포의 약 95%가 죽는다(이 장 뒷부분에서 서술).

흉선의 중요성은 소아에서 나타나는 심장 기형과 부갑상선의 결핍(16장 참고)뿐만 아니라 흉선 구조의 발달에 결함을 가진 채 태어나는 **디죠오지 증후군**(***Digeorge syndrome***)에서 확인되었다. 또한 **누드 마우스**(***nude mouse***)는 흉선 세포(특히, 흉선 상피세포, 이것의 기능은 아래에서 설명한다)의 발달에 결핍을 가질 뿐만 아니라 털 또한 없다. 디죠오지 증후군을 가진 사람과 누드마우스에서는 성숙한 T 세포가 발달하지 않으며, T 세포 반응도 일어나지 않는다.

관련 사례 읽기: Digeorge syndrome
In *Immunology: Clinical Case Studies and Disease Pathophysiology*

T 세포와 B 세포 분화에서 가장 큰 차이점 중 하나는 T 세포 분화가 사춘기 이후에 눈에 띄게 줄어든다는 점이다. 아마도 사춘기 이후에 스테로이드 호르몬 합성이 증가됨에 따라 흉선의 크기가 줄어들 것(흉선 퇴화, ***thymic involution***)으로 예상된다. 성인의 경우 흉선에서 T 세포의 분화가 약간 일어날 수도 있지만, 대부분의 T 세포 레퍼토리는 흉선 퇴화 전에 이미 만들어진 긴 수명을 가진 T 세포의 집합으로 구성된다. 마우스를 포함한 몇몇 종의 관찰 결과, 태어난 후 며칠 내에 흉선이 제거되면 성숙 T 세포 집단은 급격하게 감소된다. 이러한 발견은 후에 T 세포 반응에서 흉선의 중요한 역할을 알게 해준 선구적인 연구였다. 동물이 성장한 후에는 흉선을 제거해도 수명이 긴 세포의 레퍼토리가 이미 존재하기 때문에 성숙 T 세포 집단에 미치는 영향이 적다.

T 세포 발달에서의 흉선 비림프구 세포. 그림 10.8은 흉선의 자세한 구조와 세포들을 보여주고 있다.

흉선에서 발달 중인 T 림프구(흉선세포, ***thymocyte***)는 흉선에 존재하는 비림프구 세포와 그물망처럼 접촉하고 상호작용한다. 그중 가장 중요한 세포들은 (1) 흉선의 바깥 지역과 안쪽 지역인 **피질**(***cortex***)과 **수질**(***medulla***)에 있는 상피세포와 (2) 피질과 수질의 경계에서 주로 발견되는 수지상세포들이다. 흉선 수지상세포는 골수 줄기세포에서 유래하였고, 다른 조직이나 기관에서 T 세포에 항원을 제시하는 세포와 같은 계열의 세포들이다. 흉선 상피세포와 흉선 수지상세포는 MHC class I과 II 분자를 발현하여 항원제시세포의 특징을 갖는다.

비림프구 세포는 T 림프구 발달 과정 중 초기에 세포의 증식과 생존을 유도하는 사이토카인 ***IL-7***을 생산한다(9장에서 설명한 골수 내 B 세포 발달에 영향을 주는 IL-7과 유사한 역할). 또한 비림프구 세포는 아래에서 설명할 흉선 선택(thymic selection) 과정에서 중요한 세포 표면 상호작용에 기여한다.

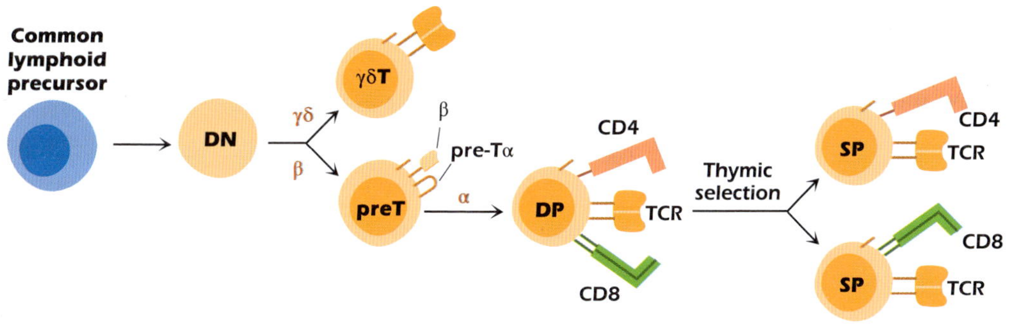

그림 10.9 흉선에서 αβ와 γδ T 세포 발달의 주요 단계들. TCR 유전자의 재배열 시작 단계는 붉은색으로 표시하였다. 설명이 없는 세포 표면의 단일선은 CD3 + ζ를 나타낸다. DN = 이중음성 세포; DP = 이중양성 세포($CD4^+CD8^+$); SP = 단일양성 세포($CD4^+$ 또는 $CD8^+$)

흉선 분화의 주요 단계

흉선에서의 T 세포 분화는 복잡한 다단계 과정이다. B 세포 분화의 초기 단계처럼, T 세포 분화 초기 단계에 대한 대부분의 정보는 마우스와 같은 실험동물을 통한 연구에서 얻었다. 흉선에서 진행되는 T 세포 분화의 중요한 특징을 그림 10.9에 요약하였으며, 다음 단락에서 더 자세하게 설명할 것이다. 순차적인 TCR 유전자 재배열, 공동수용체 분자 CD4와 CD8 발현, 흉선 선택과 같이 T 세포 발생에서 중요한 체크포인트들에 초점을 맞추어 설명한다.

초기 T 세포 수용체 유전자 재배열: 이중음성 세포와 γδ T 세포의 분열

골수에서 유래된 림프구 전구세포(common lymphoid precursor cell)는 배선의 TCR 유전자 재배열이 되지 않은 상태에서 흉선의 피질과 수질의 경계로 들어간다. 세포들은 피질로 이동하여 분열과 분화를 시작한다. 이러한 전구세포들은 모두 T 세포 계열로 분화하지는 않는다. 아주 이른 초기의 흉선 전구세포들로부터 다른 유형의 세포들 또한 발생될 수 있다. 이 단계의 세포들은 CD4와 CD8 공동수용체 중 어떠한 것도 발현하지 않으므로, **이중음성 세포**(***double-negative cells, DN***)라고 부른다(그림 10.9를 참조).

림프구-특이적 재조합효소 복합체 중 RAG1과 RAG2는 일시적으로 발현된 뒤 TCR 유전자의 재배열을 시작한다. TCR γ, δ, β 사슬 유전자는 거의 동시에 재배열된다. V, D, J 유전자 절편의 끝에 뉴클레오티드를 삽입하여 접합 부위 다양성에 기여하는 효소인 TdT도 발현된다(9장 참조). αβ T 세포가 될 것인지 또는 γδ T 세포가 될 것인지에 대한 결정은 바로 이 이중음성 단계에서 내려지지만, 경로 선택을 결정하는 신호는 잘 알려져 있지 않다.

γ와 δ 유전자 모두를 성공적으로 재배열한 이중음성 세포는 β 유전자 재배열을 중단하고, CD3와 ζ가 결합한 상태의 TCR γ와 δ 사슬을 세포 표면에 발현한다. 이러한 γδ TCR 발현 세포는 흉선을 빠져 나가고, 신체를 둘러싸는 상피 영역에서 주로 발견되는 말초 γδ T 세포 집단을 형성한다. 대부분의 γδ T 세포는 개체 발달 과정 중 초기에 발생하지만, 이후에는 αβ T 세포 발달이 압도적으로 발생된다.

Pre-T 세포

하나의 염색체로부터 αβ 유전자의 재배열이 일어난 이중음성 세포는 CD3와 ζ 그리고 ***Pre-Tα***가 단단히 결합된 상태의 TCR β 사슬을 세포 표면에 발현한다(그림 10.9 참조). 이런 세포를 **Pre-T 세포**(***pre-T cells***)라고 부른다. Pre-Tα는 불변 사슬이고 재배열이 일어나지 않기 때문에, B 세포 발달 중 비슷한 단계에서 pre-B 세포에 의해 발현되는 대리 경사슬과 유사하다. β 사슬, pre Tα, CD3 그리고 ζ의 조합은 pre-B 세포에 의해 발현된 pre-B 세포 수용체와 유사한 **pre-T 세포 수용체**(***pre-TCR***)를 구성한다. αβ 유전자의 재배열이 일어나지 않은 세포와 pre-TCR을 발현하지 않은 세포는 세포자살(apoptosis)을 통해 사멸한다.

B 세포계에서 pre-BCR의 발현처럼, pre-TCR의 발현은 α와 β로 구성된 TCR을 발현하는 세포의 발달에 있어서 중요한 체크포인트이다. Pre-TCR을 통한 신호는 β 사슬의 오직 한 가지 유형만을 확실히 발현하기 위해서(대립유전자 배제; allelic exclusion) TCRβ 유전자의 추가적인 재배열을 정지시키고, 더 나아가 TCRγ 유전자의 재배열 역시 정지시킨다.

이중양성 세포

Pre-TCR이 발현된 후에 pre-Tα의 발현은 감소하고, *RAG1*과

RAG2 유전자는 재활성화되어 α 유전자의 재배열을 시작한다. 앞서 설명한 바와 같이, δ TCR 유전자 부위는 α 유전자 부위 사이에 끼어 있어 특정 염색체 상에서 α 유전자 부위가 재배열되면 δ 유전자 부위는 제거된다. 그러므로 αβ TCR을 발현하는 T 세포는 γδ TCR을 발현할 수 없다. TCR α 유전자 부위는 대립유전자 배제가 일어나지 않으므로, α 유전자의 재배열은 두 염색체 모두에서 일어날 것이다. α 유전자 부위에서의 재배열은 양성선택 때까지 발생한다(아래 참조).

Pre-TCR을 통한 신호는 또한 세포 증식과 CD4와 CD8의 발현을 개시한다. 그러므로 T 세포 분화 과정에서 다음 단계의 세포는 CD3 및 ζ와 함께 αβ TCR을 발현하고 CD4와 CD8 공동수용체 역시 세포 표면에 발현한다. 이런 ***$\alpha\beta^+CD3^+CD4^+CD8^+$*** 흉선세포(그림 10.9 참조)는 $CD4^+CD8^+$ 또는 **이중양성 세포[*double-positive(DP) cell*]**로 불리며, 어린 포유류의 흉선에 있는 흉선 세포 중 가장 큰 집단(80% 이상)으로서, 흉선의 피질에서 주로 발견된다.

흉선 선택

발달 중인 흉선 세포는 **흉선 선택(*thymic selection*)**으로 알려진 두 가지 결정적인 단계를 겪는다. 그 이름이 의미하는 것처럼 흉선 선택은 오직 고유한 특성을 가진 이중양성 흉선 세포들이 선택되어 발생이 계속 진행되는 것을 뜻한다. 흉선 선택에서 살아난 이중양성 세포는 (초기의 이중양성 집단에 비해 매우 소수이다) 분화가 더 진행되어 흉선을 떠나 성숙 $CD4^+$ 및 $CD8^+$ T 세포 집단을 형성한다.

흉선 선택이 일어나는 동안 흉선 세포에 의해 발현된 CD4와 CD8 그리고 TCR 복합체는 흉선의 비림프구 세포에 의해 발현된 MHC 분자 + 펩타이드와 중요한 상호작용을 한다. 이러한 상호작용은 발달 중인 세포의 운명을 결정하는 중요한 체크포인트이다.

흉선 선택은 **양성 선택(*positive selection*)**과 **음성 선택(*negative selection*)**이라는 두 가지 주요한 단계가 있다. 대부분의 연구에서 양성 및 음성 선택은 흉선의 다른 부위에서 서로 다른 흉선 비림프구 세포와의 상호작용을 통해 일어나고, 음성 선택에 앞서 양성 선택이 일어나는 것으로 알려져 있다. 다음 단락 및 그림 10.10과 10.11에서 이런 과정을 설명하고 있다.

양성 선택. 첫 단계인 **양성 선택(*positive selection*)**에서 이중양성 세포는 흉선 피질에 있는 상피세포에 발현된 MHC classI과 II 분자와 상호작용한다. MHC 분자들은 흉선에 존재하는 자기-분자에서 유래한 펩타이드 분자들을 펩타이드-결합 홈에 탑재하고 있다(그림 10.10).

이중양성 T 세포와 흉선 피질 상피세포와의 상호작용은 이중양성 세포를 생존하게 한다. 또한 상호작용의 결과로 이중양성 세포가 $CD4^+$나 $CD8^+$ T 세포 중 하나로 발달한다. 이런 **계보 결정(*lineage choice*)**의 자세한 메커니즘은 아직 완벽하게 규명되지 않았다.

이중양성 T 세포가 양성 선택에서 살아 남으려면 흉선 상피세포에서 발현되는 **자기-MHC(*self-MHC*)**에 어느 정도 친화력이 있어야 한다. MHC 분자는 각 개인의 흉선 상피세포에서 발현되므로, 다른 사람의 MHC 분자는 모두 **비자기(*nonself*)**이다. 발달 과정 중 체크포인트를 통과한 αβ T 세포는 흉선 상피세포에 발현된 자기-MHC 분자인 MHC class I 또는 II에 대해 학습된다(*educated*). 이는 αβ T 세포의 일생에서 흉선을 떠나 성숙 T 세포가 될지라도 흉선에서의 MHC 분자와 결합한 형태의 항원에만 반응한다는 것을 의미한다. 그러므로 성숙 $CD4^+$ T 세포는 펩타이드 + 자기-MHC class II와 반응할 것이고, 성숙 $CD8^+$ T 세포는 펩타이드 + 자기-MHC class I과 반응할 것이다. 이는 8장에서 언급했던 T 세포 반응의 MHC-제한 현상으로부터 유래되며, **T 세포 반응의 자기-MHC 제한(*self-MHC restriction of T-cell response*)**이라고 한다.

양성 선택은 *RAG-1*과 *RAG-2* 유전자의 발현도 감소시켜서 더 이상 유전자 재배열이 진행되지 않게 한다. 이는 TCRα 유전자에 의한 재배열 시도를 중단시킨다. 결과적으로 사람과 마우스의 T 세포에서 종종 나타나는 것처럼, T 세포 내에서 서로 다른 두 가지 α 사슬이 하나의 β 사슬과 결합하는 조합이 발현될지라도, 발생 중인 T 세포에서 하나의 MHC-펩타이드 복합체에 대한 양성 선택으로 인해, 발현된 TCR αβ 사슬 조합 중 하나만이 기능하도록 해준다.

TCR을 생성하는 유전자 재조합 과정은 무작위로 발생하기 때문에, 흉선에서 생성된 이중양성 세포의 90% 이상이 자기-MHC에 대한 친화력이 없거나 매우 낮은 TCR을 발현한다. 그러므로 이중양성 세포에서 발현되는 α와 β 사슬 재조합의 대부분은 흉선 피질 상피세포에 의해 발현되는 MHC와 펩타이드 조합과의 상호작용에 있어 충분한 친화력을 갖지 않는다. 흉선에서 발생되는 이중양성 세포의 대부분이 피질 상피세포와 상호작용을 하지 않기 때문에, 이중양성 세포는 양성적으로 선택되지 않고, 선택되지 않은 세포는 세포자살을 통해 죽게 된다(그림 10.10 참조).

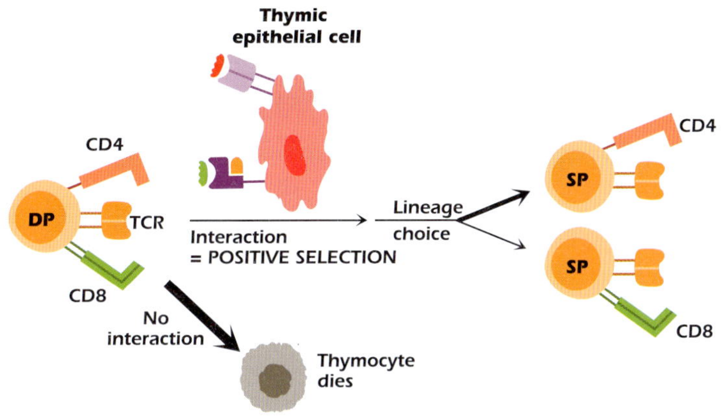

그림 10.10 양성 선택과 계보 결정. 이중양성 흉선세포(DP)가 흉선 상피세포에서 발현하는 자기-펩타이드와 결합한 MHC 분자와의 상호작용을 통해 양성 선택된다. 만일 DP 세포가 흉선 상피세포에서 발현하는 MHC 분자와 결합하지 못하면 DP 세포는 죽는다(대부분의 DP 세포가 이 단계에서 죽는다). 양성 선택된 세포는 계통 결정을 하게 되는데, $CD4^+$ 또는 $CD8^+$ 계통 중 하나로 발달하게 된다. 단일양성(SP) $CD4^+$ 세포는 흉선 피질의 상피세포에서 발현하는 자기-MHC class II, $CD8^+$ 세포는 자기-MHC class I 분자에 의해 "학습" 받게 된다.

음성 선택. 비록 발달 과정의 흉선 세포가 양성적으로 선택되기 위해서는 자기-MHC에 대해 어느 정도의 친화력이 필요하긴 하지만, 자기-MHC에 지나치게 높은 반응성을 가진 T 세포가 흉선을 떠나 다른 조직으로 이동하면 원하지 않는 자가면역 반응을 초래할 수 있다. 이러한 현상은 자기-MHC와 매우 높은 친화력을 가진 흉선 세포를 제거하는 **음성 선택**(*negative selection*)에 의해 예방될 수 있다(그림 10.11 참조).

음성 선택은 양성 선택에 의해 생존한 흉선 세포가 피질과 수질의 경계면에서 수지상세포와 상호작용할 때, 또는 수질에서 상피세포와 상호작용할 때 일어난다고 알려져 있다. 흉선 내 비림프구 세포는 펩타이드와 결합된 MHC class I과 II 분자를 모두 발현한다. MHC와 펩타이드의 조합에 너무 높은 친화력을 갖는 흉선 세포는 세포자살을 통해 제거된다. 그러므로 음성 선택은 자기-성분에 대해 너무 높은 친화력을 가진 TCR을 발현하는 T 세포를 제거한다. 바꿔 말하면, 음성 선택은 자기-성분에 대한 T 세포 반응성을 방지한다. 이것은

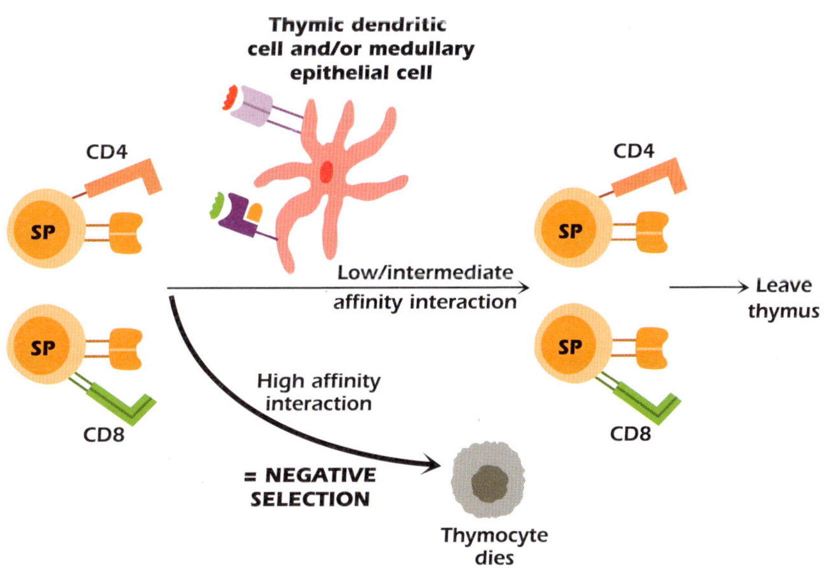

그림 10.11 음성 선택. 양성 선택 과정 중 살아 남은 흉선세포는 자기-MHC 분자(+ 자기 펩타이드)를 발현하는 수지상세포나 흉선 수질 상피세포와 상호작용한다. 흉선 세포가 자기-MHC와 높은 친화도를 나타내면, 이 세포는 음성 선택되어 제거된다. 자기-MHC와 낮거나 중간 정도의 친화도를 보이는 세포는 살아 남아서 흉선을 떠나 단일양성 $CD4^+$ 또는 $CD8^+$ T 세포 집단풀을 형성하게 된다(말초 T 세포).

B 세포의 중심관용 발달과 비슷한, T 세포 **중심관용**(***central tolerance***) 발달의 중요한 특징이다(9장과 12장 참조).

선택 과정을 요약하면, 자기-MHC에 대해 너무 낮거나 또는 너무 높은 친화력을 가진 흉선 세포는 흉선 선택에서 살아 남을 수 없다고 할 수 있다. 오직 자기-MHC에 대해 중간 정도의 친화력을 가진 흉선 세포만이 흉선 선택에서 살아 남는다.

흉선 선택에 관여하는 기작에 대해 몇 가지의 의문점이 남는다. 중요한 것은 똑같은 분자쌍들(MHC + 펩타이드와 TCR + 보조수용체)에 의해 전달된 신호가 음성 선택과 양성 선택에서 어떻게 다르게 일어나는지를 이해하는 것이다. 이 과정에 관여하는 세포내 신호의 본질과 서로 다른 선택 단계에서 작동하는 흉선의 비림프구 세포들을 확인하는 연구가 활발히 진행 중이다. 또 다른 핵심 질문은 흉선 비림프구 세포에서 발현되는 펩타이드가 음성 선택과 양성 선택에서 각각 다른지에 대한 것이다. 몇몇의 사례들이 이 가능성을 뒷받침하고 있지만, 확실한 입증을 위해서는 많은 연구가 필요하다.

음성 선택 과정에서 작용하는 AIRE 유전자 산물의 역할. 위에서 설명한 것과 같이, 음성 선택은 흉선에서 자기-분자 유래 펩타이드를 제시하는 과정을 포함한다. 그 결과로, 흉선에 존재하는 분자와 잠재적으로 반응할 수 있는 T 세포는 발생 중에 제거된다. 그렇다면 흉선의 외부에서 발견되는 정상적인 분자는 자기 관용을 어떻게 유도할 수 있을 것인가? 인슐린, 타이로글로불린(thyroglobulin) 그리고 수초 염기성 단백질(myelin basic protein)처럼 흉선 외부 조직에서 주로 발견되는 조직 특이적 자기 분자들이 흉선의 수질에 있는 상피세포에서도 발현된다고 알려져 있다. 그러므로 자기-항원에 대해 특이적인 수용체를 가진 상태로 발달한 T 세포는 흉선에서 제거될 수 있다.

흉선의 수질 상피세포에 의한 자기-항원의 발현은 전사인자인 **자가면역 조절자**(***autoimmune regulator***, AIRE)에 의해서도 일부 조절된다. 드물게 AIRE 유전자 생산물이 결핍된 사람들은 음성 선택 과정에 결함이 있다. 이들은 자가면역 다내분비성-칸디다증-외배엽성 영양실조 증후군(Autoimmune Poly-Endocrinopathy-candidiasis-ectodermal Dystrophy Syndrome: APECED)이라는 질병에 시달리게 되는데, 이 질환은 부신, 부갑상선, 갑상선과 같은 여러 내분비기관이 표적이 되어 진행되는 질환이다.

흉선을 떠나기

양성 선택과 음성 선택을 겪은 단일 양성 $CD4^+$나 $CD8^+$ T 세포는 흉선에서 αβTCR 분화의 복잡한 경로를 통해 최종적으로 생성된다. 이 과정이 대략 3주 가량 소요된다는 것을 마우스 연구를 통해 확인할 수 있었으며, 단일 양성 T 세포는 흉선에서 2~3일 동안 머무른 뒤 혈류를 통해 흉선을 떠난다. 이러한 미경험 T 세포는 모든 2차 림프기관을 두루 순환할 수 있도록 특정 부착 분자와 케모카인 수용체를 발현하며, 그중 2차 림프기관에서 적절한 TCR을 가진 T 세포와 항원이 만나 반응한다. 미경험 T 세포는 항원과의 마주침 없이 휴지 상태로 오랫동안(수년까지) 살아 남을 수 있으며, 최근 연구를 통해 항원을 만나지 못한 채로 말초에 있는 성숙 T 세포의 수명을 유지하기 위해서는 특정 신호들(사이토카인 IL-7을 포함)이 필요하다는 것이 알려져 있다.

T 세포 레퍼토리의 생성

αβ TCR을 발현하는 T 세포의 흉선 분화는 말초에 존재하는 성숙 $CD4^+$ 및 $CD8^+$ T 세포의 거대한 레퍼토리를 생성하게 한다. 각 개체는 다양한 비자기 항원과 반응하기 위해 이들을 사용한다. 자기-MHC와 펩타이드를 인지할 수 있는 적절한 수용체를 가진 T 세포 클론은 항원에 노출되기 전에 이미 레퍼토리 내에 존재한다. B 세포의 경우와 마찬가지로, T 세포 클론은 사람이 특정 바이러스나 박테리아에 노출되지 않는다면 절대 활성화되지 않는다. 그럼에도 불구하고, "딱 들어맞는" 수용체를 가진 T 세포(또는 B 세포)는 언제나 레퍼토리 내에 존재하며, 이러한 수용체는 외래 항원에 의해 반응할 수 있다.

흉선에서 발생하는 αβ T 세포의 특징

흉선은 흉선 세포의 강한 증식 장소인 동시에 발생 중인 흉선 세포의 대다수가 죽는 장소이기도 하다. 흉선에서 만들어진 단일 양성 $CD4^+$와 $CD8^+$ T 세포는 분화 경로에서 여러 단계를 거치면서 생존한 것이다. 살아 남은 단일 양성 T 세포는 두 가지 중요한 특징을 갖는다.

1. **T 세포는 자기-MHC에 제한적이다.** 양성 선택은 발생 중인 T 세포가 흉선에서 상호작용했던 MHC 분자에 결합된 항원에만 반응하도록 T 세포를 학습시킨다(***educates***). T 세포가 발생 과정 중 흉선에서 조우한 MHC 분자는 살아 남은 T 세포에서 일생 동안 "자기-MHC"라고 각인된다. 그러므로 성숙 $CD4^+$ T 세포는 펩타이드 + 자기-MHC class II에 반응하고, 성숙 $CD8^+$ T 세포는 펩타이드 + 자

기-MHC class I에 반응한다. 8장에서 T 세포 반응의 MHC-제한에 대해 언급하였다. 보다 정확하게, T 세포 반응은 **자기**-MHC에 국한된다고 할 수 있다.

2. **T 세포는 자기-관용적이다.** 음성 선택은 자기-분자와 너무 강한 친화력을 보이는 T 세포가 흉선에서 탈출하는 것을 방지한다. 따라서 성숙 $CD4^+$와 $CD8^+$ T 세포는 자기-성분과 반응하지 않는다.

흉선 선택에서 살아 남아 발달 중인 T 세포는 자기-MHC + **자기**-펩타이드와의 상호작용 결과로 인해 선택된 것임을 주목할 필요가 있다. 여기서 펩타이드는 흉선에서 발현된 자기-분자로부터 유래된 것이다. 그럼에도 불구하고 성숙한 T 세포는 자기-MHC + **비자기**-펩타이드와 반응한다. 여기서 비자기-펩타이드는 "외래의" 항원으로부터 유래된 것이다. 그렇다면 동일한 TCR이 어떻게 자기와 비자기-펩타이드 모두에 반응하는 것일까? 가장 개연성 있는 설명은 단일 MHC 분자가 서로 다른 펩타이드와 결합할 수 있다는 것이다. 몇몇 연구에서 단일 MHC 분자의 펩타이드-결합 특성이 자기 또는 비자기-단백질로부터 유래된 펩타이드와도 결합할 수 있는 유연성이 있다고 제시되었다.

흉선 밖에서 $CD4^+$와 $CD8^+$ T 세포의 추가적인 분화

이 장의 뒷부분에서 더 자세히 설명하겠지만, $CD4^+$ T 세포나 $CD8^+$ T 세포가 항원에 의해 일단 활성화되면, 이들은 추가적인 활성화 없이 기능을 수행할 수 있는 세포인 **효과기**(***effector***) T 세포로 분화한다. $CD4^+$ 효과기 T 세포는 주로 매우 다양한 반응들에 영향을 미치는 사이토카인을 합성한다. $CD8^+$ 효과기 T 세포는 주로 바이러스에 감염된 숙주세포를 죽인다. 항원에 의해 활성화된 T 세포 중 소수는 **기억**(***memory***) 세포가 되는데, 기억 세포는 항원에 대한 2차 이후의 반응에서 중요한 역할을 수행하며, 많은 병원체에 대한 2차 이후의 노출로부터 숙주를 방어하는 긴 수명을 가진 세포다. 기억 세포가 효과기 세포로부터 분화되는지 또는 기억 세포와 효과기 세포가 활성화 후 초기에 갈라지는지는 현재 명확하지 않다. 효과기 T 세포와 기억 T 세포는 활성화된 B 세포가 사용하는 케모카인 수용체 및 부착 분자 등 동일한 유형의 "주소 코드"를 이용하며(9장 참조), 감염에 대항하기 위해서 특히 피부나 점막과 같은 조직으로 귀소한다.

흉선에서 분화하는 다른 세포들

이 장에서는 TCR로 α와 β 사슬을 사용하는 $CD4^+$와 $CD8^+$ 두 가지 중요한 T 세포 아집단에 초점을 맞췄다. TCR로 γδ를 사용하는 T 세포의 특징과 흉선에서의 분화에 대해서도 이미 설명하였다. 다음은 흉선에서 발생하지만 흉선 밖에서 관찰되는 또 다른 세포 집합에 관한 것이다.

자연살해 T(NKT) 세포. NKT 세포[Natural Killer T(NKT) cell]는 T 세포의 소규모 아집단이고(인간 말초혈액의 단핵구 중 약 1% 정도), TCR과 NK 세포의 특징인 NK1.1(인간에서는 CD161c) 표면 분자를 모두 발현한다. NKT 세포는 MHC 분자 대신 CD1d에 의해 제시된 당단백질 항원과 반응한다. NKT 세포는 다른 T 세포 집단의 기능을 조절하고, 자가면역, 암, 감염과 같은 질병을 조절하는 데 중요한 역할을 한다. NKT 세포는 흉선에서 재조합 과정 시 발달 중인 T 세포가 T 세포로 발생될 때 비림프구 세포에 의해 발현되는 CD1d와 우연히 상호작용하여 만들어진다. 대부분의 NKT 세포는 오직 한 가지 유형의 TCR Vα 유전자와 제한된 수의 Vβ 유전자를 사용하므로, 이 세포들의 TCR을 **반불변**(***semi-invariant***)이라고 한다. 그 결과 이 세포들은 다양한 항원과는 반응하지 못할 것으로 여겨진다. 이러한 특성 때문에 NKT 세포는 선천면역과 적응면역 방어 모두에 참여할 것으로 추정된다.

조절 T(Treg) 세포. Treg 세포는 다른 T 세포 집단의 활성을 억제하는 $CD4^+$ T 세포의 아집단이다(말초 $CD4^+$ T 세포의 대략 10% 정도). 이 세포는 특징적으로 CD25 분자와 전사 인자 Foxp3를 발현한다(이 장과 12장에서 자세히 논의). 흉선에서 발달하는 Treg 세포(자연 Treg, nTreg)는 자가반응성을 나타낸다. 즉, Treg 세포는 자기-펩타이드와 자기-MHC의 조합을 인식하는 T 세포이지만, 흉선에서의 음성 선택으로부터 살아남았나는 것을 의미한다. 일부 Treg 세포는 흉선 외부 조직에서도 발생한다(유도 Treg, iTreg). Treg 세포는 자기 항원뿐 아니라 외래 항원과의 반응을 억제하는 역할을 수행한다. 이 세포들은 자기관용을 유지하거나 조절하는 것을 돕고, 조직에서 외래 항원들과 반응하여 잠재적으로 숙주에 손상을 초래할 수 있는 반응을 억제한다(12장 참조).

자연살해(NK) 세포. 최근 연구들을 통해, 대부분의 NK 세포가 골수에서 발생하지만 일부는 흉선에서 T 세포 계열을 생성하는 림프 전구세포로부터 발달한다는 것이 알려졌다. 흉선에서

NK 세포가 발생하는 기작은 TCR 유전자가 재배열을 시작하기 전에 이중음성 세포의 초기 단계에 있는 T 세포 계보에서 분리되면서 진행된다. 따라서 NK 세포는 TCR을 발현하지 않는다.

면역 반응의 초기 단계에 관여하고 선천면역 방어에 관여하는 NK 세포는 바이러스에 감염된 세포나 암 세포를 살해한다(3장 참조). NK 세포는 CD16과 CD56 분자를 발현하기 때문에, 이를 이용하여 다른 세포들로부터 NK 세포를 구분할 수 있다.

T 세포의 활성화 및 기능

앞 장에서 두 가지 주요 아집단인 $CD4^+$와 $CD8^+$ T 세포가 활성화될 때 작동하는 신호전달에 대하여 설명하였다. 아래에서는 T 세포 활성화에 관여하는 세포 및 신호전달과 활성화된 T 세포가 **효과기**(*effector*) 기능을 어떻게 발휘하는지에 대해 좀 더 상세히 기술한다. $CD4^+$ T 세포에 대해, 서로 다른 아집단에 의해 생성되는 사이토카인과 B 세포에 의한 항체 합성에서 조력 T 세포로서의 역할에 초점을 맞출 것이다. $CD8^+$ T 세포에 대해서는 **세포독성**(*cytotoxic*)과 **살해 T 세포**(*killer T cell*)로서의 역할을 기술할 것이다. 또한 **기억세포**(*memory cell*)가 어떻게 형성되고 T 세포 반응이 종결되는지에 대하여 설명할 것이다. 면역 반응 내에서 T 세포 중 다른 아집단의 역할에 대한 서술로 마무리한다.

T 세포를 활성화하기 위한 두 가지 신호 모델

그림 10.12는 미경험, 즉 이전에 항원과 만난 적이 없는 $CD4^+$와 $CD8^+$ T 세포를 활성화시키기 위해 두 경로의 신호가 필요하다는 것을 보여준다. **일차 신호**(*first signal*)는 항원-특이적으로, 숙주세포 표면 MHC에 결합되어 있는 펩타이드와 TCR의 상호작용이다. MHC 분자와 T 세포 공동수용체(CD4 또는 CD8)의 상호작용은 일차 신호의 일부분으로 여겨된다. **이차 신호**(*second signal*)는 항원-특이적이 아니며, T 세포 표면에서 발현된 분자와 전문 항원제시세포의 표면에서 발현된 분자와의 **공동자극 분자쌍**(*co-stimulator pair*)들에 의해 발생한다. 일차 신호와 이차 신호 모두 T 세포의 핵 안으로 메시지를 보내는데(신호전달을 유발), 이는 T 세포에 의해 발현되는 유전자 패턴을 변화시킨다. 두 신호는 미경험 T 세포를 활성화시키기 위해 필요하며, 궁극적으로 T 세포의 생존, 증식, 분화를 유도한다. 일차 신호 자체는 필수적이지만, 이것만으로는 충분하지 않다는 사실에 주목해야 한다. 실제로 이차 신호 없이 일차 신호 단독만으로는 T 세포의 활성을 유도하기 보다는 오히려 활성을 떨어뜨리게 된다.

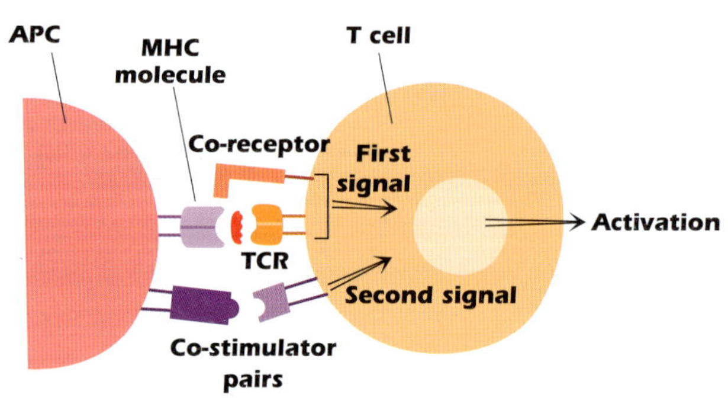

그림 10.12 미경험 T 세포를 활성화하는 두 가지 신호. 1차 신호 = TCR과 펩타이드 + MHC, T 세포의 공동수용체인 CD4나 CD8과 MHC와의 결합, 2차 신호 = APC와 T 세포 표면의 공동자극분자 쌍의 결합.

그러나 T 세포 내 활성과 신호전달 과정은 복잡하며, 공동자극분자들의 패밀리(family)도 광범위하다. 공동자극 패밀리의 몇몇 분자들은 T 세포 활성을 억제하고 조절하는 중요한 역할을 수행한다. 이 장의 후반부에서 이 분자들에 대해 논의할 것이다.

아래에서는 $CD4^+$ T 세포가 어떻게 활성화되고 기능하는지에 대해 먼저 설명하고, 이 장의 후반부에서는 $CD8^+$ T 세포의 활성화와 기능에 대해 논의한다.

수지상세포는 미경험 T 세포의 핵심 항원제시세포이다

몇몇 특화된, 또는 "전문적인" 항원제시세포는 MHC class II 분자를 발현하고 단백질 항원을 가공하여, 선택적으로 분해된 선형 단백질 절편(펩타이드)을 $CD4^+$ T 세포에 제시한다(8장 참조). 수지상세포는 이러한 MHC class II를 발현하는 세포 중 하나이며, $CD4^+$와 $CD8^+$ T 세포 모두에서 초기 반응을 개시하기 위한 주요한 항원제시세포이다. 초기에 별 모양의 돌기 형태가 현미경으로 관찰되어 수지상세포라 불리게 된 이 세포는 골수 내 단핵구와 대식세포와 같은 조혈 전구세포로부터 유래한다.

수지상세포의 두 가지 주요 아집단은 기능과 표면 단백질의 발현에 따라 구별된다. **형질세포성 수지상세포**(*plasmacytoid dendritic cells*)는 면역 반응의 초기에 인터페론(IFNs) α와 β를 합성하며, 바이러스와 같은 병원체에 대한 선천면역 반응 단계에 주로 참여하다. **골수계 수지상세포**(*myeloid dendritic cells*)는

T 세포 반응 유도에 중요한 역할을 수행하는데, 일반적으로 사용되는 용어인 수지상세포(*dendritic cells*)는 이런 골수계 수지상세포를 의미한다. 수지상세포는 순환계와 많은 조직 내에서 발견된다. 항원은 주로 호흡기, 위장관, 피부 등의 여러 경로를 통해 체내에 유입될 수 있으며, 수지상세포는 이러한 유입 부위와 가까운 조직에서 발견된다. 발달 중인 T 세포의 음성 선택이 발생하는 흉선에서도 수지상세포는 관찰된다. 이러한 발생적 현상은 T 세포 집단의 중심관용 정립에 중요한 특징이다(12장 참조).

수지상세포의 주요 특징 중 하나는 항원을 만난 이후에 조직에서 림프절로 이동할 수 있다는 점이다. 예를 들면, 피부 내 수지상세포인 랑게르한스 세포는 항원에 반응한 뒤 림프를 거쳐 인접한 배액림프절로 이동한다. 따라서 수지상세포를 "이동하는(migratory)" 수지상세포와 "림프기관 거주(lymphoid organ resident)" 수지상세포로도 분류할 수 있다. 이동성 수지상세포나 림프기관 거주 수지상세포는 표면 분자 발현에 몇 가지 차이를 보이지만, 기능을 구별하는 것은 명확하지 않다.

조직 내에서 항원과 만난적이 없는 수지상세포를 **미성숙 수지상세포**(***immature dendritic cell***)라고 일컫는다(그림 10.13). 이들은 MHC class II의 발현 수준이 낮으며, 감염성 미생물, 특히 박테리아와 바이러스 같은 몇 가지 유형들의 구성성분과 상호작용할 수 있는 매우 다양한 종류의 패턴 인식 수용체를 발현한다. 이러한 패턴 인식 수용체 가운데 주로 세포 표면에 발현하는 분자로서, 세균의 DNA, 지단백, 지질다당류, 그리고 바이러스 RNA와 DNA에 반응하는 Toll-유사 수용체(TLRs)가 있다. 또한 미성숙한 수지상세포는 식세포 수용체(phagocytic receptors)를 발현하는데, 이는 세포의 병원체 포식을 증강시킨다. 일단 세포가 병원체를 포식하면 이들의 단백질 성분을 MHC class II 경로를 통해 펩타이드로 가공하는 과정을 매우 효과적으로 진행한다(8장 참고).

병원체의 포식과 가공은 **성숙 수지상세포**(***mature dendritic cell***)로 발달하도록 유도한다. 성숙 수지상세포는 MHC class

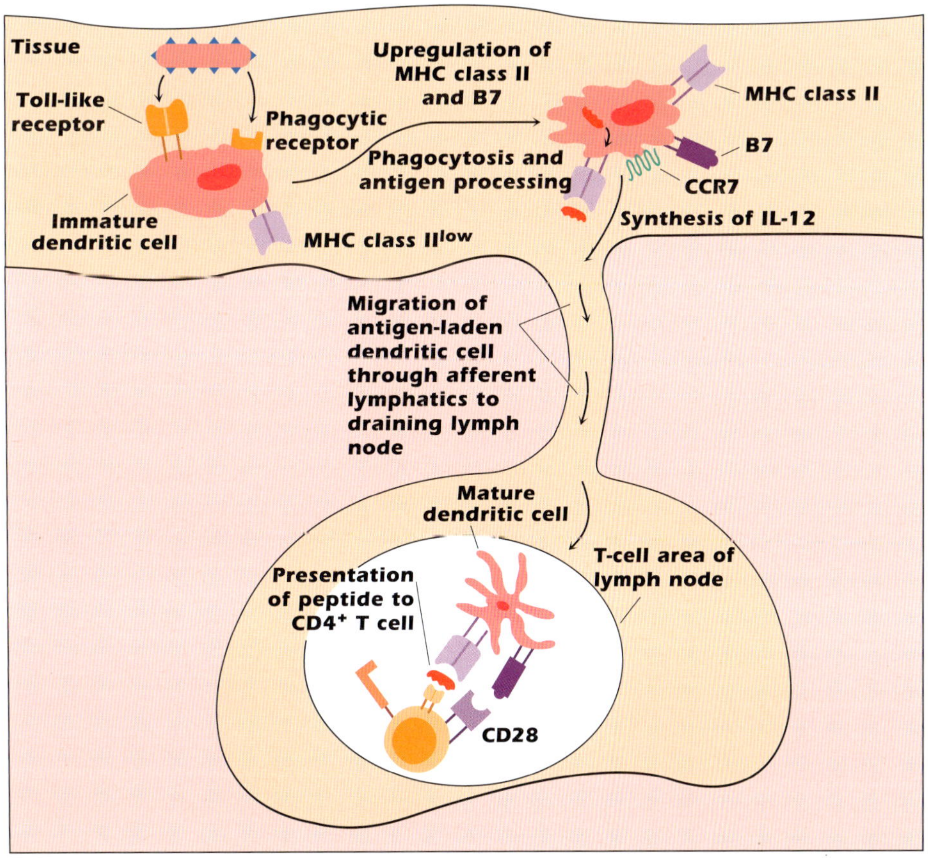

그림 10.13 병원체에 대한 수지상세포의 활성화 과정. 미성숙한 수지상세포는 조직 내 박테리아에 반응해서 박테리아 단백질을 가공하고 MHC class II 분자와 공동자극 분자들의 발현을 상향 조절한다. 또한 케모카인 수용체의 발현을 변화시켜 조직의 배액 림프절에 있는 T 세포 지역으로 이동하여 $CD4^+$ T 세포에 펩타이드를 제시한다.

II 분자와 공동자극분자, 특히 B7 그룹 모두를 높은 수준으로 발현하고 상향 조절한다. MHC class II 분자와 공동자극분자의 상향 조절은 T 세포에게 항원을 제시하는 세포의 능력을 증강시킨다. 또한 세균성 병원체와의 반응은 여러 사이토카인의 합성과 방출을 초래하며, 특히 IL-12(아래 참조)는 가장 중요한 사이토카인 가운데 하나이다.

병원체와의 반응은 수지상세포의 케모카인 수용체인 CCR7의 발현도 상향 조절하며, CCR7은 림프절 입구의 고내피세정맥에 발현된 리간드와 결합하게 된다. 그 결과, MHC class II 분자에 결합된 펩타이드를 보유한 수지상세포는 병원체를 만났던 조직을 떠나 림프관을 통해 가장 가까운 림프절이나 "배액" 림프절로 이동한다. 이러한 성숙 수지상세포는 림프절 내 T 세포 지역에서 "적합한" TCR을 갖는 T 세포에게 펩타이드를 제시하게 된다(그림 10.13 참조).

항원을 보유한 수지상세포와 상호작용하는 TCR을 발현하는 T 세포가 만날 가능성은 매우 희박하지만, 항원을 가지고 있는 수지상세포는 배액 림프절로 이동하고, 미경험 T 세포는 림프절을 통해 재순환할 수 있으므로, 림프절로 각각 모여드는 과정을 통해 서로 만날 가능성이 커진다. 항원을 보유한 수지상세포와 T 세포 사이의 상호작용은 일반적으로 생체 내에서 항원에 노출된 후 8~10시간 이내에 일어난다.

주목할 점은, 병원체에 의해 유도되는 신호가 없을 때 미성숙 수지상세포는 공동자극분자와 MHC class II 분자를 낮은 수준으로 발현한다는 점이다. 따라서 높은 수준의 공동자극 기능을 유도하지 않는 항원은 미경험 T 세포를 활성화시키지 못한다. 이것이 정상 조직에서 자기-분자(self-molecule)와 수지상세포의 만남이 공동자극 기능을 유도하지 않아, 수지상세포 또는 T 세포의 활성을 이끌어 내지 못한다고 생각하는 이유이다. 이와 유사하게 여러 "해롭지 않은(harmless)" 외래 항원(예로, 백신에 포함된 펩타이드나 작은 단백질의 주입 후)에 대한 T 세포와 항체의 반응은 미미하거나 거의 일어나지 않는다. 이러한 이유로 여러 백신에 포함된 단백질은 반응 활성화를 확실히 하기 위해 **보강제**(*adjuvant*)와 함께 주입되며, 보강제의 성분들이 특히 공동자극분자의 발현을 유도함으로써 항원제시세포의 활성을 증강시킨다.

CD4$^+$ T 세포의 활성화

그림 10.13의 하단은 림프절의 T 세포 지역 내에서 성숙한 항원 보유 수지상세포와 미경험 CD4$^+$ T 세포와의 상호작용을

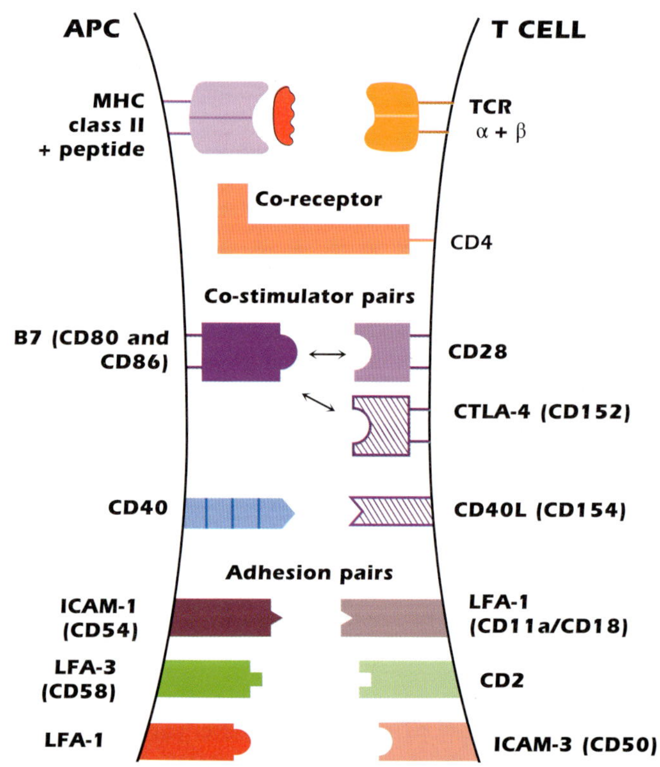

그림 10.14 항원제시세포(APC)와 CD4$^+$ T 세포 표면에 발현하는 분자쌍들의 상호작용을 통해서 T 세포 활성화와 사이토카인 합성 T 세포 증식이 발생한다. 빗금친 도형은 활성화에 의해 발현이 상향 조절되는 분자들이다.

보여준다. 그림 10.14와 아래 단락에서는 CD4$^+$ T 세포의 활성을 유도하는 세포 표면의 주요 상호 분자쌍에 대해 요약하였다.

항원제시세포 및 CD4$^+$ T 세포 표면에서 분자쌍들의 상호작용

펩타이드/MHC와 TCR. 항원제시세포가 발현하고 있는 펩타이드 + MHC class II 분자와 T 세포 TCR의 가변 부위인 Vα + Vβ의 상호작용은 CD4$^+$ T 세포를 활성화시키기 위해 필수적인 항원-특이적 **1차 신호**(***first signal***)이다. TCR은 소수의 외부 펩타이드만 인지할 수 있으며, 특정 항원제시세포에서 발현하는 수천 개의 펩타이드 중 4개 이하의 펩타이드만을 인지하기 때문에 T 세포는 외래 항원에 대해 매우 민감하다. 그러나 이러한 상호작용은 친화력이 낮고 구성 요소들이 빠르게 분리되어 낮은 결합력을 갖는다. 아래에 설명된 쌍을 이룬 결합은 TCR과 펩타이드-MHC 사이의 결합 친화력과 두 세포 사이의 상호작용 모두를 향상시킨다. 종합해 보면, 이러한 상호작용이 수 시간 동안 접촉을 유지하도록 결합 안정성을 제공해 주므로, 미경험 CD4$^+$ T 세포가 충분히 활성화될 수 있다.

MHC class II와 CD4 공동수용체. MHC class II 분자의 비다형성 지역(펩타이드-결합 홈의 바깥 지역)에 결합하는 공동수용체 CD4와의 상호작용은 T 세포가 항원에 의해 자극받는 역치값을 더 낮추기 때문에 항원에 반응하는 T 세포의 능력을 크게 향상시킨다. CD4-MHC class II의 결합은 이러한 상호작용이 없을 때보다 세포의 항원에 대한 반응성을 100배 이상 증가시킬 것으로 추정된다. 또한 CD4는 T 세포 신호전달에서 중요한 역할을 하는데, 이는 아래에서 설명하고 있다.

공동자극 쌍들(co-stimulators pairs). 수지상세포(또는 다른 항원제시세포들)와 CD4$^+$ T 세포의 표면에 있는 공동자극 쌍들은 MHC-펩티트-TCR 상호작용인 1차 신호를 향상시키는 **2차 신호**(***second signal***)를 전달한다.

B7-CD28. 가장 잘 정립된 공동자극 상호작용은 전문 항원제시세포(수지상세포, 대식세포, 활성화된 B 세포)가 발현하는 ***B7*** 패밀리와 T 세포가 상시적으로 발현하고 있는 ***CD28*** 사이의 상호작용이다. B7-CD28 상호작용은 CD4$^+$ T 세포 활성에 중요한 양성 신호이다. B7 패밀리 내에서 가장 잘 알려진 ***B7.1***과 ***B7.2***(각각 CD80과 CD86)는 모두 CD28과 결합한다.

현재까지 B7.1과 B7.2가 서로 다른 기능을 갖고 있는지 여부가 확실하지 않기 때문에, 이후부터는 두 분자 모두를 "B7"으로 칭할 것이다.

CD40-CD40L. 더 중요한 공동자극 상호작용은 항원제시세포가 발현하는 ***CD40***과 활성화된 T 세포가 발현하는 ***CD40*** 리간드(***CD40L*** 또는 ***CD154***) 사이에서 발생한다. 펩타이드-MHC와 TCR의 상호작용은 T 세포의 CD40L 발현을 상향 조절해서 항원제시세포의 CD40 발현을 증가시킨다. 이러한 CD40-CD40L 상호작용은 항원제시세포의 B7 발현을 더욱 증가시켜 항원제시세포와 T 세포 사이의 B7-CD28 상호작용을 향상시킨다. B 세포 또한 CD40을 발현하고 있으며, CD40-CD40L 상호작용은 항체 합성에서 주요한 역할을 담당한다. 이는 이 장의 후반에서 다룰 것이다.

T 세포의 활성은 또한 ***CTLA-4***(***CD152***)의 발현을 유도하는데, 이 분자는 CD28과 구조적으로 유사하다. B7.1과 B7.2 모두 CTLA-4(CD28과 마찬가지로)와 결합한다. B7-CTLA-4 상호작용은 반응종결을 위해 T 세포 활성의 후반기에 작동한다(이 장의 후반에 서술한다).

부착 분자. 부착 분자 결합쌍들은 T 세포가 충분히 활성화되도록 항원제시세포와 T 세포 사이의 결합력과 반응 안정도를 수 시간 동안 증가시킨다. 부착 분자 간의 결합은 최초의 상호작용 후 항원제시세포와 T 세포가 분리되는 속도를 감소시킨다. 이러한 현상은 TCR이 항원제시세포가 적절한 MHC class II-펩타이드를 가지고 있는지 "살펴보는" 시간을 벌어 준다.

주요 부착 분자 쌍에는 항원제시세포에서 발현하는 **세포 간 부착 분자**[***intercellular adhesion molecule***(***ICAM***)***-1***, ***CD54***)와 T 세포에서 발현하는 ***LFA-1***(***CD11a/CD18***); 사람 항원제시세포에서 발현하는 인테그린 ***LFA-3*** [***leukocyte function-associated antigen***(***LFA***)***-3***, ***CD58***], T 세포가 발현하는 CD2; 그리고 항원제시세포의 ***LFA-1***과 T 세포의 ***ICAM-3***(***CD50***) 등이 있다. 이러한 부착분자들은 다양한 세포 유형에서 발현되고 있다.

CD4$^+$ T 세포 활성화 과정에서의 세포내 신호전달

펩타이드 + MHC class II에 CD4$^+$ T 세포의 TCR이 결합하면 세포내 경로가 활성화되며, 이러한 과정은 그림 10.15에 묘사되어 있다. T 세포 활성화에 따른 세포내 경로의 이해는 어떻게 T 세포의 활성이 차단되는지, 그리고 활성화된 세포의 기능이 어떻

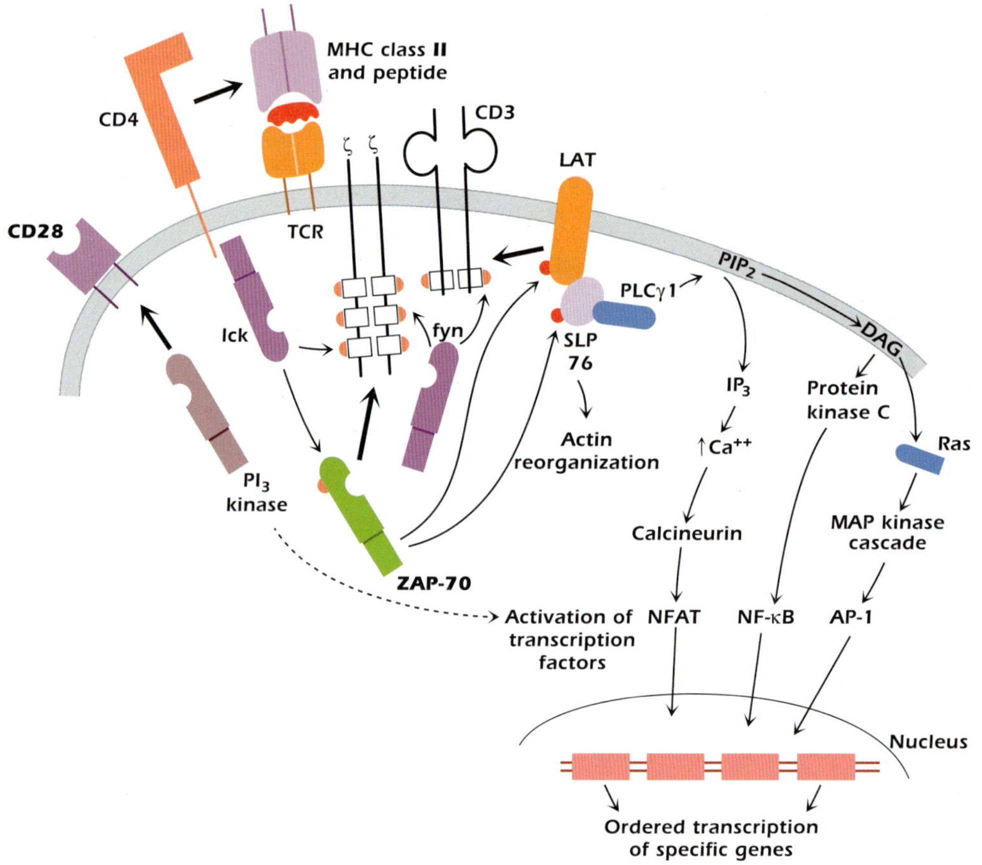

그림 10.15 CD4$^+$ T 세포가 활성화될 때 일어나는 세포내 신호전달 과정. 주황색 반원은 활성화된 분자에 첨가된 인산기를 나타낸다. 굵은 화살표는 활성화된 후 움직이는 분자의 방향을 표현하였다. 자세한 내용은 본문을 참조한다.

게 방해 받는지에 대한 식견을 제시하기 때문에 중요하다. 이러한 연구 결과는 비정상적인 T 세포 활성화로 인해 발생하는 자가면역 질환의 치료(12장 참조)와 이식거부 반응의 예방(17장 참조)을 포함하는 많은 임상치료에 적용될 수 있다.

간단히 말해서, 세포 표면에서의 항원 인식은 세포 표면으로부터 순차적으로 세포질을 통한 핵 내부까지의 다양한 세포내 연쇄반응을 유발시킨다. 활성화 결과, T 세포는 내부의 세포 골격과 세포막의 구조 모두를 재조직한다. 초기 상호작용 후 몇 초 내에 일어나는 현상도 있고, 몇 분 안에 일어나는 것도 있으며, 심지어 몇 시간 후에 발생하는 경우도 있다. 이러한 사건들으로 인해 T 세포는 휴지 상태이거나 정지한 상태로부터 활성화된 상태로 유전자 발현 패턴을 변화시키며, 세포의 증식과 초기 클론의 확장, 효과기 세포로의 분화를 통해서 T 세포 특이적인 기능을 발휘할 수 있다.

아래에서 CD4$^+$ T 세포가 활성화되었을 때 연속으로 일어나는 사건의 개요를 설명하고자 한다. 비록 CD4$^+$ T 세포의 활성에 주안점을 두었지만, CD8$^+$ T 세포 내에서 활성화된 경로도 펩타이드-MHC class I 복합체에 의해 유도된 후 거의 동일하게 진행된다. 세포내 신호전달은 항원에 의한 B 세포의 활성화 과정에서도 매우 유사하다(9장 참조).

면역학적 시냅스의 형성. CD4$^+$ T 세포와 항원제시세포 및 펩타이드의 상호작용은 신경세포와 다른 세포 사이의 접촉면과 유사하게, **면역학적 시냅스**(***immunological synapse***)라 불리는 세포 사이의 접촉 지역을 형성한다. 면역학적 시냅스는 항원제시세포와 T 세포 사이에서 세포내 신호전달을 유지하기 위해 필요하며, 약 8시간 동안 지속된 뒤에 분리된다. 또한 이 시냅스는 CD4$^+$ T 세포와 B 세포의 상호작용 과정에서도 형성되는데, 이러한 내용은 이 장의 후반부에서 설명할 것이다. 시냅스는 MHC-펩타이드와 TCR, CD4, 그리고 공동자극분자와 부착 분자의 쌍들을 포함하고 있다. 또한 T 세포에서의 시냅스 형성은 T 세포 내에 신호전달 분자(아래에서 설명)들과 세포골격 단백질들의 상호작용도 유도한다.

시냅스의 형성과 발달 과정은 동적이며, 이의 구성과 구조는 초기 접촉 후 시간이 지남에 따라 변화한다. 예를 들어, 부착 분자 쌍인 ICAM-1과 LFA-1은 세포와 세포 사이에서 발견되지만, 초기 접촉 후에는 시간에 따라 시냅스의 다른 부분에서 발견된다. 또한 다른 분자들은 각각 시차를 두고 시냅스에 포함되거나 배제되기도 한다.

T 세포는 활성화되어 내부 세포골격과 세포막 구조를 재구성한다. T 세포의 막에서 지질 분포는 일정하지 않아 콜레스테롤과 당질스핑고지질이 풍부한 **미세 도메인**(*microdomain*) 또는 지질 뗏목(*lipid raft*)이라 불리는 지역이 존재한다. T 세포가 활성화되면 지질 뗏목들이 세포막을 통해 흩어져 시냅스로 이동하며, 세포내 신호전달 구성요소들을 끌어당긴다. 이러한 재배열은 항원제시세포와 T 세포 사이의 상호작용에 관여하지 않는 분자들을 접촉 부위로부터 밀쳐 내는 효과도 있다.

초기의 신호. TCR의 세포외 가변 부위(Vα+Vβ)에 펩타이드-MHC가 결합하면 긴밀하게 연결된 CD3와 ζ 분자를 통해서 T 세포 내부로 신호가 전달된다(그림 10.15 참조). 세포막을 가로지르는 신호전달의 본질은 현재까지 확실하게 알려져 있지 않다. 아마도 세포막의 다양한 TCR 분자들의 응집 또는 TCR 사슬의 막 통과 부위에서의 구조적 변화가 포함될 것이다.

키나아제의 활성, ITAM의 인산화, 세포막에 존재하는 신호전달 복합체의 회합과 활성화. TCR에 결합이 일어난 뒤 T 세포 내에서 가장 먼저 탐지될 수 있는 현상 가운데 하나는 티로신-키나아제인 ***Fyn***과 ***Lck***가 수초 내에 활성화되는 것이다. Fyn은 CD3의 세포질 부위와 ζ가 결합되어 있고, Lck는 CD4의 세포질 영역에 결합한다. Fyn과 Lck는 티로신-키나아제 그룹인 Src("sark"로 발음되는)에 속하며, 막 단백질인 티로신-인산가수분해효소(tyrosine phosphatase) CD45(그림 10.15에는 나타내지 않았지만)에 의해 억제 활성을 가지는 인산기가 제거되어 활성화된다.

Fyn과 Lck가 활성화되면 앞부분에서 설명했던 면역 수용체 티로신-기반 활성화 모티프(ITAM)를 포함하고 있는 CD3와 ζ 사슬 지역에 결합해서 이들을 인산화시킨다. Lck는 CD4와 결합하고 있기 때문에 이들의 결합은 CD4를 TCR 복합체에 가까이 끌어당긴다. CD3와 ζ 사슬에 있는 인산화된 ITAM은 또 다른 티로신-키나아제인 ***ZAP-70***(Syk로 알려진 두 번째 티로신-키나아제 그룹에 속함)을 위한 결합 부위로 작용한다. 이 단계는 T 세포 활성화에 중요한데, 드물게 ZAP-70이 결핍된 사람은 T 세포가 항원과 반응하지 않게 됨으로써 면역력이 크게 결핍되어 있다(16장 참조). CD3과 ζ는 다양한 ITAM 분자들을 포함하고 있기 때문에 2개 이상의 ZAP-70 분자가 이러한 신호전달 단백질의 복합체 구성을 위해 모이게 된다.

Lck는 다양한 신호전달 단백질 복합체와 결합하고 있는 ZAP-70을 활성화시킨다. 활성화된 ZAP-70은 형성되어 있는 신호 복합체에 결합한 **T 세포 활성을 위한 연결자**(***linker for activation of T cells***, LAT)를 인산화시킨다. LAT는 **매개자**(***adaptor***)이며, 효소 활성은 지니고 있지 않지만 다른 단백질들이 결합할 수 있는 다양한 결합 도메인을 포함하고 있다. LAT는 순차적으로 더 많은 분자들을 모아 더 큰 신호 복합체를 형성시킨다. 이들 중 하나는 다른 매개자 분자인 SLP76로, 세포내 액틴 분자의 재조직을 활성화시킨다. SLP76은 인산리파아제 Cγ1(***Phospholiphase Cγ1***)과 결합한다. 요약하자면, 신호전달 분자들이 순차적으로 모여 다중단백질 복합체를 형성하며, T 세포막의 세포질 쪽에서 활성화된다.

세포내 신호전달 경로의 활성화. PLCγ1이 신호 복합체로 합류한 뒤 세포질 내에서는 세 가지 주요 신호 경로가 활성화된다. 이 경로들은 궁극적으로 전사인자의 핵 내 유입과 유전자 발현 조절의 활성을 이끌어낸다.

첫 번째 경로는 세포내 칼슘 수위를 증가시키는 것과 관련이 있다. 이는 PLCγ1이 막 인지질인 포스파티딜이노시톨 4,5 이인산(phospatidylinositol 4,5 bisphosphate, PIP2)을 두 가지 생성물로 분해하여 발생하는 것으로, 분해산물 중 하나가 이노시톨 3 인산(IP3)이다. IP3는 세포내 칼슘 저장고에서 칼슘의 방출을 유도한다. 증가된 칼슘 수위는 연속적으로 세포질 분자인 **칼시뉴린**(***calcineurin***)을 활성화시켜, 최종적으로 전사인자인 ***NFAT***를 활성화한다. 이 경로는 면역억제제인 사이클로스포린 A와 타크로리무스(본래 FK506으로 알려짐)가 T 세포 내의 칼시뉴린에 결합하여 다음 단계의 T 세포 활성화를 억제하기 때문에 임상적으로 중요하다. 이러한 약물은 유전적으로 다른 사람 사이에서 조직을 이식할 때 이식거부 반응을 방지하는 데 매우 효과적으로 작용한다(17장 참조).

두 번째 경로는 전사인자인 ***NF-κB***의 세포질 내 활성을 유도하는 것이다. 이는 PLCγ1에 의해 이화 분해된 PIP2의 두 번째 생성물인 **디아실글리세롤**(***diacylglycerol***, ***DAG***) 형성으로 인해 발생한다. DAG는 효소인 **단백질 키나아제 C**(***protein kinase C***, PKC)를 활성화시키고 연이어 키나아제들의 연쇄반응을 활성화해서, 최종적으로 NF-κB를 활성화시킨다.

세 번째 경로는 **미토겐-활성 단백질**(***mitogen-activated protein***, MAP) 키나아제 신호경로로, 최종적으로 전사인자인 ***AP-1***의 활성을 유도한다. 이 경로는 DAG가 구아노신 3인산을 가수분해하는 효소(예를 들면, GTPase)인 Ras와 결합하고, 이를 활성화시키는 단백질과 결합했을 때 활성화된다.

활성화된 전사인자 NF-κB, NFAT 그리고 AP-1은 활성화된 T 세포의 핵 내로 유입된 후 몇몇 다른 유전자의 조절 서열에 선택적으로 결합한다. 활성화된 T 세포(활성 후 24시간 이내) 내에서 전사되고 번역되는 두 가지 중요한 유전자는 사이토카인 IL-2 유전자와 IL-2 수용체 사슬 가운데 하나인 IL-2Rα(CD25) 유전자이다. IL-2는 **T 세포 성장인자**(***T-cell growth factor***)로도 알려져 있으며, T 세포 증식을 촉진한다.

B7-CD28 상호작용. B7-CD28의 상호작용 이후, T 세포 내부의 주요 초기 사건 중 하나는 **포스파티딜이노시톨-3**(***phosphatidylinositol-3***, ***PI₃***) 키나아제가 CD28의 세포질 도메인으로 모여드는 것이다(그림 10.15 참고). B7-CD28 상호작용은 T 세포막의 지질 뗏목을 움직여서 TCR과 항원제시세포 사이의 접촉면으로 티로신-키나아제와 다른 분자들을 데려 온다. 최종적으로 이러한 신호는 전사인자인 NF-AT와 NF-κB를 활성화시켜 핵 내로 이동하게 한다. 위에서 설명한 대로, 이러한 전사인자의 활성은 IL-2와 IL-2Rα의 발현을 상향 조절한다.

B7-CD28 공동자극 상호작용은 IL-2 유전자의 전사 비율을 증가(전사인자 생성 증가를 통해)시키고 IL-2 mRNA의 반감기를 늘려줌으로써 IL-2 합성에 결정적인 역할을 한다. 이는 TCR 단독의 신호전달에 의해 유도된 IL-2 합성에 비해 100배 이상 증폭된 IL-2 단백질을 합성하게 한다. 이러한 공동자극 신호는 T 세포의 세포자연사 억제를 통해 세포 생존과 증식 모두를 유도한다.

증식. 그림 10.16은 IL-2Rα및 IL-2 유전자의 전사와 번역이 시작된 이후 활성화된 CD4+ T 세포 내에서의 신호전달 경로를 보여준다. 합성된 IL-2Rα 사슬은 휴지기 T 세포 표면의 IL-2에 대한 낮은 친화력을 갖는 IL-2 수용체의 두 사슬(β + γ)을 활성화된 T 세포에서 친화력 높은 세 사슬(α, β 그리고 γ)로 전환한다(11장 참조).

IL-2는 T 세포를 위한 성장인자이고, 높은 친화력의 IL-2 수용체를 발현하는 어떤 종류의 세포에도 작동한다. 따라서 그림 10.16에서처럼, IL-2는 이를 분비하는 T 세포뿐 아니라 증식을 통해 생성된 딸세포에도 작용한다. 그 결과, 최초의 T 세포 클론은 일주일 내에 수천 배로 증가하며 폭발적으로 급격하게 확장된다. T 세포의 이러한 확장(B 세포 역시 항원에 대한 반응에 의해 활성화된다)은 반응이 일어나는 림프절이 팽창하게 한다.

효과기 세포로의 분화 및 림프절 밖으로 이동

급속한 확장이 종료될 시기에 도달하면 활성화된 T 세포는 **효과기 T 세포**(***effector T cells***)로 분화하며, $CD4^+$ T 세포에 의한 사이토카인의 합성 또는 $CD8^+$ T 세포에 의한 표적 세포 살해와 같이 T 세포의 특별한 아집단으로서 효과기 기능을 수행할 능력을 갖게 된다.

림프절 내 T 세포의 활성과 효과기 T 세포로의 분화는 T 세포와 다른 백혈구들에 의해 발현되는 귀소 분자, 부착 분자 그

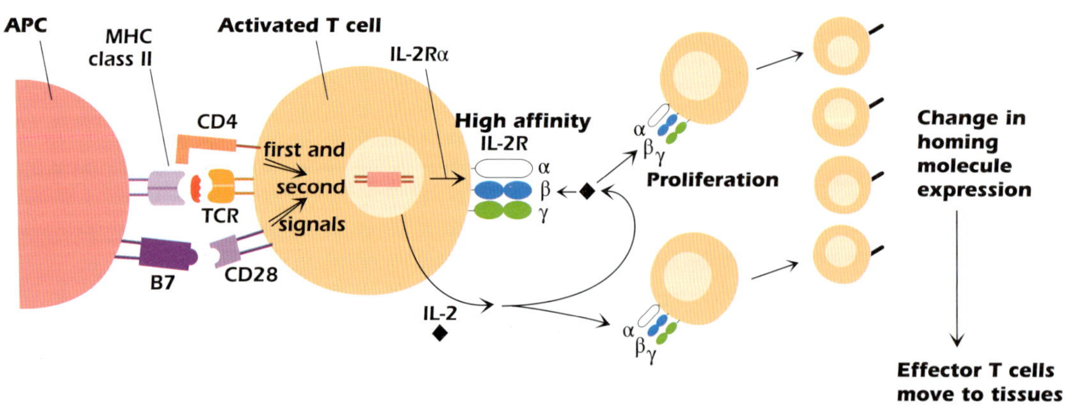

그림 10.16 활성화된 $CD4^+$ T 세포는 IL-2의 합성을 개시하고, 합성된 IL-2를 분비함과 동시에 IL-2 수용체의 α 사슬을 합성한다. IL-2와 친화력이 높은 IL-2 수용체 사이의 상호작용은 $CD4^+$ T 세포 클론의 증식과 귀소 분자들의 발현을 변화시켜서, 결과적으로 효과 T 세포가 림프절을 벗어나 조직으로 이동하게 한다.

리고 케모카인 수용체의 발현 변화를 야기한다. 효과기 세포(그리고 이 장의 후반에 서술될 기억세포)는 귀소 분자의 발현을 하향 조절해서 미경험 T 세포가 림프절로 유입될 수 있도록 하며, 분자의 상향 조절을 통해서는 이들이 림프절 밖으로 이동하여 체내의 여러 부위, 특히 병원체에 의해 감염된 곳으로 이동할 수 있게 한다. 예를 들어, 대다수의 효과기 세포는 인테그린 VLA-4(CD49CD29)와 케모카인 수용체 CCR10를 상향 조절해서 여러 조직(피부를 제외한)과 염증 지역으로 귀소한다. 피부로의 귀소는 CCR10과 피부백혈구항원(CLA)과 같은 부착 분자의 상향 조절을 통해 매개된다. 활성화된 B 세포의 경우처럼, 효과기 T 세포가 점막 결절로 이동하는 것은 인테그린 α4β7과 케모카인 수용체 CCR9에 의해 매개된다.

반응의 종결

미경험 $CD4^+$ (또는 $CD8^+$) T 세포들과 항원의 상호작용은 매우 거대한 효과기 세포 집단을 생성하는 반응성 T 세포 클론의 활성과 증식을 유도한다. 그러나 활성화된 증식에 따른 위험성을 줄이기 위해 활성화 반응이 최종적으로 종결되는 것 또한 중요하다. 이 과정이 어떻게 일어날 것인가? T 세포-항원제시세포 표면에 발현되는 몇 가지 분자쌍들은 활성화된 T 세포에 음성(negative) 신호를 전달하여 최종적으로 반응을 종결시킨다. 이러한 음성 신호에는 활성화된 분자들의 불활성화, 세포 주기의 억제 그리고 T 세포가 증식을 위한 반복적인 자극을 받지만, 더 이상 효과기 기능을 발휘하지 못하게 되는 상태인 **T 세포 소진**(***T-cell exhaustion***)이 있다.

음성 신호 중 중요한 한 가지는 ***CTLA-4***(***CD152***)에 의한 것이다. 구조적으로 CD28과 유사한 CTLA-4의 발현은 항원에 의해 활성이 개시된 후 24~48시간 사이에 $CD4^+$와 $CD8^+$ T 세포에서 유도된다.

CTLA-4는 다양한 기능을 갖는다. 일단 유도가 되면, 항원제시세포 표면의 B7과 결합하기 위해 CD28과 경쟁하게 된다(그림 10.17). CTLA-4는 CD28보다 B7에 대하여 더 높은 친화력을 갖기 때문에, CTLA-4는 CD28에 대해 경쟁 우위에 놓이게 되어 T 세포에 음성 또는 종결 신호가 전달된다. 더욱이 CTLA-4의 세포질 내 도메인은 면역 수용체 **티로신-기반 억제화 모티프**(***tyrosine-based inhibitory motif*** : ITIM)를 포함하고 있다. B7-CTLA-4의 상호작용은 CTLA-4의 ITIM 부위로 탈인산화효소를 동원하고 활성화시킨다. 활성화된 탈인산화효소는 B7-CD28 상호작용에 의해 활성화된 T 세포 내부의 인산기를 제거하여 분자들의 불활성화를 유도한다. 9장에서 우리는 ITIM을 포함하는 B 세포 분자인 CD32의 유사한 음성 기능을 서술한 바 있다. CTLA-4는 또한 면역학적 시냅스 내에서 신호 복합체의 주요한 구성원들을 교체하기도 한다. 이러한 방법을 통해 CTLA-4의 발현은 IL-2의 생성을 멈추게 하여 T 세포 증식을 종결시킴으로써 면역 반응이 확장되는 것을 막는다.

세포예정사 단백질[***programmed cell death protein***(PD)-1, CD279]은 CD28/CTLA-4 패밀리의 한 구성원으로, 활성화된 $CD4^+$와 $CD8^+$ T 세포에 발현되며 T 세포 소진과 관련이 있다. PD-1은 활성화된 T 세포에 음성 신호를 전달하며, 주로 ZAP-70의 기능을 억제한다. PD-1은 **세포예정사 리간드 1**[***programmed cell death ligand***(PD-L)1, CD274]과 PD-L2(CD273)에 결합한다. PD-L1은 대부분의 종양세포와 많은 정상 세포에 발현되어 있으며, PD-L2는 많은 종양세포뿐 아니라 대부분의 수지상세포도 발현한다.

CTLA-4와 PD-1이 T 세포 내로 음성신호를 전달하는 것에 대해서는 몇몇 임싱직인 경우를 통헤 이해되고 있다. 하나의 예로, 류머티스성 관절염과 같은 자가면역 질환에서 CTLA-4의 투여는 "부적절하게" 활성화된 T 세포의 반응을 중지시킨다. 또한 암에서와 같이, T 세포 반응이 "소진"되어 있거나 효과적으로 기능하지 않는 만성 질환의 치료를 위해서, B7-CTLA-4와 PD-1-PD-L1/2 상호작용을 방해할 수 있는 항체가 사용되기도 한다. 흑색종 환자를 대싱으로 힌 이리한 치료가 생존율을 증가

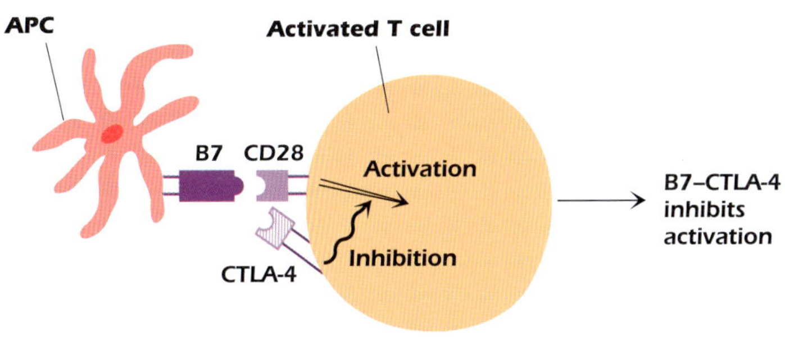

그림 10.17 CTLA-4는 CD28로부터 오는 활성화 신호를 억제하여 활성화된 T 세포에 음성 신호 또는 종결 신호를 보낸다.

시킨다는 예비 결과가 있으며, 이는 신호 종결의 억제가 임상적으로 치료에 적용할 수 있음을 암시한다.

$CD4^+$ T 세포를 활성화시키는 다른 방법들

이전 단락에서 항원제시세포가 발현하고 있는 펩타이드-MHC가 어떻게 특정 T 세포 클론을 활성화시키는지에 초점을 맞추어 설명하였다. 특정 펩타이드(+ MHC)에 특이적인 TCR을 발현하는 미경험 T 세포는 대략 10^5~10^6개의 T 세포 중 하나일 정도로 매우 드물며, 이는 전체 T 세포 집단 가운데 극히 작은 집단만이 특정 펩타이드-MHC 복합체에 의해 활성화된다는 것을 의미한다. 감염성 미생물과 그 외 복잡한 항원들은 하나 이상의 펩타이드-MHC 복합체를 생성하기 때문에 정상적인 면역 반응이 나타난다면 하나의 T 세포 클론보다 많은 수를 자극시킬 수 있다. 그러나 몇몇 물질들은 미경험 $CD4^+$ T 세포의 많은 클론들을 자극시켜 증식하게 만들어 숙주에게 심각한 결과를 초래한다. 이러한 반응 유도자들에 대해 아래에서 설명한다.

슈퍼항원. 8장에서 소개한 것처럼, **슈퍼항원**(*superantigens*)으로 알려진 단백질 항원은 대부분 병원성 세균으로부터 유래된 외독소이다. 그 예로 포도상구균성 세균(식중독 유발)에서 분비되는 장내 독소와 독성 쇼크 증후군과 관련된 독소 등 두 가지가 있다. 8장의 그림 8.13에서 보았듯이, 슈퍼항원은 TCR의 Vβ 지역에 결합하고 항원제시세포에 발현된 MHC 분자와 교차-결합한다. 슈퍼항원은 TCR의 항원 결합 부위 바깥의 Vβ 사슬에 결합한다. 슈퍼항원은 매우 다양한 TCR Vβ 분자에 결합할 수 있기 때문에 개인에 따라서는 전체 T 세포 집단의 10%까지 서로 다른 항원 특이성을 갖는 다수의 T 세포를 활성화시킬 수 있다. 슈퍼항원에 의한 순환계 내 많은 수의 T 세포 활성과 막대한 양의 사이토카인 방출은 열과 심혈관 쇼크와 같은 심각한 임상적 증상을 초래할 수 있으며, 경우에 따라서 사망에 이르게도 한다(11장 참조).

T 세포 표면 분자에 반응하는 식물 단백질, 항체와 다른 T 세포 활성인자들. 몇 가지 천연물들은 모든 T 림프구에 영향을 주는 것은 아니지만 매우 많은 T 세포의 분열과 분화를 유도할 수 있는 능력이 있다. 이러한 물질들은 세포 집단의 유사분열을 일으킬 수 있기 때문에 다중클론 활성유도제 또는 **미토겐**(*mitogen*)이라고 부른다. 식물의 당단백질인 콘카나발린 A(Con A)와 피토헤마글루티닌(PHA)은 특히 T 세포의 분열을 촉진시킨다. 이러한 물질들을 렉틴이라 하며, 이들은 단백질에 존재하는 탄수화물 성분과 결합한다. Con A와 PHA 모두 TCR을 통해 작용할 것으로 생각되지만 항원 결합 부위를 통해 작용하는 것은 아니다. 건강한 사람의 혈액에 있는 T 세포는 Con A 및 PHA와 예측 가능한 범위 내에서 반응하는 데 반해, 면역결핍이 있는 사람의 경우 Con A와 PHA에 대한 반응성이 낮다. 또 다른 식물 렉틴인 **미국자리공 미토겐**(*pokeweed mitogen*)은 T 세포와 B 세포 모두를 활성화시킨다.

CD3에 특이적인 어떤 항체들은 T 세포를 활성화할 능력을 갖는다. CD3는 TCR과 함께 모든 T 세포에서 발현되기 때문에, 이러한 CD3 항체는 모든 T 세포의 증식을 유도한다. 또한, PMA(phorbol 12-myristate 13-acetate)와 이오노마이신

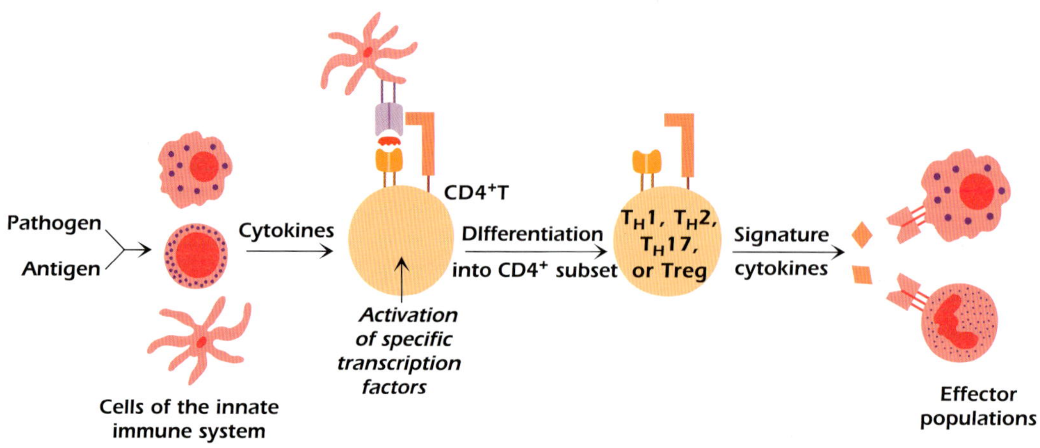

그림 10.18 $CD4^+$ T 세포 아집단의 발생과 기능. 병원체나 항원이 주로 선천면역계 세포와 상호작용하면 사이토카인이 합성된다. 이러한 사이토카인은 항원과 APC가 존재할 때 $CD4^+$ T 세포 내에 계통-결정 전사인자들을 활성화시킨다. 그 결과, $CD4^+$ T 세포는 특정 아집단으로 분화한 후에 일련의 특정 사이토카인을 합성해서 특징적인 효과 세포로 작동한다.

(ionomycin)의 조합은 *in vitro* 조건에서 T 세포를 활성화하여 세포 분열과 사이토카인 합성을 유도시키기 위해 사용된다. 이러한 분자들은 TCR에 대한 우회 경로를 거친다. PMA는 PKC를 활성화시키고, 이오노마이신은 세포내 칼슘 수준을 활성화시킨다.

CD4$^+$ T 세포 기능

이 절에서는 CD4$^+$ T 세포의 가장 중요한 기능의 기본 개념을 이해하는 데 목표를 둔다. 임상 조건에서 CD4$^+$ T 세포의 역할에 대한 여러 양상들은 다음 장에서 논의할 것이다.

사이토카인 합성

일단 CD4$^+$ T 세포가 활성화되면 증식과 많은 양의 사이토카인을 합성해서 다양한 종류의 세포에 영향을 준다. 영향을 받는 세포들에는 T 세포의 여러 집단, B 세포, 골수 전구세포 그리고 선천면역 반응에서의 많은 효과기 세포가 포함된다. 서로 다른 여러 세포 유형에 대한 CD4$^+$ T 세포 유래 사이토카인의 영향력은 AIDS와 같이 CD4$^+$ T 세포가 결핍된 상황이 얼마나 치명적인지를 통해 알 수 있다(16장 참조).

CD4$^+$ T 세포의 사이토카인 합성에 대한 최근의 연구 결과들을 그림 10.18에 표현하였다. 병원체 및 많은 유형의 항원에 의해 미경험 CD4$^+$ T 세포의 활성화가 일어나는 동안 생성되는 사이토카인은 CD4$^+$ T 세포를 $\boldsymbol{T_H1}$, $\boldsymbol{T_H2}$, $\boldsymbol{T_H17}$ 또는 ***Treg*** 아집단으로 분화시킨다. 반응 초기에 선천면역계의 세포들에 의해 일반적으로 사이토카인이 유도되므로, 이러한 세포들은 적응면역 반응의 유형을 결정하는 중요한 역할을 한다. 하나 또는 여러 아집단으로 CD4$^+$ T 세포 분화를 유도하는 사이토카인의 역할은 종종 "3차 신호"로 언급되며, 1차(펩타이드-MHC-TCR)와 2차(공동 자극) 신호와 함께 작동한다. 항원과 항원제시세포의 존재 하에서 반응 초기에 생성된 사이토카인은 CD4$^+$ T 세포 내에서 "계통-결정(lineage-determining)" 전사인자들(아래 부분과 11장에서 논의)을 활성화시키고, 아집단의 생성을 결정한다.

CD4$^+$ T 세포의 각 아집단은 고유한 유형의 특징적 **사이토카인(*signature cytokine*)**들을 합성한다. 즉, 각 아집단은 다른 아집단이 생성하지 않는 사이토카인을 합성한다(여러 아집단에 의해 생성되는 IL-3와 같은 사이토카인도 있지만). 따라서 특별한 CD4$^+$ T 세포 반응을 지칭할 때에 자주 유용하게 사용되며, 합성된 사이토카인은 "T_H1-타입" 또는 "T_H2-타입" 등으로 불린다. 각 CD4$^+$ T 세포의 아집단에 의해 합성된 특징적 사이토카인은 고유한 효과기 세포들과 상호작용하며, 각 효과기 세포들은 고유한 유형 또는 병원체의 종류에 대처하는 면역 반응을 유발한다. 따라서 CD4$^+$ T 세포의 각 아집단은 병원체의 특별한 유형에 대한 반응과 연결된다. 아래에서 서술하겠지만, 몇몇 자기-항원은 이 아집단들 중 한 가지 이상의 발달을 유도할 수 있다.

모든 과학자들이 사이토카인은 개별적인 아집단에 의해 만들

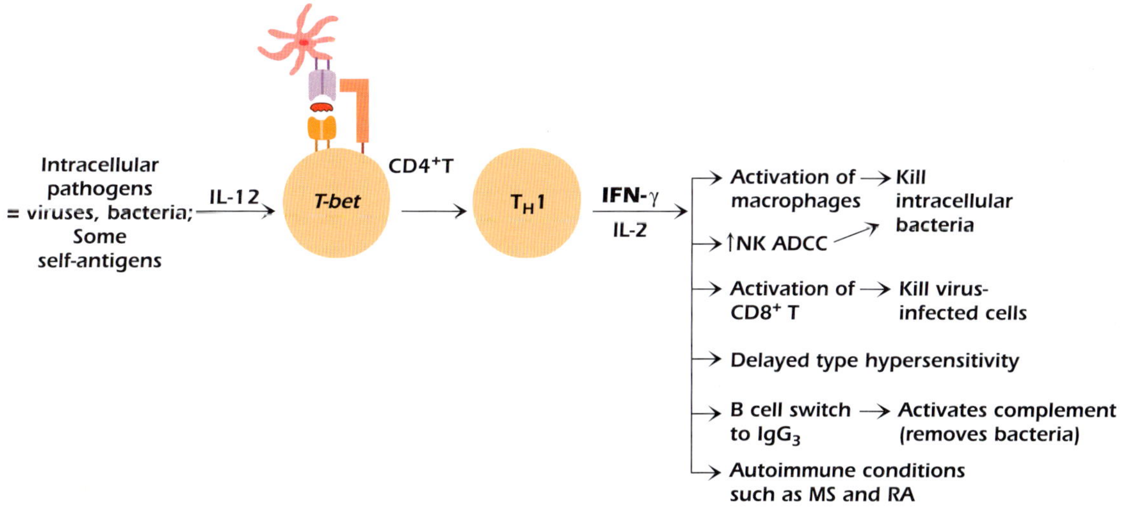

그림 10.19 T_H1 세포의 발생과 기능. 세포내 기생 병원체 감염에 대항하여 NK 세포, 수지상세포에서 합성되는 IL-12는 T_H1 세포로 분화되도록 유도해서 IFN-γ와 IL-2를 분비하게 한다. T-bet은 T_H1로 분화되도록 유도하는 계통-결정 전사인자이다. MS = 다발성 경화증(multiple sclerosis), RA = 류머티스성 관절염(rheumatoid arthritis), ADCC = 항체의존성 세포 매개 세포 독성(antibody-dependent cell-mediated cytotoxicity)

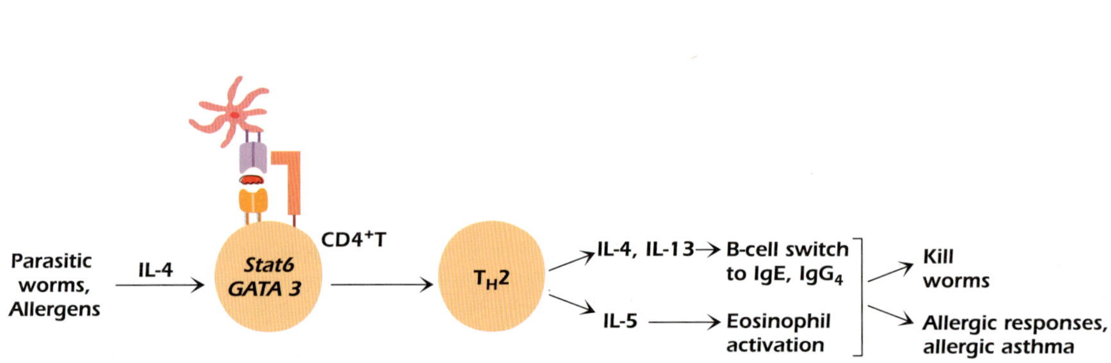

그림 10.20 T_H2 세포의 발생과 기능. T_H2 세포로 분화시키는 IL-4의 공급원은 명확하지 않다. Stat6과 GATA 3은 T_H2로 분화를 유도하는 계통-결정 전사인자이다.

어진다는 것에 동의하는 것은 않으며, 몇몇 논문과 교과서에서 다루는 아집단에 대한 특징이 다소 다를 수 있다. 이러한 혼동 중 일부는 쥐와 사람의 T 세포 사이에 차이가 존재할 것이고, 서로 다른 실험적 조건의 차이에서 발생한 것이라고 여겨진다.

사이토카인을 생성하는 $CD4^+$ T 세포의 주요 아집단

T_H0는 종종 미경험 T 세포가 항원과 상호작용한 반응에서 최초로 생성된 활성화된 $CD4^+$ T 세포로 일컬어진다. 그러나 몇몇 과학자들은 항원 및 항원제시세포와 처음 상호작용하는 미경험 $CD4^+$ T 세포를 T_H0로 언급하는 경우도 있다. 최근 T_H17과 Treg이 밝혀지기 전에 T_H0 세포는 IL-2, IL-4 그리고 IFN-γ를 합성하면서 T_H1과 T_H2 아집단의 몇 가지 특징들을 갖는 것으로 규명되었다(아래 참조). 항원의 자극과 사이토카인의 존재에 의존해서, T_H0 세포는 추가적으로 T_H1 또는 T_H2 세포로 분화할 수 있다.

T_H1 세포(그림 10.19)는 IL-12의 존재 하에서 발달한다. IL-12는 수지상세포, 자연살해(NK) 세포 그리고 여러 선천 면역계의 세포에 의해 생성되며, 세균과 바이러스 같은 세포 내 병원체에 대한 반응의 초기에 합성된다. IL-12는 활성화된 $CD4^+$ T 세포 내에서 전사인자인 Stat4를 활성화시키고, IFN-γ의 상향 조절을 유도한다. 그런 후, 전사인자인 Stat1을 활성화시키고, 계통-특이적 전사인자 T-bet을 유도한다.

T_H1 세포는 IFN-γ와 IL-2를 합성한다. 이러한 사이토카인은 대식세포, $CD8^+$ T 세포, NK 세포를 활성화시킨다. 이러한 효과기 세포들이 일단 활성화되면 세포내 병원체, 특히 숙주세포 내에서 잘 생존하는 바이러스와 마이코박테리아, 살모넬라, 리스테리아와 같은 세균에 감염된 숙주세포들을 살해하게 된다. 대식세포, $CD8^+$ T 세포, NK 세포는 **세포-매개 면역**(***cell-mediated immunity***)의 주요한 효과기들이며, 이들은 **지연성**(***delayed type***) 또는 **제IV형 과민반응**(***type IV hypersensitivity***)이라 불리는 과민반응들과 관련이 있다(15장과 참조). 예를 들어, 전형적인 지연성 과민반응인 덩굴 옻나무(poison ivy) 노출 사례에서 옻나무의 항원은 피부의 랑게르한스 세포를 활성화해서, T_H1이 IFN-γ와 다른 사이토카인을 합성하게 한다. 이러한 T_H1 사이토카인은 대식세포를 모으고 활성화시키며, 주로 단핵구 세포를 포함하는 염증 반응이 피부 내에서 발생한다.

또한, IFN-γ는 병원체에 결합하는 면역글로불린 아형(특히 인간에서는 IgG3)의 B 세포 클래스 전환에 영향을 미치는데, 이는 보체를 활성화하여 미생물 병원체의 식세포 작용을 증강시킨다(4장 참조). T_H1 세포는 류머티스성 관절염(RA)과 다발성 경화증(MS)과 같은 몇몇 자가면역 질환에서도 활성화될 수 있다.

T_H2 세포(그림 10.20)는 기생충과 같은 기생생물과 알레르기 항원에 대한 반응 초기에 IL-4 존재 하에서 발달한다. 초기 IL-4에 대한 출처는 명확하지 않지만, T_H2 아집단의 분화에 필요한 IL-4를 생산할 수 있는 세포들은 비만세포, 활성화된 $CD4^+$ T 세포, NKT 세포처럼 다양하다는 것이 여러 연구를 통해 보고되었다. T 세포에서 IL-4의 역할은 T_H2 아집단 발달과 관련된 계통-결정 전사인사인 Stat6와 뒤이은 GATA3의 활성화를 유도하는 것이다.

T_H2 세포는 IL-4, IL-5, IL-13을 합성한다. 따라서 IL-4는 T_H2 세포의 발달을 도움과 동시에 T_H2 세포에 의해 합성된다. 인간에서 IL-4와 IL-13은 B 세포에 영향을 줘서 IgE와 IgG4로의 클래스 전환을 일으키고, IL-5는 호산구를 활성화

관련 사례 읽기: Anaphylaxis
In *Immunology: Clinical Case Studies and Disease Pathophysiology*

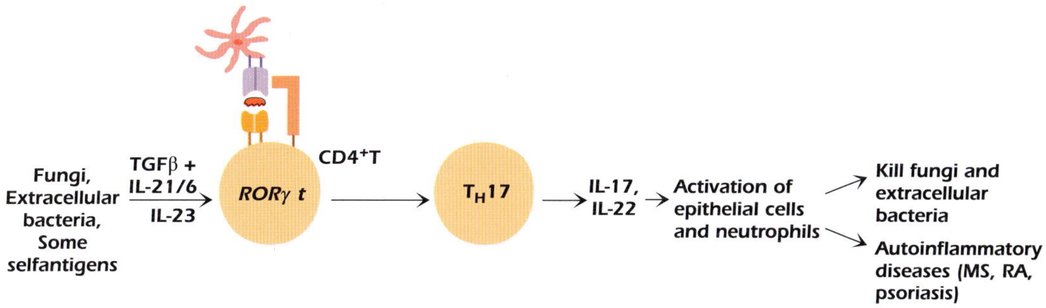

그림 10.21 T_H17 세포의 발생과 기능 및 사이토카인의 출처. T_H17 세포로 분화를 유도하는 사이토카인 복합체는 아직 명확하게 밝혀지지 않았다. ROR-γt는 T_H17 세포로 분화를 유도하는 계통-결정 전사인자이다. MS = 다발성 경화증(multiple sclerosis), RA = 류머티스성 관절염(rheumatoid arthritis).

시킨다. 이러한 종류의 사이토카인과 면역글로불린들은 기생충과 같은 기생생물에 대한 면역 반응의 특징이다. 이러한 반응에서, 활성화된 호산구는 Fc 수용체(FcR)를 통해 IgE와 결합하며, IgE 분자의 항원 결합 부위가 기생생물 표면에 달라붙는다. 호산구는 기생생물에 접근하여 독성 물질을 함유한 내용물을 방출한다. 알레르기 항원에 대한 반응은 유형 I 과민성 반응의 한 종류이며, T_H2 세포와도 관련 있다(13장 참조). 하지만, 기생충에 대한 반응은 숙주를 보호하는 작용인 반면, 알레르기 반응은 종종 숙주를 손상시킨다. T_H2 세포가 생산하는 특징적인 사이토카인과 호중구는 기관지 알레르기 항원(airbone allergens)에 노출되어 발생하는 만성 기관 염증 질환의 주요한 유형인 "알레르기성 천식"의 특징이다.

관련 사례 읽기: Asthma
In *Immunology: Clinical Case Studies and Disease Pathophysiology*

T_H17 세포(그림 10.21)는 혼재되어 있는 여러 사이토카인들의 영향 아래에서 발달하지만 어떤 사이토카인들인지는 완벽하게 알려지지 않았다. 몇몇 연구를 통해 사람에서는 형질전환 성장인자(transforming growth factor, TGF)-β, IL-21, IL-23의 조합이 필요하다는 것이 밝혀졌다. 그러나 쥐의 T_H17 세포의 분화에서는 IL-6이 필요하다. 이러한 T_H17 분화 관련 사이토카인들에 대한 추가적인 연구들이 더 필요할 것이다. IL-21은 활성화된 CD4$^+$ T 세포에 의해 합성되지만, T_H17 분화를 유도하기 위해서는 선천면역 반응 세포에 의해 만들어지는 다른 사이토카인이 필요하다. T 세포에 TGF-β와 IL-21 또는 IL-6이 작용하면, 전사인자인 Stat3과 IRF4가 활성화되고 T_H17 아집단 발달과 관련된 계통-결정 전사인자인 RORγt가 활성화된다.

T_H17 세포는 IL-17 사이토카인 패밀리(특히 IL-17A와 IL-17F, 11장에서 서술됨), IL-21, IL-22를 합성하고 분비한다. T_H17 세포, IL-17A, IL-22는 **염증촉진성**(***proinflammatory***) 특징을 갖으며, 이들은 특히 점막 부위에서 염증 반응을 촉진한다. IL-17은 선천면역계의 많은 세포들(특히, 염증 부위로 호중구를 모으고 활성화시키는)과 혈관 내피세포 및 표피세포와 같은 비면역세포들을 자극해서 염증 반응에 기여하는 IL-1, IL-6, 종양괴사인자(TNF)를 생성하게 만든다. IL-22는 피부와 소화계 내 여러 세포들에 작용하여 염증 반응을 활성화시킨다. IL-22는 점막 표면에서 박테리아에 대한 방어 역할을 하는 항박테리아 펩타이드를 생산하게 하기 위해 상피세포를 자극하기도 한다.

T_H17 아집단은 **세포외 박테리아**(***extracellular bacteria***, 폐렴간균 *Klebsiella pneumoniae*와 나선균 *Borrelia burgdorferi* 같은)와 **곰팡이**(***fungi***, *Candida albicans*와 *Apergillus fumigatus*)에 대한 반응에 관여한다. T_H1과 T_H2 아집단은 이러한 병원체에 대한 영향력이 적다.

T_H17 세포는 ***NF-κB*** 리긴드의 **수용체 활성자**(***receptor activator of NF-κB ligand***; RANKL)를 높은 수준으로 발현한다. 세포-대-세포 접촉 및 세포 표면 분자로 분비되어 작용하는 RANKL은 뼈 기질을 분해하고 뼈 재흡수를 자극하는 파골세포를 활성화시킨다. 결과적으로, T_H17 세포와 RANKL은 류머티스성 관절염 및 치주 질환으로 인한 치아 손상의 원인을 야기하는 염증 부위 내에서 뼈 분해 역할을 담당한다. T_H17 세포와 이들에 의해 생성된 사이토카인은 만성 염증과 관련된 몇몇 사람 자가면역 상황에서 언급되기도 한다. 이러한 **자가염증 상황**(***autoinflammatory condition***)이라 함은 RA, MS, 염증성 장 질환

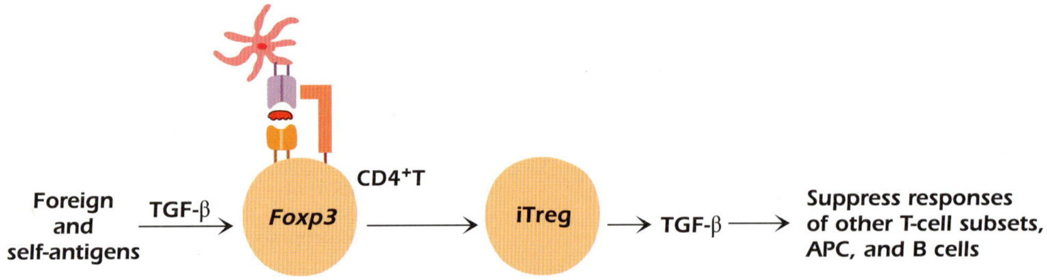

그림 10.22 iTreg 세포의 발생과 기능. 다양한 세포에서 생산되는 TGF-β는 iTreg 세포의 분화를 유도한다. Foxp3은 iTreg 세포를 구별할 수 있도록 하는 표지자이자 iTreg (그리고 nTreg) 세포로 분화를 유도하는 계통-결정 전사인자이다.

그리고 피부성 건선 등이 해당된다. 중개 연구는 건선 치료용으로 FDA에서 승인된 생물의약품의 개발이 가능하게 하였다.

***Treg* 세포**는 다른 세포의 면역 반응을 억제한다. 말초의 Treg 집단은 흉선 유래 자연 Tregs(natural Tregs, nTregs)과 전통적 CD4 T 세포로부터 말초 부위에서 유도된 Tregs(induced Tregs, iTregs)을 포함한다. Tregs은 활성화된 전통적 T 세포와 IL-2에 대해 경쟁하는 것을 포함하여 여러 기작을 통해 기능을 수행한다.

nTreg과 iTreg 간의 항원 인식 차이를 보여주는 증거는 한정되어 있지만, nTreg은 종양 세포 표면에 발현된 자가-항원에 대한 특이성을 갖는 반면, iTreg는 특이적으로 *de novo* 항원을 인식할 수 있다고 믿어진다(그림 10.22). 다른 면역세포로부터 분화한 nTreg과 iTreg은 CD4, CD2, FoxP3, 세포 독성 T-림프구 관련 단백질 4(CTLA-4), 그리고 당질코르티코이드 유도 TNFR 관련 유전자(GITR)를 포함한 특징적인 수용체를 발현하며, 이들은 면역 억제 기능에 관여한다.

nTreg 세포와 iTreg 세포가 T 세포 관용에 관여한다는 것은 잘 알려져 있지 않지만, 둘 다 중요하다. nTreg는 초기 흉선 발달, CD25 과발현 표현형, 그리고 TCR 자극 후에 특성화되며, 자가 반응을 포함하여 활성화된 면역 세포에 대한 세포-대-세포 접촉 매개 억제 활성은 자가-관용을 조절하는 원인이다. 추가적인 연구는 nTreg이 항염증성 IL-10 뿐만 아니라 염증 유발성 IL-17 대응물도 생성한다는 것을 보여주었다.

자기 항원에 대한 반응에 있어서 Treg 세포의 중요성은 Treg 세포의 발달과 기능의 문제로 인해 발생된 자가면역 염증 상황에서 잘 나타난다. 일례로, 면역 조절장애, 다발성 내분비병증, 장질환, **X-염색체-연관**(***immune dysregulation, polyendocrinopathy, enteropathy, X-linked; IPEX***) 증후군이 있으며, 이때 Treg 세포는 FoxP3의 결함으로 인해 결핍되어 있다. 이는 자가면역 질환, 알레르기, 염증성 장질환 등의 질환에서도 나타나는 현상이다.

CD4⁺ T 세포 아집단들의 교차-억제

CD4⁺ T 세포의 한 아집단이 생성한 사이토카인들은 다른 아집단의 기능을 억제한다. 이러한 **교차-억제**(***cross-inhibition***)의 핵심적인 예를 표 10.2에 정리하였다.

요약해 보면, T_H1 세포에 의해 합성된 IFN-γ는 T_H2 세포의 발달과 기능을 억제한다. T_H2 세포에 의해 합성된 IL-4는 T_H1 세포의 발달과 기능을 억제하며, T_H1과 T_H2 세포의 특징적 사이토카인인 IFN-γ와 IL-4는 각각 T_H17 세포를 억제한다. 따라서 T_H1 또는 T_H2 세포의 발달은 T_H17 아집단이 유도되는 것을 막는다. 또한 Treg 세포는 다른 모든 T 세포 아집단의 발달과 기능을 억제한다. 그러나 T_H17 세포에 의해 생성된 사이토카인이 다른 T 세포 아집단의 기능을 억제한다는 증거는 아직 없다.

서로 다른 사이토카인의 교차-억제 특징으로 인해 특정 항원에 대한 면역 반응은 한쪽으로 "치우친" 또는 **편극된**(***polarized***) 오직 한 가지의 CD4⁺ T 세포의 아집단, 한 성향의 사이토카인들, 한 유형의 효과기 반응만 생성되게 된다. 즉, T_H1으로 치우치면 T_H2 반응과는 멀어지고, 그 반대의 경우도 마찬가지라는 것이 일반적으로 알려져 있다. 박테리아와 바이러스에 대한 반응 초기에 선천면역계에 의해 IL-12가 합성되면, T_H1 세포가 발달하도록 유도한다. IL-12 생성은 T_H1 세

표 10.2 CD4⁺ T 세포 아집단 간의 교차-억제.

서브세트	사이토카인	억제
T_H1	IFN-g	T_H2와 T_H17
T_H2	IL-4	T_H1와 T_H17
Treg	TGF-b	T_H1, T_H2와 T_H17

포로의 발달과 IFN-γ의 합성이 이루어지도록 반응을 편극시키며, T_H2(그리고 T_H17) 세포로의 분화와 이들의 사이토카인 생성은 억제된다. 이러한 T_H1 세포로의 분화는 바이러스 또는 박테리아에 감염된 세포들을 제거하는 효과기 세포들을 활성화시킨다. 이와는 대조적으로 기생생물에 대한 반응 초기에는 IL-4가 합성된다. IL-4는 CD4$^+$ T 세포를 T_H2로 분화시켜 사이토카인을 분비하게 해서 효과기 세포들(IgE 합성과 호산구 활성화)의 생성을 유도하며, T_H1(그리고 T_H17) 세포와 이들의 사이토카인 합성을 억제한다. 이와 유사하게 알레르기 항원에 대한 반응은 IL-4와 IgE 합성 같은 T_H2 유형 패턴에 의해 주로 발생한다(13장 참조).

이러한 편극화 현상은 치료 방법으로써 제시되기도 한다. 예를 들어 알레르기에서 T_H2 세포 반응을 억제하도록 처치하거나 다른 CD4$^+$ T 세포 아집단 활성화를 유도하여 치료하고자 하는 시도들이 있다(13장 참조). 또한 건선과 같은 질환에서 T_H17 세포의 기능을 억제하거나, 자가염증 상황에서 Treg 세포의 발달을 촉진시키는 것과 같은 치료법은 임상적으로 유효할 것이다(12장 참조).

사이토카인을 생성하는 CD4$^+$ T 세포의 다른 집단

조력 T 세포. CD4$^+$ T 세포의 주요 기능들 가운데 하나는 흉선-의존적(thymus-dependent: TD) 항원에 대한 B 세포의 항체 합성을 도와주는 것이다. CD4$^+$ T 세포 중 일부는 B 세포를 위한 **조력 T 세포**(***T helper cells, T_H***)로서 활동한다. TD 항원에 대한 조력 T 세포-B 세포 반응이 2차 림프 조직의 여포(follicles) 내에서 빈번히 발생하므로, B 세포와 상호작용하는 CD4$^+$ T 세포는 **여포 조력 T 세포**(***T follicular helper, T_{FH}*** cell)라고 불린다. T_{FH} 세포는 지금까지 설명했던 CD4$^+$ T 세포의 아집단들과 차별화된 특징을 갖는다. T_{FH} 세포는 전사인자인 ***Bcl-6***을 발현하고 세포 표면에는 케모카인 수용체인 ***CXCR5***가 발현되며, ***IL-21***을 분비한다. 그러나 CD4$^+$ T 세포의 다른 아집단과의 T_{FH} 세포의 연관성은 아직까지 완전히 밝혀지지 않았기 때문에 주요한 연구주제이기도 하다. T_{FH} 세포의 기능에 대해서는 다음 절에서 좀 더 상세하게 다룬다.

T_H9. 몇몇 연구에서 T 세포와 비만세포의 성장인자인 IL-9가 T_H1, T_H2, T_H17 또는 Treg 아집단과 구별되는 CD4$^+$ T 세포에 의해 합성된다고 보고되었다. IL-4와 TGF-β에 의해 유도되는 이 세포는 T_H9로 명명되었다. CD4$^+$ T 세포의 아집단들을 구분하기 위해서는 추가적인 연구가 더 필요할 것으로 생각된다.

사람에서, IL-9를 합성하는 세포는 알레르기 항원(allergen)-유도 천식에서 관찰되는 만성 염증 반응과 관련 있을 것으로 생각된다. 쥐를 이용한 연구에서 IL-9를 합성하는 세포가 천식 모델, MS 및 대장염과 같은 자가면역 상태, 기생충 감염에 대한 반응 등에서 특정 역할을 수행하는 것으로 보인다.

사이토카인 합성에 대한 추가 사항

CD4$^+$ T 세포에 의한 사이토카인 합성의 주제를 벗어나기 전에 다음 내용을 짚고 넘어가고자 한다.

- CD4$^+$ T 세포에 의해 합성되는 사이토카인 가운데 CD4$^+$ T 세포 또는 CD4$^+$ T 세포의 특별한 아집단 한 가지에 의해서만 합성되는 것은 거의 없다. 각 아집단의 특정 사이토카인이라 할지라도 다른 세포 유형에 의해 합성된다. 예를 들어, T_H1 사이토카인인 IL-2와 IFN-γ는 CD8$^+$ T 세포에 의해서도 합성된다. T_H2 관련 IL-4 역시 비만세포와 NKT 세포에 의해서 합성된다. IL-10은 본래 T_H2 세포의 특정 사이토카인이라고 여겨졌지만, 현재는 B 세포, CD8$^+$ T 세포, Treg과 같은 다양한 세포 유형에 의해 합성된다고 알려져 있다.
- T_H1-유형 또는 T_H2-유형으로 반응을 정의하는 것은 생성되는 사이토카인을 특징짓는 데 유용하지만, 감염체들에 대한 면역 반응은 실로 복잡하다. 반응의 한 유형은 특정 반응시기에서는 우세할 수 있고, 다른 시기에서는 또 다른 반응이 우세할 수 있다. 게다가 해로운 수많은 항원들에 대한 반응은 한쪽으로 편극된 사이토카인의 양상을 보이지 않는다.
- 최근까지도 많은 연구를 통해서, 특정 CD4$^+$ T 세포 아집단의 사이토카인 합성 능력이 고정되어 있다고 보는 시각이 지배적이었다. 최근 연구에서는 각 아집단의 반응에서 몇몇 "유연성"이 제시되었는데, 예를 들어 어떤 조건 하의 T_H2 세포는 T_H1 세포의 특징적 사이토카인인 IFN-γ를 합성할 수도 있다는 것이다. CD4$^+$ T 세포의 개별적인 아집단들의 반응이 어떻게 유연성을 나타내는지에 대해서는 추가적인 연구가 필요하다.

TD 항원에 대한 반응에서 B 세포를 위한 도움

9장에서 B 세포 분화 중에 일어나는 과정을 서술하면서, 흉선-의존적(TD) 항원 반응에서 배중심(germinal center) 내 B 세포의 항체 합성에 관한 주요한 특징들을 배웠다. 요약하면, 클래스 전환 재조합(class switch recombination)과 체세포 과돌연변이(somatic hypermutation)를 겪은 뒤, 다양한 병원체에 대한

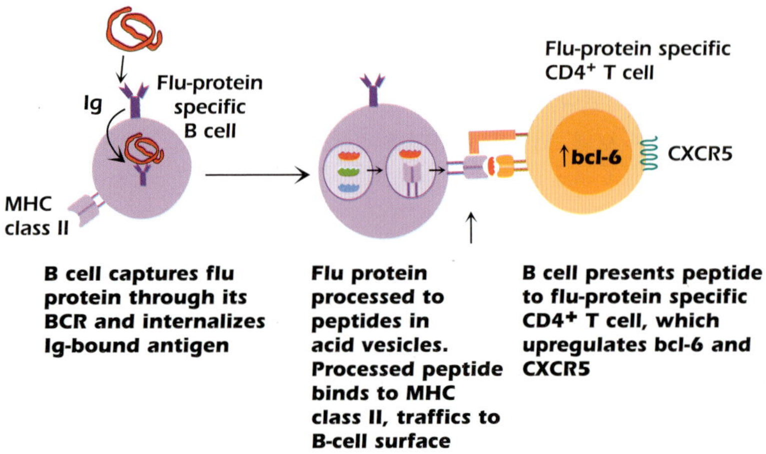

그림 10.23 항원 포획과 항원제시세포로서 작동하는 B 세포. 독감 바이러스-특이적 B 세포는 막에 존재하는 면역글로불린 형태인 BCR을 통해 항원을 포획한다. B 세포는 항원을 가공하고 MHC 분자에 결합시킨 독감 바이러스 단백질-유래 펩타이드를 독감 바이러스-특이적 $CD4^+$ T 세포에 제시한다. 이러한 상호작용은 T 세포의 전사 억제자인 bcl-6과 케모카인 수용체인 CXCR5의 발현을 상향 조절한다. bcl-6과 CXCR5는 T_{FH} 세포의 특징적인 분자들이다.

보호 기작을 발휘할 항체를 만들어내는 기억 B 세포와 장기간 생존하는 플라스마 세포가 생성된다. 이번 단락에서는 배중심을 형성하기 위해 T 세포와 B 세포가 어떻게 상호작용하는지를 설명하고, B 세포와의 이러한 상호작용을 담당하는 $CD4^+$ T 세포인 T_{FH} 세포의 역할에 초점을 맞출 것이다. 위에서 언급했듯이, T_{FH} 세포는 $CD4^+$ T 세포의 아집단들과는 구별된 특징을 지니며, 다른 아집단들과의 관련성에 대해서 명확히 밝혀지지는 않았다.

B 세포는 항원을 포획하여 활성화된 TH에 제시한다. 우리는 9장에서 같은 항원에 특이적인 $CD4^+$ T 세포와 B 세포가 2차 면역기관의 T와 B 세포 지역 가장자리에서 최초로 상호작용한다는 것을 설명했다. 이 세포들은 어떻게 상호작용하는 것인가? 중요한 초기 단계는 B 세포의 항원-특이적 B-세포 수용체(BCR)인 막 면역글로불린이 "자유" 항원과 결합하는 특정 능력에 기인한다(그림 10.23). 그림 10.23의 예에서, 항원은 백신에 사용되는 독감 바이러스 단백질이다.

단백질이 막 면역글로불린에 결합한 이후, 면역글로불린-단백질 복합체는 세포내 산성 소기관 내에서 다른 세포외 항원들처럼 처리된다. 8장에서 설명했듯이, 단백질 항원의 이화작용에 의해 생성된 일부 펩타이드는 새롭게 합성된 MHC class II 분자와 선택적으로 결합하여, B 세포의 내부로 이동하게 된다. 그런 다음 펩타이드-MHC class II 복합체는 세포 표면에 제시된다. 그 후에 B 세포는 적절한 TCR을 갖는 $CD4^+$ T 세포에 펩타이드 + MHC class II를 제시하는 항원제시세포로 작용한다. 그림의 예에서는 같은 독감 바이러스 단백질의 항원결정기(epitope)에 특이적인 TCR을 지닌 T 세포이다. B 세포와 상호작용하기 전에, $CD4^+$ T 세포는 같은 항원을 처 리하여 바이러스-유래 펩타이드를 $CD4^+$ T 세포에 제시하는 수지상세포에 의해 림프절의 T 세포 지역 내에서 먼저 활성화된다는 사실에 주목해야 한다(9장과 이 장의 앞부분 참조).

T_{FH}와 배중심의 발달. 항원에 의해 활성화된 $CD4^+$ T와 B 세포의 상호작용은 전사인자인 Bcl-6(그림 10.23 참조)을 상향 조절한다. Bcl-6는 T_{FH} 세포의 특징적 전사인자이며, T_H1, T_H2, T_H17 아집단의 특징적 전사인자의 발현을 억제하는 전사억제자이기도 하다. Bcl-6 활성은 $CD4^+$ T 세포에서 케모카인 수용체 CXCR5 발현을 유도한다. 일단 CXCR5가 발현되면, $CD4^+$ T 세포와 같은 항원을 인지하는(cognate) B 세포는 B 세포 여포 영역 내로 이동하며 배중심으로 발달한다. 따라서 CXCR5는 배중심 내 B 세포와 협력하는 T_{FH} 세포의 표지자이다.

배중심 내에서의 일어나는 신호

그림 10.24는 배중심에서 항원 존재 하에 활성화된 T_{FH} 세포와 B 세포 사이의 중요한 상호작용을 보여준다. 이러한 상호작용은 미경험 T 세포의 반응에서 항원을 지닌 수지상세포와 $CD4^+$ T 세포 상호작용의 특징들과 많이 닮아 있다. 우선 TCR(+ MHC class II와 상호작용하는 CD4)과 B 세포 표면 펩타이드-MHC의 결합에 의한 T_{FH}-B 상호작용에서의 항원-특이적 1차 신호, 그리고 공동자극분자쌍에 의해 제공되는 2차 신호가 있다. 수지상세포-T 세포 상호작용에서 발현되는 것과 유사하게 작용하는 부착 분자쌍들(여기서는 나타내지 않았다) 또한 T_{FH} 세포와 B 세포 사이의 상호작용을 견고하게 한다.

T_{FH} 세포와 B 세포 사이의 접촉면도 면역학적 시냅스를 형성한다. 이러한 시냅스는 신호 유지를 위해 필요할 뿐만 아니라 세포 사이의 접촉면에서 주요 상호작용이 일어나도록 세포가 내부

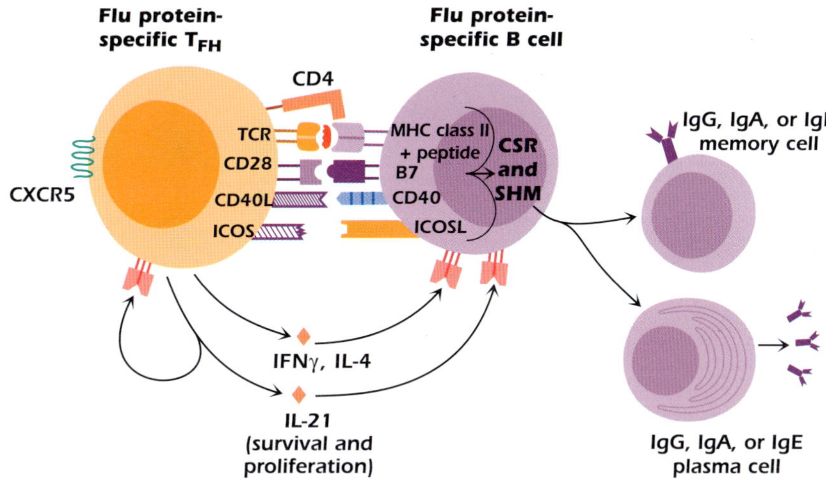

그림 10.24 배중심에서 T_{FH}와 B 세포 협력에 관여하는 주요 분자들의 상호작용. 빗금친 도형은 활성화에 의해 발현이 상향 조절되는 공동자극분자 쌍들을 나타낸다. IL-21은 T_{FH}와 B 세포 모두의 생존과 분열을 위해 필요하다. IL-4와 IFN-γ는 개별형 전환을 위한 재조합(class switch recombination; CSR)과 체세포 고도변이(somatic hypermutation; SHIM)를 촉진한다. 이러한 반응은 IgG, IgA, IgE를 발현하는 기억 B 세포를 유도하고, IgG, IgA, IgE를 생산하는 형질세포로 분화시킨다.

구조를 재구성하는 데 있어서도 중요하다. 수 시간 이상 지속되는 상호작용은 두 세포의 추가적인 분화, 배중심의 발달, 친화력 성숙(affinity maturation) 그리고 결정적으로 클래스 전환된 형질세포와 기억세포 발달을 유도한다. 이러한 상호작용은 T_{FH} 세포와 B 세포 모두를 위한 생존 신호로도 제공된다.

공동자극분자 쌍과 사이토카인은 T_{FH} 세포-의존적 항체 합성과 클래스 전환에 중요하다. 다중 공동자극 쌍(co-stimulator pair)은 배중심 내의 T_{FH}-B 반응에서 상호작용한다. CD40-CD40L, B7-CD28, ICOS(CD278)-ICOS 리간드(ICOSL, CD275) 사이의 상호작용에 관한 대부분의 정보는 알려져 있다. B 세포의 펩타이드-MHC class II 복합체가 T_{FH}의 TCR과 상호작용하면 CD40L의 발현을 상승시킨다. CD40L과 B 세포에서 발현하는 CD40의 상호작용은 B 세포에서 B7의 발현을 증가시키고, 이는 T 세포의 CD28과 상호작용한다. ICOS는 활성화된 T 세포에서 유도되며, 배중심 내 T_{FH} 세포에 의해 발현된다. ICOS는 B 세포에서 발현되는 ICOSL과 상호작용한다.

공동자극분자 쌍들 사이의 상호작용은 T_{FH} 사이토카인 합성을 상향 조절한다. 이러한 사이토카인은 T 세포 자신과 B 세포에 영향을 준다. 이 중 하나가 IL-21로 T_{FH} 세포의 특정 사이토카인이며, T_{FH} 세포와 배중심 B 세포 모두의 생존과 증식을 증강시킨다.

공동자극분자 쌍과 사이토카인-사이토카인 수용체 상호작용의 결과로, B 세포는 클래스 전환 재조합과 체세포 과돌연변이를 겪게 되며, B 세포의 IgM이 다른 동형(isotype)인 IgG, IgA, IgE로 전환된다. 클래스 전환 재조합은 IgG, IgA, IgE를 발현하는 기억 B 세포를 늘리고 장기간 생존하는 형질세포로 하여금 IgG, IgA, IgE를 합성하게 한다. 형질세포는 골수로 이동하고, 기억세포는 항원에 노출되거나 감염성 물질과 처음 마주친 조직으로 이동한다.

T_{FH} 세포에 의해 생성된 사이토카인은 B 세포에 의해 합성되는 특정 항체 동형에 영향을 준다. 만약 T_{FH} 세포가 IL-4를 합성하면, B 세포는 IgE와 IgG4를 주로 생성한다. 만약 T_{FH} 세포가 IFN-γ를 합성하면, B 세포는 보체를 활성화시킬 수 있는 IgG3와 같은 다른 유형의 IgG를 생성하도록 전환한다(4장과 13장 참조).

클래스 전환 재조합에서 공동자극 분자 상호작용이 결정적이라는 증거는 공동자극 분자가 결여되어 있는 사람에게서 발생하는 임상적인 상황에 의해 확인될 수 있다. CD40L의 기능이 없는 **X 염색체-연관 고-IgM 증후군**(***X-linked hyper-IgM syndrome***, 16장 참조)인 남성에게서 높은 수준의 IgM은 관찰되지만, IgG, IgA, IgE는 거의 발견되지 않는다. 이와 유사하게 CD40의 기능이 없거나 클래스 전환 재조합을 매개하는 효소[활성-유도 시티딘 탈아미노효소(activation-induce cytidine deaminase, AID)]가 결핍된 사람에서도 IgM이 높은 수준으로 생성된다. 기능성 ICOS 유전자가 결여된 사람(그리고 ICOS 결핍 쥐)에서는 정상적인 배중심이 발달하지 않으며, IgG, IgA, IgE의 생성이 매우 낮아 심각한 면역결핍이 초래된다.

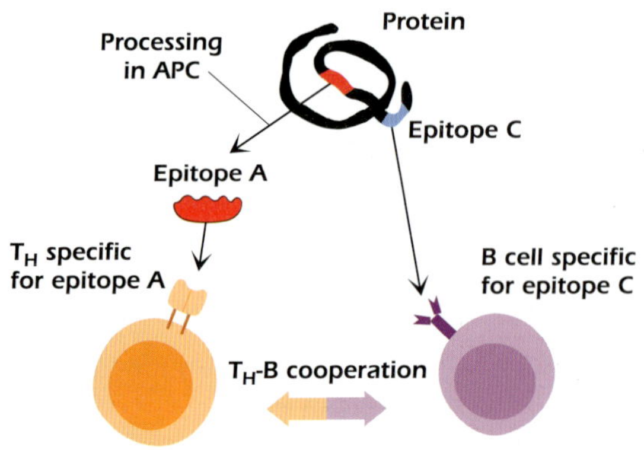

그림 10.25 연관 인식. 항체 생산을 위한 조력 T 세포와 B 세포의 상호 협력. 조력 T 세포(항원결정기 A)와 B 세포(항원결정기 C)에 의해 인지된 항원결정기는 반드시 동일한 항원으로서 물리적으로 연결되어 있어야 한다.

연관 인식

T_H와 B 세포가 효과적으로 협력하기 위해서는 같은 구조의 일부분에 반응해야만 한다. 이것이 **연관 인식**(***linked recognition***)의 핵심이다(그림 10.25). T_H와 B 세포의 협력은 동일한 항원에 대한 특이성이 있어야 한다. 즉, 독감 바이러스에 특이적인 T_H 세포는 오직 독감 바이러스-특이적 B 세포하고만 협력할 뿐 홍역 바이러스-특이적 B 세포와는 협력하지 않는다. T_H 세포와 B 세포는 대개 같은 항원 내 다른 항원결정기에 대해 반응하는데, 항원이 가공되는 동안 드러나는 내부 항원결정기(항원결정기 A)에 대해서는 T_H가, 주로 같은 항원결정기 분자의 바깥쪽에 존재하는 부분(항원결정기 C)에 대해서는 B 세포가 반응한다.

결합백신: 흉선-비의존적 항원을 위한 도움. 흉선-비의존적(thymus-independent, TI) 항원은 T 세포의 도움이 필요하지 않으며, 이러한 반응에서 B 세포는 클래스 전환을 겪지 않고 기억세포도 생성하지 않는다. 따라서 TI 항원에 대한 반응은 장기간 보호 역할을 하는 IgG나 IgA 항체를 합성하지 않는다.

TI 반응을 유도하는 병원체로는 유아에서 폐렴 또는 뇌수막염을 발생시키고, 사망에 이르게 할 수 있는 *H. influenzae b*와 *S. pneumoniae*와 같은 협막성 박테리아들이다. 이러한 박테리아의 협막은 다당류로서 잠재적인 TI 항원이며, 강력한 IgM 반응을 발생시킬 수 있다. 그러나 변연부(marginal zone) B 세포는 이러한 병원균이나 1~2세 유아에게 감염되는 다른 박테리아성 병원체에 대해 보호적인 IgM 항체를 초기(2~3일 이내)에 합성한다. 따라서 변연부 B 세포가 결핍되면 유아기에 이러한 병원체 감염에 매우 취약하다.

25년 전에 도입된 **결합백신**(***conjugate vaccines***, 19장에 추가적으로 논의)은 이러한 병원체 감염으로 인한 사망자 수를 급감시켰다. 결합백신은 위에서 언급한 연관 인식의 원리를 이용하며, 그림 10.26에서 설명한다. *H. influenzae* b와 *S. pneumoniae*와 바깥 협막은 다당류로 구성되어 있으며, 잠재

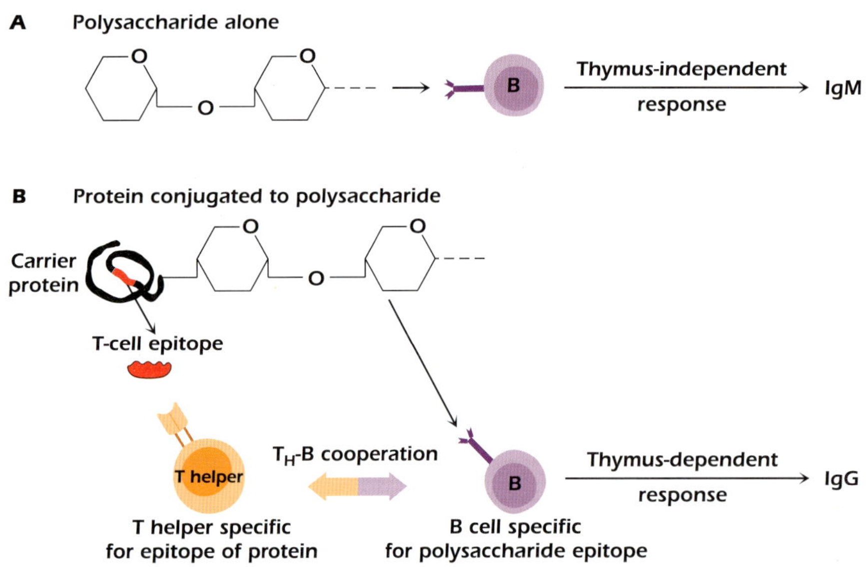

그림 10.26 결합백신 제조에 이용되는 조력 T 세포와 B 세포의 상호 협력. (A) *H. influenzae*나 *S. pneumoniae*의 협막에서 분리된 다당류는 흉선-비의존적 반응에 의해서 IgM만을 생산한다. (B) 같은 다당류에 파상풍 변성독소와 같은 운반 단백질을 결합시켜서 흉선-의존적 반응을 통해 IgG를 생산하게 한다.

적인 TI 항원이다. 박테리아로부터 정제된 다당류를 파상풍 변성독소(tetanus toxoid)와 같은 운반체 단백질과 물리적으로 연결시킴으로써 흉선-의존적 반응을 유도할 수 있다. 운반체 단백질은 조력 T 세포를 활성화시킬 수 있는 T 세포 항원결정기를 제시하며, 이러한 조력 T 세포는 다당류에 특이적인 B 세포와 상호작용한다. TD 반응의 결과로 항체의 친화력 성숙, IgG와 같은 동형으로의 전환, 그리고 장기간 생존하는 기억세포의 발달 등이 발생한다. 결합백신인 Prevnar 13®은 폐렴구균성 감염을 예방하기 위해서 5세 이하의 모든 유아에게 권고되고 있다.

CD8$^+$ T 세포의 활성과 기능

지금까지 CD4$^+$ T 세포의 주요 기능에 관해 알아 보았다. T 세포의 다른 주요한 아집단인 CD8$^+$ T 세포의 주요 기능은 바이러스와 박테리아에 감염된 세포들을 죽이는 데 있다. CD8$^+$ T 세포는 이식된 외래 세포(이식편 거부반응)와 종양세포(17, 18장 참조)를 죽이는 것과도 관련 있다. 이러한 이유로 CD8$^+$ T 세포는 **살해 T 세포**(***killer T cell***) 또는 **세포독성 T 림프구**(***cytotoxic T lymphocyte***, CTL)라고 불린다. CTL에 의해 살해되는 세포를 **표적 세포**(***target***)라고 하며, MHC class I 분자를 발현하는 어떠한 세포도 표적이 될 수 있다.

효과기 CD8$^+$ T 세포의 발생

효과기 CD8$^+$ T 세포의 활성화와 발생 과정에 대한 대부분의 지식은 쥐에서 바이러스 및 박테리아와 같은 감염원에 대한 반응을 연구하여 얻은 것이다. 이러한 반응에서의 중요한 핵심은 사람에게도 적용된다.

여기서는 바이러스에 대한 반응에 초점을 맞출 것이다. 인플루엔자, 림프구성 맥락수막염 바이러스(lymphocyte choriomeningitis virus, LCMV), 백시니아(vaccinia) 같은 바이러스가 림프액을 따라 감염 기관 또는 조직의 배액 림프절로 이동되어 대식세포 또는 수지상세포에 의해 포식됨으로써 반응이 개시된다. 수지상세포는 앞에서 설명한 교차-제시 경로를 통해서 대식세포로부터 바이러스나 바이러스-유래 항원을 제공받을 수도 있다.

효과기 CD8$^+$ T 세포의 활성화와 발생 과정은 앞에서 서술했던 효과기 CD4$^+$ T 세포의 발생에 대한 주요 원리들과 대부분 유사하며, 펩타이드-MHC와 상호작용하는 TCR로부터 발생하

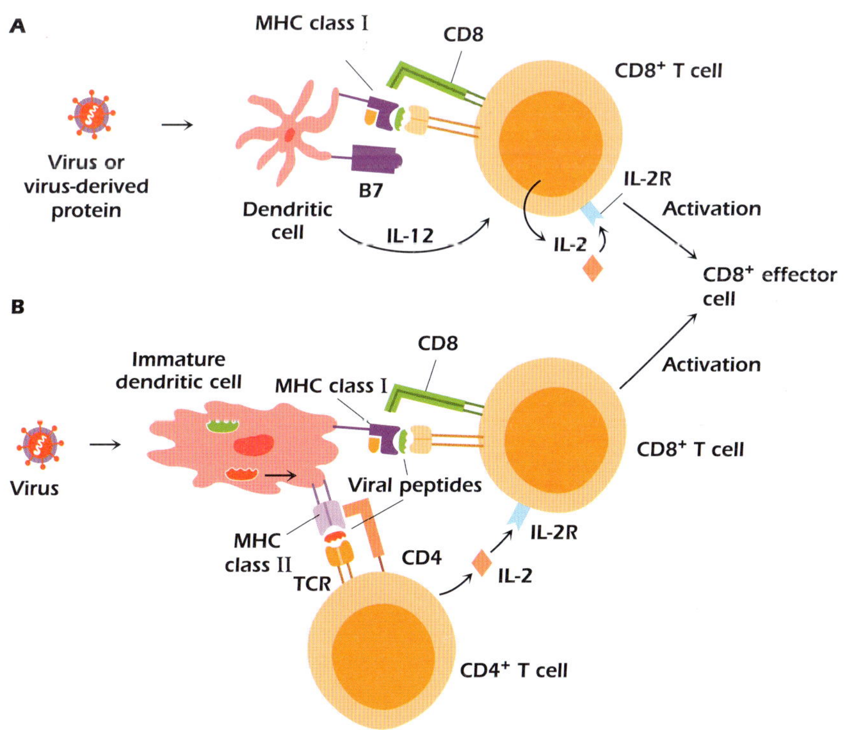

그림 10.27 바이러스-특이적 CD8$^+$ 효과기 T 세포 발생. (A) 수지상세포가 CD8$^+$ T 세포를 직접적으로 활성화시킨다. (B) 어떤 바이러스에 대한 반응에서는 CD8$^+$ T 세포를 활성화하기 위해 CD4$^+$ T 세포가 필요하다.

는 1차 신호, 특히 B7-CD28과 CD40-CD40L 같은 공동자극 신호에 의한 2차 신호, 선천면역 세포에 의해 합성되는 사이토카인에 의한 3차 신호가 필요하다. 수지상세포는 미경험 $CD8^+$ T 세포의 활성에 필요한 핵심적인 항원제시세포이다. IL-12는 $CD8^+$ T 세포의 활성화에 결정적인 것으로 알려져 있으며, 인터페론 α와 β도 역할을 수행할 것으로 생각된다. 이러한 모든 신호는 최대한의 자극 촉진을 유도하기 위해 필요하다.

활성화. 바이러스-특이적 $CD8^+$ T 세포는 그림 10.27에서처럼 여러 경로에 의해 활성화될 수 있다.

그림 10.27A는 수지상세포가 MHC class I 분자에 결합된 바이러스-유래 펩타이드를 적절한 TCR을 보유한 $CD8^+$ T 세포에 제시하는 과정을 보여준다. 수지상세포 내 MHC class I과 결합된 바이러스-유래 펩타이드는 세포의 감염에 의한 것이거나 교차-제시 경로를 통해 가공된 것일 수 있다(8장 참조). 이 경로에서 수지상세포는 $CD8^+$ T 세포를 직접 활성화시키기 위해 1차 신호와 2차 신호, 그리고 IL-12를 제공한다. 이러한 신호들의 조합은 $CD8^+$ T 세포 클론의 급격한 증식을 야기한다. $CD8^+$ T 세포는 자가분비 자극 회로를 통해 활성화된 $CD8^+$ T 세포의 증식을 유도할 수 있는 IL-2를 합성한다고 여겨진다(11장 참조). 쥐에서는 수지상세포에 의해 직접적으로 활성화된 $CD8^+$ T 세포를 통해서 인플루엔자와 LCMV에 대한 반응이 일어난다.

몇몇 바이러스-특이적 $CD8^+$ T 세포 반응(예를 들어, 헤르페스 바이러스에 대한 반응)은 바이러스-특이적 $CD4^+$ T 세포를 필요로 한다. 그러나 $CD4^+$ T 세포가 미경험 $CD8^+$ T 세포의 활성화 및 효과기 $CD8^+$ T 세포의 발생에 어떠한 역할을 하는지는 아직 명확하게 밝혀져 있지 않다. 그림 10.27B는 $CD8^+$ 효과기 T 세포의 발생 과정에서 $CD4^+$ T 세포의 역할 가운데 한 가지 경로를 보여주고 있다. 외부 항원으로써 바이러스를 포식한 수지상세포는 바이러스-특이적 $CD4^+$ T 세포에 MHC class II에 결합된 바이러스-유래 펩타이드를 제시한다. B7-CD28과 같은 공동자극분자 상호작용으로 활성화된 $CD4^+$ 세포는 증식을 하며 IL-2를 합성한다.

같은 수지상세포는 MHC class I 경로 내 교차-제시를 통해 $CD8^+$ T 세포에 바이러스 항원을 제시할 수도 있다. 따라서 수지상세포에서 발현되는 MHC class I에 의해 제시된 바이러스-유래 펩타이드와 $CD8^+$ T 세포의 상호작용과 $CD4^+$ T 세포에 의해 합성된 IL-2의 조합은 바이러스-특이적 $CD8^+$ T 세포의 증식과 분화를 유도한다. 이러한 경로에서 $CD4^+$ T 세포를 활성화시키는 바이러스 항원결정기(붉은색 펩타이드)는 $CD8^+$ T 세포를 활성화시키는 항원결정기(녹색 펩타이드)와는 차이가 있다.

같은 항원제시세포가 두 가지 항원-특이적 T 세포(바이러스-특이적 $CD4^+$와 $CD8^+$ T 세포)와 상호작용할 가능성은 희박하기 때문에, 이들 3종류의 세포가 생리적으로 상호작용 하는지에 대해서는 명확하지 않다. 그러나 초기에 수지상세포-$CD4^+$ T 세포의 상호작용이 일어나서 안정화된 후에 $CD8^+$ T 세포가 반응에 참여한다는 연구 결과들이 있다.

그림 10.27B는 활성화 경로의 한 변형으로서, 각기 다른 만남을 통해 $CD4^+$와 $CD8^+$ T 세포를 활성화시키는 수지상세포를 보여준다. 이러한 **라이센싱**(***licensing***) 경로에서 미성숙 수지상세포는 $CD4^+$ T 세포와 처음 상호작용한다. 수지상세포는

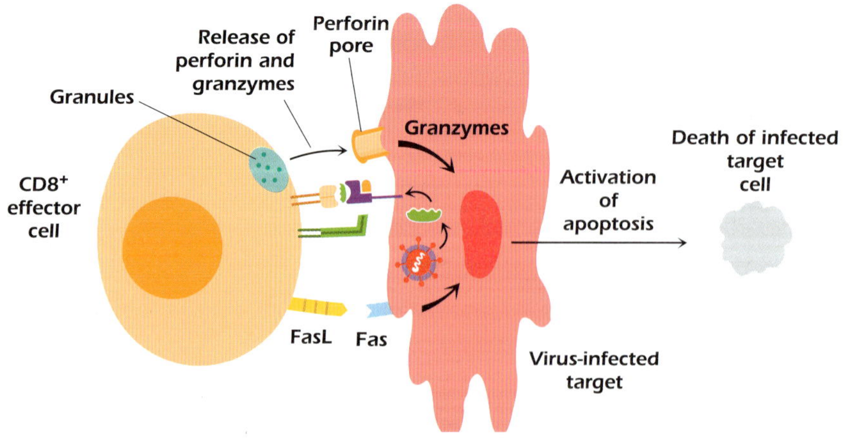

그림 10.28 바이러스에 감염된 표적 세포를 살해하는 $CD8^+$ T 세포의 두 가지 경로. 감염된 표적 세포는 MHC class I과 바이러스에서 유래한 펩타이드를 발현하고 있다. 표적 세포의 세포자살이 다음 두 가지 경로를 통해 유도된다. (a) 활성화된 $CD8^+$ T 세포의 과립성분의 작용 (b) Fas-FasL 상호작용에 의한 신호전달.

공동자극분자(특히, CD40)를 상향 조절하며, $CD4^+$ T 세포는 CD40L을 상향 조절한다. 상향 조절된 CD40과 IL-12를 합성하고 분비할 능력이 생긴 성숙한 수지상세포는 이제 $CD4^+$ T 세포를 떠나 바이러스-특이적 미경험 $CD8^+$ T 세포와 상호작용하여 이들을 활성화시킨다.

$CD8^+$ T 세포를 활성화시키는 데 이용되는 경로는 앞서 언급했던 $CD4^+$ T 세포 활성화에서 나타나는 세포내 경로와 유사하다. CD4와 같이 CD8은 티로신 인산화효소인 Lck와 관련이 있으며, $CD4^+$ T 세포의 활성화 과정에서와 같이 동일한 공동자극분자들과 부착 분자들인 CD28-B7, LFA-1-ICAM-1, 그리고 CD2-CD58이 참여한다. 이러한 반응의 활성화는 $CD8^+$ T 세포 클론 수를 급격히 엄청나게 확장시키는데, 감염 후 일주일 이내에 거의 500,000배 정도로 증가시키는 것으로 계산된다. 반응 후기에는 $CD8^+$ T 세포의 음성 공동자극분자들인 CTLA-4와 PD1이 발현되어 반응이 종결된다.

$CD8^+$ T 세포에 의한 표적 세포 살해

일단 $CD8^+$ T 세포가 활성화되면 표적 세포에 부착함으로써 살해 기능이 시작된다(그림 10.28). 표적 세포에서 발현하는 MHC class I 분자와 결합된 펩타이드, CD8, 그리고 $CD8^+$ T 세포에서 발현하는 TCR 사이의 상호작용이 핵심이며, T 세포와 표적 세포 표면에서 발현하는 부착분자 쌍(그림에는 없지만)은 세포 사이의 접촉이 수 시간 동안 유지하도록 돕는다.

$CD8^+$ T 세포에 의한 세포 살해는 두 가지 경로에 의해 발생하는 것으로 생각되는데, 두 경로 모두 표적 세포의 세포예정사(programmed cell death)를 일으킨다. 우선 대부분의 표적 세포를 살해하는 주된 경로는 $CD8^+$ T 세포내 함유된 과립(granule) 성분들이 활성화되는 것과 관련이 있다. 과립들은 $CD8^+$ T 세포가 활성화될 때에 형성된다. 표적 세포에 부착한 뒤에 $CD8^+$ T 세포는 내부 구소를 재소식하여 과립이 표적 세포와의 부착 부위로 접근하도록 한다. 그 다음 $CD8^+$ T 세포는 세포외 유출(exocytosis) 작용을 통해 표적 세포에 과립 구성물들을 방출한다. 과립의 주요 성분은 **퍼포린(*perforin*)**이며, 표적 세포막에 구멍을 형성한다. 형성된 구멍을 통해 표적 세포막의 투과성이 증대되고, 결국 세포의 사멸을 유도한다. 세포막에 대한 퍼포린 활성은 보체 막 공격 복합체(4장 참조)의 작용과 유사하다. 세린 프로테아제인 **그랜자임(*granzyme*)**은 퍼포린에 의해 형성된 작은 구멍을 통해서 표적 세포 내부로 유입되고, 표적 세포의 세포내 구성성분과 상호작용하여 세포예정사를 유도한다. **그래뉼리신(*granulysin*;** 그림에는 나타내지 않았음) 또한 작은 단백질로서 표적 세포로 들어갈 수 있는데, 이를 통한 활성화 경로는 리스테리아(Listeria)와 마이코박테리아(Mycobacteria)와 같이 대식세포나 수지상세포 내에서 생존하는 세포내 박테리아를 죽이는 데 관여한다.

표적 세포를 죽이는 두 번째 경로는 $CD8^+$ T 세포에서 발현하는 FasL과 많은 숙주세포들의 표면에 발현되는 Fas의 상호작용을 통해 일어난다. 이러한 상호작용은 표적 세포 내부에 있는 단백질 분해효소인 카스파제(caspase)의 순차적인 활성화를 통해 표적 세포의 세포예정사를 유도한다. 결과적으로, 세포는 수 시간 이내에 죽게 된다. 세포예정사는 세포의 구성물들을 방출시키지 않기 때문에 세포예정사 메커니즘을 통한 감염된 세포의 살해는 염증 반응을 자극하지 않으며, 다른 세포로 감염성 바이러스가 유출되는 것을 막을 수도 있다. 일단 $CD8^+$ T 세포가 이와 같은 살해 기작을 개시한 후에는 표적 세포로부터 떨어져 나오며, 다시 다른 표적 세포에 붙어 공격하고 살해한다.

$CD8^+$ T 세포의 활성과 표적 세포의 살해는 다른 과정이다. 이는 바이러스에 감염된 개체로부터 얻어낸 $CD8^+$ T 세포가 체외에서 바이러스에 감염된 표적 세포를 살해할 수 있다는 사실을 통해 입증되었다(표적에 대한 $CD8^+$ T 세포의 살해 분석법은 20장에 서술되어 있다). 시험관 내(*In vitro*) 실험에서 감염된 표적의 살해는 활성화된 $CD8^+$ T 세포만으로 충분하다.

MHC 제한과 $CD8^+$ T 세포 살해 기능

T 세포 반응에서 MHC 제한의 개념에 대해 다시 강조하고자 한다. MHC 제한의 개념은 Rolf Zinkernagel과 Peter Doherty가 림프구성 맥락수막염 바이러스(lymphocyte choriomeningitis virus)에 감염된 쥐의 $CD8^+$ T 세포(CTL)를 이용하여 수행한 연구를 통해 최초로 정립되었다. 바이러스에 감염된 쥐로부터 추출된 CTL이 쥐로부터 얻은 MHC class I 분자와 바이러스 항원 모두를 발현하는 표적 세포를 살해한다는 사실을 밝힌 공로가 인정되어, Zinkernagel과 Doherty는 1996년에 노벨상을 받았다. CTL은 비감염 표적 세포 또는 바이러스 항원 단독으로만 발현하거나 항원이 다른 MHC class I 분자와 결합된 세포를 죽이지는 못한다. 이들 연구의 핵심은 CTL에서 발현하는 TCR이 펩타이드-MHC 클래스 I의 조합을 인지해야 한다는 사실이다. 이식 연구 분야에 있어서 T 세포 반응 중 MHC의 역할이 수년 전에 밝혀졌지만, 이들의 연구는 일상적인 T 세포 반응에서 MHC의 역할을 처음으로 입증했다는 것

에 의의가 있다.

이러한 발견은 중요한 생물학적 연구 결과로서 MHC class I 분자는 체내 모든 핵을 갖는 세포에서 발현된다. 병원체는 핵을 갖는 세포에 감염되고, 세포의 MHC class I 분자와 결합된 펩타이드를 발생시킨다. 세포 표면에서 이러한 병원체-유래 펩타이드-MHC class I 복합체는 적절한 TCR을 갖는 $CD8^+$ T 세포에 의해 인식된 후 감염된 세포는 살해된다. 따라서 $CD8^+$ T 세포에 의한 살해 기작은 체내의 핵을 가진 어떠한 감염된 세포라도 제거될 수 있다는 것을 의미한다. 병원체의 제거는 숙주세포의 손상을 유발시키지만, 감염원의 제거를 위해 개체가 지불해야 하는 대가로 볼 수도 있다.

일반적으로 세포내 병원체만이 MHC class I 분자와 결합된 펩타이드를 발생시키며 $CD8^+$ T 세포 반응을 일으킨다. 이러한 병원체들은 수지상세포와 대식세포와 같은 항원제시세포에 의해 포식되기 때문에 병원체-특이적 $CD4^+$ T 세포를 활성화시키고 항체 합성을 유도한다. 이러한 방식으로, $CD4^+$ T 세포, $CD8^+$ T 세포 그리고 항체 및 γδ T 세포도 모두 특정 병원균에 대항해서 숙주의 방어적 면역 반응을 나타내게 된다(19장 참조). 이와는 대조적으로 유해하지 않거나 비감염성인 항원(백신에서 죽은 바이러스의 단백질 같은)들은 일반적으로 $CD8^+$ T 세포 반응을 유도하지 않는다. 이러한 외래 항원들은 MHC class II와 상호작용하는 항원제시세포의 산성 소포 내에 포획되고, $CD4^+$ T 세포와 항체 반응들을 활성화시킨다.

기억 T 세포

이전 단락에서는 미경험 $CD4^+$ T 세포 또는 $CD8^+$ T 세포와 항원의 상호작용이 어떻게 매우 거대한 효과기 세포 개체군을 생성하고 반응하는 클론의 증식을 유도하는지에 대하여 설명하였다. 최종적으로 반응을 중지시키는 것이 중요하며, 반응을 종결하는 몇몇 신호에 대해서도 설명했다. 대부분의 면역반응을 유발하는 병원체(또는 "유해하지 않은" 항원)는 초기 접촉 후 수일 내에 처리되거나 제거된다.

이러한 면역 반응은 특정 병원체나 항원에 특이적인 활성화된 효과기 $CD4^+$와 $CD8^+$ T 세포 집단을 생산한다. 이 경우, Fas와 FasL의 상호작용이 매개하는 활성-유도 세포사멸(activated-induced cell death)로 알려진 세포예정사 경로에 의해 대부분의 활성화된 T 세포가 제거된다.

일부 소수의 세포 집단은 반응종결 시점의 클론 수가 줄어드는 시기에 살아남는다. 이들이 **기억 T 세포**(***memory T cells***, $CD4^+$ T와 $CD8^+$ T)이다. 기억 T 세포는 일반적으로 오랫동안 생존하며, 때로는 수년 동안 생존하기도 한다. 기억 T 세포가 같은 병원체에 다시 노출되면 방어 반응에 참여하게 된다(19장을 참조).

기억 T 세포 반응은 일차 면역 반응에 비해 좀 더 빠르고 효과적이다. 특정 항원에 대해 반응하는 기억 집단의 클론 수가 미경험 T 세포 집단의 본래 클론 수에 비해 훨씬 크다는 점(일반적으로 100~1000배)이 이를 설명하는 이유 중 하나이다. 게다가 특정 항원의 재감염 또는 재자극은 기억세포가 효과기 세포로 증식하고 분화하도록 활성화시키므로 클론 수가 훨씬 확장된다.

기억 T 세포의 발달과 기능에 관하여 몇 가지 의문점이 남아 있다. 하나는 이들이 효과기 세포 발생 과정 이후에 생성되는 것인지 아니면 활성화 과정의 초기에 기억 T 세포로 분리되는 것인지에 관한 것이다. 또한, 기억 T 세포가 오랜 기간 생존하기 위해서 매우 낮은 수준의 항원이라도 존재해야 하는 것인지에 대해서도 아직 불명확하다. 몇몇 연구를 통해 항원 자극이 결여된 기억세포는 죽는다는 것이 보고되었다. 게다가 기억 T 세포를 구별할 수 있는 표지 분자도 아직 확실하게 동정된 바 없다.

기억세포의 아집단은 이들이 분비하는 사이토카인과 조직에서 어느 곳으로 순환하는지에 대한 부착 표지자에 근거해 확인되어 왔다. 특정 조직으로 유입되는 세포의 능력은 부착분자와 케모카인 수용체 조합의 발현에 따라 조절된다. **효과기 기억세포**(***effector memory cells***)는 미경험 세포에 의해 발현되는 부착 분자와 케모카인 수용체(각각 L-selectin과 CCR7)를 하향 조절하며, 말초 조직으로의 이동에 관여하는 분자 패턴을 상향 조절한다. 한 유형은 기억세포들이 피부로 이동하도록 조절하고 또 다른 유형은 감염의 위험이 높은 체내의 주요 부위인 점막으로 이동하도록 조절한다. 이러한 부위들에서 항원에 재노출되면 효과기 기억세포가 효과기 세포로 빠르게 분화될 수 있다. **중심 기억세포**(***central memory cells***)는 미경험 T 세포에서 발현하는 부착 분자와 케모카인 수용체 패턴을 매우 유사하게 발현한다. 그래서 중심 기억세포는 말초 림프절을 통해 재순환한다. 비록 중심 기억세포들에 의한 반응이 대체로 효과기 기억세포들에 의한 반응보다 느리게 일어날 지라도, 림프절에서 항원에 재노출되면 중심 기억세포들도 효과기 기능을 나타낸다.

인간면역결핍바이러스(HIV)-1 또는 기생충 감염과 같은 몇몇 만성 감염에서는 병원체가 완전하게 제거되지 않으며, 오랫동안 숙주세포 내에 "잠복"할 수도 있다는 점을 주목해야 한다. 즉, 숙주세포는 이러한 유형의 감염성 항원의 저장고가 된다. 병원체에 대한 추가적인 면역 반응은 병원체가 잠복기 이후에 재출현할 때 활성화된다. 이 현상은 19장에서 좀 더 상세하게 다룰 것이다.

다른 T 세포 아집단의 기능

$CD4^+$와 $CD8^+$ T 세포는 적응면역 반응의 주요한 구성원들이다. CD4나 CD8의 발현이 없는 다른 T 세포 아집단도 있다. 이러한 세포들은 대개 감염에 취약한 점막 조직에서 발견되고, 감염성 항원에 대한 초기 반응에 주로 참여한다. 이들은 적응면역 반응보다는 선천면역 세포들의 몇 가지 특징들을 갖는다. 예를 들어, 이 세포들은 항원에 노출된 이후에 급격히 반응하며 기억 반응을 생성하지 않는다. 아래에서 이러한 세포들을 소개한다.

NKT 세포

NKT 세포는 NK1.1 및 NK 세포들이 발현하는 전형적인 다른 분자들을 발현하며, T-세포 수용체 역시 발현한다. NKT 세포는 장의 점막 고유층(lamina propria)에서 발견되며, **감염성 미생물**(*Sphingomonas bacteria*와 *B. burgdorferi* 같은)에서 유래된 지질과 당지질을 인지하여 반응할 뿐만 아니라 숙주세포에서 발현하는 당스핑고지질에도 반응한다. 따라서 NKT 세포는 미생물과 자기-항원 모두에 반응한다. 대부분의 NKT 세포들은 하나의 Vα와 제한된 몇 가지의 Vβ군을 발현하는 "반불변(semi-invarient)" TCR을 가지고 있는데, 이는 수지상세포와 같은 $CD1^+$ 항원제시세포에 의해 표지되는 항원에 반응한다.

항원에 자극된 후 NKT 세포는 특히 IL-4와 IFN-γ와 같은 T_H1 및 T_H2와 연관된 사이토카인 모두를 높은 수준으로 매우 빠르게 합성한다. 따라서 NKT 세포들은 박테리아의 초기 제거에 중요한 역할을 수행한다고 생각된다. 또한 NKT 세포들은 미경험 $CD4^+$ T 세포들을 T_H2 아집단으로 분화시키는 IL-4의 한 공급원으로서 알려져 있다. 이 외에도 NKT 세포들은 다른 많은 면역 반응들을 조절하는 데 중요한 역할을 수행하는 것으로 알려져 있다. NKT 세포가 결여되면 자가 면역과 암을 포함한 여러 질병이 발생한다.

γδ T 세포

γδ T 세포는 T 세포의 또 다른 아집단 중 항원을 인식하는 TCR의 두 사슬로서 αβ가 아닌 γδ를 사용하며, 피부와 점막 상피세포 부위(장, 폐, 자궁과 같은)에 주로 위치한다. 점막 상피층을 통과 후 산재되는 상피세포 간 림프구(intraepithelial lymphocytes)의 10% 정도가 γδ T 세포이며, 장 하부의 특정 조직에서는 더욱 비율이 높다. 소수의 γδ T 세포가 혈액과 림프절에서 발견되기도 한다. γδ T 세포는 적응면역 반응과 연관된 몇몇 특징(항원-특이적 수용체의 사용)을 나타내지만, 몇 가지 특성들은 선천면역 반응과 관련이 있다. γδ T 세포는 특히 IFN-γ와 TNF와 같은 사이토카인의 합성을 통해 마이코박테리아와 같은 병원체에 빠르게 반응하며(αβ T 세포가 수일 이내인 것에 반해서, 수 시간 이내에), $CD8^+$ T 세포의 살해 기능과 유사한 메커니즘을 사용하여 세포 독성 기능을 갖는다고도 알려져 있다. γδ T 세포는 일반적으로 MHC 분자와 결합된 펩타이드와 반응하지 않고, "인산항원(phosphoantigen)"이라 불리는 인지질과 다른 작은 비단백질성 분자에 반응한다. γδ T 세포는 숙주세포가 충격이나 스트레스를 받아 생성되는 열충격 단백질(heat-shock protein)에도 반응할 수 있다. γδ T 세포는 CD1 또는 비다형성 MHC class I 분자에 의해 제시된 항원과 상호작용한다.

선천면역 림프구

점막 내 면역 반응의 주제를 벗어나기 전에 최근 **선천면역 림프구**(***innate lymphoid cells***, ILCs)로 알려진 세포의 특징에 대해 언급하고자 한다. ILC는 조혈줄기세포로부터 발날하시반, 림프구 계통의 표지자들을 발현하지 않는다. ILC는 TCR을 발현하지 않기 때문에 항원-특이적 수용체를 통해 항원과 반응하지 않는다. ILC의 세 가지 집단은 세포 표면 분자의 발현과 이들이 합성하는 사이토카인의 차이로 인해 정의된다. ILC는 IFN-γ, IL-5, IL-13, IL-22와 같은 $CD4^+$ T 세포의 여러 아집단과 관련된 다양한 사이토카인을 생성한다.

ILC는 점막 부위에서 주로 발견되며, 감염성 항원에 대항하여 보호 반응을 수행한다. 또한 ILC는 알레르기와 천식과 같은 기관지 질환의 발달과 다른 부위의 점막에서 발생하는 크론병 등의 염증성 질환의 발달과도 관련이 깊다.

요약

1. 미경험 $CD4^+$ 또는 $CD8^+$ T 세포의 활성화에는 두 가지 신호가 필요하다. 1차 신호는 TCR과 결합하는 항원-특이적 펩타이드 + MHC 분자이고, 2차 신호는 항원제시세포와 T 세포 표면의 공동자극분자 쌍에 의해 제공된다.
2. 수지상세포는 주요한 항원제시세포이며 미경험 T 세포를 활성화시킨다. 조직에서 병원체와의 상호작용에 의해 미성숙 수지상세포는 MHC class II와 공동자극분자의 발현을 상향 조절하며 배액 림프절로 이동하여 적절한 TCR을 갖는 $CD4^+$ T 세포에 MHC class II와 결합된 펩타이드를 제시한다.
3. T 세포 활성화에서 항원제시세포-T 세포 상호작용의 핵심은 (a) 펩타이드 + MHC와 TCR의 결합; (b) 공동수용체인 CD4-MHC class II 또는 CD8-MHC class I의 결합; (c) 공동자극분자 쌍인 B7-CD28과 CD40-CD40 리간드의 결합; (d) 부착분자 쌍들의 다중결합이다. 이러한 상호작용은 세포 사이의 접촉이 수 시간 동안 유지되게 한다.
4. $CD4^+$ 와 $CD8^+$ T 세포의 활성은 항원제시세포와 T 세포 사이의 접촉면(면역학적 시냅스)으로부터 세포질을 통과하여 핵 내로 퍼져 나가는 연쇄적인 반응들과 관련이 있다. 결정적인 메커니즘으로는 인산화효소에 의한 인산화, 세포막에서의 신호 복합체의 조립과 활성, 세포 내 신호경로의 활성화, 선택적인 유전자 전사를 위한 다중 전사인자들의 활성화가 있다.
5. 활성화된 $CD4^+$ T 세포에서 전사되고 번역되는 중요 유전자 가운데 특히 IL-2와 같은 사이토카인과 IL-2 수용체(CD25)의 α 사슬을 포함하는 사이토카인 수용체가 중요하다. 최종적으로, 이러한 활성화는 T 세포 클론의 증식과 확장, 효과기 T 세포로의 분화, 효과기 세포가 림프절 밖으로 이동해서 병원체가 침입한 조직 또는 부위로 이동하도록 돕는 귀소분자의 발현 변화를 일으킨다.
6. $CD4^+$ T 세포가 항원에 의해 활성화되면 다양한 세포 유형에 영향을 줄 수 있는 막대한 양의 사이토카인을 분비한다. 사이토카인을 합성하는 $CD4^+$ T 세포는 T_H1, T_H2, T_H17, 그리고 Treg의 주요 네 가지 아집단으로 정의된다. 각 아집단은 독특한 효과기 세포에 작용하는 특정 사이토카인의 패턴을 생성한다. 각각의 효과기 세포는 특정 형태의 병원체를 처리한다. 이들은 특징적인 계통-결정 전사인자에 의해 구별될 수 있다. 선천면역계의 세포에 의해 합성된 사이토카인은 특정 아집단으로의 분화에 영향을 미친다.
   - T_H1 세포는 IL-2와 IFN-γ를 합성하여 세포 매개 면역 반응의 효과기 세포들(대식세포, NK 세포, $CD8^+$ T 세포 등)을 활성화시키며, 바이러스와 박테리아 같은 세포 내 병원체에 대한 반응을 유도한다.
   - T_H2 세포는 IL-4, IL-5, IL-13을 합성하여 기생충과 알레르기 항원에 대한 반응과 관련된 효과기 세포들을 활성화시킨다.
   - T_H17 세포는 다양한 세포 유형에 의한 염증 유발 반응을 유도하는 IL-17 군 사이토카인과 IL-22를 합성한다. T_H17 세포는 곰팡이와 세포외 박테리아에 대해 반응한다. 이들은 또한 류머티스성 관절염과 다발성 경화증과 관련된 몇몇 자가면역 질환과도 관련이 있다.
   - Treg 세포는 다른 세포와 직접 접촉하거나 억제성 사이토카인인 TGF-β와 IL-10의 분비를 통해서 다른 $CD4^+$ T 세포 아집단의 기능을 억제한다.
7. 특이적인 항원에 반응하는 한 가지 $CD4^+$ T 세포의 아집단에 의해 생성되는 사이토카인은 다른 아집단의 발달 또는 기능을 억제하며 특정 아집단으로 분화하는 반응이 편극되게 한다.
8. 여포 조력 T 세포(T follicular helper, T_{FH})는 B 세포와 상호작용하여 흉선-의존적 항원에 대한 배중심 반응에서 오래 생존하는 기억 B 세포와 형질세포로 발달시킨다. T-B 세포의 협력은 T 세포에 의해 생성되는 사이토카인과 $CD4^+$ T 세포와 B 세포 표면의 분자 쌍 사이의 상호작용으로 발생한다. 항원-특이적인 1차 신호(B 세포에서 발현하는 펩타이드-MHC class II와 TCR의 결합)와 CD40-CD40 리간드나 ICOS-ICOS 리간드를 포함하는 결정적인 2차 또는 공동자극 신호가 있다.
   이러한 상호작용의 결과로서, B 세포는 IgG, IgA, IgE를 생성하는 클래스 전환 재조합을 겪으며 동일한 항원에 대한 기억세포와 오래 생존하는 형질세포를 생성한다. T 세포에 의해 합성되는 사이토카인은 B 세포에 의해 합성되는 항체의 동형을 결정한다.
   공동자극분자 쌍의 상호작용 중 한 가지라도 결함이 생기면 클래스 전환이 이루어지지 않게 돼서 오직 IgM 항체만 합성된다.
9. 흉선-의존적(TD) 항원에 대한 반응에서, 같은 항원에 특이적인 $CD4^+$ 조력 T 세포와 B 세포는 항체를 생산하기 위해 상호작용해야 한다. 조력 T 세포와 B 세포에 의해 인식되는 항원결정기는 같은 항원의 구조 중 일부이다(연관 인식). 이런 원리는 결합백신을 생산하기 위해 적용되며, 다당류와 결합된 단백질은 흉선-비의존적(TI) IgM 반응을 TD 클래스 전환 반응(IgG 또는 IgA)으로 전환시켜 보호 작용이 오래 지속되게 한다.
10. $CD8^+$ T 세포(CTL)는 박테리아와 바이러스 같은 미생물에 감염된 표적 세포와 상호작용하며 이들을 살해한다. $CD8^+$ T 세포의 TCR은 표적 세포 표면의 MHC class I에 결합된 병원체-유래 펩타이드와 상호작용한다. $CD8^+$ T 세포는 표적 세포를 살해하기 전에 효과기 세포로 활성화되고 분화되어야만 한다. $CD8^+$ T 세포는 다른 경로들을 통해 활성화될 수 있으며, 다음의 두 가

지 주요 경로를 통해 표적 세포에 세포예정사를 유도하여 살해한다. (1) $CD8^+$ T 세포 과립 내 세포 독성물질의 작용, (2) 표적 세포에서 발현하는 Fas와 $CD8^+$ T 세포에서 발현하는 FasL과의 상호작용.

11. $CD4^+$와 $CD8^+$ T 세포 외에도, γδ T, NKT, 선천면역 림프구 같은 다른 아집단은 특히 점막 표면의 면역 반응에서 주된 역할을 수행한다.
12. 흉선은 발생 중인 T 세포가 αβ 또는 γδ 중 하나를 가진 TCR을 발현하는 곳이다. 흉선은 발생 중인 T 세포가 매우 활발하게 증식하고 분화하는 장소이지만 대부분의 T 세포는 그곳에서 죽는다. 살아 남은 소수의 T 세포만이 순환계와 흉선 외의 조직에서 발견되는 성숙한 형태의 T 세포 집단을 이룬다.
13. TCR 유전자 재배열은 흉선 내의 초기 이중음성 흉선 세포에서 개시된다. αβ와 γδ T 세포의 분화 기작은 이중음성 단계에서 갈라진다. 만약 γδ TCR 유전자가 성공적으로 재배열되었다면, γδ T 세포는 발생하여 흉선을 떠난다.
14. TCR β 유전자를 성공적으로 재배열한 흉선 세포는 pre-T 세포 상태에서 β 사슬을 비재배열된 분자인 pre-Tα와 결합하여 표면에 발현한다. 다음 단계에서 TCR α 유전자가 재배열되고 pre-Tα는 하향 조절되며, CD4와 CD8 공동수용체 발현이 상향 조절되어 "이중양성" 세포를 형성한다. 이중양성 세포는 αβTCR(CD3 및 ζ와 함께 결합된)과 CD4 및 CD8 모두를 발현한다.
15. 이중양성 세포는 자신의 TCR 및 공동수용체와 흉선의 비림프구 세포에 의해 발현되는 MHC 분자 + 펩타이드 사이의 상호작용이 매개하는 흉선 선택을 겪는다.
16. 양성 선택(Positive selection) : 발생 중인 T 세포가 흉선 피질의 상피세포에 의해 발현되는 MHC 분자(그리고 펩타이드)와 상호작용한다. $CD4^+$ 또는 $CD8^+$ T 세포 중 하나가 되는 계보 결정은 뒤따라 일어난다. 이런 방식으로 발달 중인 T 세포가 "학습"되는데, 이는 성숙한 T 세포가 흉선에서 분화하는 동안 T 세포와 상호작용했던 동일한 MHC 분자를 발현하는 세포가 제시한 항원에만 반응한다는 것을 의미한다(T 세포 반응의 자기-MHC 제한). 따라서 성숙 $CD4^+$ T 세포는 펩타이드 + 자기-MHC class II와 반응하고, 성숙 $CD8^+$ T 세포는 펩타이드 + 자기-MHC class I과 반응한다.
17. 음성 선택(Negative selection) : 발생 중인 T 세포는 흉선의 수지상세포와 흉선 수질의 상피세포에 의해 발현된 MHC 분자(그리고 펩타이드)와 상호작용한다. 이는 자기관용을 확보하고 자기-분자와 잠재적으로 반응하는 것을 예방하기 위한 것으로, 자기에 대해 높은 친화력을 가진 T 세포를 제거하는 과정이다. 따라서 흉선에서 생성되는 $\alpha\beta TCR^+$ T 세포는 자기-MHC에 의해 제한되고 자기관용적이다.
18. 양성 그리고 음성 선택에서 살아 남은 $\alpha\beta TCR^+$ $CD4^+$ 또는 $\alpha\beta TCR^+$ $CD8^+$ T 세포는 흉선을 떠난다. 이들은 혈액, 2차 림프 기관 그리고 조직에서 비자기 항원과 반응하는 말초 αβT 세포의 레퍼토리를 구성한다. 항원에 의해 활성화된 후에 αβT 세포는 효과기 세포로 분화한다. 일부 활성화된 T 세포는 기억 $CD4^+$ 또는 $CD8^+$ 세포가 된다.
19. αβ와 γδ T 세포와 함께, NKT 세포, Treg, 그리고 일부 NK 세포들도 흉선에서 발생한다.

REFERENCES AND BIBLIOGRAPHY

Anderson G, Lane PJ, Jenkinson EJ. (2007) Generating intrathymic microenvironments to establish T-cell tolerance. Nat Rev Immunol 7:954.

Bendelac A, Savage PB, Teyton L. (2007) The biology of NKT cells. Annu Rev Immunol 25:297.

Billadeau DD, Nolz JC, Gomez TS. (2007) Regulation of T cell activation by the cytoskeleton. Nat Rev Immunol 7:131.

Brembilla NC, Senra L, Boehncke W. (2018) The IL-17 family of cytokines in psoriasis: IL-17A and beyond. Front Immunol 7:131.

Chen L, Flies DB. (2013) Molecular mechanisms of T cell co-stimulation and co-inhibition. Nat Rev Immunol 13:227.

Crotty S. (2011). Follicular helper CD4 T cells (TFH). Annu Rev Immunol 29:621.

Dominguez-Villar M, Hafler DA. (2018) Regulatory T cells in autoimmune disease. Nat Immunol 19:665.

Gallegos AM, Bevan MJ. (2006) Central tolerance: good but imperfect. Immunol Rev 209:290.

Garcia KC, Degano M, Pease LR, Huang M, Peterson PA, Teyton L, Wilson IA. (1998) Structural basis of plasticity in T cell receptor recognition of a self peptide-MHC antigen. Science 279:1166.

Hashimoto D, Miller J, Merad M. (2011) Dendritic cell and macrophage heterogeneity in vivo. Immunity 35:323.

Kronenberg M, Engel I. (2007) On the road: progress in finding the unique pathway of invariant NKT cell differentiation. Curr Opin Immunol 19:186.

Krummel MF. (2007) Testing the organization of the immunological synapse. Curr Opin Immunol 19:460.

Laky K, Fowlkes BJ. (2005) Receptor signals and nuclear events in CD4 and CD8 T cell lineage commitment. Curr Opin Immunol 17:116.

Lauritsen JP, Haks MC, Lefebvre JM, Kappes DJ, Wiest DL. (2006) Recent insights into the signals that control αβ/γδ-lineage fate. Immunol Rev 209:176.

Ma CS, Deenick EK, Batten M, Tangye SG. (2012) The origins, function, and regulation of T follicular helper cells. J Exp Med 209:1241.

Mathis D, Benoist C. (2007) A decade of AIRE. Nat Rev Immunol 7:645.

Rodrigo Mora J, von Andrian UH. (2006) Specificity and plasticity of memory lymphocyte migration. Curr Top Microbiol Immunol 308:83.

Rudolph MG, Stanfield RL, Wilson IA. (2006) How TCRs bind MHCs, peptides, and coreceptors. Annu Rev Immunol 24:419.

Schiavon V, Duchez S, Branchtein M, et al. (2019) Microenvironment tailors nTreg structure and function. Proc Natl Acad Sci USA 116:6298.

Van Laethem F, Tikhonova AN, Singer A. (2012) MHC restriction is imposed on a diverse T cell receptor repertoire by CD4 and CD8 co-receptors during thymic selection. Trends Immunol 33:437.

Vantourout P, Hayday A. (2013) Six-of-the-best: unique contributions of γδ T cells to immunology. Nat Rev Immunol 13:88.

Walker JA, Barlow JL, McKenzie AN. (2013) Innate lymphoid cells - how did we miss them? Nat Rev Immunol 13:75.

Weaver CT, Hatton RD, Mangan PR, Harrington LE. (2007) IL-17 family cytokines and the expanding diversity of effector cell lineages. Annu Rev Immunol 25:821.

Yin L, Scott-Browne J, Kappler JW, Gapin L, Marrack P. (2012) T cells and their eons-old obsession with MHC. Immunol Rev 250:49.

Zhang N, Bevan MJ. (2011) $CD8^+$ T cells: foot soldiers of the immune system. Immunity 35:161.

복습 문제

각 질문에 대해 가장 알맞은 답을 고르시오.

1. 다음 중 면역 반응에서 항원제시세포의 역할이 아닌 것은?
   A) 폴리펩타이드 항원의 제한된 분해
   B) MHC 유전자 생산물과 펩타이드의 선택적 결합을 허용
   C) T 세포를 충분히 활성화시키기 위한 2차 신호전달
   D) $CD4^+$ T 세포에 MHC class I과 결합된 비자기-펩타이드를 제시
   E) 적절한 수용체를 가진 T 세포에 펩타이드-MHC 복합체를 제시

2. IL-2에 대한 설명 중 틀린 것은 무엇인가?
   A) 주로 활성화된 대식세포에 의해 분비된다.
   B) $CD4^+$ T 세포에 의해 생산된다.
   C) $CD4^+$ T 세포의 증식을 유도할 수 있다.
   D) $CD4^+$ T 세포에 존재하는 특정 수용체와 결합한다.
   E) 항원 존재 시 $CD8^+$ T 세포를 활성화시킬 수 있다.

3. 다음의 세포 표면 단백질의 쌍 중 서로 상호작용하지 않는 것은?
   A) MHC class II와 CD4
   B) ICAM-1(CD54)와 LFA-1(CD11a/CD18)
   C) B7(CD80과 CD86)과 CD28
   D) CD40과 CD40 리간드(CD154)
   E) B 세포에 존재하는 막-면역글로불린(membrane Ig)과 T 세포에 존재하는 CD4

4. $CD4^+$ T 세포의 활성화에 대한 설명 중 적절하지 않은 것은?
   A) 활성화는 단백질과 결합한 TCR에 존재하는 티로신 잔기의 재빠른 인산화를 초래한다.
   B) 세포 내의 칼슘 농도 활성화에 따라 빠르게 증가한다.
   C) 항원제시세포의 펩타이드–MHC class II 분자와 적절한 $CD4^+$ T 세포 TCR 사이의 상호작용은 T 세포 활성화를 완성시키는 데 필요 충분 조건이다.
   D) B7과 CD28의 상호작용은 효과적인 IL-2 번역을 위해서 IL-2 mRNA를 안정화시킨다.
   E) 활성화된 세포는 IL-2와 IL-2 수용체를 합성한다.

5. $CD4^+$ T 세포의 아집단과 사이토카인에 대한 설명 중 올바르지 않은 것은 무엇인가?
   A) T_H1 세포는 대식세포와 NK 세포 활성화를 유도하는 사이토카인을 분비한다.
   B) T_H2 세포에 의해 생산된 사이토카인은 알레르기 반응에서 중요하다.
   C) $CD4^+$ T 세포가 활성화되고 분화되는 동안, IL-12의 존재는 T_H1 세포의 발달에 중요하다.
   D) T_H1과 T_H2 세포에 의해 합성된 사이토카인은 Treg 세포의 활동을 억제한다.
   E) T_H1과 T_H2 세포에 의해 합성된 사이토카인은 T_H17 세포의 활동을 억제한다.

6. $CD8^+$ CTL에 대한 설명 중 적절하지 않은 것은 무엇인가?
   A) 퍼포린과 그랜자임을 통해 표적을 살해한다.
   B) 표적 세포에 세포자살을 유도한다.
   C) $CD4^+$ T 세포를 죽일 수 없다.
   D) 쌍을 지은 세포 표면 분자를 통해 표적 세포와 상호작용한다.
   E) 세포 독성 기능을 발휘하기 전에 먼저 활성화되어야 한다.

7. 백시니아(vaccinia) 바이러스에 감염되면 바이러스에 특이적인 $CD8^+$ T 세포의 감작이 일어난다. 만약 이러한 백시니아 바이러스에 특이적인 $CD8^+$ T 세포를 한 사람에게서 분리하여 아래와 같은 세포들과 시

험관 내에서 반응시킨 경우, 다음의 세포들 중 $CD8^+$ T 세포가 죽일 수 있는 것은 어떤 것인가?

A) 다른 사람에게서 분리해 낸 MHC class II 분자를 발현하고 있는 백시니아 바이러스에 감염된 세포
B) 그 사람에게서 분리해 낸 MHC class I을 발현하고 있는 독감 바이러스에 감염된 세포
C) 그 사람에게서 분리해 낸 MHC class I을 발현하고 있는 감염되지 않은 세포
D) 그 사람에게서 분리해 낸 MHC class I을 발현하고 있는 백시니아 바이러스에 감염된 세포
E) 그 사람에게서 분리해 낸 MHC class II를 발현하고 있는 백시니아 바이러스에 감염된 세포

8. 다음의 T 세포 발생에 관한 설명 중 옳은 것은?
A) 골수로부터 흉선으로 들어간 전구 T 세포는 이미 TCR 유전자의 재배열이 일어난 상태이다.
B) 흉선의 비림프구 세포와의 상호작용은 중요하다.
C) 흉선에서의 성숙 과정에는 외래 항원의 존재가 필요하다.
D) MHC class II 분자는 양성 선택에 관여하지 않는다.
E) 완전히 분화된 성숙 T 세포는 흉선의 피질에서 발견된다.

9. T 세포에서 자기관용의 발달은 자가면역의 예방을 위해 중요하다. 다음 중 T 세포 자기관용을 초래하는 것은?
A) 대립유전자 배제(alleic exclusion)
B) 체세포 과돌연변이(somatic hypermutation)
C) 흉선 세포 증식(thymocyte proliferation)
D) 양성 선택(positive selection)
E) 음성 선택(negative selection)

10. 흉선을 떠나는 T 세포의 특징에 대한 것 중 옳은 것은 무엇인가?
A) CD4 또는 CD8을 발현하지 않지만, MHC + 자기-항원에 대해 높은 친화력을 갖는 TCR을 발현한다.
B) CD4와 CD8을 발현하지만, TCR은 없고 MHC + 자기-항원에 대해 낮은 친화력을 가진다.
C) MHC + 자기-항원에 대해 높은 친화력을 가진 TCR과 CD4 또는 CD8 중 하나를 발현한다.
D) MHC + 자기-항원에 대해 낮거나 중등도의 친화력을 가진 TCR과 CD4 또는 CD8 중 하나를 발현한다.
E) CD4, CD8 그리고 MHC + 자기-항원에 대해 높은 친화력을 가진 TCR을 발현한다.

복습 문제의 답

1. **D.** 항원제시세포는 $CD8^+$ T 세포에 펩타이드-MHC class I을 제시하고, $CD4^+$ T 세포에 펩타이드-MHC class II를 제시한다. 그밖에 다른 것들에 대한 설명은 수지상세포와 같은 항원제시세포의 모든 현상이다.
2. **A.** IL-2는 활성화된 T 세포에 의해 거의 대부분 독점적으로 생산되고 있다.
3. **E.** A-D 답변에서 분자들의 쌍은 T 세포와 B 세포 그리고 또 다른 항원제시세포에 대한 부착 및 공동자극에 있어 매우 중요하다. 그러나 면역글로불린은 CD4와 상호작용한다고 생각되지 않는다.
4. **C.** TCR과 상호작용하는 펩타이드-MHC class II는 $CD4^+$ T 세포 활성화에 요구되는 항원-특이적 1차 신호에 중요하지만, 공동자극 또는 2차 신호를 완벽히 활성화시키기 위해서는 불충분하다.
5. **D.** Treg 세포에 의해 합성된 사이토카인들은 T_H1과 T_H2 세포의 활동을 억제하지만 그 역은 성립되지 않는다.
6. **C.** $CD8^+$ CTL은 예를 들어 HIV에 감염된 $CD4^+$ T 세포와 같이 비자기-펩타이드와 결합한 MHC class I을 발현하는 어떤 세포라도 죽일 수 있다.
7. **D.** MHC 제한의 원리는 $CD8^+$ TCR이 자기-MHC class I 분자와 결합한 특이적인 펩타이드를 발현하는 표적 세포와 상호작용하는 것을 말한다. 그러므로 백시니아 바이러스에 감작된 $CD8^+$ T 세포는 자기-MHC class I을 발현하는 백시니아에 감염된 표적 세포만을 인지하고 죽일 수 있다.
8. **B.** 흉선 세포와 흉선의 비림프구 세포 — 피질 상피세포, 수지상세포 그리고 수질 상피세포 — 의 상호작용은 T 세포 발생에 있어 중요하다.
9. **E.** 음성 선택은 자기-분자에 대해 잠재적으로 반응성을 가진 발생 중에 있는 T 세포를 제거한다.
10. **D.** TCR로 αβ를 사용하며 흉선에서 분화의 최종 단계로 생성되는 T 세포는 TCR과 함께 CD4 또는 CD8 둘 중 하나를 발현한다. 그리고 흉선 선택의 결과로서, 자기-MHC(흉선 비림프구 세포에서 발현된 MHC 분자)와 결합된 자기-항원에 대해 낮거나 중간 정도의 친화력을 갖는다.

11

사이토카인

서론

이미 다룬 바와 같이, 면역계는 집합적으로 **사이토카인**(***cytokine***)이라고 불리는 수용성 매개자에 의해 조절된다. 이 저분자량의 단백질은 선천 및 적응면역계의 거의 모든 세포들(특히, $CD4^+$ T 세포)로부터 광범위하게 생성되며, 많은 작동 기작의 방향과 강도 및 결과에 영향을 미친다. 일부 사이토카인은 고유의 직접적인 작동 기능을 보유하기도 한다. 사이토카인의 작용 원리를 이해할 수 있는 간단한 방법은 내분비계의 화학 메신저인 호르몬과 비교하는 것이다. 사이토카인은 면역계의 화학 메신저일 뿐만 아니라, 신경계를 포함한 다른 기관계와의 의사소통에 관여한다. 이와 같이 사이토카인은 항상성을 유지하기 위해 통합적으로 기능한다. 반면, 사이토카인은 과민 반응과 염증 반응에도 관여하며, 때때로 조직과 기관계에 급성 또는 만성적인 문제를 일으키기도 한다.

이 장의 후반부에서 기술하겠지만, 특정 사이토카인에 의해 조절되는 세포는 해당 사이토카인에 대한 특이적인 수용체를 발현하여야 한다. 사이토카인에 노출된 세포는 사이토카인의 양과 종류에 따라, 그리고 사이토카인 수용체의 발현 또는 하향 조절에 의해 양성적으로나 음성적으로 조절된다. 선천 및 적응면역 반응의 정상적 조절은 대체로 이러한 방법들의 조합에 의해 통제되고 있다. 사이토카인이 면역세포와 다른 세포를 어떻게 조절하는지에 대한 지식이 쌓여가면서 악성 신장세포암 및 흑색종의 사이토카인 기반 면역치료를 포함한 중개기술 발달이 가능하게 되었으며, 이에 대해서는 제18장에서 논의할 예정이다.

사이토카인의 역사

사이토카인의 활성이 처음 발견된 1960년대 후반에는 사이토카인이 항원-의존적으로 작용하여 T 세포의 증식 반응을 증폭시키는 데 작용할 것으로 생각하였다. Gery 등은 대식세포가 **림프구 활성화 인자**(***lymphocyte activating factor***, LAF)라는 흉선세포 분열 인자(thymocyte mitogenic factor)를 분비함을 처음 증명하였다. 이러한 관점은 미토겐(mitogen)에 의하여 자극된 말초 혈액 단핵구 상층액이 미토겐이나 항원이 없는 경우에서도 T 세포의 장기적인 증식을 촉진하는 것을 관찰하면서 혁신적으로 변하게 되었다. 곧이어, 이러한 인자들은 T 세포에서 생성되는 것이며, 기능적 T 세포주를 분리하고 클론을 확장시키는 데 사용될 수 있음이 밝혀졌다. 이 T 세포에서 유래한 인자는 서로 다른 연구자들에 의해 몇 가지로 명명되었는데, T 세포 성장인자(T-cell growth factor, TCGF)로 가장 잘 알려져 있다. 림프구에서 생성된 사이토카인은 집합적으로 **림포카인**(***lymphokine***)이라 하고, 단핵구와 대식세포에서 생성된 사이토카인은 **모노카인**(***monokine***)이라 한다. 문제를 복잡하게 만들었지만, 림포카인과 모노카인의 세포 원천에 관한 연구 결과에서 이들 인자들이 림프구와 단핵구/대식세포에서만 독점적으로 생산되는 것이 아님이 밝혀졌으며, 이에 따라 위와 같은 당단백질 매개자를 총칭하는 가장 적절한 용어인 **사이토카인**을 사용하게 되었다.

1979년 이와 같이 대식세포와 T 세포로부터 유래된 인자들의 정의를 위한 합의점을 찾기 위해 국제 워크숍이 개최되었다. 이들 사이토카인이 백혈구(leukocyte) 사이의 신호를 매개하므로, **인터루킨(*interleukin*, IL)**이라는 용어가 탄생하였다. 대식세포에서 유래하는 LAF와 T 세포-유래 성장인자는 각각 인터루킨-1(IL-1)과 인터루킨-2(IL-2)라고 명명되었다. 이미 40개 이상의 인터루킨에 번호가 부여되었으며, 이 패밀리의 새로운 사이토카인을 찾아내 확인하려는 연구가 계속되는 한 이 숫자는 분명히 늘어날 것이다. 사이토카인 분야에서의 지식은 이미 1979년에 수립되었던 용어 규칙의 규모를 능가해 버렸으며, 다양한 사이토카인의 특성에 대한 발견은 원래 그 기능을 설명하기 위해 고안되었던 용어의 의미를 바꿔버리게 되었다.

사이토카인의 다형적이고 중복된 특성

앞서 언급했듯이, 많은 사이토카인은 면역계에 속하지 않는 다른 유형의 세포에 대해 중요한 생물학적 효능을 보이고 있다. 다양한 종류의 세포의 활성에 영향을 미친다는 이유로 사이토카인은 **다형적 성질(*pleiotropic properties*)**을 가지고 있다고 할 수 있다. 예를 들어, 조골세포(osteoblast)라는 뼈 형성 세포의 발달과 분화는 여러 다른 사이토카인에 의해 조절된다. 활성화된 T 림프구가 생산하는 IL-2 역시 인간 골수 기질세포(stromal cell)가 조골세포 표현형으로 분화되도록 유도한다. 반면, tumor necrosis factor(TNF)-α는 조골세포의 분화를 억제하며, 이들 세포의 세포자살을 유도하는 경향을 보이는 것으로 밝혀졌다. IL-4 및 IL-13은 뼈 안에서 조골세포의 프로스타글란딘 생합성을 억제하여 이 세포에 대한 화학 유인 물질로 작용한다.

사이토카인은 뼈 관련 인간질병에 연관되어 있기도 한다. 아마도 가장 활발히 연구된 분야는 심각한 류머티스 관절염(rheumatoid arthritis, RA)과 치주질환을 포함한 기타 염증성 뼈 질환들에서 관찰되는 골용해 병변(osteolytic lesion) 발생에서의 사이토카인 역할에 관한 것일 것이다. RA의 주된 특징은 관절 주위에 있는 뼈(periarticular bone)의 빠른 침식이며, 종종 전신성 2차 골다공증(골감소증, osteopenia)으로 이어진다.

기관계 간 상호소통에 관한 지식은 면역계가 다른 기관계의 세포를 분자 수준 및 기관계 수준에서 어떻게 조절하는지에 대한 이해를 증가시킬 수 있다. 뼈 형성과 관련한 경우를 보면, 이러한 지식을 이용해서 암으로 인한 골용해뿐만 아니라 여러 가지 염증 및 대사성 뼈 질환을 더욱 잘 치료할 수 있도록 하게 될 것이다.

사이토카인들은 다형적인 특징과 더불어 많은 **기능적 중복성(*functional redundancy*)**을 보인다. 이러한 중복성은 부분적으로 특정 사이토카인 그룹 내 사이토카인이 수용체의 신호전달 소단위를 공통으로 사용하기 때문이다. 예컨대, 이 장의 뒷부분에 설명할 IL-2, IL-4, IL-7, IL-9와 IL-15는 공통의 γ 사슬을 사용한다. 마지막으로 사이토카인은 간혹 생체 내에서 혼자 작동하기도 한다. 생리적인 조건, 그리고 때때로 병태생리학적인 조건 하에서 사이토카인에 반응하는 세포들은 보통 여러 가지 사이토카인이 존재하는 환경에서 반응하는데, 이들 사이토카인은 때때로 **부가적(*additive*)**, **상승적(*synergistic*)** 혹은 **길항적(*antagonistic*)**인 특성을 보인다. 상승적 작용(synergism)의 경우 두 개 또는 그 이상의 사이토카인 조합에 의한 효과가 각각의 사이토카인 효과를 더한 것보다 큰 것을 의미한다. 역으로, 길항적 효과(antagonistic effect)는 하나의 사이토카인이 하나 혹은 그 이상의 다른 사이토카인이 가지는 생물학적 활성을 저해할 때 일어난다.

사이토카인의 세포적 기원과 기능적 활성을 정의하기 위해 개발된 원래의 편리한 명명법은 시간이 지남에 따라 무용지물이 되었다. 그럼에도 불구하고, 몇몇 당단백질의 공통적인 기능적 특징을 가짐을 알게 되었고, 이러한 특징에 따라 집합적인 사이토카인 부류를 정의하기에 이르렀다. 특히, 림프구, 호중구 및 단핵구와 같은 다양한 백혈구의 강력한 유인제로 알려진, 그리고 보존된 서열을 가진 **화학주성 사이토카인(*chemotactic cytokine*)**류를 뜻하는 **케모카인(*chemokine*)**이라는 용어가 1992년에 채택되었다. 면역학을 공부하는 학생들에게는 급속하게 증가하는 수의 사이토카인 이름과 기능을 알아야 한다는 것이 힘든 과제일 수도 있다. 하지만, 몇 종류의 사이토카인은 특별히 주목할 만하며, 이러한 공부는 흥미롭게 해볼 만한 연습이기도 하다.

사이토카인의 일반적 특징

공통의 기능적 특징

사이토카인은 몇 가지 공통된 특징을 가지고 있다. 인터페론(interferon, IFN)-γ와 IL-2의 경우 세포에서 생성된 후 빠르게 분비된다. TNF-α와 TGF-β는 분비되거나 세포막에 결합된 단백질로 발현된다. 대부분의 사이토카인은 매우 짧은 반감기를 가진다. 결과적으로, 사이토카인의 합성과 기능은 일반적으로 매우 신속하게 일어난다.

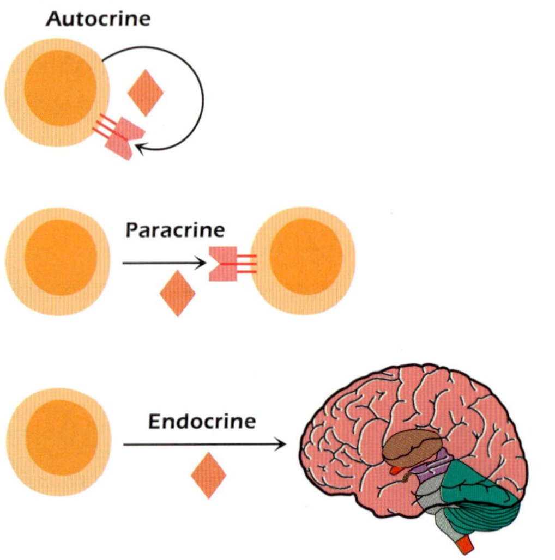

그림 11.1 사이토카인의 자가분비(autocrine), 주변분비(paracrine) 및 내분비(endocrine) 특성. 뇌는 내분비적으로 사이토카인에 반응하는 장기로 예시되어 있다.

사이토카인은 폴리펩타이드 호르몬과 유사하게 세포 사이의 의사소통을 촉진하며 10^{-10}~10^{-15} M의 아주 낮은 농도에서 작용한다. 사이토카인은 분비한 세포 자신에게 작용(**자가분비**, ***autocrine***)하거나, 근처에 있는 다른 세포에 작용(**주변분비**, ***paracrine***)하는 국소적 작용과 호르몬처럼 전신적인 작용(**내분비**, ***endocrine***)에 따른 효과를 보이기도 한다(그림 11.1). 사이토카인은 폴리펩타이드 호르몬과 같이 표적 세포의 특이적인 수용체에 결합하여 효과를 나타낸다. 따라서 특정 사이토카인에 의하여 조절되는 세포는 해당 사이토카인에 대한 수용체를 발현할 수 있어야 한다. 결국 사이토카인에 반응하는 세포의 활성은 노출되는 사이토카인의 종류와 양에 따라 조절되거나, 해당 사이토카인 수용체 발현의 증가 또는 감소에 의해 조절될 수 있는데, 이 같은 수용체 발현의 조절은 또 다른 사이토카인에 의해 조절될 수 있다. 하나의 사이토카인에 의해 다른 사이토카인이 조절되는 좋은 예는 IL-1에 의해 T 세포에서 IL-2 수용체의 발현이 증가되는 경우이다. 앞서 언급한 것과 같이, 이는 사이토카인들의 공통된 특징 중 하나인 함께 작용함으로써 하나의 세포로부터 상승효과를 만들어 내는 것이라 할 수 있다.

한편, 어떤 사이토카인은 길항적으로 작용하여 주어진 세포에서 서로의 작용을 억제하기도 한다. 세포 분화 단계에서 T_H1 혹은 T_H2 계열 선택이 이러한 조절(양성 혹은 음성)의 결정적인 예라고 할 수 있다. T_H1과 T_H2 세포는 특징적인 사이토카인 발현 특성과 전사인자 발현(이 장의 후반부에 논의), 그

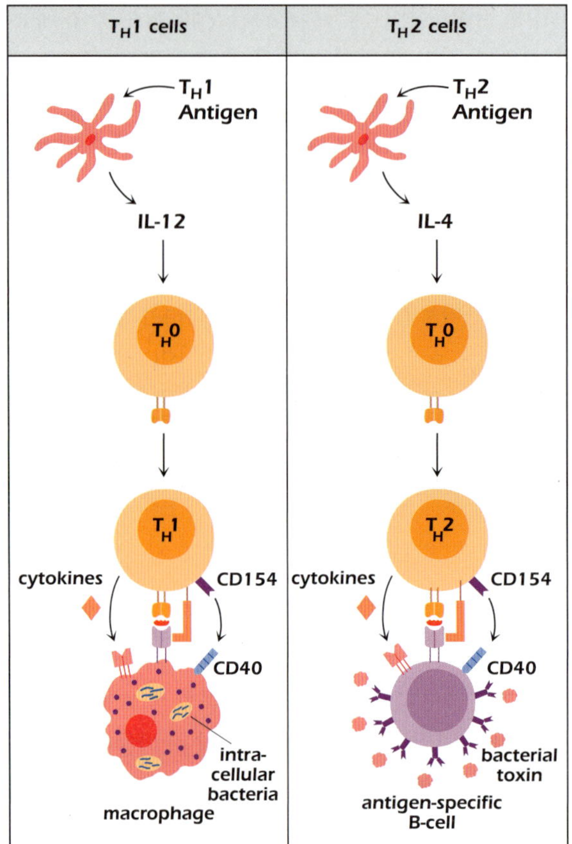

T_H1 Cytokines	Activity	T_H2 Cytokines	Activity
IFN-γ	Activates macrophages; Regulates cells	IL-4	Activates B-cells
GM-CSF	Activates macrophages	IL-5	Activates B-cells
TNF-α	Activates macrophages	IL-10	Inhibits macrophages
IL-3	Involved in hematopoiesis	IL-3	Involved in hematopoiesis
TNF-β	Involved in inflammatory responses	TGF-β	Inhibits monocyte activation

그림 11.2 T_H1 및 T_H2 세포의 분화

리고 이들이 처리할 수 있는 병원체의 종류에 의해 구분될 수 있다. T_H1과 T_H2 세포에 의하여 다르게 발현되는 사이토카인의 고전적인 예는 IL-4와 때때로 IL-10을 생산하는 T_H2 세포에 비하여 T_H1 세포는 고농도의 IFN-γ를 생산한다는 것이다. IFN-γ는 대식세포를 활성화시키지만 B 세포를 억제하며, 일부 세포에 대해서는 직접 독성을 보인다. 반면, IL-4는 B 세포를 활성화시키며, IL-10은 대식세포의 활성화를 방해하고 알레르기성 염증을 억제시킨다(그림 11.2). IL-10을 발현하는

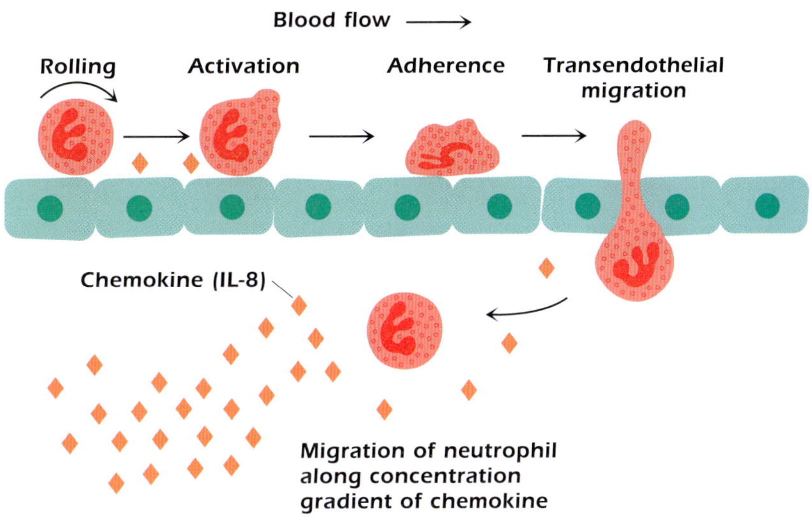

그림 11.3 호중구 화학주성 및 내피 통과 이동(transendothelial migration)의 단계. 가역적 부착에 이은 활성화, 부착, 혈관 내피세포 사이를 통한 이동인 혈관외 유출(extravasation) 등의 단계.

T_H2 세포를 **염증성 T_H2 세포**(***inflammatory T_H2 cell***)라고 하여, 고전적인 비염증성 T_H2 세포와 구분하고 있다. T_H1과 T_H2 세포의 전사인자와 이들이 다양한 병균으로부터 어떻게 숙주를 보호할 수 있도록 진화되었는지에 대한 추가 정보는 10장과 19장에서 각각 제공한다.

세포가 감염원과 같은 여러 가지 자극에 반응하여 사이토카인을 생성할 때는 농도 기울기를 이루어 세포의 이동 양상이나 이동 방향을 조절하는데, 이를 **화학주성**(***chemotaxis***)이라고 한다(그림 11.3). 세포 이동(예, 호중구의 화학주성)은 국소적 손상이나 기타 외상(trauma)으로 초래된 염증 반응을 일으킬 때 필수적이다. 케모카인은 내피세포 상의 부착 분자들의 발현을 상향 조절하여 호중구의 화학주성과 내피 통과 이동을 촉진하는 역할을 수행하는 신호를 제공하는 데 중요한 역할을 한다.

공통적인 전신적 활성

사이토카인은 근거리와 원거리에 모두 작용할 수 있으며, 이에 따른 전신 효과도 수반한다. 항원에 의하여 활성화된 몇몇 소수의 세포에서 분비된 사이토카인은 다양한 종류의 세포를 활성화시키는데, 이들 세포는 굳이 항원 특이적이거나 사이토카인을 분비하는 세포에 인접하게 위치할 필요가 없기 때문에 사이토카인은 면역 반응의 증폭에 중요한 역할을 한다. 이러한 특성은 15장에서 논의될 지연성 과민반응(delayed-type hypersensitivity)에서 명백하게 관찰되는데, 지연성 과민반응에서는 드물게 존재하는 항원-특이적 T 세포의 활성화에 따라 사이토카인의 방출이 일어난다. 사이토카인 효과의 영향으로 대량의 단핵구가 반응 부위로 운집되어 원래의 항원-특이적 T 세포 집단을 압도하게 된다. 또한, 강력한 자극에 의한 고농도의 사이토카인 생성이 독성-쇼크 증후군(toxic-shock syndrome; 이 장의 후반부에 논의)과 같은 유해한 전신 효과를 촉발할 수 있다는 사실도 주목할 필요가 있다. 마찬가지로, 재조합 사이토카인이나 사이토카인 길항제를 이용한 치료 목적의 면역계 조절은 특정 사이토카인과 연관된 생물학적 활성의 범위에 따라 여러 가지 생리학적 시스템에 영향을 미칠 수 있다.

공통적인 세포 원천 및 연쇄적 반응

하나의 세포는 많은 여러 종류의 사이토카인을 생산할 수 있다. 더구나, 하나의 세포는 여러 사이토카인의 수용체를 발현하여 각 수용체에 결합하는 다양한 사이토카인의 표적이 될 수도 있다. 결과적으로, 하나의 사이토카인은 다른 사이토카인의 작용에 영향을 미침으로써, 표적 세포에 부가적, 상승적 또는 길항적 효과를 유도할 수 있다.

전형적인 면역 반응 중 생산된 여러 가지의 사이토카인 간의 상호작용을 흔히 **사이토카인 연쇄반응**(***cytokine cascade***)이라 부른다. 이 연쇄반응은 크게 그 항원에 대한 반응이 주로 항체-매개성이 될지(그럴 경우, 어떤 종류의 항체가 만들어지는지) 또는 세포-매개성이 될지(그럴 경우, 지연성 과민반응 관련 또는 세포독성 관련 세포들이 활성화될지의 여부)를 결정하게 된다. 이 장의 후반부에서는, $CD4^+$ T 세포 활성화 이후 사이토카인 발현 양상을 결정하는 데 도움을 주는 사이토카인-매개 조절 메커니즘에 대해 논의할 예정이다. 항원에 의한 자극은 사이토카인 반응의 개시에 결정적인 역할을 한다. 항원 신호의 특성과 T 세포 활성화 관련 사이토카인 발현 환경에 따라, 미경험 작동 $CD4^+$ T 세포는 특정한 사이토카인 프로파일을 생성하게 되는데, 이는 궁극적으로 발생하는 면역 반응이 항체-매개성인가 또는 세포-매개성인가를 결정하게 된다. 면역 반응 관련 사이토카인 연쇄반응은 면역 반응의 강도와 기간뿐만 아니라, 다른 시스템의 활성화 또는 억제를 결정하기도 한다.

사이토카인의 기능적 분류

현재까지 클로닝되고 특성 연구가 잘 수행된 모든 사이토카인에 대해 이 장에서 전부 다루지는 않을 예정이다. 면역 반응에서 그 역할을 수행하는 주요 사이토카인과 그 기능에 대한 간략한 설명은 표 11.1에 있다. 기능적인 공통점을 토대로 하여 아래에 설명된 범주 별로 나누는 것이 사이토카인 분류의 편리한 출발점이 될 수 있다. 다수의 사이토카인이 다형적 효과를 가지고 있다는 점을 고려해 볼 때, 이러한 범주별 분류가 비록 편리하기는 하지만 사이토카인의 다양한 효과를 고려할 때 어느 정도는 임의성이 있다는 점을 이해하는 것이 중요하다.

선천면역 반응을 촉진하는 사이토카인

몇몇 사이토카인은 바이러스 및 미생물 병원체에 의한 선천면역 반응을 촉진한다. 이러한 종류에는 ***IL-1*, *IL-6*, *TNF-α*, *IFN-α*** 및 ***IFN-β***가 속한다. IL-1, IL-6, TNF-α는 감염에 대한 숙주의 반응을 조정하는 광범위한 생물학적인 활성을 개시한다. 이들 사이토카인은 주로 식세포(예, 대식세포와 호중구)에 의해 생산되며, 발열을 유발하기 때문에 **내인성 발열원**(***endogenous pyrogen***)으로 불린다. 고온에서는 적응면역 반응이 더 맹렬히 일어나고, 대다수 병원체의 증식이 느려지기 때문에 체온 상승은 숙주 방어에 도움을 준다.

IL-1, IL-6와 TNF-α의 또 다른 중요한 효과는 간세포에 의한 **급성기 단백질**(***acute-phase protein***) 생산이 일어나는 **급성기 반응**(***acute-phase protein***)의 시작이다. 아래에 논의될 예정이지만, 급성 염증 반응(예, 감염에 대한 반응)은 일반적으로 전신적인 급성기 반응을 수반한다. 일반적으로 감염 후 2일 이내에 혈장 내 급성기 단백질의 수준이 변한다. 이러한 단백질 중 하나인 **C-반응성 단백질**(***C-reactive protein***, CRP)은 세균 표면의 포스포릴콜린에 결합하여 옵소닌처럼 작용하며, 보체의 고전경로를 활성화시킨다(4장 참조). 옵소닌 활성과 보체 활성화 작용을 가진 또 다른 급성기 단백질인 **만난-결합 렉틴**(***mannan-binding lectin***, MBL)은 다수의 세균 표면에서 접근 가능한 만노스 잔기에 결합한다. 이러한 기능적 특성으로 인해서, 이들은 세균을 옵소닌화하고 보체를 활성화시키는 항체의 작용과 유사한 활성을 가진다. CRP와 MBL은 다른 급성기 단백질과 함께 세균의 제거에 작용한다.

내인성 발열원은 골수와 내피세포에 느슨하게 부착되어 있던 혈관으로부터 불려나온 순환 호중구들의 수를 증가시킨다. 끝으로, 말초 조직에 있던 수지상세포는 이러한 사이토카인 활성에 반응하여 림프절로 이동해 간다. 수지상세포는 그곳에서 감염 조절에 필요한 적응면역 반응을 촉진하기 위한 강력한 항원제시세포(antigen-presenting cell, APC)로 작용한다.

인터페론(*interferon*)이라는 용어는 이 사이토카인이 바이러스의 복제를 방해(interfere)해서 미감염 세포로의 바이러스 확산을 차단하기 때문에 생겨난 것이다. IFN-α와 IFN-β(Type I interferon)은 바이러스 감염 후 여러 종류의 세포에서 합성된다. Plasmacytoid 수지상세포는 항원에 대한 반응에 따른 가장 강력한 type I IFN 생산 세포이며, 이에 따라 자연적인 IFN 생산 세포라 불린다. IFN-α와 IFN-β는 IFN-γ(type II IFN의 유일한 종류)와 구분되는데, IFN-γ는 활성화된 NK 세포나 작동 T 세포가 생산하기 때문에 적응면역 반응 후에 나타난다. IFN-α 및 IFN-β는 항바이러스 활성 외에도 대부분의 미감염 세포 표면에서 제I형 MHC 분자의 발현 증가를 유도하여 이 세포들의 NK 세포에 대한 저항성을 증가시키며, 새로 감염된 세포들로 하여금 $CD8^+$ 세포 독성 T 세포에 의한 살해에 보다 민감하게 만든다. 끝으로, IFN-α 및 IFN-β는 바이러스 감염에 대한 초기 숙주 반응에 작용하는 NK 세포를 활성화시킨다.

적응면역 반응을 조절하는 사이토카인

9장과 10장에서 논의한 바와 같이, 항원 자극에 의한 B 세포 및 T 세포의 활성화는 사이토카인에 의해 조절된다. 관여하는 사이토카인의 종류에 따라, 반응 조절이 양성이거나 음성일 수 있으며, 세포의 증식, 활성화 및 분화에 영향을 미칠 수 있다. 궁극적으로, 사이토카인은 면역 반응의 강도 및 지속 기간을 조절한다. 모든 적응면역 반응의 주된 특징은 반응의 항원 특이성이다.

그렇다면 사이토카인의 강력한 면역조절 활성을 고려했을 때, 면역계는 어떻게 면역 반응 중 항원-비특이적인 B 및 T 세포들이 활성화되지 않도록 하는 것인가? 면역 반응의 특이성을 확보하는 메커니즘 중 하나는, 항원에 의해 자극 받은 림

표 11.1 대표적인 사이토카인과 이들 사이토카인의 기능.

사이토카인	생성 세포 또는 부위	주요 기능
IL-1	단핵구, 다른 많은 종류 세포	열 발생; 급성기 단백 합성 촉진; T_H2 세포 증식 촉진
IL-2	T_H0 및 T_H1 세포	T-세포 성장인자
IL-3	T_H 세포, NK 세포, 비만세포	조혈세포 성장인자
IL-4	T_H2, $CD4^+$ T 세포, 비만세포	B 세포 및 T_H2 $CD4^+$ 세포 성장인자; IgE 및 IgG 합성 촉진; T_H1 $CD4^+$ 세포 억제
IL-5	T_H2 세포, 비만세포	B 세포 증식 및 항체 분비 촉진; 호산구 증식 및 분화 인자
IL-6	T 세포, 다른 많은 종류 세포	급성기 단백질 합성, T 세포 활성화 및 IL-2 생산 유도; B 세포 항체 생산 및 조혈 전구세포 성장 촉진
IL-7	골수, 흉선 간질세포, 일부 T 세포	Pre-T 세포 및 pre-B 세포 성장인자
IL-9	T 세포	비만세포 활성화
IL-10	T_H2 세포, 대식세포	T_H1 세포 생산 및 대식세포 기능 저해
IL-11	섬유아세포	거핵구(megakaryocyte; 혈소판 전구세포) 증식 촉진
IL-12	B 세포, 대식세포	NK 세포 활성화 및 T_H1 $CD4^+$ 세포 생성 촉진
IL-13	T 세포	IL-4와 일부 특성 공유하나(예: IgE로의 클래스 전환), T 세포에는 영향 없음; 인간 B 세포 성장인자
IL-14	T 세포	기억 B 세포 발달에 관여
IL-15	T 세포, 상피세포	T 세포 성장인자; IL-2와 유사
IL-16	T 세포, 호산구, 비만세포	T 세포 화학주성 인자; 염증 촉진
IL-17 군 (IL-17A-F)	T 세포 (T_H17 계열)	염증 촉진; 호중구 이동 및 분화 촉진; 자가면역 및 면역 매개 조직 손상에 결정적인 역할
IL-18	대식세포, 단핵구, 수지상세포, 기타 세포	IFN-γ 생산 유도; NK 세포의 세포 파괴 활성 증진
IL-23	활성화된 수지상세포	기억 T 세포에 작용하여 IL-17 분비 촉진
IFN-γ	T_H1 세포	NK 세포 및 대식세포 활성화; T_H2 $CD4^+$ 세포 저해; 다수의 세포 종류에서 제II형 MHC 발현 유도
TGF-β	림프구, 대식세포, 혈소판, 비만세포	IgA 생산 촉진; 단핵구 및 일부 T 세포군에서 활성화 억제; 섬유아세포 증식 및 상처 회복에 관여
TNF-α	대식세포, 비만세포	염증 반응에 관여; 내피세포와 기타 면역계 및 비면역계 세포 활성화; 발열 및 패혈성 쇼크 유도
TNF-β(lymphotoxin)	T 세포	염증 반응에 관여; 세포독성 $CD8^+$ T 세포에 의한 표적 세포 살해에서 역할
GM-CSF	T 세포, 단핵구	과립구 및 대식세포 성장 촉진; 시험관 내에서 수지상세포 증식 촉진
M-CSF	T 세포, 단핵구	대식세포 성장 촉진
G-CSF	T 세포, 단핵구	과립구 성장 촉진

G-CSF, granulocyte colony-stimulating factor; GM-CSF, granulocyte macrophage-colony-stimulating factor; IFN, interferon; IL, interleukin; M-CSF, macrophage colony-stimulating factor; MHC, major histocompatibility factor; NK, natural killer.

프구 표면에만 기능적인 사이토카인 수용체를 선택적으로 발현하는 것이다. 이 결과로 오직 항원에 의하여 활성화된 림프구에만 사이토카인이 작용하는 경향이 있다. 사이토카인에 의한 항원 비특이적인 림프구의 활성화를 방지하는 두 번째 기작은 세포들이 **동족**(*cognate*) 상호작용이라 불리는 세포-세포 간 접촉을 통하여 서로 도움이 필요한 세포 간의 상호작용을 일어나게 하는 것이다. 예를 들면, $CD4^+$ T 세포와 APC(예: 수지상세포, 대식세포, B 세포) 사이의 상호작용이 일어나는 연결 부위에 국소적으로 높은 농도의 사이토카인이 생성하게 된다. 이러한 방법을 통해서 오로지 상호작용에 참여하는 표적 세포만이 사이토카인에 의해 영향을 받게 된다. 끝으로, 혈류와 세포 외 공간에서의 사이토카인 반감기가 특히 매우 짧기 때문에 다른 표적 세포에 작용할 수 있는 기간이 매우 제한되어 있다.

독특한 T 세포 계보의 분화를 유도하는 사이토카인

T_H1 세포 및 T_H2 세포 계보. 특정 사이토카인이 계보-특이적 분화에 관련된 신호전달의 발판을 제공함으로써 미경험 T 세포의 운명을 결정하는 데 주된 역할을 수행한다는 사실이 이제는 분명해졌다. 이전 장들에서 논의되었듯이, 활성화된 미경험 T 세포(T_H0 세포)는 피부 및 점막의 수지상세포와 대식세포가 생산하는 IL-12의 영향으로 T_H1 세포로 분화한다(그림 11.2). 수많은 연구에서 IL-12가 여러 세포내 병원체로부터 숙주를 보호하기 위한 선천 및 적응면역 반응의 발달을 위해 필수적이라는 사실을 증명함으로써 이 경로의 중요성을 보여주고 있다. 세포-매개 면역에서 이 사이토카인의 중심적인 역할을 고려해 볼 때 IL-12가 각종 자가면역 염증질환에도 관련되어 있다는 사실은 놀라운 일이 아니다. 생물정보학적 도구 및 단백질 서열 데이터베이스의 출현은 이미 IL-23 및 IL-27로 명명된 두 개의 IL-12 관련 사이토카인의 발견을 이끌어냈다. 이들 사이토카인은 함께 IL-12 사이토카인 계열을 구성한다. 다음 절에 나오겠지만, 이러한 발견은 우리 면역계가 병원체의 도전에 어떻게 반응하는가에 대한 보다 깊은 이해를 가능하게 하였다.

T_H1 세포 분화와 비교하여 미경험 T 세포의 T_H2 세포로의 분화는 수지상세포와 기타 선천면역 세포집단(예, 비만세포)이 생산하는 IL-4에 의해 촉진된다(그림 11.2 참조). 수지상세포 반응을 개시하는 항원 종류는 IL-12 또는 IL-4 반응이 일어날 것인가, 즉 T_H1 또는 T_H2 계보의 세포가 발생할 것인가를 결정하는 데 중요한 역할을 하는 것으로 나타났다. 예를 들어, 세포내 세균(예, *Listeria*) 및 바이러스는 수지상세포, 대식세포 및 NK 세포를 활성화시켜 IL-12를 생산하게 한다. 이 사이토카인의 존재에 의하여 T_H0 세포는 T_H1 세포로 분화하는 경향이 있다. 이러한 현상을 조절하는 복잡한 세포 신호전달 및 전사 이벤트에 대한 이해가 부각되기 시작하였다. 미경험 CD4 T 세포는 활성화된 후 IL-12의 존재 하에 T_H1 세포로 분화하는데, IL-12는 Stat4를 통해서 IFN-γ 발현을 증진시키고, 이는 다시 IFN-γ-매개 Stat1 활성화와 T_H1 계보-특이적 전사인자인 T-bet의 유도로 이어진다. 이와는 대조적으로, 다른 병원체(예, 기생충)는 IL-12를 유도하는 대신 다른 세포(예, 비만세포)로부터 IL-4의 분비를 유발한다. IL-4는 Stat6를 활성화시키고, 이는 다시 전사인자인 GATA3의 발현을 유도함으로써 T_H0 세포의 T_H2 세포로의 분화를 유도한다. GATA3의 발현으로 T_H2 사이토카인 유전자좌에서의 염색사 리모델링이 일어나게 되며, 이는 T_H2 계보와 관련된 대표적인 사이토카인 프로파일의 형성이 일어나게 한다.

다음 절에서는 최근에 확인된 관련 사이토카인 그룹(IL-17 계열 구성원)이 소개된다. 이들 사이토카인은 T_H17 세포 계보로 불리는 새로운 T 세포 계보의 발견에 앞서 발견되었으며, T_H17 세포들은 IL-17 계열 사이토카인의 주된 생산 세포이다. 이러한 발견들이 모여 $CD4^+$ 보조 T 세포의 분화 및 기능을 증진하는 경로에 대한 근본적이고 새로운 지식을 제공하였다.

T_H17 T 세포 계보. T_H1과 T_H2 체계는 T 세포 생물학의 이

표 11.2 IL-17 계열 사이토카인.

계열 구성원	대체명 (Alternate Name)	예상 분자량 (kDa)	IL-7A와의 상동성(%)	인간과의 동질성(%)	생성하는 세포와 조직
IL-17A	IL-17 CTLA-8	35	100	62	T_H17 세포, CD8 T 세포, NK 세포, γδ T 세포, 호중구
IL-17B	CX1 NERF	41	21	88	췌장, 소장, 위
IL-17C	CX2	43	24	75	흉선, 비장, 고환, 전립선
IL-17D	IL-27	45	16	82	골격근, 신경세포, 전립선
IL-17E	IL-25	38	16	76	T_H2 세포, 호산구, 비만세포
IL-17F	ML-1	34	45	54	T_H17 세포, CD8 T 세포, NK 세포, γδ T 세포, 호중구

해뿐만 아니라 선천면역과 적응면역 간 상호작용에 대한 이해의 근간을 제공하였다. T_H1 및 T_H2 면역은 각각 세포내 병원체와 기생충의 제거를 증진시키는 방향으로 진화했다고 여겨지고 있다. 그렇다면, 세포외 병원체와 진균에 대한 T 세포 반응은 어떻게 일어나는 것일까? 이에 대한 대답은 최근 IL-17 계열 사이토카인의 발견과, 이어서 알기 쉽게 **T_H17 세포**로 명명된 IL-17-생산 T 세포 계보의 발견으로 부분적으로 알려지게 되었다. T_H17 세포는 세포외 세균 및 일부 진균과 같이 아마도 T_H1이나 T_H2 면역으로 방어가 잘 되는 않는 미생물에 대한 증진된 숙주의 방어를 위해 전문화된 적응 면역계의 한 축으로서 진화해 온 것으로 보인다.

IL-17 계열 사이토카인에는 IL-17A, B, C, D, E 및 F가 포함된다(표 11.2). 이 중 IL-17A라는 명칭은 이 패밀리의 창설 멤버로 최초로 발견됐었기에 부여된 이름이다. IL-17E는 이미 별도로 발견돼서 IL-25라는 이름을 가지고 있어 통상적으로 IL-25로 부른다. 계열로서 이들 사이토카인은 유사한 구조적 모티프를 공유하고 있으며, 하나의 색다른 사슬 내 이황화결합 양상을 가지고 있다.

병원체에 대한 숙주 방어에서의 T_H17 세포 및 IL-17 계열 사이토카인의 역할은 이제 겨우 밝혀지기 시작하였다. IL-17은 호중구의 이동과 과립구 집락자극인자(granulocyte-colony stimulating factor, G-CSF)에 의한 호중구의 신규 생성을 촉진하여 선천면역과 적응면역의 가교 역할을 수행한다. 이것이 조직괴사나 패혈증을 초래하는 심한 외상에 대한 초기 방어 기작을 이루고 있는 것으로 여겨지고 있다. 흥미롭게도, 우리는 이들 사이토카인이 연루된 병리현상보다 그 생리적인 역할에 대해 모르는 것이 많다. 이 장의 후반부에서 논의되겠지만, IL-17 사이토카인은 다양한 종류의 자가염증성 질환의 주요 매개자이다. 종전에는 T_H1 세포가 매개할 것으로 생각되었던 몇몇 자가면역 질환의 주된 병원성 인자가 T_H17 세포로 확인되고, 천식 및 기타 알레르기성 질환을 초래하는 조절이상 T_H2 반응의 잠재적 주요 매개자가 IL-25로 확인됨에 따라서, 이러한 질환의 치료를 위한 새로운 접근 방법의 시도가 가능하게 되었다.

T_H17 세포는 IL-6와 TGF-β에 반응하여 미경험 $CD4^+$ T 세포로부터 분화한다. IL-6를 통한 신호전달은 Stat3와 계보-결정 전사인자인 RORγt를 활성화시킨다. TGF-β 수용체 신호전달 기능이 결핍된 T 세포는 T_H17 세포로 분화할 수 없다고 알려져 있음에도 불구하고, 이러한 분화 과정에서 TGF-β의 상세한 역할에 대해서는 잘 알려져 있지 않다.

계보-특이적 T 세포 분화를 억제하는 사이토카인

T_H1 및 T_H2 세포 아집단은 서로 상대 세포 아집단의 증식 및 작동 기능을 조절한다. 이 현상은 활성화되는 아집단이 생산하는 사이토카인 활성의 결과로 일어나는데, 외견상 이 현상의 목적은 한 아집단의 반응을 다른 아집단의 반응으로 변환하기 어렵게 만드는 데 있다. 예를 들어, T_H2 세포의 IL-10 및 TGF-β 생산은 T_H1 세포의 활성화와 증식을 억제한다. 마찬가지로, T_H1 세포의 IFN-γ 생산은 T_H2 세포의 증식을 억제한다. 이러한 효과는 다른 아집단의 과도한 증식을 억제함으로써 한 아집단이 특정 면역 반응을 주도할 수 있게 해준다.

앞에서 기술했듯이, T_H17 T 세포 아집단은 IL-6 및 TGF-β에 대한 반응으로 발생한다. 이 분화는 T_H1 혹은 T_H2 사이토카인에 의해 강력히 억제된다. 또한 IL-27도 T_H17 분화의 음성 조절제이다. 흥미롭게도, IL-6가 없을 때 TGF-β에만 노출된 미경험 T 세포는 조절 T 세포(regulatory T cell, Treg)로 분화된다.

염증 반응을 촉진하는 사이토카인

많은 사이토카인은 염증 세포의 기능을 활성화시키며, 따라서 **염증촉진 사이토카인**(***proinflammatory cytokine***)이라고 불린다. 염증촉진 사이토카인의 예로는 IL-1, IL-6, IL-23 및 TNF-α 등이 있다. 국소적인 급성 염증 반응이 일어나는 동안, 이들 사이토카인은 혈관투과성을 증가시켜서 궁극적으로는 염증 반응의 특징인 부기(swelling) 및 발적(redness)이 유도된다. 염증 매개제로서 이들 사이토카인은 케모카인들과 함께 감염과 조직 손상 등의 다양한 자극에 대한 생리적 반응이 생성되게 한다. 급성 염증 반응은 신속히 발생하며 그 지속 기간이 짧다. 이렇게 짧은 기간 동안 지속되는 이유는 아마도 염증 반응을 제한하는 TGF-β와 같은 사이토카인에 의한 조절과 함께 염증 매개자의 짧은 반감기와도 관련이 있다. 일반적으로 이러한 짧은 기간의 반응에는 전신 염증 반응이 수반되며, 이 장의 앞부분에서 언급된 급성기 단백질 농도의 신속한 변화가 수반된다는 특징이 있다. 때때로, 지속적인 면역 활성화(예, 만성 감염)는 만성 염증을 초래하는데, 이는 염증 반응의 생리적인 가치를 뒤집는 병리적인 결과를 초래하게 된다.

호중구는 염증 반응의 초기 단계에서 중요한 역할을 수행한다(그림 11.3 참조). 호중구는 염증 반응이 일어나고 있는 조직으로 수 시간 내에 침윤된다. 혈관에서 조직으로의 호중구 이동은 혈관내피세포에 부착 분자들이 발현됨으로써 조절되는

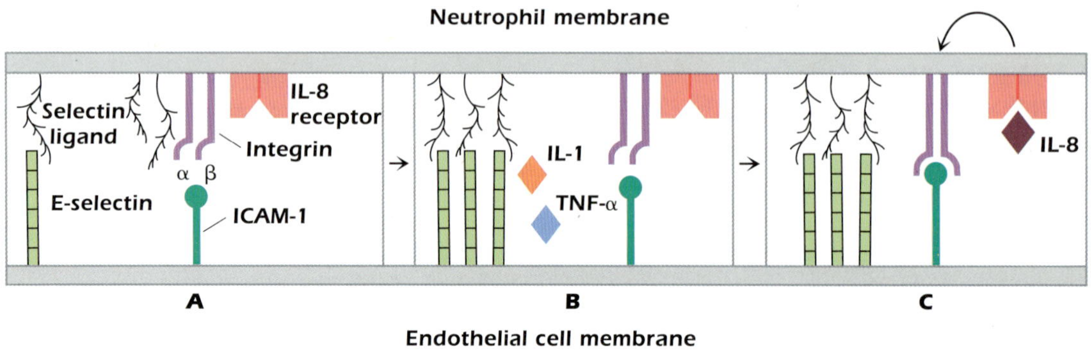

그림 11.4 호중구 혈관내피의 이동과 관련된 세포막 부착 분자와 사이토카인 활성화 과정. (왼쪽) 호중구 표면의 셀렉틴 리간드와 혈관 내피세포 상의 E-셀렉틴의 약한 결합. (가운데) IL-1과 TNF-α에 의한 E-셀렉틴의 상향조절과 이에 따른 결합의 강화. (오른쪽) 호중구에 대한 IL-8의 활성화 효과와 이에 따른 인테그린(예, LFA-1)의 3차 구조 변화와 ICAM-1과의 결합 촉진.

데, 이는 IL-1과 TNF-α와 같은 급성 염증 매개자에 의해 조절되는 기작이다. 이들 사이토카인에 노출되면 혈관내피세포에 부착 분자(예, E-셀렉틴, P-셀렉틴, ICAM-1)의 발현이 증가하고, 이 분자들은 다시 호중구 표면에 발현된 셀렉틴 리간드(예, 시알릴 Lewis 부분)에 결합한다. 호중구는 내피세포에 단단히 부착한 후 데굴데굴(말단-전복-말단, end-over-end) 구르기를 한다. 케모카인 역시 호중구를 활성화시켜 세포막 인테그린 분자의 3차 구조 변화를 유발한다. 그림 11.4는 이형이량체(α 및 β 사슬) 인테그린 분자인 LFA-1의 3차 구조 변화에 의한 ICAM-1과의 결합을 허용하는 모양을 도식적으로 보여주고 있다. 이러한 변화는 내피세포 상의 부착 분자에 대한 호중구의 친화력을 증가시킨다. 끝으로, 호중구는 내피세포 통과이동(transendothelial migration)을 수행하는데, 이를 통해서 호중구의 혈관외 유출(extravasation)이 일어나고, 혈관을 빠져 나온 호중구는 케모카인의 영향으로 방향성을 가진 이동을 하는 화학주성(chemotaxis) 과정을 통해 손상 또는 감염된 조직 부위로 이동하게 된다. 림프구와 단핵구도 다른 부착 분자 조합을 사용하는 점은 다르지만, 기본적으로 동일한 과정을 통해 혈관외 유출이 일어난다.

염증 반응에서 중요한 역할을 수행하는 다른 사이토카인에는 IFN-γ와 TGF-β가 있다. IFN-γ는 식세포 활성을 증대시키는 대식세포 활성화 역할 외에 대식세포를 항원이 위치한 장소로 화학적으로 유인하는 역할도 수행한다. 호중구, 림프구, 단핵구, 대식세포를 포함한 세포들과 호산구 및 호염구 등의 이러한 모든 세포가 보체 활성화에 의해 손상된 조직 부위로 이동하게 되면 항원은 제거되고 조직은 치유된다. TGF-β는 조직 수선에 필요한 섬유아세포의 축적과 증식, 그리고 세포외기질 단백질의 축적 등을 촉진함으로써 염증 반응을 종료시키는 데 중요한 역할을 담당한다.

백혈구 이동에 영향을 미치는 사이토카인

케모카인(***chemokine***)은 보존된 서열의 70~80 아미노산 잔기로 구성된 밀접하게 연관된 저분자량의 화학주성 사이토카인 부류를 지칭하는 용어로 호중구, 단핵구 및 림프구 등 다양한 백혈구에 대한 강력한 유인제로 알려져 있다. 지금까지 확인된 40여 종 중 몇몇 중요한 케모카인은 표 11.3에 나열되어 있다. 이 커다란 케모카인 수퍼패밀리는 네 가지의 고도로 보존된 아미노 말단의 시스테인 잔기 서열인 CXC, CC, C 및 CX3C(X는 임의의 아미노산) 중 하나를 가지고 있는 4개 아집단으로 구성되어 있다. 대다수 케모카인은 CXC 및 CC 그룹에 속한다.

앞서 논의한 바와 같이, 케모카인은 염증 매개제들과 함께 작용하여 백혈구 세포막의 부착분자 발현 및 3차 구조를 조절한다. 일부 사이토카인은 호흡 폭발(respiratory burst), 효소 방출, 세포내 칼슘이온 유동, 그리고 혈관신생을 유도하기도 한다. 이 중 혈관신생은 상처 치유 및 조직 수선에서 케모카인이 담당하는 중요한 역할과 관련이 깊은 생물학적인 기능이다. 케모카인의 발현은 유도에 의해 일어나거나 상시적일 수 있다. 말초 조직에서 염증에 반응하여 유도되거나 강력하게 상향 조절되는 케모카인은 주로 상처 치유와 조직 수선 기작에 관여한다. 반면에 상시적으로 생산되는 케모카인은 일상적인 기능을 수행하며 정상적인 백혈구 이동에 관여한다.

현재까지 확인된 50개 이상의 케모카인 중 CXC 그룹에 속하는 IL-8은 그 특성이 가장 잘 연구되어 있다. IL-8은 대식

표 11.3 대표적인 케모카인과 이들의 기능.

케모카인	생산자	화학 유인 세포	주요 기능
IL-8	단핵구, 대식세포, 섬유아세포, 각질세포, 내피세포	호중구, 미경험 T 세포	호중구의 모집 및 활성화; 혈관신생 촉진
RANTES	T 세포, 내피세포, 혈소판	단핵구, NK 세포, T 세포, 호염구, 호산구	호염기구 탈과립; T 세포 활성화
MCP-1	단핵구, 대식세포, 섬유아세포, 각질세포	단핵구, NK 세포, T 세포, 호염구, 수지상세포	대식세포 활성화; 호염구의 히스타민 방출 촉진; T_H2 면역 촉진
MIP-1α	단핵구, 대식세포, T 세포, 비만세포, 섬유아세포	단핵구, NK 세포, T 세포, 호염구, 수지상세포	T_H1 면역 촉진; HIV-1과 경쟁
MIP-1β	단핵구, 대식세포, 호중구, 내피세포	단핵구, NK 세포, T 세포, 수지상세포	케모카인 수용체 결합에서 HIV-1과 경쟁

IL, interleukin; MCP, monocyte chemotactic protein; MIP, macrophage inflammatory protein; NK, natural killer; TH, helper T cell.

세포, T 세포, 내피세포, 섬유아세포 및 호중구 등 다양한 종류의 세포에 의해 생산되며, 염증 반응과 상처 치유에서 중요한 역할을 담당하는데, 이는 주로 손상 조직 부위로 호중구를 끌어 들이는 능력에 기인한 것이다. IL-8의 또 다른 중요한 기능은 호중구가 혈관 내피에 부착한 후 호중구를 활성화시키는 능력이다(그림 11.3 참조).

특정 CC 케모카인(예, RANTES, MIP-1α 및 MIP-1β)의 주목할 만한 특징은 M-trophic human immunodeficiency virus (HIV) 주에 의한 시험관 내(*in vitro*) T 세포의 감염을 억제하는 능력이다. M-trophic HIV 주라는 이름은 원래 이 바이러스가 시험관 내에서 대식세포를 감염시키는 능력을 토대로 부여되었으나, 현재는 M-trophic HIV 수가 대식세포 외에도 수지상세포 및 T 세포도 감염시키는 것으로 알려지고 있다(16장 참조). 비슷하게, lymphocyte-trophic HIV 주는 시험관 내에서 오직 $CD4^+$ T 세포만 감염시킨다. HIV의 다양한 변이주와 이들이 감염시키는 세포 유형은 필수적인 HIV 보조수용체로 사용되는 표적세포의 케모카인 수용체에 의해 결정된다. 수지상세포, 대식세포 및 T 세포는 CC chemokine receptor 5(CCR5)를 발현하며, M-trophic HIV 변이주에 의한 1차 감염에는 이 케모카인 수용체가 사용되는데, 이 수용체에는 RANTES, MIP-1α, MIP-1β도 결합한다. 따라서 이들 케모카인을 HIV 감염에 취약한 림프구에 첨가하면 표적 세포의 CCR5 보조수용체를 두고서 CC 케모카인과 바이러스 사이에 경쟁이 일어나므로 감염이 차단된다.

반면에 CXC 아그룹 소속 특정 케모카인에 결합하는 케모카인 수용체(CXCR4)는 lymphocyte-trophic HIV 주가 표적세포로 진입하는 데 관여한다. 바이러스의 외피 단백질 gp120, CD4 그리고 이 케모카인 수용체 중 하나로 이루어진 이형삼량체(heterotrimeric) 복합체의 형성은 바이러스의 세포내 진입을 촉진하는데, 이 현상에 관련된 분자 기작에 대해서는 이제 막 이해되기 시작하고 있다.

조혈작용을 자극하는 사이토카인

2장에서 논의된 바와 같이, 골수계 세포들과 림프계 세포들은 다능성 줄기세포로부터 유래된다(그림 2.1). 조혈세포의 시험관 증식을 유도하는 사이토카인은 초기에 연질 한천(soft agar) 배지에서 증식한 골수세포 배양물을 사용하여 특성이 분석되었으며, 이에 따라 **집락-자극 인자**(***colony-stimulating factor***, CSF)로 명명되었다. 집락을 형성하도록 자극된 조혈세포의 계보에 따라 생화학적으로 구분되는 CSF들이 확인되었다. 이들 CSF에는 대식세포/단백구의 클론 증식을 지원하는 **대식세포-CSF**(***macrophage-CSF***, M-CSF), 과립구의 클론 증식을 지원하는 **과립구-CSF**(***granulocyte-CSF***, G-CSF), 그리고 과립구와 대식세포 모두의 클론 증식을 지원하는 **과립구-대식세포-CSF**(***granulocyte-macrophage-CSF***, GM-CSF)가 포함된다.

IL-3는 조혈세포의 클론 증식을 자극하는 능력을 가진 또 다른 사이토카인이지만, CSF들과는 달리 과립구, 대식세포, 거대핵세포, 호산구, 호염구 및 비만세포를 포함하는 많은 유형의 세포 증식을 촉진하는 능력을 가지고 있다. 또한 적혈구 계보 세포들 증식과 최종 분화를 지원하는 신장-유래 증식 인자인 에리스로포이에틴(erythropoietin) 존재 시 적혈모세포(normoblast, 적혈구의 전구세포)와 적혈구의 발생을 자극하는 능력도 가지고 있다. 주로 골수 및 흉선 간질세포에서 생산되는 IL-7은 림프계 줄기세포가 B 세포 및 T 세포의 전구세포로 분화하도록 유도한다.

다른 기능적 범주에 속하는 사이토카인과 마찬가지로, 조혈 관련 인자들의 목록도 최근 수년 간 상당히 증가하였다. 아마 다른 어떤 범주의 사이토카인보다 CSF들이 중요한 치료제로 떠오르고 있다. 예를 들면, G-CSF는 화학치료에 의하여 유발된 호중구감소증(neutropenia) 치료의 목적으로 고용량 화학요법을 받고 있는 환자의 치료에 사용되고 있다. GM-CSF는 골수이식을 위해 조혈모세포 수확 환자에서 과립구와 대식세포의 클론 팽창을 증폭시키는 데 사용되고 있다.

사이토카인 수용체

사이토카인 수용체 패밀리

사이토카인은 해당 수용체를 발현하는 표적 세포에만 작용할 수 있다. 흔히, 사이토카인 생산 자체와 마찬가지로 사이토카인 수용체의 발현 또한 고도로 조절되고 있어서 휴지기 세포는 특정 수용체를 발현하지 않거나 발현하더라도 저친화력 또는 중등도 친화력을 가진 수용체를 발현하게 된다. 후자의 예로 IL-2 수용체를 들 수 있는데, IL-2 수용체는 중등도-친화력의 이량체(β 및 γ 사슬) 또는 α, β 및 γ의 세 가지 소단위 사슬을 함유하는 고친화력 삼량체의 형태로 세포막에 발현될 수 있다(아래 참조). IL-2는 항원 자극을 받은 T 세포의 고유 특성인 고친화력 IL-2 수용체 발현 세포를 활성화시키는 능력을 가진다. IL-2의 IL-2 수용체 결합과 표적 세포에서의 신호전달에서 이 수용체 소단위들의 상대적 중요성에 대해서는 이 장 후반부에서 다룬다. 현시점에서 우리가 알아야 할 사실은 표적 세포의 세포막에 발현된 수용체 수준 그리고 발현된 수용체 유형의 조절을 통해 국지적인 미세환경 내에서 오직 활성화된 표적세포 집단만이 그 사이토카인에 반응하도록 도와준다는 사실이다.

사이토카인이 그 표적 세포에 어떻게 영향을 미치는가를 이해하는 것은 최근 많은 연구의 주제였다. 이 장 후반부에 논의하겠지만, 사이토카인-사이토카인 수용체 간 상호작용에 대한 지식은 류머티스성 관절염 같은 염증 반응 혹은 이식거부 반응에서 사이토카인 차단하기 위한 전략의 수립에 유용할 것이다.

사이토카인 수용체는 아래와 같이 5가지의 단백질 수용체 패밀리(그림 11.5)로 구분할 수 있다.

- 면역글로불린 슈퍼패밀리
- class I 사이토카인 수용체 패밀리
- class II 사이토카인 수용체 패밀리
- TNF 수용체 슈퍼패밀리

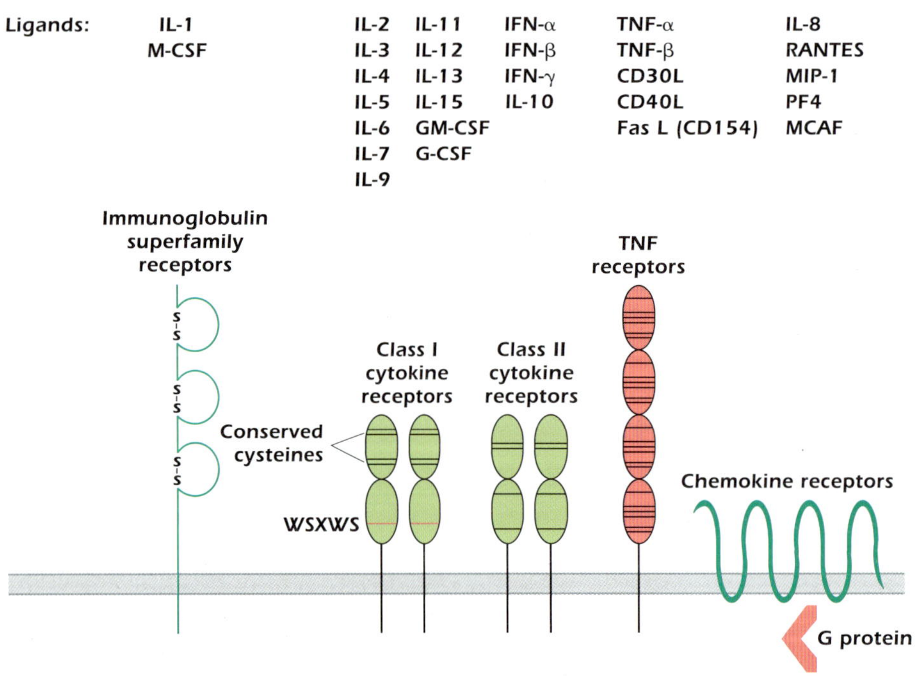

그림 11.5 5가지 종류 사이토카인 수용체의 구조적 특징. 다수가 고도로 보존된 시스테인 잔기를 보유하고 있다.

• 케모카인 수용체 패밀리

면역글로불린(*immunoglobulin*, Ig) **슈퍼패밀리**(*superfamily*) 수용체들은 면역글로불린에서 처음으로 정의된 공통된 구조적 특징을 가지고 있으며, 각 수용체는 최소 한 개 이상의 Ig-유사 도메인을 가진다(6장 참조). 면역글로불린 슈퍼패밀리 수용체의 예로는 IL-1과 M-CSF를 들 수 있다.

Class I 사이토카인 수용체(**조혈 수용체 패밀리**로도 불림)들은 사이토카인-특유의 소단위(α 사슬)와 신호전달 소단위(β 또는 γ 사슬)와 같은 보통 두 가지 종류의 폴리펩타이드 사슬로 구성되어 있다. 이의 중요한 예외로는 IL-2 및 IL-15에 대한 고친화력 수용체가 있는데, 이들은 둘 다 삼량체이다. 현재까지 알려진 거의 대부분의 사이토카인은 class I 패밀리의 사이토카인 수용체를 사용한다.

Class II 사이토카인 수용체는 인터페론 수용체 패밀리(***interferon receptor family***)로도 불리는데, 이들의 리간드가 인터페론(예, IFN-α, IFN-β 및 IFN-γ)이거나 또는 일부 인터페론과 그 생물학적 활성이 겹치기 때문이다(예, IL-10).

TNF 수용체(***TNF receptor***, TNFR) **슈퍼패밀리**는 세포질 꼬리에 있는 모티프(혹은 이의 결핍)에 따라 사멸(death) 수용체, 미끼(decoy) 수용체 및 활성화 수용체의 세 가지 갈래의 아부류로 나뉜다. 이들 각 아부류는 유사한 세포외 리간드-결합 도메인을 가지고 있다. 활성화 TNF 수용체는 **TNF 수용체-연관 인자**(***TNF receptor-associated factor***, TRAF)로 불리는 매개(adaptor) 단백질을 통해서 신호를 세포 내로 전달한다. TNF 수용체 리간드는 세포막 결합 단백질이거나 또는 분비형 단백질이다. 예컨대, 대부분의 작동 T 세포는 TNF-α 및 TNF-β(일명 lymphotoxin-α)와 같은 TNFR 슈퍼패밀리의 리간드를 막 단백질 형태로 발현하며, 이들을 분비형 단백질로도 방출한다. 또 다른 종류의 TNFR로는 세포질 쪽 꼬리에 "사멸 도메인(death domain)"을 함유하는 Fas와 B 세포의 증식, 성숙 및 클래스 전환(class switching) 등의 기능에 관여하는 CD40가 있다. 요컨대, TNFR과 TNF 슈퍼패밀리는 면역계의 활성화된 세포의 생사를 조절한다.

마지막으로, **케모카인 수용체**(***chemokine receptor***)는 소위 뱀 모양 **G-단백질-결합 수용체**(***G-protein-coupled receptor***) 슈퍼패밀리에 속하는데, 그 이름은 독특한 뱀 같은 세포외-세포질 구조 형태와 신호전달을 매개하는 G-단백질에의 결합 특성에서 유래되었다(그림 11.5).

점점 많은 수의 CC 및 CXC 케모카인 수용체 유전자가 분석되고 있는데, 이들 중 일부는 케모카인뿐만 아니라 다양한 종류의 병원체와도 결합하는 등 그 대상을 가리지 않는 것으로 나타났다. 이러한 병원체에는 세균[예, 혈소판-활성화 인자(platelet-activating factor, PAF)에 결합하는 폐렴구균(*Streptococcus pneumoniae*)과 같은 박테리아], 'Duffy 혈액형' 항원으로 알려진 케모카인 수용체에 결합하는 말라리아 원충(*Plasmodium vivax*) 같은 기생충, 그리고 CXCR4 케모카인 수용체를 사용하는 T-trophic HIV-1, 그리고 T 세포와 대식세포에 감염할 때 CCR5 케모카인 수용체를 사용하는 M-trophic HIV-1 같은 바이러스 등이 포함된다.

공통 사이토카인 수용체 사슬

이 장의 초반부에서 설명한 바와 같이, 서로 다른 사이토카인들이 중복되는 기능을 가지는 것은 흔한 일이다. 예를 들면, IL-1 및 IL-6는 발열과 몇몇 다른 공통의 생물학적 현상을 유발한다. 그럼에도 불구하고, 이들 사이토카인은 독특한 특

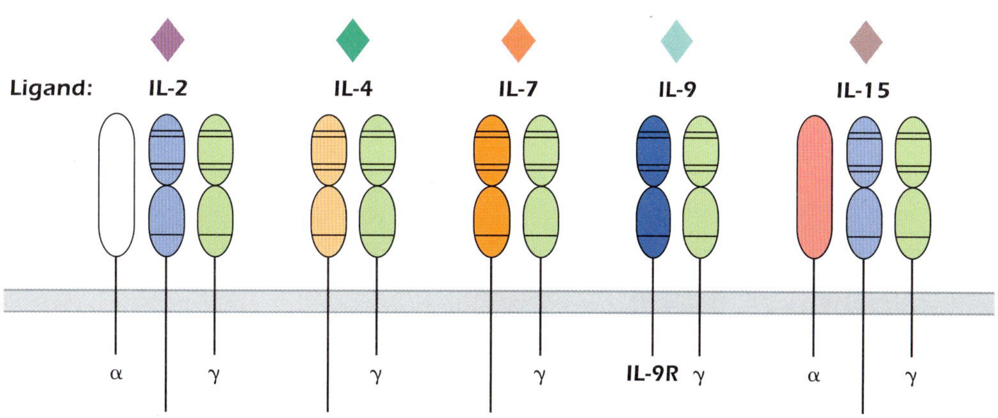

그림 11.6 공통 γ 사슬(녹색)을 공유하여 세포내 신호전달을 매개하는 class I 사이토카인 수용체의 구조적 특징.

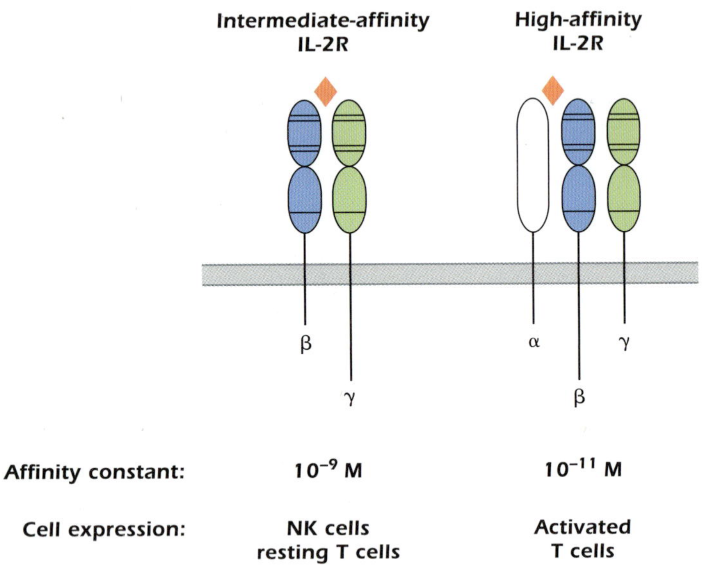

그림 11.7 세포 표면에 발현된 두 가지 유형의 IL-2 수용체 비교.

성을 가진다. 몇몇 사이토카인들은 표적세포에 그 효과를 전달하기 위해 다중사슬 수용체를 사용하며, 이 중 몇몇은 최소한 한 개 이상의 **공통 γ 사슬**(***common γ chain***)로 불리는 세포내 신호전달 공통수용체 분자를 공유한다. 이러한 종류에는 IL-2, IL-4, IL-7, IL-9 및 IL-15가 해당된다(그림 11.6). 공통 γ 사슬은 세포내 신호전달을 담당하는데, 이 같은 공통 수용체 분자의 존재가 다른 사이토카인 사이에 기능적 중복 현상을 설명할 수 있다. IL-9는 공통 γ 사슬을 가진 또 다른 사이토카인 패밀리의 예로서 IL-9-특이적 수용체, IL-9Rα와 함께 표적 세포 내로 신호를 전달한다. 소위 T_H9 세포에서 생성된 IL-9은 기생충에 대한 면역 반응에 중요한 역할을 담당하고 있는데, 이것이 이 사이토카인의 생리학적 기능인 듯하다. 같은 기능을 가지고 있는 다른 분자(예, IgE; 13장 참조)과 마찬가지로, IL-9는 특히 천식과 같은 알레르기 병리 메커니즘에도 관여한다. 이러한 IL-9의 활성은 영향을 받는 조직인 호흡기와 장에서 비만세포와 다른 백혈구들의 증식과 축적을 촉진하여 발휘된다.

고친화력 IL-2 수용체(IL-2R)는 공통 γ 사슬, IL-2 특이적 α 사슬 및 β 사슬로 이루어져 있다. 반면에 중친화력 IL-2 수용체는 β와 γ 사슬만 함유하는 이량체로 구성되어 있다(그림 11.7). IL-2는 항원자극 활성화 중인 T 세포의 특성인 고친화력 형태의 IL-2 수용체를 발현하는 세포를 활성화시키는 능력을 가진다. 공통 IL-2γ 사슬의 결함이 X-연관 중증복합면역결핍 질환(X-linked severe combined immunodeficiency disease)으로 고통 받는 남성 환자에서 중증의 면역 결핍을 일으킨다는 사실은 주목할 만하다(16장 참조). 이 같은 결함은 공통 γ 사슬을 공유하며 사용하기 때문에 여러 사이토카인의 기능적 활성을 없애게 된다.

관련 사례 읽기: Severe Combined Immunodeficiency Disease

In *Immunology: Clinical Case Studies and Disease Pathophysiology*

사이토카인 수용체를 통한 신호전달

앞에서 이미 몇몇 신호전달 경로가 아집단-특이적 T 세포 분화를 촉진하는 특정 사이토카인에 의해 선택적으로 활성화되는 예가 제시된 바 있다. 거의 모든 경우에 사이토카인이 지니고 있는 다양한 생물학적 효과를 표적 세포에 작용하기 위해서는 먼저 세포내 신호를 발생시켜 활성화된 전사인자의 생산에 이어 궁극적으로 유전자 발현까지 이루어져야 한다(그림 11.8). 사이토카인이 세포의 수용체에 결합하면 세포 표면에서 수용체 단백질의 이량체화 또는 중합체화가 유도된다. 그림에 설명된 메커니즘은 모든 사이토카인 수용체에서 일어나는 상황은 아니지만, 대부분의 Class I 및 Class II 사이토카인 수용체 패밀리에 적용된다. 서로 다른 사이토카인 수용체가 세포내 동일한 신호전달 경로를 사용함에도 신호 특이성이 어떻게 유지되는지는 분명하지 않다. 그림에 표시된 두 개의 수용체

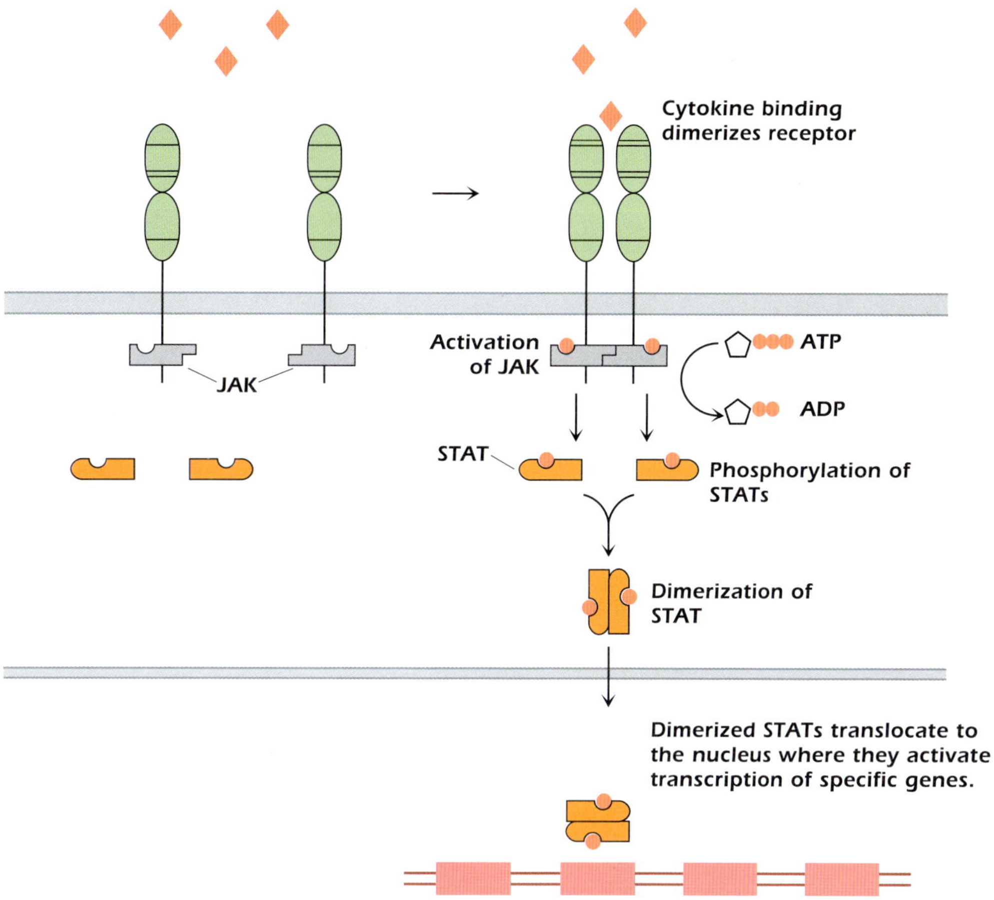

그림 11.8 특정 전사인자를 활성화하기 위해 수용체-결합 키나아제를 사용하는 사이토카인 수용체의 신호전달 모델.

패밀리의 경우 수용체 소단위의 이량체화/중합체화가 그들의 세포질 쪽 꼬리를 나란히 정렬시킴으로써 수용체 이량체가 세포질 내 신호전달 기구와 나란히 놓이게 만든다.

신호전달은 세포질 티로신 키나아제(kinase)의 일종인 **JAK 키나아제**(***JAK kinase***)의 활성화로 시작되는데, JAK 키나아제는 수용체의 세포질 도메인과 상호작용하고 있다. 이에 따라서 도메인 상의 티로신 잔기와 ***STAT***(signal transducers and activators of transcription)으로 알려진 전사인자 패밀리를 인산화시킨다. 일단 활성화되면, STAT 전사인자는 2량체화되며, 세포질에서 핵으로 이동한 후 그곳에서 사이토카인에 의해 유도되는 유전자들의 인핸서(enhancer) 부위에 결합하게 된다.

앞에서 설명한 신호전달 절차는 세포 수준에서 사이토카인의 생물학적 효능으로 발휘된다. 하지만, 사이토카인에 의한 사이토카인 수용체 결합에 의하여 유발된 신호는 효능 발휘에 의하여 자동으로 종료되지는 않는다. 최근까지도 사이토카인-매개 신호전달의 하향조절 관련 메커니즘에 대해서는 잘 알지 못하였다. 현재는 사이토카인 신호전달을 억제하는 데 중요한 역할을 수행하는 일련의 세포내 단백질들이 확인되고 있다. 이 **사이토카인 신호전달 억제 인자**(***suppressor of cytokine signaling***, SOCS) 단백질은 사이토카인 수용체 및 신호전달 단백질들과의 직접 상호작용에 의해 신호전달을 조절하고 결합한 단백질의 분해를 위한 일반적인 표지 메커니즘을 가지고 있다. 다음 절에서 기술될 질환들을 포함한 많은 질병에서 사이토카인이 가지는 중심적인 역할을 하는 것을 고려해 볼 때 정상적인 SOCS 기능의 조절 이상이 병인적 역할을 할 수도 있다. 반면, SOCS 기능의 조작은 미래에 강력한 치료 옵션으로 활용될 수도 있다.

질병에 있어 사이토카인 및 사이토카인 수용체의 역할

사이토카인의 복잡한 조절 특성을 고려해 볼 때, 사이토카인 또는 사이토카인 수용체의 과발현이나 저발현이 여러 질병과 관련이 있다는 사실은 놀라운 일이 아니다. 이 절에서는 사이토카인-관련 질병의 병태생리를 살펴본다.

독성 쇼크 증후군

독성 쇼크 증후군(Toxic-shock syndrome)은 일부 미생물로부터 **슈퍼항원**(***superantigen***, 장독소(enterotoxin))이 방출되면서부터 시작된다. 예를 들어, 황색포도상구균(*Staphylococcus aureus*) 또는 화농성 연쇄구균(*Streptococcus pyogenes*)에서 유래한 독소는 T 세포에 의한 폭발적인 사이토카인 생산을 초래한다. 이 독소는 특정 Vβ 절편의 TCR을 가진 엄청난 수의 CD4 T 세포를 활성화시킨다. 독소는 TCR의 Vβ 절편과 APC 상의 MHC 클래스 II 분자를 교차 결합시킨다(그림 9.13). 약 5개의 T 세포 당 1개가 슈퍼항원에 의해 활성화될 수 있는 것으로 추정되었다. 슈퍼항원으로 활성화된 T 세포들의 작용으로 엄청난 양의 사이토카인이 생산돼서, 결과적으로 사이토카인 네트워크가 조절불능(dysregulation)에 빠지게 되며, 매우 높은 농도의 IL-1 및 TNF-α가 만들어지게 된다. 이들 사이토카인은 열, 혈전, 설사, 저혈압 및 쇼크를 수반하는 전신 반응을 유도하는데, 이 반응들은 종종 치명적이다.

세균성 패혈 쇼크

사이토카인의 과량 생산은 대장균(*Escherichia coli*), 폐렴간균(*Klebsiella pneumoniae*), *Enterobacter aerogenes*, 녹농균(*Paeudomonas aeruginosa*), 그리고 수막구균(*Neisseria meningitidis*) 등의 특정 그람-음성 세균의 감염과 관련이 깊다. 이들 세균이 생산한 내독소(endotoxin)는 대식세포를 자극하여 IL-1과 TNF-α를 과량 발현시키며, 이는 다시 흔히 치명적인 세균성 패혈 쇼크(bacterial septic shock)를 유발한다.

암

몇몇 림프계 및 골수계 암은 비정상적으로 높은 수준의 사이토카인이나 사이토카인 수용체의 발현과 관련이 깊은 것으로 나타났다. 악성종양이 사이토카인 및 이의 수용체 과발현과 연관이 있다는 가장 좋은 예는 T-세포 백혈병(T-cell leukemia) 혹은 림프종(lymphoma)으로 이는 제1형 인간 T-세포 림프종 바이러스(T-cell lymphotrophic virus type 1, HTLV-1) 감염에 의하여 유발된다. HTLV-1에 감염된 T 세포는 항원 자극 없이 IL-2를 상시적으로 생산하고 고친화력 IL-2 수용체를 발현한다. 이는 감염된 T 세포의 자가(autocrine) 자극을 초래하여 무제한적 증식으로 이어진다. 악성종양이 사이토카인 과다 생산과 연관되어 있는 다른 예로는 자가분비 IL-6를 대량으로 생산하는 골수종[myeloma, 신생 형질세포(neoplastic plasma cell)]과 특히 IL-5와 같은 사이토카인 과생산에 의한 환경에서 발생하는 호치킨 림프종(Hodgkin lymphoma)를 들 수 있다(16장 참조).

관련 사례 읽기: Follicular Lymphoma
In *Immunology: Clinical Case Studies and Disease Pathophysiology*

자가면역 및 기타 면역 관련 질병

매우 많은 증거들이 T 세포가 자가항체 생성과 자가면역의 조절에 대한 영향을 발휘함을 나타내고 있다(12장 참조). 이렇게 관찰되는 많은 현상은 IL-17 계열 사이토카인과 IL-23, IL-12, IL-10, IFN-γ 및 IL-4와 같은 사이토카인의 작용 결과이다. 몇몇 사이토카인 및 사이토카인 수용체의 이상이 전신성 자가면역 질환들과 연관되어 있다. 일부 사이토카인은 질병 발생 후기에 나타나는 것으로 봐서 질병의 원인으로 작용하지 않는 듯하며, 다른 몇몇은 면역 반응의 조절 불능과 관련이 있어 자가면역 촉진을 도울 수 있는 것으로 여겨진다. 자가면역질환인 전신홍반 루푸스(systemic lupus erythematosus, SLE)는 IL-10 농도의 증가와 관련이 있는 것으로 드러났다. 최근의 자가면역 질환 관련 사이토카인 연구에서 특정 T_H-세포 아집단 표현형으로의 편향성이 질병의 발병 또는 질병의 진전에 영향을 미치는지 연구되고 있다. 자가면역 질환 실험동물 모델을 이용하기는 했지만, 전신성 자가면역을 촉진하는 데 있어서 T_H2 세포가 중요하다는 사실이 밝혀졌다. 자가면역 질환에서 사이토카인 및 사이토카인 수용체의 역할을 보다 분명히 설명하기 위한 후속 연구가 필요한 상황이다.

관련 사례 읽기: Systemic Lupus Erythematosis
In *Immunology: Clinical Case Studies and Disease Pathophysiology*

사이토카인은 알레르기, 천식, 그리고 염증성 질환을 포함한 면역 관련 질병의 병태생리에서 중요한 역할을 수행한다. 따라서 이러한 질병에 관련한 많은 임상적 특징들은 사이토카인 수용체-매개 신호전달 및 그 신호전달의 생물학적 효과의

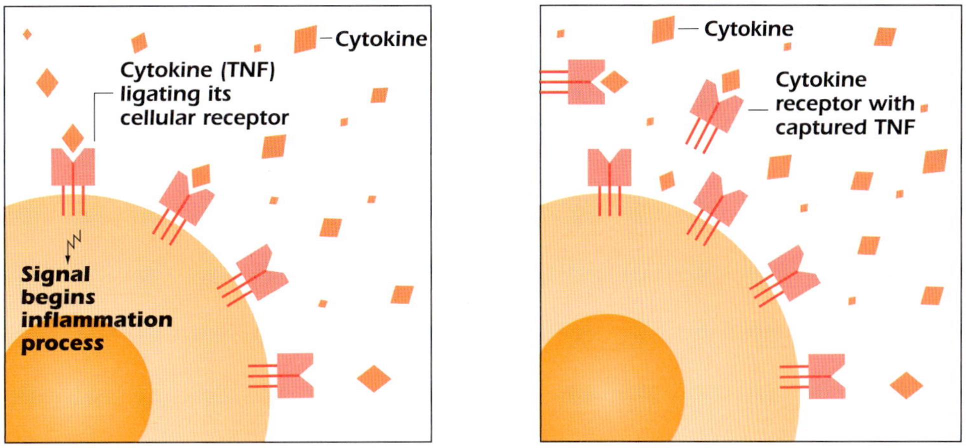

그림 11.9 수용성 TNF 수용체는 TNF의 염증 특성을 방해할 수 있다.

결과(예, 세포 활성화, 세포 사멸)라는 사실은 별로 놀라운 일이 아니다. 질병의 증상에 있어서 사이토카인 및 사이토카인 수용체의 역할에 대한 이해가 점점 확장되고 있다. 많은 자가면역 질환과 면역 관련 질환에서 사이토카인과 그 수용체 간의 상호작용, 그리고 항원 제시 세포와 병원체 유래 분자 간의 상호작용이 가지는 결정적인 역할의 이해는 발전된 연구의 진행을 가능하게 하고, 증상의 발현 이후에도 성공적으로 질병을 차단할 수 있는 결정적인 기회를 제공할 수 있게 될 것이다.

관련 사례 읽기: Asthma
In *Immunology: Clinical Case Studies and Disease Pathophysiology*

다음 절에서는 이러한 지식이 이러한 질병을 가진 환자의 치료에 사용할 수 있는 치료법 개발에 활용되는 것에 대해 고찰한다.

사이토카인 및 사이토카인 수용체의 치료에의 응용

병원체에 대한 면역 반응의 세포 및 분자 구성성분, 특히 조혈세포의 조절 및 항상성에서 사이토카인의 역할에 대한 지식은 새로운 치료법 개발의 기회를 제공하였다. 아울러, 사이토카인 구조생물학에 대한 지식은 악성종양 및 만성염증과 다양한 질병의 조절을 위한 새로운 치료제 개발을 가능하게 하는 기회를 제공하고 있다. 이러한 기회는 사이토카인 자체, 수용성 사이토카인 수용체(길항제), 사이토카인 유사체, 그리고 항-사이토카인 또는 항-사이토카인 수용체 항체 등의 치료 적용 등을 포함하고 있다. 이러한 생물학적 치료제는 다양한 방면에서 희망을 제공하고 있다.

사이토카인 저해제/길항제

자연적으로 존재하는 수용성 사이토카인 수용체들이 혈액 및 세포 간질액에서 확인되었다. 이들은 생체 내에서 **사이토카인 저해제**(*cytokine inhibitor*) 또는 **길항제**로 작용하는데, 사이토카인 수용체의 세포외 도메인이 효소에 의하여 분해되어 세포 표면으로부터 유리된다. 순환하는 수용성 사이토카인 수용체는 특이적 사이토카인에 결합하는 능력을 유지하기 때문에 해당 사이토카인의 활성을 중화시킬 수 있다. 이러한 저해제의 예로는, IL-2, IL-4, IL-6, IL-7, IFN-γ, 그리고 TNF에 결합하는 수용체들이 포함된다. 수용성 TNF 수용체의 실험적 사용은 **TNF 제해제**(***TNF inhibitor***)라고 하는 새로운 종류의 생물 반응 조절(biological response modifier, BRM) 약물군의 개발로 이어졌다. TNF 저해제는 류머티스 관절염(rheumatoid arthritis, RA)의 치료에 획기적인 임상효과를 보여주있다. RA 환자는 관절에 TNF 및 IL-1 농도가 증가되어 있으며, 이로 인해서 RA-관련 통증, 부종, 경직 등 제반 증상이 유발된다. **TNF 저해제**(**수용성 *TNF* 수용체 분자**)는 내인성 TNF와 TNF 수용체와 결합을 놓고 경쟁한다(그림 11.9). 많은 RA 환자들은

관련 사례 읽기: Rheumatoid Arthritis
In *Immunology: Clinical Case Studies and Disease Pathophysiology*

TNF 저해제로 치료할 경우 현저한 증상 개선이 나타나지만, 환자 중 약 30%는 이 치료법에 반응하지 않는다.

수용성 IL-2 수용체(***IL-2 receptor, IL-2R***) 또한 활발히 연구되어 왔다. 이는 IL-2R의 IL-2α 사슬 45 kDa 단편이 가수분해되어 생성된다. 만성적인 T 세포 활성화는 고농도의 혈중 수용성 IL-2R과 관련이 있다. 따라서 혈중 IL-2R 수준은 T-세포 백혈병/림프종(ATLL)과 같은 질병의 임상적 지표로 사용되어 왔다.

많이 연구된 또 다른 사이토카인 길항제는 자연적으로 생성되는 **IL-1 수용체 길항제**(***IL-receptor antagonist***, IL-1Rα)이다. 이 단백질 역시 $CD4^+$ T 세포 상의 IL-1 수용체에 결합하여 그 활성화를 방지함으로써 염증 반응의 강도를 조절하는 역할을 수행한다. IL-1Rα가 IL-1 수용체에 결합하면 이 수용체를 통한 세포내 신호전달이 이루어지지 않는다. IL-1Rα는 클로닝되었으며, 현재 만성 염증성 질환의 치료제로 사용될 수 있는지의 여부를 결정하기 위한 임상적인 연구가 수행되고 있다.

세포 결핍의 회복

항암 화학요법이나 방사능요법에 의하여 유발되는 세포 결핍과 같은 급성 반응의 치료를 위해서 성장인자(예, G-CSF 혹은 GM-CSF)가 이용되어 왔다. 이 장의 초반부에서 논의한 바와 같이, 이들 조혈 성장인자를 이용한 치료는 필요한 조혈 세포 계열의 자연적인 회복 속도를 촉진시킨다.

면역 결핍의 치료

16장에서 논의될 많은 면역결핍 질환 환자의 치료에 역시 사이토카인이 사용되어 왔다. 예를 들어, X-연관 무감마글로불린혈증(X-linked agammaglobulinemia) 환자의 질병-관련 호중구 감소증을 회복하기 위해 G-CSF가 성공적으로 치료에 사용되어 왔다. 아데노신 탈아미노효소(adenosine deaminase, ADA) 결핍으로 인한 중증복합면역 결핍증(severe combined immunodeficiency disease, SCID)은 흔히 심각한 IL-2 결핍과 연관이 있는데, 이러한 환자는 재조합 인간 IL-2를 이용하여 치료해 왔다.

관련 사례 읽기: X-Linked Agammaglobulinemia
In *Immunology: Clinical Case Studies and Disease Pathophysiology*

마지막으로, 재발성 또는 진행성 연조직 감염, 치주염, 상처 회복 부전, 백혈구 증가증(leukocytosis) 등의 특징을 가진 몇몇 백혈구부착결핍(adhesion deficiency disease, LAD) 질환은 감염의 중증도 및 빈도를 감소시키기 위해 재조합 IFN-γ를 사용하여 성공적으로 치료해 왔는데, 아마도 그 효과가 비산화적 살균 활성의 증가에 기인한 것으로 여겨지고 있다.

암환자의 치료와 바이러스 감염

암환자 역시 18장에서 논의할 **림포카인-활성화 살해**(***lymphokine-activated killer***, LAK) 세포를 이용한 수동 세포 면역요법(passive cellular immunotherapy)을 통한 사이토카인의 사용으로 혜택을 받아 왔다. 고농도의 IL-2의 존재 하에 NK 세포나 세포독성 T 세포를 배양하면 강력한 항암 활성을 가진 작동 세포들이 생성된다. 재조합 IL-2을 대량으로 만들 수 있게 되면서 LAK 세포 + IL-2 치료가 가능하게 되었으며, 일부 흑색종과 신장암 환자에서 목표하는 반응을 보였다. 수동 세포 면역요법의 또 다른 변형은 IFN-γ의 동시 사용인데, IFN-γ는 MHC 및 종양 관련 항원(tumor-associated antigen, TAA)의 발현을 증가시킴으로써, 주입된 작동 세포에 의해 암세포 사멸이 증진되게 한다. 인터페론 패밀리 사이토카인 중 IFN-α는 B형 및 C형 간염 바이러스 감염뿐 아니라 신장세포암 치료를 위해 사용되고 있다.

사이토카인 수용체-특이적 항체도 특정 암 치료에 효과가 있는 것으로 나타났다. 특정 사이토카인 수용체-양성 백혈병 세포에 대한 상대적으로 용이한 접근성 때문에 항체 자체 또는 독소-결합 항체를 사용한 많은 치료 시도를 가능하게 하였다. IL-2 수용체의 α 사슬(CD25) 발현이 증가된 백혈병 세포를 가지는 ATLL에서 CD25에 대한 항체는 치료 반응을 유도시켰으며, 비록 일시적이기는 하지만 대상 환자 중 약 3분의 1에서 치료 효과를 보였다.

끝으로, 사이토카인을 표적으로 하는 효과적인 치료의 예가 많이 나타나기 시작하였다. 예를 들면, 현재는 다양한 질병의 치료에 전세계적으로 사용되는 항-IL-6 수용체(anti-IL-6R)의 사용이 승인된지 10년이 되었는데, 이들 질병에는 류마티스성 관절염(rheumatoid arthritis, RA), 소아 특발성 관절염(juvenile idiopathic arthritis, JIA) 및 성인형 스틸병(adult-onset Still's disease)을 포함한 류마티스 질병뿐만 아니라 캐슬맨 질병(Castleman disease)와 키메라 항원 수용체(chimeric antigen receptor) T 세포 치료를 받는 일부 환자에서 나타나는 사이토카인 분비증(사이토카인 폭풍, *cytokine storm*) 등이 포함되어 있으며, 최근에는 COVID-19 환자들에게서도 발견되었다.

알레르기와 천식의 치료

T_H2 세포, 더 특징적으로는 이 세포가 생산하는 사이토카인(예, IL-4, IL-13)이 IgE 생산에서 가지는 기능적 특징을 이해하게 됨에 따라, 알레르기와 천식(13장)에서 이들 사이토카인과 사이토카인의 수용체를 표적으로 하는 치료법이 유용하다는 것이 밝혀질 것으로 생각된다. T_H1과 T_H2 세포의 교차-길항적인 효과를 고려해 볼 때, 바람직하지 못한 T_H2 아집단을 선택적으로 침묵시키는 전략을 사용함으로써 특정 알레르겐에 대한 항체 생산을 IgE가 아닌 쪽으로 치우치게 하는 것이 가능할 수 있다. 현재는 이 전략이 동물모델을 이용한 실험적 목표로 설정되어 있지만, B 세포의 IgE로의 개별형 전환(13장 참조)을 촉진하는 주된 사이토카인인 IL-4를 특징적인 표적으로 삼는 관련된 전략을 사용한 임상시험에서 희망적인 결과가 도출되었다. IL-4에 특이적인 항체를 주입하였을 때 생쥐에서 IL-4의 생산이 극적으로 감소되는 것이 관찰되었다. 또 다른 관련된 전략으로 알레르기와 천식의 치료에 수용성 IL-4 수용체를 사용하는 것인데, 역시 예비적인 결과이기는 하지만 현재까지 희망적인 결과가 보고되고 있다. 전 세계적으로 알레르기와 천식으로 고통 받는 환자가 엄청나게 많다는 점을 고려해 볼 때, 이러한 연구의 임상적 응용은 결코 과소평가해서는 안 될 것이다. 13장에서는 알레르기와 천식 환자에 사용되는 사이토카인-관련 기타 치료 전략을 논의한다.

요약

1. 사이토카인은 저분자량의 항원-비특이적 단백질로서, 면역, 염증 및 조혈계에서 세포의 상호작용을 매개한다.
2. 사이토카인은 다기능성과 중복성을 갖고 있으며, 다른 사이토카인과 상승 또는 상반된 작용을 한다.
3. 사이토카인의 반감기는 짧으며, 사이토카인을 분비한 세포 자신(autocrine)이나 그 주변의 세포(paracrine)에 국소적으로 작용하거나 전신적으로 영향(endocrine)을 줄 수 있다.
4. 사이토카인은 (a) 특이적인 면역 반응 조절, (b) 선천면역 반응 촉진, (c) 염증 반응의 활성화, (d) 백혈구 이동에 영향, (e) 조혈작용 자극과 같은 다양한 기능적인 활성을 갖는다.
5. CD4 T_H 세포 아집단은 생성하는 사이토카인의 종류에 따라 구분된다. T_H1 세포는 IL-2와 IFN-γ(다른 종류의 사이토카인과 함께)를 분비하지만 IL-4와 IL-5는 분비하지 않는다. T_H1 세포에서 생성된 사이토카인은 다른 T 세포, 자연살해(NK) 세포 및 대식세포를 활성화한다(세포성 면역 반응). 반면에 T_H2 세포는 IL-4와 IL-5(다른 종류의 사이토카인과 함께)를 생성하지만 IL-2와 IFN-γ는 분비하지 않으며 주로 항체 생성에 영향을 준다.
6. T_H17 세포라는 새로운 CD4 T 세포 아집단과 IL-17 패밀리 사이토카인에 대한 지식은 면역 반응이 어떻게 조절되는지에 대해 이해가 완벽하지 못했던 간극을 매워주었다. IL-17은 호중구의 이동과 생성을 자극하여 선천면역과 적응면역의 가교역할을 담당한다.
7. 사이토카인은 해당하는 사이토카인의 수용체를 발현하는 표적 세포에만 작용할 수 있다. 사이토카인 수용체 발현은 정교하게 조절되는데, 휴지 세포는 해당 수용체를 발현하지 않거나 낮거나 중간 정도의 친화력을 갖는 수용체를 발현한다. 사이토카인 수용체의 발현이 증가하거나 친화력이 높은 수용체를 발현하게 되면 사이토카인에 대해 반응할 수 있는 표적 세포가 되게 한다.
8. 사이토카인 수용체에 공통적인 γ 사슬은 IL-2, IL-4, IL-7, IL-9와 IL-15 등 많은 사이토카인의 신호전달에 관여한다. 이러한 구조적인 특징 때문에 몇몇 사이토카인들이 보이는 중복성과 상반성을 설명할 수 있다.
9. 사이토카인과 사이토카인 수용체의 결찰(ligation)은 세포내 신호전달을 일으켜서 전사인자를 활성화하고 유전자를 발현하게 한다. 사이토카인이 세포의 수용체에 결합하면 세포 표면에서 수용체 단백질의 2량체 혹은 중합체가 형성되고, 수용체의 세포질 도메인에 JAK 키나아제가 결합하게 된다. 이러한 결합에 의하여 키나아제가 활성화되고, STAT의 티로신 잔기가 인산화된다. 인산화된 STAT 전사인자는 2량체를 형성하여 세포질로부터 핵으로 이동하여 사이토카인에 의해 발현되는 유전자의 인핸서(enhancer)에 결합한다. SOCS(suppression of cytokine signaling) 단백질은 사이토카인 반응을 하향 조절하여 멈추게 한다.
10. 사이토카인이나 사이토카인 수용체의 과발현 혹은 저발현은 세균성 독성 쇼트, 세균성 패혈증, 일부 림프구성 암 및 자가면역 질환과 관련되어 있다.
11. 사이토카인-관련 치료법은 일부 면역 결핍증을 치료할 수 있고, 조직거부 반응을 방지할 수 있으며, 일부 암의 치료에도 이용할 수 있다. 사이토카인-관련 치료제의 유용성은 (a) 화학요법과 방사선요법 적용에서 유발되는 세포 결핍을 완화시키는 데 사용하는 성장인자(G-CSF, GM-CSF)와 (b) IL-2를 활용한 사이토카인-활성화 살해 세포(NK 및 살해 T 세포)를 이용한 일부 암환자의 치료 적용에서 볼 수 있다.

REFERENCES AND BIBLIOGRAPHY

Alexander WS. (2002) Suppressor of cytokine signaling (SOCS) in the immune system. Nat Rev Immunol 2: 410.

Campbell JJ, Butcher EC. (2000) Chemokines in tissue-specific and microenvironment-specific lymphocyte homing. Curr Opin Immunol 12: 336.

DeVries ME, Kelvin DJ. (1999) On the edge: the physiological and pathophysiological role of chemokines during inflammatory and immunological responses. Semin Immunol 11: 95.

Fernandez-Botran R, Crespo FA, Sun X. (2000) Soluble cytokine receptors in biological therapy. Expert Opin Biol Ther 2: 585.

Ezerzer C, Harris N. (2007) Physiological immunity or pathological autoimmunity—a question of balance. Autoimmun Rev 6(7): 488.

Kisseleva T, Bhattacharya S, Braunstein J, Schindler CW. (2000) Signaling through the JAK/STAT pathway, recent advances and future challenges. Gene 20: 1.

Koch, AE. (2007) The pathogenesis of rheumatoid arthritis. Am J Orthop 36: 5

Leonard WJ. (2001) Cytokines and immunodeficiency diseases. Nat Rev Immunol 1: 200.

Ma A,, Koka M, Burkett P. (2006) Diverse Functions of IL-2, IL-15, and IL-7 in Lymphoid Homeostasis. Ann Rev Immunology 24: 821

Matsuzaki G, Umemura M. (2007) Interleukin-17 as an Effector Molecule of Innate and Acquired Immunity Against Infections. Microbiol Immunol 51: 1139

McGeachy MJ, Cua DJ. (2007) T Cells Doing It for Themselves: TGF-β Regulation of T_H1 and T_H17 Cells. Immunity 26: 547.

Minami Y, Kono T, Miyazaki T, Taniguchi T. (1993) The IL-2 receptor complex: its structure, function, and target genes. Ann Rev Immunol 11: 245.

Papotto PH, Ribot JC, Silva-Santos B. (2017) IL-17+ gd T cells as kick-staretrs of inflammation. Nat. Immunol. 18:604.

Pulendran B, Artis D. (2012) New paradigms in type 2 immunity. Science 337: 431.

Tan C, Gery I. (2012) The Unique Features of Th9 Cells and their Products. Crit Rev Immunol 32: 1.

Weaver CT, Harrington LE, Mangan PR, Gavrieli M, Murphy, KM. (2006) TH17: An Effector CD4 T Cell Lineage with Regulatory T Cell Ties. Immunity 24: 677.

복습 문제

각 질문에 대해 가장 알맞은 답을 고르거나 완성하시오.

1. 다음 중 미성숙 $CD4^+$ T 세포의 T_H2 계보로의 분화는 다음 사이토카인 중 어느 것과 관련있는가?
   A) IL-1
   B) IL-4
   C) IL-6
   D) IL-23
   E) IL-25

2. 어떤 활동성 류마티스성 관절염 환자가 불쾌감, 조조경직, 피로감 등의 증상을 수반한 전신병증을 가지고 있다. 이러한 제반 증상에 원인이 되는 단백질 또는 사이토카인은 다음 중 무엇인가?
   A) 류마티스 인자(rheumatoid factor)
   B) TNF와 IL-1
   C) IL-4와 IL-10
   D) 보체 성분 1~9
   E) 급성기 단백질

3. 항원제시세포에 의해 제시된 항원에 의해 활성화된 항원특이적 T 세포가 IL-2를 분비할 때, 인접한 곳에 위치한 항원-비특이적 미경험 T 세포들에는 어떤 일이 일어나는가?
   A) IL-2에의 노출로 인해 증식한다.
   B) 세포사멸(apoptosis)이 일어난다.
   C) 고친화도 IL-2 수용체 발현이 유도된다.
   D) 자신의 Th 표현형에 관련된 사이토카인을 분비한다.
   E) 아무 일도 일어나지 않는다.

4. IL-1, IL-6 및 TNF-α는 염증촉진 사이토카인들인데 이들의 작용은?
   A) 혈관투과성을 증가시킨다.
   B) 케모카인과 협동하여 염증 관련 세포들의 감염 부위로의 이동을 증진시킨다.
   C) 급성기 반응을 촉발시킨다.
   D) 내인성 발열물질 특성을 가진다.
   E) 위의 내용 모두 맞음

5. 다음 사이토카인 중 염증 반응의 종료와 관련된 것은?
   A) IL-2
   B) IL-4
   C) TGF-β
   D) IFN-α
   E) IL-3

6. IL-8의 기능을 대체할 보상 메커니즘이 존재하지 않는다고 가정할 때, IL-8 제거 생쥐에서도 보존되어 작동 가능한 기능은 다음 중 무엇인가?
   A) 호중구 활성화

B) 조직 손상 부위로의 호중구 유인
C) 상처 치료
D) 호중구의 혈관외 유출
E) T_H1 세포에 의한 사이토카인 생산 감소

7. 슈퍼항원(superantigen)은 T 세포에 의한 사이토카인의 급격한 생산 증가를 유발하는데, 이는 T 세포의 다음 기능 때문이다.
A) 항원제시세포 상의 제II형 MHC 분자와 T 세포 수용체의 Vβ 절편 간 교차 결합
B) 항원제시세포 상의 제II형 MHC 분자와 T 세포 수용체의 Vα 절편 간 교차 결합
C) T 세포 수용체와 CD3 간 교차 결합
D) 대규모 T 세포 집단 상의 다양한 사이토카인 수용체 간의 교차 결합
E) CD3의 교차 결합

복습 문제의 답

1. **B.** 비만세포와 같은 선천면역 세포는 T_H2 세포의 분화를 촉진하는 IL-4와 같은 여러 사이토카인 합성을 유발한다.
2. **B.** 류마티스 관절염 환자는 관절에 TNF와 IL-1와 같은 염증촉진 사이토카인의 농도가 증가되어 있는데, 이 물질들은 통증, 종창, 경직 및 기타 이 질병에 관련된 다른 증상 발현에 있어서 중심적인 역할을 한다.
3. **E.** 항원에 의하여 활성화된 T 세포가 분비하는 사이토카인은 해당 사이토카인 수용체(예: 고친화력 IL-2R)에 결합함으로써 그 면역 반응에 참여하는 세포들의 활성만 조절한다. 이러한 사이토카인 수용체는 그 항원에 적합한 TCR을 가지고 있는 항원에 의해 활성화된 T 세포에서만 상향 조절되며, 인근에 위치한 항원-비특이적 T 세포에서는 상향 조절되지 않기 때문에 인근 T 세포들은 IL-2에 의해 활성화되지 않는다.
4. **E.** 정답은 자명하게 E이다.
5. **C.** 열거된 사이토카인 중에서 TGF-β는 섬유아세포의 축적 및 증식, 그리고 조직 수선에 필요한 세포외 기질 단백질(extracellular matrix protein)의 축적을 촉진함으로써 염증 반응 종료에 중요한 역할을 수행한다.
6. **E.** IL-8은 T_H1 세포에 의한 사이토카인 생산에 대한 조절에는 아무런 역할을 하지 않으며, 이 역할은 T_H2 세포가 생산하는 IL-10이 수행한다. 따라서, IL-8 결핍 생쥐에서도 T_H1 세포의 기능은 완전하게 유지된다. IL-8은 호중구를 화학적으로 유인하고 활성화하며, 호중구의 혈관내피세포로의 부착 및 혈관외 유출을 유도하는데, 이러한 활성은 또한 상처 치유에도 중요하기 때문에 IL-8 결핍 생쥐에서는 이러한 현상이 나타나지 않을 것으로 예측된다.
7. **A.** 슈퍼항원은 MHC class II 분자와 TCR의 Vβ에 동시에 결합함으로써 특정 Vβ 영역을 가진 모든 T 세포들을 활성화시킨다. 이리하여 슈퍼항원은 항원 특이성과 관계없이 많은 수의 T 세포 집단(전체의 5~25%)을 활성화시킴으로써 해로운 수준의 사이토카인을 방출하게 만든다.

12

관용과 자가면역

서론

면역계는 감염과 일부 악성종양으로부터 숙주를 보호하기 위한 이로운 기능을 한다. 그러나 이러한 보호 반응이, 만약 흔히 **자기-항원**(***self-antigen***) 또는 **자가항원**(***autoantigen***)으로 불리는 개인 자신의 인자들에 대해 일어나면 숙주에게 해가 될 수 있다. 따라서, 면역계는 자기-항원이 아닌 외래 항원(foreign antigen)에만 반응하도록 되어 있다. 선천 및 후천 면역 반응 모두가 이러한 구별을 하도록 진화해 왔다. 이와 같이 자기-항원에 특이적 무반응 상태를 **자기-관용**(***self-tolerance***)이라고 한다. 이 장에서는 후천면역 반응이 어떻게 자기관용에 의해 억제되는지에 초점을 두고 있다. 이 장의 첫 부분에서는 관용의 기본 기작과 이 기작들이 어떻게 자신에 대한 해로운 면역 반응으로부터 숙주를 보호하는지에 대하여 기술한다. 다음 부분에서는 어떻게 관용 기작이 잘못되어 자가반응성(autoreactive) 림프구의 활성화와 자가면역 질환으로 이어지는지에 대해 기술할 것이다.

관용의 발견

1940년대 중반, Ray Owen는 자기-항원에 대한 관용이 **획득**(***acquired***)된다는 것을 발견하였다. 그는 서로 다른 혈액형을 가지고 있지만 자궁 내(in utero)에서 혈관계를 공유하여 키메라(chimeras) 상태인 이란성 쌍둥이 소들을 연구했다. 소가 성체가 되었을 때 한쪽 쌍둥이에게 다른 쪽 쌍둥이의 적혈구를 주사한 결과, 정상적인 강한 항체반응이 일어나지 않았으며, 적혈구에 대한 항체가 생성되지 않음을 확인하였다. 이는 쌍둥이 태아 시기에 "외래" 적혈구 세포 항원을 공유함에 따라서 장기-지속되는 **관용**(***tolerance***)을 만들어낸 것으로 보였다.

이러한 관찰 결과는 1950년대에 Peter Medawar 등이 수행한 고전적 실험의 토대가 되었다. 그들은 먼저 성체 마우스(strain A)가 다른 마우스(strain B)로부터의 피부 이식편을 거부하는 현상을 관찰하였다. 두 마우스 strain의 차이점은 주조직적합성복합체(major histocompatibility complex, MHC) 분자들이었다. 그러나 출생 후 24시간 내에 마우스 strain B 유래의 골수를 strain A에 주입하면 성체로 자란 후에도 공여자 마우스 strain B로부터의 피부 이식편을 거부하지 않았다. 이러한 결과는, 발생 중인 미성숙 림프구가 외부 항원에 노출되었을 경우, 해당 항원에 면역 반응을 시작하는 데 실패한다는 것을 암시하였다. 대신 항원은 자기로 받아들여지며, 면역계는 항원에 대해 관용을 보이게 된다. 이 현상은 소위 **신생아 관용**(***neonatal tolerance***)이라고 알려지게 되었다.

자기-관용(***self-tolerance***)은 자기-항원을 인식한 적이 있는 B 혹은 T 림프구들이 활성화되는 것을 방지한다. 다른 림프구들과 같이, 관용화된 림프구들(tolerizaed lymphocytes)은 항원-특이적 수용체인 B-세포 수용체(B-cell receptor, BCR)나 T-세포 수용체(T-cell receptor, TCR)를 가지고 있다. 자가면역을 방지하기 위해 자기-관용이 유도되는 몇몇 발달 단계들이 있다. 림프구 발생의 초기 단계 동안 유도되는 관용을 **중추관용**(***central tolerance***)이라고 한다. 성숙 림프구에서 유도되는 관용은 **말초 관용**(***peripheral tolerance***)으로 불린다. 관용을 유도할 수 있는 다양한 기작들이 있으며 이에 대해서는 이어지는 내용에서 다룰 것이다.

중심관용은 1차 림프기관(B 세포의 경우 골수, T 세포의 경우 가슴샘)에서 자기-반응성(self-reactive) 림프구들의 세포자살(apoptosis)로 인한 제거, 즉 **음성선택**(***negative selelction***)이라 알려진 과정을 통해 일어난다(10장 참조). 중추 림프기관에서의 음성 선택은 말초에 출현하는 대부분의 B 및 T 세포들이 오로지 외부 항원과만 반응하도록 한다. 하지만 이 과정이 완벽한 것만은 아니다—일부 자기반응성 세포들이 불가피하게 비장과 림프절과 같은 말초 림프기관으로 빠져나가게 된다. 만약 이러한 일이 일어나면, 말초 관용 기작이 이들을 통제하게 된다.

중추관용

BCR과 TCR들의 다양성을 발생시키는 무작위 과정은 환경에서 마주칠 수 있는 일반적인 항원들뿐만 아니라 자기-항원들까지 인식할 수 있는 수용체를 만든다. 1950년대 후반, MacFarlane Burnet은 **자가반응**(***autoreactive***) 림프구들이—자가-항원을 인식하는 수용체를 가진 B와 T 세포—숙주에 위협을 가하며, 자가관용을 유지하기 위해서는 발생 중인 림프구 레퍼토리에서 **제거**(***deletion***)되어야 한다는 가설을 수립하였다. 현재까지 중심관용에 관여하는 추가적인 기작들에 대해 알려졌으나, Burnet의 가설은 아직까지도 상당부분 받아들여진다. 중심관용의 기작과 그 기작이 일어나는 조건들에 대해서는 아래에서 설명한다.

중추관용의 기작: T 세포와 B 세포

제거(deletion). 자가반응성 B 세포 및 T 세포는 **세포자살**[***apoptosis***(programmed cell death)]에 의해서 제거된다. T 세포가 발달할 때, 가슴샘에서의 제거는 **음성 선택**(***negative selection***)의 주요 기작이다. 즉, 미성숙 가슴샘세포들 중 자기-항원과 결합한 자기-MHC(가슴샘 수지상세포와 수질 상피세포에 발현함)와 친화력 높은 TCR을 발현하는 세포들은 빠르게 제거된다(그림 12.1). 이로써 성숙한 자가반응성 T 세포가 가슴샘에서 빠져나와 말초로 이동하는 것을 방지할 수 있다.

오랫동안 면역학자들을 당혹하게 했던 것은 가슴샘에서 유래하지도 않고 조직-특이적인 자기-항원(tissue specific self-antigen)에 특이적인 T 세포가 어떻게 가슴샘에서 제거될 수 있는 것인가 하는 것이었는데, 왜냐하면 이들 자기-항원은 가슴샘에 발현되지 않는 것으로 여겨졌기 때문이다. 자기-항원의 가슴샘 발현에 대해 주목할만한 기작은 **자가면역 다내분비선병증-캔디다증-외배엽 이상증**(***autoimmune polyendocrinopathy-candidiasisectodermal dystrophy, APECED***)에 관한 연구들에서 알려졌다. 이 질병의 환자는 광범위한 자가면역 증상을 나타내며, **AIRE**(***autoimmune regulator***)라는 유전자가 결손되어 있다. AIRE 유전자의 생성 물질은 전사 인자 조절자로 대부분 가슴샘 수질 상피세포들에 의해서 발현한다. 정상적으로는 췌장이나 중추신경계에서 발현하는 자기-항원을 가슴샘에서 발현하도록 촉진한다. 그러므로, 정상적인 개개인에서는 자신의 말초조직에서 발현되는 자기-분자들에 반응하는 자기-반응성 T 세포를 가슴샘에서 음성 선택될 수 있게 한다. 그러

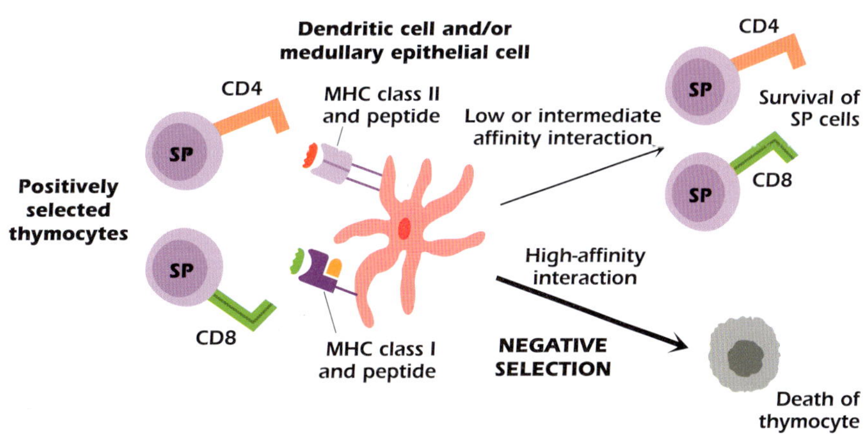

그림 12.1 T 세포에서 중심관용 기작으로서의 제거(deletion). 자기-펩타이드가 있는 자가-MHC I 또는 MHC II에 대해 친화력이 높은 TCR을 발현하여 가슴샘세포를 제거함으로써 음성 선택이 된다. 이는 가슴샘 수지상세포와 수질 상피세포가 상호작용한 결과이다. 자기-펩타이드가 있는 자가 MHC I 또는 MHC II에 대해 친화력이 낮은 TCR을 발현하는 가슴샘세포는 생존한다.

나 APECED 환자와 AIRE 결핍 마우스에서는 말초조직 자기-항원의 가슴샘의 발현이 적게 일어난다. 자가반응 T 세포가 가슴샘에서 제거되는 음성 선택이 일어나지 못하고 말초로 빠져 나와 조직에서 자가면역 질환을 일으킬 수 있다. 최근에는 말초 면역계의 부분적인 AIRE 발현은 곧 자기-반응성 T(그리고 B!) 세포의 AIRE-매개 제거가 가슴샘 밖에서 일어날 수 있음을 제시한다.

중추관용의 기작: B 세포

B-세포 계열(lineage)의 중심관용은 T 세포의 중심관용과 몇 가지 공통점을 가진다. 특히, 자가반응성 B 세포를 제거하는 음성 선택은 골수에서 일어난다. 자기-항원에 특이적으로 결합하는 자가 반응 BCR을 발현하는 미성숙 IgM^+ B 세포는 제거된다(9장의 그림 9.2). 생체 내(*in vivo*) 자가 반응성 B 세포의 제거의 강력한 증거는 형질전환 마우스를 사용한 연구로부터 나왔다. 이 형질전환 마우스는 모델 자가항원인 HEL(hen egg lysozyme)을 발현하고, 동시에 HEL에 특이적인 자가 반응 수용체를 발현한다. 형질전환 마우스가 HEL을 막-결합(*membrane-bound*) 단백질로 발현하면, 골수에서 막 HEL과 접촉하는 항-HEL-특이적 B 세포들(anti-HEL specific B cells)이 제거된다(그림 12.2 왼쪽 참조). HEL이 순환하는 단백질(circulating protein)로 존재하면, 무반응(anergy)이 대신 유도된다(아래 참조).

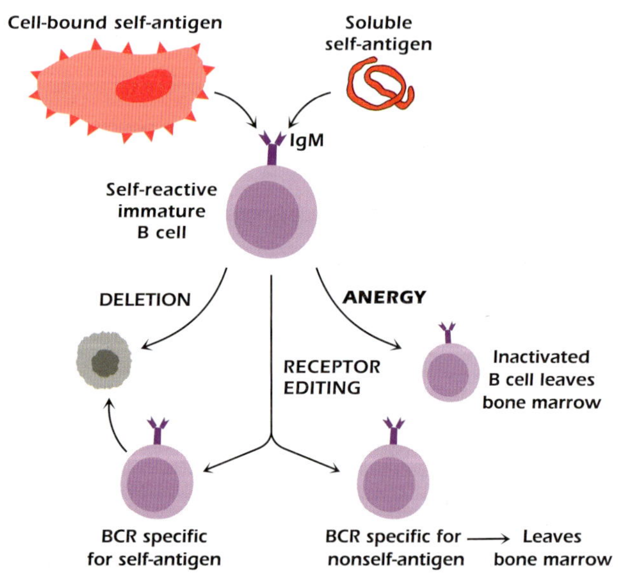

그림 12.2 B 세포에서 중심관용 기작: 제거, 무반응, 수용체 편집. 골수에서 자가항원과 상호작용하는 자기-반응성 IgM^+ 미분화 B 세포는 다른 운명을 갖는다. 왼쪽: 세포막에 결합한 자가항원에서 제거가 일어난다. 오른쪽: 용해된 자가항원은 제거보다는 장기간 불활성화된 무반응이 일어난다. 중앙: 일부의 자가항원과 상호작용하는 자가반응 B 세포는 경사슬 V 유전자의 수용체 편집이 일어나 자가반응성을 잃고 생존하여 골수 밖으로 나간다. 생성된 BCR에 자가반응성이 있는 세포는 죽게 된다.

또한, B 세포 중심관용에는 T 세포 중심관용에서 볼 수 없는 현상들도 있음을 아래에서 확인할 수 있다.

무반응. 무반응(***anergy***)은 기능적인 불활성화로 무반응성(unresponsiveness)을 초래하지만 자가 반응 B 세포는 여전히 존재하고 생존력이 있다. 무반응적 B 세포(aenrgic B cells)는 BCR이 자기-항원과 결합하였을 때 활성화되어 증식하거나 항체-분비세포로 분화되지 않는다. 마찬가지로, 무반응적 T 세포(anergic T cells)는 TCR이 자기 MHC에 제시된 자기-항원과 결합한 후에 활성화되어 증식하고 사이토카인을 분비하지 않는다.

중추 B 세포 무반응(central B cell anergy)은 1980년에 Gustav Nossal과 Beverly Pike에 의해 최초로 관찰되었다. 수용체 교차-결합에도 불구하고, B 세포는 무반응화되고 성숙이나 활성화 될 수 없었다. Chris Goodnow는 위에서 언급했던 형질전환 HEL 모델을 이용해서, HEL-형질전환 마우스가 항-HEL 생성을 억제하지만 HEL-특이적 B cell은 제거되지 않는 것을 발견했다. 자기-반응 B cell은 무반응 혹은 반응성이 없어지는 것으로 처리되었다(그림 12.2). 항-DNA와 항-자기-항원을 발현하는 형질전환 마우스를 사용한 실험 결과도 비슷하였으며, 이를 통해 무반응은 자가항체-특이적 B 세포가 자가항체를 분비하지 못하게 하는 중요한 메커니즘임을 밝혔다.

항-HEL 형질전환 모델을 이용한 두 가지 결과의 차이는 막과 결합된 자기-항원과 접하게 되는 것이 BCR과의 광범위한 교차결합을 통해 강한 신호를 보냄으로써 B 세포 제거에 기여함을 의미한다; 중간 정도의 교차결합력을 가지는 수용성 자기-항원(soluble self-antigen)을 만나면 좀 더 약한 신호를 보내어 무반응을 유도하게 된다. 그러므로, 자가항원의 응집(aggregation) 또는 중합(polyerization)의 정도가 B-세포 관용 기작의 주요 인자임을 알 수 있다.

가슴샘에서의 T 세포에 대한 중심관용 발달을 뒷받침할 수 있는 무반응 기작에 대한 증거는 거의 없다. 오히려, 위에서 언급했다시피, 가슴샘에서의 자가반응성 T 세포에 대한 음성 선택은 대부분 제거(deletion)에 의해 일어나는 것으로 보인다. 그러나 다음에 설명하게 될 말초에서의 T 세포 관용의 주요 기작은 무반응이다.

수용체 편집. **수용체 편집**(***receptor editing***)은 발달 중인 B 세포에서 일어나는 중요한 기작으로서, 자기-항원에 특이적인 BCR을 발현하고 있는 미성숙한 B 세포를 자가반응 BCR 대신 비자기-항원 특이적인 BCR로 교체될 수 있도록 한다(그림 12.2와 8장 참조). 수용체 편집은 경사슬(light chain) 유전자에서 우선적으로 일어난다: 기존의 재정렬된 경사슬 가변 부분은, 보다 하류의 J 분절로 재정렬하는 상류의 분절로 치환된다. 그러나 두 번째 재정렬이 항상 자가반응성을 제거하는 것은 아니다; 즉, 수용체 편집이 여전히 자기-반응성인 새로운 BCR을 생성할 수 있다는 것이다. 이런 경우, 모든 가능한 상류 가변 부분이 소진될 때까지 또는 비자가반응성 수용체가 생성될 때까지 재정렬이 계속될 것이다. 만약, 계속적인 편집에도 비자가반응성 BCR이 만들어지지 않는다면, 그 B 세포는 제거된다. 생체 내(*in vivo*) BCR 편집의 증거는 내인성 MHC class I 분자에 대한 항체 생산을 위한 형질전환 마우스와 이중-가닥 DNA(dsDNA)에 대한 항체를 생성하는 형질전환 마우스의 골수에서 최초로 관찰되었다. B 세포와 달리, T 세포는 자신의 특이성을 바꾸기 위한 수단으로 수용체 편집을 이용하지는 않는다.

관용에서 수용체 결합력(receptor avidity)의 중요성. 관용을 유도하는 기작들 중에, 신호전달의 역치(threshold)가 림프구의 운명을 결정한다. BCR 또는 TCR의 자가항원과의 상호작용의 강도 또는 **총결합력**(***avidity***)이 세포의 운명에 영향을 미친다. B 세포에서의 총결합력은 BCR과 항원 간의 상호작용의 친화력(affinity), 표면 BCR의 밀도, 그리고 자가항원의 특성 및 농도 등에 의존한다. 이런 상관관계는 면역글로불린 수용체의 교차-결합의 정도와 직접적으로 연관되어 있다. 자기-항원의 특성 또한 BCR 교차-결합을 유도하는 능력에 영향을 미친다. 예를 들면, 다가(multivalent)의 막-결합 항원은 1가 또는 수용성 항원보다 더 광범위한 수용체 교차 결합을 매개한다. 초기에, 자기-항원에 높은 총결합력을 가진 B 세포는 자가반응성을 피하기 위한 시도로 수용체 편집을 겪게 될 것이다. 자기-항원에 대해 보다 어중간한 결합력을 가진 B 세포는 무반응으로 될 대상이 되고, 자기-항원에 대해 약한 총결합력을 가진 B 세포는 클론적으로 **무시**(***ignorant***)되어 어떠한 특이적인 결합을 이루지 못한다 .

가슴샘에서는, 자기-MHC와 결합된 자기-펩타이드에 대한 TCR의 친화력, T 세포 상의 TCR의 농도, 그리고 APC 표면에 발현된 MHC 분자의 농도 등이 결합력을 결정하고, T 세포 선택에 영향을 미친다. 나아가, 자기-항원을 T 세포에 전달하는 세포의 유형이 T 세포가 양성 선택 또는 음성 선택될 것인가에 영향을 미치는 것으로 보인다. 가슴샘 피질에서 상피세포에 발현된 MHC와 결합한 펩타이드를 인식하는 T 세포는 양성 선택된다. 피질수질 접합부(corticomedullary junction)에서, T 세포는 수지상세포 표면의 MHC에 결합된 자기 항원과 접촉하게 된다. 바로 이 환경 하에서 MHC와 결합한 펩타이드에 높은 친화력을 가진 T 세포가 음성 선택을 거쳐 제거되는 과정이 일어난다. 수지상세포가 피질 상피세포와는 다른 신호를 전달함으로써 자기-반응적 T 세포의 양성 선택 보다는 음성 선택을 유도한다. 무반응과 수용체 편집은 중추 T 세포 관용(central T cell tolerance)에서는 미약한 역할만을 수행하는 것으로 보인다.

말초 관용

중추관용은 불완전하다: 때때로, 자가반응성 B 세포와 T 세포들은 음성 선택을 회피하여 말초에 진입한다. 이는 골수와 가슴샘과 같은 1차 면역기관(골수 혹은 가슴샘)에 충분히 높은 수준으로 자기-항원이 존재하지 않거나 발달 중인 림프구가 자기-항원에 대해 낮은 친화력을 갖기 때문이다. 이러한 자가반응성 림프구는 숙주에 대해 위협적이지 않은 것이 일반적인데, 이러한 상태를 **클론 무시**(***clonal ignorance***)라고 한다. 그러나 자기-항원의 농도가 증가하면 클론 무시 상태의 림프구가 활성화될 수 있다. 예를 들면, 세포 내의 자기-항원이 대량으로 방출되든지(세포사멸 후) 또는 감염 중에 강한 공동자극(co-stimulatory) 신호가 클론 무시된 세포에 전달되는 경우가 이에 해당된다. 덧붙여, B 세포는 가끔 체세포 돌연변이를 통해 자가반응적 특이성들을 획득한다.

말초 관용(peripheral tolerance)은 말초로 빠져 나가거나 말초에서 발생하는 자가반응성 B 세포와 T 세포들을 포획하는 일종의 안전망으로서 진화해 왔다. 말초 관용을 통해 우리가 매일 접하는 음식물과 같은 모든 외래 항원에 대해 반응하지 않는 것이다. 말초 관용의 기작들에는 무반응(anergy), Fas-매개 활성화-유도 세포사멸(Fas-mediated activation-induced cell death), 그리고 조절 T 세포(regulatory T, Treg)의 유도 등이 포함된다. 수용체 편집이 말초 B 세포들에서 일어나는 것으로 알려지긴 했지만, 이러한 말초에서의 편집의 목적이 자가반응성의 회피인지 아니면 B 세포의 다양성의 증가에 있는지는 확실하지 않다.

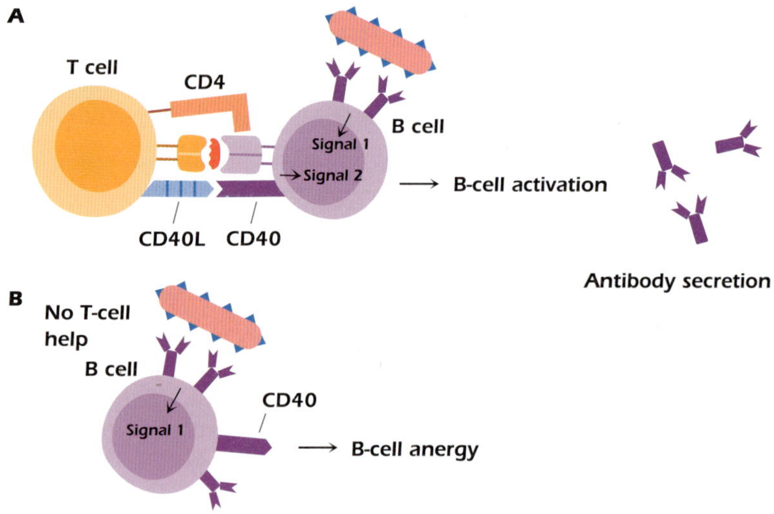

그림 12.3 공동자극의 결여는 B 세포 무반응(anergy)를 초래한다. (A) T-의존적 항원에 의한 B 세포 활성화에는 두 가지 신호가 필수적이다. 1차 신호는 BCR에 결합하여 BCR을 교차-결합시키는 항원이 제공하며, 2차 신호는 T 세포 표면에 발현된 CD40L과 B 세포 표면의 CD40의 상호작용에 의해 제공된다. (B) 2차 공동자극 신호가 없으면 B 세포는 활성화되지 못하고 무반응 상태로 된다.

무반응 : 2개의 - 신호 가설

Peter Bretscher와 Mel Cohn은 가슴샘-의존적(thymus-dependent, TD) 항원에 특이적인 B 세포가 활성화되기 위해서는 2개의 신호를 요구한다는 가설을 세웠다: 1차 신호는 항원이 제공하고, 2차 신호는 T 세포가 제공한다. 이들은 또한 2차 신호의 부재 시 B 세포가 반응성이 없어질 수 있다는 가설을 수립하였다. 이 가설들은 널리 받아들여졌다. 우리는 이제 이 2차 신호가 T 세포 상의 CD40 리간드(CD40L) 와 B 세포 상에 발현된 CD40의 결합에 의해 제공될 수 있다는 사실을 알고 있다. 형질전환 마우스 시스템을 이용한 연구에서는 자기-항원에 노출된 B 세포가 T 세포의 도움 없이는 무반응화된다는 사실을 확인하였다(그림 12.3). 자가반응성 T 세포는 보통 가슴샘에서 제거되므로, 이들 T 세포는 일반적으로 말초에서 자가반응성 B 세포에 공통-자극 신호의 도움을 줄 수 없다.

무반응적 B 세포들은 정상 B 세포들과 경쟁하여 비장과 림프절의 B 세포 여포(B cell follicle)에 성공적으로 진입할 수 없다. 대신 그들은 T 세포-B 세포 경계 지역에서 **여포배제**(***follicular exclusion***)라는 과정을 통해서 발생이 중지되며 세포자살 과정으로 죽는다. 무반응적 B 세포는 생존을 위해, 미경험(naive) B 세포보다 고농도의 BAFF(B-cell activating factor of the tumor necrosis factor family, 또는 Blys)로 알려진 사이토카인을 요구하기 때문에 여포배제 현상이 일어나는 것으로 현재 생각되고 있다; 제한된 양의 BAFF만 존재하는 환경 하에서는 무반응적 B 세포가 불리하며, 이에 따라 여포에 진입하는 대신 세포의 사멸이 이루어진다 .

T 세포 무반응은 말초에서 마주치는 자기-항원에 대한 관용의 주된 기작으로 여겨진다. T 세포 역시 활성화되기 위해서는 2개의 신호가 필요하다(그림 12.4와 10장 참조). 1차 신호(Signal 1)는 MHC-펩타이드 복합체가 제공하고, 2차 신호(Signal 2)는 항원제시세포(antigen presenting cell, APC) 상에 발현된 공통자극 분자들과 T 세포 상의 각 해당 리간드의 상호작용에 의해 제공된다. 주요 공동자극 신호는 APC 상에 발현된 B7-1(CD80)과/또는 B7-2(CD86)와 T 세포 상에 발현된 CD28의 결합에 의해 제공된다. 1차 신호가 T 세포에 전달되

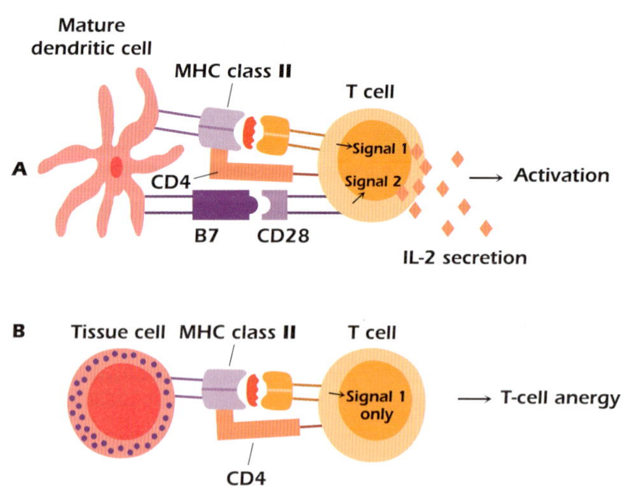

그림 12.4 공동자극이 없을 때의 항원 인식은 T 세포 무반응을 초래한다. (A) T 세포 활성화에는 두 가지 신호가 요구된다. 1차 신호는 MHC에 결합된 펩타이드를 인식하는 것으로 제공되며, 2차 신호는 성숙 수지상세포와 같은 APC 표면에 발현된 공동자극 분자인 B7과 T 세포 표면의 CD28의 상호작용에 의해 제공된다. (B) 만약, 2차 신호가 없을 때 T 세포가 1차 신호를 받게 되는 경우, 그 T 세포는 무반응 상태로 된다.

면 몇몇 전사인자들이 활성화되는데, 이 중 하나는 IL-2 유전자의 프로모터 지역에 결합하여 전사(transcription)를 일으킨다. 만약 1차 신호에 공동자극 B7-CD28 상호작용이 수반되지 않는 경우에는, IL-2 mRNA가 신속히 분해되므로 IL-2 단백질이 만들어지지 않고, T 세포는 활성화되지 못한다. 조직 세포들은(간 세포와 같은) 공동자극 분자를 발현하지 않고, APC들은 항상 발현하고 있지는 않는다; B 세포, 대식세포 및 수지상세포는 공동자극 분자의 발현에 앞서 먼저 활성화되어야 한다(11장 참조). 따라서, 만일 조직 세포나 활성화되지 않은 대식세포가 T 세포에 항원을 제시하면, T 세포는 공동자극 신호의 부재로 말미암아 무반응화된다(그림 12.4).

10장에서 논의하였듯이, 자극 후에도 T 세포 무반응의 원인이 되는 또 다른 기작은 공동억제 수용체 PD-1을 포함하고 있다. PD-1은 이제 임상에서 적용되는 면역치료의 중요한 표적이지만, 아직까지도 PD-1이 어떻게 T 세포의 기능을 억제하는지 불분명하다. 지금까지 제시된 바로는 T 세포 공동자극 수용체 CD28이 PD-1 매개 억제의 관련 표적임이 밝혀졌다. PD-1은 PD-L1 결합 하에 kinase Lck에 의해서 인산화된다. 이러한 상호작용은 PD-1과 CD28이 근접하게 만든다. 인산화된 PD-1은 특이적으로 phosphatase Shp2을 불러 CD28을 탈인산화하게 만듦으로써 그것의 신호 연속 단계(cascade)를 중지시키고 T 세포의 증식을 억제하게 만든다.

PD-1(pembrolizumab)과 CTLA4(예시, ipilimumab) 항체들의 항암요법 적용은 면역 반응에서 이러한 분자들의 억제조절 역할에 대해 예상하지 못했던 발견들로 이어졌다. 억제로부터 해방된 T 세포들은 종양을 파괴하는 데에 매우 효과적임을 증명하였지만, 몇몇 환자들에서 공동자극 억제제를 막는 것이 새로운 염증성 관절염과 다른 자가 면역 질환들을 일으키는 부작용을 발생시켰다.

조절 T 세포

이전에 억제 T 세포(suppressor T cells)로 알려졌던 **조절 T 세포**(***regulatory T cells, Treg***)가 다른 수준에서 면역 반응을 제어한다. 이 T 세포들은 CD25(IL-2 수용체 α 사슬)을 발현하고 있다. 마우스의 비듬병(Scurfy disease)과 사람의 면역조절불능 다내분비병증 장병증 X-연관 증후군(immune dysregulation polyendocrinopathy enteropathy X-linked syndrome; IPEX)에 대한 연구에 의해 Foxp3(forkhead box P3)라는 Treg-특이적 표식이 확인되었다. Foxp3는 가슴샘에서의 Treg 발달에 필수적인 전사인자이며, T 세포가 말초에서 조절 활성을 획득하도록 유도하는 것으로 알려졌다. Foxp3는 Treg의 세포내 표지자로서 기능한다. 마우스의 비듬병과 인간의 IPEX에서 관찰되는 X-연관 Foxp3 유전자 변이는 영향을 받은 남성에서 중증 자가면역을 유발한다. 또한, GITR(glucocorticoid-induced TNF receptor family-related gene)이라는 세포 표면 분자가 Treg 세포에서 높은 수준으로 발현되는 것이 관찰되어 왔다.

10장에 기술된 바와 같이, 자연적(natural) $CD4^+$ $CD25^+$ Treg 세포는 가슴샘에서의 T 세포 발달 과정 중 선택되는 독특한 계통의 T 세포이다. Treg 세포는 말초 $CD4^+$ T 세포의 약 10%를 차지하며, 면역 반응 동안 갑자기 세포 수가 증가할 수 있다. 마우스에서 Treg 세포가 고갈되면 갑상샘염, 위염, 제I형 당뇨병 등의 장기-특이적 자가면역 질환이 발생하며, Treg 세포를 대체함으로써 피할 수 있다. 자기-관용에서의 역할 외에도, Treg 세포는 이식편-대-숙주 병(17장에서 자세히 다룸); 종양세포, 알레르기 항원, 병원체에 대한 면역 반응; 그리고 장기 이식에 대한 면역 반응 등을 억제할 수 있다. Treg 세포는 그 유지 및 활성화를 위해 IL-2가 필요하며 다양한 TCR 레퍼토리를 이용하는 것으로 알려졌다. 이들은 helper T 세포에 비교했을 때, 자기-펩타이드-MHC class II와 복합체에 대한 증가된 친화력을 가지는 것으로 나타났다. Treg 세포가 활성화되려면 특이적 TCR이 관여하는 것이 필수적이지만, 일단 활성화되면 이들의 억제 기능은 항원-비특이적이다. 따라서, Treg은 Treg 자신이 인식하는 것과는 다른 항원에 특이적인 자가반응성 효과 $CD4^+$ 및 $CD8^+$ T 세포를 억제할 수

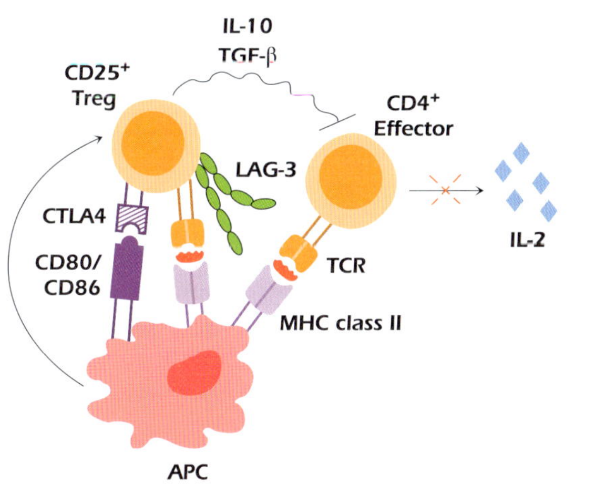

그림 12.5 Treg 세포에 의한 $CD4^+$ 효과 T 세포의 억제 기작. Treg 세포는 그 억제 활성을 유도하는 CTLA-4를 통해 신호를 받는다. Treg 세포는 또한 LAG-3와 MHC class I 분자의 상호작용에 따른 억제 활성을 촉발하는 신호를 받을 수도 있다. 궁극적으로 Treg 세포는 IL-10과 TGF-β를 분비함으로써 $CD4^+$ T 세포의 활성을 억제하여 IL-2 합성을 방해한다.

있다. Treg 세포는 또한 B 세포, 수지상세포 및 자연살해(NK) 세포도 억제하는 것으로 나타났다. Treg은 여러 실험들을 통해 증명되었지만, 사람의 질병에서의 역할은 정확하게 평가하기는 어렵다. 자가면역 질환과 염증성 질환의 치료제로 이용하기 위한 치료적 도구로서 Treg 개체군을 개발하기 위한 노력이 이어지고 있다.

Treg 세포의 억제 기능을 설명하기 위한 다수의 기작들이 제시되었다. 많은 기작들이 Treg 세포의 억제 기능을 설명하고 있는데, 그림 12.5는 Treg 세포가 효과 $CD4^+$ T 세포 반응을 어떻게 억제하는지 보여준다. Treg 세포 표면에 상시 발현되는 CTLA-4가 Treg 세포의 억제 기능에 중요한 역할을 한다는 증거가 제시되었는데, CTLA-4를 차단할 경우 장기-특이적 자가면역 질환이 초래되기 때문이다. 그중 한 가설은, APC 상의 B7(CD80과 CD86)과 Treg 세포 상의 CTLA-4의 상호작용은 Treg 세포에게 그 억제 활성을 유도하는 공동자극 신호를 전달할 것이라고 제시하였다. 아울러, Treg 세포 표면에 발현하는 부착 분자인 림프구 활성화 유전자 3(lymphocyte activation gene 3, *LAG3*)는 MHC class II 분자에 결합하고, Treg 세포의 억제활성에 역할을 하는 것으로 여겨진다. 또한 MHC class II 분자와 결합했을 때, *LAG3*은 수지상세포 표면의 B7의 발현을 감소시켜 수지상세포가 효과 T 세포를 활성화시키는 기능을 약화시킬 수 있다.

반응 T 세포(responder T cells)의 억제는 그들의 증식 및 활성화의 저해와 IL-2 생산의 방지를 포함한다. 몇몇 연구에 의해서 Treg 억제 활성에 IL-10 및 TGF-β가 필요하다고 제시되었으나, 이 모델은 아직 논란의 여지가 있다. 고유판(lamina propria)의 Treg에 의한 IL-10 분비는, 고유판에 존재하는 자가반응성 T 세포를 억제함으로써 대장염을 억제하는 것으로 나타났다; 그러나 생체 외(*in vitro*)에서의 IL-10 차단은 억제를 무효화시키지 못한다. Treg 세포표면에 발현된 TGF-β가 세포 접촉에 의한 억제를 매개한다고 보고되었다. 그러나 TGF-β 결핍 마우스에서 분리된 Treg 세포는 여전히 면역억제활성을 나타냈다. 그러므로 TGF-β는 Treg 세포의 유지에 보다 많이 관여할 수도 있다.

$CD4^+$ $CD25^+$ Treg 세포는 또한 임상적으로 의의가 있다. 이 세포의 수를 증가하거나 활성을 높이는 것 모두, 자가면역 질환의 치료와 동종이식거부(allograft rejection)의 억제에 중요할 수 있다. 나아가, 이 T 세포의 고갈은 종양 백신과 인간면역결핍바이러스(human immuno-deficiency virus, HIV) 같은 감염원들에 대한 백신의 면역 반응을 증강시킬 수 있다. 여러 실험을 통해 다른 유형의 조절 T 세포가 보고되었다. 이들이 유도되었을 때, **적응성 T-조절 세포**(***adaptive T-regulatory cells***)이라고 언급되었다. 이들 세포는 자발적인 염증질환(예, inflammatory bowl disease)의 면역 활동성을 조절하거나 감염질환(예, leishmaniasis)의 면역 반응 정도를 조절하는 특별히 중요한 역할을 담당하고 있다. 많은 경우에 TGF-β와 IL-10 같은 사이토카인들은 면역 반응성을 매개하는 데 중요한 역할을 한다.

자연 및 적응 조절 T-세포들은 면역 반응성과 자기-관용 사이에서 항상성을 유지하는 데 관여한다. 이들 조절 T-세포 아집단(subset)들의 중복성(즉, 하나의 아집단이 어떻게 다른 아집단의 기능과 겹치는지), 면역 반응의 감쇄에서의 전문화된 역할, 이 세포들 사이의 관계 등은 활발한 연구 분야로 남아 있다.

Fas-Fasl 상호작용

Fas-매개 세포자살(그림 12.6)은 성숙한 자가반응성 B 및 T 림프구의 제거에 극히 중요한 역할을 하는 것으로 여겨지고 있다. 활성화된 림프구와 다른 세포들에서 발현하는 **Fas**(CD95)는 종양괴사 인자(tumor necrosis factor, TNF) 수용체 계열의 일원이다. Fas는 활성화된 T 세포와 일부 상피세포를 포함하는 몇몇 세포 유형에서 발현하는 **Fas 리간드**(FasL, CD178)와 결합한다. Fas가 FasL와 결합하면, 3량체(trimer)화가 이루어진다. Fas의 결합은 Fas를 발현하는 세포에 세포자살 신호를 전달하게 된다. 이는 Fas 내의 소위 "사멸(death)" 도메인을 활성

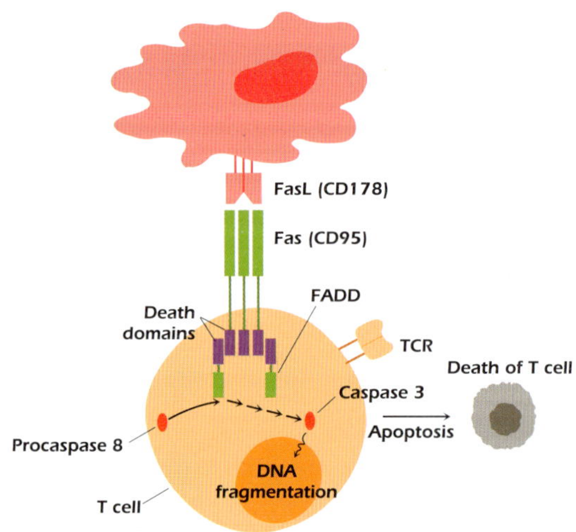

그림 12.6 T 세포의 Fas-매개 세포자살. FasL이 Fas에 결합하면 Fas에 3량체화가 일어난다. 이 영역은 이어 FADD의 사멸 영역과 상호작용한다. 이 결과로 카스파제(caspase) 연쇄 반응이 활성화돼서, 궁극적으로 Fas 발현 세포들에서의 세포자살로 이어진다.

화시키는데, 이는 몇몇 세포질 내 어댑터 단백질들의 사멸 도메인과 상호작용하며, 이 중 가장 중요한 것은 **FADD**(***Fas-associated death domain***)이다. Fas와 FADD의 상호작용은 프로카스파제(procaspase) 8의 결합과 카스파제(caspase)—시스테인 단백질 분해제—활성화를 촉발시켜 세포의 자살을 초래한다. T 세포는 Fas와 FasL을 발현하고 있으므로 상황에 따라 이러한 사멸을 일으키거나 사멸될 수 있다. 무반응 B 세포 가운데 Fas를 발현하고 있는 경우에도 Fas-매개 세포자살에 민감해진다: FasL를 발현하는 $CD4^+$ T 세포와의 상호작용을 통해 자가반응성 B 세포의 사멸이 유도되기도 한다.

변이된 Fas 유전자를 보유한 사람들에서 **자가면역 림프구증식 증후군**(***autoimmune lymphoproliferative syndrome*; *ALPS***)이라는 자가면역 질환이 발생할 수 있다. 이는 자가반응성 B 림프구와 T 림프구가 말초에서 적절하게 제거되지 않기 때문이며, 림프절과 비장에 림프구가 축적되어 비대해지는 결과를 초래한다. Fas-FasL 상호작용의 중요성은 비장과 림프절에서 엄청난 수의 림프구 축적을 초래하는 2종의 자가면역 질환 마우스 계통에 대한 연구에 의해 처음 확립되었다. 각각 **lpr**(***lymphoproliferative***) 및 **gld**(***generalized lymphoproliferative disease***)의 이름을 가진 이 마우스 계통들은 각각 Fas와 FasL 유전자에 변이가 도입된 것으로 관찰되었다. 이 변이들로 인해서 마우스는 자가반응성 B 및 T 세포의 제거율이 떨어진다.

관련 사례 읽기: Autoimmune Lymphoproliferative Syndrome
In *Immunology: Clinical Case Studies and Disease Pathophysiology*

경구 관용

경구 관용(***oral tolerance***)은 경구나 비강 점막을 통해 들어오거나 소화기장관 경로로 섭취된 항원에 대한 특이적인 면역 무반응성이다. 관용은 위장관을 넘어서까지 T 세포 매개로 확장되며, 섭취된 항원의 양에 의존적이다. 적은 양의 섭취된 항원은 Treg 세포를 유도하는 반면, 많은 양의 항원은 T 세포 무반응 또는 제거를 유도하는 것으로 보인다. 경구로 투여된 항원이 융모 상피세포, 상피내 림프구, 고유판 림프구, 파이어 반점(Peyrer's patches, PP)의 림프 소절 등의 GALT(gut-associated lymphoid tissue, 점막연관림프조직)와 만나면서 경구 관용이 처음으로 개시된다. GALT의 주요 APC인 수지상세포가 섭취된 항원의 대부분을 처리하고 제시한다. 그러나 대식세포, B 세포 및 상피세포 또한 참여한다. 다량의 음식물 항원이 투여되었을 때에는, 소장에 다다를 때까지 모든 것이 분해되지는 않는다. 따라서 일부 음식물 항원은 온전한 상태로 전신 순환계로 흡수된다. 항원은 이제 말초 APC에 의해 공동자극 상호작용 없이 처리되고 제시됨으로써, T 세포 무반응이 초래된다.

저용량 관용은 장에서 국소적으로 유도된다. 높아진 농도의 IL-4, IL-10 및 TGF-β를 포함하고 있는 GALT의 사이토카인 환경은, T_H2 및 조절 T 세포로의 분화를 촉진하고, T_H1 세포로의 분화는 억제한다. 조절 T 세포은 섭취된 항원에 대해서 특이적이지만, TGF-β의 분비를 통해 여전히 비특이적 억제 작용을 한다.

저용량의 경구 항원은 설치류 모델 중 실험적 자가면역 뇌척수염(experimental autoimmune encephalomyelitis; EAE, 다발성 경화증 모델), 감수성이 있는 계통에서의 콜라겐-유도 관절염과 자가면역 갑상샘염과 같은 자가면역질환을 억제할 수 있다. 항원의 경구섭취로 인해 조절 T 세포가 유도된 결과로 여겨진다. 경구 항원을 이용한 인간의 자가면역 질환의 치료는 크게 성공적이지 않았다. 경구 항원으로 자가면역 질환 환자를 치료하는 것이 제한적으로 성공한 이유는 이미 활성화된 T 세포의 기능을 억제하는 것이 훨씬 어렵기 때문이다. 동물 모델에서는 질병이 유도되기 전과 T 세포가 활성화되기 이전에 항원을 투여할 수 있었다. 또한, 인간의 장내 사이토카인 환경이 설치류의 장 내 환경과는 다른 부분도 있다.

면역 특권

신체에는 병원체, 종양세포 또는 조직비적합성 조직이식편에 대해 면역 반응을 일으키지 않는 몇몇 지역들이 존재한다. 이러한 **면역 특권 지역**(***immune privileged site***)에는 **눈**, **고환**, **뇌**, **난소** 그리고 **태반**이 포함된다. 눈의 면역 특권은 인간의 각막 이식에 조직적합성 검사나 면역억제제 요법이 요구되지 않는다는 사실이 설명해 주고 있다. 종전에는 면역 특권 지역에서의 면역 방어가 주로 (1) 림프구 배액의 부족, 그리고 (2) 혈액-장벽(blood barrier)에 기인하는 것이라고 여겨졌었다; 이 둘은 모두 염증 세포들이 특권 지역 내의 항원에 도달하는 것을 저해한다. 그러나 이제는 면역 억제 사이토카인인 IL-10과 TGF-β, 그리고 FasL의 발현과 같은 다른 요인들이 면역 특권을 수립하는 데 중요하다는 것이 알려졌다.

몇몇 연구에 의해서, FasL이 면역 특권 지역에 존재하는 몇몇 유형의 세포 표면에 발현된다는 것이 밝혀졌다; 이러한 FasL-발현 세포들과 침윤해 오는 Fas-발현 염증성 T 세포들의 상호작용은 T 세포의 세포자살을 유도한다. 인간 망막 색소 상피세포(Retinal pigment epithelial, RPE)와 각막 내피세포가 FasL을 발현하고, 염증성 T 세포의 세포자살을 유도한다는 것이 관찰되었다. 마우스에서의 각막 이식의 성공은 이식편 세포의 FasL 발현이, 침윤하는 Fas^+ T 세포의 제거를 통한 이식편에의 염증 손상을 방지하는 것에 기인하는 것으로 보였다. 기능적인 FasL이 결핍된 마우스(gld 마우스)의 각막이 동종이형(allogeneic) 수혜자에게 이식되었을 경우 이식편이 거부되는데, 그 이유는 침윤하는 Fas^+ 림프구들이 FasL-매개 세포자살을 통해 제거될 수 없기 때문이다. 인간의 RPE 세포 또한 침윤 T 세포를 억제하는 TGF-β과 같은 수용성 인자를 분비하는 것으로 알려졌다.

자가면역과 질환

20세기가 끝날 무렵, 독일의 세균학자이자 면역학자인 Paul Erlich는 자기(self)에 대한 잠재적 독성 면역 반응을 설명하기 위해, **자가독성 공포**(***horror autotoxicus***)라는 용어를 주창하였다. Erlich에 의하면, 자가면역 반응이 개체에 미치는 "공포(horror)"로 인해서, 신체는 자가면역 반응을 생성할 수 없다. 현재 우리는 자가반응성 림프구가 중추적으로 그리고 말초적으로 발생하지만, 보통 억제된 상태로 유지되고, 이 장의 앞부분에서 기술한 대로 관용 기작을 통해 림프구들의 확장이 방지되는 것을 알고 있다. 그러나 때때로 이 관용 기작들이 잘못되어 자가반응성 림프구들이 조절 검문소(checkpoints)를 빠져나간다. 이후 이들 림프구의 활성화가 촉발될 경우, 자가면역 현상과 자가면역 질환이 뒤따르게 된다.

자가면역이 반드시 질병을 일으키는 것은 아니다. 예를 들어, 대부분의 사람들에는 낮은 농도의 자가항체가 있으며, 건

표 12.1 자가면역 질환.

자가면역 질환	HLA 연계	대립인자	연계의 강도
	Class I		
강직성 척수염	B27	*B*2702, -04, -05*	강
라이터(Reiter) 증후군(Reiter's syndrome)	B27		강
급성 전포도막염	B27		강
갑상샘기능항진증(그레이브병)	B8		약
심상성 건선	Cw6		중
	Class II		
류머티스 관절염	DR4	*DRB1*0401, -04, -05*	강
쇼그렌 증후군(Sjögren's syndrome, primary)	DR3		중
전신홍반루푸스(SLE)			
백인형	DR3		약
일본인형	DR2		중
복강질환(Celiac disease)	DR3	*DQA1*0501*	강
보통천포창(Pemphigus vulgaris)	DR4, DR6		강
제I형 당뇨병	DR4	*DQB1*0302*	강
	DR3	*DRB1*1501*	중
다발성 경화증	DR2		중
중증근무력증	DR3		약
굿패스처 증후군	DR2		중

강한 사람들에서 세포핵에 대한 자가 항체나 관절염인자(anti-self IgG)와 같은 특정 자가 항체가 나타나는 것은 드문 일은 아니다. 마찬가지로, 자기-항원에 대한 T 세포의 반응은 비정상적인 질병이 없어도 나타나기도 한다.

자가면역이 질병을 일으킨다는 가장 확실한 증거는 면역글로불린이나 특이적 T 세포를 건강한 개체(사람이나 실험 동물)에게 이식하였을 때 질병이 유발되는 경우이다. 특발성 혈소판감소증성 자반병(Idiopathic thrombocytopenic purpura, ITP)은 혈장으로 전달된 최초 자가항체-매개 질병이다. 1950년대 초에, William Harrington은 매우 낮은 혈소판 수치를 나타내는 ITP 질병 특성을 보이는 환자의 혈장을 자신에게 주입했다. 1시간 내에, 혈소판 수치가 급격히 낮아져서 거의 '0'이 되었지만, 1주일 후에 정상으로 회복하는 것을 확인하였다. 이 실험(이후에도 환자에서 정제한 IgG를 수혈하는 것을 반복했다)을 통해 혈소판에 대한 자가항체가 질병의 원인임을 알게 되었다. 수포창(pemphigus)과 중증 근무력증을 포함하는 일부 사람의 질병들은 동물에게 전달될 수 있다. 자가면역 질환을 갖고 있는 임신부의 질병 상태가 자녀에게 전달되는데, 이는 IgG가 태반을 통해 전달되는 유사한 상황이다. 신생아 그레이브스씨병(Grave's disease)이나 전신홍반루푸스(SLE) 병뿐만 아니라 중증 근무력증을 가진 엄마들에게서 "Floppy baby" 상태의 신생아를 볼 수 있다. 이러한 상태는 엄마의 IgG가 아기의 IgG로 교체되면서 해결될 수 있기에 다행스러운 일이다.

면역글로불린이나 T 세포 이식을 통한 증거는 없지만, 병소 내의 림프구 또는 형질세포의 존재, 신장이나 폐와 같은 조직에 포함되어 있는 면역글로불린과 보체 인자들은 자가면역 기작과의 연관 가능성을 시사하고 있다. 많은 자가면역 질환들의 자가면역 병인들이 동일하지 않음은 분명한 것 같다.

보통 단일 유전자 결함이 원인인 면역결핍 질환과는 달리, 자가면역 질환이 단일 유전자 이상으로 초래되는 경우는 드물다. 일부 희귀한 예외로는 ALPS(Fas 유전자의 변이가 원인), APECED(AIRE 유전자의 이상이 원인), 그리고 IPEX(*FoxP3* 유전자의 결함이 원인)가 있다(위에서 이미 언급했다). 그러나 대부분의 자가면역 질환은 다양한 무리의 유전적인 그리고 환경적 요인들에 의해서 발생한다. 특정 유전자의 결함이 개인을 자가면역 질환에 걸리기 쉽게 만들 수는 있지만, 질병의 급격한 발현을 위해서는 어떤 환경적인 요인에의 노출이 필요할 수 있다. 예를 들어, 림프구의 생존을 촉진하는 유전자의 과발현은 자가면역 질환의 소인(predisposition)이 될 수 있는데, 이것이 자가반응적 림프구의 수명(보통은 짧음)을 늘리기 때문이다. 그러나 미생물 병원체에 의해 제공되는 선천성 신호전달이 이러한 자가반응성 림프구들의 활성화시키는 데 여전히 필요할 수 있다. 다음 절에서는 유전적 그리고 환경적 영향들을 포함한 자가면역 질환의 다요인적 원인들에 대하여 기술한다.

유전적 감수성

자가면역 질환에 대한 **유전적 소인**(***genetic pre-disposition***)의 존재에 대한 가장 직접적인 증거는, 일반 인구집단과 비교하였을 때 일란성 쌍생아의 높은 자가면역질환 유병율이다. 혈연 관계가 없는 집단과 비교했을 때 이란성 쌍생아와 가족들이 낮지만 아직도 상대적으로 높은 유병률이 보인다. 비록 가족력 경향들(familial tendency)도 있지만, 유전 패턴은 일반적으로 복잡하며 자가면역 질환이 다수의 유전자의 산물들을 포함하고 있음을 의미한다. 이는 어떠한 개별 유전자가 질병을 유발하기에는 충분하지 않다는 것을 의미한다. 즉, 많은 유전자의 산물들이 다른 인자들과 상호작용하는 것이 필요하다는 것이다. 질병 소인 유전자들이 전체 인구집단 내에서 흔하다는 사실은 유전적 감수성 연구를 더욱 어렵게 만든다. 나아가, 다수의 자가면역 질환들은 유전학적으로 균질하지 않으며(heterogeneous), 동일한 임상적 질환이 다른 유전자들의 조합적인 효과에 의해 초래될 수 있다. 많은 자가면역질환들과 연관된 다형성(polymorphisms)을 찾아내기 위해 전체 유전체를 스캔할 수 있는 전장유전체연관분석(genome-wide association analysis)이 사용된다. 이러한 강력한 방법로 이전의 기술을 통해 발견한 강한 연관성을 보인 다형성들을 검증하였고 연관성이 상대적으로 낮았지만 대부분의 자가면역질환의 잠재적으로 중요한 다형성들을 빌굴하였다. GWAS 분석은 나수의 유선사들의 상호작용이 자가면역질환에 대한 유전적 감수성을 결정한다는 개념을 강화시켰다.

가장 폭넓게 연구된 자가면역 질환 관련 유전자계(gene family) 중의 하나는 인간 MHC인 **human leukocyte antigen**(HLA) **complex**이다(8장 참고). 대부분의 자가항원들이 T 세포를 활성화하는 단백질이고, TCR에 펩타이드를 제시하고 T cell 레퍼토리를 조성하는 데 있어 HLA 분자의 중요성을 고려하면 이것은 놀라운 일이 아니다. 8장에서 논의했다시피, 일부 HLA 대립유전자들은 자가반응성 T 세포에 자기-펩타이드를 제시함에 있어 다른 HLA 분자보다 효율적이어서, 자가면역 질환에 취약하게 할 수 있다. 특정 HLA class II 대립유전자의 질병 감수성은 펩타이드 결합 포켓을 형성하는 위치에 존재하다는 것이 이러한 개념을 지지한다. 이러한 대립유전자가 특정 펩타이드와의 결합을 선호하고 T cells에 제시함으로써, 궁극적으로 자가반응성이 발달하는 것으로 여겨진다. 특정 자가면역 질환에 대한 감수성은 보통 HLA class II 대립유전자와 연관되어 있으나, HLA class I 대립인자와의 연관성 또한 관찰되었다. 예를 들어, 표 12.1에서 볼 수 있듯이, SLE, 중증 근무력증 및 제I형 당뇨병은 일반적으로 HLA class II DR3 대립유전자, 그리고 류머티스 관절염은 DR4 대립인자와 연관되어 있다. 강직성 척수염(ankylosing spondylitis)—자가면역으로 생길수도 생기지 않을 수도 있는 염증 상태—은 MHC class I 대립인자 B27과 강력하게 연관되어 있다.

자가면역 질환에 대한 감수성이 특정 HLA 대립유전자에 연관되어 있기는 하지만, 대립유전자를 발현하는 모든 사람에서 질병이 발생한다는 것을 의미하진 않는다. 질병의 발현에는 다른 유전자나 특정 환경 촉발요인이 요구된다. 예를 들어, 쇼그렌 증후군(Sjogren's syndrome) 및 SLE 환자에서 B 세포 생존을 촉진하는 인자인 BAFF의 농도가 혈장에서 증가하였다. TNF-α와 IFN-α 같은 염증성 사이토카인의 과발현은 각각 염증성 장질환과 SLE 같은 자가면역 질환과 연관되어 있다. 흥미롭게도, IFN-α로 치료를 받은 만성 C형 간염환자에서 자가면역질환이 발생했다.

마우스를 사용한 연구에서, 다양한 비-HLA 유전자 발현 변화가 세포 기능과 관련된 많은 경로들을 방해하고 자가면역에 기여할 수 있다는 것을 보여주었다. 세포자살 및 세포 생존, 사이토카인 발현, BCR 또는 TCR 신호경로, 공동자극 분자 상호작용, 그리고 사멸한 세포 및 면역복합체의 면역 소거(immune clearance) 등에 관련된 유전자들의 과량 또는 과소 발현 모두가 마우스에서 자가면역 표현형을 나타내는 것으로 보였다. 세포자살-촉진 분자인 Fas나 FasL의 결핍 또는 Bcl-2와 같은 항-세포자살 분자의 과발현은 세포자살의 감소로 이어지며, 자가반응성 B 세포 그리고/또는 T 세포 수의 증가, 그리고 자가항체, 특히 항-핵산 항체의 생산 증가를 초래한다.

B 세포나 T 세포의 공동자극 활성화에 관여하는 수용체-리간드 분자(예: CD40와 CD40L 또는 B7과 CD28)의 과발현과, T 세포 활성화 억제제(예: CTLA-4)의 감소된 발현 또한 자가면역과 연관되어 있다. BCR 신호전달의 음성 조절에 관여하는 분자(예: CD22, lyn 또는 SHP-1)의 발현 부재, 그리고 BCR 신호전달의 양성 조절에 관여하는 분자(예: CD19)의 과발현 또한 자가항체의 생산과 자가면역에 연관되어 있다. Toll-like receptor 7(TLR7) 다형성은 루푸스 감수성과 연관되며, 이는 대식세포와 B세포가 중요한 핵산결합수용체를 통해 다르게 활성화됨을 반영한다. 결과적으로, 사멸한 세포의 입자(apoptotic particle)를 제거하는 데 관여하는 단백질(예: C-반응성 단백질, 혈청 아밀로이드 단백질 또는 막-티로신 키나아제 c-mer)의 발현 감소가 SLE와 유사한 자가면역 증후군을 유발하는 것으로 나타났다.

보체 성분인 C1q, C2, C3 또는 C4의 결핍으로 인한 면역복합체의 제거율 감소가 다수의 자가면역 환자들에서 관찰되었고, C1, C4 또는 C2가 완전 결핍된 많은 환자들이 SLE 환자의 특징들을 보였다. 면역복합체에 결합하는 보체 성분 분해산물인 C3b 및 C4b의 결핍 또는 대식세포 표면에 발현되는 보체수용체 CR1의 감소 또한 면역 복합체 제거 기능의 손상을 일으킨다. 이것은 관절과 폐, 심장, 신장 등의 장기에서의 면역복합체의 부적절한 축적을 야기할 수 있으며, 결국 장기 손상으로 이어진다. 이와 유사하게, 대식세포 표면의 Fc-γ 수용체 이상은 불충분한 면역 복합체 제거로 인해 자가면역에 취약하게 만들 수 있다.

자가면역 질환의 표적 장기 손상 또한 유전적으로 결정될 수 있다. 자가면역 심근염 마우스 모델 연구에서 질병 감수성과 심장 손상이 항원제시에 의존적으로 나타나는데, 이는 마우스 계통에 따라 다르다는 것을 알려준다.

자가항원 격리와 분자 모방

일부의 자가항원은 "특권 지역"에서 발견되므로 면역계로부터 격리된다(***sequestered***). 연골의 연골세포 항원(chondrocyte antigen)과 일부 신경세포 항원 및 심장세포 항원들이 격리(sequestered)된 항원의 예이다. 이에 따라서, 일부 개체가 자가반응성 T 및 B 세포를 보유하고 있을지라도, 이 세포들은 자가면역을 개시하기 위해 활성화되지 않을 것이다. 왜냐하면, 이 세포들은 결코 자가항원과 만나지 못하기 때문이다. 이 세포들이—물리적인 사고 또는 감염으로—면역계에 노출될 경우, 자가면역 반응이 초래될 수 있다. 자가면역 심낭염과 심근염은 일부의 경우 심근 경색 또는 심장 수술 후에 관찰되었다. 심장이 손상되었을 때 격리된 항원이 노출됨으로써, 심장 항원에 대한 자가반응성이 발생하는 것으로 여겨진다. 마찬가지로, 몇몇 남성에게서 정관수술 후 정자에 대한 자가면역 반응이 보고되기도 했다.

자가면역은 또한 **분자모방**(***molecular mimicry***)이라고 하는 현상에 의해 일어난다. 자가반응성 B 세포가 말초에서 발견되면, 일반적으로 활성화되지 않는데, 왜냐하면 자기-성분(그림

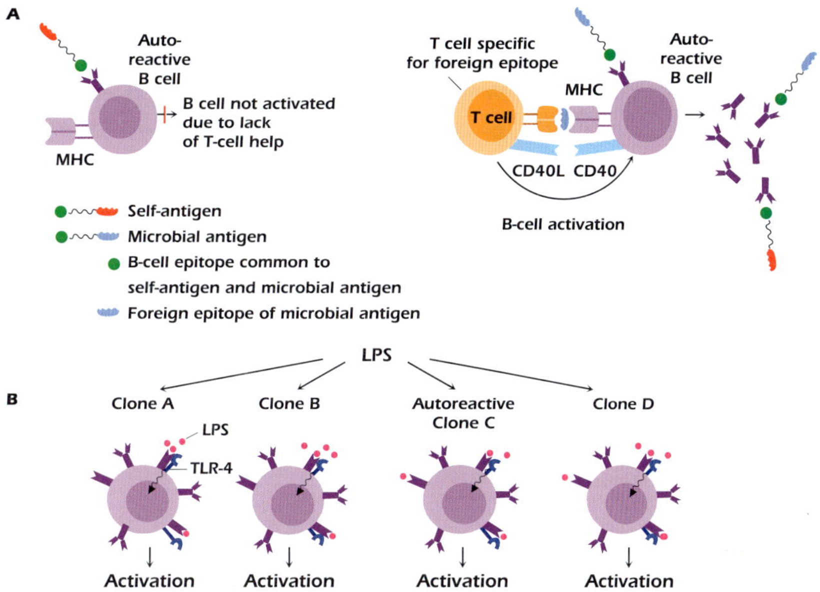

그림 12.7 자가면역유도 가능 기전들 (A) 분자 모방. 자기-항원에 특이적인 특정 B 세포는 T 세포의 도움 없이 활성화되지 않는다. 동일한 B 세포는 자기-항원과 공통적 항원 결정기를 지닌 미생물 항원에 의해 활성화될 수 있다. 미생물 항원에 존재하는 외래 항원 결정기를 인식하는 특정 T 세포가 자가반응성 B 세포에 도움을 제공하고 활성화시킴으로써, 외래 항원에 결합하고 자가 항원에 교차-결합할 수 있는 항체를 분비하게 한다. (B) 다클론 B 세포 활성화. 자가반응성 클론 C를 포함하는 마우스 B 세포 클론들은 LPS(그람-음성 세균의 세포벽 성분)와 같은 다클론 활성화 인자에 의해 활성화될 수 있다. LPS는 B 세포 표면에 있는 TLR4와 결합하고, TLR-4는 활성화 신호를 핵으로 전달한다.

12.7A의 빨간색 펩타이드) 특이적인 자가반응성 T 세포가 보통은 가슴샘에서 제거되기 때문에 T 세포 도움을 받는 것이 불가능하다. 그러나 자기-항원(그림 12.7A의 파란색 펩타이드) 과 교차 반응하는 항원결정기(epitope)를 가지는 외래(주로 미생물) 항원을 인식하는 T 세포의 도움을 받으면, 자가반응 B 세포가 활성화될 수 있고 자가항체를 합성할 수 있다. 미생물 항원의 항원결정기는 자기-항원의 항원결정기와 비슷하기 때문에 만들어진 항체는 자기-항원과 외래 항원 둘 다 상호작용할 수 있다.

분자모방은 심장의 판막과 심근에 손상을 줄 수 있는 염증성 질환인 류마티스 열의 발생에 있어 중요한 역할을 하는 것으로 알려졌다. 류마티스 열은 때로는 연쇄구균 감염 뒤에 일어난다. 그룹 A의 β-용혈성을 나타내는 화농성 연쇄구균(*Streptococcus pyogenes*)의 M 단백질과 교차-결합하는 심근의 미오신 단백질에 대한 자가항체가 심장 손상을 일으키는 것으로 여겨지고 있다. 바이러스 감염은 때때로 T 세포 교차-반응을 통해서 자가면역을 촉발할 수 있다. 바이러스 펩타이드에 특이적인 T 세포가 자가항원 유래의 펩타이드와 교차-반응을 할 수 있다. 제I형 당뇨병의 일부 사례들에서, 글루타민산 탈탄산효소[glutamic acid decarboxylase; GAD, β-섬(islet) 세포] 유래의 펩타이드를 인식하는 T 세포는 콕사키바이러스 유래의 펩타이드와 교차-반응을 하는 것으로 나타났다.

그림 12.7B은 미생물 항원—이와 관련한 예로는 그람 음성 세균의 세포벽 내 지질다당질(Lipopolysaccharide, LPS)—또한 다클론 활성화에 의해 자가면역을 유도할 수 있음을 보여준다. **다클론 활성화**(***polyclonal activation***)는 모든 B 및 T 세포들을 비특이적으로 활성화시킬 수 있다; 이 중 일부는 자가반응성이며 자가면역을 촉발할 수 있다. 수많은 종류의 미생물 표면에 보존되어 존재하는 특정 분자구조, 즉 **병원체-연관 분자 패턴**[***pathogen-associated molecular patterns***(PAMP); 예: 그람 양성 세균의 lipoteichoic acid 또는 그람 음성 세균의 LPS]은 림프구 표면 또는 세포 내에 발현된 **Toll-like receptors**(TLRs)와 같은 신호전달 수용체와 상호작용한다. 사람에서는 아니지만 마우스에서 LPS는 세포 표면에서 TLR-4와 연합된 수용체와 상호작용함으로써 다클론적으로 B 세포(자가반응성 B 세포 포함)를 활성화시킬 수 있다.

그림 12.8은 일부 PAMP가 세포내 엔도좀에 발현된 TLR과 상호작용함으로써 자가반응성 B 세포를 활성화시키는 것을 도식적으로 설명해 주고 있다. 그러나 세포내 TLR과 접촉하기 위해서는, PAMP가 먼저 특이적인 BCR을 통해 B 세포

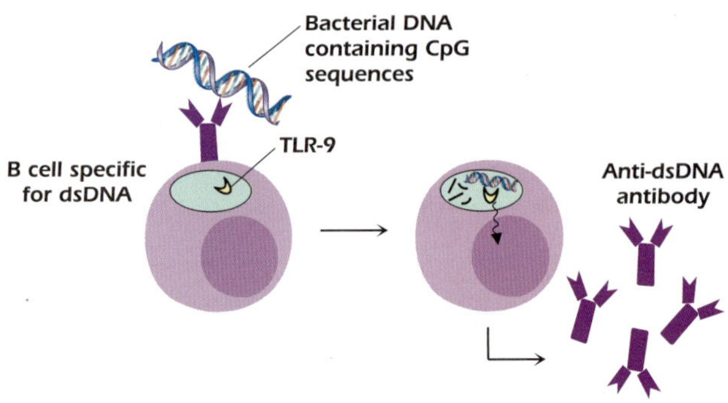

그림 12.8 TLR-9 신호전달을 통한 DNA-특이적 B 세포의 활성화. 항-dsDNA B 세포가 CpG가 풍부한 DNA 서열을 포함하는 DNA를 세포내 섭취(endocytosis)한다. 엔도솜 내에서 CpG-풍부 DNA는 TLR-9와 결합하고, 이는 다시 활성화 신호를 핵으로 전달하는 결과를 초래한다. 활성화된 B 세포는 항-dsDNA 항체를 분비하는 B 세포가 된다.

내로 진입할 수 있어야 한다. 예로서, 세균 DNA에서 흔히 발견되는 저-메틸화된 CpG DNA 염기서열은 DNA에 특이적인 BCR과 결합한 후 또는 DNA와 복합체를 형성하는 단백질과 결합한 후 B 세포 내로 유입될 수 있다. 일단 B 세포의 엔도좀 내로 들어오고 나면, CpG DNA 서열은 TLR-9 수용체와 상호작용해서 자극 신호를 전달할 수 있다. 유사하게, RNA는 항-RNA-특이적 B 세포를 활성화시킬 수 있는데, 왜냐하면 RNA가 엔도좀 내 TLR-7 및 TLR-8에 의해 인식되기 때문이다.

마이크로바이옴과 자가면역

공생미생물들은 위에 언급된 경우와 달리, 실제 감염을 일으키지 않고 질병 발생에 기여할 수 있다. 기술의 발달로 인해 과학자들은 생체 외에서 세균을 배양할 수 있는 것과 관계없이 미생물 총을 정량적으로 평가할 수 있게 되었다. 이런 분자 생물학적 접근은 자가면역을 비롯한 다른 의학적 분야에서도 마이크로바이옴의 영향력에 대한 대량의 새로운 정보를 만들어내고 있다. 몇몇 연구들에서 개인에서 개인으로 이식할 때 질병을 조절하는 세균군집뿐만 아니라 자기반응성을 촉진시키는 것으로 보이는 세균군집도 확인되었다. 초반에 기술했듯이, 세균의 부산물들은 TLRs과 상호작용하여 DCs와 단핵구성 포식세포들을 활성화하여 사이토카인의 생성으로 이어진다. 제한된 세균총이 SLE와 다른 자가면역질환과 관련된다는 보고가 있었으며, 동물 모델에서 장내 세균군집을 조절하여 자가면역에 영향을 줄 수 있음이 제시되었다. 또한, 최근 연구들이 세포내 RNA 분해에 중요한 역할을 하는 것으로 알려진 Ro60 자가항원의 세균 병렬상동성(orthologue)이 SLE 발생에서 역할을 할 수 있다고 제안하였다.

마이크로 바이옴의 역할에 대한 연구들은 넓은 범위의 질병에서 활발히 이루어지고 있으며, 발병 기전, 식이, 항생제 요법과 자가면역질환 및 다른 질병들을 관리하는 데 있어 중요함을 시사한다.

자가면역 감수성에서 성별의 역할

다수의(모두는 아니지만) 자가면역 질환들은 남성에서보다 여성에서 더 흔하다; 예를 들면, SLE에서의 비율은 최소 10:1이다. 여성호르몬이 자가면역질환에 대한 여성의 높은 감수성의 원인이라는 수많은 연구보고들이 있지만 여전히 논란의 여지가 있다. 외인성 에스트로겐은 루프스를 이미 겪고 있는 환자들에 특별히 해를 주는 것 같지 않으며, 경구피임약의 형태의 에스트로겐을 투여하는 것이 SLE 위험성을 증가시키지 않는다. 남성 루프스 환자도 여성 만큼의 중증의 증상을 겪는 것으로 보아 진행성 질병은 에스트론에 의존적이지 않다. 불완전한 X 염색체의 활성화가 X 염색체 유전자들(다수가 TLR7처럼 면역계와 관련 있음)의 유효량을 증가시키고, 결과적으로 자가면역으로 이어진다. 클라인펠터 증후군(핵형 XXY)을 가지는 환자는 높은 SLE 유병률을 가지고 있다는 점에서 X-염색체 농도 가설을 지지한다. 그러나 자가면역 질환에서의 편향된 여성 대 남성 비는 수수께끼로 남아 있으며, 이를 풀수 있다면 메커니즘에 대한 엄청난 이해로 이어질 것이다.

자가면역 촉발

자가면역의 비감염성 촉발 인자에는 약물과 몇 가지의 환경독소들이 포함된다. 특정 약물들은 자기-항원의 항원 결정기를 화학적으로 변형시킴으로써 면역원성을 띠게 만들고 자가면역을 초래한다. 예를 들어, 페니실린은 적혈구(RBC) 표면의 단백질에 결합할 수 있다; 이렇게 만들어진 복합체는 이제 항원으로 작용해서 적혈구 표면에 대한 항체가 생성되고, 적혈구의 용해 또는 포식을 초래함으로써, 약물-유도 용혈성 빈혈을 일으킬 수 있다. 약물-유도 빈혈의 또 다른 예는 고혈압 치료제인 α-메틸도파를 사용하는 소수의 환자에서 일어난다.

SLE에서 관찰되는 것과 유사한 임상 소견 또한 특정 약물에 의해 유도될 수 있다. 클로프로마진(정신분열증 치료제), 히드랄라진(고혈압 치료제), 그리고 프로케인아마이드(부정맥 치료제) 등은 모두 일부 환자에서 항-핵산 항체의 생산을 유도하는 것으로 알려져 있고, 드물게 약물-유도 루프스와 연관되어 있다. 약물-유도 육아종성 혈관염은 항기생충제인 레플루노마이드가 오염된 코카인의 정맥 주사의 결과로 인식되고 있으나 다른 약물, 특히 히드랄라진을 주사한 환자들에서도 관찰된다.

일반적으로, 몇 년 동안 지속되는 대부분의 자연발증 자가면역 질환들과 다르게, 약물-유도 자가면역 질환은 자기-제한적이다(self-limiting): 즉, 약물을 중단하면 질병도 사라진다. 육아종성 혈관염은 파괴적이며, 영구적인 후유증을 남길 수 있다는 점에서 다른 질병들과 구별된다.

환경과 자가면역

SLE를 일으킬 수 있는 환경적 요인들은 광범위하게 연구되어 왔다. 주로 토양의 흡입을 통한 실리카 노출은 명백하게 SLE 유병율 증가와 관련이 있다. 연관성이 있다고 주장되는 다른 것들은 입증하기 어렵다. 흡연은 류마티스성 관절염에 대한 위험도를 증가시킨다. 담배 연기가 폐에서 단백질의 카바밀화(carbamylation)와 시트룰린화(citullination)를 증가시켜 자가면역과 염증성 질환을 일으킨다는 견해를 뒷받침한다. 비록 이러한 견해를 지지하는 동물 모델 연구가 있지만 추가적인 증거가 필요하다.

중금속(수은, 카드뮴, 금, 그리고 다른 것들)은 실험동물에서 자가면역을 확실히 유도하고, 환경 오염에 노출된 개개인에서 자가면역 질환을 일으키는 것으로 보인다. 그 메커니즘은 불분명하지만, 수은의 경우 금속-자기 단백질 복합체가 잠재적인 자기-면역원(immunogen)으로 역할하는 것이 뒷받침하는 증거가 된다.

기후는 다발성 경화증의 위험 요인으로, 북쪽과 남쪽 기후에서 몇 배 높은 유병률을 나타낸다. 이것이 다른 위도에서 번성하고 있는 미생물의 노출을 의미하는지, 또는 다양한 수준의 햇빛 노출의 영향을 나타내는지의 여부는 아직까지 조사가 이루어져야 할 부분으로 남겨져 있다.

제1형 인터페론과 전신적인 자가면역

전신성 홍반성 루푸스 환자와 쇼그렌 증후군환자에서 제1형 인터페론 농도가 높으며, 또한 인터페론-유도 유전자("인터페론 시그니처"라고 불리는)들 활성화를 전반적으로 증가되어 있다. 많은 증거들이 포함하는 면역 복합체에 의해 활성화되는 형질세포 모양(plasmacytoid) DC가 인터페론의 근원지 역할을 한다는 것을 뒷받침한다. 질병 활성은 인터페론 시그니처의 수준과 상관관계가 있고, 이는 인터페론이 병인의 중요 역할을 한다는 것을 뒷받침하며, 이 사이토카인을 표적으로 하는 치료법들을 지지한다. 인터페론 생성 증가가 특징적인 Aicardi-Goutiere disease를 포함하는 매우 희귀한 유전적 자가면역질환(the interferonopathies)에서 exonuclease 결함으로 인한 세포내 핵산 분해 실패와 세포내 핵산 센서인 ***stimulator of interfreron genes***(STING)의 기능획득변이(gain of function mutation)는 흥미롭다. 이러한 질병을 갖고 있는 어린이들에서 중증의 자가면역과 혈관염이 관찰되며, 과도한 제1형 인터페론생성에 의한 다른 병증들, 특히 신경성 질환이 동반된다.

자가면역 질환

전통적으로, 자가면역 질환은 B 세포-매개 또는 T 세포-매개 질환으로 분류되어 왔다. 지금은 대부분의 B 세포 반응이 T 세포-의존적이고 B 세포 또한 T 세포 활성화를 위한 중요한 APC가 될 수 있다는 사실을 알고 있으므로, 이러한 구분은 더 이상 유용하지 않아 보인다. 과거에는, 자가면역 질환을 전신 또는 장기-특이적인 것으로 분류하기도 하였다. 하지만, 이 분류 또한 더 이상 쓸모 있어 보이지 않는다. 일부 질환에서 자가 항원은 도처에 존재하지만, 손상은 한 종류의 조직에 국한되기도 한다. 이전에는 특이적인 면역 반응의 병적인 현상으로 일어난다고 생각했던 다른 자가 면역질환이 현재는 다수의 장기에 나타나는 것으로 인식되고 있다. 따라서 항체 또는 T 세포와 같이 장기 손상의 가장 핵심적인 효과 기작에 따라 질병을 표 12.2에 분류하였다. 하지만, 많은 질병들이 몇 가지 기작들과 연관되어 있음을 감안할 때 이러한 분류가 완벽한 것은 아니다.

항체가 장기 손상의 주된 원인이 되는 자가면역 질환

자가면역 용혈성 빈혈(autoimmune hemolytic anemia). 자가면역 용혈성 빈혈에서는, 적혈구(RBC) 표면의 항원(Rh를 포함하는)에 대한 항체가 적혈구를 파괴한다. 이는 혈중 적혈구 수의 감소를 뜻하는 **빈혈**(***anemia***)을 초래한다. 적혈구의 파괴는 몇 가지 기작에 의해서 일어날 수 있다. 하나는 보체 연쇄 반응과 그에 수반되는 세포 용해이다. 이로 인한 헤모글로빈의 방출은 뇨에서의 헤모글로빈 출현으로 이어진다(**혈색소뇨**, ***hemoglobinuria***). 두 번째 기작은 항체와 보체 성분 C3b에 의해 촉진된 적혈구의 옵소닌화이다(4장 참조). 이 경우, 항체로 도포된 적혈구는 Fc 및 C3b 수용체를 가진 대식세포에 의해 포획되고 섭취된다. 세 번째 기작은 NK 세포와 다른 효과

표 12.2 자가면역 질환, 표적 자가항원 및 효과 세포.

자가면역 질환	표적 자가항원들	주요 작용기
자가면역 용혈성 빈혈	혈액형 항원	B 세포/자가항체
근무력증	아세틸콜린 수용체	B 세포/자가항체
그레이브스씨 병	TSH 수용체	B 세포/자가항체
전신홍반성 루프스	dsDNA 히스톤; 리보핵산 단백질(snRNPs)	B 세포/자가항체
악성 빈혈	칼륨 식이 변화; 내재성 요인	B 세포/자가항체
항-호중성 세포질 항원(ANCA)-연계 맥관염	Myeloperoxidase; 단백질분해효소 3(PR-3)	B 세포/자가항체
특발성 혈소판감소증성 자반병	혈소판 막단백질; 인테그린	B 세포/자가항체
쇼그렌 증후군	타액선 항원; SS-A, SS-B	B 세포/자가항체
피부경화증	섬유 아세포에 있는 동원체 단백질; 핵 항원; Scl-70	미상
증식성 천포창	Desmoglein 3	B 세포/자가항체
굿파스터 증후군	신장 및 폐 기저막 IV형 콜라겐	B 세포/자가항체
하시모토씨 병	갑상샘 단백질(티로글로불린, 미세소체 항원, 갑상샘 과산화효소)	$CD4^+$ T 세포; B 세포/자가항체
다발성 경화증	미엘린 염기성 단백질; 미엘린 희돌기교세포 단백질; 단백지질 단백질	$CD4^+$ T 세포; B 세포의 중요한 역할
제1형 당뇨병	췌장 β-소도 세포 항원	$CD4^+$ T 세포; CTL; B 세포/자가항체
류머티스 관절염	IgG; 시트룰린화 및 카르바밀기 단백질	$CD4^+$ T 세포; CTL; B 세포/자가항체
건선	미상	$CD4^+$ T 세포(T_H1 and T_H17)

기 세포들(14장 참조)에 의한 항체-의존적 세포독성(antibody-dependent cellular cytotoxicity, ADCC)이다. 이 기작은 보체를 사용하지 않는다.

자가면역 용혈성 빈혈을 일으키는 항체는 그 물리적 성질을 토대로 2개의 군으로 분류하는 것이 관례이다. 첫 번째 유형은 **온난 자가항체**(***warm autoantibody***)이며, 이렇게 불리는 이유는 이 항체가 37°C에서 적혈구와 최적으로 반응하기 때문이다. 온난 자가항체는 주로 IgG 클래스에 속하며, 일부는 적혈구 표면의 Rh 항원과 반응한다. 이 항원에 대한 IgG 항체는 대식세포의 면역 부착을 유도하고 식세포작용을 촉진하는데 효과적이다. ADCC는 적혈구 파괴에 있어 다른 중요한 기작이다. 보체 연쇄 반응의 활성화는 최소 2분자 이상의 IgG와 Rh의 가까운 배열을 필요로하는데, 이들은 적혈구 표면에 드물게 분포하고 있어 보체매개용혈을 일어나지 않는다. 자가면역 용혈성 빈혈 환자는, 적혈구 표면에 결합되어 있는 IgG를 검출하기 위해 고안된 쿰즈(Coombs) 시험에 의해 확인할 수 있다(20장 참조).

두 번째 유형의 항체인 **저온 응집소**(***cold agglutinin***)는 37°C 미만의 온도에서만 적혈구에 부착되며, 온도가 37°C를 넘어서면 세포로부터 유리된다. 저온 응집소는 주로 IgM 클래스에 속하며, 적혈구 표면에 존재하는 **I** 또는 **i** 항원에 특이적이다. 저온 응집소는 IgM 클래스에 속하므로, 보체 연쇄 반응의 활성화에 매우 효과적이며 결합한 적혈구들의 용해를 초래한다. 그럼에도 불구하고, 저온 응집소에 의한 자가면역 용혈성 빈혈 환자에서 체온이 37°C에서 유지되는 한 용혈은 그리 심하지 않다. 그러나, 팔, 다리 또는 피부가 추위에 노출되고 순환 혈액의 온도가 떨어지는 경우에는, 심한 용혈 발작이 일어날 수 있다. 때때로, 저온 응집소가 폐렴 마이코플라스마(*Mycoplasma pneumoniae*) 세균이나 바이러스 감염 후에 나타나며, 감염병이 유전적으로 감수성이 있는 개인에서 촉발된다는 것을 의미한다.

중증 근무력증. 잘 알려진 표적 항원에 대한 항체와 연관된 또 다른 자가면역질환은 **중증 근무력증**(***myasthenia gravis***)이다. 이 질환의 표적 자기-항원은 신경근 접합부의 아세틸콜린 수용체이다. 그림 12.9A에는 자가항체가 아세틸콜린(ACh)의 수용체 결합을 차단하는 **길항제**(***antagonist***)로 작용하는 것이 나타나 있다. 이것은 신경 자극이 신경근 접합부를 가로질러 전달되는 것을 저해하여 심한 근육 쇠약을 초래함으로써, 음식물 씹기(저작) 및 삼키기, 그리고 호흡곤란, 나아가 호흡 부전으로 인한 사망까지 초래할 수 있다. 중증 근무력증은 어떤 연령대에서도 일어날 수 있으나, 20대 후반의 여성과 50~60대의 남성에서 가장 많이 발생한다. 여성 대 남성 비는 대략 3:2이다. 중증 근무력증 환자인 어머니로부터 태어난 일부 아기들에서 일시적인 근육 쇠약이 나타나는데, 이는 아마도 병원성 IgG 일부가 태반을 통과해 태아를 공격했기 때문일 것이다.

> 관련 사례 읽기: Myasthenia Gravis
> In *Immunology: Clinical Case Studies and Disease Pathophysiology*

중증 근무력증의 발생은 가슴샘과 연관이 있는 것으로 보인다. 다수의 환자들이 **가슴샘종**(***thymoma***; **가슴샘종 가슴샘의 비대**)을 동시에 앓고 있으며, 가슴샘의 제거가 때때로 질병의 쇠퇴로 이어진다. ACh 수용체와 교차-결합하는 분자들은 가슴샘세포와 상피세포 등의 가슴샘 내 다양한 세포에서 발견되지만, 이 분자들이 질병 발생의 주된 자극이 되는지의 여부는 알려지지 않았다. 이 질병에 해당되는 유전적 성분이 있다; 중증 근무력증은 HLA-DR3 대립인자와 관련이 있다(표 12.1 참조).

이 질병은 시끈가오리(torpedo fish)나 전기뱀장어에서 정제한 ACh 수용체(둘 다 포유동물-유래 수용체와 유사)로 면역접종함으로써 동물에서 실험적으로 유발될 수 있다. 외래 수용체에 대한 항체의 생성으로 초래되는 실험적인 질병 모델에서, 항체는 포유동물 수용체와 교차-결합하고 자연상태의 질병과 거의 정확히 닮아 있다. 중증 근무력증 환자의 항체를 수동적으로 전달받은 동물에서도 질병이 유발된다.

그레이브스씨 병. **그레이브스씨 병**(***Graves' disease***)의 주된 소견 중 하나는 **과활동성 갑상샘증**(***hyperthyroidism***; 갑상샘 기능 항진증)이다. 이 질병은 30대와 40대 여성에서 가장 흔히 발생하며, 여성 대 남성 환자의 비율은 약 8:1이다. 그레이브스씨 병은 호르몬 수용체에 대한 항체가 **작용제**(***agonist***)로 작용하며, 수용체의 활성을 방해하지 않고 오히려 수용체를 활

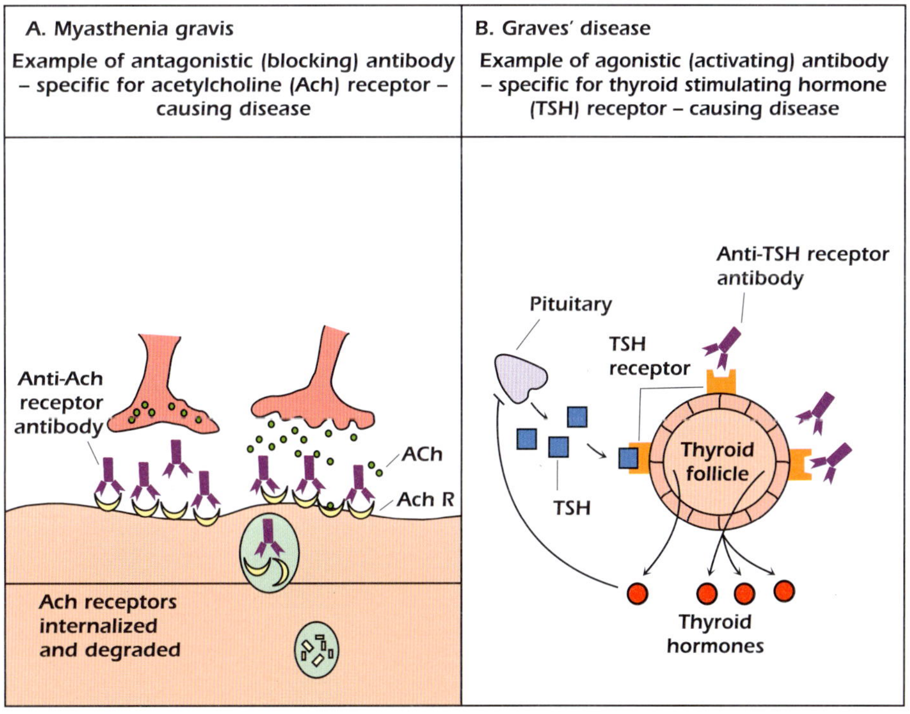

그림 12.9 세포 표면 수용체에 특이적인 자가항체는 수용체 작용제(agonist) 또는 길항제(antagonist) 로서 자가면역 질환을 일으킬 수 있다. (A) 중증 근무력증에서 아세틸콜린(Ach) 수용체에 대한 항체는 Ach가 수용체에 결합하는 것을 차단해서 신경근 접합부를 통과하는 신경 펄스의 전달을 방해하는 길항제로 작용한다. (B) 그레이브스씨 병에서, TSH 수용체에 대한 항체는 수용체 작용제로 작용함으로써 갑상샘을 만성적으로 자극하여 갑상샘 호르몬을 분비하게 한다.

성화시키는 자가면역 질환의 한 예이다. 아직 잘 이해되지 않고 있지만, 이 질병의 환자는 갑상샘 세포표면의 갑상샘자극 호르몬(thyroid-stiumulating hormone, TSH) 수용체에 대한 자가항체를 생산한다. 그림 12.9B는 TSH 수용체와 자가항체의 상호작용이 TSH에 의한 활성화와 유사한 방법으로 세포를 활성화시킴으로써, 갑상샘 호르몬의 과량 생산을 자극하는 것을 보여주고 있다. 정상적으로, 뇌하수체가 생산한 TSH는 갑상샘의 TSH 수용체에 결합하여 갑상샘으로 하여금 갑상샘 호르몬을 생산, 분비하게 한다. 갑상샘 호르몬의 수준이 너무 높아지면, TSH와 이에 따른 갑상샘 호르몬의 생산이 음성-되먹임 루프(negative feedback loop)에 의하여 중단된다. 그러나 그레이브스씨 병에서는 자가항체가 지속적으로 TSH를 자극함으로써, 갑상샘 호르몬의 생산이 지속되고 갑상샘 기능항진증이 초래된다. 갑상샘 기능항진증의 주요 증상 중 하나는 대사의 증가이다. 다른 징후와 증상들에는 심계항진, 열 불내성(intolerance), 불면증, 신경과민, 체중 감소, 탈모 및 피로 등이 포함된다. 이 외에도 중증의 환자들은 눈 주위 연조직 염증, 안구 돌출, 복시 등의 안과 질환이 생길 수 있다. 일부 그레이브스씨 병 환자에는 갑상샘종(goiter)으로 불리는 갑상샘 비대증이 발생한다.

그레이브스씨 병이 자가면역 질환이라는 것에 대한 간접적인 증거에는 가족력 소인, HLA class II 유전자와의 유전적 연관, 그리고 질병의 중증도와 TSH 수용체와의 상관관계 등이 포함된다. 그러나 가장 좋은 증거는, 갑상샘 항진 모체로부터 갑상샘-자극 항체가 태반을 통해 전달됨으로써, 모체 IgG가 분해될 때까지 일과성 신생아 **갑상샘 기능항진증**(***transient neonatal hyperthyroidism***)이 유발된다는 사실이다. 그레이브스씨 병에 대한 감수성 유전자는 20번 염색체(20q11.2) 상에서 확인되었다.

전신홍반루프스. 전신홍반루프스(*systemic lupus erythematosus*; SLE)의 명칭은(문자 그대로 "붉은 늑대"를 의미) 주로 발병 초기에 나타나는 양 볼["광대뼈(malar")]의 적색 발진에서 유래되었다(그림 12.10). 전신성(systemic)이라는 단어는 꽤 적절한데, 왜냐하면 질병이 신체의 많은 장기에 영향을 미치기 때문이다. 이 질병은 자가항체와 면역 복합체에 의해 매개되는데, 면역 복합체는 종종 피부, 관절, 폐, 혈관, 심장, 신장 그리고 뇌에 축적된다. 증상으로는 열, 피부발진, 관절통, 그리고 중추신경계, 심장, 폐 및 신장의 손상 등이 포함된다. 신장 병변의 병태생리가 SLE 환자의 주된 사망 원인이다.

관련 사례 읽기: Systemic Lupus Erythematosus
In *Immunology: Clinical Case Studies and Disease Pathophysiology*

이 질병의 기원은 아직도 미스테리이기는 하지만, 병변을 일으키는 면역학적 상세 기작은 그 일부가 알려져 있다. SLE 환자는 신체의 몇몇 핵 성분에 대한 [항핵 항체(antinuclear antibody; ANA), 특히 native dsDNA에 대한] 항체를 생산한다. 항체는 또한 변성된 단일가닥 DNA, 리보핵산 단백질(RNP), 그리고 핵 히스톤 단백질 등에 대해서도 생성될 수 있다. 그러나 임상적으로는 항-dsDNA의 존재가 SLE에서의 신장 관련 병리와 가장 좋은 상관관계를 보인다(아래 참조). 일반적으로 핵 내의 자가항원은 세포사멸 과정 중에 생성된다고 여겨지고 있다. 정상적으로는 면역성의 자가항원은 단핵구 식세포 시스템에 의해 빠르게 제거된다. 루푸스 환자에서, 이처럼 사멸된 세포의 제거 능력이 손상되어 있음이 증명되었고, 여러 동물 모델에서도 사멸된 세포의 제거 능력이 손상되어 루푸스-유사 질병이 일어나는 것이 증명되었다.

정상적인 사람에서도 단일가닥 DNA에 대한 항체는 생산되지만, 이들은 주로 저친화력 IgM 항체이다. 그러나 B 세포에 적절한 T 세포의 도움이 주어진다면, 항체 개별형 전환(isotype switching)과 체세포 변이를 통하여 dsDNA에 대한 고친화력 IgG 항체가 생성될 수 있다. dsDNA와 더불어 pre-RNA에서 인트론을 제거해서 성숙한 RNA를 형성하는 리보핵산 단백질 복합체인 스플라이소좀(spliceosome)에 대한 항-Sm과 같은 다른 자가항체들도 질병-특이적 표지자(marker)이다. 다른 류머티스 질환들에도 다른 질환이나 정상인에서 볼 수 없는 매우 특이적인 자가항체 표지자가 있다는 것은 흥미로운 일이다. 예를 들어, 항-Scl70(anti-topoisomerase I)은 피부경화증(scleroderma)의 표지자이고, 항-Jo-1(anti-histidyl tRNA)은 폐의

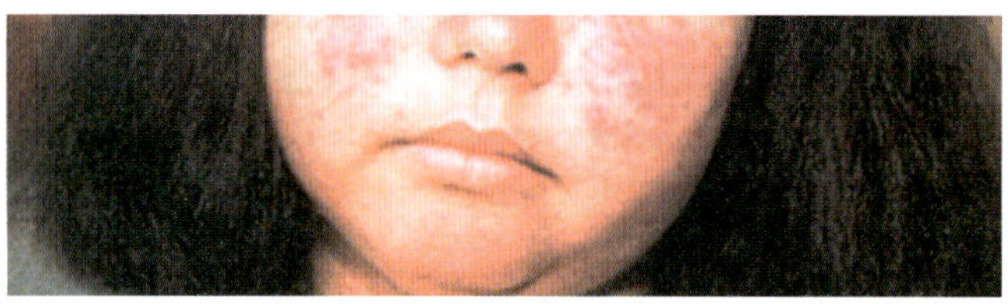

그림 12.10 전신홍반루푸스(SLE)를 가진 어린 소녀 환자의 안면에 나타난 전형적인 붉은 나비 모양의 광대뼈 홍반. (Source: Photograph by L. Steinman, Department of Pathology, Stanford University School of Medicine.)

근염의 표지자이며, 항-SS-A와 항-SS-B는 쇼그렌 증후군과 루푸스의 표지자이다. 이러한 "표지자" 자가항체는 질병을 일으키기보다는 진단에 도움을 주고 있다.

이중가닥 DNA는 콜라겐, 피브로넥틴, 라미닌 등의 막 성분과의 정전기적(electrostatic) 상호작용을 통해 신장의 기저막에 침착될 수 있다. 침착된 dsDNA는 이제 순환하는 항-dsDNA IgG 항체와 결합하여 면역 복합체를 생성한다. 이 복합체는 보체 연쇄 반응을 활성화하고 과립구들을 끌어들인다. 또한 항-dsDNA 항체는 사구체 항원과 교차 결합할 수 있다. 루푸스 환자의 신장에서의 IgG 항체의 축적은 인간 IgG에 대한 형광표지 항체를 사용한 신장조직 단면의 면역염색에 의해 증명할 수 있다(그림 12.11). 신장에서는 염증성 반응의 정도가 신장병리를 분류하는 토대를 형성한다. 신장 손상(**사구체신염**)은 단백질의 누출(**단백뇨**)과 때때로 출혈(**혈뇨**)을 유도하는데, 이 증상들은 면역복합체 형성 속도의 증가 및 감소에 연동되어 증감이 반복된다. 질병이 만성화하면서, 염증성 $CD4^+$ T 세포가 그 부위에 진입하고 단핵구를 유인하는데, 이는 병리적 손상에 더욱 기여하게 된다. 다양한 형태의 사구체신염의 염증 과정에서 새로인 알려진 것은 신장 podocyte에 의한 손상이다. 신장 podocyte는 SLE의 면역체계에 의해 활성화 될 수 있으며 공동자극 분자를 발현할 수도 있어 염증 반응에 능동적으로 참여할 수 있다.

이 항체 생산을 촉발하는 항원은 잘 알려지지 않았으나, 엡스타인-바 바이러스(EBV)를 포함하는 감염체가 병인에 관련된 역할을 할 수 있다는 의견이 제시되었다. EBV 항원에 대한 항체는 일부 핵 항원과 교차-반응하는 것으로 나타났다. SLE에 영향을 미치는 다른 환경 요인은 자외선이다. 태양의 자외선은, 아마도 세포 핵 자가항원의 방출 증가를 초래하는 세포 사멸을 증강시킴으로써 이 질병을 악화시키는 것으로 밝혀졌다.

SLE로의 유전적 소인에 대한 증거에는 가족력이 있다. 이란성 쌍생아(3% 미만)에 비해 높은 일란성 쌍생아의 일치율(25%), HLA class II 유전자와의 연관, 그리고 SLE 환자의 6%에서 나타나는 초기 보체 성분의 유전성 결핍의 존재 등이 포함된다. 호르몬 역시 루푸스와 관련이 있으며, 에스트로젠은 질병의 증상을 악화시키는 것으로 보인다.

SLE 환자의 혈장에는 BAFF라는 B 세포 생존을 증가시키는 인자가 증가되어 있다. 따라서 BAFF에 특이적인 단일클론 항체(belimumab)가 SLE 치료에 효과적인 것으로 보인다. 아울러, SLE 환자에서는 제1형 인터페론이 증가되어 있고, 인터페

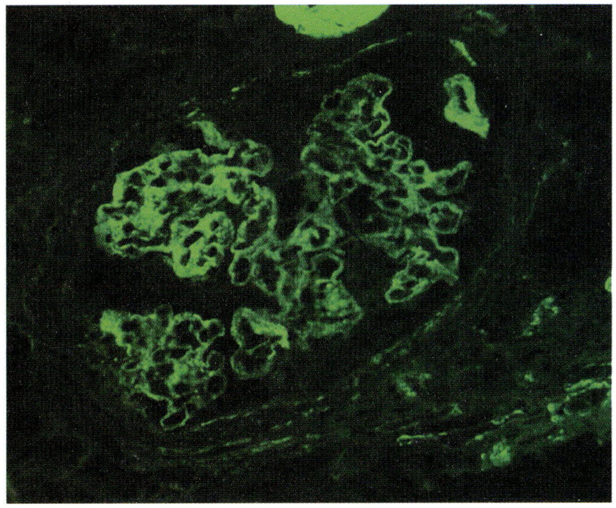

그림 12.11 SLE 환자의 신장에 축적된 항체. 신장 단면의 면역 염색을 위해 사용된 인간 IgG에 대한 형광표지 항체가 사구체에서의 IgG 항체의 축적을 나타내고 있다(Source: Photograph by H. Rennke, Department of Pathology, Brigham and Women's Hospital, Boston.).

론에 의해 유도되는 다수의 유전자들이 활성화되어 있다. 이러한 "인터페론 시그니처"는 고위험군의 환자에서 현저히 나타나며, 유전자의 활성은 스테로이드제(corticosteroid) 를 투약한 후에 급격히 감소한다. 루푸스 연구의 주된 의문은 인터페론 시그니처에 대한 메커니즘이다. 이러한 관심은 TLR들을 통한 수지상세포의 활성화의 역할 규명에 집중되어 왔다. 인터페론의 효과를 표적으로 한 항-인터페론 단일클론 항체에 대한 임상시험이 진행 중에 있다.

루푸스의 동물 모델은 질병의 발달 및 발생 기전을 이해하는 데 매우 유용하였다. New Zealand Black(NZB) 마우스와 New Zealand White(NZW) 마우스 종의 교배로 탄생한 NZB/NZW 잡종 1세대 마우스 주와 MRL/lpr/lpr 마우스 계통 모두에서 dsDNA에 대한 자가항체와 사구체신염 같은 루푸스-유사 증세가 발생하였다. NZB/NZW F1 세대 마우스가 인산 루푸스와 보다 가깝게 닮았다. 발병률이 수컷보다 암컷 마우스에서 높았으며, 신장 병리도 인간 환자에서 관찰된 것과 유사하였다. 더구나, 결함이 다유전자적으로 나타났다. 이전에 기술한 바와 같이, MRL/lpr/lpr 마우스에서의 결함은 *Fas* 유전자의 변이에 기인한 것이다; 이 동물은 루푸스 환자의 증상들보다는 Fas의 변이로 인해 림프증식 증후군(lymphoproliferative syndrome)에 가까운 증상들을 보인다. 이 마우스들은 SLE 발병 기전 측면을 이해하는 데 유용하게 사용되었지만, Fas-Fas 리간드 시스템이 이 질병에서 온전하다. 사람에서는, Fas 변

이는 자가면역 림프증식 증후군(autoimmune lymphoproliferative syndrome, ALPS)의 원인으로 림프 조직이 거대하게 확장되어 혈소판이나 적혈구에 주로 자가면역을 나타내는 것이 특징이다.

다른 항체-매개 질병들. 증식성 천포창(*Pemphigus vulgaris*)은 피부에 물집이 생기는 질병으로서 keratinocytes 사이의 접합부에 존재하는 desmoglein에 대한 항체에 의해 발생한다. 환자로부터 분리한 IgG를 마우스에 주입하여 질병을 일으킬 수 있다. 구드파스튜어 증후군(***Goodpasture's syndrome***)은 급성 폐출혈, 신장사구체염을 일으키는 질병으로서 기저막 단백질인 4형 콜라겐에 대한 항체로 인해 발생한다. 항-호중구 세포질 항원(***anti-neutrophil cytoplasmic antigen***, ANCA) 혈관염은 단백질분해효소(proteinase) 3 또는 호중구에 있는 미엘로퍼옥시다제(myeloperoxidase)에 대한 항체와 관련이 있다. 이러한 항체들이 어떻게 질병을 일으키는지에 대한 자세한 메커니즘은 알려지지 않았지만, 이러한 단백질들의 소량이 호중구 표면에 발현하고 있어 항체의 접근성이 좋으며, 호중구가 자가항체에 의해 활성화되어 분비물을 생성하는 것 같다.

하시모토 갑상샘염. 하시모토 갑상샘염(***Hashimoto's thyroiditis***)은 1912년에 처음 이 질병에 대해 기술한 일본 내과의인 하시모토 하카루의 이름을 인용하여 붙인, 갑상샘의 자가면역 질환이다. 중년 여성에서 흔히 발생하는 이 질병의 특징은, 두 개의 주요 갑상샘 단백질인 갑상샘 퍼옥시다제 효소(thyroid peroxidase)와 호르몬 티로글로불린(thyroglobulin)에 대한 항체가 생성되는 것이다. 이 자가항체들은 갑상샘을 파괴하는 데 주된 역할을 하며, 결과적으로 갑상샘 호르몬의 생산량 감소 및 갑상샘 기능저하증(hypothyroidism)을 초래한다. 갑상샘 기능저하증의 증상에는 피부 건조, 취약 모발 및 손발톱, 추위 불내성(cold intolerance), 체중 증가, 근육 경련, 우울증, 그리고 극심한 피로 등이 포함된다.

T_H1 세포 역시 하시모토 갑상샘염에서의 갑상샘 파괴에 관여한다: T 세포는—B 세포와 대식세포 또한—갑상샘에 침윤한다. 따라서 조직학적으로, 갑상샘은 재생을 시도함에 따라 소포를 피복하는 상피세포를 가진 샘이라기보다는 증식하는 배중심을 가진 림프 여포(lymphoid follicle)와 더 가깝게 닮아간다. 일부 환자에서는 갑상샘이 비대하게 되어, **갑상샘종(*goiter*)**의 형성을 초래할 수 있다(그림 12.12).

하시모토 갑상샘염에 대한 유전적 감수성에 관한 강력한 증거가 존재한다. 이 질병 환자의 가족 구성원은 정상 집단에 비해 하시모토 갑상샘염과 기타 자가면역 질환의 발생 빈도가 높다. 하시모토 갑상샘염은 갑상샘 호르몬 대체요법으로 치료한다.

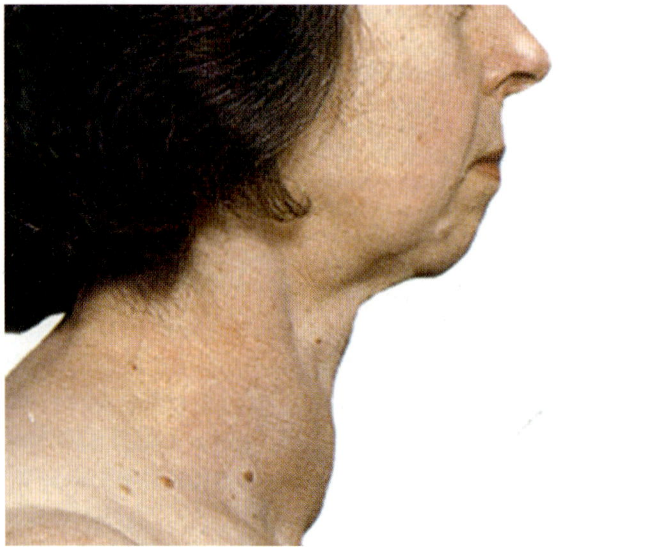

그림 12.12 하시모토 갑상샘염 환자의 갑상샘종(goiter) 형성. (Source: Roitt IM, Brostoff J, Male D [eds.] 1989. Reproduced with permission of Elsevier.)

T 세포가 장기 손상의 주된 원인이 되는 자가면역 질환

다발성 경화증. 다발성 경화증(***multiple sclerosis***; MS)은 중추신경계(CNS; 뇌와 척수) 신경 축삭을 둘러싸고 있는 수초의 파괴 또는 탈수초(delmyelination)가 특징적인 자가면역 질환으로 백색질에 병변이 발생한다. 이 질병은 재발-완화 과정(relapsing/remitting course) 또는 만성 진행성 마비 과정(chronic progressive paralytic course)의 두 갈래 과정을 거칠 수 있다. 재발/완화형 MS에서는, 갑작스런 발작에 이어 수개월 또는 수년간의 질병 활동의 완화 기간이 뒤따른다. MS에 관련된 다양한 증상들에는 감각의 변화[***hypoesthesia*(감각 저하)**], 근육 쇠약 또는 근육 경련, 협동 및 균형 장애[***ataxia*(실조)**], 복시 또는 실명 등의 시각 장애, 언어 문제[***dysarthria***(조음 장애)] 또는 삼킴 장애[***dysphagia*(연하곤란 삼킴 곤란)**], 우울증, 그리고 인지 장애 등이 포함된다. 이 자가면역 질환이 CNS 외상에 따른 격리되었던 수초 항원의 방출에 기인한 것인지 또는 바이러스 감염 후 신경 항원 결정기에 대한 분자모방에 기인하는 것인지는 분명치 않다. EBV는 MS에 연루된 바이러스 중 하나이다.

관련 사례 읽기: Multiple Sclerosis
In *Immunology: Clinical Case Studies and Disease Pathophysiology*

MS에 대한 T 세포의 역할에 대한 몇 가지 증거가 있다. 첫 번째 증거는 질병 감수성과 HLA class II 대립유전자의 발현이 연관되어 있다는 것이다. 두 번째 증거는 MS에서의 CNS 병변은 지연성 과민증을 연상시키는 T_H1 세포 관련 세포 침윤과 유사하다(15장 참조). 또한, 사이토카인과 T 림프구가 CNS 플라크에서 발견된다. 최근 연구들은 MS 병변에서 IL-17이 만들어지며, MS에서 T_H17세포가 중요한 역할을 할 수 있다고 제시한다.

특정 조건에서는, 통상적으로 세포나 거대분자가 중추신경계(CNS)로 침투하는 것을 차단하는 혈액-뇌장벽(Blood-Brain Barrier; BBB)을 T 세포들이 통과할 수 있다. 혈액-뇌장벽의 투과성은 바이러스 감염 시 손상될 수 있으며, 이는 T 세포의 뇌 진입을 허용하게 만든다. 나아가, 활성화된 T 세포 내에서 인테그린이 상향 조절됨으로써, T 세포가 뇌 인근 혈관에 부착하는 것이 가능해진다. 활성화된 T 세포는 기저판(basal lamina)의 콜라겐을 분해하는 metalloproteinase를 생산함으로써, T 세포가 CNS 내에 축적되어진다. 일단 뇌 안으로 진입한 T 세포가 그곳에서 남아 있으려면, 항원자극을 [아마도 뇌의 대식세포-유사 APC인 미세아교세포(microglia)를 통해] 받아야만 한다. 자가반응성 TH1 세포는, 대식세포를 활성화시키는 TNF-α와 IFN-γ 같은 염증성 사이토카인을 분비한다. 대식세포가 분비하는 사이토카인과 케모카인은 그 부위로 염증세포들을 유인한다. 이는 추가적인 T 세포와 대식세포뿐만 아니라 호중구와 비만세포들의 축적까지 초래한다. 염증 과정은 희소돌기 아교세포(oligodendrocyte) 표면의 Fas 발현을 상향 조절함으로써, 희소돌기 아교세포가 FasL를 발현하는 미세교세포 또는 T 세포에 표적화되고, 결과적으로 희소돌기 아교세포의 프로그램화된 세포사멸을 유도한다.

자가항체 역시, 비록 이 질병에서의 역할은 분명하지 않지만, 이러한 염증 부위에 수시로 존재한다. 더불어, IgG가 뇌척수액에 증가되어 있으며, 이러한 항체는 올리고클로널(oligoclonal)하여 CNS에서 B 세포의 활성화를 반영한다. anti-CD20 투여에 의한 B 세포 제거는 놀라운 효과가 있었으며, 이는 병리기작에 B 세포가 역할을 한다는 것을 제시한다.

MS에서도 가족력 연관이 발생하는데, 이란성 쌍생아(2~5%)에 비해 일란성 쌍생아에서 높은(20~30%) 일치율이 관찰되었다. MS는 남성에서보다 여성에서 두 배 정도 빈번히 발생하며, 35세에서 최고 발생률을 보인다. 유전학적 연구로, 인간 유전체 중 대략 12개 부위들이 MS에 대한 감수성에 중요하다는 것이 밝혀졌다. 이들 유전자의 확인과 면역계와의 관련성 결정은 MS의 면역학적 발병 기작과 근원적 결함을 이해하는 데에 있어서 도움이 될 것이다.

이 장의 초반부에 기술된 MS의 **실험적 자가면역성 뇌척수염**(***experimental autoimmune encephalomyelitis***, EAE) 설치류 모델은 MS가 사실상 자가면역 질환이라는 아이디어를 지지하는 것이다. MBP(Myelin basic protein), MOG(myelin oligodendrocyte protein) 및 PLP(proteolipid protein)와 같은 수초(myelin sheath) 인자를 면역증강제(adjuvant)와 함께 랫트와 마우스에 주사하면 MS 환자와 동일한 다수의 특징들을 발현한다. 특히, 세포들이 중추신경계의 수초로 침투한 후에 수초를 망가뜨리면 결국 마비에 이르게 한다. T 세포는 EAE에서 중요한 역할을 하는데, 수초 항원에 특이적인 $CD4^+$ T 세포 클론은 EAE 모델에서 질병을 유도할 수 있다. 아울러, T_H17 세포도 EAE와 연관되어 있다.

제I형 당뇨병. 인슐린-의존성 당뇨병(IDDM)이라고도 불리는 **제I형 당뇨병**(***type I diabetes mellitus***; TIDM)은 췌장 랑게르한스 섬의 인슐린-생산 β 세포의 만성 염증성 파괴를 수반하는 당뇨병의 한 유형이다. 이는 인슐린을 거의 또는 전혀 생산하지 못하는 결과를 초래한다. 인슐린은 포도당의 세포 진입을 촉진하며, 그곳에서 에너지를 생산한다. 인슐린 결핍시, 혈당이 증가하여, 공복감 증가, 빈뇨, 갈증 과다 등을 초래한다. 기타 증상으로는 체중 감소, 오심 및 피로가 있다. 가장 우려할 만한 관심 증상 중 하나는 혈액의 pH를 낮추는 케토산들이 생산되는 **케토산증**(***ketoacidosis***)의 발생이다. 이는 포도당의 부재 시에 세포가 대사적 수요를 감당하기 위해 단백실과 지실을 분해하기 시작할 때 일어난다.

관련 사례 읽기: Diabetes
In *Immunology: Clinical Case Studies and Disease Pathophysiology*

TIDM에서 β-세포 파괴의 주체는 세포 독성 $CD8^+$ T 세포들이다. 그러나 랑게르한스 섬(islets)의 염증성 침윤 물질에는

CD4$^+$ T 세포, 대식세포 그리고 이들이 분비하는 IL-1, IL-6 및 IFN-α 같은 사이토카인들이 포함되어 있다. 다수의 TIDM 환자들은 인슐린과 기타 글루타민산 탈탄산 효소(GAD) 같은 islet 항원에 대한 자가항체 또한 생산한다. 이 자가항체는 β-세포 파괴의 결과로 발생하며, 파괴의 초기 원인은 아닌 것으로 생각되고 있다.

TIDM을 일으키는 유전적 인자들에는 MHC class II 부위의 몇몇 유전자들, 11번 염색체 상의 인슐린 유전자, 그리고 최소 11개의 다른 비-HLA-연관 당뇨병 감수성 유전자들이 포함된다. 일부 HLA class II 1 배체형(haplotype)은 이 질병에 걸리기 쉽게 만들고, 다른 것들은 보호적이다. 바이러스는 TIDM에 연관된 환경 인자에 속하며, 아마도 분자 모방이 관여된 것으로 보인다. TIDM은 가끔 콕사키바이러스 감염 후에 발생하는 것으로 관찰되었다; 이 바이러스의 한 단백질이 GAD에 유사성을 가진다.

실험동물 모델인 NOD(비-비만 당뇨병) 마우스는, 침윤 림프구에 의한 췌장 β-세포 파괴(그림 12.13), MHC 감수성 유전자들의 관련성, 그리고 T 세포에 의한 전파 등 인간 질병과 주요 특징을 공유하고 있다.

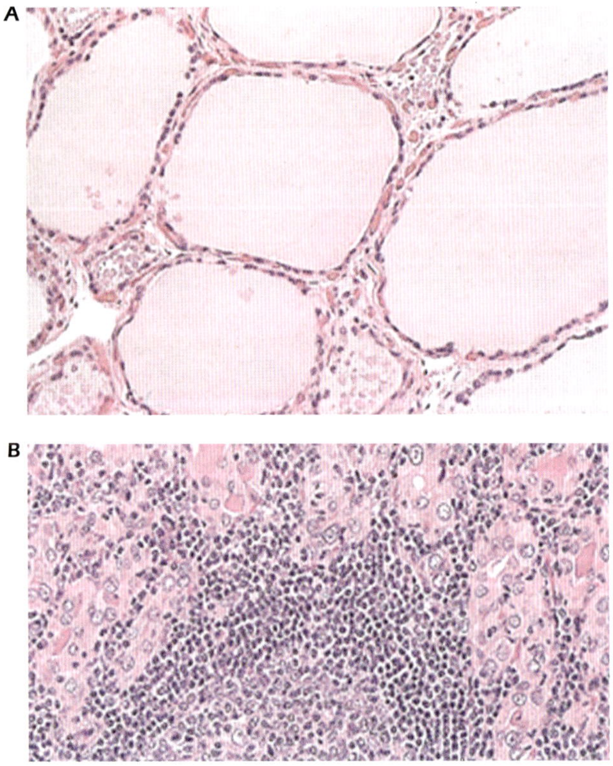

그림 12.13 랑게르한스 섬의 광학현미경 사진. (A) 정상 마우스에서 이자. (B) IDDM과 비슷한 질병을 앓고 있는 NOD 마우스의 췌장으로 랑게르한스 섬의 림프구 침윤을 보여주고 있다(insulitis, 이자섬염). Source: Photograph by M. Atkinson, Department of Pathology, University of Florida College of Medicine, Gainesville.

류머티스 관절염. **류머티스 관절염**(***rheumatoid arthritis***; RA)은 관절에 만성 염증이 일어나서 통증, 부종 및 경직을 초래하는 자가면역 질환이다. 다른 증상으로는 피로, 미열, 그리고 식욕부진 등이 있다. RA의 특징은 림프구가 조밀하게 들어서 있는 **윤활막**(***synovium***, 관절을 피복하는 연조직)의 만성적 염증으로, 연골과 뼈의 파괴를 초래한다. 윤활막은 보통 세포 한 개의 두께이지만, 염증이 일어난 RA의 윤활막에서는 세포가 지나치게 가득 들어차 림프 조직을 모방하며, 새로운 혈관도 생성된다. 윤활막은 수지상세포, 대식세포, T 및 B 세포, NK 세포, 그리고 형질세포로 빽빽하게 차 있다. 어떤 경우에는 윤활막에 2차 여포가 발생한다.

관련 사례 읽기: Rheumatoid Arthritis
In *Immunology: Clinical Case Studies and Disease Pathophysiology*

RA의 병인에는 T, B 림프구와 대식세포가 복잡하게 관여하고 있다. 종전에는 RA에서의 염증 과정이 IgG 항체의 Fc 부분의 결정기에 특이적인 자가항체(보통 IgM)에 의해 개시되는 것으로 여겨졌었다. 이 항-IgG 항체는 **류머티스 인자**(***rheumatoid factor***; RF)로 불린다. RF가 IgG에 결합하면, 그 결과로 생성되는 면역 복합체가 관절에 축적되어 보체를 끌어들이고 염증 과정이 시작된다. 최근의 연구는 아미노산과 아미노기가 시트룰린화되거나 카바밀화된 단백질(예를 들어, 시트룰린화된 vimentin 단백질)에 대한 자가항체가 80%의 RA 환자에서 확인되었다고 보고하였다. 이러한 자가항체는 RA 진단을 위한 훌륭한 마커일뿐 아니라, 발병 과정에서도 중요한 역할을 하고 있다.

T 세포(대부분 CD4$^+$)는 RA 윤활막에 가장 많은 림프구로서 질병을 유발하는 데에 있어서 가장 중요하다. 이것은 가슴관 배액과 항-CD4 치료제의 이로운 효과와 HIV 감염으로 인한 CD4 고갈을 보이는 RA 환자들에서의 관절염 완화를 통해 증명되었다. T 세포의 사이토카인 생성은 윤활막 대식세포와 섬유모세포의 활성을 일으킨다. 이러한 세포들은 TNF-α와 IL-1과 같이 염증성 사이토카인을 분비하며, 이는 조직을

손상시켜 연골을 파괴하는 분해성 요소들과 독성 라디칼 분비로 이어진다. 대식세포들은 계속해서 염증을 일으키는 사이토카인들을 분비하여 염증 과정을 일으킨다. 이 밖에, 연골세포(chondrocyte)가 면역계에 노출이 되어, 잠재된 표적세포로서 작용할 뿐만 아니라, 사이토카인 및 성장인자를 분비함으로써 손상이 지속된다. 많은 수의 호중구를 포함하고 있는 윤활액이 RA 환자의 관절 내에 축적된다. 비록 관절이 RA의 염증 과정의 주된 표적이기는 하지만, 피부, 심장, 폐, 혈관 그리고 눈 같은 장기 또한 영향을 받을 수 있다.

T 세포가 중요하지만 국소적인 항체와 자가항체의 생성, 보제의 소모를 포함해 RA 관절에서 관찰되는 B 세포와 때로는 림프성 여포로 조직화되는 활성화된 B 세포 역할도 간과할수 없다. B 세포의 역할은 리툭시맙(anti-CD20)이 RA에 높은 효과를 보이는 치료제임이 발견되면서 다시 강조되었다.

RA 환자들은 눈물샘과 침샘에 일차적으로 영향을 미치는 자가면역 질환인 **쇼그렌 증후군**(***Sjögren's syndrome***)으로의 2차적인 진행을 보인다. 쇼그렌 증후군의 특징은 이러한 분비샘의 염증이며, 심한 건조(예, 눈물 부족)를 유발할 수 있다. 쇼그렌증후군은 류마티스성 질환 없이 1차적으로 발생할 수도 있으며, riboprotein SS-A와 SS-B에 대한 자가항체가 발견된다.

RA는 남성보다 여성에서 3배 빈도로 더 발생한다; 발병 나이는 보통 40~50대이다. RA에서 다양한 유전자들의 연관성은 다수의 다른 집단을 대상으로 한 가족력 연구로 수행되었다. HLA-DR4 대립유전자와 RA의 연관성은 subtypes은 다양했지만 다수의 연구에서 검증된 바 있다. 예를 들면, 북미 백인의 HLA-DRB1 연관성은 *0401과 *0404로 나타났다. 유태인에서는 *0102였고, 야키마 인디언의 경우는 *1402로 나타났다. 다른 인종에서는 RA와 DR4 유전자들의 연관성이 발견되지 않았다. 이 MHC class II 분자들 모두에 대한 DNA 서열분석에 의해, 이들이 **공유 항원결정기**(***shared epitope***)로 불리는 HLA-DRα 사슬의 최외측 도메인의 단편을 공유하는 것으로 밝혀졌다. 기타 RA에 강력히 연관된 유전자에는 TNF-α와 heat-shock proteins 유전자들이 포함된다. 콜라겐 II의 주입으로 유도한 RA 마우스 모델 연구에서, 콜라겐 II가 인간 질병의 발병 기작에서 중요한 자가항원일 수 있다는 것이 제시되었다.

건선(Psoriasis). 건선은 각질이 많은 빨간 플라크가 특징으로 피부에서 가장 흔한 자가면역 염증질환으로서 인구의 2~3%가 앓고 있다. 건선을 유발하는 자가항원은 밝혀지지 않았다. 건선 피부와 관절 그리고 척추관절증(spondyoarhropathy) 관절의 면역 반응에서 특정 사이토카인들(특히, IL-17-IL12/23 axis)이 증가한다는 것이 중요하다. 피부의 염증 반응에는 $CD4^+$ T_H1과 T_H17 세포 및 TNF-β, IL-22의 사이토카인이 관여하고 있다. 이러한 연관 있는 질병 그룹에서 면역 반응의 특징을 이해함으로써, IL-17과 이와 연관된 사이토카인인 IL-12, IL-23에 대한 항체를 이용한 매우 효과적인 치료법이 개발되었다.

관련 사례 읽기: Psoriasis
In *Immunology: Clinical Case Studies and Disease Pathophysiology*

치료 전략

대부분 자가면역 질환의 치료제는 비특이적 항염증성 약물에서 자가면역 또는 염증 경로를 표적으로 하는 특정 제재로 진화하고 있다. 면역 반응에 관여하는 많은 세포들에 강력한 억제효과를 보이는 스테로이드제(corticosteroid)가 질병의 심각 정도에 따라 다양한 용량으로 아직까지 널리 사용되고 있다. 스테로이드제(corticosteroid)를 장기간 사용하는 환자는 감염에 대한 감수성이 높아질 뿐만 아니라 고혈압, 체중 증가, 포도당 내성 피부 손상과 상처 치유능 손상, 백내장과 무혈관 뼈괴사 등 여러 가지 부작용의 위험이 있다. 중증의 자가면역 상태의 경우 복제하는 세포에 대한 비특이적인 치료제가 사용되고 있다. 항-대사체, 항-엽산(folate)제인 **메토트렉사트**(***methotraxate***), **사이클로포스파마이드**와 같은 DNA-알킬화제와 **아자치오퓨린**(***azathiopurine***) 같은 퓨린유도체 등이 이에 해당된다. 마이코페놀산 유래물질이 *de novo* 퓨린 생합성을 억제하는, 루푸스 관절염에서 효과적이고 안전하다고 입증되어 왔으며, 다른 자가면역 상황도 널리 사용되고 있다. 대부분의 T 세포에서 신호전달을 차단하여 활성화를 억제하는 사이클로스포린 A와 FK506을 사용해서 면역 반응을 좀 더 특이적으로 억제할 수 있다(17장 참조).

항사이토카인 요법(***anticytokine therapy***)이 몇몇 질병 치료에 매우 성공적인 것으로 증명되었다. 단일클론 항체 또는 수용성 수용체에 의한 TNF-α의 차단은 RA와 염증성 장질환의 중요한 치료 옵션이다. 수용성 수용체에 의한 IL-1β 저해는 자가면역 질환과 Still 병, 전신 염증이 동반되는 청소년기 관절염 형태에 부분적으로 사용한다. IL-6 수용체를 차단하는 항체는 RA에 효과적이며, IL-12/IL-23에 대한 항체는 건선치료에 유용함이 증명되었다. 척추관절증과 건선에서 IL-17의 핵심 역할은 성공적으로 항-IL-17 항체(secukinumab)를 개발하도록 했으며, ustekinumab과 IL-12와 IL-23을 표적으로 하는 항체 개발 성공으로 이어졌다. 이들은 자가면역 질환과 염증성 질환에 사용되거나 개발 중인 단일클론 항체 중 일부일 뿐이다. 모든 치료는 숙주의 면역 억제로 인한 감염에 대한 감수성 증가가 불가피하다.

중요한 신약 개발 전략은 사이토카인 수용체에 의해 신호 전달을 표적을 하는 것에 기반을 두고 있다. 특히, 야누스 키나아제(JAK) 억제제(tofacitinib과 같은)들은 RA에서 효과적인 것으로 보인다. 이러한 치료제들은 분자량이 작아 경구투여가 가능하고 단일클론 항체보다 제조가 쉽다.

일부 자가면역질환들은 사이토카인 투여에 반응하는 것으로 보인다; 예를 들면, IFN-β 는 MS의 치료제로 사용되고 있다. 이 사이토카인이 어떻게 치료 효과를 내는지는 알려지지 않았다.

사이토카인 수용체보다 B, T 세포에 발현하는 분자들이 단일클론 항체치료의 새로운 표적으로 부각되고 있다. BAFF(또는 Blys, 앞 장에서 언급함)는 관심 받는 중요한 분자로서 미성숙 B 세포사멸을 차단하고 자가반응성 B 세포의 제거를 조절함으로써 B 세포의 성숙 속도를 조절한다. BAFF/Blys에 특이적인 단일클론항체(belimumab)는 SLE 치료에 효과적이며 다른 자가면역 질환에 사용할 수도 있을 것이다. T 세포 공동자극(B7-CD28 상호작용)을 차단하는 융합 단백질(CTLA-4Ig, abatacept)도 RA에 효과적이다.

B 세포 표면에 발현하는 CD20에 특이적인 단일클론 항체(rituximab)는 RA에 효과적이므로 임상에서 널리 사용되고 있다. 리툭시맙(Rituximab)에 의한 B 세포 고갈은 MS, 육아종성 혈관염(granulomatous vasculitis), 수포창과 자가면역 혈소판 감소증과 같은 자가면역 질환에 유용한 방법이다. 좀 더 최근에는 활성화된 B, T 세포에 발현하는 부착 단백질에 특이적인 단일클론 항체가 표적 조직으로 활성화된 림프구의 이동을 억제할 수 있는지를 평가하였다; 예를 들어, 인테그린에 특이적인 인간화 항체인 나탈리주맙(natalizumab)은 크론병이나 MS 환자에게 사용되고 있다. 이들과 기타 면역억제제의 작용 기작에 대한 추가정보는 17장에 제시되었다.

최근 조절 T 세포의 여러 subset들의 발견은 다른 치료개발 전략으로 이어지고 있다. 몇몇 연구에 의해서, 자가면역 환자에서 억제 T 세포가 없거나 또는 그 수가 감소되어 있는 것이 밝혀졌다. 연구자들은 자가면역환자에서 조절세포생성을 어떻게 유도할지 연구하기 시작했다. 이 밖에도, 최근 몇몇 자가염증성 질환에서 $CD4^+$ T_H17 세포 아집단의 발견으로, 자가면역 질환을 치료하는 미래의 전략으로서 서로 다른 T 세포 집단 사이의 균형 조절이 제안되었다.

요약

1. 관용은 림프구가 항원에 반응하지 않는 상태이다. 자가항원에 대한 B, T 세포 관용를 유도하는 몇 가지의 기작이 있다.
2. 세포는 관용화되기 위해서 항원-특이적인 수용체(BCR 또는 TCR) 를 발현해야 한다. 관용은 미성숙 B 또는 T 림프구(중심관용)와 성숙한 B 또는 T 림프구(말초관용)에서 유도될 수 있다.
3. 중심관용은 골수에서 일어나는 B 세포 관용과 가슴샘에서 일어나는 T 세포 관용이 있다. 말초관용은 말초 림프 조직에서 일어난다.
4. 자가항원 + 자가-MHC에 대해 친화력이 지나치게 높은 TCR을 발현하는 가슴샘 세포의 제거가 T 세포 계열 중심관용의 주된 기작이다.
5. B 세포 계열 중심관용은 골수의 IgM^+ 미분화 B 세포 단계에서 일어난다. 자가반응 BCR을 가진 B 세포는 자가항원에 노출되면 제거되고, 수용체 편집을 통해 자가반응 B 세포의 생성을 막을 수 있다. 항원에 장기간 노출되면 무반응이 유도되기도 한다. 즉, 세포의 운명은 자가항원이 BCR 또는 TCR과 상호작용하는 결합력과 자가항원을 만났을 때 자가반응 림프구의 발달 단계에 달려 있다.
6. 무반응은 T 세포 또는 B 세포 관용의 주된 기작이다. 보조 자극인자의 상호작용이 없으면 T 세포 또는 B 세포 무반응이 유도될 수 있다.
7. Treg 세포는 다른 림프구의 반응을 억제하여 말초관용을 매개한다. Foxp3은 세포 표면에 CD4와 CD25를 발현하는 Treg 세포의 세포내 마커이다.
8. 경구관용은 섭취된 항원에 대해 T 세포-매개 면역 반응을 보이지 않는 것이다. 소량으로 섭취된 항원은 조절 T 세포를 유도하

며, 반면에 다량으로 섭취된 항원은 T 세포 무반응 또는 제거를 유도하는 것으로 보인다. T 세포 무반응이나 제거를 유도한다.

9. 면역 특권 부위는 병원체, 암세포 및 조직적합 조직이식에 대한 면역 반응으로부터 보호될 수 있다.
10. 자가면역은 한 개 또는 그 이상의 자기항원에 대해 면역 반응이 일어나는 상태이며, 자가면역질환은 자가면역이 조직 손상을 일으킬때 발생한다.
11. 자가반응성 T 세포와 B 세포는 말초조직에서 발견될수 있으나 정상적으로 한 개 또는 그 이상의 말초관용 기작에 의해 제어된다. 이러한 다양한 매커니즘에 의해 제어 상태에 문제가 생기면 자가반응성 클론이 활성화되고 자가면역질환이 발생한다.
12. 자가면역 질환은 유전적 인자와 환경적 인자가 복합적으로 관여하여 시작된다. 특히, 주조직적 합복합체(HLA)의 대립인자가 중요하다. 환경인자는 격리된 자가항원을 노출시킬 수 있으며, 분자모방(molecular mimicry) 또는 다중클론의 활성화를 통해 자가면역 질환을 일으킨다.
13. 자가면역질환은 다수의 기관과 조직을 포함할 수 있으며, 항체, 보체, T 세포, 대식세포를 포함하는 다양한 매커니즘에 의해 조직 손상이 일어난다.
14. 신호전달, 세포사멸, 사이토카인과 apoptotic cells와 면역 복합체의 면역학적 제거에 관여하는 유전자 발현 수준의 변화는 자가면역질환에 대한 유전적 감수성에 중요한 역할을 한다.
15. 자가면역질환의 치료전략은 스테로이드제(corticosteroids), 세포독성 또는 면역 억제제, 항-사이토카인 치료제, 단일클론 항체(공동자극 분자 상호작용을 차단, 세포 제거, 조절 T 세포 활성화, T 세포 subset 균형 조절)를 포함한다.

REFERENCES AND BIBLIOGRAPHY

Akirav EM, Ruddle NH, Herold KC. (2011) The role of AIRE in human autoimmune disease. Nat Rev Endocrinol 7: 25.

Alzabin S, Venables PJ. (2012) Etiology of autoimmune disease: past, present and future. Expert Rev Clin Immunol 8: 111.

Bogdanos DP, Smyk DS, Rigopoulou EI, Mytilinaiou MG, Heneghan MA, Selmi C, Gershwin ME. (2012) Twin studies in autoimmune disease: genetics, gender and environment. J Autoimmun 38: J156.

Bretscher PA, Cohn M. (1968) Minimal model for the mechanism of antibody induction and paralysis by antigen. Nature 166: 444.

Chen, M, Daha MR, Kallenberg CG. (2010) The complement system in systemic autoimmune disease. J Autoimmun 34: J276.

Cho JH, Gregersen PK. (2011) Genomics and the multifactorial nature of human autoimmune disease. N Engl J Med 365: 1612.

Cusick MF, Libbey JE, Fujinami RS. (2012) Molecular mimicry as a mechanism of autoimmune disease. Clin Rev Allergy Immunol 42: 102.

Daniel C, von Boehmer H. (2011) Extrathymic generation of regulatory T cells – chances and challenges for prevention of autoimmune disease. Adv Immunol 112: 177.

Dorner T, Radbruch A, Burmester GR. (2009) B-cell-directed therapies for autoimmune disease. Nat Rev Rheumatol 5: 433.

Ercolini AM, Miller SD. (2009) The role of infections in autoimmune disease. Clin Exp Immunol 155: 1.

Gay D, Saunders T, Camper S, Weigert M. (1993) Receptor editing: an approach by autoreactive B-cells to escape tolerance. J Exp Med 177: 999.

Ghoreschi K, Laurence A, Yang XP, Hirahara K, O'Shea JJ. (2011) T helper 17 cell heterogeneity and pathogenicity in autoimmune disease. Trends Immunol 32: 395.

Hartley SB, Crosbie J, Brink R, Kantor AB, Basten A, Goodnow C. (1991) Elimination from peripheral lymphoid tissues of selfreactive B-lymphocytes recognizing membrane-bound antigens. Nature 353: 765.

Kim JM, Rudensky A. (2006) The role of the transcription factor Foxp3 in the development of regulatory T-cells. Immunol Rev 212: 86.

Kishimoto H, Sprent J. (2000) The thymus and negative selection. Immunol Res 21: 315.

Leadbetter EA, Rifkin IR, Hohlbaum AM, Beaudette BC, Shlomchik MJ, Marshak-Rothstein A. (2002) Chromatin–IgG complexes activate B-cells by dual engagement of IgM and toll-like receptors. Nature 416: 603.

Mangalam AK, Taneja V, David CS. (2013) HLA Class II molecules influence susceptibility versus protection in inflammatory diseases by determining the cytokine profile. J Immunol 190: 513.

Moroni L, Bianchi I, Lleo A. (2012) Geoepidemiology, gender and autoimmune disease. Autoimmun Rev 11: A386.

Nagler-Anderson C, Shi HN. (2001) Peripheral nonresponsiveness to orally administered soluble protein antigens. Crit Rev Immunol 21: 121.

Shao WH, Cohen PL. (2011) Disturbances of apoptotic cell clearance in systemic lupus erythematosus. Arthritis Res Ther 13: 202.

Stathatos N, Daniels GH. (2012) Autoimmune thyroid disease. Curr Opin Rheumatol 24: 70.

Tan EM. (2012). Autoantibodies, autoimmune disease, and the birth of immune diagnostics. J Clin Invest 122: 3835.

van Venrooij WJ, van Beers JJ, Pruijn GH. (2011) Anti-CCP antibodies: the past, the present and the future. Nat Rev Rheumatol 7: 391.

Vinuesa CG, Sanz I, Cook MC. (2009) Dysregulation of germinal centres in autoimmune disease. Nat Rev Immunol 9: 845.

von Boehmer H, Melchers F. (2010) Checkpoints in lymphocytex

development and autoimmune disease. Nat Immunol 11: 14.
Waldner H. (2009) The role of innate immune responses in autoimmune disease development. Autoimmun Rev 8: 400.
Zhu S, Qian Y. (2012) IL-17/IL-17 receptor system in autoimmune disease: mechanisms and therapeutic potential. Clin Sci (Lond) 122: 487.

복습 문제

각 질문에 대해 가장 알맞은 답 하나를 고르시오.

1. 보통 정상인은 자기-단백질에 대한 면역 반응을 생성하지 않는데, 그 이유는:
   A) 자기-단백질은 펩타이드로 가공처리되지 않기 때문이다.
   B) 자기-단백질 유래 펩타이드는 MHC class I 분자와 결합할 수 없기 때문이다.
   C) 자기-단백질 유래 펩타이드는 MHC class II 분자와 결합할 수 없기 때문이다.
   D) 자기-단백질에 반응하는 수용체를 발현하는 림프구는 제거, 무반응 또는 수용체 편집의 과정을 통해 불활성화되기 때문이다.
   E) 분화 중인 림프구는 자기-단백질에 대한 수용체 생성에 요구되는 V 유전자 재정렬을 할 수 없기 때문이다.

2. 다음의 자가면역 질환 중 단일 유전자 결함에 의한 것으로 밝혀진 것은?
   A) 전신홍반루프스
   B) 자가면역 림프증식 증후군(ALPS)
   C) 다발성 경화증
   D) 류머티스 관절염
   E) 하시모토 갑상샘염

3. 류머티스 관절염 환자의 윤활액에서 발견되는 류머티스 인자는 무엇인가?
   A) IgG의 L 사슬과 반응하는 IgM
   B) IgG의 H 사슬 항원결정인자와 반응하는 IgM
   C) 세균 항원과 반응하는 IgE
   D) 콜라겐에 대한 항체
   E) DNA에 대한 항체

4. 다음 질환 중 T_H1 $CD4^+$ 세포, 세포 독성 $CD8^+$ T 세포 및 자가항체 모두가 그 병변에 원인이 되는 것은?
   A) 중증 근무력증
   B) 전신홍반루프스
   C) 그레이브스씨 병
   D) 자가면역 용혈성 빈혈
   E) 제I형 당뇨병

5. 22세 여성 환자가 햇빛에 노출될수록 악화되는 안면 광대뼈 부위 피부에 홍반 발진을 가지고 있다. 환자는 체중이 5kg 감소하였고 전신 관절통과 항시 피로감을 호소하고 있다. 검사 시 발진을 제외한 별다른 신체적 이상은 발견되지 않았으며, 임상시험 결과 백혈구 수도 5,500으로 정상 범위였다. 소변검사 결과 뇨중 단백질 농도는 증가하였으나, 적혈구, 백혈구, 세균은 발견되지 않았다. 이 환자의 임상시험 결과 중 가장 가능성이 높은 것은?
   A) $CD4^+$ 조력 T 세포 수의 감소
   B) C1 저해제 농도 감소
   C) 이중가닥 DNA에 대한 항체 증가
   D) 세포 독성 T 세포 수의 증가
   E) 호중구의 항균력 감소

6. 다음 과정 중 차단되었을 경우에도 성숙 T 세포의 말초관용이 초래되지 않는 것은?
   A) T 세포 상의 공통자극 분자와 APC 상의 리간드 간의 상호작용
   B) 세포내 신호전달 과정
   C) 흉선 세포의 음성 선택
   D) IL-2 유전자의 활성화
   E) 항원과 MHC 분자의 결합

7. 다음 중 자가면역 현상의 원인이 되지 않는 것은?
   A) 억제 T 세포의 소실
   B) 격리된 자가항원의 방출
   C) 유전적 소인
   D) 다중클론 활성화
   E) 면역 복합체 제거의 증가

8. 류머티스열 병력이 있는 30세 여성 환자에게서 최근 심장 잡음(heart murmur)이 발생하였다. 그 이유 중 가장 가능성이 높은 것은?
   A) 순환 류머티스 인자
   B) 연쇄구균 항원의 심근 미오신 분자모방
   C) 공통가변성 면역결핍
   D) 선천성 이상

9. 환경미화원으로 일하다 은퇴한 A씨가 복시(複視, double vision) 증세를 일으켰다. 신경과 검사 결과, 안면근육과 혀 근육 약화, 그리고 안구 운동 이상이 관찰되었다. 수개월 후 환자는 음식을 씹거나 삼키는 데 어려움을 겪게 되었고, 호흡곤란 증세까지 발현되었다. 혈액검사 결과 신경근 접합부 수용체에 대한 자가항체가 존재하는 것이 발견되었다. 이 환자에 대한 진단은?
   A) 다발성 경화증
   B) 중증 근무력증
   C) 류머티스 관절염
   D) 하시모토 갑상샘염
   E) 그레이브스씨 병

복습 문제의 답

1. **D.** 자가반응성 B 세포에 대한 음성 선택(negative selection)은 자기-단백질에 대한 반응성을 가진 수용체를 발현하는 림프구가 제거, 무반응 또는 수용체 편집의 과정을 통해 불활성화되는 것을 보장한다.
2. **B.** ALPS는 Fas 유전자의 변이와 이로 인한 림프구의 Fas-매개 세포자살 기능의 손상이 그 직접적인 원인이다. SLE, 다발성 경화증, 류머티스 관절염 및 하시모토 갑상샘염 등의 기타 자가면역 질환들은 그 원인이 다중 유전자이며 환경적인 요인 또한 역할을 한다.
3. **B.** 류머티스 인자는 일반적으로 IgG Fc 지역의 항원 결정 인자와 반응하는 IgM이다.
4. **E.** 자가항체는 중증 근무력증, 그레이브스씨 병, 전신홍반루푸스 및 자가면역 용혈성 빈혈 등의 질병과 관련이 있다. 제 I 형 당뇨병은 효과기 T 세포와 자가항체가 모두 관여한다.
5. **C.** 햇빛 노출 시 생기는 홍반 발진과 전신 관절통은 전신홍반루푸스의 전형적인 증상들이다. 이 자가면역 질환의 단적인 특징은 이중가닥 DNA에 대한 항체 생산이다. 이 항체는 피부, 관절 및 신장에 축적되며, 이 환자에서 나타난 증세들을 초래한다. 신장에의 항체 축적은 신장염을 유발할 수 있고, 이로 인해 단백뇨가 발현된다.
6. **C.** 흉선 세포의 음성 선택이 차단될 경우, 말초 T 세포 관용보다는 중심 관용이 파괴된다.
7. **E.** 일부 보체 결핍증에서 관찰되는 면역 복합체 제거의 감소는 그 환자에게 자가면역 질환을 초래할 수 있다.
8. **B.** 화농성 연쇄구균(Streptococcus pyogenes)의 M 단백질에 대한 항체는 심근 미오신 분자와 교차 반응을 하는 것으로 알려져 있으며, 류머티스열의 특징인 심장판막의 손상에 연루되어 있다.
9. **B.** 신경근 접합부의 아세틸콜린 수용체에 대한 항체가 중증 근무력증에 관련이 깊은 것으로 알려져 있다. 이 자가항체는 아세틸콜린의 수용체 결합을 차단하여 근육 쇠약을 초래한다.

13

과민반응: 제I형

서론

과민반응

과민반응(***hypersensitivity***)이라는 용어는 종종 Type I-IV의 범주로 나누어지는 일단의 반응들을 정의하기 위해 사용된다. 이러한 명칭은 1960년대 초반에 Coombs와 Gell에 의해 사용되기 시작하였다. 사실 Coombs와 Gell에 의해 명명된 과민반응과 연관된 면역 반응들은 이전 장들에서 설명한 정상적인 반응들의 과장된 결과로서 나타난다. 그러므로 이러한 반응들의 분자 세포 수준의 메커니즘들은 실질적으로는 정상적인 숙주의 방어 기전과 동일하다. 하지만 특정 상황에서는 이러한 면역 반응이 자신에게 피해를 주거나 때때로 치명적인 결과, 즉 이러한 반응을 유발시킨 항원에 대한 과민반응이 된다. 면역이 외부의 항원에 대해 과도하게 강한 반응을 보이거나, 자기 자신의 항원에 대해 부적절하게 반응하게 되면 면역에 기인한 자신의 파괴를 초래한다.

Coombs-Gell의 과민반응 분류

1960년대 초반에 Coombs와 Gell에 의해서, 과민반응은 I~IV까지의 4개의 그룹으로 분류되고, 다음과 같이 요약 및 정리되었다. 이러한 4가지 형태를 나누기 위해 사용된 구별 기준이 세포생물학적, 분자생물학적 지식의 축적을 통해서 지금은 다소 명확하지 않게 된 부분도 있지만, 이들의 분류는 여전히 의미가 있다.

제 I 형(Type I). **IgE 매개성 반응**(***allergic reactions***, 알레르기). Fc 부위를 통해 IgE가 FceRI라고 불리는 강한 친화도를 갖는 Fc 수용체에 결합하면서 발생한다. 이 장의 뒷부분에서 설명하는 것처럼 FcεRI는 비만세포(mast cell), 호염구(basophil), 호산구(eosinophil) 표면에 존재한다. 고친화도 FcεRI에 결합되어 있는 특정 항원에 대한 IgE에 그 특이적 항원이 결합하면 제I형 과민반응이 시작된다. IgE가 항원을 만나면 비만세포나 호염구로부터 사이토카인과 염증 매개인자들을 분비하도록 유도하는 일련의 반응이 시작되어, 궁극적으로 제I형 과민반응이라는 임상적 징후로 나타나는데, 이는 비염(rhinitis), 천식(asthma), 심한 경우에는 아나필락시스(anaphylaxis; 그리스어로 'ana'는 '~으로부터 멀리 떨어지다', '*phylaxis*'는 '보호'의 의미임) 등을 포함한다. 제I형 과민반응은 항원에 노출된지 수분 이내에 일어날 만큼 빠르기 때문에 **즉시형 과민반응**(***immediate hypersensitivity***)이라고 한다.

제 II 형(Type II). 제II형 과민반응은 IgM이나 IgG 같은 항체들이 세포의 표면에 있는 항체에 부적절하게 결합해서 보체 반응을 활성화시켰을 때 일어나는 세포용해성(cytolytic) 혹은 세포 독성(cytotoxic) 반응의 결과로 나타나는 과민반응이다. 이 반응은 세포의 파괴를 초래한다. 제II형 과민반응은 14장에서 자세히 다룬다.

제 III 형(Type III). 제III형 과민반응은 항원과 IgM, 혹은 항원과 IgG 결합체가 조직 속이나 순환계통에 침적되어 보체가 활성화되었을 때 일어나는 면역복합체 반응(immune complex reaction)이다. 과립구(granulocyte)들이 반응이 일어나는 장소로 모여들어 과립으로부터 세포용해성 효소들을 분비함으로써 조직의 파괴를 일으킨다. 이 반응은 항원 유입 후 수 시간 이내에 일어난다. 제III형 과민반응 또한 14장에서 자세히 다룬다.

제 IV 형(Type IV). 보통 **지연성 과민반응**(***delayed-type hypersensitivity***)라고 불리는 세포-매개성 반응(cell-mediated reaction)이다. 이 반응은 $CD4^+$ T_H1 세포와 $CD8^+$ 세포 독성 T 세포 등 T 세포에 의해 조절되는 인자들에 의해 매개된다. 제IV형 과민반응에는 항체가 관여하지 않는다. 활성화된 T_H1 세포는 대식세포를 모으고 활성화시키는 사이토카인을 분비하는데, 이것이 국소적인 손상을 일으킨다. 이 과민반응은 항원이 들어온 후 수일에서 수주 정도 지나서 발생한다. 제IV형 과민반응은 15장에서 자세히 다룬다.

알레르기 반응의 일반적인 특징들

알레르기 반응의 진행은 크게 몇 개의 단계로 나누어질 수 있다. (1) **감작 단계**(***sensitization phase***)에서는 항원의 자극에 의해 생성된 IgE 항체가 비만세포와 호염구(***basophile***) 표면의 수용체에 결합한다. (2) **활성화 단계**(***activation phase***)에서는 항원에 다시 노출되었을 때, 항원이 표면에 결합해 있던 IgE와 결합해서 비만 세포와 호염구들이 자신의 과립을 터뜨리도록 한다. (3) **효과 단계**(***effector phase***)에서는 비만세포와 호염구에서 분비된 많은 염증 인자들의 효과에 의해 복잡한 반응들이 있어난다. 위에서 언급한 것처럼, 이러한 반응들에 의해 일어나는 임상적인 증상에는 비염, 천식, 아나필락시스가 포함된다.

감작 단계

알레르기 반응을 일으키는 항체는 ***IgE***이다. 모든 정상인들은 항원이 비경구적으로 들어왔을 때, 그 항원에 특이적인 IgE를 만든다. 그러나 아래에서 언급하는 것처럼, 어떤 사람들은 유전적으로 특정 알레르기를 일으킨다. 알레르기 반응은 단지 IgE 합성을 유발하는 같은 항원에 다시 노출되었을 때 뿐만 아니라, 같은 항원결정기(에피토프; epitope)를 가지는 다른 항원에 노출되었을 때도 유도된다. 알레르기 유도 물질(알레르기 항원; ***allergen***)에 대한 민감화, 즉 감작은 피부접촉, 섭취, 주사, 흡입 등을 포함한 다양한 방법을 통해 일어날 수 있다. 전체의 약 50%에서 공기 중의 항체가 코, 폐, 결막 등의 점액성 표면에 접촉하면 IgE 반응을 일으킨다. 그러나 식물의 꽃가루나 곰팡이의 포자, 집 먼지 속의 진드기, 동물의 비듬 등과 같이 공기 중에 많이 존재하는 항체에 반복적으로 노출된 후에는 약 20%만 계절에 따른, 혹은 연중 지속되는 알레르기성 비염과 같은 임상적인 증상을 보인다. 이러한 공기 중의 항원에 의해 일어나는 임상적인 증상을 좀 오래되긴 했지만 여전히 많이 사용되는 용어인 **건초열**(***hay fever***)이라 한다.

아토피(***atopy***; '장소를 벗어난'이란 의미를 가지는 그리스어 'atopos'에서 유래)라는 용어는 종종 IgE-매개성 과민반응을 지칭하기 위해서 사용된다. 아토피를 가진 사람들의 자손들도 종종 알레르기로 고통 받는데, 이는 가족력이 있음을 의미하는 것이다. IgE 반응이 6번 염색체에 위치한 MHC(major histocompatibility complex)와 연관된 유전자에 의해 유전적으로 조절된다는 증거가 있다. 최근에는 11번 염색체 상의 고친화도 IgE Fc 수용체(FcεRI) 유전자와 IL-3, IL-4, IL-5, IL-9, IL-13 유전자들을 포함하는 5번 염색체 상의 ***T_H2 IL-4*** 유전자 집단 등 다른 IgE 조절 유전자들의 관련성도 제시되었다.

IgE 항체 생산의 T_H2 세포 의존성

IgE 항체 생산이 T_H2 세포-의존적이라는 증거들이 제시되었다. T_H2 세포가 B 세포의 개별형 전환(isotype switching)을 촉진하는 메커니즘은 충분히 밝혀져 있지 않지만, T_H2 세포에 의해 생산되는 특정 사이토카인, 특히 IL-4와 IL-13이 중추적 역할을 한다는 것은 분명하다. 쥐를 이용한 실험에서, IL-4에 대한 중화 항체(neutralizing antibody)를 주입하면 IgE 생산이 저해된다. 또한 IL-4 유전자가 제거된 돌연변이 쥐는 *Nippostrongylus brasiliensis*(정상 쥐에서 높은 IgE 반응을 유도하는 선충)를 감염시켰을 때에도 IgE를 생산하지 않는다. 알레르기를 일으키는 사람과 그렇지 않은 사람에게서 IL-4의 농도를 비교하면, 알레르기를 일으키는 사람들에게서 IL-4의 농도가 더 높다.

마찬가지로, IgE 농도도 알레르기를 보이는 사람에게서 약 10배 더 높게 나타난다. 그러나 대부분의 IgE가 고친화도 *FcεRI*을 발현하는 세포에 결합되어 있기 때문에 정상인과 알레르기를 가진 사람의 혈청 속 IgE는 전체 IgE의 일부만을 나타낸다는 점에 유의하자. 정상인 혈청 속의 IgE 농도는 다른 모든 항체들 중에서 가장 낮다. 알레르기가 없는 사람에게서는 IgE 농도가 T_H1 세포에 의해 생산되는 IFN-γ가 매개하는 억제 효과에 의해 낮게 유지된다고 생각된다. 그러므로 정상인에서는 IgE 반응을 증가시키는 T_H2에 의한 사이토카인과 IgE 반응을 저해하는 T_H1에 의한 사이토카인 사이의 균형(balance)이 유지된다. 감염과 같은 현상이 이러한 균형을 깨뜨리고 IgE를 생산하는 B 세포를 자극할 수 있다. 그러므로 알레르기에 대한 감작은 이러한 균형 기작의 실패로부터 초래된 T_H2 세포에 의한 IL-4의 과다 생산과, 그로 인한 B 세포로부터의 IgE의 생성 증가에 기인한 것이라 할 수 있다.

일단 어떤 사람이 반복적인 점액층 접촉, 섭취, 비경구성 주입 등에 의해 IgE 항체가 생성될 정도로 알레르기 항원에 적절히 노출되었다면, 그 사람은 **감작**(***sensitized***)된 것으로 간주된다. 일단 알레르기 항원의 자극을 받은 B 세포로부터 IgE 항체가 만들어져서 분비되면 IgE 항체는 비만세포나 호염구에 재빨리 부착한다.

알레르기 반응에서 가장 중요한 역할을 하는 **비만세포**(***Mast cell***)는 결합조직, 장, 폐 등의 혈관 주변에서 일반적으로 발견되는 세포이다. 이들은 많은 과립을 가지고 있으며, 염기성 염색시약에 잘 염색되는 단핵의 커다란 세포이다(그림 13.1). 전구세포(progenitor cell)가 결합조직이나 상피세포로 이동하여 성숙한 비만세포로 분화한다. 사람과 같은 일부 종에서는 순환기관 속의 호염구도 조직 속의 비만세포와 같은 방식으로 알레르기 반응에서 기능한다. 비만세포와는 다르게, 호염구는 골수(bone marrow)에서 성숙하여 순환기관 내에 분화된 형태로 존재한다. 호염구와 비만세포의 공통된 가장 중요한 특징 중의 하나는 IgE 항체의 Fc 부위와 강하게 결합하는 *FceRI*를 세포막 위에 가지고 있다는 점이다. 일단 IgE가 여기에 결합하면, IgE는 몇 주 정도 세포 표면에 그대로 존재한다. 그 세포는 IgE가 붙어 있는 한 계속 감작된 상태로 존재하며, IgE에 항체가 접촉할 때마다 활성화되게 된다. 즉, 비만세포는 항원 입자에 대해 특이적이지 않고, 세포에 붙어 있는 IgE가 항원에 특이적이다.

감작은 또한 특정 항원에 특이적인 IgE를 포함하는 혈청을 주입함으로써 수동적으로 얻어질 수 있다. Prausnitz-Kustner(P-K) 시험법이 아나필락시스 반응을 일으키는 항체를 검사하기 위해 수행되었었다. 이는 알레르기를 일으키는 환자로부터 얻은 혈청을 알레르기가 없는 사람의 피부에 주입한 후, 국소적으로 주입된 IgE가 주변의 비만세포로 확산되어 결합할 수 있도록 1~2일 기다린 다음, 주입한 장소에 처음 혈청 제공자가 알레르기를 보였던 그 항원을 주입해서 **두드러기 반응**(***urticarial reaction***; hives)이 일어나는지 보는 것이다. 이렇게 수동적으로 감작된 동물에게서 일어나는 반응을 수동적 표피성 **아나필락시스**(***passive cutaneous anaphylaxis***)라고 한다.

활성화 단계

알레르기 반응의 활성화 단계는 비만세포가 자신의 과립과

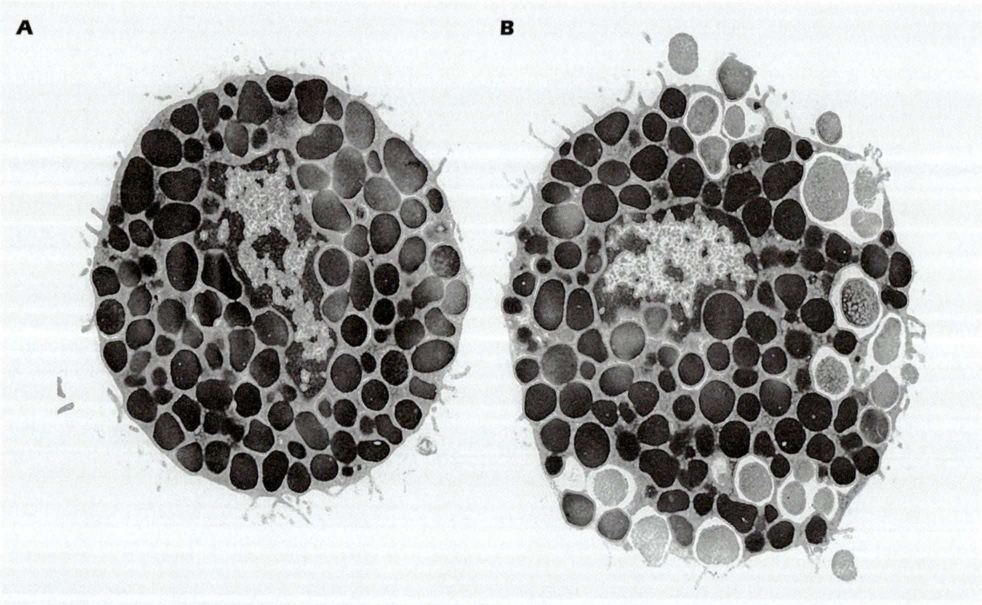

그림 13.1 (A) 거대한 단핵구-유사 핵과 전자밀도가 높은 과립을 보여주는 비만세포의 전자현미경 사진. (B) 촉발되어 과립 내용물이 방출되기 시작한 비만세포. 과립의 불투명도가 감소하고 외부와 연결된 공포(vacuole)가 형성된 것이 보인다. (Source: Dr. T. Theoharides, Tufts Medical School.)

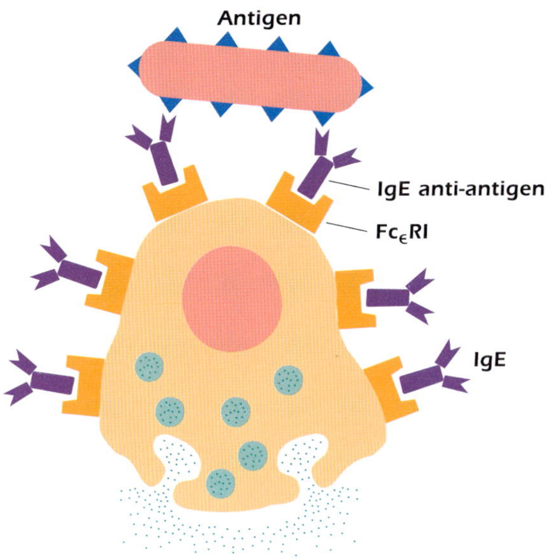

그림 13.2 IgE Fc 수용체(FcεRI)에 결합된 IgE가 항원에 의해 교차결합되어 일어나는 비만세포의 탈과립.

그 속의 염증 매개 인자들(inflammatory mediators)을 분비하도록 자극받았을 때 시작된다. 활성화 단계가 시작되기 위해서는 적어도 2개의 FceRI들이 안정된 형태로 서로 연결되어야만 한다. 이러한 연결은 서로 다른 IgE와 결합할 수 있도록 자신의 표면에 여러 개의 항원결정기(epitope)를 가지는 다가 항원(multivalent antigen)이 복수의 IgE에 결합하여 서로 교차 연결(cross-linking)하는 것에 의해 일어날 수 있는데, 이것이 가장 간단한 면역적 방법이다. 이러한 비만세포 표면에서의 IgE 교차연결은 세포가 과립을 터뜨리도록 효과적으로 유도한나(그림 13.2). IgE에 의해 매개되는 비만세포의 과립 물질 분비의 생리적인 결과는 항원의 양과 유입 경로에 따라 달라진다. 위와 장내에서 비만세포가 과립 물질을 분비하면, 체액 분비와 장의 연동운동이 증가하고, 설사와 구토를 일으킨다. 반대로 폐의 비만세포가 과립 물질을 분비하면 기도의 직경이 줄어들고, 점액질의 분비가 증가하여 기도가 막힘에 따라서, 기침, 가래, 기도의 새근거림 등을 유발한다. 또 콧속을 붓게 해서 콧물이 나오게 한다. 혈관 내의 비만세포가 과립 물질을 분비하면 혈류량과 혈관의 투과성을 증가시켜 조직 내에 체액의 양을 증가시키는 **부종**(***edema***)이 일어난다. 이는 림프절로부터의 림프의 흐름을 증가시키고, 이는 다시 조직 내에 세포와 단백질양의 증가를 초래하는데, 이 모두가 염증 반응이 일어나도록 하는 요인들이다.

실험적으로 FcεRI 수용체를 교차 연결할 수도 있는데, IgE 혹은 비만세포 표면의 IgE 수용체에 대한 항체를 넣어주거나

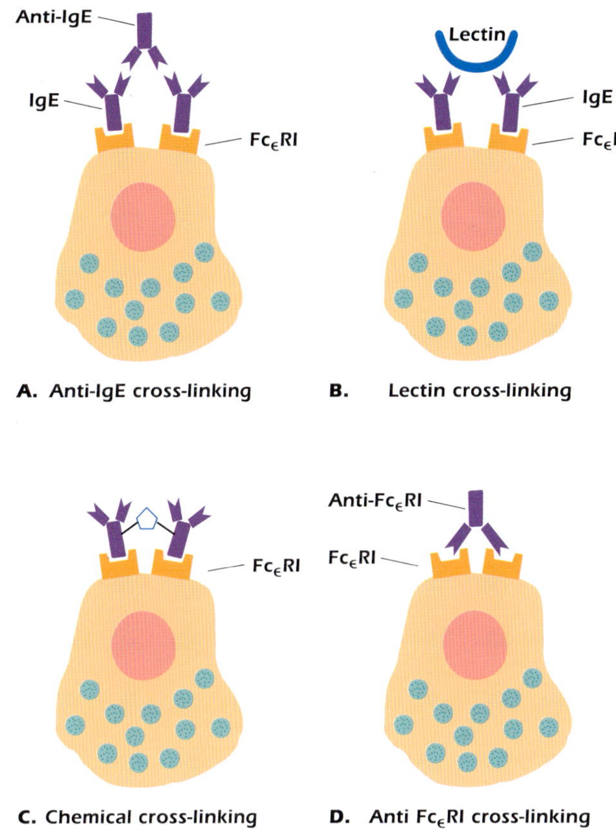

그림 13.3 비만세포 탈과립의 유도.

(그림 13.3A), 당에 결합하는 렉틴에 노출시키거나(그림 13.3B), 교차 연결을 유도하는 화학물질이나(그림 13.3C), FcεRI에 대한 항체를 사용하는 것이다(그림 13.3D). IgE의 이량체(dimer)나 엉겨 붙은 집단(aggregate)은 Fc 수용체들을 교차-연결하여 비만세포가 과립 물질을 분비하도록 활성화한다. 또한 과립 물질의 분비로 이끄는 신호인 칼슘이온의 급속한 유입을 유도하는 칼슘이온 투과담체(ionophore)를 이용해서도 비만세포를 활성화시킬 수 있다.

비만세포는 IgE의 Fc 수용체를 교차-연결하는 것 이외의 방법으로도 자연 상태에서 활성화 될 수 있다. 아나필락시스-유사(anaphylactoid) 반응은 코데인(codeine), 모르핀(morphine), 요오드화 방사성 대조 염색약(iodinated radiocontrast dye) 등과 같은 다양한 시약들에 의해서 뿐만 아니라, **아나필락시스 독소**(***anaphylatoxin***), 즉 C3a나 C5a 등과 같은 보체 활성화 과정의 산물들(4장 참조)에 의해서도 생길 수 있다. 열, 추위, 혹은 압력과 같은 물리적인 인자들도 비만세포를 활성화시킬 수 있는데, 예를 들어 **추위에 의해 생기는 두드러기**(***cold-induced urticaria***)는 피부의 한 부분을 차갑게 함으로써 특정

인에게서 유도되는 **아나필락시스 발진**(***anaphylactic rash***)이다. 또 다른 예는 피부를 긁거나 때렸을 때 부어오르는 **피문 발진**(***dermatographic urticaria***)이다. 위에서 언급한 것처럼, 특정 렉틴(당에 결합하는 분자)은 IgE Fc 수용체를 교차 연결할 수 있다(그림 13.3B). 딸기와 같은 특정 음식에서는 높은 농도의 렉틴이 발견되는데, 이는 이러한 음식을 먹은 일부 사람들에게서 일어나는 두드러기의 원인일 수 있다.

수용체의 연결은 비만세포의 과립 속 염증 매개 인자들의 분비를 극대화하는 빠르고 복잡한 일련의 반응들을 개시한다. 결과를 측정하기 쉽다는 점 때문에, 비만세포는 일반적으로 세포의 활성화를 연구하는 모델로 쓰인다. 빠르게 발생한다고 알려진 현상들 중에는 수용체들의 집단화와 세포막의 유동성의 변화가 있다. 이들은 인지질의 메틸화로부터 생기는 결과이며, 이는 다시 고리형 아데노신 1인산(cyclic adenosine monophosphate; cAMP)의 세포내 농도를 순간적으로 증가시키며, 이는 다시 칼슘이온의 유입으로 이어진다. cAMP와 고리형 구아노신 1인산(cyclic guanosine monophosphate; cGMP)의 세포내 농도는 여러 현상들의 조절에 중요하다. 일반적으로 세포내 cAMP 농도의 지속적인 증가는 과립 물질의 분비를 늦추거나 중단시킨다. 따라서 아데노신 3인산(adenosine triphosphate; ATP)을 cAMP로 전환하는 효소인 아데노신 고리화효소(adenosine cyclase)의 활성화는 아나필락시스 현상을 조절하는 데 중요한 메커니즘이다.

앞에서 언급한 것처럼, 알레르기 반응은 종종 **즉시형 과민반응**(***immediate hypersensitivity***)이라고 지칭된다. 이 용어는 알레르기가 IgE Fc 수용체 교차-연결의 매우 빠른 결과라는 점에서 적절하며, 이는 세포질 미세섬유(microfilament)가 비만세포 과립을 세포의 표면으로 수송하는 것에서 시작된다. 세포의 표면에서 과립의 막이 세포막과 융합하면 그 내용물이 세포외 유출(exocytosis) 작용을 통해 세포 외로 분비된다(그림 13.1B). 세포 표면의 교차-연결의 정도에 따라 어떤 세포든지 약간, 혹은 모든 과립을 분비할 수 있다. 과립의 대량 분비는 생리적인 것으로 세포의 파괴나 죽음을 의미하지는 않는다. 실제로 과립을 분비한 세포는 다시 회복된다. 일단 과립의 내용물들이 다시 합성되면, 세포는 그들의 기능을 다시 시작할 준비가 되는 것이다.

효과 단계

알레르기 반응의 증상은 전적으로 활성화된 비만세포에서 분비되는 염증 매개 인자들에 기인한다. 이 인자들을 두 개의 주요 범주로 나눌 수 있다(그림 13.4). 첫 번째 범주는 **미리 형성되어 있는 인자들**(***preformed mediators***)인데, 이들은 기질 단백질(matrix protein)에 전기적으로 결합되어 과립 속에 저장되어 있다가, 이온의 유입, 주로 Na^+ 이온의 유입에 의해 분비된다(13.4A). 과립 물질을 분비하고 있는 비만세포에서 분비된 사이토카인에는 IL-3, IL-4, IL-5, IL-8, IL-9, TNF-α(tumor necrosis factor-a), GM-CSF(granulocyte-macrophage-colony stimulating factor) 등이 있는데, 이들은 염증 세포들(inflammatory cells)을 그 장소로 불러들여 활성화시키는 데 중요한 역할을 한다. 이 염증 세포들은 비만세포에서 분비되는 두 번째 범주의 인자들과 함께 소위 알레르기의 후기 반응(late-phase reactions of allergic responses; 이 장의 후반부에서 다룬다)에 관여한다. 두 번째 범주의 인자들은 비만세포에서 새로이 합성되는 매개 인자들로서, 세포막의 지질로부터 부분적으로 합성되는 물질들로 구성된다(13.4B). 많은 물질들이 과립이 터지는 과정에서 분비된다. 여기서는 각 범주에 속하는 물질들 중 중요한 것들만 다룬다.

미리 생성되어 있는 인자들

히스타민(***histamine***). 히스타민은 세포 내에서 히스티딘으로부터 카르복실기가 떨어져 나가(decarboxylation) 생성된다. 헤파린(heparin)으로 불리는 산성 기질 단백질에 정전기적 상호작용으로 결합되어 세포 내에 저장된다. 히스타민이 분비되면 H1과 H2, 두 개의 주요 수용체들을 통해 빠르게 다양한 세포들에 결합하는데, H1과 H2는 조직 속에 다르게 분포되어 있으며, 각기 다른 효과를 매개한다. 히스타민이 평활근의 H1 수용체에 결합하면 평활근의 수축을 일으킨다. 만약 내피세포 표면의 H1 수용체에 결합하면 내피세포들 사이의 결합 부분이 느슨하게 떨어지도록 해서 혈관의 투과성을 높인다. H2 수용체는 점액질의 분비, 혈관의 투과성 증가, 위점막에서의 산의 분비 등과 관련된다. 이 모든 것들이 전신성 아나필락시스(systemic anaphylaxis)의 주요한 증상들이다. 호흡곤란(천식)이나 질식(asphyxiation)은 폐 속 기관지 주변의 평활근 수축으로부터 생기며, 혈관의 투과성이 증가함에 따라 조직 속으로 체액이 빠져 나가는 일혈(extravasation)이 발생하는 경우에는, 혈압이 떨어지게 된다. H1 수용체에 히스타민과 경쟁적으로 결합하는 항히스타민제(antihistamines; e.g. Benadryl®)들이 즉각 처리되면, 이들은 H1 수용체에 결합하여 히스타민이 결합하는 것을 막아 히스타민의 효과를 억제할 수 있다. H2 수용체는 시메티

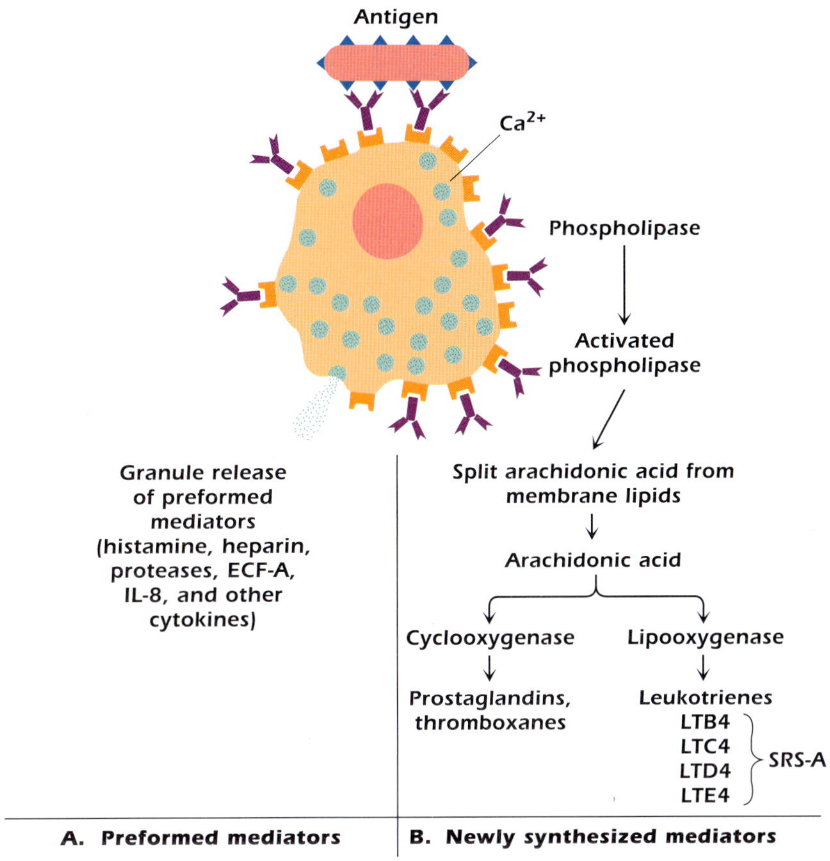

그림 13.4 비만세포 활성화 동안 방출되는 매개 물질들(mediators).

딘(cimetidine)과 같은 또 다른 약으로 막을 수 있다.

항히스타민이 도입된 후, 그것들이 히스타민에 의한 것 보다 더 지속적이며 더 느리게 일어나는 평활근 수축을 조절하는 데는 효과적이지 않다는 것이 알려졌는데, 이러한 관찰이 **아나필락시스에서 천천히 반응하는 물질**(*slow-reacting substance of anaphylaxis*; SRS-A)의 존재를 발견하게 하였으며, 이들은 현재 **류코트리엔**(*leukotriene*)이라는 물질군으로 알려져 있다.

세로토닌(serotonin). 세로토닌은 설치류와 사람 같은 일부 종의 비만세포에만 존재한다. 세로토닌의 효과는 히스타민과 비슷하여 평활근을 수축시키고 혈관의 투과성을 증가시킨다.

주화성 인자들(chemotactic factors). 다양한 주화성 인자들이 비만세포의 과립물질 분비에 이어서 분비된다. **호산구 주화성 인자**(*eosinophilic chemotactic factors*; ECFs)라고 불리는 저분자량의 펩타이드(low molecular weight peptide)가 그중 하나이다. 이들은 호산구들을 불러오는 주화성 인자이다. PAF(Platelet-activating factor)와 류코트리엔 또한 염증 세포들의 주화성에 관여하는 후기 매개 인자들(late-phase mediators)이다. 그들의 역할은 아래에 논의될 것이다. 주화성에 의해 불려오는 또 다른 중요한 염증 세포는 호중구(*neutrophile*)이다. 이 다형핵 과립구들(polymorphonuclear granulocytes)의 주화성은 활성화된 비만세포에서 분비되는 IL-8에 의해 일어난다. 이후에 언급되겠지만, 과립구들은 IgE-매개성 과민반응의 후기에 중요하다. 비만세포가 분비한 주화성 인자들에 반응하여 모여드는 다른 세포에는 호염구, 대식세포(macrophage), 혈소판(platelet), 림프구(lymphocyte) 등이 있다.

알레르기 반응에서, 특히 이후에 논의될 후기 반응(late phase reaction)에서 호산구는 IgE-매개성 반응의 후기 지표로 볼 수 있다. 호산구는 또한 아릴설파타제(arylsulfatase)와 히스타민분해효소(histaminases)를 분비하는데, 이 효소들은 과민반응의 몇 가지 매개인자들을 파괴하여, 그 반응을 제한한다. 호산구는 기생충 감염에서 추가적인 기능을 가지는데, 이에 대해서도 이 장의 후반부에 논의할 것이다.

헤파린(heparin). 헤파린은 과립의 기질을 구성하는 산성의 프로테오글리칸(proteoglycan)으로, 여기에 히스타민이나 세로토닌과 같은 염기성 매개 인자들이 결합되어 있다. 톨루이딘 블루(toluidine blue) 같은 염기성 염색제에 염색이 잘되는 비만세포의 특성은 헤파린의 산성에 기인한다. 헤파린이 분비되면 혈액응고가 저해되는데, 이는 비만세포의 이후 회복이나 반응 장소로 항원이 더 들어 왔을 때 다소 유용할 수 있지만, 이것이 아나필락시스의 증상에 직접적으로 관련되는 것은 아니다.

새로 합성되는 인자들

류코트리엔(leukotrienes). 기니피그의 자궁뿔과 같은 평활근을 히스타민으로 처리하면 급속한 수축이 발생한다. 한편, 느리지만 꾸준한 수축을 유발하는 물질을 SRS-A라 통칭한다. 지금은 SRS-A가 **아라키돈산**(***arachidonic acid***)의 대사산물과 연결된 펩타이드들로 구성되어 있다는 것이 알려져 있는데, 이 펩타이드들을 **류코트리엔**(***leukotriens***; LTs)이라고 한다. LTB4, LTC4, LTD4, LTE4 등의 류코트리엔들은 아주 미량만으로도 평활근의 지속성 수축을 일으킨다. 류코트리엔들은 사람에게서 나타나는, 항히스타민제가 듣지 않는, 천식의 주요 원인으로 생각되고 있다.

트롬복산(thromboxanes)**과 프로스타글란딘**(prostag-landins). 류코트리엔들은 비만세포가 자극을 받았을 때 포스포리파아제(phospholipase)들에 의해 세포막의 지질로부터 분비되는 여러 가지 복잡한 산물들 중 일부이다. 아라키돈 산 또한 세포막에서 분비되는, 두 가지 서로 다른 경로로 산소가 첨가될 수 있는, 긴 사슬의 불포화 탄화수소이다(그림 13.4B). 이 두 가지 경로는 (1) 지방산화효소(lipooxygenase)에 의해 위에서 언급된 류코트리엔들을 생성하는 경로와 (2) 고리산화효소(cyclooxygenase)에 의해 프로스타글란딘들과 트롬복산들을 생성하는 경로이다. 프로스타글란딘들과 트롬복산들은 혈관에 작용하며, 기관지를 수축시키고, 호중구, 호산구, 호염구, 단핵구(monocyte) 등 다양한 백혈구들을 불러 모으는 주화성을 가진다.

혈소판 활성인자(***platelet-activating factor***; PAF). 혈소판 활성인자(PAF)는 혈소판이 서로 모여서 자신의 내용물들을 분비하도록 유도하는데, 그 내용물에는 **히스타민**과 일부 종에서는 **세로토닌**과 같은 매개 인자들이 포함된다. 혈소판의 활성화는 아라키돈산의 대사산물들의 분비를 유도할 수 있어서 비만세포 활성화의 효과를 증대시킨다. 혈소판 활성 인자는 기관지 수축과 혈관 확장의 가장 유력한 원인 중의 하나로, 아주 적은 양으로도 빠르게 쇼크와 같은 증상을 일으킨다.

후기 반응

위에서 언급한 것처럼, 비만세포의 활성화와 탈과립으로 분비되는 많은 물질들이 호산구, 호중구, 호염구, 림프구, 대식세포 등을 모아들이고 축적하는 심각한 염증 반응을 개시하는데 중요한 역할을 한다. 염증 반응에서 활성화되는 세포들의 많은 부분을 차지하는 이러한 세포들 중에서 가장 중요한 것은 호산구과 호중구이다. **후기 반응**(***late-phase reaction***)으로 일컬어지는 반응은 종종 48시간 이내에 일어나서 수일 동안 지속될 수 있다(그림 13.5). 표면 항원에 의한 IgE의 교차-연결에 의해 탈과립되는 비만세포는 호산구를 그 지역으로 불러들이는 ECF-A(eosinophilic chemotactic factor)를 분비한다. 순환계통에 있던 호산구와 다른 백혈구들이 그 조직으로 오는 것은 히스타민과 다른 매개 인자들에 의해 일어나는 혈관의 투과성 증가에 의해 촉진된다. GM-CSF, IL-3, IL-4, IL-5, IL-13 등 다양한 사이토카인들이 호산구의 성장과 분화에 중요한 역할을 한다. 이러한 염증 매개 인자들은 부종이 지속됨에 따라, 즉시형 과민반응에 이어서 비교적 가벼운 평활근 수축을 일으킨다. 알레르기성 천식으로 고통 받는 사람들의 경우에서는, 후기 반응이 히스타민이나 메타콜린(methacholine)처럼 불특정하게 기관지를 수축시키는 자극들에 대한 기도의 과반응성(airway hyperreactivity)과 같은 천식의 주요 특징을 유발한다.

호산구는 또한 약한 결합력의 IgE Fc 수용체(low-affinity IgE Fc receptor; FcεRII 또는 CD23)를 통해서도 IgE에 결합할 수 있다. 호산구는 또한 IgG의 Fc 부위에 대한 Fc 수용체를 발현한다. 따라서 IgE 혹은 IgG에 결합된 항원 모두가 호산구의 Fc 수용체에 결합하여 호산구의 활성화를 일으킬 수 있다. 비만세포처럼 일단 호산구들의 수용체가 반응을 시작하면 탈과립이 일어나 근육의 수축을 유발하는 류코트리엔들이 분비된다. 호산구들은 또한 PAF와 주요 **염기성 단백질**(***major basic protein***; MBP)을 분비한다. MBP는 schistosomes과 같은 다양한 기생충들을 그들의 운동성과 표면을 손상시켜 파괴할 수 있다. MBP는 또한 포유류의 호흡기 상피세포에도 독성이 있다. 호산구의 탈과립은 **호산구 양이온 단백질**(***eosinophilic cationic protein***; ECP)도 분비시키는데, 이들은 강력한 신경독소이자 기생충독소(helminthotoxin)이다. 비록 이 단백질들의 활

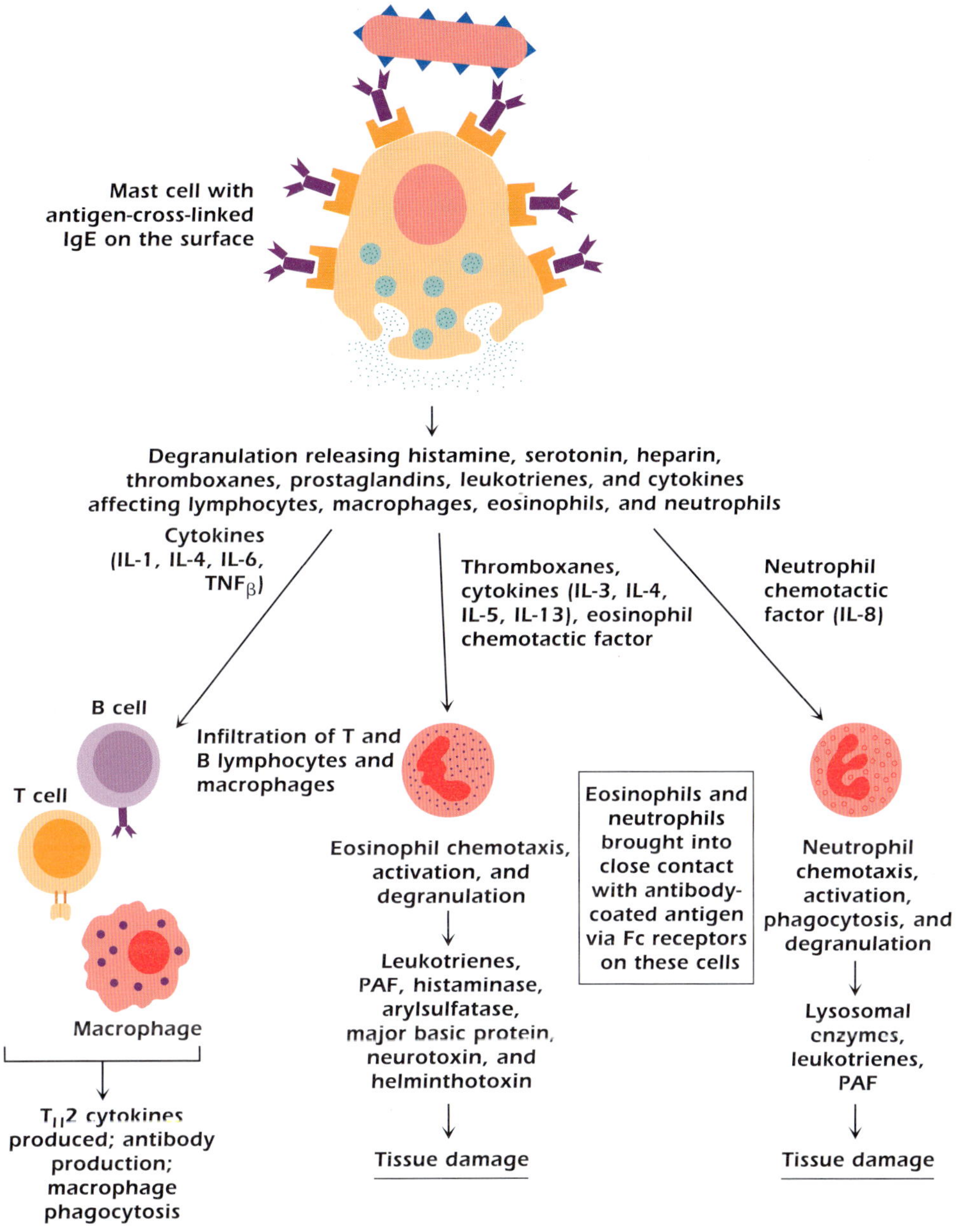

그림 13.5 IgE 매개 제I형 과민증의 후기 반응. 관여하는 매개 물질들을 보여준다.

성이 외부의 침입자들에게 맞추어져 있긴 하지만, 일반적으로 이런 생물학적 활성을 가지는 물질들은 주변의 조직에도 손상을 줄 수 있다.

주화성 인자들에 의해 모여든 호중구들은 자신의 표면에 정상적으로 발현되어 있는 IgG Fc 수용체를 통해 항체에 결합된 항원과 가까이 접촉한다. 그로 인해 활성화된 호중구는 항원-항체 복합체를 식세포 작용으로 제거한다. 또한 호중구는 강력한 리소좀 효소(lysosomal enzymes)들을 분비하는데, 이들은 조직을 크게 손상시킨다. 호산구들처럼, 호중구들의 탈과립에서 나오는 물질들에도 류코트리엔과 PAF가 포함되어 있다. T와 B 림프구 및 대식세포 또한 모여들어와서 공격해 들어온 항원이나 미생물들에 대항하게끔 숙주를 한층 더 감작시키거나 면역력을 부여한다.

그림 13.6은 알레르기 반응의 일반적인 기작을 그림으로 설명하고 있다. IgE에 의해 매개되고 촉발되는 이러한 일련의 극적인 반응들은 이 장의 뒷부분에 설명되는 것처럼 기생체들

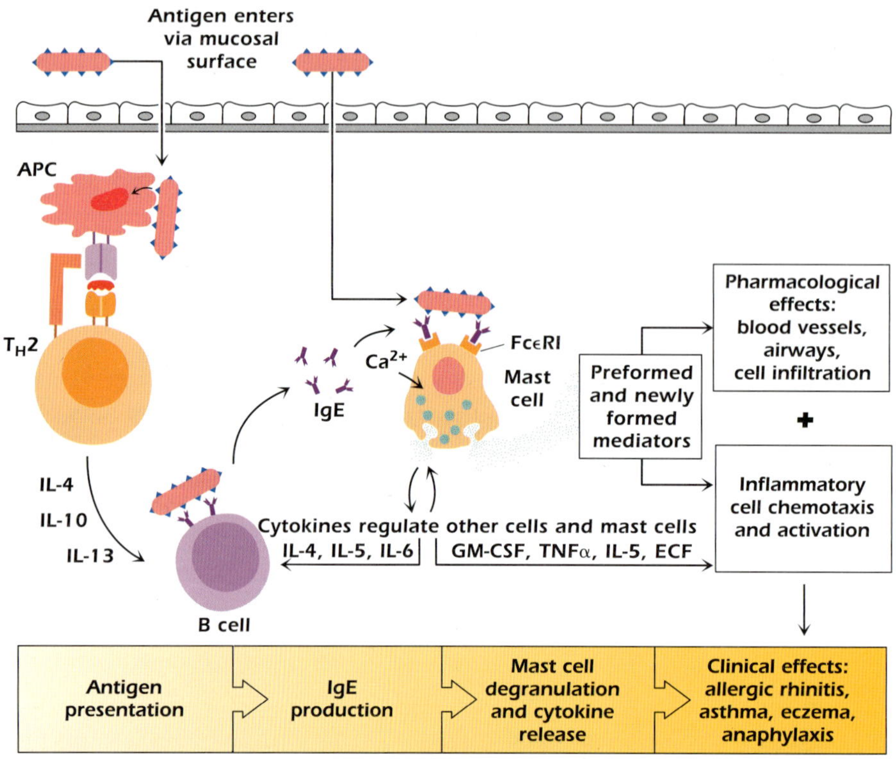

그림 13.6 제I형 과민증의 유도 및 효과 기전의 개요.

을 제거하는 데 관여하지만, 불행하게도 같은 반응이 특정인에게서는 항원이 꽃가루, 동물의 미세 피부 조각, 일상적인 먼지 진드기 등과 같이 특별한 해가 없는 물질일 때에도 일어나서 조직이 파괴되는 결과를 초래한다.

알레르기 반응의 임상적 측면

알레르기 반응의 임상적 결과는 비염, 천식, 아토피성 피부염, 식품 알레르기 등과 같은 국소적인 반응(localized reaction)에서부터, 아나필락시스처럼 심각하고 생명을 위협하는 전신적인 반응(systemic reaction)까지 다양하다. 지엽적이라고 하였으나 천식 반응은 치명적일 수도 있다. 비만세포의 탈과립은 이러한 반응들에서 핵심적인 메커니즘이다.

관련 사례 읽기: Anaphylaxis
In *Immunology: Clinical Case Studies and Disease Pathophysiology*

알레르기성 비염

알레르기성 비염[allergic rhinitis, 일반적으로 건초열(*hay fever*)로 알려져 있음]은 세계적으로 가장 흔한 아토피성 질환이다. 비강이나 결막에서 IgE에 의해 감작된 비만세포와 반응할 수 있는 공기 중의 알레르기 항원에 의해 유발된다. 비만세포에서 분비된 매개 인자들은 모세혈관의 투과성을 증가시키고, 부분적으로 혈관을 확장시켜 재채기나 기침과 같은 전형적인 증상을 일으킨다.

음식 알레르기

또 다른 흔한 아토피성 질환은 음식 알레르기(food allergy)인데, 특정 음식(예를 들어, 땅콩, 쌀, 달걀 등)의 섭취를 통해 일어난다. 음식 알레르기를 갖는 사람이 이러한 음식을 섭취하면 소화기관의 비만세포 표면에 존재하는 해당 항원에 특이적인 IgE를 교차-연결시킨다. 비만세포의 탈과립과 매개 인자들의 분비는 부분적인 위 근육의 수축과 혈관 확장을 초래하고, 종종 구토와 설사를 일으킨다. 어떤 경우에는 점막의 투과성 증가로 인해 항원이 혈관 속으로 흡수되어 피부에 존재하는 비만세포에게까지 전달되는 경우가 있는데, 이는 보통 두

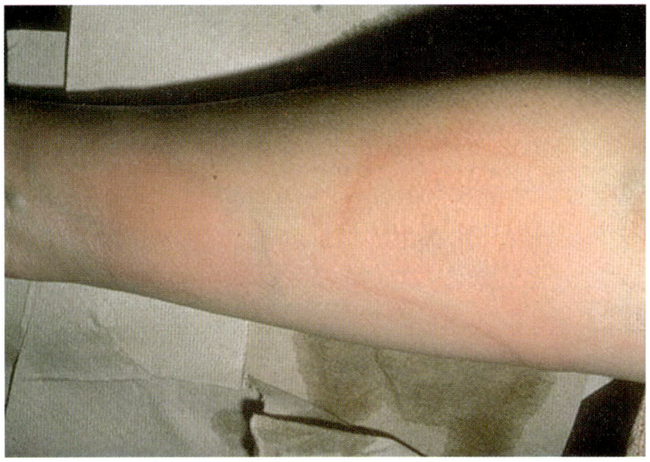

그림 13.7 두드러기-발적(wheal and flare) 반응(아토피성 두드러기; atopic urticaria).

드러기(*hives*)라고 부르는 **종창과 발적 반응[*wheal and flare reaction*;** 아토피성 두드러기(atopic urticaria), 그림 13.7]을 일으킨다.

아토피성 피부염

어린이에게서 가장 흔하게 발견되는 알레르기 반응의 한 형태가 탈과립에 이어서 분비되는 비만세포의 사이토카인에 의해 유도되는 염증성 피부 손상에 의한 아토피성 피부염(atopic dermatitis)이다. 항원의 접촉 부위 근처에서 분비되는 강력한 염증성 사이토카인들은 호산구를 포함한 많은 수의 염증성 세포들을 모아들인다. 이에 의해 발생하는 피부 발진은 홍반성(erythematous)이며, 고름을 생성한다.

천식

천식(asthema)은 국소적인 아나필락시스(localized anaphylaxis)의 일반적인 한 형태이다. 미국국립보건원의 국립심장혈액연구소에서는 천식을 공기흐름 장애, 기관지 과민반응, 그리고 염증이 복합된 만성 호흡기 장애로 정의하였다. 이것은 하기도(lower airway)의 만성적 장애를 일으키는 질병으로, 적어도 부분적인 공기 흐름의 일시적인 악화를 일으킨다는 특징을 가진다. 천식의 임상적인 징후는 기도 내에 세 가지 기본적인 병리생리학적 반응의 결과라고 생각된다. 이들은 (1) 가역적 폐색(reversible obstruction), (2) 다양한 생리적, 화학적 자극에 대한 기관지의 과다반응성(airway hyperreactivity), (3) 염증 등이다.

최근에 천식의 발생빈도와 심각성은 미국에서 크게 증가했다. 사망률은 도심부에서 사는 어린이들에게서 가장 높았다. 역학조사 결과, 이 어린이들에게서 천식을 유발하는 주요 항원은 바퀴벌레의 표피(calyx)일 가능성이 제시되었다. 공기 중의 꽃가루, 먼지, 바이러스의 항원, 다양한 화학물질 등 많은 다른 항원들도 알레르기성 천식을 유발할 수 있다. 천식은 차가운 온도에 노출되는 경우처럼 알레르기 요인에 노출되는 경우 이외에서도 유발될 수 있는데, 이런 경우를 **내재성 천식**(***intrinsic asthma***)이라 한다.

기도의 염증(airway inflammation)은 천식의 발병에서 중요한 역할을 하는 것으로 생각되며, 약물학적 처치를 위한 주요 표적이다. 사이토카인에 의해 유도되는 많은 염증 세포들의 유입은(특히, 호산구) 궁극적으로 심각한 조직의 파괴를 유발한다. 조직의 파괴는 이러한 염증 세포들이 분비하는 산소 라디칼(oxygen radicals), 산화질소(nitric oxide), 사이토카인 등과 같은 유독물질들이 매개한다. 이들은 점액층의 발달, 단백질과 체액의 축적(edema), 상피세포의 탈락 등을 일으키는데, 이 모든 현상들이 종합하여 기관지의 폐색을 초래한다. 부착 분자들은 염증 세포가 모여드는 초기 단계에서 중요한 역할을 한다. T_H2 세포와 비만세포에서 분비되는 IL-4, IL-13, TNF-a와 같은 다양한 사이토카인들은 ICAM-1(intercellular adhesion molecule 1), E-셀렉틴, VCAM-1(vascular cell adhesion molecule 1), LFA-1(leukocyte function-associated antigen-1) 등과 같은 백혈구와 내피세포의 부착 분자들의 발현을 증가시킨다. 일단 이들의 발현이 증가되면, 호산구-내피세포 간 결합이 증가하고, 이는 내피세포를 통과하여 빠져 나가는 이동을 촉진시키며, 폐조직 내에서의 생존기간을 늘린다. 따라서 부착 분사들의 작용을 저해하는 물질, 예를 들어 항-ICAM-1 단일클론 항체 등이 천식 치료를 위한 치료제로 조사되어 동물실험에서 유망한 결과를 얻어낸 바 있는데, 이에 따라 사람을 대상으로 하여 안전하게 사용될 수 있는 부착 분자 저해물질의 개발이 큰 관심을 끌기도 하였다.

이러한 천식 치료를 위한 새로운 접근법들에도 불구하고, **코르티코스테로이드(*corticosteroids*;** CSTs)는 여전히 천식 치료를 위한 가장 우선 시되는 기준으로 남아 있으며, 수십 년 동안 천식 치료의 기본으로 여겨져 왔다. 최근의 유전체 및 구조분석 기술의 진보에 따라 약물처리에 따른 부작용, 독성, 내성 등에 대한 분자 기작이 더 잘 이해되고 있다. CST 치료법이 천식 증상을 완화시킴에도 불구하고, 자연적인 천식의 진행을 바꾸거나, 뚜렷하고 지속적으로 호흡 능력을 향상시키지는 못한다. 그러므로, CST의 부작용, 독성, 그리고 내성을 회피하고 완화할 수 있는 약물의 개발은 새로운 천식 치료요법의 개발로 이끌 것이다.

관련 사례 읽기: Asthma
In *Immunology: Clinical Case Studies and Disease Pathophysiology*

알레르기에 대한 임상 시험법과 임상적인 처치

발견

임상적으로, 특정 알레르기 항원에 대한 민간성의 정도는 보통 환자의 증상 호소와 피부 시험 반응에 의해 결정된다. 특정 알레르기 항원이 이에 극단적으로 민감한 환자의 피부 안쪽까지 들어오는 심각한 결과를 피하기 위해 처음에는 아주 적은 양의 항원을 주입하는 **피부 자극 시험**(***skin-prick test***)이 시행된다. 피부 안쪽 주입에 대한 양성 반응인 **종창과 발적**(***wheal and flare***)은 혈관 확장에 의한 붉어짐 현상인 **홍진**(***erythema***)과 조직 속으로 혈청이 배어 나와 붓는 현상인 **부종**(***edema***)으로 특징지을 수 있다(그림 13.7). 이 반응은 모든 과민반응들 가운데 가장 빨리 일어나서 10~15분 이내에 정점에 도달하며, 이후 별다른 손상 없이 약해진다.

국소적 피부 반응의 크기는 주입된 알레르기 항원에 대한 민감성의 정도를 보여주는 대략적 지표이다. 또한 증상의 임상적 내력이 그 항원과의 접촉시간과 상관관계가 깊다면, 표피성 아나필락시스 반응은 재채기나 눈 가려움과 같은 증상들이 그 알레르기 항원에 기인한다는 증거가 될 수 있다. 혹은 다음과 같은 보다 정량적인 다른 시험법이 이용될 수도 있다.

임상적인 증상과 일정 정도 상관관계가 있는 보다 정량적인 시험법들이 있다. 그중 하나가 **RAST**(***radioallergosorbent test***)라고 알려진 시험법인데, 이 방법에서는 종이 디스크나 비드(beads)와 같은 불용성 기질 위에 특정 알레르기 항원을 공유결합으로 붙이고, 이를 환자의 혈청 샘플 속에 담금으로써, 만약 혈청 속에 그 항원에 결합할 수 있는 항체가 있다면 결합할 수 있게 한다. 비특이적으로 결합한 항체들을 세척을 통해 제거하고 나서, IgE에 특이적으로 결합하는 방사능으로 표지된 항체를 넣어준다. 이때 결합되어 측정되는 방사능의 양은, 기질에 코팅시켰던 그 알레르기 항원에 결합한 혈청 속의 IgE 양을 반영한다. 보다 일반적으로, 형광을 이용한 측정법이나 **ELISA**(***enzyme-linked immunosorbent assays***) 등에서는 이 방사능-표지 항체 대신에, 효소가 결합된 항-IgE 항체(enzyme-linked anti-IgE)가 알레르기 항원에 특이적으로 결합하는 환자 혈청 속의 IgE를 검출하기 위해 사용된다.

처치

환경적 처치(environmental intervention). 어떤 경우에 특정인이 자신의 알레르기를 조절할 수 있는 가장 쉬운 방법은 그 알레르기 항원에 노출되는 것을 피하는 것이다. 어떤 꽃가루가 알레르기의 원인이라면 그 환자로 하여금 그 꽃가루가 많이 날리는 계절에는 꽃가루가 날리지 않는 곳으로 다니도록 조언할 수 있지만, 이런 방법이 실제로는 항상 유용하지만은 않다. 마스크나 공기 필터 또한 유용할 수 있다. 하지만 이러한 회피는 알레르기를 가진 전체 인구에 대해서 일반적으로 적용하기는 어렵다.

약물학적 처치(pharmacological intervention). 현대의 제약 화학은 알레르기 반응의 다양한 단계에서 효과적인 약을 제공해 왔다. 이들 중 많은 것들이 기관지 천식과 같은 폐색성 폐질환(obstructive pulmonary diseases)을 가진 환자에게 사용하도록 개발된 기관지 확장제들(bronchodilators)이다. 기관지 확장제는 폐에 공기가 지나가는 부분을 확장시키는 약물이다. 이는 환자들이 보다 쉽게 호흡할 수 있게 하고, 급성 기관지 경련(acute bronchospasms)에 대처하는 데 효과적이다. 기관지 확장제는 또한 기관지염이나 기종(emphysema) 등과 같은 다른 폐색성 폐질환의 예방적 처치, 혹은 조짐이 있을 때 사용하는 징후적 처치에서 부가물(adjuncts)로 사용된다. 표 13.1은 알레르기나 폐색성 폐질환에 사용되는 주요 약물들의 목록이다.

면역학적 처치(immunological intervention). 오랫동안 임상 면역학자들은 민감성의 완화, 즉 탈감작(desensitization)이라고 하는 일종의 면역치료를 시행해 왔다. 그들이 민감하게 반응하는 그 항원을 장기간에 걸쳐 환자들에게 점차 양을 늘려가면서 주입하면, 일부 환자들에게서 증상이 호전된다는 보고가 있다. 몇 가지 서로 다른 요인들을 이유로 드는데, 가장 인기 있는 설명은 이런 방식의 항원 주입이 그 항원에 대한 IgG의 양을 증가시키기 때문이라는 것이다. 이렇게 증가한 IgG가 아마도 그 항원이 비만세포 표면의 IgE에 결합하기 전에 그 항원에 결합하여 제거한다는 설명이다. 이런 점 때문에 IgG를 **방해 항체**(***blocking antibody***)라는 용어로 표현하기도 하며, 이런 방식으로 생성된 IgG의 양과 임상적 증상 개선 사이에 대략적인 상관관계가 존재한다.

또한 민감성 완화에서 초기에 IgE 항체가 증가하였다가, 면

표 13.1 알레르기와 폐색성 폐질환의 치료에 사용되는 약물들.

약물 카테고리	약물	약리 활성	임상 적용
β 작용제(기관지 확장제; bronchodilators)	알부테롤(albuterol)	세기관지(bronchiole)의 평활근(smooth muscle)의 수축을 이완시킴; 폐의 공기 통과량을 증가시킴; 작용시간이 짧음(긴급 구호 요법, rescue therapy).	천식, 기관지염, 폐기종(emphysema); 운동 후에 나타나는 기관지 경련(bronchospasm)의 방지
	살메테롤(salmeterol)	긴급 구호(rescue therapy)에 사용될 수 없다는 것 외에 albuterol과 비슷	albuterol과 같음
	에피네프린(epinephrine)	히스타민에 대한 길항제; 평활근을 이완하고 혈관 투과성(vascular permeability)을 감소시킴	폐기종(emphysema), 기관지염, 혹은 아나필락시스(anaphylaxis)와 관련된 급성 기관지 경련(acute attack of bronchospasm)
	메타프로테레놀(metaproterenol)	1차 β2 활성을 갖는 아드레날린성 약물(adrenergic agent); 주된 작용은 세기관지를 이완시키는 것임	에피네프린(epinephrine)과 같음; 또한 만성 폐색성 폐질환(chronic obstructive pulmonary diseases)과 연관된 기관지 경련 의 방지를 위해 사용될 수 있음
	이소프로테레놀(isoproterenol)	1차 β2 활성을 갖는 아드레날린성 약물(adrenergic agent)	천식, 기관지염, 폐기종(emphysema), 그리고 가벼운 기관지 경련
크산틴 유도체(Xanthine derivatives)(기관지 확장제; bronchodilators)	아미노필린(aminophylline)	기관지와 폐 혈관의 평활근을 직접적으로 이완시킴	심각한 기관지 천식(severe attack of bronchial asthma)의 방지; 미숙한 갓난아기에게 나타나는 무호흡 (apnea)과 느린 맥박(bradycardia)의 치료에 사용
	테오필린(theophylline)	기관지와 폐 혈관의 평활근을 직접적으로 이완시킴; 비만세포(mast cell)의 과립물질 분비를 억제함	아미노필린(aminophylline)과 비슷
비만세포(mast cell) 세포막 안정제(membrane stabilizers)	크로몰린 나트륨(cromolyn sodium)	비만세포의 과립물질 분비를 억제 혹은 감소시킴. Ca2+의 유입 억제	천식과 관련된 가벼운 기관지 경련의 방지나 치료에 사용; 알레르기성 비염(allergic rhinitis)
류코트리엔 변화제(leukotriene modifiers)	자피루카스트(zafirlukast)	류코트리엔(leukotriene) 수용체에 결합하여 기도 부종(airway edema), 평활근 협색(smooth muscle constriction), 이상 염증 작용(altered inflammatory process)을 방지	천식
	질루톤(ziluton)	류코트리엔(leukotriene) 형성을 억제하여 기관지 협색(broncoconstriction)을 방지	천식
항히스타민제(Antihistamines)	다음을 포함하여 많은 약물들이 이용 가능함: 펙소페나딘(fexofenadine(Allegra®)), 로라티딘(loratidine(Claritin®)), 세티리진(cetirizine(Zyrtec®))	H1 수용체를 차단하여 폐와 장의 평활근 수축, 소혈관들의 확장, 점액 생성 등을 억세	알레르기성 비염, 아토피성 피부염, 두드러기, 일부 발진들
코르티코스테로이드(Corticosteroids)	다음을 포함하여 많은 약물들이 이용 가능함: 하이드로코티손(hydrocortisone), 메틸프레드니솔론(methylprednisolone), 프레드니솔론(prednisolone), 프레드니손(prednisone), 부데소니드(budesonide), 플루니솔리드(flunisolide), 플루티카손 프로피오네이트(fluticasone propionate)	과량 투여시 면역 억제 활성을 가진 유력한 항염증제. 효과가 광범위함. 면역조절 효과는 주로 유전자 전사 억제를 통해 나타남(예, COX-2 합성의 억제)	천식, 알레르기성 비염, 두드러기, 습진
면역요법(Immunotherapy)	Omalizumab	FcεRI가 결합하는 IgE 상의 부위와 겹치는 부위에 결합하여, IgE가 비만세포와 호염구상에서 교차결합을 통해 탈과립을 유도하는 능력을 억제함	코르티코스테로이드 내성 천식, 만성 특발성 두드러기

역치료를 계속하면 IgE 양이 감소하여 지속된다는 것이 발견되었다. 이러한 감소는 증상이 완화되는 것과 관련이 있으며, 면역 관용(tolerance)이 유도되거나, 혹은 T_H2 세포에서 T_H1 세포로 전환되기 때문인 것으로 생각된다. 또한 임상적으로 유의한 수준 이하의 양(subclinical doses)으로 특정 항원을 반복적으로 주입하면 그 항원에 의한 비만세포와 호염구의 감작 정도가 지속적으로 감소한다. 이 방식의 면역치료가 주는 명백한 이점은 이러한 요인들 중 하나 이상에 의한 것으로 생각된다. 이유가 무엇이든 간에 이런 형태의 치료는 일반적으로 꽃가루와 같이 점액질 표면 접촉을 통해 들어오는 알레르기 항원보다는 벌의 독과 같이 직접 순환기 내로 들어오는 알레르기 항원을 치료하는 데 더 성공적이다. 꽃가루처럼, 점액질 표면을 통해 들어오는 항원에는 IgG 항체를 이용한 치료가 효과적이지 않은 것으로 생각된다.

인간화 단일클론항체를 이용한 면역요법은 고용량의 코르티코스테로이드에 반응하지 않는 중증 알레르기성 천식 환자가 선택할 수 있는 또 다른 치료법이다. 상표명 Xolair®로 판매되는 Omalizumab은 재조합 DNA을 사용하여 생산한 인간화 IgG1k 단일클론 항체로서, FcεRI가 결합하는 IgE의 부위와 겹치는 부위를 항원 에피토프로 하여 결합한다. Omalizumab은 혈액 내를 순환하는 IgE, 혹은 세포 조직 사이 간질액속의 IgE, 그리고 IgE를 발현하는 B 림프구 표면에 존재하는 막 결합 형태의 IgE 모두에 결합하지만, 비만세포나 호염구 혹은 항원 제시 수지상 세포들의 표면에서 이미 강한 친화력의 IgE 수용체인 FcεRI와 결합한 IgE에는 결합하지 않는다. IgE가 FcεRI에 결합하면 Omalizumab이 결합하는 IgE 상의 항체 결합 부위가 FcεRI에 의해 가려지므로, Omalizumab 자체에 의해 과민반응 효과가 나타나는 것을 회피하게 된다.

IgE-매개 과민반응에 대한 실험적인 면역치료들은 현재 연구 중에 있다. 민감성의 완화를 유도하기 위해 특정 항원을 코딩하고 있는 플라스미드 DNA를 사용하거나, T_H2에서 T_H1 반응으로 전환하기 위해 IL-12나 IL-10과 같은 사이토카인을 사용하거나, IL-4의 생성을 저해하기 위해 항-IL-4(anti-IL-4)와 같은 항사이토카인을 사용하거나, 사이토카인 수용체에 대한 길항제를 사용하는 방법 등이 현재 많이 연구되고 있다.

다른 면역학적 처치들이 실험동물들에서 시도되어 왔다. 예를 들어, 화학적으로 변형된 알레르기 항원[예, 요소(urea)로 변성시키거나 폴리에틸렌글리콜 등을 결합시킨 두드러기 쑥의 꽃가루(ragweed pollen) 같은 것]의 주입이 초기, 혹은 이미 진행된 IgE 반응을 억제한다는 것이 알려졌다. 그 기작은 아마도 항원과 개별형(isotype) 모두에 특이적인 억제 T 세포의 유도와 관련된 것으로 생각된다. 변형된 알레르기 항원은 이미 존재하는 IgE 항체와 결합하지 않기 때문에 아나필락시스 반응을 촉발하지 않는다. 이러한 변형 알레르기 항원의 사용은 알레르기를 치료하는 또 다른 유망한 접근법으로 보인다. T_H2 반응을 T_H1 반응 쪽으로 유도하려는 시도는 T_H2 세포가 IL-4

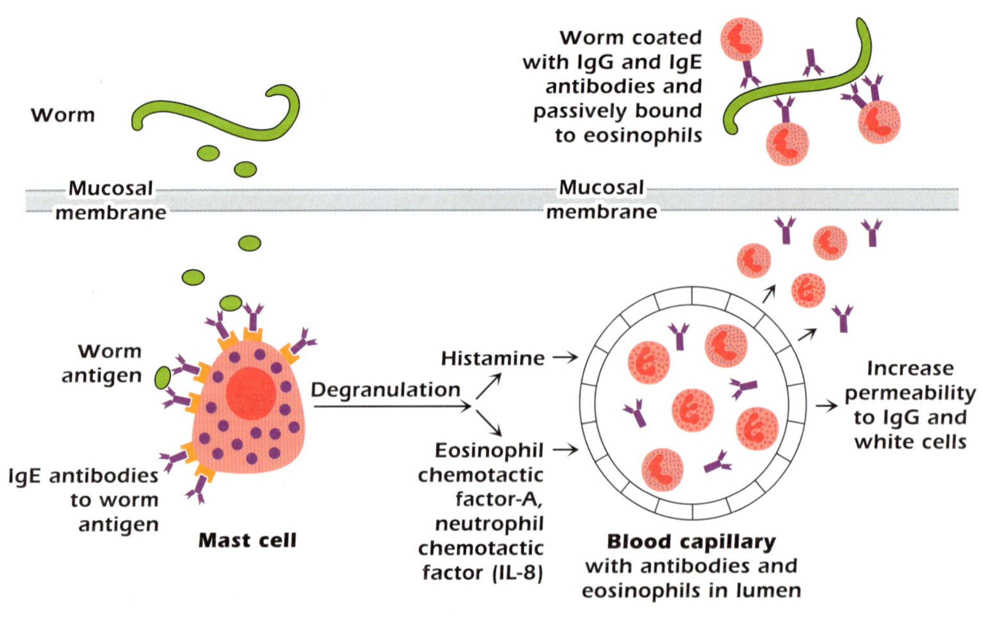

그림 13.8 IgE와 항체-매개 비만세포 탈과립에 따라 운집하여 활성화된 호산구에 의한 기생충의 파괴.

와 같이 B 세포에서 IgE 클래스 전환을 유도하는 사이토카인을 생산하여 알레르기 반응에서 중요한 역할을 한다는 점에 착안한 것이다.

마지막으로, 최근 알레르기성 염증을 가진 환자들에서 마이크로 RNA(microRNAs; miRNAs)의 발현과 기능, 그리고 질병의 생물학적 표식(biomarkers)으로서의 그들의 역할에 대해 더 많이 알게 됨에 따라, 임상적으로 이러한 단일가닥 RNA를 사용할 수 있는 가능성이 제시되었다. miRNA는 전사 후에도 유전자 발현을 차단할 수 있고, 단일 종의 miRNA가 수백 개의 유전자를 표적으로 작용할 수 있기 때문에, 유전자의 전사 네트워크를 정밀하게 조절한다는 것이 입증되어 왔다. 최근의 연구는 천식, 호산구성 식도염(eosinophilic esophagitis), 알레르기성 비염, 아토피 피부염 등과 같은 여러 알레르기성 염증 질환들에서 miRNA의 발현 양상을 규명하였다. 특이적 miRNA가 알레르기성 염증의 핵심 발병 기작을 조절하는 데 중요한 역할을 한다는 것도 발견되었다.

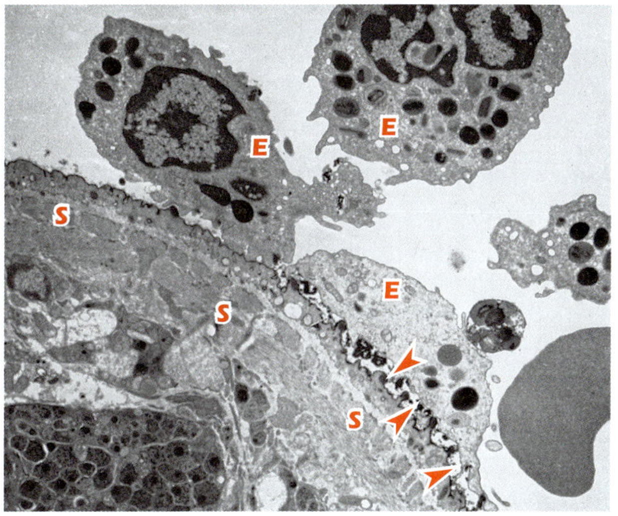

그림 13.9 항체로 덮인 주혈흡충(S)에 들러붙는 호산구(E)의 전자현미경 사진(×6,000배). 좌측의 세포는 아직 탈과립 전이지만, 우측 호산구는 호산구와 기생충 사이에 보이는 고전자밀도 물질(화살표)을 이미 방출한 상태이다. (Source: Dr. J. Caulfield, Harvard Medical School.)

IgE의 방어적 역할

지금까지는 과민반응과 관련된 IgE의 특징에 초점을 맞추어 설명하였다. 그럼 이 항체의 실제 생리적 역할은 무엇일까? 알레르기 반응이 보호 기능을 가진다는 것은 감작시키는 항원이 기생충에서 유래했을 때 분명히 드러난다. 이러한 기생충에 대한 면역 반응은 IgE를 유도하는 쪽으로 진행된다. 아나필락시스와 관련된 히스타민이나 다른 매개인자들이 호산구나 비만세포의 표면에 존재하는 IgE를 교차-연결하는 기생충의 항원에 반응하여 분비된다. 히스타민 분비에 따른 투과성의 증가는 IgG 항체와 같은 혈청 성분들을 기생충의 침입 장소로 유입시킨다. IgG 항체는 기생충의 표면에 결합하여 호산구를 불러들이는데, 이는 ECF-A의 주화성 효과를 통해 일어난다. 호산구는 자신의 표면에 발현된 Fc 수용체를 이용해 IgG가 코팅된 기생충과 결합하고, 자신의 과립 속에 있는 내용물들을 분비한다(그림 13.8, 13.9). 앞에서 언급한 대로, 호산구는 또한 IgE에 대한 저친화력의 Fc 수용체(low-affinity Fc receptor)를 발현하는데, 이는 호산구들이 IgE가 코팅된 기생충에 결합하는 것을 촉진한다. 호산구의 과립에서 분비된 주요 염기성 단백질들은 기생충의 표면을 코팅하여 아직은 알려지지 않는 기작을 통해 그 기생충을 죽여 몸에서 제거한다. 제I형 반응의 모든 요소들은 이러한 방어 기능을 함께 수행한다. 이런 긍정적인 측면은 IgE를 포함하는 여러 반응들이 기생충들로부터 몸을 보호하기 위한 노력으로부터 진화해 왔음을 말해 준다.

요약

1. 알레르기 반응들은 IgE 항체에 의해 매개되는데, 이들은 비만세포와 호염구 표면에 존재하는 FcεRI에 결합한다. 이러한 수용체들이 항원이 IgE에 결합함에 따라 교차-연결되면, 그 세포는 이에 반응하여 과립을 터뜨리고 염증 매개 인자들을 분비한다.
2. IgE 반응은 T 세포에 의존적이다. 알레르기 항원이 T_H2 세포의 유도를 자극하면, 그들은 IgE 반응이 일어날 수 있게 B 세포의 클래스 전환을 자극하는 다양한 사이토카인(IL-4, IL-13)을 분비한다.
3. FcεRI를 발현하는 세포 표면에서 항원이 IgE를 교차-연결시키면, 이 세포들에서 분비되는 염증 매개 인자들이 초기 단계 효과와 후기 단계 효과 모두를 숙주에 나타낸다. 후기 단계 효과는 수일 동안 지속될 수 있다.
4. 알레르기 반응의 증상들은 원칙적으로 활성화된 비만세포와 호염구들에 의해 분비되는 염증 매개 인자들 때문에 나타난다. 알

레르기 반응의 전형적인 즉각적 증상은 혈관 투과성 증가, 평활근의 수축, 호산구의 유입 등이다.

5. 알레르기 반응의 초기 단계는 미리 형성되어 있거나 즉시 합성되는 히스타민이나 프로스타글란딘처럼 수명이 짧은 매개 인자들의 분비에 의해 그 특징이 나타난다. 이들은 혈관의 투과성을 즉각적으로 증가시키고, 평활근을 수축시킨다.
6. 후기 단계의 알레르기 반응은 활성화된 비만세포로부터 분비되는 류코트리엔, 사이토카인, 케모카인 등과 같은 매개 인자들에 의해 일어나는데, 이들은 반응에 의해 합성이 유도되는 매개 인자들이다. 이 물질들은 호산구, T_H2 세포 등 다른 백혈구들을 염증이 일어난 자리로 모여들게 하는데, 이는 지속성 부종(sustained edema)과 즉시형 과민반응에 비해 완곡한 형태의 평활근 수축을 일으킨다. 천식 반응에서는 히스타민이나 메타콜린(methacholine) 같은 비특이적 기도 수축 자극들에 대해 기도의 과다 반응이 일어난다.
7. 알레르기 반응의 임상적 징후에는 알레르기성 비염, 아토피성 피부염, 음식 알레르기, 그리고 천식, 기관지염, 기종(emphysema) 등의 폐색성 폐질환 등과 같은 국소적 반응들이 있다.
8. 전신적 반응은 생명을 위협하는 아나필락시스로 발전할 수 있다.
9. IgE에 의해 매개되는 제I형 과민반응은 위험한 전신적 반응을 초래할 수도 있지만, 이 면역 단백질이 기생충 감염으로부터 몸을 보호한다는 점에서 그 가치를 찾을 수 있다.
10. 알레르기 반응을 다루는 데 사용되는 일반적인 치료제에는 기관지 확장제(beta agonist와 xanthine 유도체), 코티코스테로이드, 크로몰린 나트륨(cromolyn sodium), 항히스타민제, 류코트리엔 변형제(leukotriene modifiers) 등이 있다.

REFERENCES AND BIBLIOGRAPHY

Bacharier LB, Geha RS. (2000) Molecular mechanisms of IgE regulation. J Allergy Clin Immunol 105: S547.

Bevan MA, Metzger H. (1993) Signal transduction by Fc receptors: the FcεRI case. Immunol Today 14: 222.

Chang TW, Wu PC, Hsu CL, Hung AF. (2007) Anti-IgE antibodies for the treatment of IgE-mediated allergic diseases. Adv Immunol 93: 63.

Coombs RRA, Gell PGH. (1963) The classification of allergic reactions underlying disease. In Gell PGH, Coombs RRA (eds) Clinical Aspects of Immunology. Oxford, UK: Blackwell.

Finkelman, FD. (2007) Anaphylaxis: lessons from mouse models. J Allergy Clin Immunol 120(3): 506.

Golden DB. (2007) What is anaphylaxis? Curr Opin Allergy Clin Immunol 7(4): 331.

Heusser C, Jardieu P. (1997) Therapeutic potential of anti-IgE antibodies. Curr Opinion Immunology 9: 805.

Kandeel, M, Balaha, M, Inagaki, N, Kitade, Y. (2013) Current and future asthma therapies. Drugs Today 49(5): 325.

Kuhn R. (2007) Immunoglobulin E blockade in the treatment of asthma. Pharmacotherapy 27(10): 1412.

Lu, TX, Rothenberg, ME. (2013) Diagnostic, functional, and therapeutic roles of microRNA in allergic disease. J Allergy Clin Immunology 132(1): 3.

Naclerio R and Solomon W. (1997) Rhinitis and inhalant allergins. JAMA 278: 1842.

Peters-Golden M, Henderson WR Jr. (2007) Leukotrienes. N Engl J Med 357(18): 1841.

Ray A, Cohen L. (1999) TH2 cells and GATA-3 in asthma: new insights into the regulation of airway inflammation. J Clin Invest 104: 985.

Townley RG. (2007) Interleukin 13 and the beta-adrenergic blockade theory of asthma revisited 40 years later. Ann Allergy Asthma Immunol 99(3): 215.

Umetsu DT, Dekruyff RH. (2006) The regulation of allergy and asthma. Immunol Rev 212: 238.

Umetsu DT, Dekruyff RH. (2006) Immune dysregulation in anthma. Curr Opin Immunol 18(6): 727.

복습 문제

각 질문에 대해 가장 알맞은 답을 고르시오. 혹은 빈칸을 채우시오.

1. 심한 고양이 알레르기를 가진 22세 남성이 여러 마리의 고양이가 있는 집을 방문하였는데, 2시간 후 심한 천식 발작으로 응급실에 실려 왔다. 이 환자에게는 속효성 기관지 확장제와 에피네프린이 투여되었고, 치료 후 증세가 호전되었으나 8시간 후 다시 천식이 발작하여 다시 응급실로 실려오게 되었다. 이 환자의 이러한 증세의 주된 원인은 무엇인가?
   A) 비만세포에서의 추가적인 IgE 교차-결합에 따른 지질 매개제와 사이토카인의 방출

B) $CD4^+$ T_H1 세포의 IFN-γ 생산
C) 보체 활성화 산물인 C3a와 C5a에 의한 탈과립
D) 호산구 및 호염구 침윤에 의한 염증 촉진 매개제 방출
E) 호중구 결집에 이은 세포질 과립 성분의 방출

2. 고양이 비듬에 알레르기가 있는 21세 남성이 알레르기 항원 접촉을 최소화하기 위해 안면 마스크를 착용하고서 친구의 고양이와 함께 있었다. 그럼에도 불구하고, 수 시간 후 그는 재채기와 기침을 하였다. 다음 중 이 환자의 알레르기 반응을 가장 잘 설명하고 있는 것은?
A) 환자의 위장관 내 비만세포가 표면의 IgE 교차-결합으로 인해 탈과립하고 염증 매개제가 폐까지 도달하였다.
B) 환자의 혈관 내 비만세포가 표면의 IgE 교차-결합으로 인해 탈과립하면서 전신 염증반응이 초래되었다.
C) 환자의 폐에 있는 비만세포가 표면의 IgE 교차-결합으로 인해 탈과립하였다.
D) 환자의 피부 비만세포가 표면의 IgE 교차-결합으로 인해 탈과립하면서 전신 염증 반응이 초래되었다.

3. 알레르기 반응에서 일어나는 일들의 일반적인 순서는?
A) 알레르기 항원이 순환 중인 IgE와 결합하고, IgE-알레르기 항원 복합체가 비만세포에 결합한다.
B) 알레르기 항원이 비만세포에 고정되어 있던 IgE에 결합한다.
C) 알레르기 항원이 항원제시세포(APC)에 의해 처리되고 난 후 히스타민 수용체에 결합한다.
D) 알레르기 항원이 항원제시세포에 의해 처리되고 난 후 비만세포에 결합한다.
E) 알레르기 항원이 IgG와 결합한다.

4. 에피네프린의 작용은?
A) 기관지 확장을 초래한다.
B) 아나필락시스 증상이 개시된 이후에도 그 효과가 지속된다.
C) 평활근을 이완시킨다.
D) 혈관투과성을 감소시킨다.
E) 위의 내용 모두 맞음.

5. 자원자 한 명이 돼지풀 항원(알레르기 항원)에 특이적인 IgE 항체로 수동적으로 감작될 것에 동의하였다. 감작 후 알레르기 항원을 피부 내로 주사하였을 때, 지원자는 즉시형 과민반응으로 인한 전형적인 피부 반응을 일으켰다. 만일 감작 IgE 항체의 주사에 앞서 자원자에게 IgE Fc 절편을 먼저 주사하고(동일 부위), 이어 알레르기 항원을 피부 내 주입하는 경우, 어떤 결과가 예상되는가?
A) 아무 반응도 일어나지 않는다. 왜냐하면, Fc 절편이 알레르기 항원과 상호작용하여 감작된 비만세포에 접근하는 것을 방해하기 때문이다.
B) 아무 반응도 일어나지 않는다. 왜냐하면, Fc 절편이 IgE 항체와 상호작용하여 IgE의 항원결합 부위가 항원과 결합할 수 없게 되기 때문이다.
C) 아무 반응도 일어나지 않는다. 왜냐하면, Fc 절편이 비만세포 상의 FcεR 수용체와 미리 결합하기 때문이다.
D) IgE Fc 절편의 국소적인 농도가 증가하기 때문에 알레르기 반응은 악화될 것이다.
E) 보체 활성화로 인해 알레르기 반응이 악화될 것이다.

6. 다음 중 알레르기 환자를 치료하기 위한 탈감작 요법의 임상적인 효과와 관련이 있는 기작은?
A) IgG 생산의 증가로 알레르기 항원이 비만세포에 도달하기 전에 IgG가 알레르기 항원과 결합한다.
B) T 세포 반응을 T_H2에서 T_H1로 전환시킨다.
C) 알레르기 항원에 의한 비만세포 및 호염기구의 탈과립에 대한 감수성을 감소시킨다.
D) IgE 항체 생산의 감소
E) 위의 내용 모두 맞음.

7. 항히스타민제의 기능은?
A) H1 수용체를 차단하고, 평활근 수축, 모세혈관 확장, 점액 생성을 저해한다.
B) 직접 히스타민에 결합함으로써 히스타민의 염증촉진 효과를 차단한다.
C) 류코트리엔의 활성에 영향을 미친다.
D) IgE의 비만세포에의 결합을 저해한다.
E) 주로 세기관지(bronchiole)를 이완시키는 아드레날린 작용제이다.

8. 다음 중 여전히 천식 관리의 가장 좋은 방법으로 여겨지는 것은?
A) 부착 분자들(adhesion molecules)에 대한 길항제
B) 코르티코스테로이드(corticosteroids)
C) 항히스타민제
D) 알레르겐에 대한 탈감작 요법
E) 에피네프린

9. 아나필락시스 반응은
A) 수분 내로 발현하며 30분 이내에 잦아든다.
B) 수 시간 후 염증 반응이 일어날 수 있다.
C) 방출된 약리 활성 물질 작용의 결과이다.
D) 비만세포의 과립 함유 성분이 관련이 있다.
E) 위의 내용 모두 맞음.

복습 문제의 답

1. D. 이 환자에서 발현된 증상들의 시기는 호산구 침윤이 일어나는 후기 알레르기 반응의 특징과 일치한다. 이 호산구의 운집과 더불어 다른 백혈구의 혈관에서 조직에로의 침투는, 염증 촉진 사이토카인과 히스타민에 의해 혈관투과성이 증가함에 의해 촉진된다.
2. C. 알레르겐 흡입 방지 목적으로 착용한 안면 마스크에도 불구하고, 고양이 비듬과 같은 미량의 공기 중 항원은 호흡기를 통해 유입되어 IgE-감작된 폐의 비만세포의 탈과립을 초래할 수 있다.
3. B. 알레르기 환자는 이미 특정 알레르기 항원에 대한 IgE 반응을 수립한 상태이다. IgE는 비만세포와 같은 고친화력 Fc 수용체를 발현하는 세포에 수동적으로 결합하며, 알레르기 항원이 존재할 경우 이에 결합한다. 이는 다시 고친화력 FcεR 수용체의 교차-결합을 유도하고 나아가 비만세포의 탈과립을 초래하게 된다. 알레르기 항원은 IgE에 결합하기 위해 APC에 의해 처리될 필요가 없다.
4. E. 모두 에피네프린의 효과이며, 따라서 에피네프린은 급성 아나필락시스 증상 치료에 유용하다.
5. C. IgE Fc 절편이 비만세포 표면의 고친화력 FcεR 수용체와 결합하므로, 알레르기 항원-특이 IgE는 이 수용체에 접근하지 못하며, 따라서 이 세포에 결합하지 못하게 된다. 알레르기 항원이 피부를 통해 주사되었을 때, 그 부위에 있던 알레르기 항원-특이 IgE에는 결합할 수 있지만, 가용성 IgE Fc 절편으로 이미 포화된 FcεR 수용체의 교차-결합을 유도하지는 못한다.
6. E. 모두 탈감작 주사요법과 정도의 차이는 있지만 관련이 있다.
7. A. 항히스타민제는 히스타민 그 자체가 아닌 H1 히스타민 수용체와 결합함으로써 작용한다. 이 약물들은 류코트리엔 활성에 영향을 미치거나 비만세포 상의 IgE에의 결합에 의해 작용하지 않으며, 아드레날린 작용제도 아니다.
8. B. 코르티코스테로이드(corticosteroids; CSTs)는 여전히 천식 관리의 가장 좋은 기준으로 남아 있으며, 수십 년 동안 천식 치료의 기본으로 여겨져 왔다. CST 치료법이 천식 증상을 완화시킴에도 불구하고, 자연적인 천식의 진행을 바꾸거나, 뚜렷하고 오래 지속되는 호흡 능력의 향상을 주지는 않는다. 그러므로, CST의 부작용, 독성, 그리고 내성을 회피하고 완화할 수 있는 약물의 개발은 새로운 천식 치료요법의 개발로 이끌 수 있다.
9. E. 모두 맞다. 답 A와 C는 전형적인 두드러기-발적(wheal-and-flare) 반응에 해당되며, B와 D는 일부 아나필락시스 반응의 후유증인 후기(late-phase) 반응의 특징에 대한 설명이다.

14

과민반응: 제II형 및 제III형

서론

제II형과 제III형으로 특징짓는 과민반응들은 주로 IgG와 IgM에 속하는 항체들이 매개하고, 몇몇 경우에는 IgA와 IgE에 의해서도 매개된다. 이 두 형태의 과민반응은 관여하는 항원의 형태와 위치, 그리고 그 속에서 항원이 항체와 함께 운반되는 방식에 따라 구별된다. 제II형 과민반응(Type II hypersensitivity reaction)은 세포의 표면에 존재하는 항원에 항체가 직접 결합함으로써 나타나는 결과이다. 제III형 과민반응(Type III hypersensitivity)은 항원-항체 면역복합체(antigen-antibody immune complex)의 침적에 의해 일어나는 결과이다. 제II형과 제III형 과민반응에서 목표가 되는 항원은 종종 자기-항원(self-antigen)이다.

제 II 형 과민반응

세 가지의 서로 다른 항체-매개 기작들이 제II형 과민반응에 관여한다. 목표가 되는 세포들은 (a) 보체-매개성 반응들, (b) 항체-의존적 세포-매개성 세포독성(antibody-dependent cell-mediated cytotoxicity), (c) 항체-매개성 세포 기능상실(antibody-mediated cellular dysfunction) 등과 같은 다양한 기작에 의해 손상을 입거나 파괴된다. 다음에 논의될 임상적으로 중요한 제II형 과민반응의 사례들에서 보이듯이, 이러한 반응들 중 많은 것들이 항체-매개성 자가면역의 징후들이다. 자가항체들(autoantibodies)의 생성과 관련된 기작들은 12장에서 논의되었다. 이러한 과민반응에 참여하는 항체들은 정상적인 자기-항원에 결합하거나(예를 들어, 감염 후에 생성된 교차-반응성 항체들), 혹은 변형된 자기-항원에 결합한다[예를 들어, 특정 세포막에 약물이 결합한 후에 생성된 약물 유도성(drug-induced) 자가항체들].

보체-매개성 반응

보체-매개성 과민반응에서 항체는 세포막의 자기항원들과 반응하여 보체 고정(complement fixation)을 일으킨다. 이는 일련의 보체 반응을 활성화시켜서, 4장에서 논의된 것처럼 결국 세포의 **파괴**(***lysis***)를 가져온다. 혹은 세포 표면에 항체가 결합한 데 이어 보체가 C3b를 생성하도록 활성화되면, 이는 효과적으로 그 세포를 옵소닌화시킨다(그림 14.1A). **옵소닌화**(***opsonization***)는 식세포작용과, 표면의 C3b에 결합하는 수용체나 Fc 수용체를 발현하는 대식세포 혹은 호중구들에 의한 세포의 파괴로 이어진다. 혈액 세포들은 가장 공통적으로 이 기작에 의해 영향을 받는다. 흥미롭게도, IgG Fc 수용체가 돌연변이로 제거된 쥐(IgG Fc receptor knock-out mice)는 제II형과 제III형 과민반응을 일으키지 못하는데, 이는 이들 반응을 일으키는 데 있어서 IgG Fc 수용체의 중요한 역할을 분명히 보여준다.

항체-의존적 세포-매개성 세포독성

항체-의존적 세포-매개성 세포독성(ADCC)에서는 자연살해(NK) 세포, 대식세포, 호중구, 호산구 등과 같은 많은 종류의

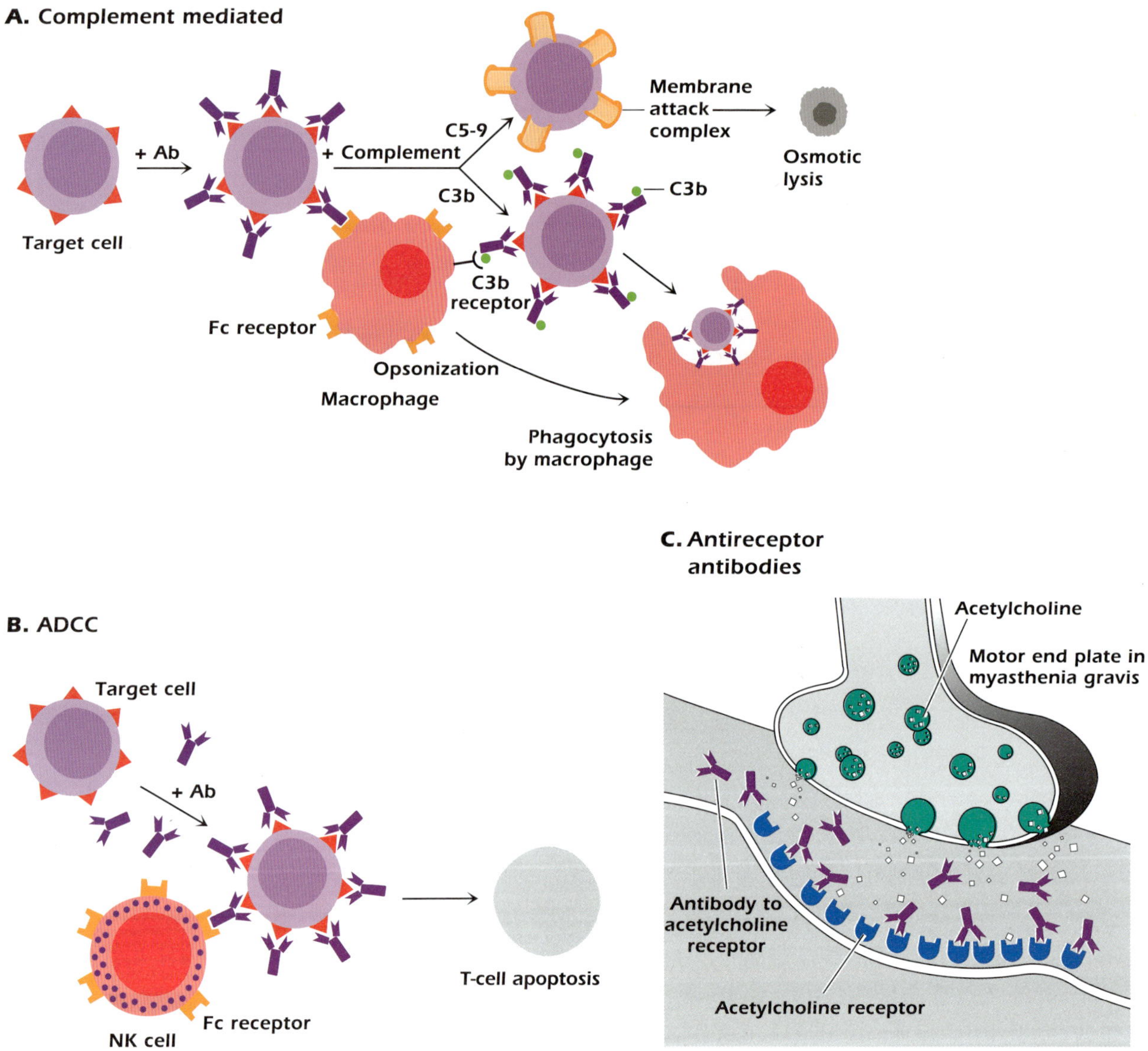

그림 14.1 제II형 과민반응에서 나타나는 항체-매개 손상의 세 가지 기전. (A) 보체 매개 반응이 세포 파괴 또는 세포가 탐식작용에 취약하게 만든다. (B) ADCC. ADCC에서는 IgG로 코팅된 표적 세포가 IgG에 대한 Fc 수용체를 가진 NK 세포와 대식세포 등에 의해 사멸된다. (C) 항수용체 항체는 수용체의 정상 기능을 방해한다. 예를 들어, 중증근무력증에서는 아세틸콜린 수용체에 대한 항체가 신경과 근육의 신경전달을 저해한다.

세포 표면에서 발현되는 Fc 수용체를 통해서, 이 세포들이 항체에 의해 코팅된 표적 세포와 접촉하게 된다(그림 14.1B). 이 표적 세포들의 파괴에는 접촉이 필요하지만 식세포작용이나 보체 고정은 관여하지 않는다. 대신에 ADCC에 의한 세포 파괴는 세포독성 T 세포(cytotoxic T cells)의 작용과 유사하고, **퍼포린**(***perforin***)과 **그란자임**(***granzymes***)을 함유하는 세포질 과립(modified lysosome)의 분비가 관여한다. 일단 세포 용해성 과립으로부터 분비되면, 퍼포린은 목표 세포의 막으로 끼어 들어가 다량체화되어 작은 구멍(pore)을 형성한다. 이와는 달리, 적어도 세 개 이상의 세린 프로테아제(serine protease)로 구성되는 그란자임은 목표 세포의 세포질로 들어가 세포자살로 이끄는 작용들을 활성화시킨다.

항체-의존적 세포-매개성 세포독성 반응들은 전형적으로 작용 세포 표면의 IgG-특이적 Fc 수용체(FcgIII, CD16으로도 알려져 있음)에 결합하는 IgG에 의해 촉발된다. 그러나 IgE 항체도 ADCC에 관여할 수 있는데, 여기서는 호산구와 같은 특정 세포에 발현되는 낮은 친화도의 IgE Fc 수용체(FceII)가(13장 참조) 기생충과 같은 표적 항원에 결합된 IgE의 Fc 부위에 결합한다(그림 13.2).

항체-매개성 세포 기능상실

일부 제II형 과민반응에서는 항체가 세포의 기능에 중요한 **세포 표면 수용체**에 결합한다. 자가항체들이 이러한 수용체에 결합하면, 그들은 세포의 손상이나 염증을 유도하지 않고도 세포의 기능을 손상시키거나 조절이 되지 않도록 만든다.

다음은 임상적으로 중요한 제II형 항체-매개성 과민반응들의 몇 가지 예들이다.

제 II 형 과민반응의 예

수혈 반응

ABO 혈액형에서 서로 수혈이 가능하지 않은 혈액(***ABO-incompatible blood***)을 수혈하면 보체-매개성 세포독성 반응이 일어난다. 예를 들어, O형을 가진 사람은 혈액 속에 항-A와 항-B IgM 항체를 가지는데, 이들은 각각 A형과 B형 혈액 속의 물질과 반응한다. 이런 사람이 A형 항원을 발현하는 적혈구를 수혈 받게 되면 매우 안 좋은 결과가 나올 수 있다. 이 사람의 혈액 속에는 상당한 양의 항-A IgM 항체가 있기 때문에 수혈 받은 모든 A형 적혈구가 항체에 결합하게 된다. 보체 활성화에서의 IgM의 효율성(하나의 IgM 분자도 많은 보체를 활성화시키기에 충분하다, 4장 참조)과, 이를 막을 수 있는 기작이 없다는 점에서 적혈구는 보체의 파괴적인 활동에 의해 혈관 내에서 용혈될 것이다. 이는 수혈의 목적 자체를 무의미하게 만들 뿐만 아니라, 많은 양의 적혈구 막에 의한 막힘 현상으로 초래되는 신장 손상이나, 헴 복합체(heme complex)의 방출에 따른 독성 등의 위험에 직면하게 한다.

약물 유도성 반응

일부 사람들에서, 특정 약물들이 세포나 다른 혈액 구성성분들과 결합하여 항체의 형성을 유도하는 **합텐(*haptens*)**과 같은 역할을 한다. 항체가 이러한 약물로 코팅된 세포와 결합하면 세포독성에 의한 손상이 일어난다. 병리학적 손상의 형태는 그 약물들이 결합한 세포의 형태에 따라 달라진다. 예를 들어, 몇몇 약물들은 혈소판에 결합하여 그들로부터 면역 작용이 일어나게끔 한다. 항체 반응은 혈소판의 파괴와 이로 인한 혈중 혈소판 농도저하증(thrombocytopenia)을 일으킨다. 이 질환은 이번에는 피부, 점액질 막, 내부 장기로의 출혈증인 자반병(purpura)을 일으킬 수도 있는데, 이는 약물에 의해 유도되는 혈소판 농도 저하에 따른 자반병(thrombocytopenia purpura)의 주요한 문제이다. 주입한 약물을 다시 제거하면 이러한 증상은 중단된다. 다른 약물들, 예를 들어 항생제인 클로람페니콜(chloramphenicol)과 같은 약물은 백혈구에 결합할 수 있고, 진통제인 페나세틴(phenacetin)과 정신안정제인 클로프로마진(chlorpromazine)은 적혈구에 결합할 수 있다. 이러한 약물에 대한 면역 반응은 백혈구의 경우에서는 과립구의 감소를 일으키는 과립구 감소증(agranulocytosis)을 일으킬 수 있고, 적혈구의 경우에서는 용혈성 빈혈을 일으킬 수 있다. 이러한 예들에서 목표 세포의 손상은 보체경로를 통한 세포 파괴나 혹은 Fc 또는 C3b 수용체에 의해 매개되는 식세포작용에 의한 세포 용해 등 두 기작 중 하나에 의해 매개될 수 있다.

지금까지는 약물에 의해 유도되는 제II형 반응이 강조되었으나, 약물에 대한 과민반응은 IgE-매개성 즉시성 제I형 과민반응(IgE-mediated immediate type I hypersensitivity; 13장 참조), 제IV형 지연성 과민반응(Type IV delayed-type hypersensitivity reaction; 15장 참조), 그리고 바로 다음에 논의될 면역복합체-매개성 반응(immune complex-mediated reaction; Type III) 등도 유도할 수도 있다는 점을 알아야 한다. 앞서 언급한 것처럼, 이러한 반응들은 특별한 자기-항원에 결합된 합텐처럼 작용하는 약물에 의해 유도된다.

레서스 비적합성 반응

다소 비슷한 기작으로서, 레서스[rhesus (Rh)] 혈액형에서 서로 수혈이 가능하지 않은 Rh 혈액형을 가진 엄마로부터 태어난 유아에게서 발견되는 Rh 부적합 반응의 예가 있다. Rh 항원은 레서스 원숭이의 적혈구(rhesus monkey RBCs; RhRBCs)에 대한 토끼의 항혈청이 약 85%의 사람에게서 적혈구 응집을 일으킨 데서 그 이름이 유래하였다. 이런 사람들은 Rh^+로 표시되고, 그렇지 않은 나머지 15%는 Rh^-로 표시된다. Rh^-인 엄마가 Rh^+ 적혈구를 가진 아기를 처음 임신하게 되면 Rh^+ 항원에 감작된다. 이는 출산 전후, 특히 출생 과정에서 아기의 일부 적혈구가 엄마의 혈관계 내로 들어와서 발생한다. 엄마가 IgG 개별형의 항-Rh 항체를 생산할 정도로 충분히 면역이 되면, 6장에서 설명한 대로 이 IgG 항체가 태반을 넘어 태아로 이동할 수 있기 때문에 다음 번에도 Rh^+ 태아를 임신하게 되면 위험하다. 다음 번 임신에서 항-Rh IgG 항체가 태반을 넘어가면, 이들 항체는 태아의 적혈구에 있는 Rh 항원에 결합한다. 적혈구 표면의 Rh 항원이 낮은 밀도로 존재하기 때문에, 이 항체들은 보통 직접적으로는 적혈구를 응집시키거나 파괴하는 데 실패한다. 그러나 항체가 코팅된 세포는 IgG의 Fc 부위에 의한 옵소닌 효과(opsonic effect)에 의해 보다 쉽게 파괴되는데, 이때 IgG의 Fc 부위는 망상 구조의 내피 세포로 이루어진 세망내피계(reticuloendothelial system)의 식세포들 표면에 있는 Fc 수용체와 상호작용하며, 그 결과 태아 혹은 신생아 적혈구의 점차적 파괴가 일어난다. 이로 인한 산소 수송의 감소와 헤모글로빈의 파괴 산물인 빌리루빈(bilirubin)의 증가에 따라 **신생아 용혈성 질환**(***erythroblastosis fetalis***)이라는 병리적 결과로 귀결된다.

이러한 Rh 비적합성 반응은 임신 26~28주째에, 그리고 분만 후 72시간 이내에 다시 항-Rh 항체를 산모에게 주입하는 수동 면역(passive immunization)에 의해 방지할 수 있는데, 이는 감작 단계를 효과적으로 막아주기 위한 것이다. 이는 또한 산모의 혈액에서 Rh^+ 세포들을 재빨리 제거해 주기도 한다. 가장 널리 쓰이는 항-Rh 항체에는, Rh 항원 중에서 가장 중요하며, 가장 항체 형성력이 강하다고 알려진 D 항원(D antigen)에 대한 **항체**(***Rhogam***)가 있다.

세포막 수용체가 관여하는 반응

세포 수용체와의 반응성에 기인하는 항체-매개성 세포 기능상실(antibody-mediated cellular dysfunction)의 한 가지 예로서, **근무력증**(***myasthenia gravis***)이라는 자가면역 질환이 있다. 골격근의 운동종판(motor endplates)에 있는 아세틸콜린 수용체와 반응하는 길항적 자가항체는 신경과 근육의 신호 전달을 손상시켜 근육의 약화를 초래한다(그림 14.1C). 이와는 반대로 그레이브스씨 병(Graves' disease)에서는 자가항체가 작용제(agonists)로 기능하여 표적 세포를 자극할 수도 있다. 이 자가항체는 갑상선 상피 세포에 존재하는 갑상샘 자극 호르몬 수용체에 결합하여 그 세포를 자극해서 갑상샘항진증(hyperthyroidism)을 일으킨다. 이 질환들은 자가면역을 주제로 다루었던 12장에서 더 자세히 논의하였다.

그 외 세포막 인자들이 관여하는 반응

어떤 감염성 질환의 결과, 혹은 아직 알려지지 않은 다른 이유로 일부 사람들은 자신의 혈액 세포에 반응하는 자가항체를 생산한다. 적혈구가 목표가 될 경우 **항-적혈구 자가항체**(***anti-RBC autoantibody***)의 결합은 적혈구의 수명을 단축시키거나 즉시 파괴한다. 이러한 파괴는 적혈구의 용혈을 일으키는 보체-매개성으로 일어날 수도 있고, 식세포가 자가항체의 Fc 부위, 혹은 이들 세포에 결합한 C3b를 인지함에 따라 일어나는 식세포 작용에 의해 매개될 수도 있다. 따라서 새로운 적혈구의 생성량이 적혈구의 파괴량을 따라잡지 못하면 점진적인 빈혈을 초래할 수 있다. 때때로 항체는 오직 낮은 온도에서만 효과적으로 결합하기 때문에(***cold agglutinins***), 체온이 떨어진 경우, 특히 손가락과 발가락에서 효과적인 항체의 결합과 적혈구의 파괴로 이어진다.

자가항체에 의한 또 다른 세포 용해의 예는 과거에 특발성 혈소판 감소성 자반증(idiopathic thrombocytopenia purpura)으로 알려졌던 **면역 혈소판 감소성 자반증**(***immune thrombocytopenia purpura***; ITP)이다. 여기서는 혈소판에 결합하는 항체가 보체, 혹은 Fc나 C3b 수용체들을 갖는 식세포를 통해 혈소판의 파괴를 일으킨다. 혈소판 수의 감소는 출혈을 일으킬 수 있다. 비슷하게, 과립구에 결합하는 자가 항체들은 과립구 감소증(agranulocytosis)을 유발할 수 있는데, 이는 그 사람을 다양한 감염에 쉽게 노출되게 한다. 나아가 자가항체는 다른 조직 성분들에 대해서도 형성될 수 있다. 폐와 신장에 특히 많이 분포하는 기저막 콜라겐의 한 형태에 대해서 형성된 자가항체는 **구드파스튜어 증후군**(***Goodpasture's syndrome***)의 원인이 되며(12장 참조), 피부의 케라틴 생성 세포들 사이의 접착반(desmosome)에 대해 형성된 자가항체는 **심상성 천포창**(***pemphigus vulgaris***)을 일으킨다.

제 III 형 과민반응

정상적인 상황에서는 혈관계를 돌아다니는 외래 항원-항체 결합체, 즉 면역복합체들은 식세포들에 의해 제거된다. 식세포작용은 이들 식세포 표면에 발현되어 있는 IgG Fc 수용체에 면역복합체에 존재하는 항체의 Fc 부위가 결합함에 따라 촉진된다. 또한 C3b 수용체를 갖는 적혈구가 보체가 고정된 면역복합체들을 자신의 표면에 결합시켜 간으로 수송하면, 식세포작용을 하는 쿠퍼 세포들에 의해 제거될 수 있다. 면역복합체를 제거하는 또 다른 선천면역 기작에는 간에서 풍부하게 합성되어 혈액 속으로 분비되는 히스티딘이 풍부한 당단백질(histidine-rich glycoprotein; HRG)이 관여한다. 보체 체계와 같은 다른 면역복합체 제거 기작과는 달리, HRG는 사전 활성화 과정을 필요로 하지 않으므로, HRG는 순환계로부터 보다 즉각적으로 면역복합체를 제거할 수 있다. 흥미롭게도, HRG는 DNA 분자 자체에 결합하여 자살세포들(apoptotic cells)을 제거하는 능력도 가지고 있다. DNA 분자 및 면역복합체와의 상호작용을 통해 HRG는 자가항체를 생산하는 B 세포들에 의해 인식되는 항원결정기들(epitopes), 즉 류머티스 인자들이나 항-이중나선 DNA 항체 등을 감출 수 있다. 이러한 특징은 적응 면역계의 활성화를 조절할 수 있으며, 또한 HRG가 자가면역 반응을 개선하는 데 중요한 역할을 한다는 것을 의미한다.

면역복합체를 제거하는 생리적 기작이 감당할 수 있는 양보다 훨씬 많은 양의 면역복합체가 생성되면 어떻게 될까? 이런 상황이 발생하면 특정 크기의 면역복합체가 부적절하게 조직 속에 침적되어 제 III 형 과민반응으로 알려진 다양한 전신적 질환을 야기할 수 있다. 이러한 반응은 **전신적**(***systemic*** *immune complex disease*)이거나 **국소적**(***localized*** *immune complex disease*)일 수 있으며, 신장, 피부, 관절, 맥락총(choroid plexus), 눈의 모양체 동맥(ciliary artery) 등에 면역복합체가 침적되는 것과 관련된다. 면역복합체의 생성은 세균이나 바이러스와 같은 외인성 항원에 의해 일어나거나, 아래에서 설명할 아수스 반응(Arthus reaction)의 경우에서처럼 많은 양의 외래 단백질이 피부 속 혹은 폐 속으로 들어온 경우에 일어난다. 또는 **SLE**(***systemic lupus erythematosus***)에서 보이듯이, DNA와 같은 **내인성 항원**(***endogenous antigens***)이 자가항체의 표적이 될 수도 있다. 이 경우 임상적으로는 보다 정확하게 자가면역 현상으로 규정된다(12장 참조). SLE를 가진 환자들은 종종 면역복합체 질환의 전신적인 징후와 국소적인 징후를 모두 가진다. 낭창 신염(lupus nephritis)에 따른 국소적인 조직 손상은, 손상이 일어날 그 위치나 순환계통에서 항원-항체 복합체가 형성되고, 그것이 신장의 사구체에 침적됨으로 인해서 발생하며, **사구체 질환**(***glomerular disease***)이라는 결과를 낳는다.

면역복합체에 의해 매개되는 질병에서 손상을 주는 기작은 면역복합체의 침적이 전신적이든 국소적이든에 상관없이 동일하다. 조직 손상의 발병의 핵심은 면역복합체에 의한 보체 고정, 보체 반응의 활성화, C3a와 C5a 등 아나필락시스 독소와 같이 생물학적으로 활성이 있는 물질들의 분비 등이다(4장 참조). 보체 활성은 혈관 투과성을 증가시키고, 중성 프로테아제와 같은 리소좀 효소들을 분비하는 다형핵 식세포를 모이게 하는데, 이는 사구체 기저막에 손상을 줄 수 있다.

IgG가 제III형 과민반응에 주로 관여하는 면역글로불린이지만, IgM 또한 관여할 수 있다. 제II형 과민반응에서처럼, 백혈구 표면에 발현되는 IgG Fc 수용체(CD 16)는 일련의 제III형 과민반응을 개시하는 데 중요한 역할을 한다. 항원-항체 복합체는 보체를 고정하거나, 주로 호중구와 같은 효과 세포들(effector cells)을 활성화시켜 조직을 손상시킨다. 보체의 활성화에 의해 생성되는 C3a와 C5a는 비만세포와 호염구로 하여금 아라키돈산 대사물질들(arachidonic acid metabolites)과 호염구, 호산구, 대식세포, 호중구 등을 모여들게 하는 케모카인을 분비하게끔 유도한다. 이 다형핵 세포들은 조직 세포의 표면에서 리소좀 효소들을 분비하여 영향을 준다. 대식세포는 TNF-α(tumor necrosis factor-α)와 interleukin(IL)-1을 분비하도록 유도되는 반면에, 혈소판은 미세혈전(microthrombi)을 형성하고 혈소판-유래 성장인자(PDGF)를 분비하게 하여 세포를 증식시킨다.

전신적 면역복합체 질환

전신적 면역복합체 질환의 발병은 세 단계로 나누어 질 수 있다. 첫 번째 단계에서는 항원-항체 면역복합체가 순환계 속에 형성된다. 이는 다양한 조직 내에 면역복합체의 침적으로 이어지고, 이에 따라 세 번째 단계인 다양한 조직내 염증 반응을 일으킨다(그림 14.2). 면역복합체의 형성이 조직 내 침적과 질병으로 이어질 것인가는 몇 가지 인자들에 의해 결정된다. 우선 복합체의 크기가 중요한 것으로 보인다. 매우 큰 복합체는 항체가 항원에 비해 과량으로 존재할 때 형성되지만, 이는 식세포들에 의해 빠르게 혈액으로부터 제거되므로 큰 해를 주지 않는다. 작거나 중간 크기의 복합체는 장기간 순환계를 돌아다니고, 식세포의 IgG Fc 수용체들에 잘 결합하지 않기 때문에 큰 복합체에 비해 발병력이 보다 더 높은 경향이 있다. 전신적 면역복합체 질환의 발전에 영향을 주는 두 번째 인자는 단핵구 식세포작용 체계(mononuclear phagocytic system)가 잘 작동하는지 여부이다. 이 체계의 기능에 근본적인 결함이 있는 경우 순환하는 혈액 내에 면역복합체가 지속적으로 존재할 가능성이 높아진다. 많은 양의 면역복합체가 식세포 체계에 과도하게 들어오는 경우도 순환계에서 이들을 제거하는 능력을 저해한다. 아직 그 이유가 잘 밝혀지지는 않았지만, 면역복합체가 주로 침적되는 곳은 신장, 관절, 피부, 심장, 작은 혈관 등이다. 신장에 잘 침적되는 것은 사구체의 여과 기능에 의한 것으로 일부 설명될 수 있다.

혈청병. 우리가 전신적 면역복합체 질환이라고 부르는 질환들의 원형은 **혈청병**(***serum sickness***)이다. 이 용어는 20세기 초에, 말에서 만들어진 항혈청을 이용해서 파상풍과 디프테리아 등의 감염성 질병들을 치료할 때 발생하는 결과에 대한 von Pirquet와 Schick의 관찰에서 유래한 것이다. 코리네박테리움(*Corynebacterium*)과 클로스트리디움(*Clostridium*) 감염의 병리학적 결과가 숙주에 극단적인 손상을 주는 외독소의 분비 때문

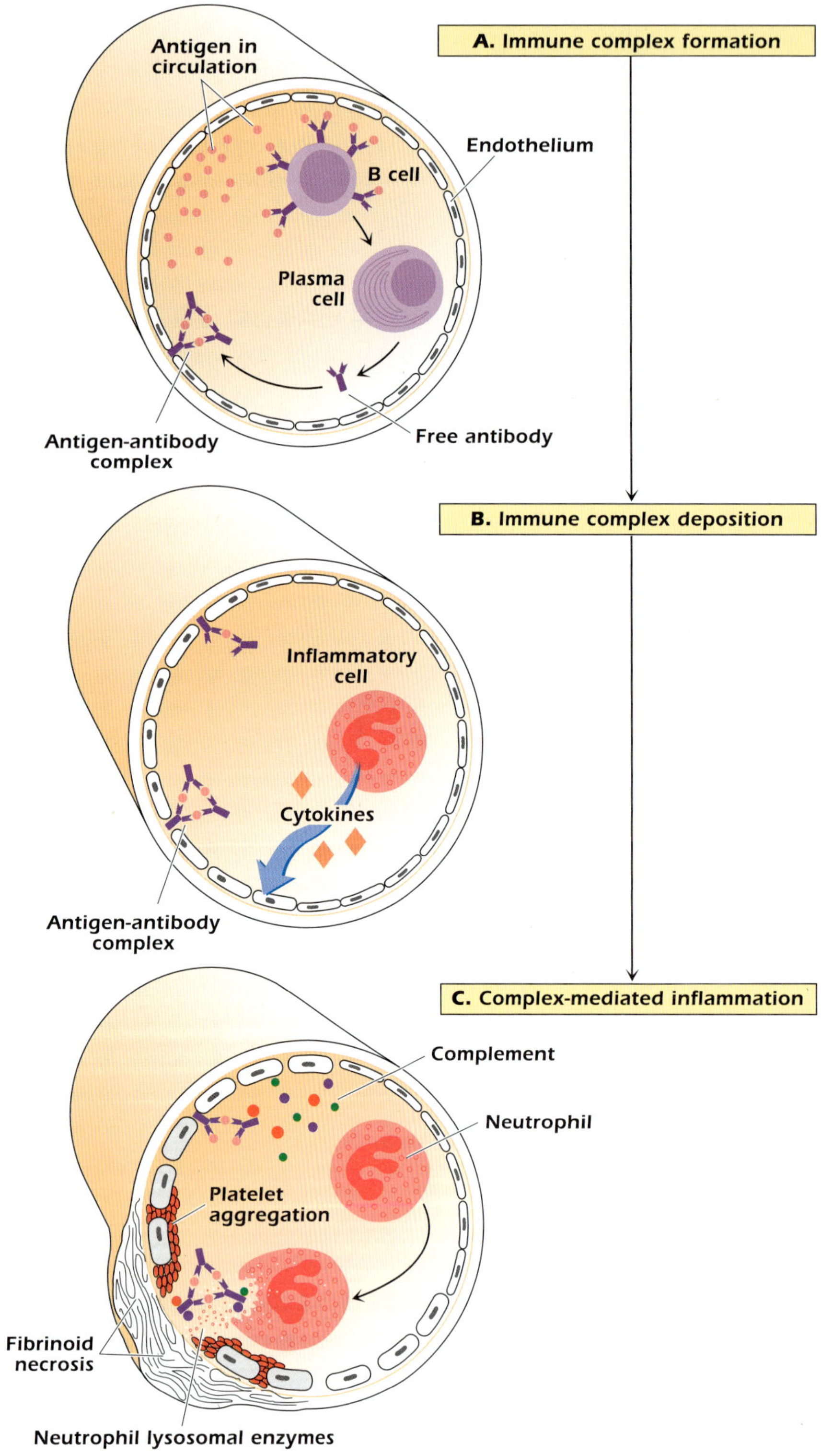

그림 14.2 전신성 제III형 (면역복합체) 과민증 유도의 순차적인 3단계. (A) 면역복합체의 형성; (B) 면역복합체의 침적; (C) 면역복합체-매개 염증 반응.

이라는 것은 잘 알려져 있었다(19장 참조). 세균 자체는 비교적 침입적이지 않고(noninvasive), 중요하지도 않다. 그러므로 이러한 질병을 치료하는 방법은 숙주를 죽일 만큼 많은 양의 독소가 조직 속에 고정되기 전에 신속하게 독소를 중화시키는 것이었다. 능동 면역에 의해 필요한 수준의 항체가 생산되기까지는 몇 주 정도의 기간이 필요하기 때문에, 수동 면역으로 독소에 노출된 사람을 보호할 필요가 있었다. 따라서 이러한 질병으로 진단이 되면, 독소에 의한 사망을 막기 위해 즉각적으로 이전에 만들어 둔 많은 양의 항독소 항체(preformed antitoxin antibody)를 주입하였다. 말은 쉽게 구할 수 있었고, 특정 항원에 대해 쉽게 면역화 될 수(immunized) 있었으며, 많은 양의 혈청을 제공했기 때문에 항독소 항체를 생산하기에 적합한 동물이었다.

현재는 다른 종의 혈청, 즉 이종 혈청을 다량 주입하면 외래 면역글로불린에 대한 항체가 합성된다는 것이 알려져 있다. 이는 항원-항체 복합체를 형성시켜 혈청병과 관련된 임상적 증상을 초래한다. 또한 혈청병은 비단백질성 약물들의 투여에 따른 이차 반응으로 환자에게서 나타날 수 있다. 잘 알려진 임상적 징후는 열, 관절통(arthralgia), 림프선 질환(lymphadenopathy), 피부 발진 등이다. 또한 인간화 항체(humanized antibody; 20장 참조)가 도입될 때까지 혈청병은 악성 종양, 조직 거부, 자가면역 질환 등을 처리하기 위해 설치류에서 만들어진 단일클론 항체를 환자에게 투여할 경우 고려해야 할 중요한 사항이었다.

감염과 관련된 면역복합체 질환. 감염과 관련된 면역복합체 질환의 가장 좋은 예는 아마도 **류머티스 열**(***rheumatic fever***)일 것이다. 이 질환은 목 감염과 같은 **그룹 A 연쇄상구균**(***group A streptococci***) 감염과 관련되어 있으며, 염증과 심장, 관절, 신장 등에 손상을 일으킨다. 연쇄상구균의 세포벽과 세포막에 있는 다양한 항원들이 사람의 심장근, 연골, 사구체 기저막 등에 존재하는 항원과 교차 반응성이 있다는 것이 알려져 왔다. 연쇄상구균의 항원에 대한 항체가 이러한 정상 조직의 성분에 결합한 후, 위에서 언급된 것과 유사한 경로를 거쳐 염증 반응을 유도한다고 생각된다.

류머티스 관절염에서 **류머티스 인자**, 즉 정상적인 IgG의 Fc 부위에 결합하는 IgM 자가항체가 생성된다는 증거가 있다. 이렇게 생성된 면역복합체들은 관절의 염증과 이 질병에 의한 특징적 손상을 초래하는 데 관여한다.

다양한 다른 감염에서 일부 사람들은 정상 조직의 몇몇 구성성분과 교차 반응할 수 있는 항체를 생산한다. 예를 들어, 구드파스튜어 증후군(12장 참조)에 쉽게 걸리는 사람들의 경우, 때때로 바이러스에 의한 호흡기 감염에 뒤이어서 이 병이 발생한다. 이러한 환자들의 폐출혈이나 사구체 신염은, 폐나 신장의 기저막에 직접 결합하여 호중구의 축적과 파괴적인 효소들의 분비를 통해 막 손상을 초래하는 항체에 의해 일어난다. 구드파스튜어 증후군은 때때로 제II형 과민반응으로 여겨지기도 하는데, 이는 이 질병에 정상 세포에 대한 항체-매개성 세포독성 효과가 관여하기 때문이다. 감염과 관련된 항체-매개성 질병과 혈청병과 같은 면역복합체 질병은 손상(lesions) 부위의 현미경 관찰을 통해 구분될 수 있는데, 항체-매개성의 경우 항체가 평평한 양탄자 형태로 항원의 표면에 결합한 것

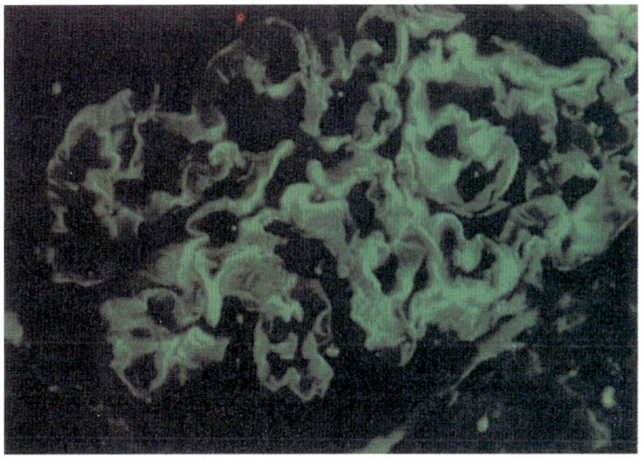

그림 14.3 사람 IgG에 대한 형광 항체로 감지된 기저막을 따라 리본 모양으로 축적된 항체. (Source: Dr. Angelo Ucci, Tufts University Medical School.)

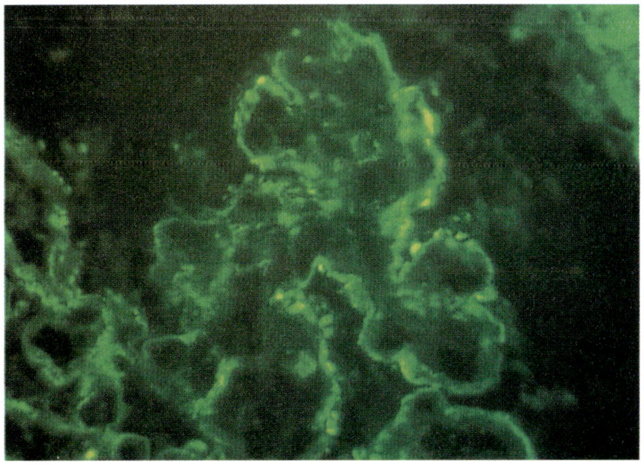

그림 14.4 인간 면역글로불린에 대한 형광 항체로 감지된 '울퉁불퉁한 덩어리' 염색 패턴: 사구체 기저막에 축적된 면역복합체. (Source: Dr. Angelo Ucci, Tufts University Medical School.)

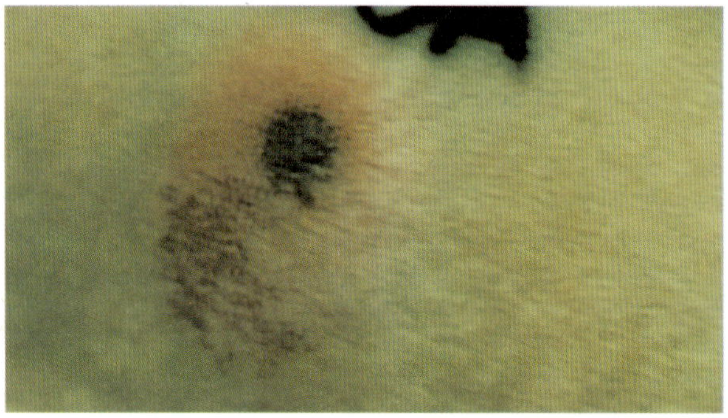

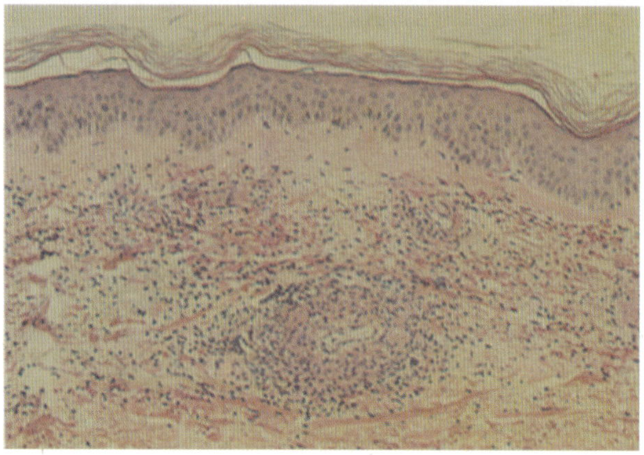

그림 14.5 제 III 형 과민증 아수스(Arthus) 반응: (A) 출혈 (자색반증, purpura) 모습. (B) 호중구 침윤을 보여주는 아수스 반응의 조직학적 특징. (Source: Dr. M. Stadecker, Tufts University Medical School.)

처럼 기저막을 따라 선형의 리본 같은 침적(그림 14.3)이 보인다. 이와는 대조적으로 혈청병에서는 미리 형성된 면역복합체가 기저막 위에 쌓여 울퉁불퉁한 침적을 형성한다(그림 14.4).

말라리아, 한센병(leprosy), 뎅기열(dengue) 등 많은 다른 감염성 질병들의 진행 과정에서, 많은 양의 항원과 항체가 동시에 존재하여 면역 응집물(immune aggregates)들을 형성하고 침적하는 시기가 있을 수 있다. 따라서 이러한 질병에서 나타나는 복잡한 증상들 중에는 제III형 과민반응 때문이라고 생각할 수 있는 요소들이 포함되어 있을 수 있다.

보체 결핍. 앞에서 언급한 것처럼, 대부분의 면역복합체들은 조직에 침적되기 전에 순환계로부터 제거되기 때문에 손상을 일으키지 않는다. C3b를 포함하는 복합체는 표면에 CR1을 갖고 있는 적혈구와 결합한다. 이 적혈구는 복합체를 간과 지라에 존재하는 단핵구로 가져가서 식세포작용을 통해 제거한다. 고전 보체경로의 성분들은 복합체의 격자 구조 속으로 끼여 들어감에 의해 항체가 결합하는 항원의 항원결정기(epitopes)들의 수를 감소시키는데, 이를 통해 결과적으로 더 작은 가용성 복합체가 형성되게 한다. 적혈구에 잘 결합하는 것은 이러한 작고 잘 녹는 복합체이다. C1, C2, C4에 영향을 주는 보체 결핍(complement deficiencies)을 가진 환자들은(16장 참조), 복합체의 크기가 큰 상태로 남아 있고, 적혈구에 잘 결합하지 않는다. 이렇게 적혈구에 결합하지 않은 복합체들은 빠른 속도로 간에 들어간 후에 다시 나와 피부, 신장, 근육 등과 같은 조직에 침적되고, 거기서 염증 반응을 유발한다.

국소적 면역복합체 질환

1903년에 프랑스의 과학자였던 Arthus는 말의 혈청을 반복적으로 토끼의 피부 내에 주입하여 면역을 유도하였다. 몇 주 후에 그는 각각의 연속된 주입이 그 주입 장소에서 점점 더 심각한 반응을 유발했다고 기록하였다. 처음에는 비교적 가벼운 홍반(erythema)과 부종(edema)이 주입 후 24시간 이내에 관찰되었다. 이러한 반응은 별다른 영향 없이 다음날 가라앉았다. 그러나 연속적인 주입은 더 큰 부종 반응을 일으켰고, 5~6번째 주입에서는 상처에 괴사를 동반한 출혈이 나타나고 회복도 느리게 진행되었다.

아수스 반응(***Arthus reaction***)으로 알려진 이 현상은 국소적 면역복합체 반응의 원형이다. 전신적 면역복합체 과민반응처럼, 국소적 반응에도 수용성 항원이 관여한다. 국소적 염증 반응은 항원이 이미 형성되어 있던 항원-특이적 IgG 항체와 반응하면 뒤이어 일어난다. 이미 형성되어 있던 항체가 혈관 속이나 혈관벽 가까이서 적절한 농도(항체가 과량 존재하는 농도)로 항원과 접촉하면, 마치 겔 확산 평판(gel diffusion plate; 6장 참조)에서 일어나는 것처럼 불용성 면역복합체가 형성되어 침적된다. 이후에 일어나는 병리생리학적 현상들은 전신적인 패턴에서 기술된 것과 매우 유사하다(그림 14.2). 최종 결과는 국소 조직의 괴사를 동반하는 혈관벽의 파열과 출혈이다(그림 14.5).

요약

1. 제 II 형 과민반응은 표적 세포의 손상을 야기하며, 세 가지 주요 경로를 통해 항체에 의해 매개된다. 첫 번째 경로에서는 항체(주로 IgM, 하지만 IgG도 관여함)가 전체 보체 반응을 활성화시켜서 세포의 파괴를 초래한다.
2. 제 II 형 과민반응 두 번째 경로에서는 항체(일반적으로 IgG)가 식세포의 Fc 수용체들에, 그리고 C3b는 식세포의 C3b 수용체들에 결합해서, 항체나 C3b에 의해 코팅된 표적을 ADCC를 통해 파괴한다. 이러한 반응에는 보통 적혈구, 백혈구, 혈소판과 같은 순환계의 혈액 세포들이 관여되고, 이 반응을 통해 특정 세포가 파괴되었을 때 예상할 수 있는 결과들이 발생한다.
3. 제 II 형 과민반응 세 번째 경로에서는 세포 표면의 수용체들에 결합하여 이를 길항하거나 작동시킬 수 있는 자가항체들이 질병을 일으키며, 세포가 적절한 기능을 하지 못하는 결과를 초래한다. 근무력증(myasthenia gravis)이나 그레이브스씨 병(Graves disease) 등이 그 예이다.
4. 제 III 형 과민반응에는 보체 연쇄반응(complement cascade)을 활성화시키고, 급성 염증 반응을 유도하는 항원-항체 면역복합체들 (antigen-antibody immune complexes)의 형성이 관여한다. 보체의 특정 산물(C3a와 C5a)이 생성되면, 혈관의 투과성이 국소적으로 증가하여 혈청이 빠져 나가는 부종(edema)과 주화성에 따른 호중구의 집결 현상이 발생한다. 면역복합체를 식세포작용한 후 분해하는 과정에서 호중구들은 파괴적인 리소좀 효소들을 분비하여 특징적인 조직 파괴를 일으킨다.
5. 제 III 형 과민반응 지점이 혈관벽이라면 출혈과 괴사를 초래한다. 사구체 기저막이 반응 지점이라면 사구체의 기능 상실 및 소변으로 단백질과 적혈구를 방출하는 결과를 초래한다. 관절의 반월판(joint meniscus)이 반응 지점이라면 윤활막(synovial membrane)과 연골의 파괴가 일어난다.
6. 제 III 형 과민반응은 국소적 반응에서 전신적 반응까지 여러 형태로 존재한다. 반응의 징후는 항원의 형태와 위치, 그리고 항체와 함께 반응 장소로 들어가는 방식 등에 따라서 달라진다. 그러나 모든 경우에서, 조직의 손상을 매개하는 보체와 과립구에 의해 그 결과가 나타난다.

REFERENCES AND BIBLIOGRAPHY

Carlson JA, Chen KR. (2006) Cutaneous vasculitis update: small vessel neutrophilic vasculitis syndromes. Am J Dermatopathol 28: 486.

Chang S, Carr W. (2007) Urticarial vasculitis. Allergy Asthma Proc 28(1): 97.

Cuellar ML. (2002) Drug-induced vasculitis. Curr Rheumatol Rep 4: 55.

Dixon FJ, Cochrane CC, Theofilopoulus AN. (1988) Immune complex injury. In: Samter M, Talmage DW, Frank MM, Austen KF, Claman HN (eds). Immunological Diseases, 4th Ed. Boston: Little, Brown.

Gorgani NN, Theofilopoulos AN. (2007) Contribution of histidine-rich glycoprotein in clearance of immune complexes and apoptotic cells: implications for ameliorating autoimmune diseases. Autoimmunity 40: 260.

Nimmerjahn F, Ravetch JV. (2006) Fc gamma receptors: old friends and new family members. Immunity 24: 19.

복습 문제

각 질문에 대해 가장 알맞은 답을 고르시오. 혹은 빈 칸을 채우시오.

1. 그레이브스씨 병(Graves' disease)은 제 II 형 과민반응의 예이다. 이 병의 병리에 대해 가장 잘 설명한 것은?
   A) 병을 일으키는 길항성 자가항체가 세포 표면 수용체에 결합
   B) 병을 일으키는 작용성 자가항체가 세포 표면 수용체에 결합
   C) 병을 일으키는 자가항체가 핵 항원(nuclear antigens)에 결합
   D) 병을 일으키는 자가항체가 아세틸콜린 수용체에 결합

2. 다음 질병 중 그 원인이 합텐에 대한 반응과 가장 관련이 깊은 것은?
   A) 바이러스성 호흡기 감염에 이은 구드파스튜어 증후군
   B) 페니실린 치료 후 용혈성 빈혈
   C) 기생충 감염 후 류머티스 관절염
   D) 곰팡내 나는 건초에 노출된 농부의 폐 질환

3. 자가면역 용혈성 빈혈 연구를 위한 실험동물 모델에서, 적혈구 항원에 특이적인 단클론 IgA 항체의 정맥주사가 빈혈을 초래하지 않았다. 이 관찰 결과를 가장 잘 설명하는 것은?

A) IgA는 위장관에만 위치한다.
B) IgA의 Fc 부위가 식세포의 Fc 수용체에는 결합하지 않는다.
C) IgA는 C2의 분해 이후부터는 보체를 활성화시키지 않는다.
D) 사용된 IgA가 적혈구 항원에 대해 낮은 친화력을 가지고 있다.
E) 사용된 IgA가 작용하기 위해서는 분비 성분(secretory component)이 필요하다.

4. 면역복합체 질환에서 사구체의 손상은 ___________에 대한 형광 항체를 이용하여 현미경으로 관찰할 수 있다.
A) IgG 중쇄 B) κ 경쇄
C) C1 D) C3
E) 위의 내용 모두 맞음

5. 다음의 류머티스열 관련 질병 중 면역복합체가 그 병변에 관련된 것은?
A) 연쇄상구균 감염 후 사구체신염
B) 비둘기 사육자병
C) 혈청병
D) 자가면역 용혈성 빈혈

6. 면역복합체-매개 관절염에서 최종적인 조직 손상은 다음 중 어느 것에 기인한 것인가?
A) T 세포가 생산한 사이토카인
B) 히스타민과 SRS-A
C) C5, C6, C7, C8, C9 막공격 복합체
D) 다형핵 백혈구의 리소좀 효소들
E) 세포독성 T 세포

7. 혈청병의 특징은?
A) 항원이 약간 과량으로 존재할 때 혈관벽에 면역복합체 침착
B) 과립백혈구에 의한 면역복합체의 탐식작용
C) 보체의 소비
D) 순환계에서 항원에 결합하지 않은 항체가 발견되기 전 증상의 출현
E) 위의 내용 모두 맞음

8. 제II형 과민반응은 ___________.
A) 항체-비의존적이다.
B) 보체-비의존적이다.
C) $CD8^+$ T 세포가 매개한다.
D) 면역복합체 생성이 선행조건이다.
E) 세포의 항체-매개 파괴를 수반한다.

9. 농부의 폐 증상이 의심되는 환자에게 곰팡이가 슨 건초 추출물을 흡입시키는 자극 테스트를 시행하였다. 환자의 호흡 능력은 10분 이내에 급격히 감소하였고 2시간 만에 정상으로 돌아왔지만, 다시 2시간 후에는 호흡 기능이 감소하였다. 이 관찰 결과에 대한 적절한 설명은?
A) 환자에는 기존의 T 세포-매개 과민반응이 이미 존재하였다.
B) 이는 농부의 폐 질환의 전형적인 진행이다.
C) 환자에서 항원의 흡입 후 2차 반응이 발생하였다.
D) 농부의 폐 증상들이 동일한 항원에 대한 IgE-매개 반응성에 의해 복잡하게 나타났다.
E) 위의 내용 모두 맞음

복습 문제의 답

1. **B.** 그레이브스씨 병은 작용성 자가항체가 갑상샘 상피세포 상의 갑상샘 자극 호르몬 수용체에 결합하여 세포를 자극함에 의해 갑상선 항진증(hyperthyroidism)을 초래한다. 따라서 길항성 자가항체인 보기 A와는 반대이다. 이러한 항체들은 핵 항원이나 아세틸콜린 수용체에 대한 반응으로 생긴 것이 아니므로 C와 D도 답이 될 수 없다.
2. **B.** 페니실린은 합텐으로 작용할 수 있으며 적혈구에 결합하여 빈혈을 초래할 수 있다. 답 A, C 및 D는 그 병리효과를 위해 보체와 호중구가 필요한 제III형 면역복합체 반응의 예이다.
3. **B.** 식세포는 IgA가 아닌 IgG를 위한 Fc 수용체를 가지고 있으므로 결합된 IgA는 섭취되거나 파괴되지 않는다. 답 A, C, D 및 E는 옳지 않다.
4. **E.** 면역복합체 질환에서의 손상은 항원, 항체 그리고 보체의 존재에 의존한다. 따라서, 모두 손상 부위에서 면역형광법을 이용하여 관찰이 가능하다. 즉 A, B의 경우는 IgG의 일부이고, C, D는 면역복합체에 의해 활성화된 보체의 초기 성분이다.
5. **A.** 류머티스열은 A군 연쇄상구균에 의한 감염과 관련이 있는 질환이다. 이 질환에는 사람의 심장, 연골 및 사구체 기저막에 존재하는 항원과 교차-반응하는 항-연쇄상구균 항체의 출현이 관여한다.
6. **D.** T 세포나 비만세포는 면역복합체 질환의 최종 조직 손상과는 관련이 없다. 따라서 답 A, B 및 E는 배제된다. 보체의 최종 막공격 복합체 또한 관련이 없다, 왜냐하면, C5까지의 보체 활성화만으로 조직을 손상시키는 리소좀 효소를 가진 다형핵 백혈구를 불러들이는 데 충분하기 때문이다.
7. **E.** 모두 혈청병의 특징들이다.
8. **E.** 제II형 과민반응은 정상 세포나 변형된 막항원결정기를 가진 세포에 발현된 표적 항원에 대한 항체가 생성되어 발생한다. 항체는 이들 세포의 표면에 결합하여 손상을 초래하거나 보체-매개 반응을 포함하는 하나 이상의 기작에 의해 세포 파괴를 유도한다. $CD8^+$ 세포독성 T 세포와 면역복합체는 이 반응과 관련이 없다.
9. **D.** 농부의 폐나 유사한 직업병에서의 제III형 과민반응 증상의 발현은 보통 원인 항원에 노출된지 수 시간 후에 일어난다. 수분 내에 호흡곤란이 발생한 것은 제I형 아나필락시스 반응 또한 존재했음을 강하게 암시하고 있다. 아마도 환자는 진균 또는 방선균 항원에 대해 IgE와 IgG 항체 모두를 생산한 것으로 추측된다. 피부의 두드러기-발적 반응에서 양성이 나오면 보다 확실한 증거가 될 것이다.

15

과민반응: 제IV형

서론

이 전의 2개 장에서 다루었던 항체-매개 과민반응과 대조적으로, 제IV형 과민반응(Type IV hypersensitivity)은 세포-매개성이다. 알레르겐(allergen, 알레르기 항원)에 대하여 바로 일어나는 제I형 과민반응(IgE가 매개)과는 전혀 다르게 제IV형 반응은 항원-특이적 T 세포의 활성화와 증식, 이동으로 이루어진다. 따라서 제IV형 과민반응은 항체-매개 과민반응과 비교하여 과민반응이 지연되기 때문에 **지연성 과민반응**(***delayed-type hypersensitivity***, DTH)으로도 일컬어진다. 항체-매개 과민반응과 마찬가지로, DTH 반응도 종종 숙주에게 손상을 준다. DTH에 의한 손상 효과는 활성화된 T 세포로부터의 비정상적으로 과도한 사이토카인(케모카인 포함)의 방출에 의한 것이다. 항원에 특이적이지 않은 단핵세포를 유인하고 활성화한다. 이와 같은 항원-비특이적 세포의 집적 및 활성화는 제IV형 과민반응의 최종적인 해로운 결과의 원인이 된다.

따라서, 지연형 과민반응은 세포-매개성 면역 반응이다. 관여하는 항원의 종류에 따라 면역 반응의 유용한 측면(바이러스, 세균, 곰팡이, 암에 대한 저항성) 또는 불리한 측면(과민성 피부염, 자가면역)을 초래할 수 있다. DTH 반응을 유도할 수 있는 다른 항원으로는 조직 이식 과정에서 외래 세포가 발현하는 항원이나, 피부에 침투하여 신체의 운반체 단백질에 결합할 수 있는 다양한 화합물(합텐으로 작용) 등이 포함된다.

피부성 DTH 반응은 CD4 기억 T 세포가 피부의 항원제시세포(예, 랑게르한스 세포)에 의해 활성화되었을 때 시작된다. 활성화에 의해서 $CD4^+$ T 세포는 염증 유도물질을 방출하며, 이들은 항원이 유입된 곳으로 효과기 세포들을 끌어들인다. 단핵구와 대식세포가 이 모델의 주요 효과기 세포로 여겨지지만, $CD8^+$ 세포독성 T 세포나 자연살해 세포도 DTH 반응에 기여하는 것으로 여겨진다. 활성화된 효과기 세포는 항원의 제거와 항원 자극 부위의 부어오름이 동반되는 일혈 현상을 초래하는 염증 반응을 개시한다. 항원에 대한 반응의 정도는 자극 부위의 부어오름(예, 튜버큘린 피부 검사의 발달에서 볼 수 있는) 증가에 따라 측정될 수 있다.

DTH의 일반적인 특징과 병리생리학

제IV형 과민반응의 임상적 특징은 감작 항원 및 항원에 노출된 경로에 따라 다양하다. 이러한 다양한 반응은 접촉성 과민반응, 튜버큘린형 과민반응, 육아종 형태의 과민반응을 포함한다(다음 절 참조). 그러나 일반적으로 공통적인 병리생리학적 기작이 이러한 다양한 반응을 설명할 수 있다. 이와 같은 반응을 유도하는 주요한 과정은 다음의 3단계를 포함한다: (1) 이전에 감작된 적이 있는 개인에서의 항원-특이적 염증성 T_H1 세포와 T_H17 세포의 활성화, (2) 항원-특이적 T_H1 세포와 T_H17 세포에 의한 염증성 사이토카인의 증가, (3) 항원-비특이적 염증성 백혈구의 유입 및 활성화. 이러한 과정은 일반적으로 수일(48~72시간)에 걸쳐 일어난다.

DTH의 기작

DTH에 대한 감작에 관여하는 기작과 항원 공격(challenge) 후 반응에 대한 설명은 잘 알려져 있다. 항체-매개 과민반응과 마찬가지로 DTH를 유발하기 위해서는 항원에 이미 노출된 적이 있어야 한다는 것이 중요하다. 이와 같은 노출(감작기, ***sensitization stage***)은 항원에 특이적인 T_H1 세포와 T_H17 세포를 활성화하고, 수를 늘린다. 동일한 항원에 다시 노출될 경우 수가 늘어나는 이들 세포는 DTH 반응을 유도하는 사이토카인을 생성함으로써 반응한다(유도기, ***elicitation stage***). 유도기에는 활성화된 T_H1 세포와 T_H17 세포가 반응이 일어나는 곳으로 대식세포, 자연살해 세포, 호중구 세포와 같은 선천면역 세포(항원 비특이적 염증 세포)를 활성화하고 모으는 과정을 담당한다. 감작기는 일반적으로 1~2주일 사이에 일어나며, 이 시기에는 정상적인 T 세포 활성화 기전이 작용한다(10장 참조). 이와 대조적으로, 유도기는 항원의 공격으로부터 이와 같은 세포들을 유인하여 활성화하는 데 약 18~48시간을 필요로 하며, 이 기간에 DTH의 해부학적 및 임상적 특징이 절정에 이르게 된다. DTH의 임상적 징후는 수주 간 지속될 수 있으며, 때에 따라서는 만성적으로 될 수도 있다(예. 특정 자가면역에서 볼 수 있는 DTH).

항원에 의해 자극된 T_H1 세포는 유도기에 몇 종류의 사이토카인을 생산하는데, 가장 대표적인 것으로는 케모카인과 인터페론 감마(IFN-γ)가 있으며, 이들은 대식세포의 화학 유도 및 활성화를 일으킨다(그림 15.2). 항원-특이적 T_H1 세포에 의한 항원-비특이적 세포의 유인과 활성화는 선천면역과 적응면역의 상호작용을 보여준다. 이들 세포에 의하여 생성되는 또 다른 사이토카인은 인터루킨-12(IL-12)이다. IL-12는 T_H2 세포 집단을 억제하고 T_H1 세포 집단의 증식을 촉진함으로써, T_H1

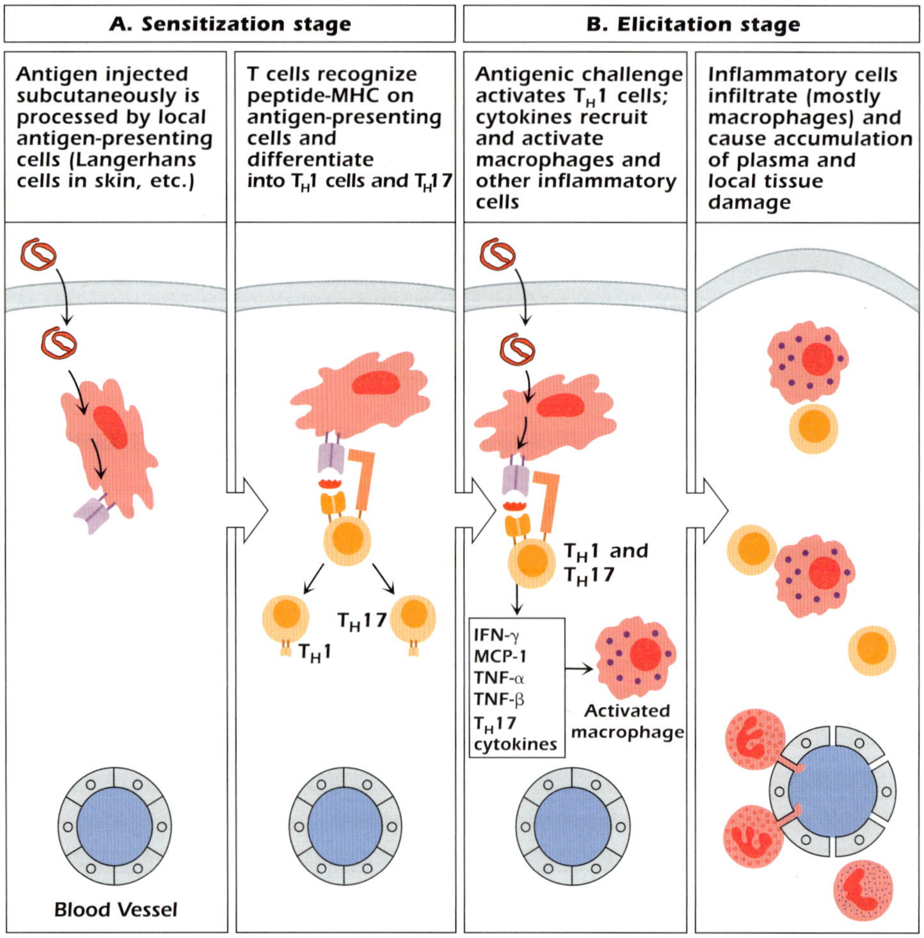

그림 15.1 DTH 반응. (A) 항원에 의한 감작 반응은 항원-제시 세포가 항원을 T 세포에 제공하는 것과 이에 의한 사이토카인의 방출 그리고 T_H0 세포가 T_H1 세포와 T_H17 세포로 분화하는 과정을 포함한다. 항원에 의한 공격(유도)은 항원 제시 세포가 항원을 T_H1 세포에 제공하는 과정과 이에 의한 T_H1 세포와 T_H17 세포의 활성화, 사이토카인의 방출 및 대식세포의 유인과 활성화를 포함한다.

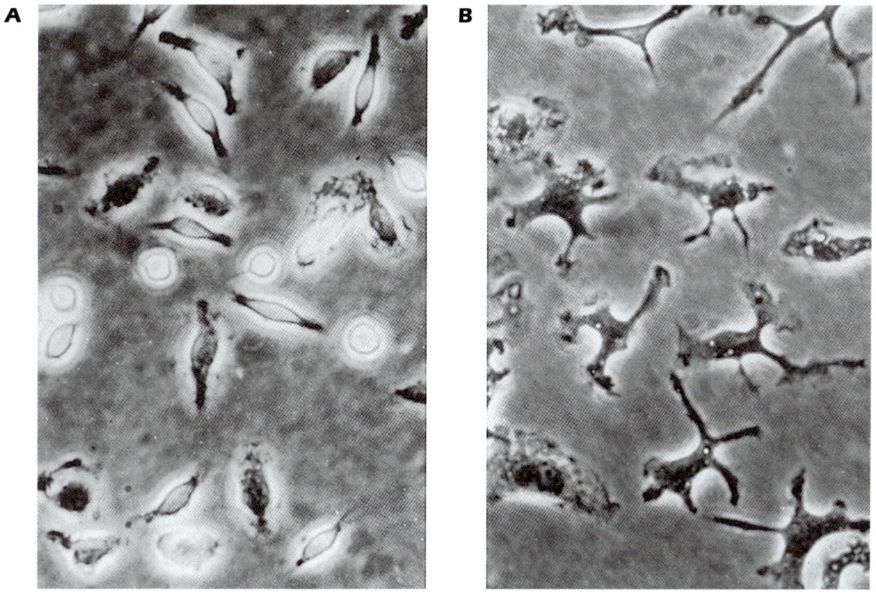

그림 15.2 복강의 대식세포에 대한 IFN-γ의 영향. (A) 배양 과정에서 부착하기 시작할 무렵의 정상적인 대식세포. (B) IFN-γ로 활성화 후 대식세포는 부착하여 많은 수의 위족이 발생하는 형태로 뻗어나가며 크기가 커졌다. 또한, 더 많은 리소좀 과립구가 관찰된다(Photographs by Dr. M. Stadecker, Tufts University Medical School.)

세포가 대식세포를 활성화하는 사이토카인을 더 많이 생성하도록 유도한다. 표 15.1은 DTH 반응에 관여하는 주요 사이토카인을 요약하였다.

지연형 과민 반응에는 또한 $CD8^+$ T 세포가 관여하는데, 이들은 반응의 감작기에 우선 활성화되고 수가 늘어난다. 이 세포들은 세포-매개 독성에 의하여 조직을 손상할 수 있다(제10장 참조). DTH를 유도할 수 있는 많은 지용성 화합물[예. 포이즌 아이비(***poison ivy***)를 유도하는 물질인 pentadecacatechol]은 $CD8^+$ T 세포의 세포막을 통과할 수 있다. 이렇게 되면, 이 물질들은 세포질 단백질과 반응하여 변형된 펩타이드를 만들며, 이 펩타이드 분자들은 소포체로 이동하여 MHC class I과 함께 세포 표면에 제시된다. 이와 같이 변형된 자기-단백질을 제시하는 세포들은 $CD8^+$ T 세포에 의하여 손상되거나 죽게 된다.

표 15.2 DTH 반응에 관여하는 사이토카인.

사이토카인[a]	기능적 효과[b]
IFN-γ	염증 매개 물질을 방출하도록 대식세포를 활성화함
Chemokines MCP-1 RANTES	대식세포와 단핵구를 반응이 일어나는 곳으로 유도함
MIP-1α	호중구의 유입에 영향을 미치며, $CD8^+$ T 세포를 DTH 반응이 일어나는 곳으로 우선적으로 유도함
MIP-1β	$CD4^+$ T 세포를 DTH 반응이 일어나는 곳으로 우선적으로 유도함
TNF-α	국소적 조직 손상을 유도함
MIP-1β	혈관의 부착 분자의 발현을 증가시킴

[a]MCP, membrane cofactor protein; MIP, macrophage inflammatory protein; TNF, tumor necrosis factor.
[b]추가적인 정보는 12장에 설명되어 있음

앞의 설명으로부터 DTH의 많은 기능이 활성화된 대식세포에 의하여 이루어진다는 것이 분명하다. 가장 긍정적인 상황에서 DTH는 감염이 일어난 곳에서 이러한 반응을 유도할 수 있는 감염성 생물의 제거를 유도한다(아래 참조). 이와 같은 제거 활동은 주로 대식세포에 의한 식세포작용, ***IFN***-γ에 의한 이들의 활성화에 의해 주로 일어나며, 그 다음으로 과산화놀 또는 초과산화물 라디칼과 같은 호흡 작용 급증에 따른 부산물과 리소좀 효소에 의한 분해에 기인하는 것으로 여겨진다. 외래 조직, 암 조직, 가용성 또는 화합물에 결합된 항원 등이 유사한 방법으로 처리된다.

DTH의 예

접촉성 과민반응

접촉성 과민반응(종종 접촉성 피부염, ***contact dermatitis***로 불리기도 함)은 표적 기관이 피부인 DTH의 한 형태이며, 염증은 감작 물질이 피부의 표면에 접촉함으로써 일어난다. 따라서 이 반응은 알레르겐과 접촉이 일어난 곳의 **습진**(*eczema*)으로 특징지어지는 표피성 반응이며, 접촉 후 48~72시간 후에 절정에 이른다. 이러한 형태의 DTH의 원형은 **포이즌 아이비 피부염**(*poison ivy dermatitis*)이다(그림 15.3A). 반응을 유도하는 물질은 포이즌 아이비나 유연관계의 식물 잎에서 분비되는 기름에 포함되어 있다. 이 기름은 긴 탄화수소 측쇄를 가진 카테콜(dihydroxyphenols)의 혼합물을 포함하고 있다. 이러한 특징은 이들의 친지질성(피부의 기름에 녹게 한다)에 힘입어 피부로 침투하여, 세포의 수송 분자와 공유결합(퀴논의 형성에 의함)을 이룰 수 있게 하여 준다. 다른 종류의 접촉성 감작 물질도 일반적으로 지용성 합텐이다. 이들은 화학적 구성에서는 다양하지만, 피부를 침투하여 합텐-운반체 결합물을 형성할 수 있는 공통적인 특징을 가지고 있다. 2,4-dinitrochlorobenzene(DNCB)와 같은 화학물질은 접촉성 과민반응을 유도하기 위해 사용된다. 모든 정상적인 사람들이 이 화합물의 검사용량에 대하여 접촉성 과민반응을 나타내므로, 이 물질은 종종 환자의 T 세포 반응성(세포-매개성 면역)을 측정하기 위해 사용된다. 다양한 금속, 보석이나 속옷의 걸쇠에 존재하는 납이나 크롬도 피부 단백질과의 킬레이트화(이온성 작용)에 의해서 접촉성 과민반응을 유도할 수 있다.

접촉성 과민반응은 침투 알레르겐이 피부에 있는 항원제시 세포인 **랑게르한스 세포**(*Langerhans cells*)에 의해 항원-특이적 T 세포 수용체(TCRs)를 발현하는 T 세포에 제시됨으로써 시작된다. 감작 물질이 랑게르한스 세포 표면의 구성물과 직접 결합하는지, 아니면 혈청이나 조직에 있는 단백질에 먼저 결합한 후 랑게르한스 세포에 의하여 취해지는지는 아직 알려지지 않았다. 최초의 접촉은 항원 특이적인 T_H1 세포의 증식을 유도한다. 감작 물질에 의한 다음 번의 접촉(challenge)은 앞에서 설명한 DTH의 유도기를 초래한다. 이러한 변형된 DTH의 해부학적 형상은 표피 세포의 분리, 해면화(표피의 염증성 세포간 부종), 수포 형성 등(그림 15.3A)으로 나타나는 표피 내 **수포 형성**(*Blister formation*)과 진피 쪽으로의 단핵구 세포의 유입 등으로 나타난다(그림 15.3B).

많은 경우에는 충분한 양의 감작 물질이 최초의 접촉 부위에 남아 있어, T 세포의 증식이 충분히 이루어지는 약 1주일 후에도 남아 있던 항원이 공격 항원으로 작용하여 이 부분의 반응이 급격하게 재발한다. 따라서 유도기가 감작 항원의 새로운 접촉이 없이도 일어날 수 있다.

A

B

C

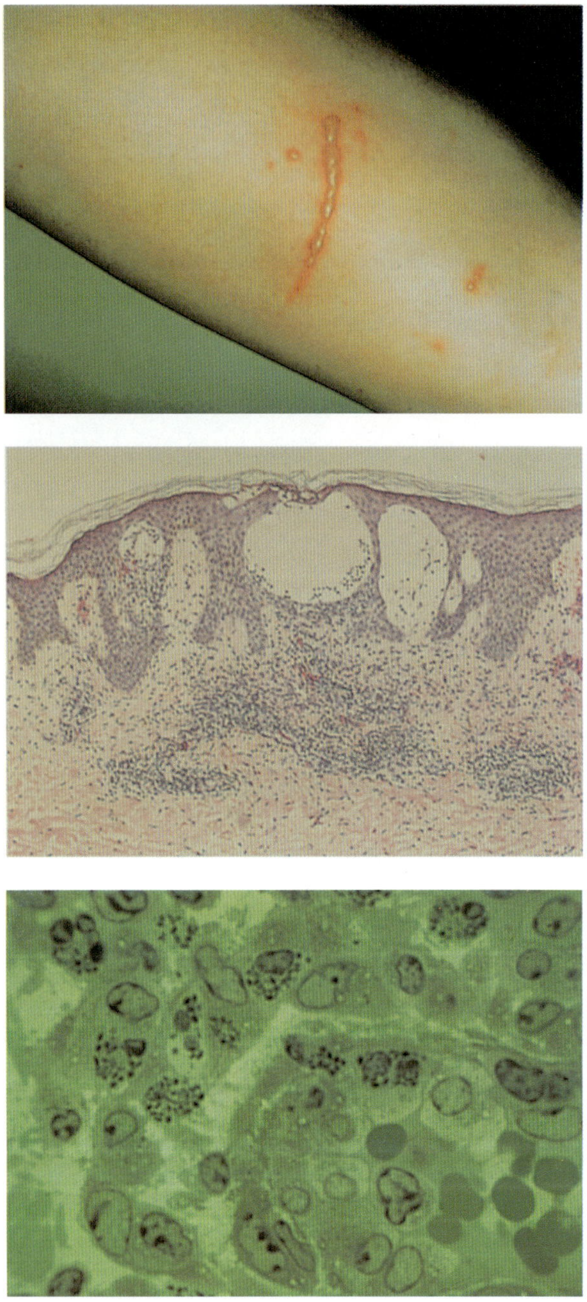

그림 15.3 (A) 제IV형의 접촉성 과민반응: 포이즌 아이비에 대한 반응으로 부풀어 오른 모습 (B) 제IV형 접촉성 과민반응: 상피 내 물집의 형성과 내피로의 단핵구 유입을 보여주는 조직학적 현상. (C) 피부 검사 24시간 후 호염구와 다른 단핵구들을 보여주는 피하성 호중구 반응. (Source: Photographs by Dr. M. Stadecker, Tufts University Medical School.)

접촉성 과민반응의 존재 여부를 알아보기 위해서 행해지는 검사는, 의심되는 항원의 수용액을 표피에 도말한 후 폐쇄형 붕대로 덮어두는 첩포검사이다. 3일 이내에 경화나 홍반이 나타나면 과민반응이 있다는 것이다.

육아종성 과민반응

항원이 쉽게 제거되는 대부분의 접촉성 과민반응에 수반되는 DTH와는 다르게, 병변은 천천히 사라지고 조직에 거의 손상을 주지 않는다. 때로는 항원이 지속되어 면역 자극의 만성적인 원인 물질로 작용할 수 있다. 예를 들면, 주혈흡충(*Schistosoma mansoni*)이라 불리는 인간에게 중요하고 지속적인 기생충은 육아종성 과민반응을 일으키는 알을 낳는다. 이러한 형태의 과민반응을 유도하는 또 다른 병원균은 지질막으로 싸여 있어 효소에 의한 분해에 내성을 가지므로 오랜 기간 동안(때에 따라서는 일생 동안) 존재할 수 있는 마이코박테리아이다. 이런 경우 대식세포의 지속적인 축적은 상피세포의 집합체를 유도하고, 이들은 융합되어 **육아종(*granuloma*)**이라 부르는 거대한 세포를 만들게 된다. 육아종의 발달에 필요한 최대 시간은 21~28일이다. 이러한 병리학적 결과는 대식세포가 포식한 세균을 파괴하지 못하거나(예. *Mycobacterium leprae*), 크기가 큰 불활성 항원을 분해하지 못해서 발생한다. 육아종은 이들이 정상적인 조직을 대체하고 치즈 형태의 괴사를 일으키기 때문에 유해할 수 있다. 이러한 현상은 *Mycobacterium tuberculosis*의 감염으로 발생하는 결핵이 대표적으로서, 이 경우 림프구 집단이 중심 부위를 둘러싸게 되며, 상당한 섬유증이 나타날 수 있다.

이후의 질병 진행 과정은 침입하는 생물에 의한 영향보다는 숙주가 DTH 기작(mechanism)에 의해서 이 병원균을 격리하고 제한하기 위해 지속적으로 시도하는 것이 원인일 수 있다. 천연두, 홍역, 헤르페스와 같은 질병에서의 피부발진은 부분적으로 이들 바이러스에 대한 DTH에서 기인하며, 추가적으로는 바이러스에 감염된 상피세포에 대한 세포독성 $CD8^+$ T 세포의 파괴에 의한 것이다.

튜버큘린형 과민반응

튜버큘린형 과민반응은 접종 후 48~72시간 내에 최대에 이르는, 단단하고 붉게 부풀어 오르는 부위가 특징인 **피부 염증반응(*cutaneous inflammatory reaction*)**이다. **튜버큘린형(*Tuberculin-Type*)**이라는 용어는 결핵(TB)의 원인균에 노출되었는지를 조사하기 위해 튜버큘린이라 부르는 *M. tuberculosis*에서 분리한 지질단백질 항원이 이용된 전형적인 DTH 반응에서 유래하였다. 그러나 다른 생물(*M. leprae*와 *Leishmania tropica*를 포함)에서 유래한 수용성 항원과 다른 물질들도 유사한 튜버큘린형 DTH 반응을 유도한다는 것을 알아 두어야 한다.

오늘날 TB 검사는 두 가지 중 하나의 방법으로 시행된다. 첫 번째의 좀 더 고전적 방법에서는 **순수 단백질 유도체(*purified protein derivative*, PPD)**라 부르는 *M. tuberculosis*로부터 분리된 좀 더 순화된 지질단백질을 피하주사하여 이루어진다. PPD 검사(Mantoux 검사로 부르기도 함)는 TB에 대한 공중보건 조사에 매우 유용하다. 만약 특정인이 *M. tuberculosis*의 감염에 의해서 이 생물이 발현하는 항원에 이미 감작되었다면, 전형적인 튜버큘린형 병소가 주사한 부위에 48~72시간 이내에 나타날 것이다. **홍반(*erythema*)**과 **경화(*induration*)**가 나타나고, 접종 후 72시간 내에 최대 수준에 도달한다(그림 15.4A). 경화는 압력을 가했을 때 들어가지 않는 특성 때문에 부종(액상)과 쉽게 구별된다. 이 반응은 심한 경우에도 괴사성 손상을 거의 일으키지 않고 천천히 소멸된다. 이 반응의 초기 단계의 생체검사에서는 단핵구와 대식세포로 이루어진 대부분

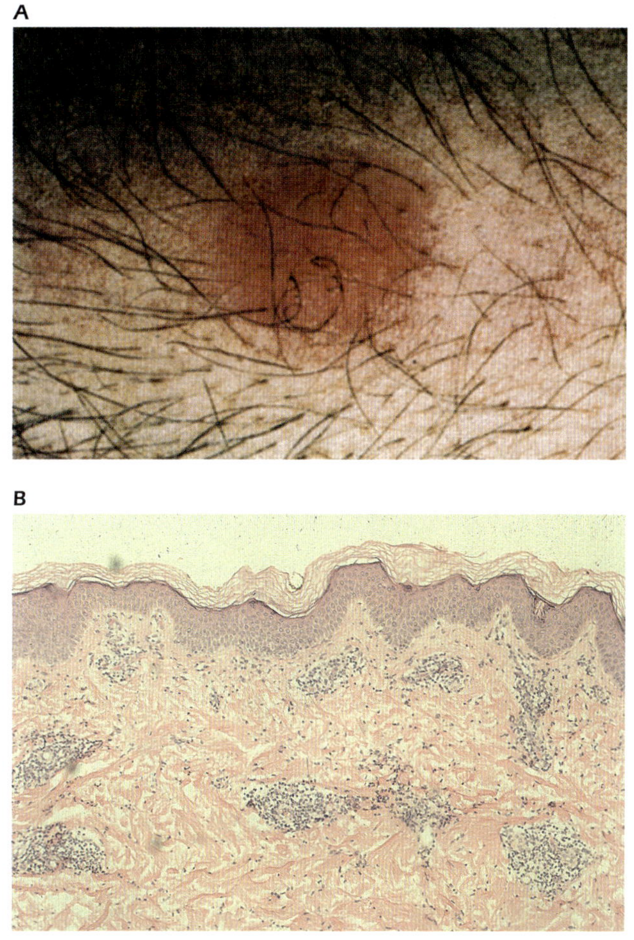

그림 15.4 (A) 제4형 DTH 반응(튜버큘린 반응): 튜버큘린 검사 48시간 후 경화와 홍반을 보여주는 전체적인 모습(Tulane University Medical School, A. Gottlieb 제공). (B) 제4형 DTH 반응: 상피로의 단핵구 유입을 보여주는 조직학 사진. (Photograph by Dr. M. Stadecker, Tufts University Medical School.)

의 단핵세포와, 산재한 림프구를 보여준다. 특징적으로, 단핵세포들의 유입은 항원이 유입된 부위로의 광범위한 침투 이전에 혈관 주위를 감싸는 형태로 나타난다(그림 15.4B). 호중구는 최초 반응의 뚜렷한 특징은 아니다. 좀 더 심한 경우 튜버큘린형 과민반응은 위에서 설명한 육아종형 과민반응으로 진행한다. 이러한 현상이 분명한 부위에 대한 생체검사는 환부로 향한 B 세포의 도달과 지속적 병변에서의 육아종 형성 등 좀 더 복잡한 형태를 보여준다. 딱딱하게 되는 현상 또는 경화는 병변에 섬유소가 축적되기 때문에 나타난다.

PPD 검사는 대개 매우 신뢰성이 있지만, 때에 따라 위(false) 음성 또는 위양성이 나타날 수 있다. 면역이 억제된 사람(예. HIV에 감염된 사람과 다량의 화학치료 중인 사람)은 항원-특이적 T 세포가 반응할 수 없기 때문에 위음성으로 나타날 것이다(무반응, 12장 참조).

개인이 이전에 *M. tuberculosis*에 노출된 적이 있는지를 확인하는 두 번째 방법은 인터페론 감마(IFN-γ) 방출 분석이다. 이 방법은 헤파린을 처리한 전혈에 있는 세포를 자극하기 위하여 *M. tuberculosis* 펩타이드 혼합물을 이용한다. 효소면역측정법(ELISA)에 의한 IFN-γ의 검출이 *M. tuberculosis* 감염에 동반되는 이러한 펩타이드 항원에 대한 *in vitro* 반응을 확인하기 위하여 사용된다. 이 검사는 *M. tuberculosis* 복합체에 의한 감염(*M. tuberculosis*, *M. bovis*, 그리고 *M. africanum*에 의한 감염 포함)을 검출하는 데 이용된다. *Mycobacterium bovis* bacillus Calmette–Guérin(BCG) 균주와 그 외의 결핵을 유도하지 않는 마이코박테리아는 이들 3종류의 마이코박테리아 단백질 중 어느 것도 포함하지 않기 때문에 이 검사에 이용된다: 따라서, BCG 예방접종을 받았거나 환경에 존재하는 대부분의 마이코박테리아에 감염된 환자들은 이 검사에서 음성이다. 반대로, PPD 검사는 BCG 예방 접종을 받은 사람에 대해서는 위양성을 나타낸다. 인간의 폐결핵에 대한 BCG의 예방 효과는 집단에 따라서 다양하게 나타난다는 것에 주목할 필요가 있다. 이러한 차이에 대한 설득력 있는 가설은 백신과 환경에 빈번하게 존재하는 마이코박테리아와의 반응 때문이라는 것이지만, 정확한 기작은 아직 밝혀지지 않았다. 일반적인 BCG 예방접종은 미국을 포함한 많은 나라에서 시행되고 있지 않은데, 그 이유는 이 방법의 불확실한 효과와 더불어서, PPD 검사가 선별에 이용될 경우 이러한 예방접종이 *M. tuberculosis*에 이미 노출된 적이 있는지를 확인하는 과정에 미치는 영향 때문이다.

동종이식 거부

제17장에서 좀 더 자세히 다루겠지만, 어떤 개체가 동종의 공여자(같은 종의 유전적으로 다른 개체)로부터 세포, 조직, 기관을 이식받게 되면, 대개는 혈관이 형성되고 초기에는 이식편이 수용된다. 그러나 면역억제제 처리가 없는 상태에서 유전적인 차이가 주조직적합성복합체(MHC) 안에 존재하게 되면, T 세포-매개 거부반응이 일어나게 되고, 반응 기간 및 정도는 공여자와 수여자 간의 비적합성 정도에 따라 결정된다. 혈관형성 후 혈관벽을 통하여 항원-특이적 T 세포와 항원-비특이적 단핵구의 혼합집단이 이식 조직으로 유입된다. 이 염증 반응은 뒤이어 혈관의 파괴를 유도한다: 이로 인해 영양분의 결핍이 초래되고, 곧이어 이식 조직의 괴사 및 분리가 나타나게 된다.

기타 DTH의 예

DTH의 예외적인 형태가 항원의 반복적인 피하주사를 받은 사람에게서 관찰되었다. 이 반응은 지연되어 시작되며(대개 약 24시간), 전형적인 지연성 과민반응에서 볼 수 있는 경화현상 없이 전적으로 홍반으로만 이루어진다. 이러한 현상에 대한 실험적 검사 결과, 이러한 홍반이 세포 유입에 따라 이루어졌으나 유입된 주요 세포가 호염구라는 것이 확인되었다(그림 15.3C). 기니피그에 대한 실험에서 이러한 반응은 주로 T 세포에 의하여 일어나며, 일반적인 T 세포-매개 반응에서와 같은 MHC 제한의 대상이 되는 것으로 확인되었다. 그러나 일반적인 지연성 과민반응이 존재하는 경우 호염구의 유입은 보이지 않았다. 따라서 피하 호염구 과민반응은 T 세포-매개 반응의 변형으로 보이지만 정확한 기작은 알려지지 않았다. 이러한 현상은 특별한 경우에는 혈청의 수동적 전달이 호염구 반응을 일으킨다는 것이 밝혀지면서 더욱 복잡하게 되었다.

피하 호염구 과민반응의 생리학적 중요성은 기니피그가 특정 진드기에 물렸을 경우, 진드기가 붙은 자리에 심한 피하 호염구 과민반응을 보인다는 것이 알려질 때까지 확실하지 않았다. 호염구의 유입과 아마도 이들의 과립으로부터의 염증 유도물질 분비는 진드기의 죽음을 유도해서, 결국 이들이 떨어져 나가도록 한다. 따라서 피하 호염구 과민반응은 기생충에 대한 면역 반응의 한 형태로서 중요한 역할을 가질 수 있다. 좀 더 최근에는 호염구의 유입이 포이즌 아이비에 의한 접촉성 피부염, 신장 이식에 대한 거부 반응, 특정한 형태의 결막염에서도 확인되었다. 이러한 발견은 호염구도 특정한 형태의 지연성 과민증에 관여할 수 있다는 것을 나타낸다.

DTH의 또 다른 예로는 일부 자가면역 질환에서의 자기항원에 대한 반응이 있다(12장 참조). 만성적인 DTH를 유도하는 지속감염과 마찬가지로, 이들 반응은 만성적이며, 자가반응성 T_H1 세포의 지속적인 활성화의 결과로 나타난다. DTH가 관여하는 자가면역 질환에는 류마티스 관절염, 제1형 당뇨, 다발성 경화증 등이 있다.

DTH의 치료

T 세포-매개 과민반응을 치료하는 방법은 DTH의 유형에 따라 다르다. 대부분의 경우 접촉성 피부염과 튜버큘린형 반응과 같은 DTH는 항원이 없어진 후 며칠에서 몇 주 뒤에 사라지게 된다. 국소적 또는 전신적으로 사용하는 코르티코스테로이드는 이러한 형태의 DTH의 치료에 매우 효과적인 방법 가운데 하나이다. 병원균에 의하여 발생한 육아종성 과민반응, 동종이식거부, 자가면역 질환에서의 DTH 등 좀 더 심한 DTH 유형의 경우에는 사이클로스포린(cyclosporine)과 칼시뉴린 억제제(예, tacrolimus)와 같은 좀 더 적극적인 면역억제 치료법이 이용된다(면역억제 치료법에 대한 추가적인 설명은 17장 참조).

요약

1. 바이러스, 다양한 세균, 곰팡이와 같은 세포내 기생체로부터의 보호에 필수적인 세포-매개성 면역에 수반되는 정상적인 현상들이 DTH 반응을 일으킬 수 있다.
2. DTH 반응을 유도하는 주요 과정은 3단계를 포함한다: (a) 이전에 감작된 적이 있는 개인에서의 항원-특이적인 염증성 T_H1 세포와 T_H17 세포의 활성화. (b) 항원-특이적 T_H1 세포와 T_H17에 의한 염증 유발성 사이토카인(예. 각각 IFN-γ, T_H17 계열 사이토카인)의 합성. (c) 항원-비특이적 염증성 백혈구의 유입 및 활성화.
3. DTH에는 다양한 유형이 있는데, 이들은 (a) 습진으로 대표되며 항원과 접촉 후 48~72시간 후에 절정에 달하는 접촉성 과민반응, (b) 항원이 유입된 후 21~28일에 최대에 도달하는 육아종이 특징인 육아종성 과민반응, (c) 접종 후 48~72시간에 최대에 달하는, 굳고 붉은 홍반 구역과 경화(두껍게 부풀어 오름)가 특징인 튜버큘린형 과민반응을 포함한다.
4. 세포독성 $CD8^+$ T 세포 또한 DTH 반응과 관련된 손상에 관여한다.
5. 포식성 대식세포가 DTH의 대표적인 조직학적 특성이며, 병원균이 관여될 때 이러한 형태의 과민반응에 의한 방어적 결과의 원인이다.
6. 대식세포가 병원균을 제거하지 못하는 상황에서는 육아종이 형성된다(육아종성 과민반응). 육아종은 또한 비활성 물질의 식세포작용 후에도 발달한다. 육아종은 조직학적으로 대식세포, 상피모양 세포, 거대 세포 및 CD4와 CD8 림프구의 존재에 의하여 특징지어진다.

REFERENCES AND BIBLIOGRAPHY

Brandt L, Feino CJ, Weinreich OA, Chilima B, Hirsch P, Appelberg R, Andersen P. (2002) Failure of the Mycobacterium bovis BCG vaccine: some species of environmental mycobacteria block multiplication of BCG and induction of protective immunity to tuberculosis. Infect Immun 70: 672.

Burger D, Dayer JM. (2002) Cytokines, acute-phase proteins, and hormones: IL-1 and TNF-alpha production in contact-mediated activation of monocytes by T lymphocytes. Ann N Y Acad Sci 966: 464.

Chawla H, Lobato MN, Sosa LE, ZuWallack R. (2012) Predictors for a positive QuantiFERON-TB-Gold test in BCG-vaccinated adults with a positive tuberculin skin test. J Infect Public Health 5(6): 369.

Fyhrquist-Vanni N, Alenius H, Lauerma A. (2007) Contact dermatitis. Dermatol Clin 25: 613.

Posadas SJ, Pichler WJ. (2007) Delayed drug hypersensitivity reactions—new concepts. Clin Exp Allergy 37: 989.

Romano A, Demoly P. (2007) Recent advances in the diagnosis of drug allergy. Curr Opin Allergy Clin Immunol 7: 299.

Sicherer SH, Leung DY. (2007): Advances in allergic skin disease, anaphylaxis, and hypersensitivity reactions to foods, drugs, and insects. J Allergy Clin Immunol 119: 1462.

Vukmanovic-Stejic M, Reed JR, Lacy KE, Rustin MH, Akbar AN. (2006) Mantoux Test as a model for a secondary immune response in humans. Immunol Lett 107: 93.

Wollina U. (2007) The role of topical calcineurin inhibitors for skin diseases other than atopic dermatitis. Am J Clin Dermatol 8: 157.

복습 문제

각 질문에 대해 가장 알맞은 답을 고르시오.

1. 다음 중 어느 것이 세포-매개 면역에 관여하지 않는가?
   A) 립스틱에 대한 접촉성 과민반응
   B) 동종이식에 대한 거부 반응
   C) 혈청병
   D) Mantoux 검사
   E) 수두에 대한 면역

2. 양성의 지연성 과민 피부 반응에는 다음의 상호작용이 관여한다:
   A) 항원, 보체와 사이토카인
   B) 항원, 항원에 민감한 T 세포와 대식세포
   C) 항원-항체 복합체, 보체와 호중구
   D) IgE 항체, 항원과 비만세포
   E) 항원, 대식세포와 보체

3. 항원의 피하주사에 대한 지연성 피부 반응은 다음에 의하여 심각하게 감소한다:
   A) 강한 방사선량의 X-선에 대한 노출
   B) 항히스타민제를 이용한 치료
   C) 항-호중구 혈청에 의한 치료
   D) 비장의 제거
   E) 보체 수준의 감소

4. 다음 중 어느 것이 접촉성 과민반응의 특징인가?
   A) 가장 최적의 치료는 항원의 구강 투여이다.
   B) 알레르겐을 이용한 첩포 시험은 진단에 소용이 없다.
   C) 감작은 알레르기를 가지고 있는 개체로부터 혈청을 이용하여 수동적으로 전달될 수 있다.
   D) 합텐으로 작용하는 일부 화학물질은 전달체(carrier)로 작용하는 숙주의 단백질에 공유결합하여 과민반응을 유도할 수 있다.
   E) 항히스타민제 처리는 치료법 중의 하나이다.

5. 피하조직으로 주사된 항원에 대한 지연성 과민반응에 있어서 양성의 검사 결과는 다음 중 무엇을 나타내는가?
   A) 체액성 면역이 일어났다.
   B) 세포-매개성 면역이 일어났다.
   C) T 세포와 B 세포 모두 정상적으로 작용한다.
   D) 이 개체는 항원에 반응하여 예전에 만들어진 IgE를 가지고 있다.
   E) 주사한 자리에 면역복합체가 생성되었다.

6. T 세포-매개 면역 반응은 다음을 유도할 수 있다:
   A) 육아종의 형성
   B) 반응 부위의 경화
   C) 심장 이식의 거부
   D) 고무를 입힌 속옷과 오랫동안 접촉하는 피부 주위의 습진
   E) 위의 내용 모두 맞음

7. PPD 피부 검사에 대한 다음 설명 중 어느 것이 옳은가?
   A) 이것은 *Mycobacterium tuberculosis*에 특이적이다.
   B) 이 반응은 이전에 BCG 접종을 받은 사람에게서 양성으로 나타날 수 있다.
   C) 이것은 현재 또는 과거의 결핵 감염을 구별할 수 없다.
   D) 이 반응에서의 경화의 정도가 다양하므로, 양성 반응은 검사하는 환자의 면역상태에 의존한다.
   E) B, C 그리고 D가 사실이다.

복습 문제의 답

1. **C.** 혈청병은 보체 구성물과 호중구가 관여하는 항체-항원 복합체에 의하여 매개되는 반응의 예이다. 다른 모든 반응은 세포-매개성 반응이 상당히 관여한다.
2. **B.** 세포-매개성 반응은 항원에 의한 T 세포의 자극과 대식세포의 유인의 결과로 나타난다. 항체, 보체와 비만세포는 즉시형 과민반응에는 역할을 하지만, 이 과정에서는 아무 역할도 하지 않는다.
3. **A.** 강한 방사선량의 X-선은 이러한 반응을 일으키는 데 관여하는 T 세포를 파괴한다. 히스타민, 호중구, 비장, 보체는 역할을 하지 않으며, 이들에 영향을 주는 어떠한 치료도 DTH 반응에 영향을 주지 않는다.
4. **D.** 첩포 시험은 공격성 알레르겐을 폐쇄형 붕대 안쪽에 바르는 과정으로 되어 있으며, 24~48시간 후의 DTH는 과민반응의 증거로 여겨진다; 따라서 B는 잘못된 설명이다. 여기에 관여하는 알레르겐은 피부에 침투하여 숙주의 운반체 단백질에 결합할 수 있다; 따라서 D는 옳은 설명이다. 항원의 경구 투여는 일부 실험적 조건에서 이후의 접촉 과민반응의 유도 후에 억제를 유도하는 것으로 나타났으며, 이 방법은 인간에서 효과적인 치료법으로 확인되지 않았다; 따라서 A는 잘못된 설명이다. 항히스타민제가 아니라 코르티코스테로이드가 접촉성 과만반응 치료의 선택이 될 수 있다; 따라서 E 역시 잘못된 설명이다. 세포-매개성 면역의 수동 전달은 혈청이 아니라 T 세포에 의하여 이루어지며, 따라서 C는 잘못된 설명이다.
5. **B.** 항원 주사 후 24~72시간 이내에 생기는 홍반과 경화에 의하여 증명되는 DTH 반응은 세포-매개성 면역이 일어났다는 것을 나타낸다. 이와 같은 반응은 B 세포가 생성하는 항체가 관여하지 않으며, 따라서 A, C, D, 그리고 E는 잘못된 설명이다.

6. **E.** 이와 같은 모든 반응은 세포-매개성 면역 반응의 징후이다. 경화는 대개 반응 부위에 나타난다. 육아종의 형성은 만성 DTH 반응의 특징이다. 심장 이식에 대한 거부 반응은 동종이식 거부의 예이다. 고무를 입힌 속옷에 포함된 화학물질 일부는 피부가 이들에 오랜 시간 노출되면 접촉성 과민반응을 유도할 수 있다.

7. **E.** 설명 A를 제외하고 각각의 설명은 사실이다. 양성의 PPD 검사는 *M. tuberculosis*에 감염된 적이 있는, 면역 기능이 정상적인 사람에게서 나타난다. 그러나 PPD에 대한 양성 반응은 또한 이전에 *M. bovis* BCG 예방접종을 받은 사람에게서 나타날 수 있다.

16

면역결핍 장애 및 림프계의 종양 형성

서론

얼핏 보면, 면역결핍 증후군들과 림프계의 종양 형성의 상호 관계가 명확하지 않은 것으로 보인다: 면역결핍 증후군들은 부재(*absences*) 또는 결핍의 특징을 보이는 반면에 종양은 과잉(*excesses*) 또는 조절되지 않은 증식을 반영한다. 그럼에도 불구하고, 이 두 가지가 왜 같은 장에서 논의되는 것일까? 그 이유는 이와 같은 두 유형의 면역계 장애 간의 관계가 면역계 요소들의 섬세한 조율과 통합을 보여주기 때문이다. 특히 면역체계의 한 부분이 결핍되면, 전체적인 시스템을 조절하는 나머지 요소들의 능력에도 영향을 미친다. 이러한 이유로, 면역결핍은 종양의 풍부한 기초를 제공하는 셈이다. 자가면역 현상들은 종종 면역결핍을 수반하고, 면역조절이 손상된 이후에 나타나는 징후이기 때문에 외견상으로 다른 세 가지 질병 상태들, 즉 면역결핍, 자가면역, 그리고 림프성 종양 등이 종종 동일 개체 내에 공존하게 된다. 주요한 자가면역 질환들은 12장에서 논의되었으며, 이 장에서는 면역결핍의 결과로서나 또는 악성종양에 기인한 자가면역 질환들을 주로 다룰 것이다.

면역결핍과 면역계 종양을 연계하는 두 번째 이유는 동일한 분자들이 종종 이 두 경우에 비정상적으로 작용하기 때문이다. 일차 면역결핍은 세포 발달, 성숙 또는 반응 신호 등에 필요한 분자들의 선천적인 기능의 상실(loss-of-function, LOF) 돌연변이의 결과일 수 있다. 그러나 동일한 유전자가 종양 형성 과정에 기여하는 체세포적 기능 획득(gain-of-function, GOF) 돌연변이를 겪을 수 있다. 따라서 한 분야에서 얻은 정보가 다른 쪽의 발전에 기여할 수 있다. 대부분의 신호전달 분자들은 일차 면역결핍 질환에서 발견되었으나, 이들 자체의 돌연변이 형태나 상위 분자들의 돌연변이로 인해 이들 분자가 종양에서 과도하게 활성을 보이면 치료의 직접적인 목표가 된다.

앞에서 배운 것처럼, 면역 반응은 T와 B 림프구들, NK 세포, 골수/단핵 계통 세포들, 수지상세포 및 보체 등이 매개한다. 이러한 세포들과 이 세포들이 분비하는 수용성 중재자들(항체 및 사이토카인), 그리고 보체 사이의 상호작용은 빈틈 없이 조절된다. 세포들의 발달 및 분화, 세포 생성물의 합성, 또는 세포 간 상호작용의 부조화는 가벼운 것부터 치명적인 것까지의 임상적 심각성을 가져오는 면역결핍을 초래한다. 그러나 면역체계의 중복성(redundancy)(서로 다른 요소의 기능이 겹치는 경우)을 갖는 경우는 하나의 결핍이 곧 임상적 결과로 연결되는 경우는 거의 없다. 예를 들어, 사이토카인 네트워크는 일반적으로 중복성을 갖고 있어 특정한 사이토카인의 결핍이 치료를 필요로 하는 상태까지는 이르지 않는다.

비록 선천성 면역결핍증(출생 시 존재하는 상태들)이 일반적으로 드물다고 하더라도, 이러한 "자연의 실험들"에 대한 예전의 기록들은 면역계의 기능을 이해하는 실마리를 제공하였다. 인간 면역결핍증의 각기 다른 유형을 모방한 동물 모델은 적응 면역에 대한 세포 수준의 구분을 T 및 B 림프구, 즉 세포-매개성 면역 및 체액성 면역으로 규명해냈다. 또한, 여러 가지 장기의 자가면역 질환에 대한 유전적 규명(예, 주로 흉선에서 만들어지는 분자들의 돌연변이나 결핍)은 면역조절과 중심관용의 더 나은 이해를 가져왔다.

오늘날, 희귀한 면역결핍 증후군들과 림프성 종양을 분자적 수준에서 분석함으로써 얻어진 정보는 이들의 치료 또는 자가면역 질환과 림프성 및 비림프성 악성종양에 대한 면역요법의 개발에 적용된다. 이 장은 선천성 및 후천성 면역결핍 증후군들에 대한 설명으로 시작하여 면역체계의 종양 형성으로 마무리한다.

면역결핍 증후군

면역결핍은 두 가지의 큰 범주로 나누어진다. 즉, **1차 면역결핍**(*primary immunodeficiencies*)은 유전적이거나 후천적일 수 있으며, 결핍이 질병의 원인이 된다. 또한, 면역결핍에 있어서 **2차 면역결핍**(*secondary immunodeficiencies*)은 다른 질병이나 상태에 따른 결과이다.

우리는 우선, 그 징후로서 감염에 대한 감수성을 초래하는 1차 면역결핍에 집중하고자 한다. 1차 면역결핍은 임상적 표현이나 기능 이상을 나타내는 면역계의 부문을 기초로 분류될 수 있다. 이와 같은 두 가지의 분류체계는 서로가 연관되어 있으며, 다음과 같이 나누어진다. (1) T 세포 또는 세포-매개 면역; (2) B 세포 또는 체액성(항체-매개) 면역; (3) B 및 T 세포 모두의 면역; (4) 식세포 및/또는 NK 세포들에 의해 매개되는 비특이적 면역; 그리고 (5) 보체 활성화. 사이토카인, 케모카인 및 이들의 수용체에 나타나는 이상은 이러한 수용체들이 세포 사이의 의사소통과 기능을 위해 사용되는 수단들이기 때문에 별도의 범주를 정하지 않고서 (1)~(4) 그룹 안에 포함하였다.

발현된 면역 반응은 종종 여러 가지 세포 유형들의 상호작용들에 따른 결과이다; 예를 들면, 항체 생산 및 B 세포 기능의 결핍은 실제로 T 세포나 T와 B 세포 상호작용의 근원적인 문제에 의해서 발생한다. 근본적인 원인(잘 알지 못하는)보다는 명백하게 나타나는 결함을 바탕으로 한 분류가 새로운 환자들을 진단할 때 유용한 기준이 된다. 또한, 이와 같은 분류 방법은 근본적인 면역결핍을 더욱 손쉽게 확인할 수 있는 동물 모델과의 상호연계가 가능하게 한다.

면역결핍은 재발성 감염이 빈번한 젊은 환자들에게서 항상 의심해야 한다. 표 16.1에서 보다시피, 감염의 유형들을 살펴보면 종종 근본적인 문제의 진단이 가능하다. 예를 들면, 재발하는 세균성 중이염(귀 감염) 및 세균성 폐렴은 B 세포 및 항체 결핍이 있는 개인에게 흔하다. 균류, 원생동물, 그리고 바이러스 감염에 대한 감수성 증가는 T 세포 및 세포-매개 면역결핍과 함께 나타난다. 일반적으로, 병원성이 낮은 세균에 의한 전신감염, 피부 표면의 감염 또는 화농성(pyogenic, 고름을 생산하는) 세균에 의한 감염은 식세포들이 결핍되었음을 암시한다. 화농성 세균에 의한 반복적인 감염은 보체 결핍과 관련이 있다. 특히 중요한 것은, 면역성이 있는 개인에서는 비병원성인 환경 미생물에 의해 유발되는 질병인 기회감염의 발생이다. *Pneumocystis jiroveci* (*P. jiroveci*) *cytomegalovirus* (CMV), *Toxoplasma gondii*, *Mycobacterium avium* 그리고 *Candida*는 세포-매개성 면역의 결핍과 관련된 기회감염들의 주범들이다.

표 16.1 면역 질환의 주된 임상 소견.

면역 질환	관련 임상 질환
결핍	
B 림프구 결핍: 항체-매개 면역 결핍	중이염, 폐렴 등 세균성 감염의 빈발
T 림프구 결핍: 세포-면역 결핍	바이러스, 진균 및 원충 감염에 대한 감수성 증가
B, T 림프구 결핍: 항체 및 세포-면역 복합 결핍	세균, 바이러스, 진균 및 원충에 의한 급만성 감염
식세포 결핍	저병원성 세균에 의한 전신 감염; 화농성 세균 감염 시 고름 형성 및 상처 회복 능력 손상
NK 세포 결핍	일부 T 세포 질환과 연관된 바이러스 감염; X-연관 림프구 증식 증후군
보체 성분 결핍	세균 감염; 자가면역
통제 불능적 과잉	
B 림프구	단세포군 감마글로불린병증; 기타 B 세포 종양; 림프구 증식 증후군
T 림프구	T 세포 종양; 자가면역 림프구 증식
보체 성분	C1 에스테라제 저해제 결손으로 인한 혈관 부종

감염 시기 또한 진단에 있어 하나의 힌트를 제공한다. 모유와 산모로부터 태반을 통하여 전달되는 항체에 의해 신생아는 처음 6개월에서 1년 동안 보호받게 된다. 따라서 체액성 면역의 결핍은 대략 6개월에서 한 살까지 나타나기 시작한다. 반면에 T 세포-매개성 면역이나 T와 B 세포 기능의 복합된 결함은 종종 출산 때부터 나타나며 치명적이다.

일차 면역결핍 증후군

IgA 결핍을 제외하면, 일차 면역결핍 증후군의 빈도는 약 10,000분의 1 정도로 매우 낮다. 대략 모든 경우의 50%는 항체 결핍이고, 20%는 항체- 및 세포-매개성 면역이 복합된 결핍이며, 18%는 식세포의 장애, 10%는 세포-매개 면역의 단독 장애이고, 나머지 2%는 보체 결핍이다. 그림 16.1은 일반적으로 성장 과정에서 유전적 결함이나 장애의 발생 시기가 이를수록, 면역계의 더 많은 부문이 영향을 받고 질병의 심각성도 커진다는 것을 보여준다.

중증 복합 면역결핍 질환(SCID, severe combined immunodeficiency diseases)은 세포 매개성 면역과 항체 생산 둘 모두에 결함이 있는 다양한 질병들을 모아 언급한 것이다(그림 18.1 참조). SCID 환자들은 사실상 미생물 감염의 모든 유형(바이러스, 박테리아, 균류 및 원생동물)에 대해 감수성이 있으며, 기회성 감염, 특히 CMV, *P. jiroveci* 그리고 *Candida*가 가장 두드러진다. 약독화 바이러스를 이용한 백신 접종은 SCID 상태의 유아

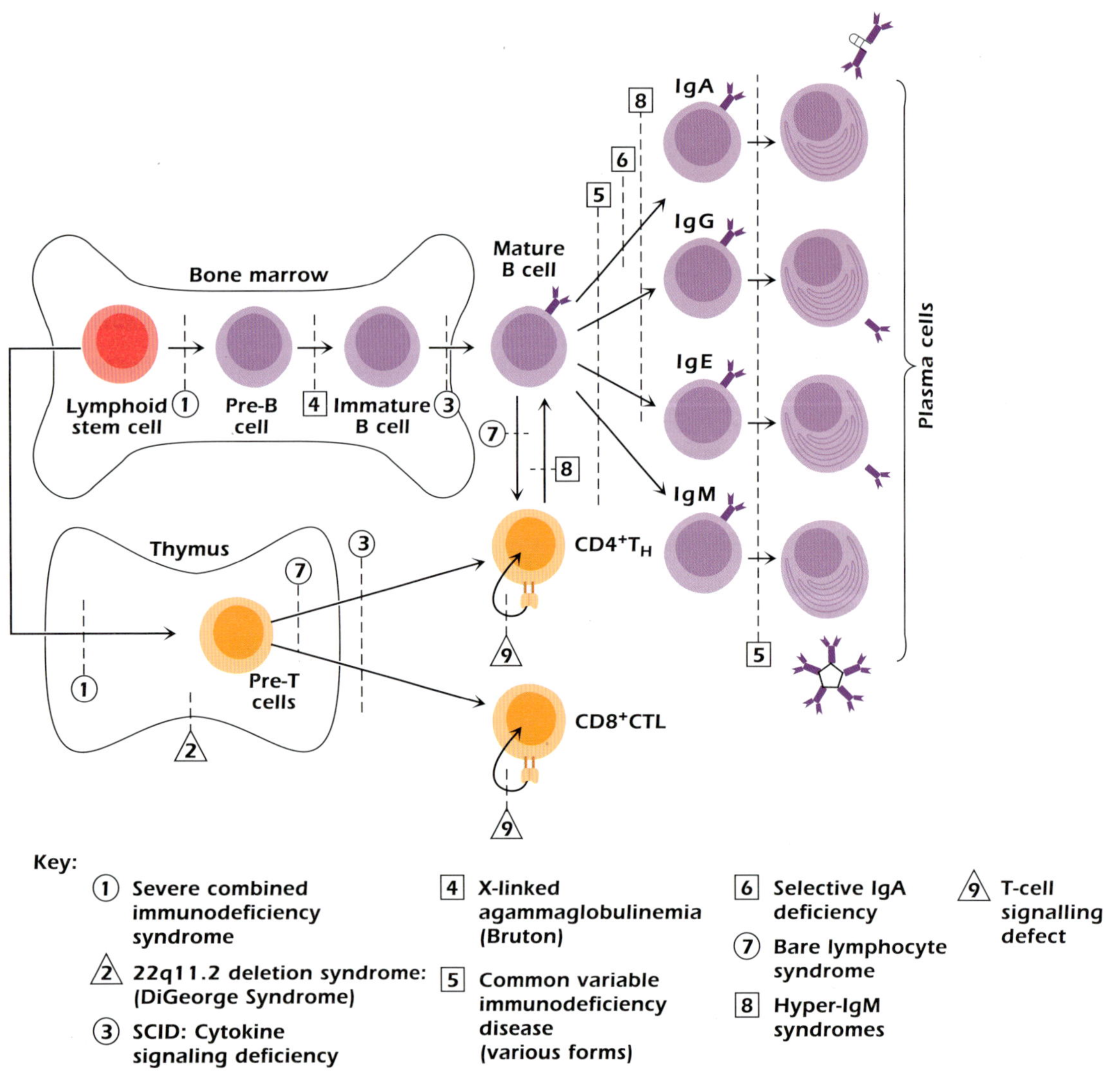

그림 16.1 림프계 세포의 일차 면역결핍 증후군과 관련된 림프구 발생 결함 부위. 원: 복합 면역결핍을 나타내는 손상, 삼각형: T 세포 질환에 따른 손상, 사각형: 주로 B 세포나 체액성 면역결핍에 따른 손상.

에게 치명적이라는 것도 입증되었다.

관련 사례 읽기: Severe Immunodeficiency Syndrome
In *Immunology: Clinical Case Studies and Disease Pathophysiology*

환자들은 혈액 내에 존재하는 림프구 하위집단(subset)의 수치가 어떤지에 따라 세부적으로 분류할 수 있다(표 16.2). T^-B^+로 지칭되는 한 그룹은 본질적으로 T 세포들이 결여되어 있으며, 정상적이거나 숫자가 증가된 비기능성 B 세포들을 가지고 있다. 또한 이 그룹의 환자들은 NK 세포가 결여되어 있을 수도 있다. 두 번째 그룹인 T^-B^-는 T와 B 세포 모두 결여되어 심각한 림프구감소증(lymphopenia)을 나타낸다. 소수의 환자는 T^+B^+이고, T^+B^-는 드문 편이다. 모든 SCID 환자들을 위한 우선적 치료는 HLA가 일치하는 형제 기증자로부터 T 세포가 제거된 골수이식을 받는 것이다.

T^-B^+ 아집단. X-연관 SCID. SCID 사례의 40~50%는 X-연관 SCID 환자들이며, 그들의 대다수가 T^-B^+ 림프구감소증을 보이면서 NK 세포 결핍이 있다. 환자들에서 발견된 돌연변이는 X 염색체 상에 위치하며, IL-2, IL-4, IL-7, IL-9, IL-15 및 IL-21의 수용체에 공통적인 γ 사슬 유전자에서 발견된다(11장 참조). 따라서 이러한 돌연변이로 인하여 다수의 사이토카인에 대한 반응이 손상되어 있다(그림 16.2A).

상염색체성 열성 SCID. T^-B^+ NK^- 림프구감소증으로 특징되는 소규모의 아집단에 속하는 환자들은 유전적으로 X-연관보다는 상염색체성 열성 성향을 나타낸다. 이와 같은 개인들은 X-연관 SCID 그룹과 동일한 표현형을 가지고 있어서 임상적으로는 구별되지 않는다. 돌연변이가 나타나는 위치(그림 16.2B)는 수용체의 γ 사슬에서 인지된 신호를 내부로 전달하는 세포 내 분자인 JAK3 티로신 키나아제(JAK3 tyrosine kinase)의 유전자이다(12장 참조). JAK3은 일반적으로 조혈모세포들에서만 발현된다.

표 16.2 중증 복합면역결핍질환.

특정 질환	근저 결핍	유전 유형[a]
T^-B^+ 하위군		
X-연관 SCID	사이토카인 수용체 γ 사슬 변이	X-연관
상염색체 열성 SCID	JAK3 티로신 수용체 변이	AR
T^-B^- 하위군		
Adenosine deaminase 결핍	ADA 효소	AR
Purine nucleoside phosphorylase 결핍	PNP 효소	AR
Recombinase 결핍	Rag 1 또는 Rag 2 효소	AR
면역 결핍을 동반한 무한성 외배엽 형성 이상	IκBα 기능 획득	AD (상염색체 우성)
	NEMO 돌연변이	X-연관
T^+B^- 하위군		
Omenn 증후군	부분적 Rag 결핍(가장 흔함)	AR
T^+B^+ 하위군		
무표지 림프구 증후군	MHC class II 전사활성인자(4가지 단백질)	AR
	MHC class I TAP 결핍	AR
ZAP-70 결핍	TCR과 관련된 PTZ, ZAP-70 키나아제 영역	AR
다중시스템 장애		
Wiskott–Aldrich 증후군	WAS 단백질	X-연관
모세관 확장 실조	DNA 수리용 ATM 단백질	AR

[a]AR, autosomal recessive.

보다 소규모인 상염색체성 열성 SCID 환자 그룹에서는 T^-B^+ NK^+ 림프구 감소증이 나타난다. 이런 개인에서는 IL^- 7Rα 사슬 또는 CD3 사슬에서 돌연변이들이 발견된다.

표적 유전자가 제거된 동물 모델은 위와 같은 사람에서의 결핍 증상들을 서술하는 데 있어 큰 도움이 된다. 특정 유전자가 제거된 생쥐 모델에서(20장 참조), SCID 환자들과 같은 γ 사슬 유전자가 손상된 생쥐는 T 및 B 세포 계통 모두의 발달에 결함이 있다. IL-7 및 IL-7R 유전자가 손상된 생쥐는 SCID 환자들과 더 유사한 점을 지니고 있는데, 이는 생쥐의 경우 IL-7이 T 세포/B 세포 발달 및/또는 기능에 결정적이며, IL-7의 부재가 다른 사이토카인들에 의해 보상될 수 없다는 점을 제시한다. 이와 달리, IL-2 유전자가 손상된 생쥐는 정상적인 T 및 B 세포 발달과 더불어 SCID 표현형 없이 단지 약간의 면역 기능 장애만을 보인다.

T^-B^- 아집단. 아데노신 탈아미노효소 결핍. 아데노신 탈아미노 효소(adenosine deaminase, ADA)는 퓨린 우회경로(purine salvage pathway)에 작용하는 효소로, 보편적으로 발현되는 항존효소(housekeeping enzyme: 모든 또는 대부분 세포의 기능을 위하여 매일 사용되는 효소)이다. 이 효소가 결핍된 개인은 SCID 환자의 약 20% 정도이며 상염색체 열성으로 유전된다. 이 효소의 결핍으로 인해 독성 부산물들이 축적되며, 시간이 지나면서 증상이 진행되기 때문에 이 그룹에 속하는 환자들에게는 초기 진단 및 치료법이 매우 중요하다.

ADA 결핍은 면역계에 큰 영향을 주며, T 및 B 림프구 발달의 장애를 초래한다. 많은 환자에서 신체 골격의 이상과 관련된 특징이 동반된다. 이런 환자들에서 보다 복합적인 시스템의 문제들이 나타나지 않는 이유는 아직 완전히 알려지지 않았다. 이러한 희귀한 유전적 질병의 연구는 림프구 발달과 분화에 있어 우회경로가 특별히 중요함을 알려주며, 악성 림프구 전구체들의 발달을 멈추게 하기 위한 약품의 개발을 이끌었다.

유전적으로 적합한 형제 골수 기증자가 없는 ADA-결핍 환자들은 레트로바이러스 벡터를 이용해서 기능성 ADA 유전자를 형질주입(transfecting)하는 유전자 치료법으로 치료된 첫 번째 그룹이었다. 그러나 이러한 유전자 치료법은, 치료가 수행된 소수의 ADA-결핍 환자들에게서 가장 성공적이었지만, 개발되고서 많은 시간이 지났음에도 유전자 치료법은 많은 어려움을 수반하는 난제로 남아 있다. 흥미롭게도, ADA-결핍 환자들은 유전자 치료에 따른 이후의 T 세포성 백혈병이 없는 유일한 그룹에 속한다. 이러한 결과는 ADA-결핍 세포들이 암세포로의 전환을 도와주지 못함을 제시한다. 지속적인 효소 공급이 이러한 환자들을 위한 대체 치료법으로 활용되고 있다.

퓨린 뉴클레오시드 가인산분해효소 결핍. 퓨린 우회 경로에서 활동하는 또 다른 효소인 퓨린 뉴클레오시드 가인산분해

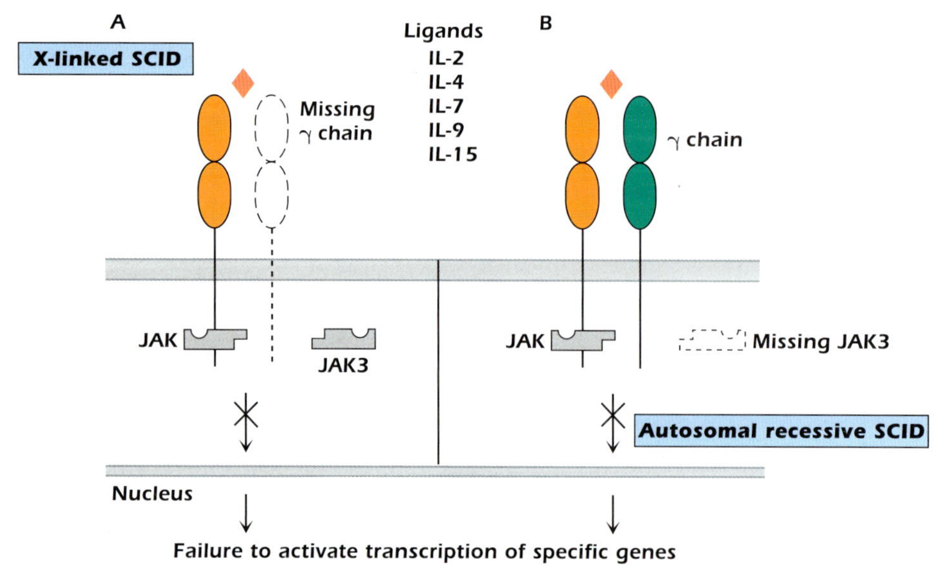

그림 16.2 T^-B^+ 하위군. (A) 이 사슬이 결여된 경우 공통적인 γ-사슬을 공유하는 사이토카인 수용체에 리간드의 결합 후에도 세포내 신호가 발생하지 않는다. (B) JAK3 티로신 키나아제 효소가 없는 경우, 공통 γ-사슬에 의한 사이토카인 수용체의 신호전달에 결함이 생긴다. 이 두 경우 모두 SCID를 초래한다.

효소(purine nucleoside phosphorylase, PNP)의 돌연변이는 특히 신경계 및 T 세포들을 손상하는 독성 산물들의 축적으로 이어진다. 결과적으로, 모든 림프 조직들—흉선, 편도선, 림프절 및 비장—이 결핍된다. 역설적으로, 이런 증상의 아이들은 면역결핍이 두드러짐에도 불구하고 자가면역 질환이 흔히 발견된다.

재조합효소 결핍 및 방사선 민감성 SCID. 재조합-활성화 유전자(recombination-activating genes, RAG) 1 및 2는 pre-B 세포의 Ig 유전자들과 pre-T 세포 TCR 유전자들이 재배열되는데 관여하는 효소들을 암호화한다(9장, 10장 참조). 이 두 효소는 유전자 재배열에 절대적으로 필요하며, 두 유전자 중 하나의 돌연변이는 T 세포와 B 세포의 완전한 부재로 이어진다. Ig 및 TCR 재조합과 DNA 수선에 관련되는 다른 단백질들(예, Artemis)에 대한 유전자들의 돌연변이도 이와 유사한 임상적 상황을 일으킬 것이다. DNA 수선의 관계를 주목하면 방사선 민감성이 설명된다.

면역결핍 동반 무한증성 외배엽 형성 이상(Anhidriotic Ecotodermal Displasia with Immunodeficiency). 여러 종류의 서로 다른 분자에서의 돌연변이가 이러한 임상적 특징을 유도한다. 이러한 모든 분자는 사이토카인 및 세포의 생존에 영향을 미치는 많은 단백질의 전사를 조절하는 중요 전사인자인 NF-κB의 조절에 관여한다. IκBα의 돌연변이에 의하여 발생하는 무한증성 외배엽 형성 이상은 매우 드물지만, 다른 형태의 돌연변이를 설명하기 위하여 여기에서 언급하였다. 이것은 억제 분자인 IκBα 활성의 증대를 유도하는 GOF 돌연변이로, IκBα는 T 세포, B 세포 및 단구세포와 섬유세포에서의 하위신호(NF-κB)를 정지시키는 역할을 한다. 유전 특성은 상염색체성 우성이므로, 병의 표현형 발현에 필요한 상시 활성을 가지는 단백질을 생산하기 위해서는 대립유전자 중 하나의 돌연변이만이 필요하다.

NF-κB 억제자를 억제하는 단백질인 NEMO(NF-κB essential modulator)의 기능을 감소시키는 돌연변이는 NF-κB GOF 돌연변이에서와 같은 임상적 특성(표현형 모사, phenocopies)을 초래할 수 있다. 일부 환자의 경우, 특별한 NEMO 돌연변이는 하이퍼아이지엠 증후군(Hyper-IgM syndrome) 유형만을 유도할 수도 있다(아래 참조).

T^+B^- 아집단. 오멘 증후군. 오멘(Omenn) 증후군은 유아가 림프조직 비대증(lymphadenopathy), 고농도의 IgE, 말초 혈액 내 호산구 수치 증가 및 중증 홍피증(erythroderma)과 더불어, 모든 형태의 병원체에 중증 면역결핍증을 보이는 임상적 표현이다. 이 환자들의 많은 임상적 표현형은 심각한 이식편-대-숙주질환(GVH, 17장에서 논함)을 가진 사람들과 비슷하다. 오멘 증후군 환자들은 면역계의 조절 실패로 인해 자신을 공격하는 결과를 초래한다. 이와 같은 환자들의 말초 혈액을 분석하면, T^+B^- 유형이고, 호산구들과 활성화된 T 세포에 의한 광범위한 피부 및 위장 침윤이 발견되며, 이들은 T_H2-형 사이토카인을 생산한다(10, 11장 참조). 이로 인해 과잉-IgE 증후군이 나타나고, 다량의 단백질이 손실되어 영양실조가 일어난다. 대부분의 오멘 증후군 환자들은 RAG 단백질의 활성이 감소하였으나 부분적인 활성을 가진다(누출성 SCID). 이러한 임상적 소견을 갖는 환자들은 일반적으로 SCID에 관련된 다른 단백질들, 예를 들면 ADA와 Artemis(DNA 수선 단백질)에 돌연변이를 대신 가지거나 혹은 미토콘드리아 RNA 가공에 필요한 엔도리보뉴클리에이스(endoribonuclease)의 구성 인자에 돌연변이를 가지기도 한다. 오멘 증후군 환자에게 골수이식이 성공하는 비율은 다른 유형의 SCID 환자들에 비해 낮으며, 그 이유는 이식 거부 반응 때문이다. 그러므로 비록 오멘 증후군 환자들이 면역결핍이라 하더라도, 여전히 이식 단계 이전에 면역 억제 치료가 필요하다.

T^+B^+ 아집단. Bare 림프구 증후군. Bare 림프구 증후군(Bare lymphocytes syndrome, BLS)은 HLA(인간의 MHC) 분자들의 발현이 실패하여 일어나는 것이므로, 림프구들의 내재적인 이상이라기보다는 오히려 항원 제시의 결함이라 할 수 있나. BLS는 HLA 분자 중 어떤 종류가 결손되어 있는지에 따라 class I, class II, 또는 class I과 II 모두인 경우의 3가지 그룹으로 분류된다. 이 중 HLA class II 분자들의 발현이 부족한 개인들에서만 면역결핍이 일관성 있게 나타난다. 순환하는 T 및 B 세포의 수는 정상적일 수 있지만, HLA class II 분자들이 없는 상태에서는 단백질 항원이 $CD4^+$ T 세포에 제시될 수 없나(그림 16.3). 따라서 항원제시 세포(APCs; B 세포, 대식세포/단핵구, 수지상세포)와 $CD4^+$ T 세포들 사이의 협동도 일어나지 않게 된다. 결과적으로 항체를 생산하는 B 세포들에 대해 또는 세포독성 T 세포의 생성에 필요한 T 세포들에 도움이 제공되지 못한다(9장 참조). 이렇게 되면 복합적인 면역결핍의 임상증상이 초래된다. $CD4^+$ T 세포들의 양성 선택을 위해서는 흉선 상피세포들이 MHC class II 분자를 발현해야 하므로, 흉선 내에서는 상대적으로 적은 수의 $CD4^+$ T 세포가 생성된다(그림 16.1, 결손 7 참조). 그러므로 대부분의 환자들은 $CD8^+$ T 세포

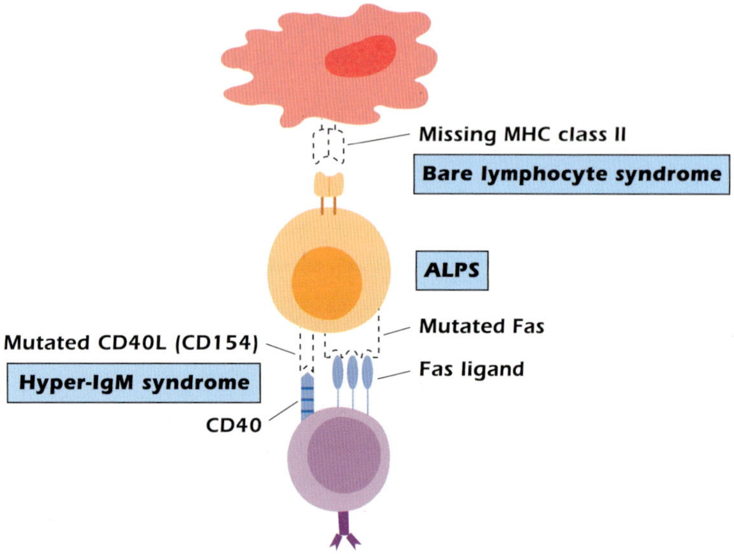

그림 16.3 정상적인 T 세포-APC 간의 상호작용에 요구되는 세포막 성분이 결여 되면, 무표지 림프구 증후군, 과잉 IgM 증후군, Fas 결핍증 등을 포함하는 다수의 1차 면역결핍 증후군이 초래된다.

대비 $CD4^+$ T 세포의 비율이 낮아지고, 역전된 CD4:CD8 T 세포 비율이 나타난다. 이때 존재하는 $CD4^+$ T 세포는 올바른 기능을 유지하고 있으며, 이는 시험관 내에서(*in vitro*)의 자극-반응에서 확인된 바 있다. GVH 질환은 이와 같은 환자에게서도 여전히 일어날 수 있으므로 치료를 위해서는 HLA가 일치하는 골수 기증자가 필요하다.

Class II 분자에 영향을 미치는 BLS의 원인 돌연변이는 HLA class II 유전자들 자체가 아니라, class II 유전자들을 전사하는 데 필요한 조절 인자들을 암호화하는 네 가지 유전자 중 하나에서 일어난다. BLS에서의 이와 같은 전사 실패에 대하여 더 잘 이해하게 되면 HLA class II 발현을 정지시키려는 방법의 개발이 가능할 것이다. 이론적으로는, 이러한 방법들은 면역능력을 갖춘 개인에게 이식된 기관들(예를 들어, 신장과 간 같은)이 거부되는 반응을 예방하기 위해서 적용될 수 있을 것이다.

HLA class I 발현 결핍이 있는 환자들도 소수가 확인되었는데, 이 중 몇몇은 우연히 발견되었다. 그 이유는 HLA class I 발현이 결핍된 개인들 모두가 임상적으로 눈에 띄는 면역결핍을 나타내는 것은 아니기 때문이다. 이와 같은 사람들은 대개 아동기 후반에 만성 염증성 폐질환을 나타낸다. 따라서 이들은 SCID 환자가 아니다. HLA class II 발현에 결함이 있는 BLS 환자들처럼, HLA class I이 결핍된 환자들은 HLA class I 유전자에 돌연변이가 일어난 것이 아니라, 오히려 전달체 단백질(transporter protein, *Tap*) 유전자에 돌연변이가 있다. 10장에서 언급된 것처럼, Tap은 세포질에서 생성된 펩타이드를 소포체 안으로 수송하며, 그곳에서 MHC class I 분자들의 구조와 상호작용하여 안정화를 유도한다. *TAP* 유전자 생성물이 없으면 세포 표면에 발현되는 MHC class I 분자들은 매우 적다. HLA class I 분자가 결핍되는 경우, 흉선에서 일어나는 $CD8^+$ T 세포 양성 선택이 결핍되고, 따라서 말초 혈액 내의 $CD8^+$ T 세포 수도 감소한다. 이유는 명확하지 않지만, 이와 같은 결함을 가진 환자들은 무증상이며 예상되는 바이러스 감염보다는 오히려 재발성인 세균성 폐렴이 자주 발생한다.

ZAP-70 **돌연변이**. TCR을 통해 들어오는 신호를 전달하는 T 세포 티로신 키나아제 ZAP-70에 돌연변이가 일어난 환자들 또한 SCID-유사 표현형을 나타낸다. 원래는 ZAP-70 결함 환자가 왜 SCID-유형의 임상적 소견을 표현하는지 명확하지 않았다. ZAP-70은 성숙 T 세포의 기능에 중대한 역할을 한다(그림 16.1, 결함 3 참조). 또한, 말초 혈액 세포 수, 림프절 및 흉선이 기본적으로 정상적 일지라도 ZAP-70 발현에 결함이 있는 환자에게는 $CD8^+$ T 세포가 없다. 이는 ZAP-70이 말초 T 세포의 활성뿐만 아니라 흉선에서의 $CD8^+$ T 세포 분화에 필수적이라는 것을 보여준다. 최근의 증거에 따르면, ZAP-70이 발달 중인 B 세포와 일부 성숙 B 세포 아군에서 저농도로 발현된다. 이 분자의 기능은 동형의 티로신 키나아제인 Syk 분자와 중복적이다. 그러므로 B 세포의 발달과 기능에 있어서 ZAP-70의 역할은 아직도 알 수 없다.

그 밖의 흔치 않은 원인. *BCL10*과 *MALT1*의 기능을 상실하는 돌연변이도 복합계 면역결핍증을 유발하여 선천적 면역계뿐만 아니라 B/T 세포에 영향을 준다(B 세포 관련하여 그림

16.12 참고). 이들 분자에서는 GOF 체세포 돌연변이가 좀 더 일반적이며, B 세포 림프종에서 발견된다(아래 참조).

기타 복합계 장애들. 지금까지 설명한 복합 면역결핍 질환뿐만 아니라, 몇 가지 복합계(multisystem) 유전성 질병들이 SCID-유사 임상적 증상을 나타낸다.

비스코트-알드리치 증후군. 비스코트-알드리치(Wiskott-Aldrich) 증후군은 전통적인 세 가지의 증상을 나타내는 X-연관 질환이다: (1) 혈소판감소증(thrombocytopenia) 및 작은 혈소판 크기가 원인인 출혈성 체질(diathesis)(출혈하는 경향성), (2) 재발하는 세균성 감염, 그리고 (3) 역설적이지만, 알레르기성 반응(습진, IgE 수치 증가 및 음식 알레르기 등)이다. 장기간에 걸쳐, 이 환자들에게서는 악성종양이 발달할 수 있는 위험이 큰 편이며, 특히 림프암에 집중된다. 질병의 유전적인 원인은 모든 조혈모 줄기세포에서 발현되는 비스코트-알드리치 증후군 단백질(WASP)을 암호화하는 X-연관 유전자의 돌연변이이다. WASP는 세포골격과 상호작용하는데, 수용체와 결합한 후 수용체의 재구성을 도와주고, 상호작용하는 세포 간의 면역 시냅스 형성에 기여하며, 선천성 및 후천성 면역계 모두에서 세포의 성숙과 이동에 영향을 미친다. 이 증후군이 있는 환자의 세포는 자극에 반응하여 세포골격이 효과적으로 재조직되지 못한다.

면역 결손은 다양하지만, 특히 T 세포 수가 감소하는 것과 함께 T 세포 및 B 세포 모두 기능이 비정상적이다. 특징적으로, 환자들은 다당류 항원에 대해 반응하지 못한다. 치료에는 각 감염에 대응하여 신속하게 처방되는 항생제들 및 항바이러스 제제들이 사용된다. 골수이식 이후에 T 세포 및 B 세포들이 재구성되는 것이 보고되어 있다. 만약 치료하지 않는다면 평균 기대수명은 대략 3년이다. 생존 기간이 길어지면서 악성종양들의 발병률도 증가할 것으로 예상된다.

혈관 확장성 운동실조증. 혈관 확장성 운동실조증(ataxia telangiectasia, AT)은 감염에 대한 감수성의 증가; 림프구 결핍(말초 혈액 내 낮은 림프구 수); 흉선 발육부전(thymic hypoplasia); 그리고 IgA, IgE 또는 때로 IgG의 수치 감소를 수반하는 신경학적 징후(비틀거리는 걸음걸이 또는 운동실조) 및 비정상적인 혈관 확장(모세관 확장증) 등이 나타나는 또 다른 복합계 유전질환이다. 이러한 면역 결함에는 세포성 및 체액성(T 세포-의존성 및 T 세포-비의존성) 면역 반응 모두가 연관되어 있다; 림프조직의 T-의존성 지역들이 가장 영향을 받는다. 환자들은 세포의 DNA가 이온화 복사선 및 산화적 손상으로 절단되었을 때 활성화되는 경로의 한 구성원인 ATM 단백질의 유전자 돌연변이를 가지고 있다. AT 환자들은 T 및 B 세포의 발달에 장애가 있다. 이 두 계통의 정상적인 생성에는 대규모의 세포증식, 세포자살, 그리고 DNA 재조합 현상들의 중요한 단계들이 수반된다; 이들 전부는 돌연변이로 인해 기능을 잃은 비기능성 ATM 단백질 때문에 비정상적으로 조절될 수 있다. 어린 AT 환자에서는 종양 발달의 위험, 특히 림프계의 악성 종양들이 발달할 위험성이 크게 증가한다. 이것은 DNA 수선 또는 염색체 손상에 따른 세포주기 정지(arrest) 시기에 ATM-의존성 결함의 결과일 수 있다. AT는 Bloom 증후군 및 Fanconi 빈혈증과 함께 분류되었으며, 이들 3가지 질병들 모두 다양한 면역결핍을 보이고 DNA 손상에도 민감성을 나타내는 유사성을 지닌다.

요약. 요약하면, 세포-매개 및 체액성 면역 모두에서의 심각한 결함이 일어나는 근본적인 원인은 다양하다는 것이다. 그 범위는 모든 세포 내에서 발견되는 효소의 돌연변이들에 의하여 체내에서 전방위적 효과를 보이는 것(ADA 및 PNP 결핍처럼)에서부터 T 세포에서 특별히 발현되는 신호 단백질들(ZAP-70 돌연변이와 같은)과 관련된 돌연변이들까지 다양하다.

동물 모델은 사람의 여러 증후군에서 관찰되는 결함에 대한 이해와 정상적인 T 및 B 세포의 발달 과정들을 일목요연하게 설명하는 두 영역 모두에서 유용한 정보를 제공해 왔다. 이중나선 DNA의 손상을 수선하는 단백질에 유전적 결함이 있는 SCID 돌연변이 생쥐는 이러한 그룹의 질병을 연구하는 데 사용된 첫 번째 생쥐 모델이었다. 그 이후로 자연발생적인 인간 유전질환들의 대부분을 연구하는 도구로서 특정한 유전자 제거(knockout) 생쥐 모델들이 만들어져 왔다(6장 참조). 또한, 외래 조직을 거부하는 능력이 저하된 SCID 생쥐 및 누드 마우스(이 장의 후반부에서 논의됨)는 인간의 조혈줄기세포의 성장과 인간 종양을 연구하기 위한 “살아 있는 시험관”으로 사용될 수 있다.

T 세포 및 세포-매개성 면역과 관련된 면역결핍 장애

표 16.1에 제시한 바와 같이, T 세포-연관 결핍 질환이 있는 환자들은 바이러스, 균류, 그리고 원생동물 감염에 취약하다. 또한, B 세포가 T-의존성 항원에 대한 항체를 생산하기 위해서는 T 세포의 도움이 요구되기 때문에 T 세포-연관 결핍을 가지는 환자에게서는 항체 생산에서도 선택적인 결함이 나타난다. 결과적으로, T 세포-결핍 환자는 임상적으로 SCID 환

자와 구분하기 어려울 수 있다.

22q11.2 결핍 증후군(선천성 흉선 무형성증, DiGeorge 증후군). 이 증후군은 흉선과 다른 비림프성 기관들이 비정상적으로 발달하는 T 세포 결핍이다. 이 증후군은 대개 임신 12주 기간에 일어나는 3번째 및 4번째 인두낭으로의 태아 신경 융기세포(neural crest cells) 이동 결함에 의해 유발된다. 심장과 얼굴이 비정상적으로 발생하고 흉선과 부갑상선들이 제대로 형성되지 못하여 심장병과 함께 흉선 무형성증(thymic aplasia) 및 저부갑상선증(hypoparathyroidism)을 유발한다. 부갑상선 결핍의 결과로 나타나는 아이들의 질병을 치료하던 소화 내분비 의사였던 DiGeorge는 아이들이 결국 감염 때문에 사망하는 것을 발견하게 되었으며, 흉선이 없다는 것을 알게 되었다. 흉선 구조의 결손으로 인해 성숙한 T 세포들이 존재하지 못하게 되고 면역결핍이 뒤따른다. 무흉선 누드 마우스는 DiGeorge 증후군의 동물 모델이다; 이러한 동물들에서는 흉선과 모낭이 발달하지 못한다.

관련 사례 읽기: DiGeorge Syndrome
In *Immunology: Clinical Case Studies and Disease Pathophysiology*

DiGeorge 증후군은 유전되지 않는다; 이 질환은 산발적으로 발생하며, 일반적으로 염색체 22q11의 결실로 인한 결과이기 때문에 이름이 새롭게 바뀌었다. 신생아들은 부갑상선이 발달되지 못해 저칼슘혈증(hypocalcemia)을 얻게 되며, 선천성 심장질환의 증상들도 나타난다. 이 질환의 영향을 받는 어린이들은 바이러스, 세균, 균류 그리고 원생동물에 의한 재발성 또는 만성적 감염들로 인해 고통받는다. 말초(혈액, 림프절 또는 비장) 내에도 성숙한 T 세포들이 없거나 매우 소수일 뿐이다(그림 16.1, defect 2 참조). 비록 B 세포, 형질세포 그리고 혈청 Ig 수준들이 정상적이라 하더라도, 많은 환자가 T-의존성 항원의 면역화에 이은 항체 반응에 이르는 데 실패한다. Ig 개별형(isotype)의 전환에 필요한 조력 T 세포가 결핍되어 면역화에 따른 IgG 및 전환에 의한 다른 개별형도 만들어지지 못한다. T-비의존성 항원들에 대한 IgM 반응은 완전하다. DiGeorge 증후군을 가진 개인들은 T 세포가 결핍되어 정상적인 항체 반응을 일으키지 못하기 때문에, **절대로** 살아 있는 약독화 바이러스 백신으로 면역화시켜서는 안 된다.

과거에는 DiGeorge 증후군에 걸린 어린이들은 태아의 흉선을 이식하여 치료하였으며, 이식 후 1주 이내에 숙주-유래 T 세포들이 출현했다. 성숙한 공여자의 흉선 세포들이 면역 기능이 있는 수여자에게 전달될 때 혹시라도 일어날 수 있는 GVH 반응을 피하기 위해서는 이식에 사용된 태아의 흉선은 임신 14주 이내이어야 한다. 이식된 태아의 흉선이 환자의 정상적인 림프구 전구세포들로부터 수여자 T 세포들이 발달할 수 있는 환경(흉선 상피세포들)을 제공해 주었다. 다만 정상적인 T 세포가 생산될지라도, 세포-매개성 면역과 항체 생산을 위한 보조역할은 완전하게 회복되지 않는다. 수여자의 T 세포들은 "이식된 흉선의 MHC를 자기(self)"로 익히고, 때때로 신체 말초의 자기-APC와도 약하게 협동하였다(10장 참조). 이 치료 전략이 완전히 성공적인 것은 아니었기 때문에, 현재는 대부분 각 증상들에 대한 대응으로 치료가 진행된다. 몇몇 환자는 작게나마 흉선 조직이 남아 있어 지연된(비록 여전히 감소하지만) T 세포 성숙이 이뤄진다. 선천성 심장병처럼, 이 증후군과 연관된 기타 의학적 문제들도 전체적으로 안 좋은 예후에 더하여진다.

정상적인 말초 T 세포 수치를 지닌 T 세포 결핍. 많은 환자에서 T 세포의 수치상 문제보다는 기능적인 결함들이 확인된다. 임상적으로는, 기회감염과 현저하게 높은 자가면역 질환을 보일 수 있다. 가족력에 관한 연구에 따르면 상염색체 열성유전의 성향이 나타난다. 분자 수준의 분석은 ZAP-70 티로신 키나아제, CD3ε 또는 CD3γ의 발현 결핍 등 근본적인 원인이 다양하다는 것을 보여준다(그림 16.4). 앞에서 서술한 것처럼, ZAP-70이 결여된 환자들은 SCID 유사 임상증상을 보인다.

CD3 사슬에서의 돌연변이는 매우 드물며, 지금까지 그러한 결점이 밝혀진 환자들은 소수만 확인되었다. 생쥐 모델 연구를 통해 모든 CD3 펩타이드 사슬들이 TCR을 통한 정상적인 신호전달에 필요하다는 것이 증명되었다. 그러나 이와 같은 생쥐 모델 연구가 보고된 소수의 환자들을 정확하게 모방하는 것인지는 확실하지 않다.

만성 점막 피부 칸디다증/Th17 세포. 만성 점막 피부 칸디다증(chronic mucocutaneous candidiasis)은 원래 피부와 점막의 *Candida* 감염으로 특징지어지는 증후군들의 집합으로 불완전하게 정의되었다. 이처럼 흔하게 존재하는 균류는 보통 비병원성이다. 이 증후군의 환자들은 대개 *Candida*를 제외한 다른 미생물들에 대한 정상적인 T 세포-매개 면역과 *Candida*를 포

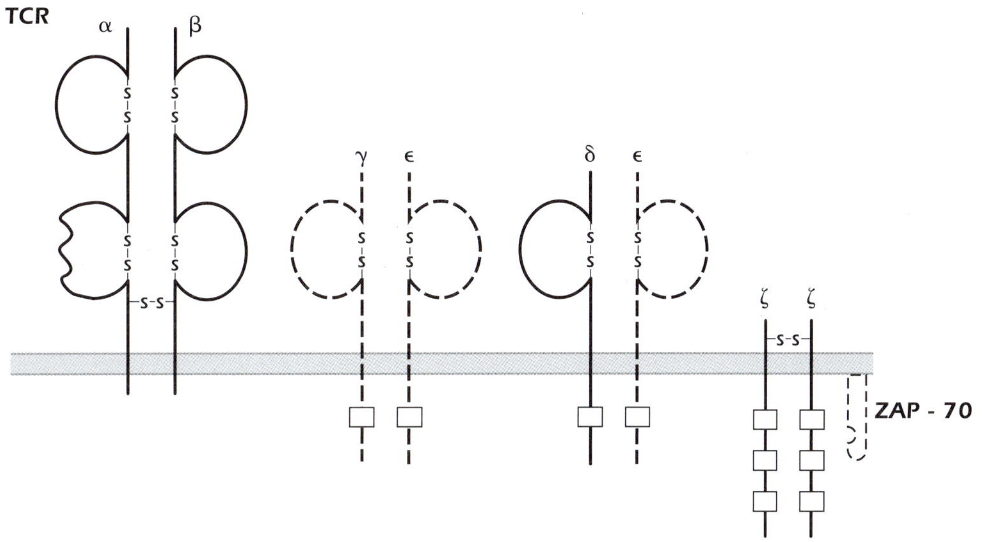

그림 16.4 항원-특이적 TCR을 통한 T 세포 신호전달에 관련된 분자들의 결핍(점선 표시).

함하는 모든 미생물에 대한 정상적인 B 세포-매개 면역(항체 생성)을 가지고 있다. 이것은 현재 T_H17 세포의 결함에 의한 것으로 이해되고 있다. 이 결함은 T_H17 세포의 본질적인 결함(즉, 전사인자 RORγt 돌연변이)이나 이들 세포를 생성하는 데 필요한 사이토카인이나 사이토카인 수용체의 돌연변이에 의한 것이다(사이토카인 결핍 참조). 후자의 경우, T_H17 세포 생성만 독립적으로 영향을 받지 않으며, 만성 점막 칸디다증이 좀 더 심각한 임상적 의 양상의 일부로 나타날 수 있다.

면역 조절의 다른 측면에서, IL-10R 결핍은 T_H17 세포의 활성을 증대시켜 자가면역 질환, 특히 염증성 장질환을 증가시킬 수 있다. 이것은 T_H17 세포 형성을 억제하는 IL-10의 기능을 설명한다.

T-세포 조절 결함. 이것은 엄격히 말해서 면역결핍 질환이 아니다. IL-10R 결핍은 위에서 설명하였으며, T_H17 세포의 과도한 활성을 유도하여 일부 자가면역 질환을 초래한다. 유전자 돌연변이 결과로 관용 부재와 (또는) 과반응, 다장기 자가면역 질환으로 특징지어지는 세 가지 증후군이 있다. 첫 번째 증후군은 흉선의 상피세포에서 발현되며, 억제적 기능을 하는 흉선 T 조절 세포(Treg)의 유도를 담당하는 자가면역 조절(AIRE) 전사인자의 돌연변이가 원인이다. 그 결과로 나타나는 질환인 자가면역 다내분비성-칸디다증-외배엽성 영양실조 증후군(APECED, 자가면역 다내분비성 증후군 1형으로도 알려짐)은 여러 내분비 기관에서의 자가면역 질환이 특징이다. 두 번째 증후군은 T 조절 세포(Treg)의 기능에 필요한 전사인자 Foxp3의 돌연변이에 기초하며, 다내분비병증 장병증 X-연관 증후군(IPEX)이라 부른다. Foxp3의 발현에 필요한 다른 분자의 돌연변이(IL-2Rα 또는 STAT5B 기능 상실 돌연변이)도 IPEX 임상증상을 유발한다. 세 번째 증후군은 세포사멸을 유도하여 부적격 세포를 제거하는 데서 중요한 막 표면 분자 돌연변이의 결과로 나타나는 자가면역성 림프구증식 증후군(ALPS)이다. 이 증후군들은 13장에서 자세히 논의되었다.

자가면역 림프구증식 증후군. 자가면역 림프구증식 증후군(autoimmune lymphoproliferative syndrome, ALPS)은 초기 림프종 발달과 더불어 림프 조직들이 크게 증식하는 특징을 가지는 상염색체 우성 유전질환이다. 이 유전적 결함은 전신성 자가면역 현상(명칭의 유래)과 오직 바이러스에 의한 만성적 감염에 대한 감수성의 증가를 유발한다. 환자들은 이중음성($CD4^-$ $CD8^-$) T 세포가 증가된 수치를 보이지만, 궁극적으로는 B 세포 림프종이 발달할 수도 있다. 대부분의 ALPS 환자는 Fas 단백질(CD95)을 암호화하는 유전자에 돌연변이가 있다(그림 16.3 참조). 이 단백질을 통한 신호전달은 일반적으로 세포자살(apoptosis) 또는 예정된 세포사멸을 활성화한다(10장 참조). 세포자살이 활성화되지 못하면, 자가면역 세포들처럼 사멸되어야 마땅한 세포들이 계속 살아남게 되어 정지되어야 할 면역 반응들이 지속된다. 억제되지 못한 B 세포들의 증식은 그 후에 B 세포 림프종으로 이어지는 형질전환 돌연변이가 발생할 적절한 기초를 제공한다.

대부분의 ALPS 환자들에서 대립유전자 중 하나는 정상이고, 다른 하나는 돌연변이 Fas를 갖고 있는데, 이는 돌연변이 Fas 분자가 정상 분자와 결합할 경우 정상 분자의 기능이 방해한다는 것을 시사한다. 일부 ALPS 환자들은 Fas 리간드나 카스파제(caspase) 10와 같은 세포자살 경로의 또 다른 구성요소에 결함이 있다.

관련 사례 읽기: Autoimmune Lymphoproliferative Syndrome
In *Immunology: Clinical Case Studies and Disease Pathophysiology*

두 계통의 생쥐(*lpr*과 *gld*)에서 ALPS 환자들과 유사한 표현형이 나타난다. lpr 생쥐는 Fas 유전자에 돌연변이가 있으며, *gld* 생쥐는 Fas 리간드(FasL)의 유전자에 돌연변이를 갖고 있다. *lpr* 생쥐는 Fas 유전자 결함이 발견되기 전까지 수년 동안 자가면역 질환, 특히 전신성 홍반 루프스(SLE) 연구 모델로 활용되었다.

B 세포 또는 면역글로불린-연관 면역결핍 장애

B 세포 또는 면역글로불린-연관 면역질환들은 모든 Ig 클래스들이 완전히 결핍되는 B 세포 발달 결함에서부터 Ig 클래스 중 하나 또는 서브클래스(subclass)가 결핍되는 정도까지 다양하다. 이 환자들은 유년기(Bruton's 또는 X-연관 무감마글로불린혈증) 또는 청년기에 시작하는 재발성 또는 만성적 감염에 시달린다. 질환에 대한 평가에는 B 세포 수치 및 기능의 분석과 Ig 클래스와 서브클래스의 면역 전기영동 및 정량 등이 포함된다.

X-연관 무감마글로불린혈증. 1952년 Bruton에 의해 최초로 설명된 X-연관 무감마글로불린혈증(X-Linked Agammaglobulinemia, XLA)은 Bruton's 무감마글로불린혈증라고 불린다. 이 질환은 상대적으로 드문 편이며(100,000명당 1명), 유아가 태반을 통해 전달된 모체 유래의 IgG를 잃어버리는 때인 5~6개월 나이에 처음으로 알 수 있게 된다. 그 시기의 유아는 모든 Ig 클래스들의 심각한 저하 또는 실질적 결여로 인해 심각하고 반복적인 세균성 감염들을 겪게 된다.

관련 사례 읽기: X-Linked Agammaglobulinemia
In *Immunology: Clinical Case Studies and Disease Pathophysiology*

이 질환의 주요 결함은 골수에 정상 수치로 존재하는 pre-B 세포들이 성숙한 B 세포로 발달하지 못함에 기인한다. XLA 환자에서 돌연변이가 나타나는 *BTK* 유전자는 정상적으로는 세포질에 존재하는 티로신 키나아제 효소(BtK)를 암호화한다. Btk는 발달 중인 B 세포 표면의 pre-BCR로부터 전해지는 신호전달에 필수적이다. 이 신호 없이는 세포가 더는 발달하지 못한다(그림 16.1, defect 4 참조). 돌연변이 유전자의 여성 보인자의 모든 성숙한 B 세포에서는 돌연변이가 없는 X 염색체만이 활성을 가진다. 그러므로, XLA는 세포질에 존재하는 티로신 키나아제의 돌연변이가 질병의 원인인 몇 종류의 유전성 면역결핍 질환 중 하나이다(SCID의 JAK3 돌연변이와 T 세포 결핍증의 ZAP-70 돌연변이가 다른 예이다).

XLA 환자들의 혈액, 골수, 비장, 그리고 림프절의 분석해 보면, 성숙한 B 세포들과 형질세포들이 거의 결여되어 있으며,이것은 Ig 수치가 낮은 이유를 설명한다. 어린이 환자에서는 현저하게 미발달된 편도선이 특징적이다. B 세포 중 제한된 숫자만이 정상적으로 형질세포가 되는 능력을 갖춘다. XLA를 가진 유아에서는 재발성의 세균성 중이염, 기관지염, 패혈증, 폐렴, 관절염, 수막염 및 피부염 등이 나타난다. 이 같은 환자에서 감염을 일으키는 가장 흔한 미생물들은 *Haemophilus influenzae* 및 *Streptococcus pneumoniae*이다. 종종, 환자들은 *Giardia lamblia*의 위장관 침입으로 인한 (소화)흡수불량으로 고통을 받는다. 예상과 다르게, XLA 환자들은 에코바이러스(echovirus) 및 폴리오바이러스(poliovirus)처럼 위장관을 통해 침입하는 바이러스들의 감염에도 취약하다. 항생제만으로는 이러한 감염들에 잘 대처할 수 없다; 이에 대한 치료법은 많은 양의 IgG를 포함한 정맥 내 γ-글로불린(IVGG)의 주기적인 주사로 이루어진다(19장에서 더 논의됨). 이와 같은 수동적 면역화는 몇몇 환자들에서 20~30년간 유지되지만, 종종 반복적인 감염에 기인한 만성적 폐질환이 수반되기 때문에 예후를 경계하여야 한다.

두 가지의 드문 돌연변이인 μ 중사슬 결핍과 λ_5 사슬 결핍은 근본적으로는 동일한 질병 생리의 결과로써 동일한 임상적 특징을 유발한다. λ_5 사슬은 pro-B 세포 표면의 대리(surrogate) 경사슬의 한 부분으로서 μ 중사슬 및 제3의 사슬과 함께 pre-BCR을 형성한다. 신호를 받는 데 필요한 pre-BCR 없이는, pro-B 세포가 pre-B 세포로 성숙하지 못하고 죽게 된다. 이 돌연변이들 모두 상염색체 열성유전의 패턴을 나타낸다.

IL-21/IL-21 수용체 돌연변이. IL-21이나 이에 대한 수용에서의 기능 상실 돌연변이는 배중심 형성, 개별형 종류 전환 및 기억 B 세포 및 형질세포 발달에서의 이 경로의 절대적인 중요성을 보여준다. SCID 환자에서 나타나는 일부 결함은 공통적인 γ 사슬 또는 JAK3의 돌연변이에 기인하며, 이러한 돌연변이는 IL-21R를 통한 신호전달을 감소시킨다.

일시적 저감마글로불린혈증. 생후 후 5~6개월 즈음에는 수동적으로 전달된 모체의 IgG는 사라지고, 유아 스스로에 의한 IgG 생산이 증가하기 시작한다. 미성숙 유아의 경우, 아직 스스로 Ig를 합성하지 못한다면 일시적 IgG 결핍(transient hypogammaglobulinemia)을 겪게 된다. 때때로 달수를 채우고 태어난 유아들조차 IgM과 IgA 수준이 정상일 때에도 적정량의 IgG를 생산하는 데 실패하기도 한다. 그 원인은 조력 T 세포들의 수와 기능이 결핍되었기 때문이다. 일시적 저감마글로불린혈증은 수개월에서 길게는 2년까지 지속될 수 있다. 이는 성-연관이 아니며, 혈액 내에 정상 수치의 B 세포가 존재하는 것으로 봐서 비-X-연관 유전성 무감마글로불린혈증들과 구별될 수 있다. 일반적으로 치료가 필요하지는 않지만, 이 기간에는 면역 접종을 시행해서는 안 되기 때문에 영향을 받는 유아들을 확인할 필요가 있다.

공통 가변성 면역결핍 질환. 공통 가변성 면역결핍 질환(common variable immunodeficiency disease, CVID)을 가지는 환자들은 정상적이거나 낮은 수준의 IgM과 정상적이거나 낮은 말초 혈액에서의 B 세포의 수치와 더불어 현저하게 감소된 혈청 IgG 및 IgA 수치를 나타낸다. 남녀 모두에게 영향을 미치는 이 질병의 원인은 완전히 해명되지 않았으며, 일관성도 없다. 발병은 어느 나이에도 일어날 수 있으며, 1~5세와 15~20세에 최고조에 달한다. 영향을 받은 개인들은 화농성 세균에 의한 재발성 호흡기 및 위장관 감염과 함께, 역설적이지만 용혈성 빈혈증, 자가면역성 혈소판 감소증 및 SLE와 같이 자가항체와 관련된 자가면역 질환으로 고통받는다. 많은 사람에게서 세포-매개 면역의 장애도 나타난다. 장기적으로는 이러한 환자들은 암, 특히 림프종과 위암의 발병률이 높다.

관련 사례 읽기: Common Variable Immunoueficiency Syndrome
In *Immunology: Clinical Case Studies and Disease Pathophysiology*

공통 가변성 면역결핍 질환은 B 세포들이 항체-분비세포로 성숙하는 데 실패하는 것이 특징이다(그림 16.1, defect 5 참조). 이러한 결함은 B 세포가 항원에 반응하여 증식하지 못하는 경우, IgM을 분비 없는 B 세포의 정상적 증식, (B 세포 또는 T 세포의 내인성 이상으로 인한) IgG 또는 IgA로의 클래스 전환 없는 IgM의 분비 또는 IgG 중사슬의 당화(glycosylation)의 실패에 기인한 것이다. 대부분의 경우, 이 질병은 Ig의 합성 및 분비 감소의 결과로 일어난다. 이 질병은 가족력을 보이거나 산발적으로 나타나며, 미지의 환경 요인에 의해 발병이 촉진된다. 환자들의 말초 혈액에는 정상이거나 또는 정상에 가까운 수치의 B 세포들이 존재하지만, 대개 기억 B 세포($CD27^+$/IgD^- B 세포)들이 현저하게 줄어 있다. 기억 B 세포란 림프구 배중심(germinal center, GC)에서 항원에 노출되어 자신의 면역글로불린 유전자들의 집중 돌연변이와 개별형 전환이 일어나 항원에 재차 노출되었을 때 고친화성 항체로 빠르게 대응할 준비가 된 세포를 말한다.

이 질환의 치료법은 질환의 심각성에 따라 달라진다. 재발성 또는 만성감염을 일으키는 여러 심각한 질병의 경우 IVGG 치료법이 제시된다. 치료 받은 환자들은 정상적인 수명을 가질 수 있다. CVID를 가진 여성들은 정상적인 임신을 하지만, 태아에게 엄마의 IgG를 당연히 전달하지는 못한다.

선택적 면역글로불린 결핍. 몇몇 증후군들은 Ig의 한 클래스 또는 서브클래스의 선택적인 결핍(selective immunoglobulin deficiencies)과 관련되어 있다. 그중 일부는 IgG 또는 IgA가 결핍된 경우, IgM 수치가 증가하는 것과 같이 다른 개별형에 의한 보상적 증가 현상 등이 동반된다.

IgA 결핍은 서구에서 대략 800명 중 1명의 발병률을 보이는 가장 흔한 면역결핍 장애이다(그림 16.1, defect 6 참조). 그 원인은 알려지지 않았지만, B 림프구에 의한 IgA의 분비 감소와 관계된 것으로 여겨진다. 또한, 약제에 대한 기부 빈응으로 인해 IgA 결핍이 일시적으로 발생할 수도 있다. 환자들은 재발성의 동폐성(sinopulmonary) 바이러스 또는 세균 감염 및/또는 소아지방변증(celiac disease, 결장 내 흡수결함에 기인)으로 고통받기도 한다. 한편으로는 완전히 징후가 없는 예도 있다. CVID가 완전히 진행하여 발현되기에 앞서 IgA 결핍현상만 독자적으로 나타나기도 한다; 두 질환은 종종 같은 가족들 내에서 발견된다.

IgA 결핍에 의한 징후를 나타내는 환자들의 치료에는 광범위성 항생제들이 사용된다. 면역 항체인 글로불린 치료가 그

다지 유용하지 않은데, 그 이유는 상업용으로 시판되는 제제들에 포함된 IgA의 수치가 낮은 데다가 주입된 IgA도 정상적으로 보호 항체의 기능을 수행하는 분비성 면역계 지역에까지 도달하지 못하기 때문이다. 그뿐만 아니라, 환자들은 주입된 면역혈청의 IgA에 대응한 항체 반응(대개 IgG 또는 IgE)을 나타내서 이로 인한 과민반응까지도 유발한다. 선택적 IgA 결핍에 대한 예후는 일반적으로 좋은 편이며, 많은 환자가 정상적으로 살아간다.

다른 Ig 개별형의 선택적 결핍에는 IgM 결핍이 포함되는데, 환자들이 *pneumococci* 및 *H. influenzae*와 같은 다당류 협막성 세균에 의해 재발성이 있는 심각한 감염으로 고통받는 드문 질환을 일으킨다. IgG 서브클래스에서의 선택적 결핍들은 보고된 바 있지만, 극히 드물다.

T-B 상호작용의 장애

T 세포 및 B 세포 계통들이 정상적으로 성숙하는 것처럼 보이지만, 이들 사이의 비정상적인 상호작용(disorders of T-B interactions)으로 인한 질환이 적어도 두 가지가 존재한다. 아래에 소개되는 두 질환 모두 근본적으로는 T 세포 이상 때문이지만, 현저한 임상적 징후들은 B 세포 또는 체액성 면역 반응에서 나타난다.

과잉-IgM 증후군. 과잉-IgM 증후군(hyper-IgM syndrome, HIGM) 환자들은 1~2세에 재발성 호흡기 감염을 보이며, 매우 낮은 혈청 IgG, IgA 및 IgE와 정상 또는 증가한 IgM 수치를 보인다(그림 16.1, defect 8 참조). 가장 흔한 형태의 질환에서는 수적으로 정상적인 B 세포들은 시험관 실험(*in vitro*)에서 제 기능을 나타내며, 적절한 자극이 주어지면 개별형 전환도 진행한다. T 세포 수치 또한 정상이며, 서브세트의 분포, 그리고 미토겐(mitogen)에 대한 증식 반응도 정상이다. 가장 흔한 유형인 X-HIGM은 X 염색체에 존재하는 CD40L 유전자의 돌연변이에 의해 유발되며, T_H 세포 표면의 CD40 리간드(CD154)가 발현되지 않는다(그림 16.3 참조). CD40L은 B 세포 표면에 발현되는 CD40에 결합한다(10장 참조). 이 상호작용은 B 세포 증식, 클래스 전환, 그리고 림프구 배중심을 형성하는 데도 필요하다. CD40-CD40L 상호작용은 또한 대식세포-T_H1 세포 간 상호작용에도 역할을 담당하며, 이는 이러한 환자들이 특히 Pneumocystis 폐렴(PCP)과 같은 기회감염으로 진행되는 경향과 XLA 환자들과 비교하여 좋지 못한 예후를 설명해 준다. 이와 동일한 이유로, 지연성 과민반응(DTH)도 결핍되어 있다.

관련 사례 읽기: Hyper-IgM Syndrome
In *Immunology: Clinical Case Studies and Disease Pathophysiology*

X-HIGM과 유사한 증상을 나타내는 두 번째 그룹의 환자들은 CD40 분자의 결함과 그에 따른 상염색체 열성유전의 성향을 나타낸다. 세 번째 그룹은 X-연관성 유전 형식을 보이는데, 이것은 전사인자 NF-κB의 조절자인 NEMO의 돌연변이 때문이다. 이 분자는 표면에서의 CD40와 CD40L 사이의 상호작용 신호의 하류에 위치한다(위의 설명과 10장 참조). 세포 내 조절 분자들이 관련된 유전적 질환들에서 대개 그러하듯이, 이 부류의 어린이들은 비면역계 세포에서도 이상이 나타나며, 이는 많은 유형의 세포들에서 이 분자들이 아주 흔하게 사용된다는 것을 의미한다.

최근에, HIGM을 보이는 두 그룹의 환자들이 더 밝혀졌다. 그중 하나는 체세포 과돌연변이(somatic hypermuation) 및 개별형 전환에 필수적인 분자인 활성-유도 시티딘 탈아미노효소(activation-induced cytidine deaminase, AID)이고, 다른 한 부류는 개별형 클래스 전환에서 또한 활성화되는 효소인 우라실-DNA 당화효소(uracil-DNA glycosylase)에 돌연변이가 발생한 경우이다. 이 환자들은 정상적인 T-대식세포 상호작용을 하며, 따라서 정상적인 지연성 과민반응(DTH)을 하게 된다.

X-연관 림프구증식성 증후군/던칸 증후군(Duncan Syndrome). X-연관 림프구증식성 증후군(XLPS)은 원래 Duncan 가족의 외가쪽으로 연관된 남성들 6명에게서 관찰되었기에, 그와 같은 일반적 명칭이 붙었다. 이 드문 질환은 대개 X 염색체에 위치하는 신호전달 림프구 활성인자 연관 단백질(signaling lymphocyte activation molecule associated protein, SAP)을 암호화하는 유전자의 돌연변이 때문에 발생한다. SAP는 여러 표면 수용체들과 T 세포, B 세포, NK 세포, 호산구, 그리고 혈소판 내에 존재하는 하류 신호 분자들을 연결하는 세포질 내 분자이다. 다수의 조혈모세포 계통에 걸쳐 넓게 분포하는 분자임에도 불구하고, 일반적으로 환자가 Epstein-Barr 바이러스(EBV)에 노출될 때까지는 이상 정도가 미약하며 좀처럼 감지되지 않는다. EBV에 노출되면 감염성 단핵구증이 심각하게 진행하여 치명적일 수도 있다. 이러한 현상은 T 세

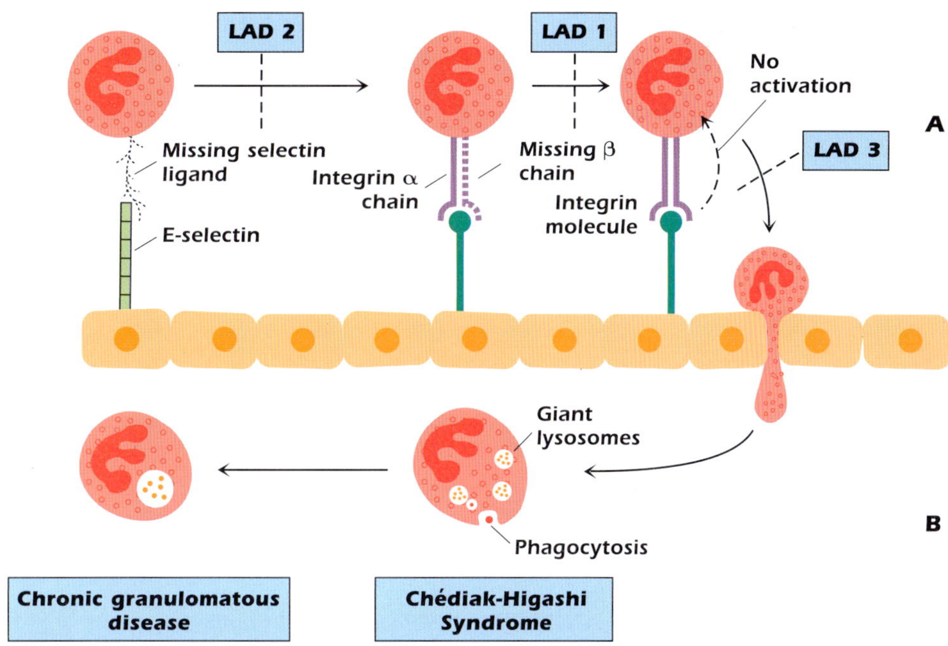

그림 16.5 (A) 세포 부착성의 결함은 백혈구의 혈관 내피세포와의 상호작용 능력을 잃게 만들어서 백혈구가 혈관에서 감염 부위로 이동하는 것을 방해한다. (B) 식세포 기능의 손상은 미생물의 세포 내 살해의 결함을 일으킨다.

포 및 NK 세포들이 감염된 세포들을 제대로 제거하지 못한 결과로 여겨진다. 악성 림프종 또는 이상면역글로불린혈증(dysgammaglobulinemia) 등은 감염에서 살아남은 이후에 종종 발생하며, EBV의 이전 감염이 없이도 발생한다. 림프종 대부분은 공격적인 성향을 나타내는 B 세포 림프종들이다. 버킷(Burkitt's) 림프종(이 장의 후반부에 서술)은 가장 흔한 유형이다. 이러한 림프종들의 경향이 T 세포 결함(AIDS 또는 면역 억제된 장기이식 환자에게서처럼) 때문에 제대로 조절되지 않는 EBV-유도 B 세포 증식을 보이는 다른 환자들과 유사하지만, 발병률은 XLPS에서 더 높다. B 세포 성장을 조절하는 T 세포들이 일단 기능을 잃게 되면 본질적인 결함의 주원인이 된다. 예후는 극히 나쁘다.

관련 사례 읽기: X-Linked Lymphoproliferative Syndrome, Duncan Syndrome
In *Immunology: Clinical Case Studies and Disease Pathophysiology*

선천면역계의 결함

선천면역은 우리의 신체가 공격을 받게 되면 방어를 시작한다. 선천면역은 자체적으로 작용하거나 적절한 적응면역 반응을 개시하는 데 있어 필수적이다. 식세포—다핵형 백혈구 및 대식세포/단핵구—들은 병원체에 대한 선천면역 및 적응면역에서 중요하며, 후자의 경우 림프구와 협력하여 진행한다. 그림 16.5에 설명된 선천적 면역결핍 질환은 수십 년 동안 알려져 왔으므로, 아래에서 우선 설명한다.

식세포 기능장애

식세포 기능에 영향을 미치는 유전적 결핍은 병원체에 대한 식세포 기능의 각 단계에서 요구되는 많은 분자를 확인하는 데 도움이 되었다. 이러한 단계들에 관련된 결핍에는 다음의 예가 포함된다: 식세포의 이동 및 부착(백혈구 부착 결핍), 식세포작용 및 리소좀 융합(Chédiak-Higashi 증후군), 그리고 포식된 대상을 살해하기 위한 호흡급증(만성 육아종성 질병)(그림 16.5). 또한, 식세포 기능장애는 이차적으로 나타날 수도 있다; 약물이나 전신성 질환(예, 당뇨병)과 같은 외부 요소들, 또는 면역계의 다른 부분들에서의 결함들이 원인에 포함된다.

백혈구 부착 결핍증. 3장에서 논의한 것처럼, 백혈구들이 감염된 조직에 도달하려면 먼저 혈류를 이탈해야만 한다. 이 과정은 일련의 단계들로 이루어진다. 첫 번째는 혈관 내피 표면의 셀렉틴(selectin)과 백혈구 표면의 셀렉틴-리간드 사이에의 상호작용을 통해 백혈구의 느린 구르기(rolling)가 일어난다

(그림 11.3 참조). 그 다음으로, 주화성 물질들이 작용하여 세포의 구르기를 정지시킨다. 세포들은 내피에 더욱 견고하게 부착하며, 이는 곧 내피를 지나는 통과 이동(transendothelial)으로 이어진다. 이와 같은 후반부 단계에는 백혈구의 인테그린(integrin)과 내피세포 표면의 리간드 사이의 상호작용이 관여한다.

백혈구 부착 결핍증(leukocyte adhesion deficiency, LAD)은 백혈구와 혈관 내피 사이의 상호작용이 장애를 받는 질환들의 총칭이다(그림 16.5A). LAD1은 염색체 21번에 위치하는 상염색체 열성 질환으로서 인테그린 분자의 β 소단위에 결함이 발생하여 제대로 발현되지 못한다. β 소단위는 과립구, 단핵구 및 림프구에서 발견되는 세 가지 인테그린, LFA-1(CD11a/CD18), Mac-1(CD11b/CD18), 그리고 p150,95(CD11c/CD18)에 공통적으로 쓰인다. CD11b와 CD11c는 과립구와 단핵구에서 발현되는 반면 CD11a는 림프구에서도 발현된다. CD18C가 없는 경우 모든 백혈구의 부착과 이동이 장애를 받게 된다. LAD1 환자들은 유조직(soft tissue)의 재발성 세균 감염으로 시달리며, 백혈구 수치는 증가하지만 고름 형성 또는 효율적인 상처치유가 이뤄지지 않는다. 예상할 수 있는 것처럼, 림프구 기능도 LFA-1 발현 부족으로 영향을 받는다. LAD1 신생아들에게서 탯줄의 분리가 지연되는 것도 특징적이다.

LAD3는 LAD1과 임상적으로 동일한 장애로서 돌연변이가 일어난 FERMT3 단백질 때문에 발생한다. LAD3 환자들은 인테그린 두 가지 사슬을 모두 발현하지만, 자극에 대하여 활성화는 일어나지 않는다. 그러므로 이러한 백혈구들이 구르기는 가능하지만, LAD1에서와 마찬가지로 내피세포가 제공하는 신호에 반응하여 정지하거나 주변 조직으로 빠져나가지 못한다(그림 16.5A). FERMT3 또한 혈소판 활성화와 혈액 응고에 작용한다.

LAD2 환자들은 셀렉틴 리간드에 결함을 갖고 있으므로, 환자의 세포들은 혈관 내피 표면을 따라서 구르기를 할 수가 없다(그림 16.5A). LAD2의 근본적인 결함은 푸코오스(fucose) 대사의 문제이며, 이로 인해 셀렉틴에 결합하기 위해 이용하는 푸코오스가 결합된 리간드의 결핍이 초래된다. 이것은 리간드의 결핍, 일부 적혈구 항원에 결합하는 리간드뿐만 아니라 특히 E-셀렉틴에 결합하는 리간드의 결핍을 초래한다. 상피세포에서 발현되는 E-셀렉틴은 호중구에서 가장 많이 발현되는 리간드와 정상적으로 상호작용한다. 비록 LAD2에서의 면역결핍은 심각하지는 않지만, 푸코오스 대사의 결함은 다른 발달 이상들을 유발한다. LAD1과 LAD3에서처럼, 고름 형성은 거의 없거나 아예 없으며 어린이 환자들은 심각한 감염에도 불구하고 전통적인 임상 징후를 보이지 않았다.

체디악-히가시 증후군. 체디악-히가시 증후군(Chédiak-Higashi syndrome, CHS)은 *LYST* 유전자(세포내 소기관 단백질을 수송하는 단백질을 암호화함)의 돌연변이로 인해 비정상적으로 거대한 과립들과 세포내 소기관들이 특징적으로 나타나는 상염색체 열성 유전질환이다(그림 16.5B). 리소좀 및 멜라노솜(melanosome) 등이 특히 영향을 받아서, 색소 형성, 호중구, NK 세포 및 혈소판 기능의 이상을 유발하며, 신경학적 이상 등이 나타난다. 호중구에서는 세포 내에서 병원체를 죽이는 효과가 감소하는 현상이 나타나는데, 이는 과립분비(degranulation) 및 리소좀과 식포의 융합 기능이 모두 손상되었기 때문이다. 시간이 지나면, 환자의 간, 비장 그리고 림프절에는 림프구들과 대식세포들의 광범위한 침윤이 발달하게 된다. *Streptococcus* 및 *Staphylococcus*와 같은 화농성의 병원체들은 때때로 치명적인 재발성 감염을 유발하며, 예후는 나쁘다.

만성 육아종 질환. 만성 육아종 질환(chronic granulomatous disease, CGD)에서는 포식된 병원체를 살해하는 마지막 단계에 결함이 생겨(그림 16.5B), 병원체들이 지속해서 세포 내에 생존하게 되어 결국 육아종이 형성된다. 정상적인 개인에서는 활성화된 호중구 및 단핵성 포식세포들이 산소를 소비하여 과산화수소와 유리 초과산화물(free superoxide) 라디칼 등을 생성하는 호흡 급증(respiratory burst)을 통해 병원체를 죽인다. 호흡 급증을 촉매하는 nicotinamide adenine dinucleotide phosphate(NADPH) 산화효소를 구성하는 4개의 소단위체 중 어떤 것에라도 돌연변이가 일어나면, CGD가 유발될 수 있다. 가장 흔한 CGD의 형태는 X 염색체에 위치하는 CYBB 유전자가 암호화하는 $gp91^{phox}$라고 하는, NADPH 산화효소의 막결합 소단위체 중 하나에 생긴 돌연변이 때문이다. 이 때문에 환자들의 대다수는 X-연관 열성유전의 성향을 보인다. NADPH 산화효소의 다른 소단위체들은 상염색체 유전자들이 암호화하고 있기 때문에 이들 유전자에 돌연변이가 발생한 CGD 환자들은 상염색체 열성 유전을 나타낸다. 이러한 환자의 돌연변이들은 주로 효소의 세포질쪽 부분 소단위체들인 $p47^{phox}$ 또는 $p67^{phox}$ 두 가지 중 하나에서 발생한다.

CGD의 징후는 출산 후 첫 2년 동안에 나타난다. 환자들은 *Staphylococcus aureus*, *Serratia marcescens*, 그리고 *Aspergillus*처럼 정상적으로는 병독성이 낮은 병원체들에 대한 감수성이 증가한다. 이 질환과 연관된 이상에는 만성 및 급성 감염으로 인해서 림프절비대증(lymphadenopathy)과 간비장비대증(hepatosplenomegaly) 등이 포함된다. 치료법으로는 적극적인 면역접종 및 광범위 항생제, 항균제, 그리고 IFN-γ의 처방 등이 있다.

식세포 연관 효소의 감소나 결핍에 의한 질병과 관련된 효소로는 포도당-6-인산 탈수소효소(glucose-6-phosphate dehydrogenase), 미엘로퍼옥시다제(myeloperoxidase), 그리고 알칼리 인산가수분해효소(alkaline phosphatase) 등이 있으며, 이들 효소의 결핍은 모두 식세포 내의 병원체 살해 기능 감소를 가져온다.

패턴 인식 수용체와 이들의 신호전달 경로

몸에 침입한 생물에 대하여 선천면역을 시작하는 첫 번째 단계 중 하나는 선천면역계가 이들 생물체에 공통으로 존재하는 거대분자를 인식하는 것이다. 이러한 과정은 사람에서 9종류가 존재하는 Toll-유사 수용체(TLRs)를 포함하는 패턴 인식 수용체(PRR)를 통하여 이루어진다. IL-1 수용체와 더불어 이들 수용체는 하부의 세포내 신호전달 과정을 거쳐 염증 유발 반응을 개시한다. TLTR들은 선천면역 세포뿐만 아니라 B 세포 표면에도 존재하며, 침입 생물에 대한 정상적인 반응을 증가시킬 수 있다. 이와 같은 경로에 영향을 주는 약 90종류의 결함이 알려져 있다. 이러한 드문 질병은 주로 혈족관계에 있는 가족들에 관한 연구를 통하여 밝혀진다. 환자들은 영향을 받은 경로에 따라 서로 다른 생물에 대한 감수성을 보이며, 호흡계 질환이 특히 흔하다. 드문 이들 환자에 관한 연구는 면역 반응의 개시와 관련된 여러 가지 비밀에 대한 단서를 제공하였다.

자연살해세포 결핍증

사람의 자연살해(NK) 세포 결핍증은 SCID, 일부 T-세포 및 식세포 이상, XLPS 등 우리가 이미 설명한 일차 면역 이상의 일부에서 발견되기도 하지만 독립된 경우로 나타나기도 한다. 이러한 현상은 매우 드물게 나타나지만 6가지 단일유전자 이상 증상이 보고되었다.

NK 세포 결핍의 특징은 헤르페스 바이러스에 대한 감수성의 증가이다. 추가적인 감염도 일어나지만 심각하고 반복적이며 여러 종류의 헤르페스 바이러스에 의한 감염이 특징적으로, 정상적인 T-세포 세포독성이 존재함에도 발생할 수 있다. 이들 중 한 그룹은 GATA2 돌연변이(비록 이 돌연변이가 수지상세포의 기능에도 영향을 주기는 하지만)로 특징지어진다. 감염의 증가와 함께 EBV, 인체유두종바이러스(HPV)와 같은 암 유발 바이러스에 의한 암의 발생이 증가한다. 동물 연구의 결과에서, NK 세포 결핍은 이종이식(allograft) 거부 반응을 훼손한다는 것을 보여준다.

대식세포/단구(조직구)/수지상세포 이상

이들 세포, 특히 대식세포/단핵구는 감염 생물의 제어와 함께 조직의 손상에 대한 반응에 중요한 역할을 한다. 또한, 이들은 일차적인 항원-제시 세포로 작용하여 선천면역과 적응면역을 연결한다. 이들은 MHC와 연계한 항원의 제시와 함께 미세환경을 변화시키고, 분화하지 않은 T-세포를 적절하게 반응할 수 있는 하위 세포 집단(subset)으로 유도하는 사이토카인의 생산으로 이러한 기능을 수행한다. 수지상세포와 단구 기능의 결핍은 특히 마이코박테리아에 대한 반응에서 분명하다. 면역 반응에 의한 항원 제거 없이 이들 세포에 대한 지속적인 자극이 있게 되면 혈구 탐식성 림프조직구증(hemophagocytic lymphohistiocytosis, HLH)이 나타날 수 있으며, 이는 체디악-히가시 증후군(Chediak-Higashi syndrome)에서도 나타난다. 부가적인 2차 원인과 함께 5종류의 유전성의 HLH가 존재한다. 이와 같은 면역 반응을 정지할 수 없는 현상은 높은 사망률은 보인다.

사이토카인/사이토카인 수용체 결핍

대부분 사이토카인 자체보다는 사이토카인 수용체에 영향을 주는 위에서 설명한 사이토카인-관련 결핍과 더불어 다른 특이적인 결핍에 대한 임상적 표현형이 발견되었다.

IL-12/23-인터페론-감마 결핍증. IL-12, IL-23, IFN-γ 그리고 이들과 결합하는 수용체들 사이의 상호작용에서 관여하는 어떤 분자에서라도 돌연변이가 일어나면 단핵구들이 종양 괴사인자 (TNF)-α를 분비하는 반응을 하지 못하게 된다. 따라서 이와 같은 돌연변이들을 보유한 개인은 병원성이 약한 마이코박테리아(mycobacteria)에도 선택적으로 감수성을 나타낸다. 지금까지 5가지의 돌연변이가 확인되었다: APC에 존재하는 IFN-γR1(리간드-결합 사슬) 및 IFN-γR2(신호-전달 사슬); STAT1(IFN-γR로부터 신호를 전달하는 분자); APC에 의해 생산되는 IL-12β(p40 소단위체); 그리고 T 세포와 NK 세포 표면에 있는 IL-12Rβ_1(IL-12 수용체의 β 소단위체). 이러한 질환의 그룹은 마이코박테리아 감염을 조절하는 데 있어 IFN-γ와 IL-12의 중요성을 보여줄 뿐만 아니라, 이 사이토카인들이 나

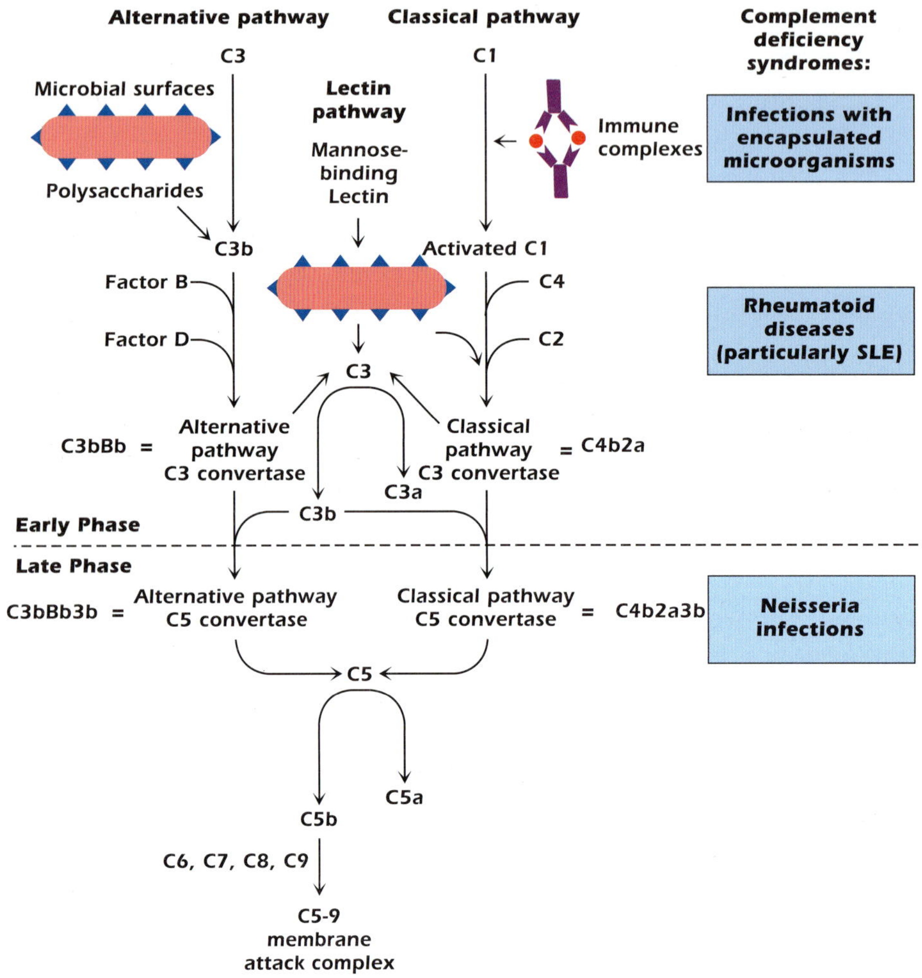

그림 16.6 초기 보체 성분 결핍을 보이는 개인은 협막성 병원균에 의한 감염증과 류마티스 증후군에 취약하다는 것을 보여주는 보체 연쇄반응 도식. 후기 보체 성분의 결핍은 *Neisseria* 감염증과 관련이 깊다.

타내는 다른 효과들을 위한 보상 기작들도 있다는 것을 제시한다. 세계의 몇몇 지역에서 흔히 시행 중인 살아 있는 BCG를 이용한 면역접종은 이러한 결함이 있는 환자들에게는 위험하다. IL-23의 기능 상실 돌연변이 또한 이 사이토카인이 T_H17의 유도에 관여하기 때문에 만성 피부 점막 칸디다증을 유발할 수 있다(위 설명 참조).

보체계 이상에 의한 질병

4장에서 서술한 것처럼, 보체는 세균 및 변형된 세포들의 옵소닌화와 살해, 주화성, 그리고 B 세포 활성에 중요하다. 또한, 보체의 구성요소들은 항원-항체 복합체들을 제거하여 면역복합체의 침착 및 이에 따라 발생하는 질병의 예방에 참여한다. 보체의 결핍증은 상염색체 형질로서 유전된다; 이형접합성인 개인은 정상적인 보체 구성성분의 절반 정도를 보유하게 된다. 대부분의 구성요소에서 이 정도면 임상적 질병을 예방하기에 충분하다. 정상적인 상태에서, 활성화된 보체 구성요소들의 반감기는 생성물을 분해하거나 면역복합체들을 분리하는 억제자(inhibitor)들에 의해서 적절하게 조절된다. 억제자의 결핍은 통제 불가능한 보체 활성화를 유발한다.

보체의 초기 구성요소 결핍. 보체의 초기 구성요소들은 옵소닌 C3b 생성에 특히 중요하다(그림 16.6). 고전경로의 C1, 4, 또는 2의 결핍이나 C3 자체가 결핍된 환자들은 협막성 병원체(*S. pneumoniae*, *Streptococcus pyogenes*, *H. influenza*)들의 감염에 취약하고, 류머티즘 질환도 증가한다. 류머티즘이 증가하는 이유는 C3b 생성 정도가 낮아 면역복합체가 잘 제거되지 못하기 때문이며, 종종 자가면역 질환이 가장 심각한 증상이다. 실제로, SLE는 몇 가지 보체 결핍증에서 가장 흔한 징후이다.

이러한 개인에서 SLE는 보체 결핍이 없는 SLE에 비해 발생하는 시기가 이르고, 더 심각하며 다른 SLE 사례에서 빈번하게 발견되는 자가항체가 없이도 발생할 수 있다(12장 참조). 항체 없이 세균의 표면에 결합하여 보체계 고전경로를 활성화하는 만노오스-결합 렉틴이 결핍되면, 박테리아 감염 및 유사낭창(lupus-like) 징후의 위험까지 초래한다. 모든 보체 활성 경로—고전경로, 만노오스-결합 렉틴경로, 대체경로—들이 C3을 활성화하기 때문에, C3 자체가 결핍되는 경우 대부분 심각한 징후들, 특히 감염성 합병증들이 나타난다.

보체의 후기 구성요소 결핍. 보체의 후기 구성요소(C5-C9)들의 결핍은 막 공격 복합체(MAC)의 생성을 방해한다. MAC은 직접적인 세포 용해성을 나타내며, 그람-음성 세균, 특히 *Neisseria meningitidis*의 일차적으로 방어를 담당한다(그림 16.6).

보체 구성요소의 조절 결함. 유전성 혈관부종(*Heriditary Angioedema*). 유전성 혈관부종의 환자에는 기능성 C1 에스테라아제(esterase) 억제자가 결핍되어 있다(이 장애는 또한 **C1 에스테라아제 억제자 결핍증**이라 불리기도 한다). 이 억제자가 없으면 C4, C2 그리고 칼리크레인(kallikrein) 시스템에 작용하는 C1이 조절되지 못해서 많은 양의 혈관 작용성 펩타이드들이 생산되며, 이 펩타이드 분자들은 혈관 투과성을 증가시킨다. 따라서 환자들은 국소적 부종(edema)으로 고통받으며, 부종이 후두부에 발생하여 기도를 차단하게 되면 생명이 위험하다. 치료법으로는 침진 요소(대개 외상으로 발생)들의 생성을 피하고, 가능하다면 C1 에스테라아제 억제자 농축물(혈장 유래 또는 재조합)를 수입하는 방법이 있다. 또한, 최근에는 칼리크레인에 대한 단일클론 항체가 이용된다.

관련 사례 읽기: Heriditary Angioedema
In *Immunology: Clinical Case Studies and Disease Pathophysiology*

Glycosyl Phosphatidyl Inositol(GPI) 단백질 결핍. GPI 고정자(anchors)를 갖는 단백질 분자 그룹은 적혈구, 림프구, 과립구, 내피세포(혈관 내층 세포), 그리고 상피세포 등의 막 표면에 발현된다. 이와 같은 단백질에는 붕괴-가속 인자(decay-accelerating factor, DAF 또는 CD55)와 CD59 등이 포함되며, 보체에 의한 자발적 세포 용해 작용으로부터 자신의 세포들을 보호한다(4장 참조). 이러한 세포 표면 억제자들이 없으면, 과립구, 혈소판, 그리고 특히 적혈구는 보체에 의한 자발적인 세포용해 작용에 취약하게 된다. 드물지만, DAF, CD59 또는 GPI 단백질 분자들 모두에서 유전성 돌연변이가 존재하는 가계도 있다. 환자들에게서는 심각한 빈혈증과 혈전증, 그리고 만성감염의 징후들이 나타난다.

이 질환의 후천적 형태는 **발작성 야간 헤모글로빈뇨증**(***paroxysmal nocturnal hemoglobinuria***, PNH)이라고 불리며, 유전성 질환보다 흔하다. PNH 환자에서는 초기 골수 줄기세포에 일어난 후천적 체세포 돌연변이 때문에 모든 GPI-고정 단백질들의 생산에 필요한 효소가 결핍되어 있다. 세 가지의 비림프성 계통(과립구, 혈소판, 적혈구) 세포들이 영향을 받는다. 많은 환자에서, 이 돌연변이를 가진 줄기세포에서는 궁극적으로 추가적인 돌연변이들이 더해지고, 골수 내의 정상 세포들보다 많아지게 되며, 성숙이 중단되어 결국 급성 골수성 백혈병을 유발한다. PNH가 만성적으로 진행되는 동안에 혈관 내 용혈현상이 일어나는데, 신장의 산성 환경이 보체의 대체경로를 활성화하는 야간에 더 뚜렷하다. 이 임상 증상은 발작성 야간 헤모글로빈뇨증이라는 이름에 반영되어 있다.

이차 면역결핍 질환

앞부분에서 언급한 것처럼, 이차 면역결핍 질환(secondary immunodeficiency diseases)은 다른 질병들에 의해 생기는 결과이다. 전 세계에 걸친 면역결핍 질환들의 가장 흔한 원인은 단연 영양실조이다. 선진국에서의 면역결핍은 의학적 치료 과정에서 의도하지 않게 유발되는 의원성(iatrogenic)이 더 자주 발생하며, 특히 암 치료를 위한 화학요법 제제의 사용 또는 장기이식이나 자가면역에 대한 의도적 면역억제가 원인이 된다. 이차 면역결핍은 치료하지 않은 자가면역 또는 세균에 의한 심각한 감염에 의해서도 나타날 수 있다. 면역계의 악성종양은 종종 악성이 아닌 구성요소까지 억제하며, 그 결과 환자의 감염에 대한 감수성도 증가하게 된다.

후천성 면역결핍 증후군

초기 기록과 역학

1981년, *Pneumocystis jiroveci*에 의한 독특한 폐렴의 몇 가지 사례가 캘리포니아의 샌프란시스코 지역 내 동성애 남성들에서 보고되었다. 이후 뉴욕시에 거주하는 유사한 집단에서 나타나는 공격적 유형의 Kaposi 육종(sarcoma)의 발견이 뒤따랐다. 후천성 면역결핍 증후군(acquired immunodeficiency syndrome, AIDS)의 최초 사례가 알려진 이후 오늘날까지 전 세계적으로 3천만 명 이상 사망하였고, 현재 3천만 명 정도가 감염되어 있다.

관련 사례 읽기: Acquired Immunodeficiency Syndrome
In *Immunology: Clinical Case Studies and Disease Pathophysiology*

AIDS는 혈액과 체액을 통해서 전달되는 인간 면역결핍바이러스(HIV)의 감염으로 발생한다. 감염된 사람의 혈액, 정액, 질 분비물, 모유 그리고 수치는 적지만 타액까지 모두 유리 상태(free)의 바이러스 입자 또는 바이러스를 은닉한 세포들을 포함하고 있다. 그러므로 HIV는 성적 접촉, 주삿바늘의 공유, 혈액 또는 혈액 제제의 수혈, 태반을 통한 이동, 출산 과정 및 모유 수유를 통해서 전파될 수 있다.

비록 미국의 대도시에서 성적으로 활발한 동성애 남성들에게서 최초로 인지되기는 하였지만, AIDS가 성적인 선호를 갖는 것은 아니다. 전 세계적으로는 이성 간의 전파가 가장 흔하다. 미국 내에서는 동성애 남성들 및 정맥주사 제제를 남용하는 사람들이 여전히 주요 감염 부류이지만, 가장 큰 발병률의 증가는 이성애 여성들과 소수민족(흑인과 히스패닉인) 사이에서 나타난다. 미국 내의 혈액과 혈액 제제 수혈을 통한 바이러스 전파는 기증자들의 검사, 수집한 혈액 단위들의 검사, 혈액응고인자 농축 제재의 열을 이용한 불활성화를 통해서 사실상 억제되어 왔다. 이 논의의 후반부에서 이유가 더 명확해지겠지만, 수혈용 혈액이나 기증기관에서의 감염 여부가 탐지될 수 없는 위험기간인 "미검출 기간(window period)"은 여전히 존재한다. 엄마에게서 유아로 전달되는 수직감염은 소아과 발병 사례의 80% 이상을 차지하며, 이는 임산부와 신생아에 대한 항바이러스 치료와 산도(질)를 경유한 출산 및 모유 수유를 피함으로써 크게 감소될 수 있다. 미국의 몇몇 주에서는 신생아의 에이즈 검사가 의무화되어 있다. 그러나 이와 같은 유용한 내용은 아직껏 누그러지는 징후 없이 전 세계적으로(특히, 아프리카와 동남아시아) 계속해서 퍼져가고 있는 유행병에 대해서 거의 각주(footnote) 수준에 머물고 있다.

인간 면역결핍바이러스

HIV(human immunodeficiency virus)는 렌티바이러스(lentivirus)과에 속하며, 피막(envelop)을 가진 사람 레트로바이러스(retrovirus)이다. HIV에는 HIV-1과 HIV-2의 두 계통이 존재한다. HIV-2는 병원성이 상대적으로 약한 바이러스 계통으로 서부 아프리카에서 주로 발견된다. 레트로바이러스 입자는 동일한 두 개의 유전체 단일 가닥 RNA와 세 가지 효소를 포함하고 있다; 삽입효소(integrase), 단백질분해효소(protease), 그

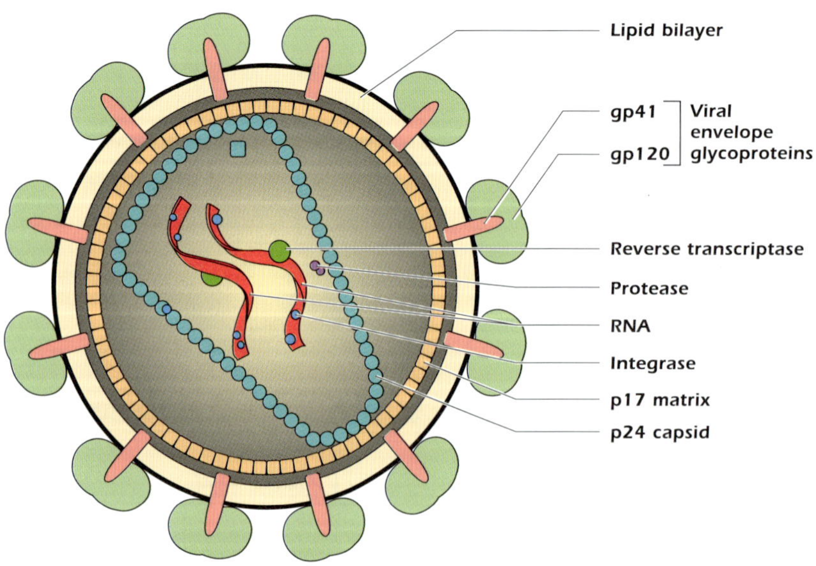

그림 16.7 2개의 동일한 RNA 가닥 (바이러스 게놈)과 그에 결합된 효소들을 보여주는 HIV 구조. 역전사효소, 통합효소 및 단백질분해효소 등의 효소는 p24 캡시드 단백질로 구성된 원뿔형 코어 안에 존재하며, 이는 다시 p17 매트릭스 단백질로 둘러싸여 있으며, 이는 다시 숙주세포에서 유래된 인지질 피막(envelope)에 둘러싸여 있다. 한편, 바이러스가 암호화한 막단백질인 gp41과 gp120이 피막에 삽입되어 있다.

리고 역전사효소(reverse transcriptase)(그림 16.7). 이들은 핵단백질(nucleoprotein)인 p7 및 p9와 더불어 p24 코어 항원(core antigen) 안에 포장되어 있으며, 이들 모두는 다시 매트릭스 단백질인 p17으로 둘러싸여 있다. 바이러스 피막은 숙주의 세포막에서 유래한 것으로 gp120과 gp41 등이 포함된 바이러스 당단백질 분자들을 장착하고 있으며, 이 분자들은 감염에서 결정적인 역할을 담당한다. gp120은 막통과(transmembrane) 단백질인 gp41과 비공유적으로 결합하고 있으며, CD4 분자에 대해 높은 친화력을 갖는다; 그러므로 CD4를 발현하는 모든 세포는 바이러스의 잠재적인 목표물이다. 여기에는 $CD4^+$ T 세포들뿐 아니라 대식세포/단핵구 및 수지상세포 등이 포함된다.

CD4에 결합 후, gp120은 형태적 변화를 겪게 되고 그 이후 HIV가 세포 내로 들어가기 위해서는 표적세포의 표면에 존재하는 또 다른 분자인 공동수용체(co-receptor)와도 결합해야 한다. 몇몇 케모카인 수용체(11장 참조)들은 HIV의 공동수용체로 작용한다. 바이러스가 이용하는 특별한 공동수용체는 바이러스 표면에 발현되는 gp120 분자의 변종에 따라 다르다. 그러므로 gp120의 변이는 바이러스의 **친화성(*tropism*)**을 결정하며, $CD4^+$ 표적 세포 중 어떤 것이 바이러스 입자에 의해 감염될 수 있는지를 좌우한다. 대식세포-친화성 HIV(macrophage tropic HIV)는 케모카인 수용체 CCR5를 사용하며, 숙주세포 표면에 소수의 CD4만을 필요로 한다. 낮은 수준의 세포 표면 CD4를 발현하는 대식세포 및 수지상세포 둘 다에서 CCR5는 발현된다. 림프구-친화성 HIV(lymphotropic HIV)는 T 세포 표면에 발현되는 케모카인 수용체 CXCR4를 사용하며, 세포 표면에 높은 밀도의 CD4가 있어야 한다. CCR5를 사용하는 HIV 변이주들을 R5라고 하고, CXCR4를 사용하는 것들은 X4라고 하며, 위의 두 가지 케모카인 수용체에 모두 결합할 수 있는 변이주를 R5X4라고 부른다. 두 가지 공동수용체들 모두 7개의 막관통 영역(spanning domain)를 갖는 G-결합 단백질이다. CCR5는 정상적으로는 케모카인 RANTES, 단핵구 주화성 단백질 1α-(MIP-1α), 그리고 MIP-1ε 등과 결합한다. CXCR4는 기질 유래 인자1(stromal derived factor 1)에 결합한다.

CCR5는 일차 감염을 확립하기 위한 주요 공동수용체라고 생각되는데, 이는 CCR5에 돌연변이가 있는 개인들이 적어도 부분적으로는 감염으로부터 보호되는 현상이 관찰되기 때문이다. 만약에 한 개인이 성적 접촉을 통해 대식세포-친화성 변이주에 최초로 감염된다면, 바이러스 감염은 점막연관 림프조직(MALT)의 대식세포 및 수지상세포 내에서 확립될 수 있다. 이렇게 감염된 세포들은 바이러스 감염으로 즉각 죽지 않고서 전신을 거쳐 이동할 수 있으므로, 국소적 또는 먼 거리의 모든 경우에서 바이러스의 저장소(reservoir)가 된다. HIV-감염 세포들이 항원 자극에 노출되면 바이러스 복제(특히 대식세포 내에서), 림프구-친화성 변이주로 전환되고 더 나아가 전신으로의 빠른 확산이 촉진된다. 그러므로, 감염된 개인의 체내에서 생성된 바이러스의 친화성은 시간이 흐름에 따라 변화한다. 이러한 진화는 단백질의 아미노산 서열 변화를 유발하는 gp120 유전자의 돌연변이 때문이다.

CCR5의 중요성은 단 한명의 "치유된(cured)" HIV 환자에 의해 설명되었다. 이 에이즈 환자는 다른 병 때문에 돌연변

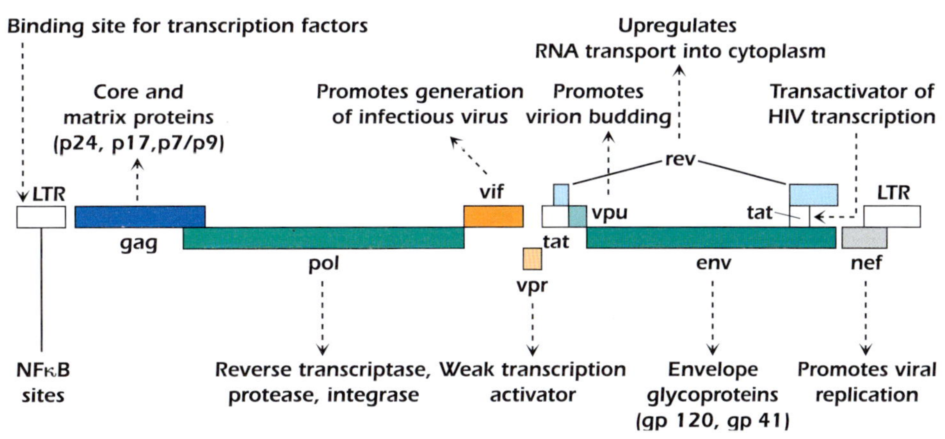

그림 16.8 HIV-1의 유전자와 단백질. HIV-1의 RNA 유전체는 양측 말단에 바이러스의 삽입과 바이러스 유전체의 조절에 필수적인 LTR 지역을 가지고 있다. 다수의 바이러스 유전자들은 서로 중첩되어 있어서 서로 다른 번역틀(ORF)로 나타나며, 이러한 구조가 바이러스로 하여금 작은 크기의 유전체에서 여러 종류의 단백질을 생산할 수 있게 한다. 각 유전자의 기능도 나타나 있다.

이-CCR5를 가진 사람으로부터 동종이계 골수이식을 받았다. 이 골수이식 수여자의 새 면역체계는 HIV가 바이러스에 대한 저항성을 제공하였으며, 바이러스가 절대 관찰되지 않았다. 골수이식은 적합한 공여자를 찾아내는 것이 확률상 매우 어려운 시술임에도 불구하고, 이 결과는 아직도 CCR5의 중요성을 입증함과 동시에 HIV 감염을 차단하는 중요한 전략임을 제시하고 있다. CCR5의 돌연변이를 가진 기증자로부터의 골수이식이 두 번째 환자에게서 시행되었으며, 이 경우의 목적은 조혈 악성종양의 치료가 목적이었다.

CD4와 보조수용체에 결합 후, gp41은 세포막에 침투하여 세포막과 바이러스 피막 사이의 융합을 촉진하며, 곧이어 바이러스 침투를 돕는다. 숙주세포 안에서, 바이러스 RNA는 바이러스 효소인 역전사효소에 의해 cDNA로 복사된다. 이 cDNA는 세포질에 남아 있거나 핵 안으로 들어가서 바이러스 효소인 삽입효소의 도움을 받아 숙주의 유전체에 삽입(integration)되어 프로바이러스(provirus)가 된다. 때때로 바이러스의 복제는 낮은 수준으로 몇 년 간 지속되므로 HIV 감염은 진정한 의미는 아니지만, 상대적인 의미의 "잠복(latent)" 상태로 남는다.

HIV 유전체는 양 말단에 긴 말단 반복(long terminal repeat, LTR) 서열을 가지고 있다(그림 16.8). 이 LTR은 바이러스 삽입에 필요하며, 여러 가지 조절 단백질들이 결합하는 부위들이 존재한다. T 세포가 항원에 의해 활성화되면, 연쇄반응의 결과로 전사인자 NF-κB가 활성화된다. NF-κB는 LTR 상의 프로모터 영역에 결합해서 숙주세포의 RNA 중합효소에 의한 프로바이러스의 전사를 활성화한다.

프로바이러스가 전사되면 긴 mRNA 전사체가 생산되고 여러 다양한 단백질들을 합성하기 위해 선택적 스플라이싱(alternate splicing)이 일어난다. 최초에 합성되는 단백질은 *tat*와 *rev*이다. Tat 단백질은 핵 안으로 들어가서 전사인자처럼 작용하는데, LTR 지역에 결합하여 바이러스의 전사 효율을 증가시킨다. Rev 단백질 또한 핵 안에서 작용하며, 바이러스 mRNA 전사체 상의 Rev-반응요소(RRE)에 결합한다. Rev가 결합하면 세포질로 향하는 RNA 수송률이 증가한다. mRNA가 세포질로 빠르게 수송되면 핵 안에서의 스플라이싱이 적게 일어나게 되어 동일한 mRNA로부터 다른 단백질 분자들이 만들어진다. 이와 같은 바이러스 단백질 합성의 두 번째 단계에서 바이러스 코어(core)와 피막의 구조적 구성성분들이 전구체 형태로 생산된다. 세 번째 단계에서는, 스플라이싱을 거치지 않은 바이러스 RNA 분자들이 세포질로 수송되어 새로운 바이러스 입자의 RNA로 포장되거나 혹은 *gag*와 *pol*의 번역을 위한 mRNA로 사용된다: ***gag***는 p24, p17 그리고 p7/p9를 암호화하고, ***pol***은 바이러스 단백질분해효소, 역전사효소 및 삽입효소를 암호화한다. 단백질분해효소는 처음에 하나의 다단백질체(polyprotein)로 합성되는 gag와 pol의 전구체를 절단한다.

$CD4^+$ T 세포로부터 바이러스가 방출되는 과정은 종종 세포가 용해되는 결과를 가져온다. 일반적으로 HIV는 대식세포 및 수지상세포를 죽이지 않는다; 이 때문에 이 세포들은 저장소로 작용하여 신체의 다른 부위들(림프 조직 및 중추신경계, CNS)로 바이러스를 수송하거나 세포 변성이 없는 상태에서 적은 수의 바이러스 입자들을 생성한다. 수지상세포들은 대부분 세포 표면에 바이러스를 붙잡아 운반하는 반면에 대식세포들은 낮은 수준이지만 지속적인 바이러스의 생산을 허용한다. 감염된 대식세포 및 T 세포 등이 사이토카인 또는 항원에 의해 자극을 받으면 바이러스 복제가 증가하여 결과적으로 바이러스 증식기를 가져온다.

임상적 경과

HIV 감염의 임상적 진행은 급성 감염, 만성적 잠복 단계 및 위기 단계 등의 3단계로 나누어 볼 수 있다.

급성 감염(Acute Infection). HIV의 초기 감염에서, 많은 환자가 증상을 나타내지 않는다. 그 외 다른 사람들은 감염 후 2~4주에 시작되어 1~2주간 지속되는 열, 목의 통증 및 일반적인 불쾌감 등이 특징적인 독감-유사 증상을 보인다. 이 기간에는 바이러스혈증(말초 혈액에 바이러스가 존재함)과 순환하는 $CD4^+$ T 세포의 급격한 수치 감소가 있다. 면역계는 바이러스에 특이적인 CTL과 항체들을 생산하여 반응한다. 바이러스에 감염된 세포들을 죽이는 CTL은 $CD4^+$ T 세포의 감소에 부분적인 책임이 있다. 이 시점에서 그 환자는 혈청전환(seroconvert)을 하게 되는데, 이때 HIV 단백질에 특이적인 항체가 탐지 가능한 수준으로 발현된다. 그 후 말초 혈액 내 $CD4^+$ T 세포들의 수치는 부분적으로 회복된다. 감염된 대식세포와 수지상세포들은 전신의 림프성 조직으로 바이러스를 널리 퍼뜨린다.

미검출 기간(window period)은 어떠한 항체도 검출되지 않는 감염 후 5~10주 정도이다. 바이러스 입자는 이 기간 전에 핵산 검사법 (nucleic acid testing, NAT)을 이용하여 검출이 가능하기 때문에 항체나 바이러스 모두가 검출되지 않는 시기는 감염 후 2주 정도이다. 이 기간에 바이러스는 조직에 숨어 있으며, 환자는 다른 사람에게 감염을 전파할 수 있다.

만성적 잠복 단계(Chronic Latent Phase). 비록 면역 반응이 바이러스 감염에 대한 표준적인 반응을 수행하는 것처럼 보이지만, 실제로 바이러스를 제거하기보다는 단지 제한하는 정도에 지나지 않는다. 극단적으로 높은 이 바이러스의 돌연변이율은 면역 반응이 효과가 없는 이유를 설명해준다. "잠복" 단계가 시작하면 길게는 15년 동안 지속된다. 상대적으로 징후가 없는 이 기간에 낮은 수준의 바이러스 복제가 지속되며, $CD4^+$ T 세포 수치의 점진적인 감소가 동반된다. 그러므로, 실제적 의미에서 HIV는 전혀 잠복기에 있는 것이 아니다.

예상과는 반대로, 말초 혈액 내에 존재하는 바이러스-감염 T 세포의 수는 극히 적으며, 림프절이 감염된 세포가 가장 많이 존재하는 곳이다. 앞에서 서술한 바와 같이, 대식세포들은 저장소로 작용한다. 배중심에 있는 여포 수지상세포들(9장 참조)은 바이러스 저장소로 작용할 뿐만 아니라 세포 표면에서도 이 바이러스를 제시한다. 그 결과 바이러스를 T 세포 및 B 세포에 지속적으로 제시하게 되며, 이 단계의 특징인 여포(배중심)의 심한 이상 증식(hyperplasia)과 림프절 비대증이 절정을 이룬다.

감염된 T 세포들은 서서히 세포 용해를 겪게 되고, 이는 결과적으로 림프절의 퇴화(involution)를 가져온다. 이와 같은 T 세포의 죽음은 여러 요인의 조합에 따른 결과로 생각된다. 첫째로, 세포 내에서 바이러스가 생산되면 세포 용해가 일어난다. 둘째로, 감염된 세포는 세포사살에 더 취약한 것으로 보인다. 셋째로, CTL은 감염된 세포들 일부를 죽인다. 마지막으로, 감염되지 않은 $CD4^+$ T 세포들은 용해되어 떠도는 gp120 분자들이 세포 표면의 CD4 분자에 결합하게 되고, 거기에 항-gp120 항체들이 결합함으로써 항체-의존성 세포매개 세포독성(ADCC)과 유사한 기작에 의해서 단지 근처에 있었다는 이유로 죽임을 당하기도 한다.

이 단계에서는 환자의 말초에 존재하는 $CD4^+$ T 세포의 수, CD4:CD8 T 세포의 비율 및 바이러스의 수치 등이 조사된다. 건강한 개인에서 CD4:CD8 T 세포 비율은 대략 2:1 정도이지만, 이 단계의 HIV 감염에서는 그 비율이 역전되어 CD4 T 세포보다 CD8 T 세포들의 수가 많아진다. 이와 같은 역전된 CD4:CD8 T 세포 비율은 다른 바이러스 감염에서도 나타날 수 있지만, HIV 감염과는 달리 $CD4^+$ T 세포의 감소 때문이 아니라 대개 $CD8^+$ T 세포의 증가 때문이다. $CD4^+$ T 세포들의 수가 점진적으로 낮은 수치에 이르면서 환자는 증상을 나타내며, 마지막 위기 단계인 AIDS에 진입한다. 이러한 끝없이 연속되는 과정을 항바이러스 치료로 바꿀 수 있다.

위기 단계(Crisis Phase). 원래 AIDS는 희귀한 감염들과 악성 종양들의 임상적 표현으로 인지되었다; 이러한 임상 징후들은 질병이 최고조에 이르는 단계까지 계속된다. 미국의 질병통제예방센터(CDC)는 AIDS-연관으로 여겨지는 질병들을 확인해 왔다(표 16.3). 이러한 예후(또는 200 cells/μL 이하로 정의된 CD4 T 세포의 역치 수준 또는 14% 이하의 T 세포들) 중 어느 하나라도 진단되면 단순한 HIV 감염이 아니라 AIDS 환자로 분

표 16.3 미국 질병관리본부(CDC) 기준 AIDS-관련 질환 목록[a]

감염증-수시로 파종성

진균
- 칸디다증
- 크립토코쿠스증
- 히스토플라스마증
- 콕시디오이데스진균증
- 와포자충증(cryptosporidiosis)

기생충
- 톡소플라스마증
- 폐포자충증(pneumocystitis)
- 와포자충증(cryptosporidiosis)
- 포자충증(isosporiasis)

세균
- 마이코박테리움증(비전형 포함)
- 살모넬라 감염증

바이러스
- Cytomegalovirus 감염증
- 단순포진 헤르페스 감염증
- 진행다초점백(색)질뇌병

악성신생물(종양, 암)

육종
- 카포시 육종

림프종
- Burkitt 림프종
- 광범위 큰 B 세포 림프종(diffuse large B-cell lymphoma)
- 원발삼출성 림프종(primary effusion lymphoma)
- 일차 CNS 림프종

암종
- 침습 자궁경부암

기타 일반 임상병증

HIV 뇌병변 및 치매
소모증후군
$CD4^+$ T 세포 수치 < 200/μL

[a]이 질환들 중 몇몇은 본문에서 논의되었다.

류하게 된다. 이러한 질병은 면역체계와 중추신경계에 미치는 HIV 감염의 일차적 영향들을 반영하는 세 개의 범주로 나뉜다: (1) 기회감염, (2) 희귀 악성종양, (3) 일반적인 쇠약성 증후군.

몇몇 동반 요인들이 이러한 증상이나 위기 단계를 시작하는 것으로 여겨진다. $CD4^+$ T 세포의 수가 점진적으로 감소하는 것은 결과적으로 면역결핍 상태를 초래하여 감염자를 기회감염에 취약한 상태로 만드는데, 이는 일차 면역결핍 증후군 환자들이나 면역이 억제된 이식환자들과 비슷하다. 항원에 의한 바이러스-감염 T 세포들의 활성화는 바이러스 유전자의 전사와 자손 바이러스의 생성을 자극한다. 이는 T 세포의 죽음을 가속하여 면역결핍 상태를 점차 악화시킨다. 또한, 이 바이러스의 빠른 복제 속도로 인해 바이러스 돌연변이율도 증가하여 바이러스가 그나마 남아 있는 면역제어 기능들을 회피하는 데 기여한다.

감염자가 나타내는 AIDS-연관 질병의 패턴은 HIV가 전염된 형식을 일부 반영하기도 한다(성관계 전염 vs. 정맥주사 약). 이는 AIDS 환자와 면역이 억제된 다른 사람들 사이의 차이뿐만 아니라, 다른 경로로 HIV에 노출된 AIDS 환자 사이에 나타나는 감염 및 악성종양 간의 차이점으로부터 제시된 사항이다. HIV에 감염된 사람 중 일부는 성관계로 전염되는 다른 병원체들에도 동시에 감염될 수 있으며, 이 경우 일부에서는 면역결핍 환지에 공격적 유형의 암을 유발하기도 한다. 실제로 AIDS 환자에서 나타나는 모든 악성종양은 암유발성(oncogene) DNA 바이러스에 의한 것으로 여겨진다. 예를 들어, 인간유두종바이러스(human papillomavirus, HPV)는 여성의 자궁경부암 발생과 연관된다. 개인의 면역결핍 상태와 HPV에 노출된 상황이 결합하면, HIV^+ 여성에서 **침습성 자궁경부암**(***invasive cervical cancer***)의 발병이 현저히 증가하고 암이 공격성을 띠는 원인이 되기도 한다. 미국 CDC의 AIDS-연관 악성종양 목록에는 침습성 자궁경부암이 포함된다.

카포시 육종(***Kaposi sarcoma, KS***)의 공격적 형태는 사실상 AIDS 환자, 특히 남성 동성애자인 환자들에게 독특한 암이며 질병의 진행 초기에 발생하기도 한다. KS는 작은 혈관들이 비정상적으로 증식하는 것이다; 일반적으로 흔한 유형은 노년기 남성의 사지 아래쪽 피부에 성장이 느린 종양으로 나타난다. 인간 헤르페스바이러스(Human herpes virus 8, HHV-8)가 AIDS 환자들의 KS에서 발견되었다. 이 바이러스는 또한 **일차 유출 림프종**(***primary effusion lymphoma***)이라고 불리는, AIDS 환자에서 나타나는 공격성 림프종의 희귀한 형태와도 연관이 있다. 이 악성종양 또한 남성 동성애 AIDS 환자들 내에서 더 흔하며, 그중에서 몇몇은 림프종과 KS를 함께 가지고 있다.

공격성 B 세포 림프종(B-cell lymphomas)은 대부분 EBV-연관 림프종(EBV-associated lymphomas)으로서 면역 억제된 이식환자들 내에서 관찰되는 정도와 유사한 발병률을 보인다. 이러한 림프종들은 대개 **버킷**(***Burkitt***) **버킷-유사, 또는 확산성 대형 B-세포 림프종**(***diffuse large B-cell lymphomas***)(아래 참조)이며, 종종 림프절 이외의 위치에서 발견된다. AIDS 환자의 CNS는 일차 림프종이 빈번하게 발생하는 지역이다. 또 다른 두 종류의 악성종양인 머리와 목 부분의 편평상피 세포(squamous cell) 악성종양(역시 HPV와 연관 가능성 있음) 및 비전형적인 호지킨(Hodgkin) 림프종은 AIDS에 한정된 것이 아니라 AIDS 환자에서 더 공격적으로 진행된다.

AIDS와 연관된 감염성 질병들은 환자들의 세포-매개성 면역계가 현저히 약화되어 보통은 비병원성인 생물체들(기회감염)을 제대로 대응하지 못하는 상황을 반영한다. T 세포 면역이 결핍된 다른 환자들에서와 마찬가지로 PCP는 주요 감염성 합병증이다. 캔디다증(candidiasis) 또한 빈번하게 관찰된다. 이러한 환자들은 조력 T 세포-의존성 기능인 육아종 형성 능력이 빈약하며, 제어되지 않는 마이코박테리아 감염들이 나타난다. 통상적으로 인간의 병원체가 아닌 *Mycobacterium avium*가 심각한 감염을 유발할 수 있다. AIDS 환자들의 위장관에 감염하는 가장 흔한 병원체들 가운데 Cryptosporidia, *M. avium* 및 CMV 등은 심각한 설사를 일으킬 수 있다. CNS는 *Cryptococcus*, *Toxoplasma* 및 CMV의 감염에 취약하다.

복합감염은 지속적인 세포괴사(사멸)를 일으키며, 이는 AIDS의 주요 특징이다. 병원체와 세포의 파편은 이미 결핍된 면역계에 만성적인 항원 자극을 제공한다. B 세포들은 그러한 자극에 대하여 반응한다는 증거를 보여준다; 환자들에게서는 증가한 혈청 Ig를 보이는 다클론성 고감마글로불린 혈증(polyclonal hyper-gammaglobulinemia), 순환하는 면역복합체, 그리고 현저히 증가한 형질세포의 생성 등이 확인된다. 환자들은 B 세포의 활성에도 불구하고 새롭게 만난 항원들에 대한 효과적인 항체반응에 이르지 못하는데, 그 이유는 아마도 T 세포가 결핍되었기 때문으로 생각된다; 그러나 이 환자들은 또한 협막성 병원체들에 대한 T 세포-비의존성 반응에도 특별한 어려움을 겪는다. 더욱이 EBV에 감염된 B 세포들(정상적으로는 T 세포에 의해 제거되는)은 바이러스에 의한 형질전환에 취약하게 돼서, 앞서 소개한 B 세포 악성종양에 이르기도 한다.

CNS는 HIV에 의하여 감염되며, 이는 대식세포가 전달하는 것으로 추정된다. 바이러스는 미세교세포(microglia cell, 대식세포와 동일한 계통의 골수-유래 세포), 희소돌기신경교세포(oligodendrocytes) 및 성상세포들에 감염한다. 이러한 감염은 AIDS-연관 치매(dementia) 및 진행성 뇌장애(encephalopathy)를 유도할 수 있다. 전체적으로 AIDS 환자의 50%까지는 CNS 징후들을 보이며, 70% 이상은 검시를 통해 CNS 변화들이 확인된다.

마지막으로, 이러한 환자들은 동반된 질병들에 의한 것보다 훨씬 더 심각한 정도의 악액질(cachexia) 또는 체중감소 증후군에 시달린다. HIV는 대식세포의 사이토카인 프로필을 변형시켜 TNF 생성 증가를 유도함으로써 환자에게 극심한 체중감소 및 피로감이 초래되는 것으로 생각된다.

적어도 약물치료가 가능한 선진국에서는 AIDS 환자의 임상 경과가 변화되고 있다. 초기의 효과는 질병, 특히 폐포자충 폐렴(Pneumocystis Pneumonia, PCP)에 대한 이른 시기의 적극적인 치료에서 확인되었다. 초기에는 대부분 환자가 감염 때문에 일찍 사망하였다. 적극적인 치료법들과 더불어 보다 많은 환자가 악성종양이 발달할 정도로 충분히 길게 생존하기 시작했으며, 이는 1990년대 AIDS 환자에게서 뚜렷해졌다. 임상 경과의 가장 중대한 변화는 복합적 항바이러스 치료법들의 도입에 따라 이루어졌으며, 이는 HIV의 만성적 감염 기간을 연장하고, 그에 따라 가장 심각한 상태의 AIDS로 진입하는 시기도 지연하였다. 좀 더 최근에는 예방적인 항바이러스 치료제 사용이 신규 발병률을 낮출 것으로 기대되고 있다.

HIV 감염의 예방, 통제, 진단 및 치료

HIV의 예방 및 통제는 HIV에 감염된 사람들의 혈액과 체액에 무방비로 접촉하는 상황을 피하는 것이 가장 잘 효과적이다. 무엇을 피해야 하는지 그리고 무엇이 안전한지(일반적인 접촉)에 대한 교육과 대중의 인식 무두 이 질병을 방제하고, 만일의 공황 상태를 예방하는 데 필요하다. 최근에는 노출 직후 또는 이전의 항바이러스 혼합제가 처리가 감염의 가능성을 감소시키기 위하여 이용되고 있다(아래 참조). 이들 방법은 우리가 진정한 예방법인 백신을 개발할 수 없기 때문에 계속해서 필요할 것이다.

백신은 많은 감염성 질병을 통제해 왔으며, 면역 접종은 감염이 집단을 통해 전파되는 것을 예방하는 데 가장 효과적인 방법으로 남아 있다. 백신은 감염원에 노출되기 전 오래 유지되는 면역 반응을 유도한다(19장). 그러나 HIV에 대한 백신의 개발은 굉장한 도전을 제시한다. 첫째로, 우리는 아직 면역의 어느 작용 부분—체액성 면역, 세포 매개성 면역, 기타—이 우리 몸에 바이러스가 들어온 직후에 바이러스를 제거할 반응을 개시하기 위하여 증강되어야 하는지 알지 못한다. 최근 감염된 사람에게서 HIV는 항체와 T-세포 반응이 존재함에도 제거 작용을 회피한다. 둘째로, 바이러스가 저장소로 작용하는 세포 안에서 "은신(hide out)"하는 능력과 높은 돌연변이율은 예방접종이 효과적으로 되기 위하여 해결해야 할 과제이다. 셋째로, 다른 감염 질환에 대한 백신 후보가 널리 검증되는 동물 모델은 이들 동물이 HIV에 대하여 감수성이 없으므로 매우 제한적이다. 가장 적절한 동물 모델은 원숭이 면역결핍바이러스(simian immunodeficiency virus, SIV)에 감염되면 AIDS와 유사한 질병이 발생하는 유인원 원숭이다. 마지막으로, HIV 백신을 사람에게서 시험하는 것은 도덕적 문제를 초래한다. 바이러스 복제 전 주기 동안의 HIB의 모든 구성요소에 대한 분자생물학과 구조의 이해가 안전한 백신을 개발하는 데 필요하다. 대체법으로는 저항성을 가지는 개인과 드물기는 하지만 골수이식을 통해 치료된 환자로부터 얻은 지식을 통해서 HIV-저항성 면역체계를 유전자 조작하는 것일 수 있다.

1985년부터 미국 내에서 기증된 모든 혈액은 HIV에 대한 항체 유무를 검사하고 있다. HIV에 노출된 이후 항체 반응이 발달하기까지는 5주까지 걸릴 수 있으므로, 이 방법은 여전히 최근의 감염이 탐지되지 못할 수도 있는 오랜 무검출 기간을 남겨두게 된다. 감염 후의 바이러스 혈증은 면역 반응 이전에 나타난다: 바이러스 RNA는 증폭 단계가 필요하므로 RNA에 대한 검사는 매우 민감하며, 비록 미검출 기간을 완전히 배제하지는 못하지만 크게 줄여준다. HIV NAT(nucleic acid testing)는 백혈구 내에 존재하는 프로바이러스의 cDNA 또는 혈장 내 바이러스 RNA를 탐지하기 위해 사용하며, 이 방법은 미검출 기간을 약 11일까지 단축할 수 있다. 후자는 또한 바이러스 수치를 정량하는 기반이 된다(아래 참조). 감염의 증상이 보이지 않는 짧은 기간이 있으므로 혈액 공여자는 인터뷰 과정을 거치는데, 구두로 직접 질문을 받게 되며 고위험성 행위에 관해 서술하게 된다.

임신을 한 HIV^+ 여성의 경우, 체내의 바이러스의 양을 감소시키기 위하여 이용하는 항바이러스 치료는 태반을 통한 바이러스의 전달 위험을 줄여준다. 제왕절개술은 산도를 통과하는 동안에 감염되는 것을 막기 위해 시술한다. 신생아 역시 예방적 목적으로 항바이러스 처리를 받는다. 마지막으로, 모유를 통해 바이러스에 노출되는 경우도 피해야 한다.

사고로 바이러스에 오염된 산물 등에 노출된 사람들에게는 감염이 확립되는 것을 예방하기 위해서 노출 후에 가능한 이른 시기(72시간 이내)에 치료를 수행한다(노출 후 예방, (postexposure prophylaxis - PEP). 이 치료법은 HIV^+ 환자들에게 주어지는 세 가지 약제의 혼합과 같다. 이 치료는 한 달간 지속되며, 그 이후 노출된 사람은 다시 검사를 받거나 노출된 것으로 추정되는 대상이 검사 결과 HIV 음성으로 판명되면 치료를 멈춘다.

마지막으로, 성관계를 통하여 노출된 것으로 추정되는 HIV^-인 사람들에게는 두 가지 약제를 이용한 치료가 최근에 추천된다(노출 전 예방, pre-exposure prophylaxis; PrEP). 이 예방적 조치는 "위험한" 행동의 증가 없이 전파율을 현저히 감소시켰다.

HIV 감염의 진단에는 일반적으로 2~3단계 알고리즘으로 이루어진다. 첫 번째로, 혈청은 효소결합면역흡착검사(enzyme-linked immunosorbent assay, ELISA)를 이용해서 HIV-1 또는 HIV-2 바이러스 입자에 대한 항체나 순환하는 p24 항원이 존재하는지 검사한다. 만약 첫 번째 검사가 양성이면 시료는 각 바이러스 단백질에 대한 항체에 선 면역검사(Line Immunoassay)를 통하여 감염을 확증하고 HIV 유형을 구별한다(20장 참조). 마지막으로, 만약 선별검사와 확증 검사가 불일치하면 시료는 정성적 NAT 검사를 이용하여 검사한다. 그 후 환자들의 말초 혈액에 존재하는 $CD4^+$ T 세포의 절대 수치와 CD4:CD8 T-세포의 비율을 계속 관찰하며, 바이러스 RNA의 정량분석을 통하여 바이러스 역가도 관찰한다. $CD4^+$ T 세포의 수가 500/μL를 초과하면 기회감염이 일어나지 않는다. 미국 CDC는 완전한 AIDS의 지표로서 CD4 수치가 200/μL 미만으로 낮은 경우를 지정하였으며, 이 수치는 AIDS를 정의하는 중요한 기준 중의 하나가 되었다.

역전사효소를 억제하는 뉴클레오시드 억제제인 아지도티미딘(azidothymidine, AZT)을 이용한 항바이러스 치료는 HIV 감염에 대해 최초의 유망한 치료법이었다. 바이러스의 단백질분해효소를 억제하는 약제들은 치료용 제제 중 두 번째 부류이고, 비-뉴클레오시드 역전사효소 억제제들이 세 번째 부류에 해당한다. 그러나 HIV가 단일 개체 내에서 감염을 진행하는 동안 놀라운 자발적 돌연변이율을 가질 수 있으므로, 단일 제제에 대한 바이러스 내성이 빠르게 발달한다. 이러한 돌연변이들이 발생하는 이유는 역전사효소와 RNA 중합효소는 오류 수정 능력이 없기 때문이다.

HIV가 양성이지만 징후가 없는 감염자들은 삼중-약제 항바이러스 치료(triple-agent antiviral therapy)를 받는데, 이를 고활성 항레트로바이러스 치료(highly active antiretroviral therapy, HAART)라고도 한다. HAART는 HIV의 역전사효소 및 단백질분해효소의 기능을 억제하는 약제 세 가지를 조합한 것이다. 삼중-약제 치료법은 돌연변이 바이러스들의 출현을 지연시킬 것으로 기대되었다. 이 치료법은 새로운 세포들의 감염을 예방하지만, 이전에 감염된 세포들은 세포 용해가 될 때까지 그대로 남는다. 치료를 시작한 후에 바이러스 역가는 빠르고 급격하게 감소하지만, 기저 역가는 낮지만 여전히 남아 있다. 예상되는 바와 같이, 약제 투여가 장기간 중단되면 바이러스 수치가 다시 증가한다. 돌연변이는 바이러스가 이와 같은 약제에 의한 방제에서 벗어나게 할 수 있으므로, 이 질병을 치료하기 위해서는 광범위한 약제에 관한 개발연구 필요성은 여전히 크다. 그러나 HAART는, 특히 치료를 감염 초기에 시작했을 경우, 선진국에서의 AIDS 전염병의 전망을 변화시켰다. 이와 같은 약물치료의 혜택을 받을 수 있는 선진국의 사람들에게 HIV 감염은 사실상의 사형선고에서 만성적인 질병으로 전환되었다. 그렇지만, 이 희미한 희망의 빛이 HIV 감염의 심각성을 감소시키지는 않는다. 이 치료법에도 조혈모세포의 억제, 메스꺼움 및 불쾌감 등을 포함하는 부작용이 없는 것은 아니다. 장기간 생존자들은 어린 나이부터 나이-연관성 질병들과 싸워야 하므로, 이 치료 전략이 얼마나 성공적인가를 제대로 평가하기 위해서는 추가적인 시간이 필요하다.

감염 및 기타 AIDS-연관 질병들 또한 치료되어야 한다; 이는 최초로 수명의 연장을 이끌고 삶의 질을 개선시킨 감염에 대한 예방적 치료법의 성공적인 결합이라 할 수 있다. CD4 수준을 고려하면 HIV-감염 연관 세균, 곰팡이나 기생충에 대한 항-미생물 예방 기능은 개시된다. 이들은 여타의 T-세포 결핍 개인에서와 마찬가지로 기회감염임에 유의하라.

림프계의 종양

이 장을 통한 공통적인 주제는 면역계의 조절 장애가 종양들, 특히 림프성 세포 종양(neoplasms of lymphoid cells)의 출현을 초래할 수 있다는 것이다. 이것은 면역이 억제된 이식환자들뿐 아니라 일차 면역결핍 질병과 AIDS 환자들에게도 적용된다(17장 참조). 이러한 조건 아래에서 나타나는 악성종양은 공격성 B 세포 림프종들이 가장 흔하며, 종종 EBV 감염이나 다른 암 유발 바이러스에 의한 감염과 연관되어 있다. 암 유발 바이러스의 감염과 연관된 악성 형질전환이 가능하게 만드는 면역결핍의 조절 장애와 더불어 자가항원 또는 외부 물질에 대한 만성적 항원 자극은 면역계 종양의 발달에 적합한 조건을 제공한다. 마지막으로, 종양 림프계 세포 자체는 면역 반응에 필요한 분자들의 GOF 돌연변이가 이들 질병에서 흔하게 발견되기 때문에, 근본적으로 조절 장애가 있는 것으로 여겨질 수 있다. 여기서 우리는 먼저 림프계 종양의 일반적인 개념을 설명하고, 이어서 중요하거나 유용한 정보를 제공할 수 있는 특정한 예들을 설명할 것이다.

백혈병(*leukemia*)으로 일컫는 악성종양은 암세포들이 순환계 및/또는 골수 안에 우세하게 존재한다는 것을 의미한다. **림프종**(*lymphoma*)은 림프절, 비장, 흉선 또는 림프절 외 기관 내에 단단한 덩어리(solid mass)의 모습으로 나타난다. 때때로 동일한 암세포 유형이 이 두 가지 형태(백혈병/림프종)를 모두 나타낼 수 있다.

1996년, 세계보건기구(WHO)는 세포의 근원(B 세포 vs. T/NK 세포) 및 분화 단계[미성숙(전구체) vs. 성숙(말초)]에 기초한 분류체계를 권고하였다(표 16.4). 이와 같은 종양들은 발달 단계에서 정지된 상태로 형질전환된 림프구들의 과다한 성장으로 여겨진다. 이 세포들의 표면에는 각 발달 단계에 상응하는 정상 세포들이 갖는 표지 단백질들 및 다수의 동질적 특성이 나타나 있다. 그러나 암세포들은 하나의 클론에서 비롯된 것이며(다시 말해, 단일클론성; monoclonal), 분화를 지속하여 성숙 단계에 이르지 못하며, 많은 수가 축적될 수 있다. 이 암세포들은 다른 장소들로 퍼질 때까지 상응하는 정상 세포들과 같은 장소에 위치하거나 같은 패턴으로 이동—예, 미성숙 B 세포들은 골수, 미성숙 T 세포들은 흉선 등—한다.

B 세포 또는 T 세포 종양(neoplasm)으로부터 추출한 DNA를 서던블롯(Southern blot)으로 분석하면, Ig 유전자들과 TCR 유전자들이 각각 단일 밴드로 나타난다. 이 결과는 모든 종양세포가 이 유전자들에서 동일한 재배열이 있음을 보여주며, 림프조직의 성장이 단일클론성이라는 것을 의미한다. 일부 림프성 종양들에서는 특정 분자의 이상이 발견되며, 이것이 세포의 형질전환에 기여한 것으로 여겨진다. 이와 같은 분자 수준의 변화들 또한 분류 기준에 포함된다. WHO 분류법이 임상적 표현보다는 유래한 세포를 기반으로 하기 때문에 만일 동일한 암세포 유형에서 유래한 것으로 확인되면 백혈병은 더 이상 림프종과 분리하여 구별하지 않는다. 암에 대한 치료는 암세포의 특징에 기초해서 이루어지므로 WHO에서 제시하는 분류체계가 실질적인 의미를 갖는다.

표 16.4 세계보건기구 기준 림프계 종양 분류[a]

B 세포 종양
전구 B 세포 림프모구 백혈병/림프종
성숙 B 세포 종양
- 만성림프구백혈병/소림프구 림프종/전림프구성 백혈병
- 소포 림프종
- 외투세포 림프종(mantle cell lymphoma)
- 점막연관 림프조직(MALT) 유형의 변연부 림프종 (marginalzone lymphoma)
- 림프절 변연부 림프종(nodal marginal-zone lymphoma)
- 비장 변연부 림프종(splenic marginal-zone lymphoma)
- 털(유모)세포 백혈병
- 광범위 큰 B 세포 림프종(종격 림프종, 원발삼출성 림프종, 혈관내 림프종 포함)
- 버킷 림프종
- 형질세포 골수종
- 림프형질세포성 림프종(lymphoplasmacytic lymphoma)

불명 암 잠재성 B 세포 증식
- 림프종모양 육아종증(lymphomatoid granulomatosis)
- 이식후 림프구증식질환(post-transplant lymphoproliferative disorder)

T/NK 세포 종양
전구 T 세포 림프모구 백혈병/림프종
성숙 T 세포/NK 세포 종양(일부)
- T 세포 대과립림프구성 백혈병
- NK 세포 백혈병
- 말초 T 세포 림프종(비특이적)
- 균상식육종(mycosis fungoides)
- 세자리(Sézary) 증후군
- 원발성 피부 역형성 대세포 림프종
- 전신 역형성 대세포 림프종
- 림프절 외 NK/T 세포 림프종
- 장 T 세포 림프종
- 간비장 γδ T 세포 림프종
- 성인 T 세포 백혈병/림프종

호지킨 림프종
림프절 림프구 현저 호지킨 림프종
고전적 호지킨 림프종
- 결절경화
- 혼합세포형
- 고전, 림프구 풍부
- 림프구 고갈형

B 세포 종양

전구 B 세포 림프구성 백혈병/림프종(Precursor B-cell Lymphoblastic Leukemia/Lymphoma). B 세포 급성 림프구성 백혈병/림프종(B-ALL/L)은 개별 환자들의 백혈병 세포 내 Ig 유전자 재배열의 정도 및 이 단백질 발현 및 세포 표면 CD 표지 분자의 발현에 따라 구분되는 pro-B, pre-B, 또는 미성숙 B 세포들

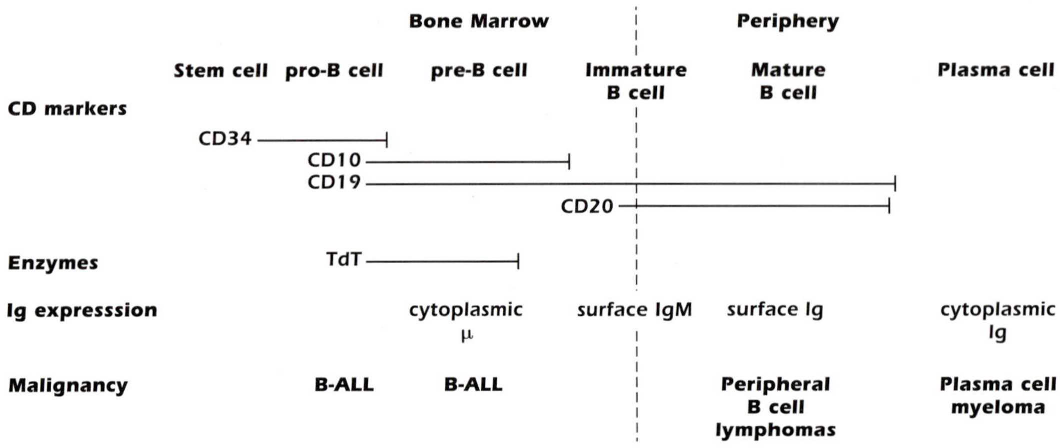

그림 16.9 B 세포 발달과 B 세포 종양과의 상관관계.

의 각 발생 단계에 해당한다(그림 16.9). 이 암세포들은 아세포 또는 줄기세포 표지인 CD34(특히, pro-B 세포)를 발현하기도 하고, 초기 B 세포의 표지인 CD10 및 CD19를 발현할 수도 있다. 정상적인 pro-B 또는 pre-pre-B 세포 및 pre-B 세포와 마찬가지로, 이에 상응하는 B-ALLs는 핵 내에 말단 데옥시뉴클레오티드 전달효소(terminal deoxynucleotidyl transferase, TdT)를 발현한다. Ig 유전자들(그리고 TCR 유전자들)의 정상적인 재배열을 위해서는 이 효소의 발현이 필요하므로, B-ALL 세포들도 유전자 재배열의 과정 중에 있다는 사실을 알 수 있다. 만일 pre-B 세포 단계라면, 종양세포들은 세포 표면에 완전한 Ig 분자가 아직 발현되지 않는 대신 단지 μ 사슬만이 세포질에서 발견된다. 원인이 되는 분자 변화에 의한 진단을 통해서 B-ALL의 예후를 보이는 많은 어린이의 화학적 치료가 성공적으로 이루어졌다.

성숙 B 세포 종양

버킷(Burkitt) 림프종/백혈병. 버킷은 백혈병 또는 림프종으로 나타난다; 두 가지 유형 모두, Ig 중사슬 유전자 또는 두 종류의 경사슬 유전자들[t(8;14), t(8;22), 또는 t(2,8)] 중 하나 다음에 c-myc 원암유전자가 놓이게 되는 전좌(translocation)가 특징이다(그림 16.10). c-myc 단백질은 세포가 분열 신호를 받았을 때 세포 증식을 위해 필요한 유전자의 활성화에 관여한다. Ig 유전자들 옆에 놓이게 된 c-myc은 발현량이 증가하고 세포 증식 또한 증가한다. 항원에 의한 B 세포 자극은 Ig 유전자의 조절을 받게 된 c-myc의 과발현을 개시하지만, 이 세포가 악성 형질전환 세포로 전환되려면 추가적인 돌연변이가 필요하다.

적도 부근 아프리카에서 이 림프종은 어린이들 사이에 발생하는 풍토병이며, B 세포의 EBV 감염과 관련이 있다. 버킷 림프종은 의학적으로 면역억제된 사람이나 AIDS 환자들에서 나타나는 악성종양들 가운데 하나이다. 이와 같은 환자들의 림프종 세포에서는 항상은 아니지만, 종종 EBV 유전체가 발견된다.

여포성 림프종. 여포성 림프종(follicular lymphoma)에 대응되는 정상 세포는 림프구 배중심(germinal center)에 있는 B 세포이다(그림 16.11). 9장에서 서술한 것처럼, 항원에 의해서 자극된 B 세포들은 일차 여포에 들어가 배중심을 형성한다. 이 B 세포들은 증식과 친화성 성숙, Ig 개별형 전환, 기억세포 또는 형질세포로의 분화를 진행하여 자극에 반응한다. 만일 이들 세포의 항체와 자극 항원이 결합하는 정도가 빈약하거나 친화력이 낮으면, 세포는 세포자살(apoptosis) 또는 세포사멸을 겪게 된다. 여포성 림프종에서, 세포자살을 억제하는 bcl-2 유전자는 Ig 중사슬 유전자[t(14;18)]로 전좌되어 있다(그림 16.10 참조). 이 때문에 *bcl-2* 단백질은 지속해서 발현되고, 세포들의 사멸을 방해한다. 실제로, 이러한 B 세포 종양은 증식률이 낮아서 임상적 진행이 길고 만성적이다. 이 세포들의 표면에는 $CD19^+$, $CD20^+$, $CD10^+$ 및 표면 Ig 등 정상적인 여포 B 세포들의 표현형(표면 CD 표지들)이 나타난다.

관련 사례 읽기: Follicular Lymphoma
In *Immunology: Clinical Case Studies and Disease Pathophysiology*

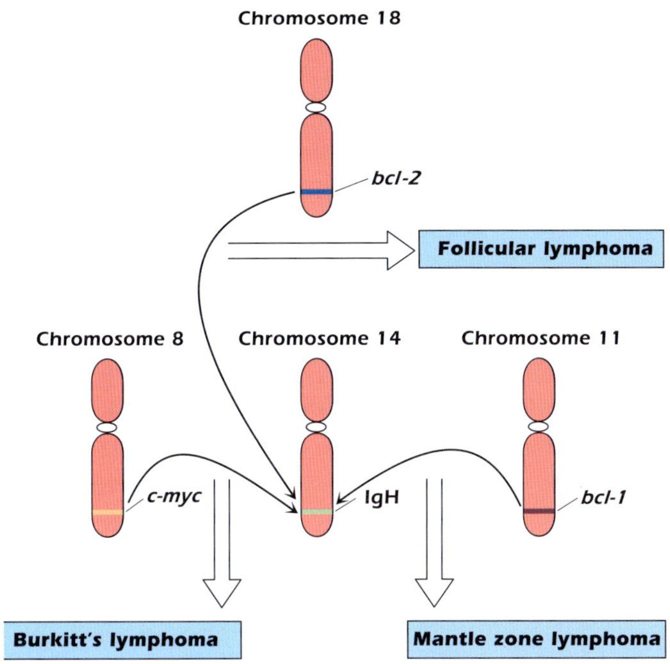

그림 16.10 14번 염색체 상의 면역글로불린 H 사슬 유전자 부위로의 종양 관련 유전자 전위로 발생하는 일부 B 세포 종양.

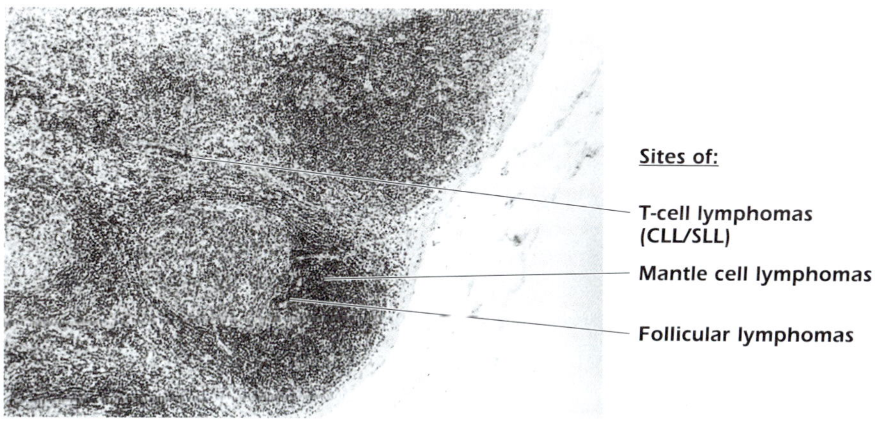

그림 16.11 T 세포 및 B 세포 림프종에 관련되는 지역을 나타내는 정상 림프절 단면. CLL/SLL, 외투층 세포 림프종(mantle cell lymphoma), 여포성 림프종(follicular lymphoma)은 모두 B 세포에서 유래됨.

외투 세포 림프종(Mantle Cell Lymphoma). 정상적인 배중심은 아직 항원과 반응하지 않은 작고 휴지기 상태에 있는 B 세포들에 둘러싸여 있다(그림 16.11 참조). 이와 같은 외투층(mantle zone) 세포들의 종양은 $CD19^+$, $CD20^+$, $CD5^+$ 및 sIgM과 같은 대응되는 정상 B 세포와 동일한 표현형을 나타낸다. 외투층 세포 림프종의 대다수는 cyclin D1 단백질의 과발현을 보이는데, 이는 항상 그런 것은 아니지만, 대부분 *bcl-1* 유전자가 Ig 중사슬 유전자[t(11;14)]로 전좌되어 일어난 결과이다(그림 16.10 참조). 정상적인 경우, 사이클린(cyclin) D1은 G1에서 S 단계로 세포주기 진행을 촉진하여 세포분열을 유도한다. 외투층 세포 림프종은 높은 증식률을 나타내고, 여포성 림프종보다 공격적으로 진행된다.

변연대 림프종(Marginal Zone Lymphoma). 변연대 림프종은 일반적으로 MALT에서 발생하며(MALT 림프종, MALTomas), 종종 만성적인 항원 자극 또는 자가면역 질환과 연관되어 있다. 처음으로 연관성이 확인된 질병은 위장의 만성적 *Helicobacter pylori* 감염으로 위장의 림프종 발달을 유도한다. 따라서 이는 항생제를 이용한 치료로 예방할 수 있다. 최근에는 *Campylobacter jejuni*와 소장 MALT 림프종, *Borrelia*

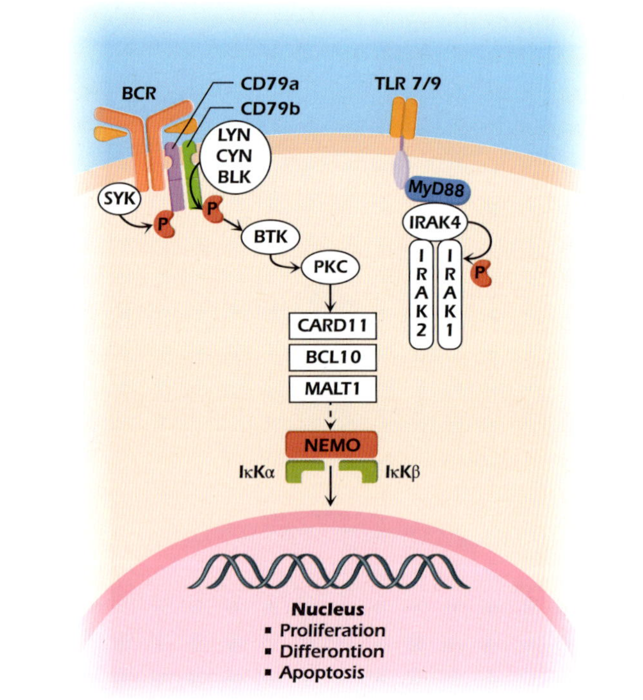

그림 16.12 항원-특이적 B 세포 수용체(BCR)과/또는 Toll-유사 수용체(TLR)7/9를 통한 자극으로부터 유도되는 NF-κB의 신호 경로. LYN, FYN, BLK: Src 계열 타이로신 키나아제; BTK: Bruton 타이로신 키나아제; PKC: 단백질 키나아제 C; CARD11: 카스페이스 모집 도메인; BCL10: B 세포 림프종/백혈병 10; MALT1: 점막연관 림프계 조직 림프종 수송 단백질; MyD88: 골수계 분화 1차 반응; IRAK: 인터루킨 1수용체 연관 키나아제; NEMO: NF-κB 필수 조절자; IκK: Iκ 키나아제

*burgdorferi*와 일차 피부 B 세포 림프종, *Clamydophila psittaci*와 안구 부속기(ocular adnexal) MALT 림프종의 연관성이 보고되었다. 자가면역성 갑성선염(Hashimoto thyroiditis)과 타액선의 자가면역 질환(Sjögren's 증후군)을 지닌 환자들은 해당 기관의 B 세포 림프종 발병률이 높다.

자가면역 질환 또는 감염과 림프종 사이의 상관관계는 상호 배타적이지 않은 두 가지의 흥미로운 가설들을 제시한다. 첫째, 만성적 항원 자극, 특히 한정된 수의 항원결정기(epitope)에 대한 반응은 B 세포 림프종 발생을 쉽게 한다는 가설이다. B 세포들이 자극에 반응하여 세포 내 Ig 유전자들이 체세포 돌연변이를 계속 겪기 때문에, B 세포들은 형질전환 돌연변이의 발발에 특히 취약할 수 있다. 두 번째 가설은 B 세포 내부 문제 혹은 T 세포의 하향 조절 능력이 결핍되면서 B 세포의 조절에 결함이 발생하여, 자가면역 질환과 림프종까지도 발생할 수 있다는 것이다.

MALT 림프종의 상당 부분은 MALT1 또는 Bcl-10에 GOF 돌연변이를 가지고 있어, 신호의 증가와 NF-κB 활성의 증가를 유도한다(그림 16.12)

앞부분에서 서술한 것처럼, 면역계의 악성 세포들은 대응하는 정상 세포들의 이동 패턴을 따라 움직인다. MALT의 변연계 림프종들은 일정 기간 한 지역에 머물다가 이후에 정상적인 MALT 세포들이 순환하는 패턴에 따라 신체의 다른 MALT 지역으로 이동한다.

만성 림프구성 백혈병/소형 림프구성 림프종(Chronic Lymphocytic Leukemia, CLL/Small Lymphocytic Lymphoma, SLL). 만성 림프구성 백혈병(CLL) 또는 소형 림프구성 림프종(SLL)은 원래 B-1 세포로 알려진 B 세포 소그룹의 악성 형질전환으로 생각되었다. 일부 환자들에서, 이 질환은 처음에는 혈액 및 골수 등이 관여하는 백혈병 징후로 나타난다(CLL); 또 다른 환자들에서는 림프절에서 처음 나타나는 경우도 있다(SLL)(그림 16.11 참조). B-1 세포들과 마찬가지로 CLL/SLL 세포들은 CD5뿐만 아니라 성숙한 B 세포 표지 분자인 sIgM, CD19 및 CD20 등을 발현한다. 어떤 세포 그룹은 고도 변이를 겪은 Ig 유전자들을 갖고 있어 후기-배중심에서 기원하였다는 것을 제시하며, 이는 B-1이 아닌 다른 B 세포 소그룹이 형질전환되었을 가능성을 제시한다.

관련 사례 읽기: Chronic Lymphocytic Leukemia/ Small Lymphocytic Lymphoma
In *Immunology: Clinical Case Studies and Disease Pathophysiology*

대부분의 CLL 사례(65% 이상)에서는 13번 염색체의 q14.3에서 결실이 발견된다. 이 지역은 단백질이 아닌 마이크로 RNA(miRNA 15와 16)를 암호화하는데, 이들은 정상적인 경우 bcl-2 단백질의 mRNA를 하향 조절하는 기능을 갖는다. 그러므로 CLL 세포들은 종종 전사 후 조절의 결과로써 bcl-2의 과발현이 나타난다.

만성 림프구성 백혈병은 북아메리카와 서유럽에서 가장 흔한 백혈병이며, 대개 나이 든 사람에게서 발생한다. 이 환자들은 감염에 대해 극단적으로 높은 감수성을 지니는데, 이는 악성이 아닌 세포들조차 적절하게 기능하지 않는다는 것을 말한다. 자가면역 항체, 특히 적혈구에 대한, 항체가 일반적이어서 자가면역 용혈성 빈혈을 초래한다. 이 항체들은 악성 클론에서 분비되기도 하지만 형질전환되지 않은 B 세포들에 의해 생산되는 경우가 더 잦다. 백혈병/림프종의 발생과 이러한 자가면역증 사이의 연관성은 림프성 종양이 면역조절 장애로 인해 발생하거나 또는 장애 자체를 유발한다는 점을 다시금 제시한다. CLL의 임상적 경과는 길며, 결과적으로 모든 기관, 말초혈액, 그리고 골수에 광범위하게 확산된다.

확산형 대형 B 세포 림프종(Diffuse Large B-Cell Lymphoma). 확산형 대형 B 세포 림프종은 한 자리에서 새롭게(*de novo*) 발생하였거나, 앞서 말한 저속성장 림프종들(여포성 림프종 같은) 중의 하나에서 발달하였거나 혹은 면역이 억제된 사람에서 제대로 제어되지 못한 바이러스 감염(EBV 또는 HHV8)이 일으킨 형질전환으로 인해 나타나는 이질적인 림프종들의 집합적 이름이다. 모든 사례에서, 종양세포들은 일반적으로 B 세포 표지인 CD19 및 CD20과 표면 Ig를 발현한다.

역사적으로, 새로운(*de novo*) 확산형 대형 B 세포 림프종들의 행동은 매우 예측하기 어려웠다. 하지만 유전자 발현 마이크로 어레이 분석법(20장 참조)을 이용하여 이 림프종의 유전자 활성화 경향을 파악하였고, 이에 기초하여 이 림프종을 두 가지 주요 그룹으로 나누었으며, 이 두 그룹과 치료법에 대한 반응의 상관관계도 증명되었다. 림프구 배중심 B 세포와 유사한 유전자 발현 프로필을 지닌 림프종은 활성화된 혹은 면역아세포 B 세포와 유사한 유전자 발현 프로필을 지닌 림프종보다 훨씬 나은 반응과 예후를 보였다. GC형 또는 활성화된 형태의 DLBCL의 소분류는 GC 세포의 세포 지표인 CD10의 염색에 의하여 추정할 수 있다. 또한, *c-MYC*, *BCL-2* 및 *BCL-6*의 과발현 및 전좌 상태도 중요하다. *BCL-6* 유전자는 GC B 세포에서 정상적으로 발현되며, 이의 발현은 종종 CD10 발현과 일치한다. *BCL-6* 유전자는 형질세포의 분화에 필요한 유전자들을 억제하고, B 세포들이 배중심에서 B 세포로 계속 남아 있는 데(다시 말해, 추가적인 친화도 성숙과 개별형 전환의 진행) 필요한 유전자들의 전사를 유지하는 전사 조절자를 암호화한다. 체세포 과돌연변이 및 개별형 클래스 전환에 필요한 활성화-유도 시티딘 탈아미노효소(AID)는 *BCL-6* 돌연변이와 림프 생성에 중요한 역할을 한다. 전좌된 *c-MYC*를 가지는 림프종은 이들이 GC와 유사하지만 좀 더 공격적이다.

면역억제된 환자들에게서의 확산형 대형 B 세포 림프종(DLBCL) 및 버킷 림프종과 EBV 감염과의 연관성은 비정상적인 세포 성장을 조절하지 못하는 면역계 능력의 실패 결과를 설명해 준다. B 세포들의 EBV 감염(EBV 수용체인 CD21을 통한)은 다클론성 B 세포 증식을 가져온다. 건강한 사람에서는 CTL이 이처럼 확장된 EBV-감염 B 세포들을 제거한다(10장 참조). T 세포들이 부족한 상황에서는 감염된 B 세포들이 계속해서 늘어난다; 그중 몇몇은 *c-myc*의 전좌와 같은 돌연변이까지 더 획득하여 형질전환, 독자적 성장 및 추가적인 돌연변이들의 축적을 유발한다. 비정상적인 B 세포 증식이 있으면서 면역억제 치료를 받는 환자들에서는 면역억제 치료를 그만두고 신체의 면역계가 스스로 비정상적 증식을 다룰 수 있도록 함으로써 림프종의 발달을 예방하는 것이 여전히 가능하다. AIDS 환자들에게 항바이러스제를 통한 HIV 감염의 억제는 $CD4^+$ T 세포를 증가시켜 그 결과를 현저히 향상시킨다.

형질세포 종양

형질세포의 종양 성장은 한 곳에서 발생하여 형질세포종(plasmacytoma)을 일으킬 수 있다. 만약 이 종양이 다양한 위치, 특히 뼈에서 우세하게 되면 이를 **복합성 골수종**(***multiple myeloma***) 또는 **형질세포 골수종**(***plasma cell myeloma***)이라고 한다. 정상적인 형질세포와 마찬가지로 종양성 형질세포도 골수로 모이게 된다. IL-6은 골수종 세포들에 대한 자가분비 성장인자로서 작용한다.

관련 사례 읽기: Plasma Cell Neoplasms
In *Immunology: Clinical Case Studies and Disease Pathophysiology*

종양성 형질세포는 Ig를 지속적으로 합성하고 분비할 수도 있다. 이처럼 분비된 단일클론성 단백질은 악성 세포 자체보다는 환자에게 더 큰 어려움을 가져온다. 아밀로이드(amyloid)라고 불리는 경사슬 침전물은 특히 신장의 손상을 일으킨다. 6장에서 서술한 것처럼, 복합성 골수종 환자들로부터 배출된 소변 내의 유리형 경사슬—벤스-존스 단백질(Bence Jones proteins)—은 Ig 경사슬 구조를 이해하는 기초가 되었다.

골수종 세포들의 단클론성 생산물은 혈청이나 소변에서 피크(spike)로 검출되는데, 이 'M spike'로 알려진 이 피크는 전기영동 분석에서의 γ 영역에 나타난다(그림 6.1 참조). 넓은 띠 대신 피크가 형성되는 이유는 모든 면역글로불린이 동일해서 크기와 전하에 따라서 같은 지역으로 이동하기 때문이다(6장 참조). 골수종 대부분에서는 단일클론성 IgG가 생산된다; IgA는 그 다음으로 빈번하게 발견되는 Ig 개별형이다. 다른 모든 정상 면역글로불린의 수준은 이러한 환자들에게서 심하게 감소하는데, 결국 항체 생산의 문제로 인한 면역억제 상태가 되어 감염에 감수성이 높다. 완전히 발달한 골수종이 출현하기 이전 몇 년 동안 환자들의 혈청에는 단일클론성 Ig가 소량으로 존재한다. 많은 환자가 이 단계에 머문 채 질병으로 진행되지 않기도 한다. 작은 'M spike'들은 CLL과 같은 다른 림프성 종양과 함께 또는 악성이 아닌 상황에서도 발견되고는 한다.

림프형질세포성 림프종(lymphoplasmacytic lymphoma/Waldenström's macroglobulinemia). 림프형질세포성 림프종/발덴스트롬마크로 글로불린혈증은 단일클론성 B 세포 종양이다; 클론의 현미경적 외관은 림프구, 형질세포 및 그 중간인 림프형질세포의 혼합물이다. 종양세포들은 림프절, 골수 및 비장 등에 자리한다. 흔하지는 않지만, 이와 같은 림프종은 단클론성 IgM을 과다 생산하고 분비하여 연구 재료로 활용할 수 있으므로 면역학자들의 흥미를 끈다. IgM의 커다란 크기와 높은 농도는 혈류를 느리게 하고 혈관을 막는다(과점성 증후군, hyperviscosity syndrome). 일부 환자들의 경우, IgM이 비정상적인 구조로 되어 있어 상대적으로 낮은 체온에서 침전이 발생한다(한랭글로불린, cryoglobulin); 이 때문에 환자의 사지 말단부(손가락과 발가락)에서 혈액순환에 문제가 발생한다.

이 경우의 90%는 B-세포 표면의 TLR로부터 신호를 전달하는 분자인 MyD88에 GOF 돌연변이를 가진다(그림 16.12 참조). MyD88의 GOF 돌연변이는 DLBCL의 일부 집단에서 발견되기도 한다.

T 세포 종양

전구체 T 세포 급성 림프구성 백혈병/림프종(precursor T-cell acute lymphoblastic leukemia/lymphoma). 전구체 T 세포 급성 림프구성 백혈병/림프종(T-ALL)은 미성숙 상태로 발육을 멈춘 흉선 세포들과 같은 특성을 갖는 미성숙 T 세포들의 종양이다. 그림 16.13에서 나타낸 것처럼, T-ALL은 흉선 내의 T 세포 발달 초기에 나타나는 범-T 세포 표지 분자들인 CD2, CD5 및 CD7을 발현한다. 몇몇 T-ALL은 미성숙하거나 초기 흉선 세포들의 특징들을 가지며, CD4 또는 CD8을 발현하지 않는다(이중 음성). 대부분의 T-ALL들은 조금 더 성숙하여 CD4 및 CD8 둘 다 발현하지만(이중 양성), 일반 흉선세포와 마찬가지로 CD3은 세포 표면에 거의 발현하지 않는다. 이와 같은 세포들은 내부의 TCR 유전자 재배열이 아직 완성되지 않은 상태로, 여전히 TdT를 발현한다. T-ALL은 백혈병 또는 흉선의 덩어리로서 나타나며, 치료법은 B-ALL의 경우만큼 성공적이지 못하다.

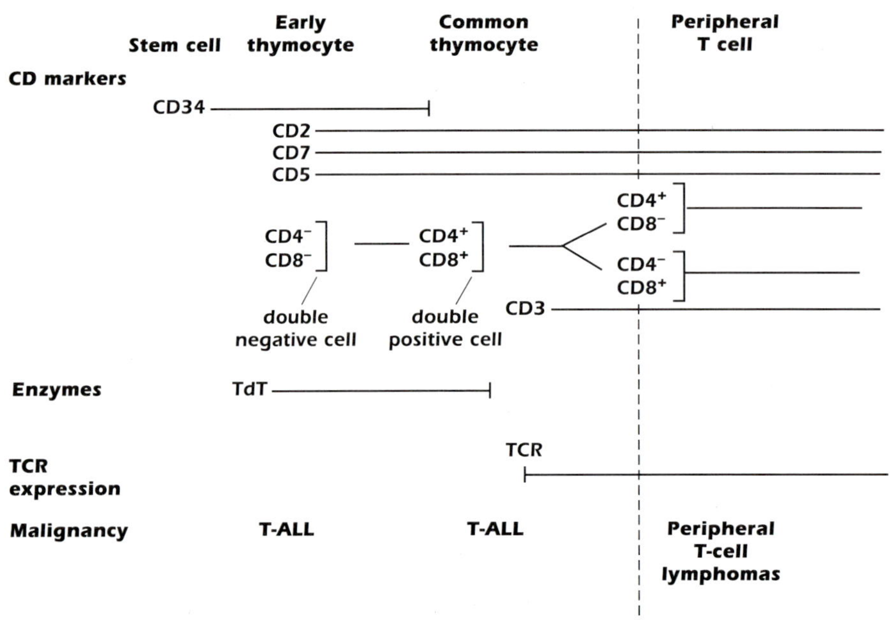

그림 16.13 T 세포 발달과 T 세포 종양과의 상관관계.

성숙한 T 세포 종양

말초 T 세포의 림프종은 각양각색으로 나타난다. 이 림프종은 피부, 폐, 혈관 벽, 위장관 및 림프절 등 T 세포들이 정상적으로 이동할 수 있는 곳이면 어디에서나 발견된다. 또한, 일부는 성숙한 정상 T 세포의 기능을 보유하고 있다; 결과적으로 종양성 세포들에 의한 사이토카인 생산은 호산구, 형질세포 및 대식세포 등이 포함된 염증 세포들의 활동 배경을 제공한다. 말초 T 세포 림프종은 대개 B 세포 림프종보다 더 공격적으로 진행된다. 여기에서는 다음 두 가지, 피부 T 세포 림프종(cutaneous T-cell lymphoma) 및 성인 T 세포 백혈병/림프종에 중점을 두고자 한다.

피부 T-세포 림프종(Cutaneous T-cell Lymphoma). 피부에만 존재할 때 피부 T 세포 림프종은 여전히 전통적인 이름인 균상식육종(mycosis fungoides)으로 알려져 있으며, 그 이유는 애초에 환자들의 피부에 여러 해에 걸쳐 커졌다가 작아지는 만성적인 균류 감염이 나타나는 것으로 여겨졌기 때문이다. 이제는 그 피부질병이 악성 $CD4^+$ T 세포들이 피부에 대한 귀소 수용체를 이용하여 표피에 침투했기 때문임을 알고 있다. 궁극적으로 그 세포들은 림프절로 퍼지고 혈액으로까지 확산하기도 한다. 순환계에서 발견되는 이 악성 T 세포들을 세자리(Sezary) 세포라고 하며, 환자들은 세자리 증후군을 앓는다고 말한다.

성인 T-세포 백혈병/림프종. 성인 T 세포 백혈병/림프종(Adult T-Cell Leukemia/Lymphoma, ATLL)은 1970년대에 시술된 한 일본 지방의 풍토병으로서 공격성 T 세포 종양이다. 이 종양은 또한 카리브해, 중앙아프리카 일부 지역 및 미국 남동부의 소지역에서도 발견된다. ATLL은 대부분 성숙한 $CD4^+$ T 세포의 종양이다. IL-2는 이 세포들의 자가분비 성장인자이다. 치료를 위한 초기 시도들 중 IL-2 수용체(CD25)의 α 사슬에 특이적인 항체(항-Tac라고 알려진)를 투여하면 종양이 일시적(수 개월) 으로 반응한다는 점이 알려졌다. 대부분의 경우 세포는 T-조절 세포의 표현형을 가지며, Foxp3 전사인자를 발현한다.

ATLL은 레트로바이러스인 HTLV-1 감염이 원인이며, 이 바이러스는 AIDS와 HIV가 발견되기 이전에 분리되고 보고된 바 있다. 프로바이러스 유전체는 HIV와 구조가 비슷하고 LTR을 보유하며, 바이러스 효소인 역전사효소, 통합효소 및 단백질분해효소뿐만 아니라 구조단백질과 조절단백질 등을 암호화한다. LTR 부위에 결합하여 HTLV-1 유전자의 전사를 활성화하는 바이러스의 단백질인 Tax는 또한 숙주세포의 IL-2, IL-2R α 사슬 및 부갑상선-유사 호르몬(정상적으로는 T 세포에서 발현되지 않는) 등을 암호화하는 유전자들을 활성화한다. 그러므로 프로바이러스 전사의 활성은 숙주 T 세포의 활성 및 증식과 연관된다. ATLL 환자들은 종종 부갑상선-유사 호르몬의 합성 증가로 인해 혈청의 칼슘 수치가 극도로 증가하게 된다.

HTLV-1의 전파는 HIV와 비슷하다; 이 바이러스는 모유를 통해서 더 효과적으로 전파되며 혈액 및 체액과의 접촉으로 감염된다. 이 때문에 많은 환자가 유년기 동안에 HTLV-1에 감염되며, 잠복기가 길어서 통상적으로 20~40년 정도이다. 이 바이러스는 주로 $CD4^+$ T 세포의 집단에 감염하며, 또한 신경계에도 감염하기 때문에 일부 환자들에게서는 신경학적 질환이 나타난다.

다행히도, 감염된 환자들 중 매우 낮은 비율(대략적으로 1%)만이 ATLL로 진전된다. 그처럼 많은 햇수가 지난 후에 어떤 자극이 질병을 촉발하는지는 알려지지 않았다. 바이러스에 감염된 $CD4^+$ T 세포는 휴지기 상태로 존재한다. HIV와는 달리 이 바이러스가 활성화될 때도 숙주세포를 파괴하는 세포 용해성을 보이지는 않는다. 그 대신 HTLV-1은 T 세포의 형질전환을 일으켜서 T-세포의 지속적인 증식을 가져온다. 일단 환자가 ATLL 진단을 받게 되면 생존 기간이 매우 짧으며, 일반적으로 6~12개월이다. 미국과 영국 내에서 공급되는 혈액은 이 바이러스의 오염 여부를 조사받는다.

호지킨 림프종

전형적인 호지킨 림프종(Hodgkin Lymphoma)은 크기가 작은 T 세포, 호산구, 형질세포, 대식세포 및 섬유아세포 등이 반응하는 여건에서 발견되는 Reed-Sternberg 세포라고 불리는 상대적으로 수가 적고 크기가 크며, 이핵성(binucleate) 악성 세포의 존재가 특징적이다. 이처럼 다양한 세포들이 반응성을 띠는 것은 종양세포들 및/또는 그 주변의 세포들에 의해 상당량의 사이토카인들(특히 IL-5)이 생성된 결과이다. 환자들은 사이토카인 생산의 증가로 인한 임상적 징후들(열, 식은땀 및 체중 감소)을 나타낸다. 특히, 환자들의 세포-매개 면역 반응(T_H1 형)은 약화되어 있어 일반적인 테스트 항원에 대한 DTH 반응이 없으며, 바이러스 및 기생충 감염에 대한 감수성이 증가한다.

계통-특이적(lineage-specific) 표지 분자들은 발현하지 않고, 단지 CD15 및 CD30의 발현만이 특징으로 나타나는 Reed-Sternberg 세포의 계통적 근원에 대해 많은 논쟁이 있었다. 악성 세포들의 미세절개술 및 분자적 기술로 분석해 본 최근 연구로 인해 B 세포 기원임을 제시하는 Ig 유전자의 재배열이 밝혀졌다. 이러한 Ig 유전자 내에서 발견되는 고도 변이는 Reed-Sternberg 세포가 후기 배중심(post-GC) B 세포에서 유래하였음을 제시한다. 이 악성 세포들이 크기가 큰 B 세포로 확인되긴 하였으나, 이 림프종은 대형 B 세포 림프종과는 다르게 행동하며 분류에서도 구별된다. 림프종 전체는 호지킨 및 비-호지킨 림프종의 두 그룹으로 나뉜다.

치료법

그러면 백혈병과 림프종은 어떻게 치료될 수 있겠는가? 세포독성 화학 치료법이 이용되어 왔으며, 일부 질병에 대해서는 매우 성공적이었으나, 이들의 비특이적 특성 때문에 부수적인 손상이 발생한다. 이제는 면역계에 대한 진보한 지식을 이용하여 치료 목표를 세울 수 있다. 단일클론 항체 또는 특정하게 무장한 세포독성 T-세포를 이용해서 세포의 표면 분자 마커인 CD19, CD20, CD30를 대상으로 할 수 있다. 이것은 종양 면역을 다루는 장에서 좀 더 논의될 것이다(18장). 투여량은 다르게 하여 조직이식이나 자가면역증 치료에 이용되는 면역억제제를 환자의 종양성 면역 세포를 억제하는 데 이용할 수 있다.

세포에 있는 비정상적인 분자를 목표로 할 수 있는가? 우리가 논의한 대표적인 분자들의 변화는 대부분 Myc, Bcl-6 등과 같은 전사인자의 과발현을 유도하며, 이들을 목표로 하기는 어렵다. 좀 더 긍정적인 것은 이들 종양이 종종 BCR, TLR 또는 TCR로부터의 신호전달 과정의 GOF 돌연변이를 가지고 있다는 것이다. 새로운 치료법은 이들 세포의 지속적인 분열을 멈추기 위해서 이들 분자 또는 그 하위에 있는 분자들을 목표로 하는 것이다. 이러한 분자들은 대부분 LOF 돌연변이를 가지는 일차 면역결핍증에서 확인되었다. 브루톤 티로신 키나아제(Bruton's tyrosine kinase, Btk)는 이제 외투막 세포 림프종, CLL/SLL 및 림프형질세포성 림프종의 치료에 일반적으로 이용된다. B 세포는 또한 TLR 경로로부터 증강 신호를 받을 수 있다. TLR 경로에 있는 MyD88 또는 MALT1 신호 분자의 억제제는 LPL, MALTomas, 그리고 기타 B 세포 림프종에 이용된다.

정상적인 면역계는 외래 침입자에 반응하여 정교하게 조절된 네트워크로 작동해서 스스로는 해를 입지 않고, 일단 위협이 끝나면 원래의 휴지기(그러나 기억은 가진)로 되돌아간다. 면역계의 구성요소 중 어느 하나라도 제거되거나, 만성적인 자극에 노출되거나 또는 제어되지 않은 성장이 허용되면 그 외 나머지 구성요소들이 교란된다. 그러므로 네트워크가 적절히 조절되지 못하면 주요 면역장애—면역결핍, 자가면역 질환 또는 림프성 종양—중 어떤 것이 발생하든지 나머지 하나 또는 두 가지 질환 모두가 동반 발생하는 사태가 일어날 것이다. 하나로부터 얻은 정보는 다른 것에 대한 정보를 제공할 수 있다. 일차 면역결핍의 연구는 정상적인 면역계의 분자적 기반에 대한 우리의 이해를 발전시켜서, 이제는 우리의 지식을 세 가지 유형의 질병 모두에 적용할 수 있다. 선천적 면역결핍증은 매우 유용한 정보를 제공하지만, 다행스럽게도 매우 드물다.

요약

1. 면역결핍 장애는 결핍 자체가 질병의 원인일 때는 일차적 면역결핍이라 하고, 그러한 결핍이 다른 질병이나 치료 방법의 결과로 나타난 경우는 이차적이라고 말한다.
2. 면역결핍 질환들은 B 세포, T 세포, 포식세포, 혹은 보체 구성요소의 발달장애나 기능장애가 원인일 수 있다.
3. 면역결핍 장애 환자들은 재발성 감염에 취약하다. 감염이 발생하는 감염의 종류는 때로는 결핍이 일어난 면역계의 부분을 특징적으로 드러낸다. 체액성 면역에 결함이 생기면 세균성 감염에 대한 감수성이 증가한다; 세포-매개 면역에 결함이 있으면 바이러스와 곰팡이 감염에 대한 감수성이 증가한다; 식세포에 결함이 있을 때는 화농성 미생물에 대한 감수성이 증가한다; 보체 구성요소 중에서 결함이 나타나면 세균성 감염과 자가면역에 대한 감수성이 증가한다.
4. 면역결핍은 면역계의 결함 혹은 장애의 한 유형을 구성한다. 이러한 장애들의 다른 측면으로는 B 림프구나 T 림프구의 조절되지 않은 세포 증식, 림프구 혹은 포식세포 생성물의 과잉생산, 그리고 보체 구성요소들의 조절되지 않은 활성화 등이다. 이는 자가면역 질환 및 악성종양과 면역결핍 사이의 연관성을 설명해 주고 있다.
5. HIV는 $CD4^+$ T 림프구를 감염하고 죽임으로써 심각한 면역억제 질환인 AIDS를 일으킨다.
6. 림프성 종양은 세포의 표지 분자들과 분화 단계가 상응하는 정상 림프구의 제어되지 않은 단일클론성 세포 증식이다. 많은 림프성 종양에서는 특이적인 염색체 전좌가 발견되며, 이로 인해 세포 증식과 세포사멸의 비정상적인 조절이 유발된다. 그중 일부는 성장 촉진자의 역할을 하거나 혹은 암을 일으키는 EBV와 HTLV-1 등의 바이러스 감염과 관련되어 있다.

REFERENCES AND BIBLIOGRAPHY

Ammann AJ. (1994) Mechanisms of immunodeficiency. In: Stites DP, Terr Al, Parslow TG (eds). Basic and Clinical Immunology, 8th Ed. East Norwalk, CT: Appleton & Lange.

Anderson DC, Springer TA. (1987) Leukocyte adhesion deficiency: An inherited defect in Mac-1, LFA-1, and p150, 95 glycoproteins. Annu Rev Med 38: 175.

Bacchelli C, Buckridge S, Thrasher A, Gaspar HB. (2007) Translational minireview series on immunodeficiency: Molecular defects in common variable immunodeficiency. Clin Exp Immun 149: 401.

Baltimore D, Feinberg MB. (1989) HIV revealed: Towards a natural history of the infection. N Engl J Med 132: 1673.

Berger EA, Murphy PM, Farber JM. (1999) Chemokine receptors as HIV-1 coreceptors: Roles in viral entry, tropism and disease. Annu Rev Immunol 17: 657.

Buckley RH. (2004) Molecular defects in human severe combined immunodeficiency and approaches to immune reconstitution. Ann Rev Immunol 22: 625.

Cavazzana-Calvo M, Hacein-Bay S, de Saint Basile G, De Coene F, Selz F, Le Deist F, Fischer A. (1996) Role of interleukin-2 (IL-2), IL-7, and IL-15 in natural killer cell differentiation from cord blood hematopoietic progenitor cells and from γc transduced severe combined immunodeficiency X1 bone marrow cells. Blood 88: 3901.

Chiorazzi N, Ferrarini M. (2003) B cell chronic lymphocytic leukemia: Lessons learned from studies of the B cell antigen receptor. Annu Rev Immunol 21: 841.

Cicardi M, Zingale L, Zanichelli A, Deliliers DL. (2007) Established and new treatments for hereditary angioedema: An update. Mol Immunol 44: 3858.

Cimmino A, Calin GA, Fabbri M, Iorio MV, Ferracin M, Shimizu M, Wojcik SE, Aqeilan RI, Zupo S, Dono M, Rassenti L, Alder H, Volinia S, Liu CG, Kipps TJ, Negrini M, Croce CM. (2005) miR-15 and miR-16 induce apoptosis by targeting BCL2. Proc Natl Acad Sci USA 102: 13944.

Clerici M, Shearer GM. (1994) The Th1–Th2 hypothesis of HIV infection: New insights. Immunol Today 14: 107.

Cunningham-Rundles C, Ponda PP. (2005) Molecular defects in T- and B-cell primary immunodeficiency diseases. Nature Rev Immunol 5: 880.

Espeli M, Rossi B, Mancini SJC, Roche P, Gaunthier L, Schiff C. (2006) Initiation of pre-B cell receptor signaling: Common and distinctive features in human and mouse. Sem Immunol 18: 56.

Fahey JL. (1993) Update on AIDS. Immunologist 1: 131.

Fauci AS. (1993) Multifactorial nature of human immunodeficiency virus disease: Implications for therapy. Science 262: 1011.

Geier JK, Schlissel MS. (2006) Pre-BCR signals and the control of Ig gene rearrangements. Sem Immunol 18: 31.

Green WC. (1993) AIDS and the immune system. Sci Am Sept: 99.

Hazenberg MD, Hamann D, Schuitemaker H, Miedema F. (2000) T-cell depletion in HIV-1 infection: How CD4$^+$ T cells go out of stock. Nature Immunol 1: 285.

Helbert MR, Lage-Stehr J, Mitchison NA. (1993) Antigen presentation, loss of immunologic memory and AIDS. Immunol Today 14: 340.

Jaffe ES, Harris NL, Stein H, Vardiman JW (eds). (2001) World Health Organization Classification of Tumours. Pathology and Genetics of Tumours of Haematopoietic and Lymphoid Tissues. Lyon, France: IARC Press.

Jain A, Ma CA, Liu S, Brown M, Cohen J, Strober W. (2001) Specific missense mutations in NEMO result in hyper-IgM syndrome with hypohydrotic ectodermal dysplasia. Nature Immunol 2: 223.

June C, Levine B. (2012) Blocking HIV's attack. Sci Am 306: 54.

Kawakami Y, Kitaura J, Hata D, Yao L, Kawakami, T. (1999) Functions of Bruton's tyrosine kinase in mast and B cells. J Leukocyte Biol 65: 286.

Kohler H, Muller S, Nara P. (1994) Deceptive imprinting in the immune response against HIV-1. Immunol Today 15: 475.

Lusso P, Gallo RC. (1995) Human herpes virus 6 in AIDS. Immunol Today 16: 67.

McLean-Tooke A, Spickett GP, Gennery AR. (2007) Immunodeficiency and autoimmunity in 22q11.2 deletion syndrome. Scand J Immunol 66: 1.

Nomura K, Kanegane H, Karasuyama H, Tsukada S, Agematsu K, Murakami G, Sakazume S, Sako M, Tanaka R, Kuniya Y, Komeno T, Ishihara S, Hayashi K, Kishimoto T, Miyawaki T. (2000) Genetic defect in human X-linked agammaglobulinemia impedes a maturational evolution of pro-B cells into a later stage of pre-B cells in the B-cell differentiation pathway. Blood 96: 610.

Ochs HD, Smith CIE, Puck JM. (2007) Primary Immunodeficiency Diseases. New York: Oxford University Press.

Orkin SH. (1989) Molecular genetics of chronic granulomatous disease. Annu Rev Immunol 7: 277.

Quartier P, Bustamamente J, Sanai O, Plebani A, Debre M, Deville A, Litzman J, Levy J, Fermand JP, Lane P, Horneff G, Aksu G, Yakin I, Davies G, Texcan I, Ersoy F, Catalan N, Imai K, Fischer A, Durandy A. (2004) Clinical immunologic and genetic analysis of 29 patients with autosomal recessive hyper-IgM syndrome due to activation-induced cytidine deaminase deficiency. Clin Immunol 110: 22.

Rosenberg ZF, Fauci AS. (1990) Immunopathogenic mechanisms of HIV infection: Cytokine induction of HIV expression. Immunol Today 11: 176.

Snapper SB, Rosen FS. (1999) The Wiskott–Aldrich Syndrome

Protein (WASP): Roles in signalling and cytoskeletal organization. Annu Rev Immunol 17: 905.

Straus SE, Sneller M, Lenardo MJ, Puck JM, Strober W. (1999) An inherited disorder of lymphocyte apoptosis: The autoimmune lymphoproliferative syndrome. Ann Intern Med 130: 591.

Wamatz K, Denz A, Dräger R, Braun M, Groth C, Wolff-Vorbeck G, Eibel H, Schlesier M, Peter HH. (2002) Severe deficiency of switched memory B cells ($CD27^{+}IIgM^{-}IgD^{-}$) in subgroups of patients with common variable immunodeficiency: A new approach to classify a heterogeneous disease. Blood 99: 1544.

Zhu Y, Nonoyama S, Morio T, Muramatsu M, Honjo T, Mizutani S. (2003) Type two hyper-IgM syndrome caused by mutation in activation-induced cytidine deaminase. J Med Dent Sci 50: 41.

복습 문제

각 질문에 대해 가장 알맞은 답을 고르시오.

1. 생후 8개월 된 유아가 반복적인 그람-양성 세균 감염증에 시달리는 병력이 있다. 이 상태의 가장 가능성이 있는 원인은?
   A) 모체가 자궁 내에서 태아에게 충분한 면역을 제공하지 못했다.
   B) 이 아이는 태아적아구증(신생아 용혈병)을 앓고 있다.
   C) 이 아이는 보체의 대체경로에 결함이 있다.
   D) 이 아이는 모유에 대한 알레르기가 있다.
   E) 위의 내용 모두 아님.

2. 다음 면역결핍 질환 중 전적으로 체액성 면역 반응의 이상으로 초래되는 것은?
   A) X-연관 무감마글로불린혈증(Bruton 무감마글로불린혈증)
   B) DiGeorge 증후군
   C) Wiskott-Aldrich 증후군
   D) 만성 점막피부 칸디다증
   E) 모세혈관확장성 운동실조

3. 혈장단백질의 전기영동 패턴에서 γ 부분의 스파이크와 함께 IgG 농도의 급격한 증가는 다음 중 무엇을 뜻하는가?
   A) IgA 또는 IgM 결핍
   B) 형질세포 골수종
   C) 마크로글로불린혈증
   D) 저감마글로불린혈증
   E) 중증 진균 감염증

4. DiGeroge 증후군 환자는 T-의존성 항원으로 면역화되었을 경우 IgG의 생산에 실패하는데, 그 이유는:
   A) 이 환자는 IgG를 생산하는 B 세포의 숫자가 감소되어 있기 때문이다.
   B) 이 환자에게서는 억제 T 세포의 숫자가 증가하였기 때문이다.
   C) 이 환자에게서는 보조 T 세포의 숫자가 감소하였기 때문이다.
   D) 이 환자는 비정상적인 항원제시세포를 가지고 있기 때문이다.
   E) 이 환자는 1차 면역 반응에서 IgM을 생산하지 못하기 때문이다.

5. 2세 유아가 폐렴 3회 및 중이염 2회를 잇달아 앓은 병력을 가지고 있다. 그리고 이들 감염증은 모두 폐렴구균에 의한 것으로 나타났다. 다음 중 어떤 장애가 그 원인이라고 생각하는가?
   A) 산발적이고 일시적인 T 세포 결핍
   B) T 세포 및 B 세포 복합 결핍
   C) B 세포 결핍
   D) 일시적인 빈혈
   E) AIDS

6. 어떤 건강한 여성이 한 아이를 출산하였는데, 신생아가 HIV-혈청 양성으로 밝혀졌다. 가장 타당한 이유는?
   A) 바이러스가 태반을 통해 태아에게 전염되었다.
   B) 아이가 HIV에 대한 항체를 생산하였다.
   C) 아이의 적혈구 항원이 HIV와 교차-결합하였다.
   D) 산모의 적혈구 항원이 HIV와 교차-결합하였다.
   E) 산모의 HIV-특이적 IgG가 태반을 통해 아이에게 전달되었다.

7. 면역결핍 질환은 다음 중 어느 이유로 일어날 수 있는가?
   A) T 림프구의 발생학적 결함
   B) 골수줄기세포의 발생학적 결함
   C) 식세포 기능의 결함
   D) 보체 기능의 결함
   E) 위의 내용 모두 맞음

8. 생후 9개월이 된 아이가 약독화 천연두바이러스로 백신 접종을 받은 후 접종 부위 주변으로 피부, 근육 및 피하조직의 점진적인 괴사가 발생하였다. 이 같은 백신 접종 반응의 원인은?
   A) B 세포 결핍
   B) 면역보강제(adjuvant)에 대한 반응
   C) 보체 결핍
   D) T 세포 결핍
   E) B 세포 및 T 세포 결핍

9. 보체 성분 중 C3의 결핍으로 초래될 임상적인 결과 중 가장 흔한 것(들)은?
   A) 종양 발생의 증가
   B) 바이러스 감염증에 대한 감수성 증가
   C) 진균 감염증에 대한 감수성 증가
   D) 세균 감염증에 대한 감수성 증가
   E) 위의 내용 모두 맞음

복습 문제의 답

1. **E.** 답 모두가 병력의 기저 원인이 되기 어렵다. 아이는 아마 저감마글로불린혈증일 가능성이 높다. 저감마글로불린혈증은 반복적인 세균 감염을 초래한다. 바이러스 감염 및 진균 감염은 세포매개 면역 때문에 억제되며 저감마글로불린혈증 환자에게서는 세포면역이 정상적으로 작동한다. 답 A는 옳지 않은데, 왜냐하면 태반을 통과하여 전달된 모체의 IgG는 보통 반감기가 23일이며, 따라서 태아의 순환계에 8개월 동안 유지되기는 기대하기 어렵다. 이 단계에서는 아이의 순환계에 존재하는 어떤 항체일지라도 그것은 아이가 합성한 것이다. 답 B도 본 문제와 무관한데, 왜냐하면 태아적아구증은 신생아의 Rh^+ 적혈구가 Rh 항원에 대한 Rh^- 모체의 항체에 의해 파괴될 때 나타나는 것이기 때문이다. 답 C 또한 오답인데, 왜냐하면 보체의 고전경로는 아직 작동하기 때문이며, 대체경로의 결함으로 그람 양성 세균에 대해서만 선택적으로 보호불능이 일어나지는 않는다. 답 D 또한 틀렸는데, 왜냐하면 비록 아이가 모유에 대한 알레르기가 있다 해도 세균 감염 빈도가 증가하는 것은 설명하기 어렵기 때문이다.
2. **A** 열거된 면면결핍증 중 체액 면역계만의 이상과 연관이 있는 것은 X-연관(Bruton) 무감마글로불린혈증이 유일하다. DiGeorge 증후군은 흉선 무형성(thymic aplasia)이 원인이 되어, 조력 T 세포의 도움이 필요한 IgG 반응에 영향을 미치는 T 세포가 결핍되어 일어나는 질환이다. Wiskott-Aldrich 증후군은 몇몇 이상 상태와 관련이 있다. 모세혈관확장성 운동실조는 세포 면역 및 체액 면역 반응 모두에 결함이 생기는 질환으로, 림프조직의 T-의존성 지역이 가장 심하게 퇴행하게 된다. 만성 점막피부 칸디다증은 T 세포 기능의 선택적인 결함과 관련이 있는 몇몇 불분명한 증상들로 구성된다.
3. **B.** 이 패턴은 형질세포 골수종(IgG 골수종)의 특징이다. 형질세포 골수종은 특정한 개별형(isotype)의 단일 종류 항체가 대량으로 생산될 때 인식될 수 있다. 비록 형질세포 골수종 환자에서는 다른 개별형 항체 생성이 감소하여 있기는 하지만, 이 전기영동 패턴이 IgA 또는 IgM 결핍을 뜻하지는 않는다.
4. **C.** DiGeorge 증후군 환자는 T 세포, 특히 T-의존성 항원에 대한 IgG 반응에 필수적인 조력 T 세포의 숫자가 감소되어 있다. 환자는 정상적으로 작동하는 B 세포를 가지고 있고 T-비의존성 항원에 대한 반응 능력이 있으며, IgG 반응 T-의존성 항원에 대해서는 IgM 반응(1차 반응)만이 가능하다.
5. **C.** 유아의 감염증 원인은 B 세포 결핍일 가능성이 매우 크며, 그 특징이 중이염과 폐렴으로 귀결되는 반복적인 세균 감염이다. T 세포 결핍은 보통 바이러스, 진균, 원충 감염증을 초래하며, T 세포 및 B 세포 복합 결핍의 경우도 마찬가지이다. 답 D(일시적 빈혈)는 상관없는데, 왜냐하면 빈혈은 통상적으로 감염증 증가와 상관없기 때문이다. 그리고 유아의 폐렴구균 감염 병력만으로 AIDS를 의심할 근거는 희박하다. AIDS는 *Pneumocystis carinii*나 다양한 바이러스 감염 등의 특징적인 감염증과 더 관련이 깊다.
6. **E.** 가장 가능성이 높은 경우는 "건강한" 모체가 HIV에 감염되어 항-HIV IgG를 생산하고, 이 항체가 태반을 통해 태아에게 전달되었다는 가정이다. HIV 자체가 태반을 통해 태아에 전달 감염되었을 수도 있지만, 신생아가 그 어린 나이에 바이러스에 대한 항체를 생성할 수는 없다. 따라서 A와 B는 오답이다. 답 C, D 또한 틀렸는데, 왜냐하면 이러한 가능성이 적은 상황에서는 바이러스 항원을 "자기"로 인식하여 항-자가항체를 생성하지 않을 것이기 때문이다.
7. **E.** 모두 맞다. 면역결핍 질환은 골수 줄기세포가 면역 반응에 참여하는 림프구와 기타 세포로 분화하는 과정에서의 결함이 원인이 되어 발생할 수 있다. 면역결핍 질환은 또한 식세포작용과 항원제시에 중요한 식세포 기능의 결함이 원인이 되기도 한다. 면역결핍 질환은 보체 기능의 결함 그리고 1개 이상의 보체 성분이나 보체 조절단백질의 부재 또는 오작동 등에 의해서도 초래된다.
8. **D.** T 세포 결핍은 바이러스 감염에 대한 중요한 면역 방어 기전인 세포-매개 면역의 결핍을 초래한다. 세포-매개 면역은 바이러스 감염에 대한 면역에서 체액성 면역이나 보체보다 훨씬 중요한 역할을 수행한다. 사실, T 세포 기능이 손상된 개인에게 약독화 바이러스 백신 제제를 투여해서는 안 된다, 왜냐하면, 약독화되었다 하더라도 살아 있는 바이러스가 심각한 감염증을 일으킬 수 있기 때문이다.
9. **D.** C3 결핍은 세균 감염증에 대한 감수성을 증가시키는데, 이는 C3가 옵소닌화 및 세균 파괴에 중요한 역할을 하기 때문이다. C3는 모든 보체 활성화 경로(고전경로, 대체경로, 렉틴경로)의 중심적 성분이다. 세포 매개 면역은 보통 숙주의 바이러스나 진균에 대한 저항성에서도 중요하다. 일반적으로, 세포 매개 면역은 종양에 대한 저항성에서도 보체보다 중요한 역할을 하는 것으로 알려져 있다.

17

이식

서론

면역계는 자기와 비자기를 구별하는 방법으로 진화하였다. 숙주의 체내로 들어온 이물질이 미생물, 미생물이 만든 물질, 환경물질, 또는 종양세포 어느 것이든 숙주 면역계는 최종 목적인 이물질 파괴를 향해 나아간다. 종양세포에 대한 면역 반응은 18장에서 설명한다.

치료를 위해 한 개체의 세포, 조직, 기관 등을 다른 개체로 이식할 때에는 면역계가 갖고 있는 자기/비자기 구별 능력이 오히려 해롭게 작용한다. 효과적인 면역억제재가 개발되기 전에는 수혈을 제외하고 다른 장기 이식은 모두 **이식편 거부**(***graft rejection***) 반응이 일어나 이식이 실패했다. 혈액 이식(수혈)은 인류가 개발한 최초이면서 가장 성공적인 세포 기반 이식조직이며, 현재까지도 가장 보편적으로 행해지고 있는 이식이다. 수혈이 성공적인 이유는 적혈구가 MHC 항원을 발현하지 않으며, 적혈구에 발현하는 주요 항원의 수가 4종의 ABO, 2종의 Rh 혈액형 항원 밖에 없어 다른 장기에 비해 항원의 수가 매우 적기 때문이다. 따라서 공여자의 적혈구 혈액형을 수여자에 일치시키기는 것이 상대적으로 쉽다. 적혈구 항원이 서로 일치하면 공여자 적혈구가 항체에 의해 신속히 파괴되는 것을 막을 수 있다. 반면에 다른 세포, 조직, 기관에 발현하는 MHC 항원은 집단 내에서 **다형성**(***polymorphic***)을 갖고 있어 공여자-수여자 일치가 극히 어렵다.

현재는 이식편 거부 반응에 관련하는 세포, 분자 기작을 비교적 잘 이해하고 있으며, 이미 언급한 바와 같이 면역억제재를 효과적으로 사용할 수 있게 되면서, 다양한 종류의 세포, 조직, 기관 이식을 치료목적으로 널리 사용할 수 있게 되었다(표 17.1). 예를 들면, 현재 세계적으로 연간 1만 건이 넘는 신장 이식이 행해지고 있으며, 25년 전만 해도 매우 희귀했던 심장, 폐, 각막, 간, 골수 이식이 현재는 일반적으로 널리 행해지고 있다. 비록 면역억제재를 사용하면서 이식 거부 반응이 현저히 감소하였지만 완전히 사라진 것은 아니다. 따라서 이식 면역학은 아직도 주요 연구 분야로 남아 있다.

공여자와 수여자 관계

이식편 거부 반응의 면역학적 기작을 논하기 전에 공여자-수여자 관계에 따른 이식의 종류를 이해하는 것이 중요하다. 이에 대하여 그림 17.1에 나타내었으며, 아래에서 설명한다.

- **자가이식**(***autograft***): 동일인에서 신체 어느 한 부위의 이식편을 다른 부위로 옮기는 이식 또는 그때의 이식편을 말한다. 일례로 화상환자에서 환자의 정상 피부를 화상 부위에 이식하는 경우가 해당된다. 이식편은 자가(autologous)로 인지되므로 이식편에 대해 면역 반응이 유발되지 않는다. 이식 수술 과정의 기술적 어려움을 제외하고 이식편은 새 장소에서 생존하거나 수용된다.
- **동계이식**(***isograft, syngraft***): 수여자와 유전적으로 동일한(***syngenic***; 동계) 공여자의 이식편, 세포, 조직, 기관을 이식하는 것이다. 예를 들면, 일란성 쌍생아(homozygotic)에

표 17.1 이식에 사용되는 장기와 조직

장기/조직	임상에서의 이용 예	설명
피부	화상, 만성 부상, 당뇨성 궤양, 정맥성 궤양	일반적으로 자가이식편 사용, 기질 성분으로 구성된 인공 피부와 동종 또는 이종에서 얻은 세포 사용이 증가하고 있음
신장	신부전 말기	MHC 불일치 신장을 사용해도 이식편 생존률이 1년 후 95% 이상임
간	간암, 담도 폐쇄증	1년 후 생존율 약 2/3
심장	심부전	1년 후 생존율 80% 이상
폐	폐질환, 심폐질환 말기	심장 이식과 동시에 수행하는 경우 많음
골수	난치성 백혈암, 림프암, 선천성 면역결핍 질환	골수 이식의 독특한 특성인 GVHD 위험. 점차 말초 혈액에서 얻은 조혈모세포 이식이 증가하고 있음
각막	시력 상실	림프 관류가 없는 면역 특권 부위이므로 HLA 일치가 필요 없음
췌장	당뇨	많은 경우 췌장과 신장을 동시에 이식, 신장 이식과 유사한 성공률에 접근 중
소장	비가역적 창자 손상	질환이 있는 부위의 소장을 제거하고 공여자의 소장 부위로 대체

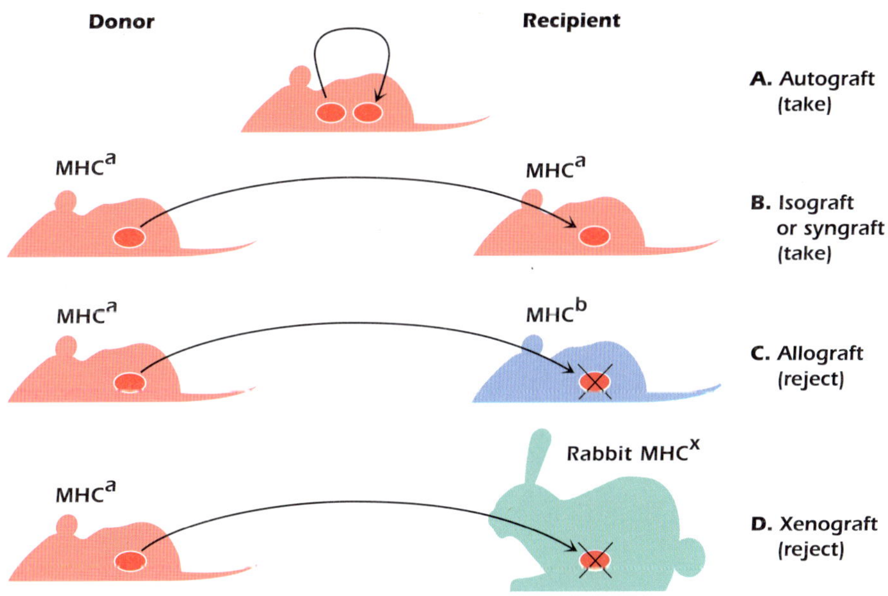

그림 17.1 조직 이식의 여러 상황.

서 신장을 이식하는 것이다. 자가이식에서와 같이 수여자는 MHC 유전자 및 다른 유전자들이 모두 공여자와 동일하므로 이식편은 자기로 인지되어 면역 반응이 일어나지 않는다. 공여자와 수여자 두 개체는 **조직적합**(*histocompatible*)하다.

- **동종이식**(*allograft*): 같은 종 내에서 유전적으로 다른 두 개체 사이의 이식 또는 이식편을 말한다. 주어진 야생 집단내의 MHC 유전자는 다형성이 높으므로, 이질적인 이식편은 면역억제재가 사용되지 않는한 이식된 이질적 조직이 거부되는 이식 거부 반응이 일어난다. 이 경우 공여자와 수여자는 서로 **조직부적합**(*histoincompatible*)하다.
- **이종이식**(*xenograft*): 종이 다른 두 개체 사이에서의 이식을 말한다. 수여자에서 이식편은 이질로 인지되어 면역 반응이 일어나 파괴되고 거부된다. 공여자와 수여자는 조직부적합이다.

면역 반응이 동종이식 거부 반응을 유발한다

면역 반응에 의해 이식편 거부 반응이 일어난다는 증거는 같은 종 내의 유전적으로 서로 다른 개체 사이에서 행해지는 피부 이식 반응을 통해 쉽게 알아볼 수 있다. 검은색 털을 가진 생쥐의 피부를 MHC가 다른 흰색 털 생쥐의 등에 이식하면, 이식 후 1~2주 동안은 이식된 피부가 정상인 것처럼 보인다. 그러나 약 2주가 넘게 되면 동종이식편 피부는 거부되기 시작하며 며칠 지나면 이식 부위에서 완전히 떨어져 나간다. 이 과정을 **1차 거부**(***first-set rejection***)라 부른다. 이 거부 반응이 일어나고서 얼마 후에 수여자 생쥐가 처음 공여자 생쥐와 동일한 유전형을 가진 생쥐의 피부를 다시 이식 받는다면, 이번에는 거부 반응이 더 빨리 일어나 이식 후 6~8일 사이에 거부된다. 이렇게 가속화된 거부 반응을 **2차 거부**(***second-set rejection***)라 한다. 반면에, 1차 거부가 일어난 수여자 생쥐가 1차 공여자 생쥐와 MHC가 다른 생쥐의 피부를 이식 받는경우, 이식편은 **1차 거부 반응**(***first-set kinetics***)을 보인다. 따라서 2차 거부 반응은 이식편의 항원을 특이적으로 인지하는 면역학적 기억 반응에 의해 일어남을 알 수 있다.

1차 거부 반응이 일어나서 동종이식편에 감작된 생쥐의 면역세포를 정상적인 동계 생쥐에 전달하는 실험(입양 전달; adoptive transfer)으로 $CD4^+$, $CD8^+$ T 세포가 거부 반응에 참여한다는 것을 알 수 있다. T 세포를 입양 전달받은 생쥐에 1차 거부 반응에서 사용한 것과 동일한 이식편을 이식하면, 이 생쥐는 1차 거부 반응을 경험하지 않았음에도 불구하고 2차 거부 반응이 일어난다. 이는 T 세포가 동종 항원에 감작되었고, 새로운 숙주에 입양된 후 2차 거부 반응을 유발했음을 나타낸다. 그러나 항체도 2차 거부 반응에서 이식편 거부에 참여할 수 있다.

그 밖에도 면역 반응이 이식편 거부를 유발한다는 많은 증거가 있다.

1. 거부 반응이 일어난 조직을 검사하면 지연성 과민반응(delayed type hypersensitivity)의 흔적인 림프구와 단핵구 침윤을 볼 수 있다(15장 참조). $CD4^+$, $CD8^+$ T 세포 모두 거부 반응 조직에 존재한다(뒤에서 설명하지만, 두 세포 모두 이식편 거부 반응에 중요 역할을 한다).
2. T 림프구가 결핍된 동물(무흉선 생쥐, DiGeorge 증후군 환자, 16장 참조)은 동종이식편 거부 반응을 보이지 않는다.
3. 면역억제재를 투여 받은 개체는 거부 반응이 일어나지 않거나 천천히 일어난다.

이식편을 받은 개체에 면역억제재를 투여하지 않으면, 동종항원 특이적인 T 세포와 항체가 생성돼서 결국 이식편을 파괴한다는 사실은 거부 반응이 면역학적 반응이라는 직접적인 증거이다.

동종이식편 거부 반응의 종류

의학적으로 동종이식편 거부 반응을 다음과 같이 3종류로 나눈다. (1) 초급성 거부 반응, (2) 급성 거부 반응, (3) 만성 거부 반응. 아래의 설명은 신장 이식에서 나타나는 각 거부 반응의 특징을 기술한 것이며, 이는 다른 조직 이식 거부 반응에도 적용될 수 있다.

초급성 거부 반응

초급성 거부 반응(hyperacute rejection)은 이식을 시행한 후 몇 분부터 몇 시간 내에 발생한다. 이는 조직부적합한 이식편 MHC 항원, 또는 당(carbohydrate; 예를 들면 내피세포 표면에 존재하는 탄수화물)에 대해서 **기존에 생성된 항체**(***preformed antibodies***)가 이식편을 파괴한 결과이다. 그러한 항체는 이식을 받기 전부터 수여자에 생성되어 있다. 어떤 경우에는 이번의 이식 수술 전에 다른 장기 이식, 수혈, 임신 등에 의해 기존에 생성되었던 항체가 수여자에게서 만들어진다. 이식편에 대한 항체가 형성돼서, 수여자는 이미 항체를 갖고 있을 수 있다. 세포독성을 갖는 이 항체는 이식 후 보체계를 활성화시키고, 혈소판 활성화와 침착을 유발한다. 이는 이식 조직에 부종과 출혈을 유발하여 조직에서의 혈류를 감소시킨다. 초급성 거부 반응의 경우, 대부분 혈관내피세포 손상과 피브린성(fibrinoid) 괴사가 일어나므로 혈전이 관찰된다. 수여자는 고열, 백혈구 증가, 뇨 생성이 되지 않거나 아주 적은 뇨만 나오게 된다. 뇨에는 적혈구 등 여러 세포가 포함되어 있을 수 있다. 세포성 면역 반응은 초급성 거부 반응에 전혀 관여하지 않는다.

급성 거부 반응

급성 거부 반응(acute rejection)은 이전에 이식편에 감작되지 않은 수여자에서 나타난다. 고형 장기에 대한 급성 거부 반응에는 두 종류가 있다. 하나는 **항체 매개** 또는 **체액성 급성 거부 반응**(***antibody-mediated*** 또는 ***humoral acute rejection***)이고, 다른 하나는 **급성 세포성 거부 반응**(***acute cellular rejection***, 짧게 줄여 급성 거부 반응으로 부른다)이다. **체액성 거부 반응**은 일반적으로 초기 3개월 이내에 일어난다. 신장 이식의 경우 급격한 신부전의 특성을 가진다. 신장 기능이 감소한다. 공여자 항원 특이항체(DSA)가 검출되고 신장 내피세포에 보체활성화로 생성된 C4d가 침착된다. 이식한 신장이 커지고 물렁해지며, 혈청 크레아틴 수준 증가, 뇨 생성 감소, 신장 혈류 감소, 뇨 중 혈구세포와 단백질 증가가 나타난다. 세포성 급성 거부 반응은 이식 후 1~6주 또는 몇 년 후에 면역억제재 투여가 충분하지 않을 경우 나타난다. 조직학적으로는 이식편 부위에 세포성 면역 반응의 특징인 다량의 림프구와 대식세포 침윤이 나타난다. 치료방법이 서로 다를 수 있기 때문에, 거부 반응이 체액성이냐 세포성이냐를 구별하는 것이 중요하다. 체액성 급성 거부 반응일 경우 B-세포를 표적으로 하는 리툭산(Rituxan) 투여와 혈장분리술로 환자를 치료한다. 이 장의 뒤에 서술하는 바와 같이, 세포성 거부 반응은 사이클로스포린 등 면역억제재를 사용하여 감소시킬 수 있다. 두 종류 거부 반응 모두에 코티코스테로이드를 사용한다.

만성 거부 반응

만성 거부 반응은 동종이식편이 정상 기능을 수행하는 것처럼 보이는 이식 몇 개월 또는 몇 년 후, 항체와 세포성 면역 반응에 의해 나타난다. 증상이 거의 없이 미세혈관 염증 반응이 서서히 일어나는데, 이는 보체활성화에 의하거나 또는 보체 활성화 없이 일어나는 항체 매개성 거부 반응과 함께 발생하며, 이식장기 기능 이상과 기능 부전을 가져온다. 학계에서는 MHC 항원 외의 다른 항원에 대한 체액성 면역 반응이 미세혈관 염증 반응을 일으키는 것으로 여기고 있다. 신장과 심장 이식에서 안지오텐신(angiotensin) I 수용체, 엔도텔린(endothelin) A형 수용체를 표적으로 하는 항체가 임상적으로 효과가 있음이 밝혀지고 있다. 최근, 비-HLA 항원인 K-α 1 튜블린, 콜라겐 V에 대한 항체가 동종 이식편 환자에서 발견되고 있으며, 항-퍼레칸(anti-perlecan) 항체가 혈관 폐색을 가속화시킬 수 있음이 확인되고 있다. HLA 관련 또는 비-HLA와 관련된 거부 반응 기작들의 상호작용을 보다 더 이해하고 거부 반응에서 공통으로 작용하는 기작을 알아낸다면, 표적치료에 한발 더 다가서게 될 것이다.

신장 이식에서 만성 거부 반응의 특성은 서서히 점차 신장 기능이 소실된다는 것이다. 조직학적 특징으로는 소동맥에 염증 부위가 점차 증가하고, 사구체 기저막이 점차 두꺼워지며, 조직내 피브린 섬유증이 나타난다. 장기 손상이 면역 반응에 의해 이미 일어났으므로 이 단계에서 면역억제재 치료는 별 효과를 나타내지 못하며, 이식편을 치료할 수 있는 방법이 거의 없다.

앞의 예는 신장 이식의 경우이지만 거부 반응이 일어나는 속도, 양, 발생 기작은 이식 장기의 종류와 이식 장소에 따라 차이가 있을 수 있다. 수여자의 혈액 순환, 림프액 흐름, 이식편에 발현된 MHC 항원 등 여러 요소가 거부 반응 속도를 결정한다. 예를 들면, 골수와 피부 이식은 신장, 심장, 간장 이식보다 거부 반응에 훨씬 더 민감하다.

동종이식 거부 반응에서 MHC 분자의 역할

이식 거부 면역 반응을 유발하는 항원을 **이식항원**(***transplantation antigens***) 또는 **조직적합성 항원**(***histocompatibility antigens***)이라고 한다. 본래 MHC라는 이름도 이식거부 반응에서 중심적 역할을 하는 데서 유래하였다. 이 분자가 왜 거부 반응을 일으키는 T 세포의 주요 표적 항원으로 작용하는가? 여기에는 최소한 두 가지 이유가 있다. 첫째, 9장에서 논의된 바와 같이, MHC는 세포 표면에 발현되는 분자이다. 핵이 있는 모든 세포는 MHC class I을 발현하고, MHC class II는 조혈모세포에서 유래한 세포 일부와 흉선 기질세포에서 발현된다. 염증성 사이토카인인 IFN-γ에 의해 다른 종류의 세포에서도 MHC class II 발현이 유도될 수 있다. 장기이식에서 공여자와 수여자의 MHC class I이 서로 다른 경우(동종), 면역 반응은 주로 이식편에 발현되는 이질의 MHC class I에 대하여 일어난다. 둘째, 이식편의 이질 MHC 분자는 수여자에서 매우 많은 T 세포 클론들을 활성화시킨다. 수여자에 있는 전체 T 세포 중 약 5%가 동종항원에 대해 반응할 수 있는 것으로 추정되는데, 이는 다른 항원에 대한 반응보다 수십 배 높은 수치이다. 항원 펩타이드가 탑재된 비자기 MHC 분자는 수여자에 존재하는 많은 T 세포 클론의 T-세포 수용체(TCR)와 교차 반응할 수 있다. 수여자의 T 세포가 이식편 동종항원을 인식하는 기작에 대해 아래에 서술한다.

T 세포에 의한 동종항원 인식 기작

10장에서 논의한 바와 같이, 정상적인 경우에 T 세포의 특이성은 T 세포가 흉선에서 분화하면서 MHC 대립형질 특이적으로 발현되는 자기-MHC 분자에 의해 제한을 받는다. 따라서 이식편에 발현된 비자기-MHC 분자를 수여자 T-세포가 인지하는 것은 인위적인 상황이지만 임상적으로 중요하다.

T 세포가 동종항원을 인식하는 기작은 직접과 간접 기작 두 가지가 있다. T 세포가 비자기 MHC(class I 또는 class II)를 발

현하는 공여자 세포를 만나게 되면, 많은 클론들이 TCR이 자기 MHC-항원 펩타이드 복합체를 인식한 것처럼 활성화가 일어난다. 이러한 **직접 인식 기작**(*direct mechanism*)은 아마도 공여자 유래 펩타이드를 탑재한 이질 MHC를 T 세포가 직접 인식하여 이루어진다. 정상적으로 대부분의 MHC 분자는 자기-펩타이드와 결합하고 있다. 일반적으로 자기 단백질은 세포질의 **프로테아솜**(*proteasome*)에서 펩타이드로 분해되고, 소포체 내강으로 수송된 후 MHC class I 분자와 결합한다. 이러한 MHC-자기 펩타이드 구조는 MHC 분자를 안정화시키는데, 정상인의 경우 자기-펩타이드에 대해 관용을 갖고 있으므로 세포에 발현되었을 때 아무런 반응도 일으키지 않는다. 그러나 이식편 세포의 공여자 MHC에 펩타이드가 결합한 경우에, 수여자의 많은 T-세포 클론들은 공여자 MHC-펩타이드 복합체를 자기 MHC-이질 펩타이드 복합체로 교차 인식해서 활성화가 일어나게 된다. 즉, 공여자-유래 펩타이드가 이식편에 함께 딸려온 APC(특히, 이식편의 수지상세포)의 MHC에 탑재되어 수여자의 T 세포에 제공될 경우 이질로 인지되어 수여자 T세포를 활성화시킨다. 또한 이식 수술 과정에서 환자의 상처 때문에 필연적으로 발생하는 "위험신호"에 의해서 APC가 활성화된다. 공여자 APC가 활성화되면 MHC class II 분자의 발현 증가, T 세포 공동자극 분자 발현 증가, 다른 이차 조직으로의 이주를 위한 케모카인 수용체 활성화 등이 일어난다. 요약하면, 이러한 활성화된 APC가 수여자의 많은 T-세포 클론들을 강하게 활성화시킬 수 있도록 성숙되는 것이다.

T 세포가 동종항원을 **간접 인식**(*indirect mechanism*)하는 것은 수여자의 APC를 통해 일어난다. 수여자 APC는 이식편에서 유래한 동종항원 단백질을 처리하여 만들어진 이질 펩타이드를 자기-MHC에 탑재한 후, 이 펩타이드에 특이적인 TCR을 가진 T 세포를 활성화시킨다. 이는 정상적인 항원에 대한 면역 반응과 동일한 기작으로, 이질 단백질 항원 유래 펩타이드에 특이적인 T 세포를 활성화시키는 것이다. 이 방법으로 제공되는 공여자-유래 펩타이드는 대부분 MHC 유전자 부위 밖에 위치한 유전자에서 발현된 소수 H 항원으로 밝혀졌다. 소수 H 항원은 MHC class I 분자에 의해 제공되므로, 대부분 CD8 T 세포 반응을 유발한다. 뒤에 서술하는 바와 같이, 소수 H 항원은 골수 이식에서 중요하며 HLA-불일치된 골수 이식에서 이식편대숙주병을 유발하는 것으로 알려져 있다.

요약하면, 동종항원에 의해 T 세포가 직접 활성화되는 것은 APC로 작용하는 공여자세포의 MHC 항원을 수여자 T 세포가 직접 인식하는 것이다. T 세포 간접 활성화는 수여자 APC에 발현된 MHC/공여자 펩타이드(대부분 소수 H 항원)를 수여자 T 세포가 인식하는 것이다(그림 17.2). 두 기작 중 어느 것이 이식편 거부 반응에서 더 중요한지는 자세히 알려지지 않았다. 앞에 언급한 바와 같이, 급성 거부 반응에서는 T 세포 직접 활성화가 중요하게 작용할 것으로 생각된다. 이때 공여자 세포를 파괴하는 작업은 T 세포에 의해 직접 매개된다. 반면에 T 세포에 의한 동종항원 간접 인식은 수여자 대식세포의 활성화를 유발하여 이식편에 조직 손상과 섬유화를 일으킨다. 또한 이러한 활성화는 세포독성 동종항체 반응을 발생시켜 이식편 파괴 역할을 할 수 있다.

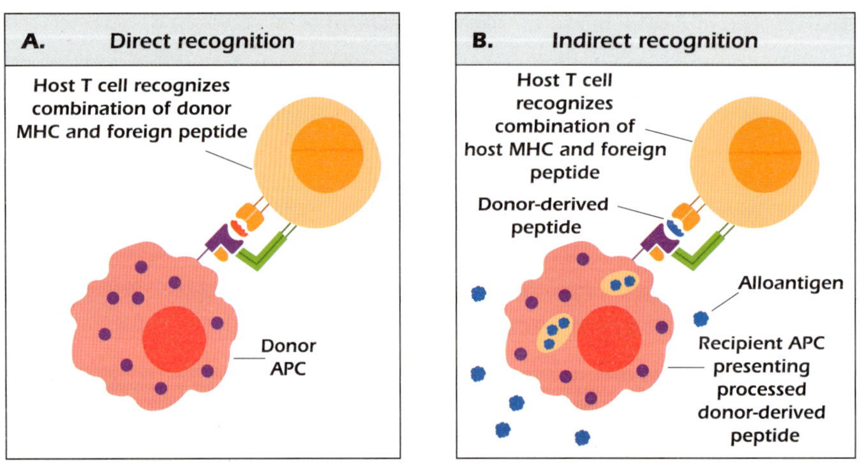

그림 17.2 이식 장기와 조직에서 동종항원에 대한 직접 및 간접 인식 .

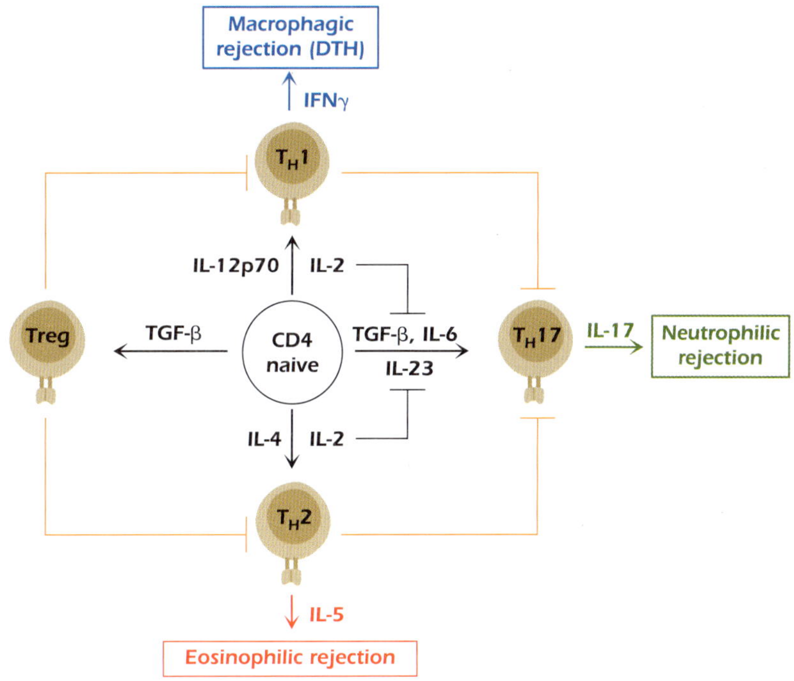

그림 17.3 동종항원에 의한 여러 $CD4^+$ T 세포 아종 활성화로 이식편 거부 반응이 일어난다.

동종항원 거부 반응에서 T 세포 계열과 사이토카인의 역할

동종항원에 의한 T 세포 활성화는 동종항원 특이적 $CD4^+$와 $CD8^+$ T 세포를 모두 활성화시킨다. 사이토카인은 활성화된 $CD4^+$ T 세포 클론에 의해 주로 생성된다. 동종항원 거부 반응에서 가장 중요한 사이토카인들은 IL-2, IFN-α, IFN-β, IFN-γ, TNF-α, TNF-β이다. IL-2는 T 세포 증식, 세포독성 T세포(CTL)와 T_H1 세포 분화에 중요하며, 이들 세포에 의해 일어나는 DTH 반응으로 이식편 거부를 유발한다. IFN-γ는 대식세포 활성화에 중요한데, 활성화된 대식세포는 이식편으로 이주하여 조직 손상을 일으키며, TNF-β는 이식편에 존재하는 세포들에 세포독성을 유발한다. IFN-α, IFN-β, TNF-β, TNF-α는 숙주와 이식편 세포 모두에서 MHC class I 발현을 증가시키며, IFN-γ는 MHC class II 발현을 증가시키므로, 항원 인식이 효율적으로 일어나 이식편 거부가 가속화된다.

T_H1 세포 이외에 여러 다른 $CD4^+$ T 계열 세포가 이식편 거부 반응에 중요하다는 사실이 알려졌다(그림 17.3). 전 장에서 논의된 바와 같이, 말초 림프조직의 미세 환경에 따라 조력 $CD4^+$ T 세포는 서로 다른 종류의 반응을 매개하는 여러 작용 세포로 분화할 수 있다. IL-12 존재 하에서는 주로 T_H1 세포가 분화되어 IFN-γ에 의한 대식세포 활성화와 DTH 반응을 일으킨다. IL-4 존재 하에서는 주로 T_H2 세포가 분화되어 IL-5에 의존적인 호산구 매개 거부 반응을 일으킨다. TGF-β, IL-6, IL-23가 존재하면, T_H17 세포가 분화되며 호중구 매개 거부 반응을 일으킨다. 반면에 TGF-β 단독으로 존재하면, T_{reg} 세포가 수를 이루고 IL-9에 의존적인 비만세포 침윤을 비롯한 여러 기작으로 이식편 수용을 촉진한다.

조직형 분석에 사용되는 시험법

이식편이 거부되는 위험을 최소화하기 위해서, 이식 수술 전에 공여자와 수여자의 MHC 형실을 결정하는 시험을 수행한다. 이 시험을 **조직형 분석**(*tissue typing*)이라고 부른다. 사람에서 조직형 분석은 공여자와 수여자 세포(편의상 말초 혈액 림프구를 주로 사용)의 HLA 대립유전자 발현을 분석하는 것이다. 이 정보는 두 사람 간의 MHC 일치 정도를 판단하는 데 사용되며, 이로써 또한 이식의 결과를 예측할 수도 있다. 근래에 효율적인 면역억제재가 도입되면서 공여자와 수여자 간에 HLA 항원을 일치시키는 노력이 몇몇 장기 이식(예를 들면, 신장 이식)에서는 점차 중요해지지 않고 있다. 그러나 아직도 골수이식 등 많은 경우의 장기이식에서, HLA 분석은 이식편대

숙주병(GVH disease) 발생을 최소화하기 위해 필수적으로 사용되고 있다.

전통적으로, HLA 분석은 혈청학적 분석방법을 사용하였다. 여러 HLA-특이적 단클론 항체를 사용해서 면역형광법으로 어떤 항체가 세포 표면에 발현된 MHC 항원에 결합하는가를 조사한다(20장). 1980년대에 PCR이 도입되면서 공여자와 수여자의 **분자 조직형 분석**(***molecular typing of donor and recipient***)이 가능하게 되었다. PCR로 DNA를 증폭한 후, DNA 제한효소 절편 다형성 분석(RFLP), PCR 지문 분석, 서열 분석, 대립유전자 특이적 올리고뉴클레오티드 분석, PCR 염기 특이적 프라이머 분석 등 여러 방법을 사용하여 HLA 유전자 변이를 조사할 수 있다. 이 방법은 혈청학적 분석보다 훨씬 더 민감하여 아미노산 한 개의 변이도 측정이 가능하다. 혈청학적 분석방법으로 완전 일치가 된 경우에도 유전자 수준에서는 차이를 보일 수 있다.

공여자와 수여자의 조직형 분석으로 어떤 공여자가 적합한지 이론적으로 판단할 수 있게 되었다. 또한 좀 더 직접적이고 신속한 방법으로 조직적합성을 판단할 수 있다. 수여자는 임신, 수혈, 그 전에 행해진 이식수술 등을 통해 공여자 HLA 항원에 대하여 이미 면역되어 있을 수 있다. 수여자의 체내에 이미 생성된 공여자 특이 항체는 초급성 거부 반응, 급성 거부 반응이 가속화되는 현상, 초기 항체 매개 급성 거부 반응을 초래할 수 있다.

신장 이식의 경우, 수여자 혈액에 항-HLA class I 항체가 존재하는가를 알아보기 위해 이식 전에 보체-의존성 세포독성(Complement-Dependent Cytotoxicity; CDC) 검사를 실행해 왔다. 공여자 후보로부터 얻은 림프구를 표적으로 사용한다. 림프구는 말초 혈액 또는 비장세포, 림프절의 림프구(사망한 공여자인 경우)를 사용할 수 있다. 수여자 혈청을 연속해서 희석한 후, 희석된 각 혈청에 림프구를 넣고 보체를 처리한다. 일정시간 배양 후 생존률 측정 색소로 림프구를 염색한다. 만일 수여자 혈청에 공여자-특이적 항체가 존재하면 세포 용해가 일어나 세포핵이 색소로 염색된다. CDC 검사를 대체해서 최근 HLA-특이 항체를 검출하는 다중검사(예, Luminex®)가 개발되었다. 다중검사는 효소면역흡착법(ELISA; 20장 참조)을 응용한 것이다. 이 고체상 면역검사에서는 항체를 잡기위해 비드를 사용한다. 비드에는 세포주에서 얻은 HLA 또는 재조합 HLA 단백질이 코팅되어 있다. 만일 수여자 혈청이 특정 공여자 HLA에 대한 항체를 포함하고 있다면, 그 HLA 항원이 코팅된 비드와 결합할 것이다. 항체가 결합했는지 여부는 형광 표지된 항-인간 IgG 항체를 이차항체로 사용하여 알 수 있다.

이 검사들은 주로 HLA I 분자에 대한 항체 존재 여부를 검사하는 것이다. 만일 양성 반응이 나오면 해당되는 공여자의 조직은 이식에 사용하지 않는다. 음성 반응이면 다시 수여자 혈액에 공여자 HLA I에 대한 약한 항체 또는 항-HLA II 항체가 존재하는지에 대해 추가 분석한다. 소위 교차-일치 검사가 행해지는데, 공여자의 항-HLA I 항체(수여자의 B, T 세포에 반응)와 항-HLA II 항체(수여자의 B 세포에만 반응) 존재 여부를 검사한다. 이 검사에는 보통 유세포분석기를 사용한다(20장). 교차-일치 검사에서 양성 반응이 나오면 이 공여자의 조직은 이식에 사용하지 않는다.

관련 사례 읽기: IgA Nephropathy and Kidney Transplantation
In *Immunology: Clinical Case Studies and Disease Pathophysiology*

표 17.2 여러 이식 상황에서 백혈구 혼합 반응(MLR)의 예.

이식 상황	HLA 관계	반응하는 백혈구 처리	MLR 결과
일란성 쌍생아 사이의 조직	HLA 일치(동계)	처리 없음	(−) 반응 없음
유전적으로 서로 관련 없는 수여자/공여자 사이 조직	HLA 불일치(동종)	처리 없음	(+) 반응 강도는 수여자/공여자의 HLA 차이에 비례
유전적으로 서로 관련없는 수여자/ 공여자 사이 조직	HLA 불일치(동종)	공여자 세포에 세포분열 저해제 처리, 따라서 수여자 세포의 반응만 측정(공여자-수여자 일치도를 검사하기 위해 수행)	(+) 한 방향 MLR. 반응 강도는 수여자/공여자의 HLA 차이에 비례
면역결핍 환자에게 골수 또는 조직 이식	HLA 불일치(동종)	수여자 세포에 세포분열 저해제 처리, 따라서 공여자 세포의 반응만 측정(GVH 반응을 피하기 위해 검사)	(+) 한 방향 MLR. 반응 강도는 수여자/공여자의 HLA 차이에 비례

공여자/수여자의 HLA 항원을 분자생물학적으로 분석할 수 있게 되면서 기능적 조직형 분석은 필요가 없어지게 되었다. 동종 조혈모세포 이식(이 장의 뒷부분에서 서술)의 경우, 전통적인 기능적 조직형 분석으로 그 동안 공여자-수여자 HLA 조직적합성 검사에서 사용해 온 것은 백혈구 **혼합반응**(***mixed leukocyte reaction***; MLR)이다. 이 방법은 아직도 실험적으로 사용되고 있는데, 공여자와 수여자 백혈구를 혼합한 다음 며칠간 배양하는 것이다. 공여자 T 세포는 수여자 세포 표면에 발현된 동종 MHC 항원에 반응하여 사이토카인을 분비하고 증식한다(표 17.2). 수여자 백혈구에서도 동일한 반응이 일어난다. 이러한 세포 증식은 방사성 동위원소로 표지된 DNA 전구체(예, ^{3}H-티미딘)를 사용하여 측정할 수 있다. 세포가 더 많이 증식할수록 더 많은 방사능이 세포 DNA에 병합된다.

대부분의 경우, 수여자 림프구가 공여자 조직적합성 항원에 반응할 것인지 여부를 확인하는 것이 필수적이다(공여자 림프구가 수여자 동종항원에 반응하는지는 중요하지 않다). 이런 이유로 공여자 세포를 미토마이신씨(mytomycin C) 또는 X-선 처리하여 증식 능력을 없앤 후에 "한 방향 MLR"로 검사를 수행한다. 이 방법에서는 증식 능력을 가진 세포는 수여자 T 세포뿐이다. 이 조건에서 수여자 $CD4^{+}$ T 세포는 이질 MHC class II 분자에 반응하여 증식한다. 이 과정을 통해 사이토카인이 생성되는데, 이는 동종항원-특이적 세포독성 $CD8^{+}$ T 세포를 활성화시킬 수 있다. 세포독성 $CD8^{+}$ T 세포의 기능은 CTL 세포 분석으로 측정할 수 있다(20장).

동종 이식편 생존 증진 전략: 면역억제 치료

이식면역학에서 임상적으로 가장 중요한 것은 이식편 거부 반응을 유발하고 조절하는 기작을 규명하고, 이의 조작을 통해 동종이식편(또는 이종이식편)이 수용되도록 하는 것이다. 지금까지 임상에서 이식환자에 적용하고 있는 방법은 비특이적인 방법으로 모든 외래 항원에 대한 면역 억제를 유발하는 약물인 면역억제재를 사용하는 것이다. 거부 반응 억제를 위해 그러한 약물을 장기적으로 투여할 필요성은 있지만, 이런 환자는 기회감염과 암 발생 등에 매우 취약하게 된다. 현재 면역억제를 유발한 환자가 세균에 감염되는 것은 항생제 투여에 의해 일부 예방할 수 있지만, 환자에 암 발생이 높아지는 것은 예방할 수 없다.

최근 특정 공여자 항원에 대한 면역 반응만을 특이적으로 억제시키는 방법이 실험적으로 연구되고 있다. 이 방법은 공여자 조직에 대해서만 특이적으로 관용을 유발하여 지속적으로 공여자 조직에 대한 반응이 일어나지 않게 하는 것이 최종 목표이다. 12장에서 논의한 바와 같이, 자가항원에 대해서 T 세포와 B 세포가 관용을 보이는 여러 기작이 있다. 이러한 기작에는 클론 결핍, 무반응, 반응 억제 등이 포함된다. 최근 장기이식에서 관용 유발과 전통적인 면역억제재를 병용하는 임상시험이 시작되었으나, 아직까지도 장기이식을 행하는 임상에서 만성 치료에 면역억제재를 완전히 대체한 사례는 없다.

현재 면역억제재 약물은 다음 세 가지 목적으로 사용된다.

1. **유도 치료**(***Induction therapy***): 유도 치료는 면역 억제를 목적으로 사용된다. 이식수술이 미리 예정된 경우라면 이식 전에 유도 치료를 시작할 수 있다. 이식 시기를 예측할 수 없는 사망 환자의 장기를 이식하는 경우에는 이식 수술과 동시에 시작하고 이후 약 2주 동안 계속하여 즉각적인 이식편 거부가 일어날 확률을 낮춘다.
2. **유지 치료**(***Maintenance therapy***): 이식 후 오랫동안 이식편을 생존시키키 위해 면역계가 활성화되지 않도록 특정 면역반응(예, T 세포 활성화)을 상승적으로 저해하는 면역억제재를 병합하여 사용한다. 일반적으로 면역계가 정상보다 낮게 작동해서 기회감염을 최소화하기 위해 유지 치료에 사용하는 면역억제재 용량은 유도 치료에 비해서 낮다.
3. **특이 처치**(***Specific treatments***): 어떤 경우에는 이식 후 몇 달 또는 몇 년 후에 급성 거부 반응이 일어날 수 있다. 이러한 경우 면역억제재로 치료하는데, 용량은 유도 치료 요법과 유사하다.

임상에서 이식에 사용되고 있는 표준 또는 실험적 면역억제재를 표 17.3에 기술하였으며, 아래에 설명한다. 일반적으로

표 17.3 이식에 사용되는 면역억제제.

림프구 유전자 발현 저해제	코르티코스테로이드 사이클로스포린(네오랄) FK506
사이토카인 신호전달 저해제	라파마이신 르플루노미드
뉴클레오타이드 합성 저해제	아자치오프린(이무란) 머캅토퓨린 클로람부실 사이클로포스파마이드

이들은 심장, 신장, 폐, 췌장 선세포, 간장 등 여러 장기 이식에서 이식편 거부를 막기 위해 여러 조합으로 병용하여 사용한다.

항염증제

코르티코스테로이드(**프레드니손**, **프레드니솔론**, **메틸프레드니솔론** 등)는 강력한 항염증제이다. 스테로이드 호르몬의 글루코코르티코이드 계열 유도체로서, 코르티코스테로이드는 인체에서 대부분의 세포에 발현되는 세포질 스테로이드 수용체에 결합하여 작용한다. 코르티코스테로이드가 면역 억제를 유발하는 효과의 대부분은 유전자 전사 조절에 의한다. 코르티코스테로이드는 염증성 사이토카인을 암호화하는 유전자 발현을 감소시킨다. 여기에는 IL-1, IL-2, IL-3, IL-4, IL-5, IL-8, TNF-α, GM-CSF가 포함된다. 코르티코스테로이드는 또한 부착 분자의 발현을 억제하여 염증 지역으로 백혈구가 이동하는 것을 저해한다. 따라서 코르티코스테로이드는 염증성 세포의 활성을 억제한다. 또한 이들은 림프구와 호염구에서 내부 핵산분해효소에 의한 세포자살(apoptosis)를 촉진한다. 호중구와 대식세포의 식세포 작용과 살해 활성을 감소시키며, MHC class II의 발현을 억제한다. 이런 방법으로 코르티코스테로이드는 T 세포 활성화와 기능을 저해한다.

이러한 코르티코스테로이드의 항염증 작용이 숙주에 이롭게 작용하지만, 강력한 부작용-체액 정체, 체중 증가, 당뇨, 피부가 얇아지는 현상, 뼈 소실 등을 유발한다는 사실을 인지하는 것이 중요하다. 따라서 유용성과 독성 효과를 고려해서 코르티코스테로이드를 질병 치료에 매우 신중하게 사용하여야 한다. 뒤에 논의되는 바와 같이, 여러 면역 억제 치료법이 개발되면서 코르티코스테로이드의 용량과 독성 효과를 최소화하기 위해 다른 범용 면역억제재와 병용하여 사용하고 있다.

세포독성제

면역 반응을 억제하는 항대사제에는 퓨린 길항제인 **어자치오프린**(***azathioprine***), **머캅토퓨린**(***mercaptopurine***), **마이코페놀계 모페틸**(***mycophenolate mofetil***)이 있으며, 이들 물질은 아데닐산, 구아니딜산 등 퓨린의 전구체인 이오신산을 저해하여 DNA와 RNA 합성을 억제한다. 또한 **클로라뷰실**(***chlorabucil***)과 **사이클로포스파마이드**(***cyclophospamide***)는 DNA를 알킬화시키는 화학물질로 DNA 대사를 저해한다. 이 약물들은 본래 암을 치료하기 위해 개발된 약이이지만, 림프구에 대한 세포독성이 관찰된 후 면역억제재로 사용하고 있다. 그러나 예상한 바와 같이, 항대사제는 체내 여러 조직에서 세포의 DNA 합성을 저해하는 많은 독성을 나타낸다. 결과적으로, 면역 억제 효과 외에 빈혈, 백혈구 감소증, 혈소판 감소증, 장 손상, 탈모 등을 유발한다. 심한 경우 수여자가 치사하는 사례도 보고되고 있다. 따라서 위에서 언급한 바와 같이, 다른 면역억제재와 병용하여 낮은 용량으로 사용한다.

사이토카인 생산과 신호전달을 방해하는 화학물질

매우 효율적인 면역억제 치료 전략은 칼시뉴린을 억제하는 약물을 사용하는 방법인데, 칼시뉴린은 사이토카인, 특히 IL-2 유전자 전사에 이르는 신호전달에 중추적 역할을 하는 포스파타아제(phosphatase)이다(12장 참조). 칼시뉴린 억제재에는 **사이클로스포린과 FK506**(***tacrolimus***)이 있으며, 다른 항대사제재, 세포독성제재와 병용하여 사용한다. 이들은 림프구 신호전달 경로에 사용되는 이뮤노필린(immunophilin)에 결합해서 약리효과를 나타낸다. 약제가 이뮤노필린에 결합하면 림프구 클론 팽창에 필요한 신호전달 경로를 방해한다.

사이클로스포린은 토양 곰팡이(*Tolypocladium inflatum*)에서 유래한 고리형 펩타이드이다. 이는 세포질 수용체인 사이클로필린과 복합체를 형성한 후, 칼시뉴린과 결합하여 칼시뉴린의 포스파타아제 활성을저해한다. IL-2 유전자가 전사되기 위한 세포내 신호전달에 칼시뉴린 활성이 필수적으로 요구된다. 사이클로스포린은 또한 IL-4, IFN-γ 생성과 IL-2 수용체(CD25) 합성을 억제한다. 더구나, 사이클로스포린은 면역 억제 기능을 가진 TGF-β 합성을 유도한다. 이식 전에 사이클로스포린을 투여해야만 거부 반응 억제효과가 있으며, 일단 거부 반응이 진행 중인 경우에는 효과가 없다. 사이클로스포린을 장기간 사용하면 신장 독성, 암 발생 증가 등의 부작용이 나타난다. 이러한 부작용은 주로 사이클로스포린이 TGF-β 합성을 유도하는 원인에 의해 발생하는 것으로 알려졌다.

FK506는 필라멘트성 세균 *Streptomyces tsukabaenis*에서 얻어진 마크로리드(macrolide) 화합물이다. 마크로리드는 하나 이상의 디옥시슈가가 부착되며 여러 요소로 구성된 락톤 링 구조이다. 사이클로스포린과 구조가 매우 다르지만, 생물학적, 면역 억제 효과는 유사하게 나타난다. FK506은 여러 세포질 이뮤노필린(FK506 결합단백질)과 결합한다. 사이클로스포린과 같이 칼시뉴린 활성 억제와 이로 인한 사이토카인 생성 차단으로 T 세포 활성화를 저해한다.

T 세포의 사이토카인 생성을 방해하는 다른 의약품으로 라파마이신(시로리무스)이 있다. FK506과 같이 라파마이신은

Streptomyces hygroscopicus 세균에서 유래한 마크로리드 화합물이다. 사이클로스포린과 FK506과 유사하게 라파마이신은 T 세포 활성화를 저해하지만 약리학적 기작은 서로 다르다. 사이클로스포린과 FK506은 칼시뉴린 활성을 차단하지만, 라파마이신은 IL-2 생성을 억제하는 것은 아니고 IL-2와 다른 사이토카인이 매개하는 신호전달을 차단한다.

면역억제 항체 치료법

말에서 만든 항-림프구 항체, 토끼에서 만든 항-흉선세포 글로불린(ATG) 등과 같이 동물의 항-림프구 항체가 표준 면역억제 치료법에서 오랫동안 사용되어 왔다. 이러한 치료법은 환자의 림프구를 효과적으로 제거할 수 있지만, 많은 양의 이질 단백질을 투여하므로 면역복합체가 생성되어 혈청병을 일으킨다(14장 참조). 그러나 오늘날에도 ATG가 이식편의 급성반응을 막기 위해 사용되고 있다.

명백하게, 이식 환자를 위한 새로운 항체 치료제 개발에서 가장 중요한 것은 면역원성이 적으면서 목적한 효과를 나타내는 항체를 개발하는 것이다. 이 목적을 위해 단일클론 항체, 생쥐-인간 키메라 항체, 인간화 항체가 사용되고 있다(이 항체에 대한 내용은 6장 참조). 사람에서 최초로 면역억제재로 사용된 단일클론 항체는 생쥐에서 만들어진 OKT3로, 사람 T 세포 CD3 분자에 결합한다. 최근에는 IL-2 수용체 α-사슬(CD25)을 표적으로 하는 2종의 키메라 항체, 다클리즈메브(daclizumab)와 바실리시므브(baciliximab)가 개발되어 임상에시 사용되고 있다. 이런 항체는 활성화된 T 세포에 발현하는 IL-2 수용체 발현을 하향 조절하여 T 세포가 IL-2에 반응하여 증식하는 것을 저해한다. 항체 공학의 발전으로 항체의 항원성을 최소화함에 따라서, 이질 항체가 이식장기 거부 반응 치료에 널리 사용될 전망이다.

새로운 면역억제 전략 및 전망

T 세포 부착과 T 세포 활성화에 중요 역할을 하는 분자에 대한 항체(예, 항-ICAM-1)가 현재 연구되고 있다. 최근 T 세포 활성화 억제 항체로 생쥐 항체를 인간화한 항-CD154 (CD40 리간드) 항체가 개발되었다. 이는 비인간 영장류의 신장이식에서 급성 거부 반응을 억제하는 데 성공하였다. 또 다른 표적으로 공동자극분자 신호전달 경로, CD28:CD80(B7.1)/86(B7.2), CD40:CD154(CD40L), CD2:LFA3, ICAM:LFA-1 등을 들 수 있다. 10장에서 논의된 바와 같이, CD80/86은 CD28과 결합하여 초기의 T 세포 활성화를 유발한다. 예상한 바와 같이, CD28 결합을 방해하면 T 세포에서 유전자 발현과 활성화에 필요한 신호전달이 차단된다. 따라서 공동자극분자를 통한 T 세포 활성화를 저해하는 항체는 이식 환자에서 효과적으로 사용될 수 있다. 또한 저해성 신호전달 리간드인 CTLA-4 단백질이 임상시험에 사용되고 있다. 최근에 개발된 면역억제용 생물학 제재는 **CTLA-4** 단백질의 세포외 도메인에 IgG1의 Fc 부위를 결합시킨 **융합 단백질**(***fusion protein***)이다(Belatacept). Belatacept은 현재 T-세포 활성화를 선택적으로 차단하는 의약품으로 미국 식품의약품안전청의 허가를 받았다.

임상용 공동자극 차단제 개발에 많은 문제점이 있다. 그러나 Belatacept은 신장 이식 거부 반응 억제재로 이 분야에서 최초로 허가를 받았다. 현재 추가적으로 몇 가지 공동자극 차단제가 개발되고 있으며 임상시험 중이다. 공동자극 차단제는 장기이식 결과를 향상시키는 데 커다란 잠재력을 갖고 있으며, 논리적으로 잘 설계된 새롭게 떠오르는 유망한 면역억제재 분야라 할 수 있다.

최근 $CD4^+$ T 계열 세포들과 이들이 생산하는 사이토카인에 대해 많은 사실이 밝혀졌다. IL-17을 생산하는 T_H17 계열 세포(12장)가 발견되었고, 억제 기능을 하는 T 세포(T_{reg})에 대한 관심과 연구가 진행되면서 장기이식 거부 반응에 대한 면역기작에 새로운 가설을 세울 수 있게 되었으며, 거부 반응을 막기 위한 새로운 시도가 가능해졌다(그림 17.2). 예를 들면, T_H17 또는 T_H1 세포로의 반응과 T_{reg} 세포가 억제되는 반응이 장기이식에서 급성 거부 반응을 유발한다는 것이다. 생체에서 IL-6와 같은 주요 사이토카인을 차단하면, 면역 반응이 T_H17 방향에서 T_{reg} 방향으로 전환되어 이식편 거부 반응을 예방할 수 있다.

위에 논의한 바와 같이, 장기이식에서 독성이 덜하고 면역반응이 결핍되어 기회감염을 초래하게 하지 않는 면역억제재를 개발하기 위해 많은 실험적 시도가 이루어지고 있음을 알 수 있다. 그러나 위에서 언급한 모든 실험적 시도에도 불구하고 현재 임상에서 가장 많이 주로 사용되고 있는 면역억제재는 코티코스테로이드, 사이클로스포린, FK506, 아자치오프린이다.

조혈모세포 이식

조혈모세포 이식(hematopoietic stem cell transplantation, HCT)은 면역 능력이 있는 공여자와 면역 기능이 손상된 수여자 사이에서 이루어지므로 매우 특수한 환경에서의 이식이라고 할 수 있다. 전통적으로는 골수에서 조혈모세포를 얻었지만, 오늘날에는 말초 혈액으로부터 조혈모세포를 분리하여 사용하고 있다.

HCT는 현재 중증면역결핍증(SCID), 위스콧-알드리치 증후군(16장 참조), 몇몇 급성 백혈암 등의 질환 치료에 사용되고 있다. HCT는 또한 혈구세포 질환인 지중해성 빈혈, 겸상적혈구 빈혈증과 같은 유전성 혈액 질환에도 사용된다. 혈액 질환에서 질환을 유발하는 돌연변이 유전자는 혈구를 생성하는 조혈모세포에서만 발현된다. 이러한 환자에서 조혈모세포 이식은 유전적으로 비정상적인 혈구 줄기세포가 정상 기능을 하는 줄기세포로 대치되는 유전자 치료의 한 형태이다.

HCT의 최종 목적은 수여자에서 정상 조혈작용을 회복시키는 것이다. 조혈모세포는 모든 혈구세포 계열로 분화할 수 있다(2장 참조). 이러한 다능성(pluripotent)을 가진 조혈모세포는 순환하는 혈액에서도 소수이지만 발견된다. 혈액에서 조혈모세포를 발견하고 조혈모세포 분화와 증식을 조절하는 사이토카인(G-CSF)이 규명되면서 G-CSF를 임상에서 사용하여 골수와 혈액의 조혈모세포 수를 증가시킬 수 있게 되었다. 조혈모세포가 표면에 CD34를 발현하는 특징을 이용하여 조혈모세포 수를 양적으로 측정 가능하다. G-CSF를 투여하면 골수전구세포가 호중구로 분화되도록 한다. $CD34^+$ 조혈모세포는 부착 단백질을 통해 골수 미세환경에 결합하고 있는데, 호중구는 이 부착 단백질을 분해하는 효소를 분비한다. 부착 단백질이 분해되면 $CD34^+$ 조혈모세포는 말초 혈액으로 이동한다. 따라서 공여자에 G-CSF를 처리하면 많은 수의 조혈모세포를 혈액으로부터 분리하여 HCT에 사용할 수 있다. 이 방법은 골수 채취에 비해 편리하고 효율적이므로, 오늘날에는 공여자에게 G-CSF를 투여한 후 혈액을 채취하는 방법으로 조혈모세포를 분리하여 이식에 사용하고 있다.

HCT 시술 방법에는 두 종류 즉, **동종**(***allogeneic***) HCT와 **자가**(***autologous***) HCT가 있다. 드물게 일란성 쌍생아 사이에서 HCT가 행해지기도 한다(동계 이식). 동계 HCT는 공여자와 수여자가 유전적으로 동일하므로 면역학적으로 위험하지 않다. 자가 HCT는 중요한 치료 방법으로 사용하고 있는데, 엄격한 의미에서 이식이 아니다. 이는 환자로부터 혈액이나 골수를 채취하였다가 동일인에게 다시 돌려주는 것으로 면역학적 이식 장벽이 존재하지 않는다. 이 방법은 백혈암, 림프암, 골수암 등 혈액암 치료에 사용된다. 환자의 골수 또는 혈액에서 줄기세포를 채취하여 냉동 보관한 후, 고용량의 화학요법/방사선 요법으로 환자를 처리하여 골수와 혈액의 암세포를 제거한다. 이후, 보관하고 있던 줄기세포를 환자에 다시 주입하여 혈구세포가 재생되도록 한다.

동종 HCT는 대부분 최후의 치료 방법으로 혈액암 환자 치료에 사용된다. HCT 성공 여부는 수술에 사용하는 조건화 방법과 공여자 T 세포가 수여자 동종항원을 인지하여 발생한 이식편대숙주병(GVHD) 등 이식 관련 독성 부작용에 달려 있다. HLA 불일치가 심할수록 GVHD 발생 빈도와 정도가 증가하므로, HLA 불일치가 심한 HCT는 원천적으로 시행하지 않는다. 동종 HCT는 또한 동종 장기이식에서 이식 장기에 대한 관용을 유도하기 위해 사용될 수 있지만, 현재의 조건화 요법으로는 독성이 심해 아직 실현되지 못하고 있다.

동종 HCT에는 공여자가 성인인 경우 말초 혈액 또는 골수를 사용하거나, 성인 혈액보다 줄기세포의 수가 많고 성장 가능성이 높은 제대혈 또는 태반혈을 사용하기도 한다. 자가 HCT와 달리, 동종 HCT에서는 두 종류의 면역학적 거부 반응이 일어날 수 있다. (1) 공여자 줄기세포와 조혈모세포가 수여자에 의해 거부된다(숙주대이식편 효과). (2) 공여자 면역세포가 수여자 MHC 항원에 대해 면역 반응을 발생한다(이식편대숙주병). 수여자가 면역능을 갖고 있을 경우, 이식 전에 면역억제재를 투여하면 수여자에 의한 면역 거부 반응을 방지할 수 있다(유도 치료). 이 시도는 암환자에도 사용된다. 빠른 속도로 분열하는 숙주의 암세포와 면역세포를 HCT 전에 항암제를 사용한 유도 치료로 제거한 후 HCT를 시행하는 것이다. 면역결핍 질환 환자(SCID 등)에 HCT를 시행할 때는 숙주에 의한 거부 반응 위험이 없으므로 유도 치료가 필요하지 않다. 이식편대숙주병 발생을 억제하기 위해 공여자 세포에서 대부분의 T 세포를 제거한다. 여러 방법(예, 항 T 세포 단클론항체와 보체 사용)으로 T 세포를 제거할 수 있어 골수를 제공하는 공여자 선택의 폭을 넓힐 수 있다.

이식편대숙주병

위에서 언급한 바와 같이, HLA가 일치하지 않는 공여자-수여자에서 HCT를 실시하는 경우 이식한 T 세포가 수여자의 MHC 항원(소수 H 항원 포함)에 대하여 반응하게 된다. 이 반응을 **이식편대숙주병**(***graft-versus-host disease***; GVHD)이라 하며, 면역능이 있는 림프구를 면역 결핍된 환자(예, 고용량 방사선치료 또는 화학요법 치료 환자)에게 이식할 경우 발생한다. 이식편대숙주병은 급성과 만성 두 종류로 나뉜다. 급성 GVHD

는 15~40% 치사율을 나타내며, 동종 HCT에서 나타나는 주요 치사 원인이다. 만성 GVHD는 수술 후 3개월 이상 생존한 환자의 약 50%에서 나타난다. 피부와 소화관이 가장 흔한 GVHD 발생 장소이다.

만성 GVHD에는 두 가지 병리생리학적 특성이 있다. 첫째, GVHD는 이질항원(이 경우 숙주의 동종항원)에 대한 과도한, 그러나 "정상적인" 염증 반응이다. 둘째, 공여자 림프구는 숙주의 기저 질환 또는 HCT 전에 시행한 방사선, 화학요법에 의해 심각하게 손상된 숙주 조직을 만나게 된다.

사람에서 GVHD는 비장비대증, 간장비대증, 림프절비대증, 설사, 빈혈, 체중감소 등 조직 손상과 염증 반응이 원인인 증상을 나타낸다. GVHD는 공여자-유래 T 세포가 수여자 MHC 항원(소수 H 항원 포함)을 이질로 인식하면서 시작한다. 공여자에서 조혈모세포를 채취한 후 성숙 T 세포를 거의 완전히 제거한 후 수여자에게 조혈모세포를 주입하지만, 시간이 지나면 다능성 줄기세포인 공여자에서 온 조혈모세포로부터 공여자 T 세포가 분화성숙한다. 흥미롭게도, GVHD에서 숙주세포 파괴에 참여하는 선천성 염증세포는 대부분 숙주의 자기세포인데, 이들은 활성화된 공여자 세포에서 분비된 사이토카인(주로 TNF-α와 IL-1)에 의해 활성화돼서 조직으로 침윤한 것이다. GVHD가 조절되지 않으면 공여자와 수여자 세포에 의해 파괴적인 면역 반응이 일어나서 숙주는 사망에 이르게 된다. GVHD는 여러 면역억제재를 사용하여 조절될 수 있다. 칼시뉴린 저해제 ― 사이클로스포린, 타크리무스 ― 와 메쏘트렉세이트가 동종 HCT 부작용을 치료하는 표준 면역억제재로 사용되고 있다.

반면에, 이식편이 숙주를 공격하는 능력을 이용하여 백혈임을 치료하려 노력하고 있다. 이는 공여자 암세포를 죽이는 효과와 해로운 효과에 대한 균형을 잘 이용하여야 한다.

이종 장기 이식

이식에 적합한 장기 공여자를 기다리다가 매년 약 5만 명의 환자가 사망하는 것으로 추산된다. 이렇게 심각한 장기 부족 상황을 타개하기 위해서 비인간 장기를 이식에 사용하기 위한 연구가 이루어지고 있다. 여러가지 실제적이고 윤리적인 문제 때문에 침팬지처럼 인간과 매우 유사한 동물은 널리 사용되지 않고 있다. 이보다는 해부학적으로 인간과 장기가 유사한 돼지에 초점이 맞춰지고 있다. 흥미롭게도, 이종 MHC 항원에 대한 사람의 T 세포 반응은 동종 MHC 항원에 대한 반응보다 더 약하다.

사람의 장기 이식에서 돼지 장기 또는 다른 종의 장기를 사용할 때 가장 큰 문제는 이식편의 내피세포에 발현하는 탄수화물 잔기에 대해 이미 형성된 항체, 즉 자연항체를 환자가 이식 전에 갖고 있을 수 있다는 것이다. 이식편에 대한 항체가 존재하면 보체계가 활성화되어 초급성 거부 반응이 일어날 수 있다. 또 다른 문제는 동물 장기와 조직에 인체를 감염시킬 수 있는 바이러스가 존재할 수 있다는 것이다. HIV가 원숭이에서 사람으로 전파되어 일어났을 가능성 때문에 이러한 우려를 더욱 더 자아내게 한다. 미국의 질병통제센터와 다른 여러 보건기관에서는 이종 장기 이식 환자의 경우 바이러스 검사를 철저하게 받도록 규제 조항을 마련하고 있다.

태아: 관용을 받은 동종이식편

동종이식편 거부 반응과 연관되어 가장 놀라운 현상은 태아-모체의 관계이다. 태아는 모계에 없는 부계 조직적합성항원(동종항원)을 발현함에도, 모체는 거부 반응을 나타내지 않는다. Rh^- 혈액형을 가진 모체가 태아의 Rh^+ 항원에 대해서 항체를 생산하는 것으로 봐서 모체가 태아의 항원에 대해서 항체 반응을 유발할 수 있다는 것은 확실하다. 더욱이 다산을 한 여성은 부계 MHC 항원에 대한 항체를 갖고 있다. 그러나 대부분의 경우, 모체의 항체는 태아에 무해하다. 태아에 대한 면역 반응에서 가장 중요한 것은 모체가 태아에 대한 세포독성 T 세포를 생성할 수 있느냐는 것이다. 태반의 영양막 세포는 태반의 외막을 형성하여 모체 조직과 접촉하는데, 다형성 MHC class I 또는 II 항원을 발현하지 않고 오식 비다형성 MHC Ib 분자인 HLA-G 분자만을 발현한다. 따라서 태아의 영양막 세포는 동종이식편 거부 반응에서 세포성 면역 반응을 유발하지 않는다.

HLA-G 분자의 주요 기능은 모체 NK 세포의 KIR 리간드로 작용하는 것이며, 이에 의해 모체 NK 세포가 태아 세포를 살해하는 것을 막는다(3장 참조). HLA-G는 또한 흉선 수질 상피세포에도 발현되어 이 분자에 대한 T 세포 관용을 유도한다. 또한 많은 양의 MHC class II 분자를 발현하는 세포(예, 수지상세포)가 태반에는 존재하지 않는다.

그 밖에 태아-모체 사이의 면역 반응을 조절하는 요인으로 사이토카인, 보체 활성화 억제 단백질, 그리고 아직 잘 알려지지 않은 여러 인자들이 있을 수 있다. α-피토프로틴은 난황막과 태아의 간에서 합성되는 단백질로 태아의 생존에 중요한 역할을 하고 있다. α-피토프로틴은 면역 억제 기능을 갖고 있다. 태아와 체내 몇 몇 조직은 면역 반응을 유발하지 않으며, 면역계 성분에 의해 영향을 받지 않는다. 이러한 조직을 **면역 특권지역**(***immunologically privileged site***)이라고 부른다. 요약하면, 여러 요소가 가장 놀라운 면역 특권 부위인 태아의 관용에 관여한다. 태아에 대한 모체의 면역학적 관용 기작을 이해할 수 있다면, 장기 이식에서 이식된 세포, 조직, 장기에 대해 관용을 어떻게 유도할 것인가에 대한 새로운 통찰을 얻을 수 있다.

요약

1. 동종항원 특이적인 T 세포가 동종이식편 거부 반응을 일으킨다. 동종항원 특이 항체는 초급성 거부 반응과 급성 체액성 거부 반응을 유발한다. 항체는 다른 거부 반응에도 관여할 수 있다.
2. 이식에서 가장 중요한 항원은 공여자의 주조직적합성복합체(MHC)이며, 이로 인해 신속한 거부 반응이 일어난다. MHC 분자는 사람에서는 HLA, 생쥐에서는 H-2라 불린다. 이 밖에 공여자와 수여자 사이의 유전적 차이에 의해 발생하는 항원으로 소수성 H항원이 있으며, 동종 세포 펩타이드로 숙주의 MHC 분자에 탑재되어 T 세포에 제공될 수 있다. 이 동종 단백질에 대한 반응도 이식편 거부 반응에 관여한다.
3. 숙주의 T 세포가 동종항원을 인식하는 기작에는 두 가지가 있다. (1) 동종항원에 의한 직접 활성화는 T 세포가 공여자의 APC 표면 MHC 항원을 직접 인식해서 일어난다. (2) 간접 활성화는 T 세포가 숙주 APC의 MHC에 탑재된 공여자-유래 항원 펩타이드(대부분 소수 H 항원)를 인식하여 일어난다.
4. 공여자와 수여자 간의 조직적합성 여부는 혈청학적 또는 더 일반적으로는 분자적 조직검사를 사용해서 알아볼 수 있다. MLR 분석은 조혈모줄기세포 이식에서 공여자와 수여자의 MHC 적합성을 알아보기 위해 사용된다.
5. 여러 면역억제재를 혼용해서 동종이식편의 생존을 증진시킬 수 있다. 이들 물질에는 항염증제, 세포독성제, 항대사제, IL-2 생성과 사이토카인 신호전달 억제재 등이 있다. 최신 방법으로 T 세포 활성화 공동자극분자를 차단하는 생물학 제재가 개발되고 있다.
6. 태아는 관용되는 천연 동종이식편이다. 태아의 영양막 세포에는 MHC class I, II 단백질이 발현되지 않고, 태반세포에는 MHC class II 단백질이 발현되지 않는 등 요인들이 태아의 관용에 관여하는 것으로 보인다.

REFERENCES AND BIBLIOGRAPHY

Afzali B, Lombardi G, Lechter RI, Lord GM. (2007) The role of T helper 17 (Th17) and regulatory T cells (Treg) in human organ transplantation and autoimmune disease. Clinical Exp Immunol 148: 32.

Alegre ML, Florquin S, Goldman M. (2007) Cellular mechanisms underlying acute graft rejection: time for reassessment. Curr Opin Immunol 19: 563.

Auchincloss H Jr, Sachs D. (1998) Xenogeneic transplantation. Annu Rev Immunol 16: 433.

Auchincloss H Jr, Sykes M, Sachs D. (1998) Transplantation immunology. In: Paul WE (ed.) Fundamental Immunology, 4th Ed. New York: Lippincott-Raven.

Beniaminovitz A, Itescu S, Lietz K, Donovan M, Burk EM, Groff BD, Edward N, Mancini DM. (2000) Prevention of rejection in cardiac transplantation by blockade of the interleukin-2 receptor with a monoclonal antibody. N Engl J Med 342: 613.

Charlton B, Auchincloss H Jr, Fathman CG. (1994) Mechanisms of transplantation tolerance. Annu Rev Immunol 12: 707.

Devetten M, Armitage JO. (2007) Hematopoietic cell transplantation: progress and obstacles. Ann Oncol 18: 1450.

Dragun D, Catar R, Philippe A. (2013) Non-HLA antibodies in solid organ transplantation: recent concepts and clinical relevance. Curr Opin Organ Transplant 18(4): 430.

Ferrara JLM, Deeq HJ. (1991) Graft versus host disease. N Engl J Med 324: 667.

Hunt JS. (1992) Immunobiology of pregnancy. Curr Opin Immunol 4: 591.

Joudeh A, Saliba KA, Topping KA, Sis B. (2013) Pathologic basis of antibody-mediated organ transplant rejection: from pathogenesis to diagnosis. Curr Opin Organ Transplant 18(4): 478.

Kirk, AD. (1999) Treatment with humanized monoclonal antibody against CD154 prevents acute renal allograft rejection in nonhuman primates. Nat Med 5: 686.

LaRosa DF, Rahman AH, Turka L. (2007) The innate immune system in allograft rejection and tolerance. J Immunology 178: 7503.

Nash RA, Antin JH, Karanes C. (2000) Phase 3 study comparing methotrexate and tacrolimus with methotrexate and cyclosporine for prophylaxis of acute graft-versus-host disease after marrow transplantation from unrelated donors. Blood 96: 2062.

Pilat N, Schwarz C, Wekerle T. (2012) Modulating T-cell costimulation as new immunosuppressive concept in organ transplantation. Curr Opin Organ Transplant 17(4): 368.

Schreiber SL, Crabtree GR. (1992) The mechanism of action of cyclosporin A and FK-506. Immunol Today 13: 136.

Strober S, Spitzer TR, Lowsky R, Sykes M. (2011) Translational studies in hematopoietic cell transplantation: treatment of hematologic malignancies as a stepping stone to tolerance induction. Semin Immunol 23(4): 273.

Sun Y, Tawara, I, Toubai, T. (2007) Pathophysiology of acute graft-versus-host disease: recent advances. Transl Res 150: 197.

복습 문제

각 질문에 대해 가장 알맞은 답을 고르시오.

1. 임상에서 행하는 이식에서 수여자의 체내에 이미 형성되어 있으며, 이식 조직의 MHC 항원에 반응하는 항체는 어떤 작용을 하는가?
   A) 만성 거부 반응
   B) 초급성 거부 반응
   C) 급성 거부 반응
   D) 지연성 과민반응
   E) 심각한 문제 없음

2. 고형 장기를 이식한 후에, T_H1과 T_H17 세포를 활성화하는 방향으로 면역 반응이 일어나는 경우에 예상되는 것은?
   A) 이종 장기 거부를 막도록 돕는다.
   B) 자가면역 질환으로 진행하는 것이 최소화된다.
   C) 동종 장기 이식 거부를 촉진한다.
   D) 항체 반응을 촉진한다.
   E) 조절 T 세포를 유도한다.

3. 장기 이식 환자에서 공여자 APC가 활성화되는 병리생리학적 기작은 무엇인가?
   A) 수여자에서 손상된 세포에 노출된다.
   B) 숙주 B 세포에 의해 공여자 MHC 항원에 대한 항체가 생산된다.
   C) 수여자에서 APC 활성화를 억제하는 조절 T 세포가 작동하지 않는다.
   D) 수여자 T 세포가 다클론적으로 활성화된다.
   E) T_H2 세포에 의해 IL-4가 생산된다.

4. 다음 중 이식 거부 반응에서 나타나는 현상으로 옳은 것은?
   A) 세포성 면역 반응
   B) T_H17 세포 활성화
   C) 보체-의존적 세포독성
   D) 동종 항원에 반응하는 T_H1 세포가 IFN-γ 방출
   E) 위의 내용 모두 맞음

5. 신장 이식이 필요한 환자의 임파구에서 분자유전학적으로 HLA를 분석한 결과, 다음 대립유전자들이 발현되는 것을 확인하였다: HLA-A1, -A3; HLA-B7, -B8; HLA-DR3, DR4. 다음과 같은 HLA 유전자를 갖는 공여자의 신장을 환자에 이식하면, 어떤 결과가 나타나겠는가: HLA-A1, -A1; HLA-B8, -B22; HLA-DR3, -DR4
   A) 면역억제재 사용을 안 해도 장기가 수용된다.
   B) 초급성 거부 반응이 나타난다.
   C) 면역 억제 치료를 해도 장기가 거부된다.
   D) 유지용 면역억제 치료를 하면 장기는 수용된다.

6. 생물학 제재인 인간화 항-CD28 항체를 동종 신장 이식 환자에 사용하는 임상실험이다. 이 항체를 투여받은 환자는 만성 거부 반응이 현저히 낮게 일어났다. 이런 효과가 나타난 이유를 가장 잘 설명한 것은?
   A) 항-CD28 항체가 B 세포에 결합해서 T 세포에 발현된 CD80(B7.1)/CD 86(B7.2)과 반응하는 것을 막는다.
   B) CD28-항-CD28 항체 면역복합체가 생성되어 혈액에 순환한다.
   C) 항-CD28 항체가 T 세포에 결합해서 T 세포 활성화에 필요한 신호전달을 방해한다.
   D) 항-CD28 항체가 억제 T 세포에 결합해서 이를 활성화시킨다.
   E) 항-CD28 항체가 B 세포와 T 세포에 결합해서 두 세포의 활성화와 신호전달을 모두 방해한다.

복습 문제의 답

1. **B.** 초급성 거부 반응은 이식 전에 이미 형성된 세포독성, 보체 활성화 항체에 의해 유발된다. 이 항체는 이식된 장기에서 보체 활성화에 의해 혈소판 활성화와 침착을 유발하여 부종과 출혈을 일으킨다. 이 반응은 이식 후 수 분에서 수 시간 사이에 일어나며, 조직 혈류 감소와 궁극적인 이식편 거부를 유발한다. A, C, D는 T 세포 매개 반응이므로 틀린 답이다. E는 명백히 잘못되었다.
2. **C.** T_H1과 T_H17 세포는 염증성 사이토카인을 생산한다. 따라서 이들 세포를 활성화시키는 방향으로 면역 반응이 일어나면 동종 장기 거부 반응이 촉진된다. T_{reg} 방향으로 면역 반응을 바꾸면 동종 이식편 생존을 촉진할 것으로 기대된다.
3. **A.** 이식 환자는 관련 질병, 방사선 치료, 항암제 치료 등에 의해 조직 세포 손상이 발생한다. 동종 이식 장기 조직에 포함된 공여자 APC(승객 APC)는 대부분 이러한 손상된 세포에 의해 활성화된다.
4. **E.** 모두 옳다. 장기 이식 거부 반응에서 중요한 것은 세포성 면역 반응이다. 동종 항원을 인식한 T 세포는 활성화되고, 여러 사이토카인을 방출하는데, 그 중 하나가 IFN-γ이다. IFN-γ는 식세포를 유인하고 활성화시켜서 세포독성 T 세포와 함께 이식편을 파괴한다. 그러나 동종 이식편에 대한 반응은 항체(IgM과 IgG)를 포함할 수도 있는데, 이 항체는 반응이 일어나는 장소에서 보체를 활성화하고 다형핵 백혈구(PMN)를 유인하여 조직에 손상을 입힐 수 있다. 다형핵 백혈구는 리소좀 효소를 방출해서 이식편을 손상시킨다.
5. **D.** 공여자와 수여자 사이에서 불일치되는 HLA 대립유전자는 공여자에서 발현되는 HLA-B22 뿐이다. 다른 모든 HLA 대립유전자는 서로 일치한다. 따라서 적절한 면역 억제 유지 치료를 하면 이식된 신장은 장기간 생존할 수 있다.
6. **C.** 동물실험 모델에서 동종 장기 이식된 생쥐에 항-CD28 항체를 주입하면 동종 이식편 생존을 증진시킬 수 있다. T-세포에서 CD28 교차 결합을 막으면 유전자 발현(예를 들면, IL-2 합성)과 세포 활성화에 필요한 신호전달을 방해할 수 있다. B7.1과 B7.2는 항원 제공 세포에 발현되는 공동자극분자로, CD28을 교차결합시켜 T 세포 활성화를 유발한다.

18

종양 면역

서론

1950년대에 Lewis Thomas는 **면역감시가설**(***Immune Surveillance Hypothesis***)의 근간을 제시하였다. 면역계는 비정상적인 세포를 찾아내기 위해 신체를 순찰하여 이들을 제거한다고 제안하였다. 여기에는 감염된 세포, 이식된 외부의 세포, 자신의 세포가 악성으로 전환된 암세포가 포함된다. Macfarlane Burnet 경은 이 가설을 좀 더 발전시켰으며, 두 사람 모두 암세포는 새로운 항원을 발현한다고 제안하였다. 그리하여 **암-특이 이식 항원**(***tumor-specific transplantation antigens***, TSTA)을 찾기 위한 시도를 하게 되었다. 이 가설은 부분적으로 태생적 또는 나이가 들어 면역이 결핍된 환사에세서 암이 좀 더 많이 발생한다는 사실에 근거하고 있다. 실험동물에서 발암성 화합물에 의해 유도된 암이 암 특이적인 면역 반응을 일으킬 수 있다는 사실도 이 가설을 지지해준다.

사람의 TSTAs를 찾기 위한 노력은 디디게 진행되있다. 암-특이 이식 항원이라는 용어 자체가 연구자들에게 타 개체의 MHC class I과 II처럼 외부의 물질로 간주되는 면역원성이 강한 분자를 찾아낼 것으로 기대하게끔 하였다. 발암성 화학물질을 이용한 인위적인 상황에서 이루어진 발견이 사람에게서 자연적으로 발생한 암에서는 나타나지 않았다. 이러한 시기에 AIDS 전염병이 강타했다. 이 환자들에게서 PCP 폐렴(주폐포자충 폐렴) 같은 그 동안 보지 못했던 감염과 카포시육종(Kaposi sarcoma) 같은 흔치 않은 암 발생과 이 암의 특수한 악성 형태가 관찰되었다. HIV 환자들에게서 암 발생은 증가되었으며, 주요 면역이 결핍되고 면역이 억제된 이식 환자에게서 광범위하게 발생하는 암과 형태가 동일하였다. 그러나 이들 환자 그룹에서 발생이 증가한 종양의 유형은 매우 제한적이었다.

AIDS가 발견되고 수년이 지난 후, 이들 종양이 종양바이러스와 관련 있음을 깨닫게 되었다. 카포시육종은 인간허피스바이러스 8(human herpesvirus 8, HHV8)와 관련이 있고, 침습성 자궁경부암(invasive cervical carcinoma)과 두경부암(head and neck carcinoma)은 인간 파필로마바이러스(human papillomavirus, HPV)와, 그리고 B 세포 림프종은 엡스타인-바 바이러스(Epstein-Barr virus, EBV)와 관련이 있다. 게다가, 간세포암(hepatocellular carcinoma)은 B형과 C형 간염바이러스와 관련이 있다. 따라서 원래의 가설은 맞기도 하지만 대부분 틀린 것으로 생각되었다. 면역계는 감염으로부터 보호해주는 기능이 있다. 대부분 암은 새롭고 특이적인 항원을 발현하지만 면역계가 찾아내기 힘는 것처럼 보였다.

암을 방지하는 데 있어 유일한 성공은 종양 발생 바이러스에 관한 지식으로부터 나왔다. 즉, HPV 백신의 개발이었다. 이 백신은 영향을 받을 수 있는 사람들에게서 암을 방지하고, 집단 내에서 바이러스가 확산되는 것도 막아준다. 이 백신은 현재 성적 활동이 활발한 나이가 되기 전의 소년, 소녀들에게 승인되었다.

우리가 잘 알고 있듯이, 백신은 바이러스에 대해 효과가 있는데, 암 발생 방지와 암의 치료를 위하여 백신을 사용하는 것은 어떠할까? 비록 TSTA를 찾고자 하는 연구가 중단되거나 변화를 겪어왔지만, 암에 대해 싸우는 면역계를 이용하고자 하는 생각과 시도는 지속되어 왔다. 사실 이 분야는 최근 매스컴의 1면 헤드라인을 장식할 정도로 큰 진전을 이루어 낸 암의 면역치료에 의해 비약적으로 발전해 오고 있다. 아마 암세포는 암에 특이적인 강한 면역성의 신생 **항원**(*neo*antigen)을 발현하기보다는 항원 이상 변화를 보여준다. 이러한 이상변화로 인하여 표면 마커 발현이 감소하고, 그 결과 선천성 면역체계를 자극하게 될 것이다. 비-조혈성 암(nonhematopoietic tumor)에서 공통적으로 발견되는 또 다른 이상변화는 배아 항원이 재발현되거나 부적절한 조직에서 발현되는 것이다. 이러한 것들은 자연적으로 면역 반응을 자극하지는 않을지라도, 분명히 표적으로 이용할 수 있으며, 종양의 진행을 추적하는 데 이용할 수 있다. 이들을 명명법에서 "이식"이라는 말이 빠진 **암-관련 항원**(***tumor-associated antigens***, TAA)이라 부르게 되었다.

초기에, 몇몇 연구자들은 TSTA를 확인하지 않은 채 신체 면역계가 암세포를 파괴하도록 유도하고자 하였다. 특히 T 림프구 같은 면역세포는 고형암과 림프종에도 침투하였지만, 효과는 없어 보였다. IL-2를 암에 주사하여 T 림프구의 침투를 증가시키거나, 환자로부터의 T 림프구를 시험관 내에서 IL-2에 노출시킨 후 암 조직 내에 주사하는 방법이 제안되었다. 이러한 전략은 암세포를 파괴할 수 있는 세포독성 T 세포를 활성화 시키는 것을 목표로 하고 있다. 이 방법은 주로 콩팥세포암종(신장암)과 멜라닌 세포의 악성 피부암인 흑색종에서 제한적으로 성공을 거두었다. 우리는 이 장의 후반에 이러한 최근의 접근법에 대해 다시 다룰 것이다.

수십 년간 분명히 성공적이었던 것은 악성 세포의 표면에 있는 마커를 표적으로 하는 단일클론 항체처럼 면역학에서의 기술적인 발달의 산물을 이용하는 것이다. 비록 마커들이 같은 계통의 정상 세포에도 있을지라도, 이들 설계된 물질은 일반적으로 대부분의 화학치료제와는 다르게 독성을 나타내지 않는다. 가장 성공적인 적용은 B 세포 림프종 치료에 단일클론의 인간화된 항-CD20 항체(rituximab)를 이용한 것이다. 이러한 원리는 표면의 항원을 표적으로 하는 무장된 세포독성 T 세포(키메라 항원 수용체 T 세포, chimeric antigen receptor, [CAR]-T)를 만드는 데 이용되고 있다.

먼 길을 돌아왔지만, 새로운 접근법은 특히 예전에는 면역치료의 범위를 벗어날 것으로 예견되었던 고형암과 같은 암에 대응하는 면역계의 힘을 불러일으키는 것이다. 이는 정상적인 면역 반응이 어떻게 일어나고 중단되는지에 대한 많은 지식이 축적된 결과이다. 이러한 지식을 이용함으로써, 그리고 특히 면역 반응의 중단에 대한 이해가 증진됨으로서 종양 면역학의 새 시대를 열게 되었다. T 세포를 잠재우는 "브레이크" 작용을 방지하거나 반대로 역전시키는 새로운 면역치료법은 특정 암의 치료에 상당히 효과적이라는 것이 밝혀지고 있다. 처음 기대한 것보다는 미묘한 차이가 있지만, 악성 세포는 정상적인 세포와는 구분된다는 것과 지속적인 성장을 위해 또한 주변 환경을 변화시킨다는 것이 밝혀졌다. 그러므로 암을 퇴치하기 위하여 신체의 면역계를 이용하는 것이 가능하다. 이러한 접근법은 조절될 필요가 있는 자가면역 부작용이라는 대가가 따른다. 그렇긴 하지만, 우리는 **암의 면역치료**(***immunotherapy of cancer***)라는 위대한 시대에 와 있다. 우리는 이제 암에 대한 신체의 자연적인 반응과 그 반응을 증진시킨 면역 치료 접근법에 대해 좀 더 자세히 고찰할 것이다.

종양항원

어떤 것을 "종양항원(tumor antigens)"이라 할 수 있는가? 많은 유발 돌연변이(driver mutation, 악성 변화로 바꾸는 변이)가 암에서 발견되었지만, 이들이 반드시 면역성을 증가시키는 분자는 아니라서 종양항원이라고 할 수 없다. 이 변이 단백질들은 점돌연변이, 작은 결실이나 삽입 혹은 전좌의 결과이다. 그 결과 대부분은 수용체, 정상 신호전달 분자, 세포 주기 활성자가 기능 획득(gain of function, GOF)을 하거나, 전사인자나 세포 주기 억제자가 기능손실(loss of function, LOF)을 하게 된다. 이러한 작은 변화들은 면역성을 갖지 않으며, 수용체 분자를 제외한 대부분의 분자들이 세포 안, 심지어 핵 안에 존재하여 면역계로부터 상대적으로 보이지 않게 된다.

유발 돌연변이와는 다르게, 몇몇 암은 태아기 동안 기관에 특이적인 단백질을 재발현하거나, 심지어 다른 조직에서도 발현한다. 태아 종양 단백질(항원)에는 결장에서의 암배아 항원(carcinoembryonic antigen, CEA), 간 그리고 부인과 종양에서의 α-태아 단백(α-fetoprotein, AFP), 그리고 부인과 종양의 β-인간 융모성 생식선 자극 호르몬(β-human chorionic gonadotropin hormone, HCG)이 있다. 종종 "종양항원"이라 불리는 다른 분자들은 성숙한 세포에서 정상적으로 발현되는 것들이다. 전립선 특이 항원이 대표적인 경우이다. 흑색종 관련 항원(Melanoma-associated antigen, MAGE)은 고환(면역 특권 부위)에서만 발현되는 단백질 그룹이다. 이 단백질은 많은 흑색종에서 발견되는데, 이는 흑색종이 특수한 면역원성 종양이므로, 면역 치료 분야에서 연구자들이 선호하고 있다. 사실, 정상적인 발현이 남성 생식세포(몇몇은 난소와 영양아층에서 발견된다)에 제한되고, 다양한 유형의 암에서 발견되는 암/고환 항원이 알려져 있다. 난소암의 잘 알려진 바이오마커인 암 항원 125(cancer antigen 125, CA-125)는 보통 신체의 특정 세포에서 낮은 수치로 생성되는 뮤신의 한 유형이다. 이는 악성이 아닌 조건에서도 생성 수치가 올라간다.

신체는 이들 자기 항원이나 약간 변형된 자기 항원에 대해서 면역관용을 보이므로, 이들 단백질은 특수한 면역원성을 나타내지 않는다. 앞에서 말한 것처럼, 이들 세포의 산물은 임상에서 치료 목적의 표적으로 이용하기보다는 암의 성장을 추적하는 데 이용된다. ELISA로 그 수치를 측정하는데, 그 방법은 20장에 설명하였다. 현재 정상적인 조직 특이 산물은 표적지향적인 치료를 위한 표적으로 이용되고 있지만, 분비되거나 세포질내에 존재하는 단백질에 대해서는 면역학적인 제제가 악성 세포를 죽이기 위한 표적으로는 잘 작용하기 못할 것이다.

암 표면에 발현되는 단백질은 정상적이든 비정상적 단백질이든 관계없이 면역 치료의 표적으로 작용할 수 있다. 일례로, **사람 표피 성장인자 수용체**(***human epidermal growth factor receptor***, HER)는 *HER-2/neu-1* 종양 유전자가 증폭되거나 돌연변이가 일어나거나 또는 지속적으로 활동함으로써 생기는 유방암과 난소암에서 높은 수치로 발현된다. 이 수용체는 악성 세포의 성장에 기여하고 있으며, Her 특이 단일클론 항체를 이용하여 차단시킬 수 있다. 돌연변이 수용체나 그 수용체가 과발현된 세포에 특이적인 항체를 이용하면 정상 세포에 미치는 독성 부작용을 제한힐 수 있다. 혈액암에서 정상세포든 악성세포든 세포 유형을 특정짓는 CD 표면 마커는 면역치료의 표적이 뇐다. 그러므로 이 분자들이 면역 치료에서 항원 역할을 할지라도, 그 자체는 면역원성을 가지지 않는다. 암세포에 특이적인 항원을 표적으로 하는 면역계를 이용하는 다른 방법이 있을까? 종양 백신은 뒤에서 다룰 것이다.

종양 면역

신체의 정상적인 반응

신체는 자체적으로 암세포를 없애려고 할까? 이 질문은 면역계가 어떻게 소수의 비정상적인 세포가 종양으로 발전되는 것을 막는지를 설명하기 위해 제안된 면역감시가설과는 조금 다르다. 암 특히 침윤성 암은 성장을 촉진하기 위해 둘러싸고 있는 미세환경을 어느 정도 변화시킨다. 암은 염증 환경으로 생각할 수 있으며, 몇몇 암은 급성기 단백질(급성기 반응물로 알려진, 3장) 증가의 원인이 된다. 이들은 염증이 진행되는 동안 혈장에서의 농도(>25%)가 변하는 단백질이거나 폴리펩타이드이다. 대부분의 암은 영양분과 산소를 얻는 능력을 향상하기 위해 새로운 소혈관이 암조직 내에서 성장하도록 혈관 반응을 자극한다. 특정 암은 주변 환경에서 암세포 주위로 빽빽한 섬유조직을 형성하는 **결합조직형성 반응**(***desmoplastic response***)을 자극시킨다. 이는 신체의 방어체계로부터 암을 보호하거나, 아마 암 주변에 장벽을 쌓아 암을 가두기 위한 신체의 시도일 것이다. 침윤성 암은 주변을 파괴하고, 빠르게 자라는 악성 종양은 높은 정도로 개별적인 암세포 사멸을 겪게 된다. 주변 환경 파괴와 세포사멸은 상처에 대해 반응하는 것과 동일한 방식으로 면역계의 반응을 자극한다.

우리는 선천면역계가 침투에 먼저 반응하고, 적응면역계에 의한 반응이 뒤따른다고 가정할 수 있다. 이러한 구분되는 반응국면을 **암 면역 편집 가설**(***cancer immunoediting hypothesis***)이라고 한다. 첫 단계는 소수의 비정상적인 세포가 면역 감시에 의해 제거되는 과정이다. 두 번째 단계는 암세포가 제거되지 않고 면역 반응을 회피하기 위해 스스로 적응하는 평형을 유지하는 과정이다. 세 번째 단계는 암 세포가 최적의 면역 반응으로부터 회피하는 과정이다. 이때 비로소 일반적으로 환자들이 의사를 찾게 되고, 의사로부터 종양 면역에 대한 이야기를 듣게 된다.

암 내부의 림프구의 존재에 따라 특정 암 유형이 구분된다. 고환암의 일종인 정상피종(seminoma)이 하나의 예가 된다. 림프구가 암세포의 소엽을 분리하는 격막을 따라 분포한다(그림 18.1). 어떤 암 유형의 몇몇 환자에서는 림프구가 침투해 있지만, 일부에서는 그렇지 않다. 유방암이 그 예이다. 림프구의

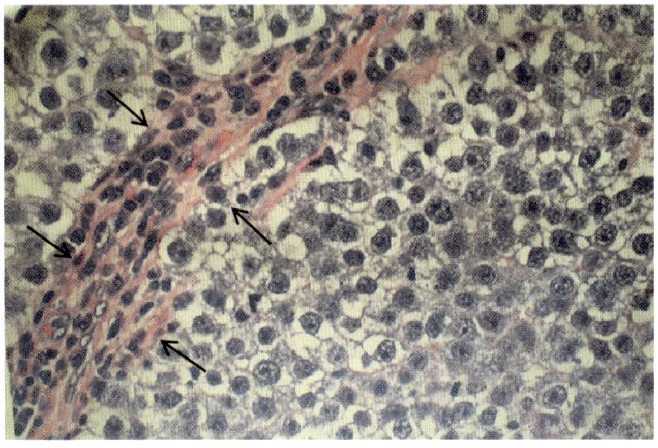

그림 18.1 정상피종(헤마톡실린&에오신 염료). 섬유성 띠가 암세포의 경계면을 이룬다. 경계면 띠에 화살표가 가리키는 림프구(작은 파란 세포)로 차있다. 림프구는 암세포보다 훨씬 작다.

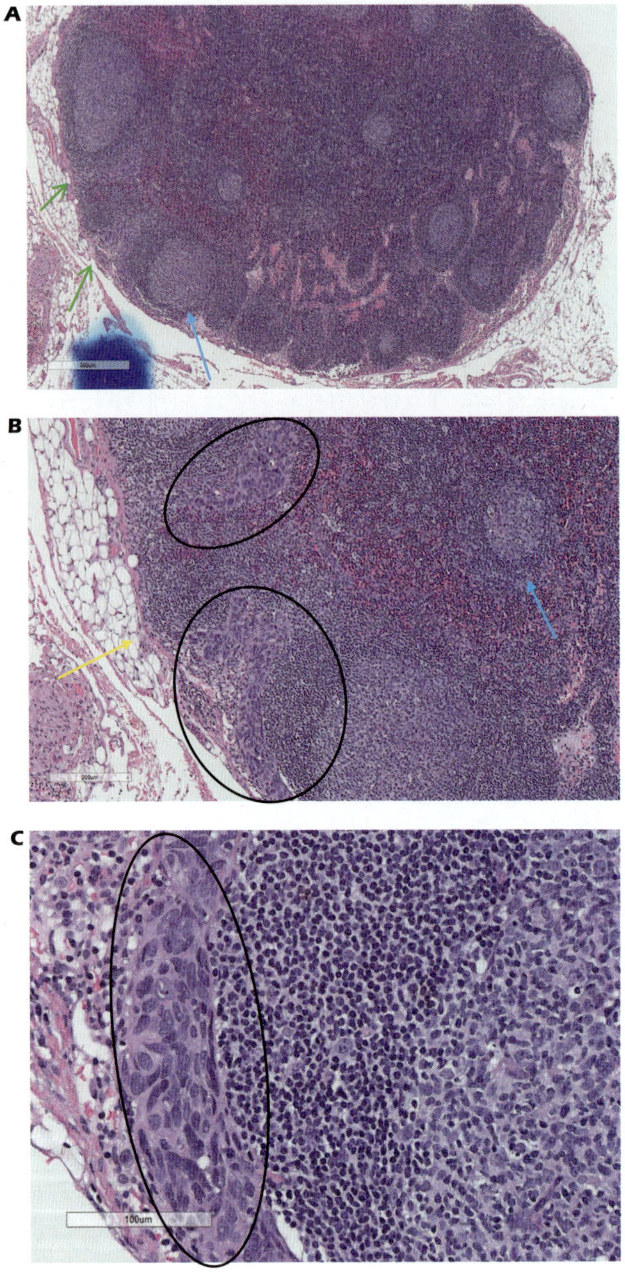

그림 18.2 림프절의 림프절 캡슐 내부로 침투한 종양(헤마톡실린&에오신 염색). (A) 40x. 초록색 화살표는 피막 밑 공간의 두 개의 작은 암을 가리킨다. 림프절의 나머지부위는 손상되지 않았다. 파란색 화살표는 예시로 정상 배중심을 가리킨다. (B) 100x. 동그라미는 2부분의 암을 나타낸다. 파란색 화살표는 정상 배중심을 가리킨다. 노란색 화살표는 캡슐을 가리킨다. (C) 200x. 동그라미는 암을 나타낸다. 오른쪽은 정상 배중심 부분.

침투가 예후에 좋은 것인지 나쁜 것인지 결정하는 데 많은 연구가 있었음에도, 아직 결론을 내지 못하고 있다. 이는 면역 반응 조절에 대해 이해와 면역치료의 발전에 따라 변하게 될 것이다. 가장 흥미로운 것은 미시적으로 보이는 작은 전이가 보여주는 양상이다. 전이는 암과 가까운 림프절에 존재할 수도 있으며, 림프절에 존재하는 림프구가 암전이의 존재를 인식하지 못한 상태에서 림프절 동양혈관(sinusoid)의 어느 위치를 차지할 수 있다(그림 18.2).

선천면역

대식세포 : 어떠한 세포에 도움이 될까? 비록 대식세포가 지연형과민증(15장 참조)에서 T_h 세포와 작용하는 효과적인 항원제시세포일지라도, 적절한 환경에서 혈관 형성과 암 전이를 촉진하기도 하며, 특정 면역 반응을 차단하는 억제 세포로 작용하기도 한다. 대식세포의 분극화는 매우 가변적이며, 특정 시점의 환경에 좌우된다(3장 참조).

종양에서 발견되는 대식세포는 조직에 상주하는 대식세포로서, 배아 난황주머니나 배아의 간에서 생성되거나, 출생 후에는 혈액 단핵구에서 생성된다. 이들은 염증 상태를 감지한 혈액 단핵구로부터 새롭게 유래된 대식세포와 섞여 있다.

3장에서 다루었듯이, 주변 환경은 대식세포를 전통적으로 활성화된 대식세포(M1) 또는 다른 경로로 활성화된 대식세포(M2)로 분화시킨다. M1 대식세포는 박테리아 산물로 시작되는 보통의 상황에서 Toll-유사 수용체(Toll-like receptor, TLR)를 통한 신호에 반응하고, IFN-γ와 TNF-α에도 반응한다. 그러고 IFN-γ와 TNF-α를 포함한 염증 유발 사이토카인을 생성한다. 그 결과, 세포는 더 효율적으로 미생물을 살상시키며, 좀 더 효율적인 항원제시세포가 된다(그림 18.3).

M2 대식세포는 M1 대식세포로 시작된 면역 반응을 억제하는 데 필수적인 항염증 작용을 한다. 이들 세포는 빠르게 성장하는 종양 내에서, 또는 면역 반응에 의해 조절되는 감염 부위에서 발견되는 죽었거나 죽어가고 있는 세포에 의해 활성화될 수 있다. 이들 세포는 TGF-β, 기질 금속 단백질 가수분해효소(matrix metalloproteinase), 그리고 다른 분비된 산물과 함께 IL-10을 생성하고 이에 반응한다. 이들은 상처 치유(섬유증과 혈관 형성)에 작용하고, Th1 세포보다는 Th2 세포를 활성화시킨다. 이들이 가지고 있는 세포독성 활성은 제한적이다. 그래서 결합조직 형성(섬유증을 일으키는 TGF-β)과 침투(기질 금속 단백질 가수분해효소)에 필요한 매개체를 생성한다. 대부분의 **종양-관련 대식세포**(***tumor-associated macrophages***, TAM)는 M2 대식세포로 구성되어서 암 세포 생존을 도와준다.

종양-관련 대식세포는 **예정된 사멸 리간드-1**(***programmed death ligand-1***, PDL-1)을 발현시켜서 직접적으로 T 세포를 억제한다(아래 참조). Th1보다는 Th2 우위로 분극화되도록 환경

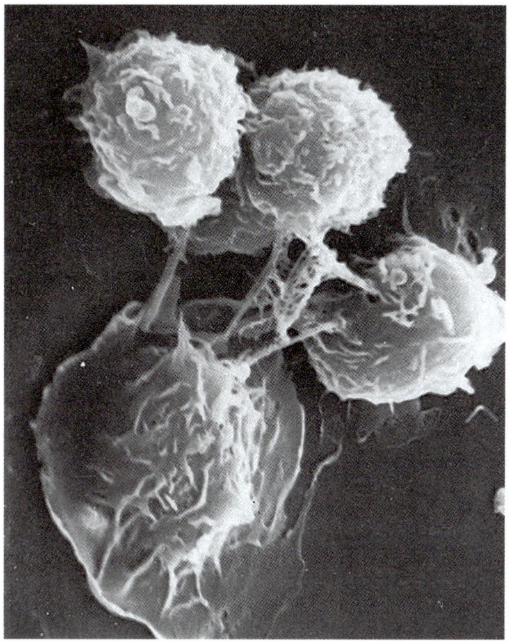

그림 18.3 3개의 흑색종 세포면으로 뻗어 있는 사상위족(filopodia)을 가지고 있는 활성화된 대식세포를 보여주는 투사전자현미경 사진(×4500). (Source: Dr K.L. Erickson, School of Medicine, University of California, Davis)

을 변화시키는 TAM의 능력은 CTLs의 생성에 필요한 Th1 세포와 같은 효과기 T 세포 반응을 간접적으로 억제한다. CTLs는 악성 세포에 대응하는 주요 면역 방어 세포이다.

만약 대식세포가 T 세포나 CTLs이 종양 내부로 들어오지 못하게 한다면, 면역 치료 효과를 개선하기 위해 첫 번째로 해야 할 일은 T 세포를 암으로 불러 모아 차가운 종양(cold tumor)을 뜨거운 종양(hot tumor)으로 전환시키는 것이 될 것이다. 여기서 뜨거운(hot)이라는 단어는 염증이 생긴 조직에 대해 일반적으로 사용되는 용어이다. 뜨거운 종양은 암에 존재하는 대식세포의 분극화를 변화시킴으로써 유도할 수 있다. 과거에 비해 내식세포의 특성 십단의 조절이 큰 관심을 모으고 있다.

호중구 : 그 역할은 무엇인가? 호중구가 종양이 있는 곳에서 종종 발견된다는 것은 놀랍지 않다. 이들은 상처와 감염에 대응하는 1차 면역 방어선이자 순환하는 혈액에서 가장 많이 존재하는 백혈구로서, 조직 상처 부분으로 손쉽게 이동할 수 있다(3장 참조). 이들은 박테리아 침입에 대응하는 주요 세포로서 골수세포형과산화효소(myeloperoxidase)와 같은 항균 물질을 방출하고, 식세포 작용을 하며, 종양 미세 환경에 주로 대식세포를 불러들이기 시작한다. 7시간의 반감기로, 들어오기는 하지만 오랜동안 존속하지는 않는다. 그렇다면 침윤성 암에 대한 초기 반응에서 이들 세포가 면역 억제 환경을 만드는지, 면역 반응 환경을 만드는지에 대한 궁금증이 생긴다. 이들 세포는 Th1 혹은 Th2 반응을 시작하기 위해 대식세포나 단핵구처럼 분극화되는가? 다른 T 세포 유형으로 분극화를 유도하는가? 현재로는 각각에 대하여 모두 찬반의 증거가 존재한다.

선천 림프성 세포(innate lymphoid cells): 어느 세포가 종양 면역에 기여하나? 1970년대에, 자연살해(natural killer, NK) 세포는 자기 유래의 악성 세포와 바이러스에 감염된 세포를 살해한다는 것이 밝혀진 이래, 보다 많은 종류의 선천 림프성 세포 집단이 확인되었다. NK 세포에 더하여 3가지 그룹의 선천 림프성 세포 1, 2, 3(ILC1, ILC2, ILC3)과 림프성 조직 유도 세포(lymphoid tissue inducer cells, LTi)가 발견되었다(3장 참고).

자연살해 세포는 처음에 세포면 MHC 분자의 발현이 저하된 세포를 살해하는 것으로 밝혀졌다. CTLs가 바이러스에 감염된 경우, 외부 펩타이드와 결합된 MHC class I 항원을 발현하는 표적세포를 살상시키는 것과는 대조적으로, NK 세포는 신체의 MHC class I 분자가 결핍된 세포를 찾아낸다. 바이러스는 세포의 MHC class I 분자 발현을 하향 조절함으로써 적응면역체계(CTLs)로부터 회피하며, NK 세포는 이러한 세포를 잡아낸다. 이와 비슷하게, 많은 종양 세포들은 그들의 class I을 하향 조절하고 있기 때문에(기전은 알려져 있지 않다) NK 세포에 의해 제거될 수 있다. 이런 방식은 자기 관용의 파괴나 신생 항원의 발현, 그리고 사전 감작 없이 우리 몸의 비정상적인 세포들을 제거하는 매우 효율적인 방법이라고 제안되었다. 계통(lineage)-특이적인 마커(non-T, non-B)를 가지지 않는 NK 세포는 MHC 분자와의 상호작용에 의해 활성화되는 **살해자-억제 수용체(*killer-inhibitory receptor*, KIR)**을 사용하여 NK 세포가 살해 작용을 하지 못하게 한다(3장 참조). 표적 세포들은 조직에 피해를 주게 되는 염증 반응을 일으키지 않는 방식으로 세포 죽음을 유도하는 세포 예정사(apoptosis)에 의해 주로 살상된다. 아마도, NK 세포는 우리 몸에서 단일의 비정상적인 세포들을 찾아내고 감시하는 세포일 것이다.

자연살해 세포는 표적 세포를 제거하기 위해서, KIRs가 억제되지 않았을 때 퍼포린(perforin)과 그랜자임(granzyme) 같은 세포 독성 과립을 방출하는 것 외에도 다른 기전을 사용한다. NK 세포는 IgG에 대한 FcγIII를 통해 **항체-의존적 세포 독성(*antibody-dependent cell cytotoxicity, ADCC*)**을 나타낸다. 이런 면역 반응은 선천면역과 적응면역 사이를 잇는 다리이며, 이 장의 뒷부분에서 좀 더 논의할 것이다. 실제로 이런 기전은 종양의 성장을 자연적으로 제어하는 방식으로서 보다는 면역 치료 항체를 사용해 살상시키는 수단으로서 좀 더 쓸모가 있다.

자연살해 세포는 IL-2에 반응하여 세포독성이 증진될 뿐만 아니라, IFN-γ와 다른 사이토카인에 반응해서 수지상세포와 TH1 세포가 관여하는 적응면역 반응을 촉진시키는 IFN-γ와 TNF-α를 좀 더 많이 생산해낸다. 그러므로 NK 세포는 적응면역 반응 도중에 이에 반응하여 특정 TH 세포 아종과 CTLs이 생성되도록 하고, NK 세포는 이들의 발달을 돕는다.

ILC1, ILC2, ILC3는 TH1, TH2, TH17과 각각 유사한 선천 림프성 세포들이지만, 항원-특이적 수용체나 T-계통 마커가 없다. 이런 유사성은 이들이 반응하는 사이토카인, 이들이 발현하는 전사인자, 그리고 이들이 생산해내는 사이토카인에 있다. 따라서, 종양에서의 이들의 존재는 필연적으로 종양에 미치는 직접적인 효과보다는 종양의 미세환경을 조절하는 데 도움을 준다. NK 세포는 가끔 ILC1 집단의 일부분으로 간주되며, LTi 세포는 아마도 ILC3 집단의 일부라고 여겨진다. ILC2와 ILC3 세포들에 의해 생산되는 사이토카인들은 종양의 성장을 억제하기보다는 종양의 성장과 림프계로의 침윤을 촉진한다. 하지만, ILC3 그룹 내에 항염증(항종양)성 하위 집단이 존재한다는 증거가 있다. 가장 중요한 것은 이런 아종들이 사이토카인 미세환경 반응에 엄청난 변동성을 보이므로, 우리는 미래에 이들을 유리하게 조작할 수 있을 것이다.

적응면역

B 세포. NK와 CTL에 의해 매개되는 세포-매개 세포 독성은 종양 세포 성장을 조절하는 가장 효과적인 자연적인 수단이라는 것이 일반적으로 받아들여지고 있다.

B 세포에 의해 만들어지는 항체는 종양 세포들을 제거하는 데 큰 역할을 하지 않는다. 치료적인 도구로서의 단일클론 항체와는 이야기가 다르지만, 우리의 몸 자체는 악성 세포들을 제거할 수 있는 항체를 대량으로 생산하지 않는다. 이런 사실은 자연 발생한, 화학적으로 유도된 또는 종양바이러스에 의한 종양에서도 적용된다. 즉, TH1 세포와는 달리, 항체 형성에 유리한 TH0 세포에서 TH2 세포로의 분극화는 항종양 반응에 불리하다.

T 세포 : TH1/CTL 연관성. 종양 면역의 목표는 $CD4^+$ TH0 세포들에서 TH1 세포로의 분극화와 뒤이은 $CD8^+$ T 항-종양 특이 세포독성 T 세포의 할성화를 유도하는 것이다. 비록 종양 부위는 염증 촉진과 면역 억제 사이의 전쟁터로 인식되지만, 이런 반응은 일부 종양에서 자연스럽게 일어난다는 많은 증거가 있다. 그런데 염증 촉진력은 왜 일반적으로 패배하는 것일까? 신장암(renal cell carcinoma)과 같은 몇몇 종양은 자발적으로 퇴행한다는 입증되지 않은 보고가 있지만, 이는 매우 드문 경우이며 보고가 시대적으로 분산되어 있다. 이 기전은 무려 20년이라는 엄청나게 긴 기간 동안 종양이 재발생하지 않는 유방암에서와 같이 원래의 암 발생 위치에서 멀리 떨어진 소전이를 조절하기 위해 조용히 작용한다고 제안할 수도 있다. 암 재발은 뇌처럼 면역학적으로 면제된 부위에서 자주 발생한다.

이런 경쟁에서 패배한 것으로 보이는 극부적으로 생성되는 CTLs엔 무슨 일이 일어날까? 이 질문에 대한 답을 위해서는 모든 면역 반응에서, 특히 CTL 반응에서 어떤 일이 일어나는지에 대한 이해가 필요하다.

심지어 염증성, 세포 파괴성 반응이 일어나기 좋은 상황의 경우에서도 이런 반응성은 궁극적으로 중단된다. 물론, 이는 일반적으로 급성 바이러스 감염이나 세균 감염처럼 항원이 제거될 때 일어나지만, 항원의 공격이 장기간 지속될 때에도 일어난다. 면역력의 억제는 장기간의 염증성 반응에 의한 조직의 손상을 방지하기 위해 필요하고, 면역관용을 유지하기 위해서도 필요하다.

T 세포가 반응하기 위해서는 그들의 항원-특이적인 수용체(TCR)와 공동-자극 분자(CD28, ICOS, CD137, CD27, OX40)를 통한 자극을 필요로 한다. 공동-자극 신호를 보내기 위해서, CD28은 리간드인 CD80과 CD86에 결합한다. CD80과 CD86(B7-1과 B7-2)은 항원제시세포에 발현되며, T 세포의 활성화에 필수적이다(그림 18.4).

시간이 경과하고 과도한 활성화가 이루어지면, T 세포는 Fas를 발현하게 되고, Fas Ligand-Fas **상호작용을 통해 활성화-유도 세포 죽음**(***activation-induced cell deaths***)이 일어나서, T 세포는 세포 예정사에 의해 죽게 된다(10장 참조). 이는 만성 염증을 억제하는 한 수단이 된다. 대안으로서 T 세포는 "탈진한(exhausted)" 상태로 존재할 수 있다. 만성적인 바이러스 감염에서는 종양에서와 유사하게, T 세포는, 심지어 CTLs는 탈진되어 있다. 이들 세포는 과한 자극이나 지속적인 항원 자극이 결핍(공격이 제거된 경우)되었기 때문에 죽는 것이 아니라 기능성을 잃어버리는 것이다. 10장에서 논의한 것처럼, T 세포가 활성화되면 **세포독성 T 림프구 관련 단백질**(***cytotoxic T lymphocyte-associated protein, CTLA***)**-4**를 발현하기 시작한다. 이 분자는 CD80과 좀 더 높은 친밀도로 CD86에 결합해

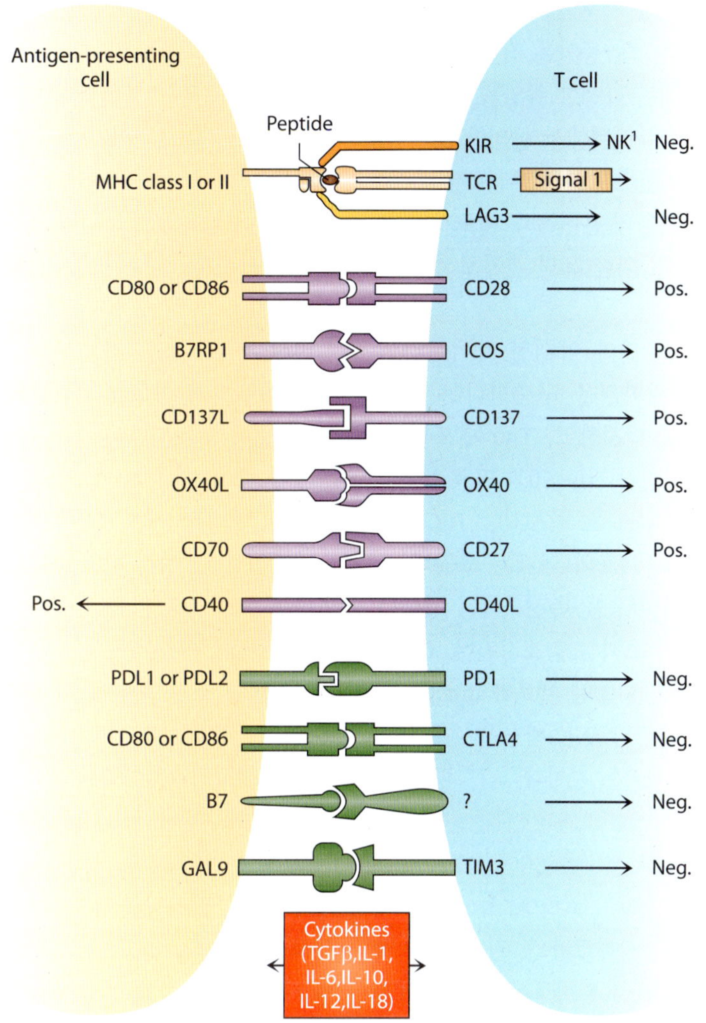

그림 18.4 항원제시 세포와 T 세포 사이에 상호작용하는 분자들. 이들 세포면 분자들의 발현은 시간이 지나면서 세포의 활성화 상태에 따라 변한다. (+)는 자극 신호, (−)는 억제 신호를 나타낸다. 그림은 또한 NK 세포를 무반응으로 이끄는 억제성 상호작용을 보여주고 있다.

서 T 세포에 억제 신호를 전달하여 T 세포의 반응을 차단한다. CTLA-4와 유사하게 면역 관문 수용체(immune checkpoint receptor) 중의 하나인 programmed death receptor(PD-1)의 세포면 발현은 반응하는 T 세포에서 시간이 지남에 따라 증가해서, 이 분자의 리간드인 PD-1 ligand(PD-1L) 또는 PD-2L과 작용하여 T 세포에 억제 신호를 보내게 된다. T 세포의 억제성 수용체인 PD-1과 CTLA-4의 발현이 증가하면, 새로운 전사 인자의 지시에 의해 이들의 TNF-α와 IFN-γ의 생산은 감소한다.

탈진된 T 세포의 특징으로서 TIM-3(T cell immunoglobulin and mucin domain-3), LAG-3(lymphocyte-activating gene 3), 그리고 TIGIT(T-cell immunoreceptor with Ig and ITIM domain, TIGIT)와 같은 또 다른 억제성 분자가 존재한다.

그러므로, 종양-침윤 림프구는 비록 이들이 항원-특이적인 CTLs의 표현형을 가지더라도 대체로 기능을 잃거나 차단되거나 탈진 상태가 된다.

종양 세포의 면역 억제 작용

지금까지 종양 세포들이 자신들을 CTLs 활동으로부터 보호하기 위해 MHC를 어떻게 하향 조절하는지 설명하였다. 종양 세포들이 면역체계를 회피하거나 영향을 미치는 다른 전략이 있을까?

위에서 언급한 바와 같이, 몇 종류의 종양이나 일부 환자의 종양은 PD-L1을 발현하고 있어 반응 세포와 상호작용하여 반응 세포의 공격으로부터 벗어 난다. 즉, 종양은 직접적인 면역억제 효과를 가지고 있다. 이 주제는 다양한 종양을 치료하기 위한 면역 치료 전략의 한 부분으로서 뒤에서 논의할 것이다. 어떤 종양들은 B7의 동족체(homologue)를 분비한다(10장 참조). B7은 자극 분자이기 때문에, 이 분자의 분비는 T 세포가 종양세포에 결합하게 하지 못하게 하기 위한 유인 분자로서 작용한다.

가장 중요한 것은 일부 종양은 면역 억제성 사이토카인을 분비해서 면역 억제적인 미세환경을 구축한다는 것이다. TGF-β는 NK 세포의 반응을 억제하고, TH0 세포를 면역 억제성의 Treg 세포로 성숙시킨다. IL-10과 프로스타글란딘은 골수성 억제 세포(myeloid suppressor cells), ILC2 세포, Treg 세포를 증가시킨다. NK 세포의 억제는 그들의 주된 IL-2의 방출을 통한 적응면역 반응을 촉진시키는 역할뿐만 아니라 NK 세포 자신의 항종양 효과를 감소시킨다. CTL/NK 반응을 억제하는 또 다른 방식은 종양 세포가 dipeptidyl peptidase(DPP4/CD26)를 합성해서 CTL/NK 반응을 유도하는 많은 사이토카인을 자르거나 변형시키는 것이다.

면역치료

종양 세포, 선천 및 적응면역 세포, 사이토카인, 기질 요소 및 혈관의 혼합체에서, 우리는 환자에게 유리하도록 국면을 어떻게 전환시킬 수 있을까?

암 세포 마커에 대한 치료용 항체

처음엔 신체의 자체 면역 체계를 사용하지 않고 독소를 암 세포에 전달하는 방법을 구상했지만, 사실 많은 치료용 항체는 숙주에 의해 영향을 받는다.

첫 번째 시도로서 종양 세포의 마커에 대한 항-Tac 항체를 성인 T-세포 백혈병/림프종(adult T-cell leukemia/lymphoma, ATLL)에 걸린 환자에게 투여했다. 이는 Tac이 IL-2 수용체의 α 사슬이라는 사실이 알려지기 전, IL-2가 정제되기 전에, 단일클론 항체를 생성하는 기술이 개발되기도 전에 시도되었다. 이들 공격적인 림프성 신생물의 성장이 어느 정도 억제되는 효과가 절망적인 병든 환자들에게 나타났다.

면역 치료 분야는 항-CD20의 도입에 의해서 본격적으로 시작되었다. 성숙한 B 세포 백혈병과 림프종은 발현 정도는 다를지라도 CD20을 발현한다는 것은 알려졌기 때문에, CD20에 대한 단일클론 항체는 이들 세포를 표적으로 하는 데 선택되어 종종 화학요법 계획에 추가되기도 하였다. 이때 단일클론 항체 기술은 일반적인 것이 되었으며, 수년에 걸친 발전으로 항체를 인간화시키는 것이 가능해졌다(9장 참조). 처음에는 세포를 죽이려면 항체에 무언가가 붙여야 한다고 생각하였다. 항체는 단지 전달 기전으로서 이용되고 있었다. 항체에 부착된 방사성 물질은 악성 세포를 죽일 뿐 아니라, 골수에서 특히 의미있는 주변 세포의 살상 효과를 나타냈다. 1980년대 초반, 리신 A(ricin A)를 붙인 항체가 시도되었다. 여기서 발견된 것은 대부분의 경우 치료 항체에는 어떠한 독소도 붙일 필요가 없다는 것이었다. 신체는 항체에 의해 둘러싸인 세포를 찾아내어 보체-의존적 세포독성(CDC)에 의한 것보다는 NK 세포의 한 기능인 ADCC와 식세포 작용에 의해 좀 더 효율적으로 제거하였다. 이런 기전들은 CDC에 의해 세포를 죽일 때 일어나는 광범위한 염증 반응을 불러일으키지 않기 때문에 좀 더 유익한 방식이다.

이번엔 고형 종양에 대응하는 것으로서, 두 번째로 흔히 사용되는 항체는 허셉틴(herceptin)이며, Her2-nue^{+} 유방암 세포에 결합하여 암세포로부터의 신호를 차단한다. 항-CD20은 신체의 모든 성숙한 B 세포와 성숙 중인 B 세포에 영향을 미치고 제거하는 반면, 허셉틴은 처음에는 암세포에 절대적으로 특이성을 가진다고 생각되었다. 사실, 항체는 어느 정도의 '표적 외의(off-target)' 심장 독성을 가지고 있지만, 전체적으로는 모든 분열하고 대사적으로 활발한 세포에 대해서 표준 화학요법보다 부작용이 훨씬 적었다. 비록 허셉틴이 저항성을 나타낸는 일부 환자에게는 효과가 없지만, 튜블린 저해제인 독소를 결합시킨 새로운 항체가 2019년 5월에 허가되었다.

오늘날에는 다른 많은 치료용 항체들이 개발되었다. ADCC나 코팅된 표적 세포의 식세포 작용을 일으키거나, 결합한 분자를 통한 신호를 차단하는 기능에 더해서, 어떤 항체(예, 항-CD30)는 독소를 부착시킬 필요가 있고 어떤 다른 항체들은 세포의 죽음을 유도하기 위한 부분적인 요소로 이용되고 있다(아래 참조).

하지만, 종양 세포들은 이런 면역 치료들을 우회할 수도 있다. 특히 혈액암에서 잘 알려져 있는데, 세포는 만약 어떤 분자가 세포의 생존에 필요 없는 경우 그들의 표면에서 그 표적 분자(CD20)를 하향 조절할 수 있다. 따라서 우리의 치료 방법은 더 폭넓어질 필요가 있다.

우리는 종양 세포들에 대한 세포-매개 면역성을 유도할 수 있을까? 암세포를 제거하는 가장 효과적인 방법은 세포독성

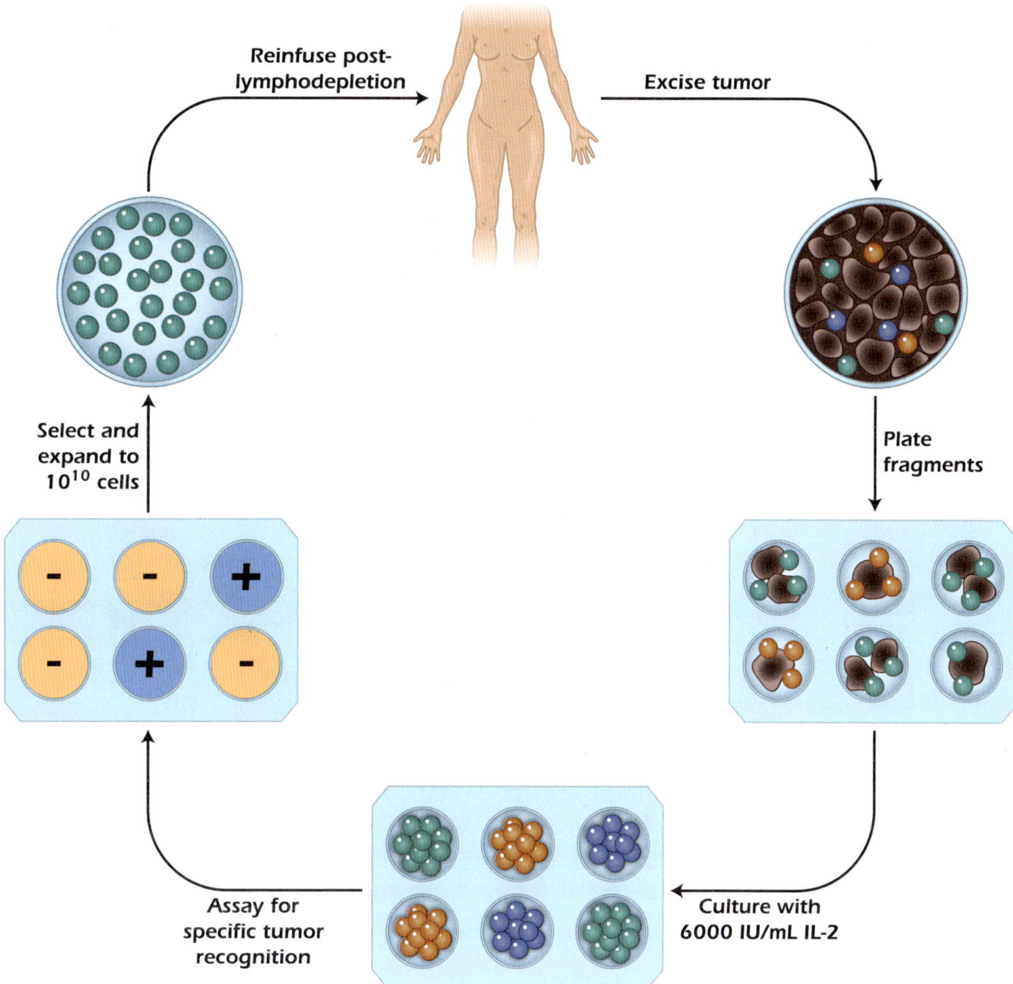

그림 18.5 자연적으로 발생하는 자가 TILs의 입양 전달에 이용되는 일반적인 전략. 절제된 흑색종 검체는 단일 세포 부유액으로 준비하거나 여러 개의 종양 조각으로 나눈 이후 IL-2에서 개별적으로 배양한다. 림프구는 과성장하여 2~3주 이내에 종양을 파괴하고, 공동-배양(co-culture) 분석에서 반응성을 시험할 수 있는 림프구 순수 배양을 한다. 개별 배양은 초과량의 방사선으로 조사된 공급 림프구(feeder lymphocytes), OKT3 및 IL-2가 존재하는 상태에서 빠르게 확장된다. 종양을 절제하고 약 5~6주 후 환자에게 주입하기 위해 최대 10^{11}개의 림프구를 얻을 수 있다. (Source: Rosenberg and Restifo (2015)).

T 세포(그리고 NK 세포)를 이용하는 것이 가장 효율적이므로, TSTA에 대한 탐구가 덜 성공적임에도 불구하고, 이 반응을 촉진하기 위한 많은 노력이 이어지고 있다. 다음 절에서는 이 문제에 대한 다양한 접근에 대해 논의한다.

IL-2와 종양 침윤 림프구

Steven Rosenberg(스티븐 로젠버그)에 의해 대부분 시행되었으며, 현재까지 진행하고 있는 IL-2와 TILs의 사용은 IL-2가 CTLs의 발달에 기여하고, NK 세포의 세포독성 능력을 촉진시킨다는 발견에 기반을 두고 있다. 통합적으로 이들 세포를 **림포카인 활성 살상**(***lymphokine-activated killer, LAK***) 세포라고 부른다. 초기에는 환자 자신의 말초 T 세포를 IL-2와 함께 배양한 후 이를 종양 덩어리나 혈관에 다시 주사하거나, 생체 내에서 LAK 세포를 발생시키기 위해 간단히 IL-2을 주사하는 일이 반복되었다. 이러한 접근법은 IL-2의 부작용 문제 외에도, 종양 세포에 대한 특이성이 보장되지 않았다. 그럼에도 불구하고, 특히 신장암, 흑색종 환자에게서 제한적인 효과가 나타났다.

현재 주로 전이성을 가진 흑색종 환자들에게서 더욱 정교한 접근법이 사용되고 있다. 그 종양 덩어리를 외과적으로 환자로부터 제거하고, 종양 세포와 종양 침윤 림프구를 분리한다(그림 18.5). 그 후, 이런 림프구를 배지에 그 환자 자신의 종양 세포를

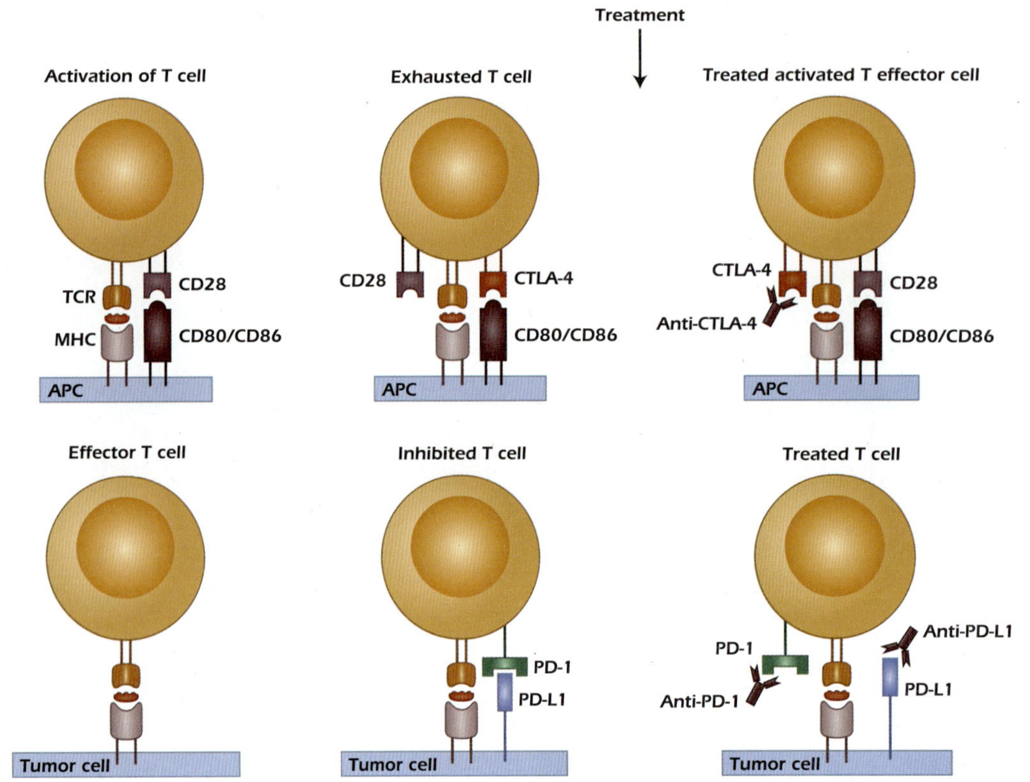

그림 18.6 CTLA-4와 PD-1 억제. CTLA-4와 PD-1 차단 및 T-세포 재활성화 기전. (A) T-세포는 TCR(Ag-MHC 복합체)와 CD28 공동-자극 수용체(CD80/CD86)가 결합하면 활성화된다. 활성화 후, CTLA-4는 T-세포에서 발현되고 CD80/CD86에 높은 친밀도로 결합해서 세포를 잠재우며, 결국 탈진된 T-세포가 된다. 항-CTLA-4 sms 음성 신호 전달을 차단하여 세포의 활성화를 돕는다. (B) 효과 T-세포는 종양 세포 또는 APC 표면에 있는 항원을 인식할 수 있지만, 양쪽 세포에서의 PD-L1의 발현은 PD-1 수용체를 통해 T-세포에 음성 신호를 전달한다. 항-PD-1 또는 항-PD-L1은 음성 신호를 차단해서 효과 T-세포가 작용하게 한다.

IL-2와 함께 배양하여 많은 숫자의 종양-특이적인 CTLs를 만든다. 이런 CTLs을 다시 환자에게 투여한다. 이런 과정은 완결까지 몇 주의 시간이 걸리며, 이것이야말로 '개인화'된 의술(peronalized medicine)이다. 제한적이었지만 흑색종에서 효과가 나타난 이유는 종양 세포가 체내에서 제한적인 부위에서 발현되는 정상적인 단백질인 멜라닌(melanin)을 생성하기 때문일 것이다.

CTLA-4/PD-1 접근법

암의 치료에 CTLA-4와 PD-1을 이용하게 된 놀라운 이야기는 수십 년 간의 기초 면역학의 탐구와 종양 면역학에의 응용에 기반을 두고 있다. 간단히 답할 수는 없겠지만 제시된 질문은 간단하다: 무엇이 면역 반응을 종식시키는가? 신체는 손상을 가져오는 만성 염증을 어떻게 피할 수 있을까? 자가면역 질환을 앓는 환자들이나 장기 이식을 받은 환자에게서 이런 면역 반응을 종식시키도록 신체 내에서 유도할 수 있을까? 그 결과로 만성 염증을 억제하는 이런 기전이 종양 세포에 대한 면역 공격을 방해하는데, 우리는 이를 차단할 수 있을까? 배중심에서 항원의 소멸과 자극받지 않은 B 세포의 세포 예정사는항체 반응의 감축으로 이어진다. 이것이 오직 B 세포에서만의 기전이라면, T-세포-매개 반응에서의 기전은 무엇인가?

Tasuku Honjo(타수쿠 혼조) 박사와 James P. Allison(제임스 엘리슨) 박사는 암 치료에 PD-1과 CTLA-4에 대한 항체를 이용한 결과를 인정받아 2018년 노벨상을 공동 수상했다. **면역 관문 치료**(*Immune checkpoint therapy*)는 혁신적인 암 치료법으로 떠오르고 있다.

우리가 앞서 이야기한 종양에 침투하는 기능적으로 탈진한 T 세포의 징후에 어떤 것들이 있었는지 떠올려보면서 이러한 징후의 의미를 고민해보자. 이들 세포는 주로 억제 수용체인 CTLA-4, PD-1를 발현한다(그림 18.4). 또한, T 세포들은 이들의 억제 분자를 상향 조절하고, 종양 세포는 살아남기 위해 아마도 종양 환경에서의 대식세포들이 하는 것처럼, 이들의 리간드인 PDL-1의 발현을 상향 조절한다.아마도 종양에 대한 세포-매개 면역 반응을 재활성화시키기 위한 한 방법은 이런 억제 신호를 차단해서 종양-특이적인 T 세포들이 다시 작용할 수 있도록 하는 것이다. 이는 암 치료에 있어 항-CTLA-4와 항-PD-1 분자를 사용하는 논리적인 근거가 된다(그림 18.6). PD-1/PDL-1의 상호작용을 표적으로 할 때, 이런 신호체계는 차단 항체(blocking antibody)로 수용체(PD-1)나 리간드(PDL-1)의 수준에서 차단할 수 있다. 종양 세포에서의 PDL-1의 발현은 슬라이드에서 이 분자에 대한 조직 염색에 의해 측정할 수 있으며, 이러한 치료법에 대한 반응을 예측할 수 있다. CTLA-4의 경우, 리간드인 CD80과 CD86이 낮은 친화력으로 자극성 공동-수용체 CD28에 대한 리간드로서도 작용하기 때문에, CTLA-4에 대한 차단 항체나 CTLA-4의 상호작용을 방해하는 유인 분자는 상호작용을 차단하는 데 잘 작동한다.

CTLA-4의 차단은 진전된 흑색종을 가진 환자에게서 처음 시도되었다. 앞서 설명했듯이, 이 종양 유형은 특히 자연적으로 발생한 종양임에도 불구하고 면역원성이 있는 것으로 알려져 있다. PD-1과 PDL-1의 상호작용 차단은 흑색종, 신장암, 폐암, 그리고 심지어 림프종에서 효능이 뛰어났으며, 이에 따라 FDA는 9가지 유형의 암에 대해 승인하였다. 이어진 연구에서 내성이 있는 경우에는 CTLA-4와 PD-1을 함께 차단하는 것이 효율적이라고 알려졌으며, FDA는 표준 화학요법과 함께 이런 병합 치료법을 최근 승인하였다. 게다가, TIM-3, LAG-3, TIGIT와 같은 다른 탈진 마커들을 표적으로 하는 임상시험이 진행되고 있다.

만약 종양이 "차갑다(cold)"면, 즉 T 세포가 침투하지 않는다면, 탈진되거나 다른 일이 일어날까? 일부 종양은 한자나 개체에 따라 침투한 면역세포를 포함하고 있으면 "뜨겁거나(hot)" 이들이 없으면 차가울(cold) 것이다. 어떤 종양은 췌장임에서와 같이 특징적으로 침투한 림프구가 없다. 화학요법의 양을 줄이거나 방사선 치료의 선량을 감소시킴으로써 림프구의 유입(influx)을 자극할 수 있는지에 대해 연구가 진행되고 있다. 종양 세포의 용해는 결과적으로 염증 반응을 촉진하고, 면역치료법의 효과를 증진시킬 것이다.

T-세포 면역 반응에 브레이크를 풀게 되면, 어떤 일이 일어날까? 신체의 관문을 억제하지 않으면 어떤 일이 일어날까? 이들이 만성 염증을 방지하고 면역관용을 유지하는 정상적인 기전이라면 그리고 종양-특이적 림프구가 만들어져서 단순히 방출되는 것이 아니라면, 환자들에게서 자가면역과 유사한 현상이 일어나고, 치료 완결 후 때로는 갑작스럽게, 때로는 수개월 후에 특정 자가면역 질환이 발병하는 것은 놀라운 일이 아니다. 제1형 당뇨병, 대장염, 근염 등의 발병이 보고되어 있다. 실제로 CTLA-4 축에 대한 첫 번째 치료적 조작은 자가면역 질환을 치료하기 위한 노력과 이식 환자에서 면역억제제로서, CTLA-4 경로를 억제하기보다는 자극시킬 수 있을 것이라는 희망을 갖고서 시행되었다. 두 번째로는 James Allison 박사의 통찰력에 의해서 암 환자들에게서는 정반대로 면역을 억제시키기 위해 이용되었다.

이러한 치료법은 부작용이 있음에도 많은 난치성 전이 종양 환자에게 주는 새로운 희망임에 틀림이 없다.

CAR-T 세포

종양 세포에 특화된 기능성 CTL을 생성시킬 다른 방법이 있을까? 오늘날, 이 세포를 시험관 내에서 생성시킬 수 있다. 최적의 CTL 기능에 필요한 TCR 구조, 신호전달 분자, 공동-자극 분자를 이해한다면, 종양 세포의 항원에 특화된 세포를 생성하고 치료용으로 사용할 수 있다.

펜실베이니아 대학교의 Carl June 박사는 pre-B 급성 림프아구성 백혈병(acute lymphoblastic leukemia, ALL)을 치료하기 위해 알려진 모든 치료법을 다 사용해 본 8살 소녀에게 이 방법을 성공적으로 사용한 첫 번째 사람이었다. 7년 이상이 지난 오늘날에도, 그녀는 성공적인 CAR-T 세포 치료의 상징으로 남아 있다.

CAR-T 세포는 무엇인가? 유전자 변형 T 림프구에 의해 만들어진 **키메라 항원 수용체 T 세포**(***chimeric antigen receptor T cells***)의 머리 글자에서 나왔다. 현재는 환자 자신의 T 세포를 사용한다. TCR은 세포내 꼬리가 짧으며, 특징 항원에 결합한 후, 그 자체가 신호를 세포로 전달하지는 못한다. 오히려, TCR은 비공유결합으로 연결되어 있는 CD3를 변형시키고, CD3는 특히 ζ 사슬은 신호를 전달한다. 위에서 언급한 pre-B ALL을 앓는 환자의 치료를 위하여 pre-B ALL 세포의 항원인 CD19에 특이적인 T 세포를 만드는 방법을 떠올리게 되었다. 디지인된 수용체의 유전체로 환자의 말초 혈액에서 분리한 T 세포를 형질전환시켰다. 이러한 제1세대 CAR-T 세포는 세포외 부위에 CD19에 대한 단일클론 항체의 중사슬과 경사슬 부위(scFv)를 발현하는데, 이는 BCR과 유사한 TCR로서 경첩 부위와 세포막관통 도메인을 가지고 있으며, 세포 내에서 끝에 CD3 ζ 사슬이 연결되어 있다. 이러한 세포를 증식시켜 환자에게 주입하였다(그림 18.7).

위 어린아이에게 이 세포를 주입했을 때, 아이는 죽을 정도로 상태가 악화되었으며, 패혈증 환자들에게 일어나는 것처럼 쇼크에 빠졌다. 절망 속에서, 연구팀은 IL-6가 다른 사이

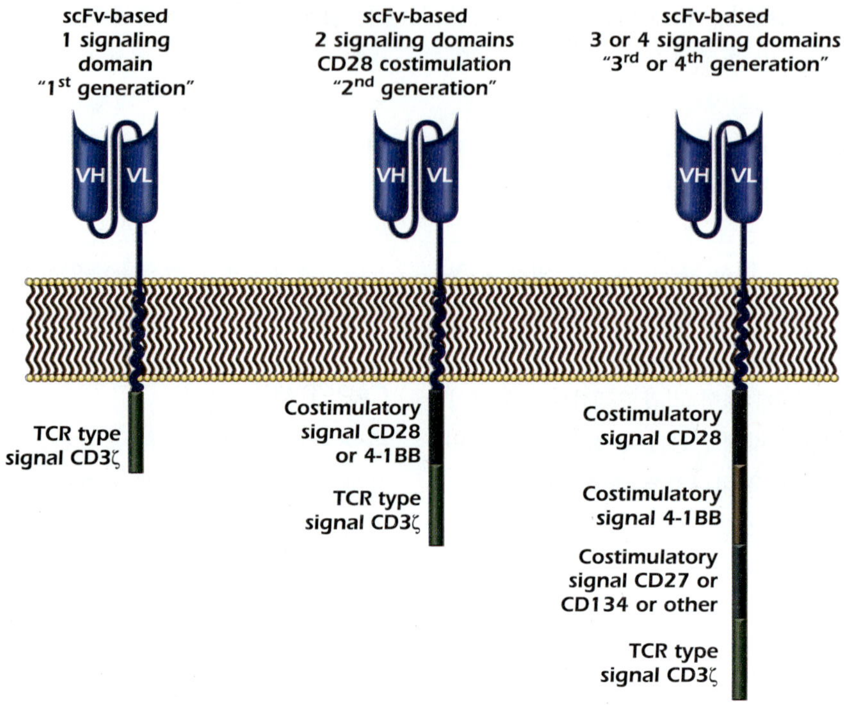

그림 18.7 세대별 CAR-T 세포. 모두 scFv-기반 수용체를 사용한다. 제1세대: 한 개의 신호전달 도메인, CD3ζ. 제2세대: 두 번째 신호전달 도메인, CD-28 혹은 4-1 BB가 더해진다. 제3세대: 세 번째와 네 번째 신호전달 도메인이 추가될 것이다.

토카인과 함께 크게 증가된 것을 발견한 후 IL-6에 대한 항체를 아이에게 투여하였으며, 이는 기적적으로 효과를 보였다. 이 환자는 **사이토카인 방출 증후군**(*cytokine release syndrome*)이라 불리는 **사이토카인 폭풍**(*cytokine storm*)에 빠져 있었던 것이다. 이제는 사이토카인 방출 증후군이 예견되고, 필요한 것이라는 것을 알고 있으며, 이는 치료가 작동되고 있다는 징후이다. 의료진은 이를 잠재우기 위해 여러 다른 분석뿐만 아니라 항-IL-6 항체를 준비한다.

CAR-T 세포의 효율성을 개선할 수 있을까? 몇몇 환자들에게 이 방법은 효과가 없거나 미미하였다. 정상적으로, T 세포는 활성화되는 데 공동-자극 분자와 사이토카인을 통한 신호를 필요로 한다. 공동-자극 분자 없이는 생체 내에서 증폭되지 않거나, 애너지(anergy) 상태가 된다. 실제로는 세포가 스스로 생산해야 할 사이토카인을 증가시키고, 사이토카인 신호를 제공하기 위해 세포와 함께 IL-2를 함께 주입하였다. 제2세대 CAR-T 세포에서는 사슬에 공동-자극 분자를 추가하였다; CD28과 CD137(4-1BB, 또는 TNFRSF9)이 두 가지 예이다. 이로써 공동-자극 신호를 제공하게 되고, 세포가 이제 자체적으로 사이토카인을 더 생산하기 때문에 외인성 IL-2를 주입할 필요가 사라진다. 제3세대 CAR-T 세포에서는 다른 공동자극 분자를 추가한다. 제2세대 CAR-T 세포의 두 가지 버전이 현재 임상에서 난치성 pre-B ALL과 다양한 말초 B-세포 림프종에 대해 승인되었다. 이들 세포는 항원-특이 수용체로 기능하는 항체를 변형시킨 부분을 가지고 있으며, 항원-특이 TCRs로 제조된 세포에 비해서 두 가지 장점이 있다. 첫째, 이러한 구조물은 만들기 쉽다. 둘째, Ig-유사 수용체는 MHC의 맥락(context of MHC)에서 항원을 인식할 필요가 없다.

CAR-T 치료의 성공은 놀라웠지만, 여전히 반응이 없거나 재발하는 환자들이 있는데, 이는 T-세포가 살아남는 데 실패하거나 증폭되지 못한 환자들에게 나타난다. 게다가, 종양 세포는 생존을 위해 CD19가 절대적으로 필요하지는 않기 때문에, 종양 세포 표면에서 CD19의 발현을 멈춰 이들 제작된 살상 세포들에게 보이지 않게 된다. CAR-T 세포는 현재 새로운 특이성을 가지도록 구성하거나, 예를 들어 처음부터 CD19와 CD22에 대해서 이중 특이성을 가지도록 제작되고 있다.

CD19를 발현하는 세포와 반응하도록 유전적으로 조작된 CAR-T 세포는 CD19를 발현하고 있는 종양 세포에 더해서 당연히 발생 중인 CD19을 발현하고 있는 B 세포를 죽일 것이다. 최초로 CAR-T 치료를 받은 아이처럼, 장기적 성공을 거둔 환자는 수년 후에도 혈액 순환에서 검출 가능한 소수의 CAR-T

세포를 가지고 있다. 한 가지 의문점은 유전적으로 변형된 T 세포가 시간이 지남에 따라 환자에게 해로울 것인가 하는 것이다. 또 다른 어려움은 이러한 CAR-T 세포의 제작이다. 이는 극도로 개인화된 의술이다. CAR 구조는 사전에 만들어 놓을 수 있지만, 환자의 T 세포를 분리하여 배양하는 일은 개별적으로 이루어져야 하고, 이 과정을 완료하기 위해서는 소중한 몇 주의 시간이 필요하다. 비용이 많이 들고, 회사에서 감당할 수 있는 환자의 수에 제한이 있기는 하지만, 그럼에도 불구하고 여러 회사들이 이 서비스를 제공하고 있다.

자가 CAR-T 세포로 성공적으로 치료된 환자들은 수년 후에도 여전히 순환하고 있는 CAR-T 세포를 가지고 있지만, 효과의 연속성을 위해 지속적으로 그들이 필요한지 여부는 알려지지 않았다. 만일 필요로 하지 않는다면, 아마도 동종(allogeneic)으로부터의 CAR-T 세포도 사용할 수 있을 것이다. 이러한 세포는 사전에 제조하여 투여할 수 있다. CAR-T 세포들이 더 이상 필요하지 않을 때, 재생된 면역체계를 가진 숙주가 그들을 외래 물질로 인식하게 함으로써 제거할 수 있는데, 이 전략은 현재 연구 중이다.

현재 사용되고 있는 마지막 전략은 "가난한 사람의 CAR-T(the poor man's CAR-T)"라는 별명을 가지고 있다. CAR-T 제작과 미세 잔존 질환으로 시간이 없는 환자의 경우 단일클론 항체를 차용한 이중 특이 T 세포를 사용한다. 이중 특이 T 세포는 CD19와 CD3에 대한 특이성을 가진 항체로 구성되어 있으며, 효과적으로 T 세포를 악성 B 세포로 이동시키고, TCR 관련 분자를 통해 T 세포를 활성화시킨다.

B 세포 암에 대한 성공을 고려하였을 때, 이 전략이 고형 종양에 사용될 수 있을까? 많은 연구자들은 이 전략을 연구하고 있다. 이 접근 방식에 장애물이 무엇일까? 고형 종양 면역학의 아킬레스건인 종양 세포면의 항원을 확인하는 것에 더해서, T 세포는 백혈병에서처럼 개별 세포를 표적으로 하는 것이 아니라, 종양 덩어리를 찾아 침투해야 한다. 이러한 T 세포는 정상적으로 종양에 침투세포로 발견되는 T 세포와 동일한 어려움이 있다. 즉, T 세포는 적대적인 종양 미세환경에 직면하게 되고 빠르게 기능을 상실하게 된다. 현재 실험 환경에서만 시도되고 있는 이 접근법은 백신 접종에 사용될 수 있는 항원에 특이적인 두 번째 수용체를 가지고 있는 이중 특이 T 세포를 사용하는 것이다. 종양과 무관한 두 번째 항원은 림프절의 항원제시세포에서 발현되어 주입된 CAR-T 세포의 지속적인 증식을 자극하는 역할을 하게 된다. 아마도 몇 년 뒤, 이 책의 다음 판에서는, 이 접근법을 사용한 흥미로운 새로운 성공 사례를 볼 수 있을 것이다.

예방접종

종양의 발생을 막기 위해 백신을 사용한다는 생각은 거의 전염성 유기체에 대한 예방접종만큼이나 오래되었다; 하지만 HPV 예방접종을 제외하고는 모두 성공하지 못하였다. HPV 백신은 일부 감염자에서 자궁경부암, 항문암, 일부 두경부암을 일으키는 DNA 바이러스인 인간 유두종바이러스(papillomavirus)에서 유래했다. 이는 "암 백신"으로 알려져 있지만, 악성 세포에 대항하기보다는 원인 바이러스에 의한 세포 감염을 방지한다. 이는 진정한 예방 백신이다.

우리는 적어도 흑색종이나 신장암처럼 어느 정도의 항원성을 가지는 확립된 암에 대하여 면역력을 갖게 할 수 있을까? 이는 성취하기 어렵다. 대부분의 백신은 항체를 생성하도록 설계된다. 바이러스에 대한 백신의 경우, 항체는 바이러스가 세포로 들어가는 것을 방지한다. 이 백신은 종양을 제거하기 위해 필요한 세포독성 세포를 생성하도록 설계되지는 않는다. 또한, "백신"은 노출되기 전이 아니라, 환자가 발견 가능한 종양을 가진 후에 투여될 것이다. 대부분의 환자들은 그 시점에서 어느 정도의 면역이 억제된 상태이다. 그럼에도 불구하고, 종양 백신을 만들기 위한 많은 노력이 경주되고 있다.

40년 넘게 사용된 유일한 "백신"은 Bacillus Calmette-Guérin(BCG) 백신이다. BCG는 결핵(tuberculosis, TB)과 교차반응을 하는 일종의 마이코박테리움(mycobacterium)이며, 결핵 발병률이 높은 국가에서 약독화된 형태를 주사한다. BCG 백신은 지연형 과민(delayed-type hypersensitivity, DTH) 반응을 자극하고, 소아에서 전파성 결핵을 예방하는 데 어느 정도 효과가 있다. 비침습성 방광암 환자의 경우 초기 수술 후, BCG의 약독화된 형태를 방광에 직접 투여한다. 이 환자들의 방광에 육아종(granuloma)이 생기기도 하고, 일부는 전립선에 육아종이 생기기도 하지만 국부적인 T_H1의 반응의 자극은 재발 방지에 도움이 된다.

백신 개발을 위한 다른 전략으로 환자 자신의 종양 세포 혹은 종양 세포주의 단백질, 펩타이드, 또는 강글리오사이드(gangliosides)를 사용해 오고 있다. 이 접근법은 흑색종으로 거듭해서 시도되었지만, 예방접종 단독으로는 성공하지 못했다. IL-2와 같은 면역 자극제, 불완전 프로이드 보강제(Freund's adjuvant), 심지어 BCG와 병행 처리했음에도 일관된 성공에 이르지 못했다.

더 나은 전략은 CTL 생성에 대해 우리가 알고 있는 것을 바탕으로 하고 있을지도 모른다. CTL은 T 세포의 도움을 필요로 하며, MHC의 맥락에서 APCs 상의 항원을 감지해야 한다. 따라서, 일부의 경우 수지상세포를 환자 혹은 숙주로부터 분리해 체외에서 증폭시키고, 종양-유래 펩타이드를 장착시켜 이를 다시 숙주에 주입하는 전략을 사용해 왔다. 다시, 이 전략은 흑색종에서 시도되었다. 그러나 순환계에는 수지상세포가 드물며, 환자의 수지상세포의 분리 및 성장과 종양-유래 펩타이드 장착은 어렵고 시간이 걸리는 과정이다. 또한, 수지상세포의 생물학 자체는 간단하지 않으며, 효과적인 APC로 작용하도록 하기 위해서는 TNF 및 CD40L의 자극이 필요할 수 있다.

비록 많은 연구가 흑색종에 집중되어 왔지만, 전이성 거세-저항성 전립선암의 남성에게 투여할 수 있는 하나의 암 백신인 sipuleucel-T가 FDA 승인을 받았다. 백신은 환자의 말초 혈액 단핵구(peripheral blood mononuclear cells, PBMC)를 채취해서 재조합 융합단백질과 함께 배양하여 만든다. 이 단백질은 과립구-콜로니 자극인자(macrophage-colony stimulating factor, GM-CSF)와 융합된 전립선 산성 인산분해효소(prostate acid phosphatase, PAP)로 구성된다. 사이토카인의 목적은 이종 PBMC 집단 내의 APC를 활성화시키는 것이다. APCs는 PAP를 제시하고 T 세포를 자극한다. 전반적으로 이 치료법은 생존 기간을 4.1개월 증가시키는 것으로 밝혀졌다.

종양 면역학에 대한 연구는 1950년대 이후 거의 70년에 걸쳐 이루어졌으며, 종양의 면역치료는 때로는 일시적일지라도 개별화된 치료로서 생존에 도움이 된 노벨상 수상으로 르네상스 시대에 접어들고 있다. 물론 정상적인 면역 반응에 대한 지식이 없었다면 진행이 불가능했을 것이다. 우리는 멀지 않은 미래에 더 큰 발전을 기대하고 있다.

요약

1. 종양 면역학은 (a) 숙주-종양 관련성의 면역학적 측면과 (b) 암의 예방 및 치료에 대한 면역 반응의 활용을 대상으로 한다.
2. 종종 "종양 항원"은 종양 특이적이지 않고 세포의 정상적인 산물이다. 이들 정상적인 산물로서 적절하게 발현되는 CD20과 부적절하게 발현되는 AFP 모두 기본적으로 면역계는 면역관용을 보여준다.
3. 종양에 대한 면역 반응은 체액성 및 세포성 면역 반응 모두와 관련이 있다. 종양 세포의 파괴는 대부분 활성화된 대식세포에 의한 식세포 활동, 항체-의존성 세포 매개 세포독성, NK 세포와 CTL에 의한 세포-매개 세포독성을 통해 이루어진다.
4. 면역 억제된 숙주에서 특정 종양의 발생률 증가로 알 수 있듯이 종양에 대한 면역 반응의 역할은 바이러스 유발 종양에서 가장 중요한 것으로 보인다.
5. 악성종양의 면역치료는 비특이적인 면역 반응뿐만 아니라 종양에 특이적인 면역 반응을 증가시키기 위한 다양한 방법을 이용한다. (a) 능동 면역화; (b) 표면 마커에 대한 항체를 이용한 치료; (c) 항체-약물 접합체; (d) 살아있는 세균 백신(BCG)의 국소 투여; (e) 효과 세포의 입양 전달(adoptive transfer)이 여기에 포함된다.

REFERENCES AND BIBLIOGRAPHY

Bui JD, Schreiber RD. (2007) Cancer immunosurveillance, immunoediting and inflammation: independent or interdependent processes? Curr Opin Immunol 19: 203.

Chiossone L, Dumas P-V, Vienne M, Vivier E. (2018) Natural killer cells and other innate lymphoid cells in cancer. Nat Rev Immunol 18: 671.

Coiffier B. (2007) Rituximab therapy in malignant lymphoma. Oncogene 26: 3603.

DeNardo DG, Ruffell B. (2019) Macrophages as regulators of tumour immunity and immunotherapy. Nat Rev Immunol 19: 369.

Dunn GP, Old, LJ, Schreiber RD. (2004) The immunobiology of cancer immunosurveillance and immunoediting. Immunity 21: 137.

Fesnak AD, Levine BL, June CH. (2016) Engineered T cells: the promise and challenges of cancer immunotherapy. Nat Rev Cancer 16: 566.

Haupt K, Roggendorf M, Mann K. (2002) The potential of DNA vaccination against tumor-associated antigens for antitumor therapy. Exp Biol Med 227: 227.

Herrera L, Stanciu-Herrera C, Morgan C, Ghetie V, Vitetta ES. (2006) Anti-CD19 immunotoxin enhances the activity of chemotherapy in severe combined immunodeficient mice with human pre-B acute lymphoblastic leukemia. Leuk Lymphoma 47: 2380.

Jager E, Chen YT, Drifhout JW. (1998) Simultaneous humoral and cellular immune response against cancer-testis antigen NYESO-1:

definition of human histocompatibility leukocyte antigen (HLA)-A2-binding peptide epitopes. J Exp Med 187: 265.

June C, Rosenberg SA, Sadelain M, Weber JS. (2012) T-cell therapy at the threshold. Nat Biotechnol 30: 611.

Ljunggren HG, Malmberg KJ. (2007) Prospects for the use of NK cells in immunotherapy of human cancer. Nat Rev Immunol 7: 329.

Meklat F, Li W, Wang Z, Zhang Y, Zhang J, Jewell A, Lim SH. (2007) Cancer-testis antigens in haematological malignancies. Br J Haematol 136: 769.

Melief CJ, Offringa R, Toes RE, Kast WM. (1996) Peptide-based cancer vaccines. Curr Opin Immunol 8: 651.

Mkrtichyan M, Chong N, Abu Eid R, Wallecha A, Singh R, Rothman J, Khleif SN. (2013) Anti-PD-1 antibody significantly increases therapeutic efficacy of Listeria monocytogenes (Lm)-LLO immunotherapy. J Immunother Cancer 1: 15.

Noguchi Y, Richards EC, Chen YT, Old LJ. (1995) Influence of interleukin-12 on p53 peptide vaccination against established Meth A sarcoma. Proc Natl Acad Sci USA 92: 2219.

Ottmann OG, Druker BJ, Sawers CL, et al. (2002) A phase two study of imatinib in patients with relapsed or refractory Philadelphia chromosome-positive acute lymphoid leukemias. Blood 15: 1965.

Ribatti D. (2017) The concept of immune surveillance against tumors: the first theories. Oncotarget 8: 7175.

Rosenberg SA. (1999) A new era for cancer immunotherapy based on the genes that encode cancer antigens. Immunity 10: 281.

Rosenberg SA, Restifo NP. (2015) Adoptive cell transfer as personalized immunotherapy for human cancer. Science 348: 62.

Schmitt A, Hus I, Schmitt M. (2007) Dendritic cell vaccines for leukemia patients. Expert Rev Anticancer Ther 7: 275.

Sliwkowski MX, Mellman I. (2013) Antibody therapeutics in cancer. Science 341: 1192.

Tan TT, Coussens LM. (2007) Humoral immunity, inflammation and cancer. Curr Opin Immunol 19: 209.

Weng J, Rawal S, Chu F, Park HJ, Sharma R, Delgado DA, Fayad L, Fanale M, Romaguera J, Luong A, Kwak LW, Neelapu SS. (2012) TCL1: a shared tumor-associated antigen for immunotherapy against B-cell lymphomas. Blood 120: 1613.

Wever J. (2002) Peptide vaccines for cancer. Cancer Invest 20: 208.

Wei SC, Duffy CR, Allison JP. (2018) Fundamental mechanisms of immune checkpoint blockade therapy. Cancer Discov 8: 1069

복습 문제

각 질문에 대해 가장 알맞은 답을 고르시오.

1. 다음 중 종양의 퇴치와 관련된 작용은 어느 것인가?
   A) T 세포 매개 세포독성
   B) ADCC
   C) 보체-의존 세포독성
   D) 식세포에 의한 암세포의 파괴
   E) 위의 내용 모두 맞음

2. 다음 중 면역독소(immunotoxin)를 가장 잘 정의하는 것은 어느 것인가?
   A) 대식세포가 분비하는 독소 물질
   B) 사이토카인
   C) 해당 항독소가 완비된 독소
   D) 항원-특이적 면역글로불린에 결합시킨 독소
   E) 세포독성 T 세포에 의해 방출되는 독소

3. 만성 림프구 백혈병과 같은 혈액암에 사용되는 단일클론 항체는 부분적으로 다음과 같은 능력 때문에 효과가 있다 :
   A) 종양 표적 세포를 직접 용해하는 능력
   B) 조절 T 세포를 활성화시키는 능력.
   C) B 세포 종양과 결합하여 세포자살을 유도하는 능력
   D) 항체-의존성 세포-매개 세포독성과 식세포 작용의 촉진 능력
   E) 미세환경의 혈관신생을 감소시키는 능력

복습 문제의 답

1. **E.** 모두 옳다. 종양 세포는 T 세포-매개 세포독성, 항체-의존 세포 매개 세포독성(ADCC), 보체-매개 세포독성 및 식세포 작용 등에 의해 파괴된다. 대식세포는 T 세포 림포카인 또는 보체에 의해 종양 세포로 유인되어 림포카인에 의해 활성화되거나 표적 세포 상의 옵소닌의 존재로 인해 그 식세포 작용이 향상된다.
2. **D.** 면역 독소는 종양 세포나 다른 표적 세포에 특이적인 면역글로불린에 결합된 독성물질(또는 방사성 원자)로 구성되어 있다.
3. **D.** B 세포 관련 마커(CD20과 CD52)를 표적으로 하는 항체는 종양 세포에서 세포예정사를 유도한다고 알려져 있다. 항체는 직접 종양 세포를 용해할 수 없지만, ADCC 또는 식세포 작용을 활성화한다. 끝으로, 단일클론 항체는 종양의 미세환경에도 어떠한 영향을 미치지 못하기 때문에 답 E는 옳지 않다.

19

감염성 질병에 대한 저항성과 면역 획득

서론

지금쯤이면 면역계의 주요 기능은 병원체에 의해 유발되는 질병에 대항하여 신체를 방어하는 것임을 충분히 이해하고 있을 것이다. 역사적으로, 감염성 질병은 인간 집단에서 대부분 유아기 및 아동기에 일어나는 가장 주된 사망의 원인이 되고 있다. 역사를 돌이켜보면 감염성 질병이 재앙적 수준의 유행병(epidemics)을 일으켜 왔다. 예를 들어, 1,300년대 중반에 박테리아 *Yersinia pestis*에 의한 흑사병(bubonic plaque)은 유럽 인구의 4분의 1을 죽음에 이르게 하였다. 이런 이유로 감염성 질병은 면역계의 진화를 위한 엄청난 선택적 압력으로 작용해왔다. 이 책의 앞 부분에서 논의한 것처럼, 숙주의 방어체계는 여러 층의 방어선이 존재하고 중복되어 있기도 하다. 방어선이란 방어의 수준을 일컫는 말이며, 피부 및 점막과 같은 물리적 장벽과 선천면역 및 적응면역 기전을 포함한다. 중복성은 여러 식세포, 항원제시세포(APCs), 사이토카인 생산 세포, 옵소닌(opsonins) 등 여러 유형이 존재한다는 사실로서 설명이 되며, 많은 면역 기능을 위해서 다수의 기전이 소기의 목적 달성을 위해 정해진 위치에서 작동한다. 심각한 면역 손상이 일어난 경우에도 숙주가 얼마간 살아남을 수 있는 것은 다름 아닌 면역계의 중복성 때문이다. 예를 들어, 면역글로불린의 특정 아이소타입(isotype)이 결핍된 사람은 다른 아이소타입의 면역글로불린이 면역 결핍을 보완하기 때문에 정상적으로 생존할 수 있다고 생각된다. 가장 일반적인 면역글로불린 결핍은 IgA가 없는 경우이다.

미생물은 병원성(pathogenicity)과 병독성(virulence)에서 서로 차이가 있다. 지구 상의 모든 미생물 중 단지 소수만이 인간에 대해 병원체로 작용한다. 병원체란 세포, 조직 또는 기관 수준에서 숙주 손상을 유발할 수 있는 미생물로 정의된다. 숙주 손상이 특정 역치에 도달하면 질병으로 나타날 수 있고, 만일 손상 정도가 크면 숙주를 죽일 수도 있다. 숙주의 손상은 다양한 기전으로 일어날 수 있고, 미생물이나 숙주 또는 양쪽 모두에 의해 일어날 수도 있다. 미생물-매개 손상의 기전에는 독소 생산, 면역세포들의 결핍을 가져오는 세포예정사, 그리고 조직 괴사를 유발하는 효소의 발현이 포함된다. 숙주-매개 손상 기전에는 파괴적인 염증, 섬유증(fibrosis), 그리고 자가면역이 포함된다. 숙주 손상이 숙주-병원체 상호작용의 결과를 특징짓기에 적절한 매개변수(parameter)라는 사실은 최근에 제시된 미생물 병인(pathogenesis)의 **손상-반응 체계**(***damage-response framework***)의 기반이 된다. 이 체계의 개념에 의하면, **병원성**(***pathogenicity***)이라는 용어는 숙주 내에서 손상을 유발하는 미생물의 능력으로 정의되며, **병독성**(***virulence***)은 숙주 내에서 손상을 유발하는 미생물의 상대적인 능력으로 정의된다. 병독성과 병원성은 미생물 한 개체의 특성은 아닌데, 그 이유는 병원성이나 병독성은 오직 감수성이 있는 숙주 내에서만 나타날 수 있고, 숙주와 미생물, 그리고 무수한 환경적, 사회적 그리고 인간적 요소들 사이에서의 복잡한 상호작용들을 반영하기 때문이다.

손상-반응 체계는 그림 19.1에 설명하였다. 숙주 반응 정도는 약함에서 강함의 연속성으로 나타난다. 약한 반응은 불충분한, 약한, 부적절한 것이다. 다시 말하면, 반응이 숙주에게 유리할 정도로 강하지 못하다. 강한 반응이란 과도하고 지나치게 강하여 부적절하다는 것을 의미한다. 결과적으로, 숙주

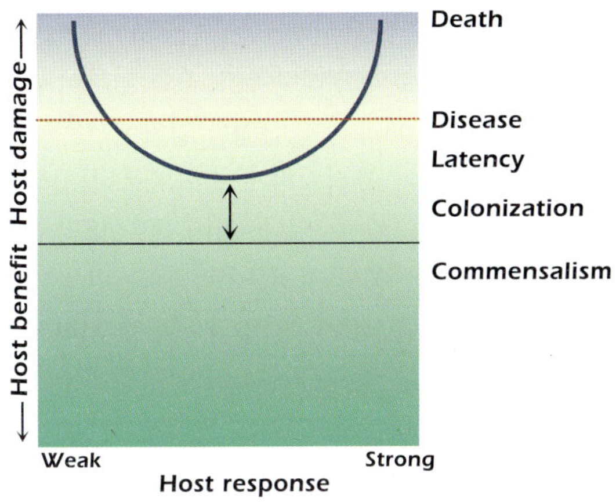

그림 19.1 손상-반응 체계의 포물선. y축은 숙주 반응의 함수로서 숙주 손상을 의미한다. 녹색, 노란색 및 자주색은 각각 건강함, 질병, 심각한 질병을 각각 나타낸다. (Source: Adapted from Casadevall and Pirofski(2000).)

에 손상을 야기하는 능력을 발휘한다. 손상의 정도가 최고조로 도달하면 숙주는 질병의 증상을 나타내며, 만일 손상이 심하면 숙주가 죽을 수도 있다.

사람의 몸에는 많은 종류의 미생물들이 살고 있다. 인간 숙주가 미생물을 만났을 때, 이들의 상호작용은 제거(elimination)되거나, 또는 감염의 두 결과 중 한 가지를 초래할 수 있다. 제거는 숙주-미생물의 만남이 숙주 내 미생물의 확립으로 연결되지 못했을 때 일어날 수 있다. 감염이란 숙주가 병원체를 획득하는 것이다. 비록 **감염**(***infection***)이라는 용어가 **질병**(***disease***)이라는 단어와 종종 같은 뜻으로 쓰이긴 하지만, 이 둘은 같지 않다는 것에 주목해야 한다. 감염은 다음의 다섯 가지 결과 중 하나로 귀결된다: (1) **제거**(***elimination***) (2) **공생**(***commensalism***), (3) **군체형성**(***colonization***), (4) **잔존**(***persistence***)(또는 **잠복**; ***latency***), 그리고 (5) **질병**(***disease***). 후반의 4가지 결과에서는 숙주와 미생물 사이의 관계는 지속되지만 받게 되는 손상의 정도는 다르다(그림 19.2). 제거는 감염 이후 숙주의 방어 기전 또는 치료가 개입된 결과에 의한 것일 수 있다. 공생

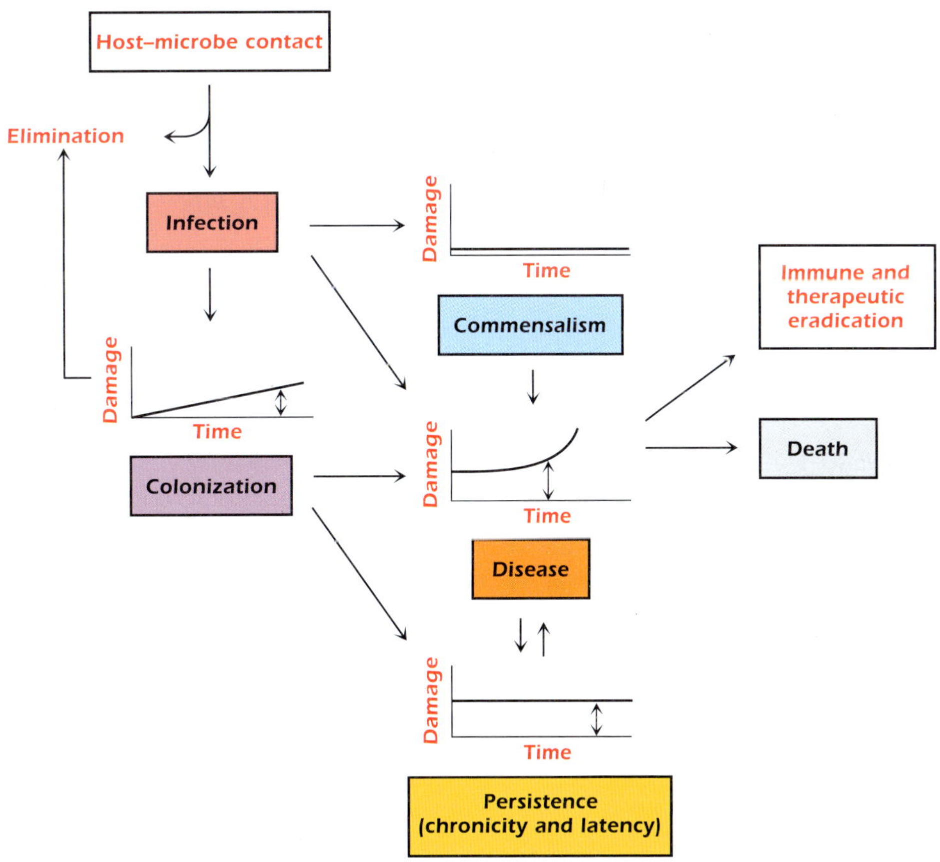

그림 19.2 숙주와 미생물의 상호작용에 따라 일어날 수 있는 결과들. 양방향 화살표는 특정 숙주-미생물 간의 상호작용에 따라 그 손상의 정도가 가변적인 상황을 표시한다. (Source: Adapted from Casadevall and Pirofski (2000). *Infect Immun* 68: 6511.)

또는 군체 형성은 매우 드물게 일어나지만, 증후나 임상적으로 분명한 숙주 손상이 나타난다. 그러나 공생과 군체 형성은 숙주가 손상되는 정도와 질병을 일으키는 능력에서 차이가 있을 수 있다. 숙주의 손상이 없을 때, 공생과 군체 형성은 본질적으로 구분이 불가능하다.

군체 형성이라는 용어는 대개 숙주 내에서 증상을 일으키지 않으면서 자신들의 터전을 확립하는, 중요한 병원성 잠재력을 가지는 미생물들에게 사용되는 용어이다. 군체 형성은 숙주 방어의 능력, 미생물의 병독성, 그리고 면역 반응의 효율성에 따라 제거, 잔존 또는 질병으로 이어질 수 있다. 많은 군체 형성 사건은 면역 반응을 자극하고, 관련된 미생물에 의해 발생하는 미래의 감염/또는 질병을 방지한다. 예를 들어, 고병원성 잠재력을 가진 미생물이 점막 위에 자리를 잡고, 임상적 증상들을 일으키기에는 부족한 정도의 손상을 일으키며, 자신을 제거하는 면역 반응을 이끌어낸다. 이러한 상태에서 군체 형성은 그러한 미생물이 재확립되지 않도록 숙주에게 면역성을 부여한다.

잔존(또는 잠복) 감염에서는 미생물들이 숙주에 손상을 일으킴에도 불구하고 숙주 내에 자리를 잡는 현상이며 박멸될 수도 없다. 예를 들면, 많은 사람들에게서 *Mycobacterium tuberculosis* 감염은 미생물이 숙주 내에서 자신들의 터를 확립할 때 조차도 증상을 나타내지 않고, 육아종(granuloma) 내에서 오랜 기간 살아남을 수 있다. 이러한 잔존 상태에서는 육아종의 형성으로 인해 국소적인 조직 손상과 정상 조직 내 변성이 일어나게 되지만, 그 정도의 손상은 임상적 질병을 일으키기에는 충분하지 않다. 그러나 군체 형성과는 달리, 숙주의 방어 기전은 mycobacteria를 박멸시킬 수 없고 감염은 잔존 상태가 된다. 대부분의 사람들에서 이러한 상태는 감염이 육아종 안쪽에서 제한된 상태로 유지된다. 하지만 몇몇 사람들에서는 이 상태가 *M. tuberculosis*에 의해 유발되는 질병인 결핵(tuberculosis)으로 진행된다. 손상-반응 체계에서 질병은 숙주 내의 미생물의 존재가 임상적 증상으로 발전시킬 수 있을 만큼 충분한 손상의 결과이다.

온전한 면역체계를 지닌 사람에서, 미생물이 자신들의 터전을 확립하고 감염을 유발하기 위해서는 충분한 병독성을 가지고 있어야 한다. 그러나 면역체계가 손상된 개인에게는 낮은 병독성을 가진 미생물도 심각한 감염을 일으킬 수 있다. 약해진 면역체계를 가진 사람들 내에서만 병원성이 있는 미생물은 종종 **기회감염 병원체**(***opportunistic pathogens***)라고 일컬어진다. 그러므로 병원성과 병독성이라는 미생물의 특성은 숙주의 면역 상태와 관련되어 있으며, 부분적으로 의존적이기도 하다. 면역 기능이 정상적인 환경에서는 공생하는 미생물은 해롭지 않으며, 어떤 것들은 장(gut) 박테리아에 의한 비타민 K 생산처럼 숙주를 위해 중요한 역할을 할 수도 있다. 그러나 정상적인 숙주 방어체계가 파괴된다면 공생 미생물들도 병원체가 될 수 있다. 예를 들어, *Staphylococcus epidermidis*와 *Candida albicans*는 모두 피부의 정상균총(flora)의 일부이지만, 정맥내 카테터(intravenous catheters)를 삽입한 환자에서는 손상된 피부에 의해 이 세균들이 부적절하게 순환계로 침입하여 생명을 위협하는 감염을 일으킬 수 있다. 암에 대한 몇몇 치료법은 면역 억제를 일으키며, 공생 미생물처럼 낮은 병독성을 가진 미생물에 의해 환자들은 심각한 감염의 위험에 처하게 된다.

이 장에서는 포유류 숙주들이 다양한 병원체에 어떻게 대항하여 스스로를 보호하는지, 그리고 면역체계가 어떻게 능동적 및 수동적 면역화를 통해 항미생물적 방어를 위해 대비하는지 설명할 것이다. 이제 여러분은 선천면역과 적응면역 방어에 대한 기본적인 기초 개념에 친숙해졌으리라 간주한다.

다양한 종류의 미생물 병원체에 대응하는 숙주의 방어

특정 미생물에 대한 가장 효과적인 면역 반응은 병원체의 종류와 병을 발생시키는 미생물의 전략에 따라 다양하다. 바이러스, 박테리아, 기생충, 그리고 균류들은 숙주 내에서 자신들의 터전을 확립하기 위해서 각각 다른 전략들을 사용하기 때문에 각각의 미생물에 대한 효과적인 면역 반응도 다르다. 그러나 각각의 병원체가 다르더라도 여러 종류의 병원체에 대응하는 면역 반응을 고찰할 때 몇몇 공통적 현상들도 나타나는 것을 볼 수 있다.

바이러스에 대한 면역성

모든 바이러스는 **절대적 세포내 병원체**(***obligate intracellular pathogens***)이다. 따라서 많은 바이러스는 세포 침입, 복제 그리고 면역체계를 회피하기 위한 고도의 정교한 여러 기전을 진화시켜 왔다. 바이러스 감염에 대한 숙주의 방어는 첫째로, 바이러스 복제를 지연시킨 후 감염원을 박멸하는 것을 목표로 한다. 항바이러스 반응은 침입 경로, 부착 장소, 감염 바이러스에 의한 발병(pathogenesis) 양상, 사이토카인의 유도, 항체 반응, 그리고 세포-매개성 면역(cell-mediated immunity)과 같은 숙주-병원체 상호작용 결과에 영향을 미치는 여러 요인에 의해 복잡할 수 있다.

초기 중요한 방어 기전 중 하나는 백혈구에 의한 IFN-α, 섬유아세포에 의한 IFN-β, T 세포 및 NK 세포에 의한 IFN-γ를 포함하는 다양한 인터페론을 생산하는 것이다. 인터페론은 바이러스 감염(또는 이중가닥 RNA와 같은 다른 유발인자)에 대한 반응으로, 포유류 숙주에서 여러 세포 유형에 의해 생산되는 항바이러스 단백질들이거나 당단백질이다. 인터페론은 초기 보호 기전에 기여한다. 바이러스에 감염된 세포에서 생산된 IFN-α와 IFN-β는 인접 세포들로 확산되어 바이러스 복제를 방해하는 유전자들을 활성화시킨다. 이와 같은 인터페론은 또한 MHC class I 분자와 프로테아솜(proteasome) 단백질의 생산을 자극해서, 감염된 세포들이 T 세포에 바이러스의 펩타이드를 제시하는 능력을 증진시킨다. 특히, IFN-α와 IFN-β는 바이러스에 감염된 숙주세포들을 인식하여 죽이는 NK 세포를 활성화시켜 바이러스 생산을 제한하기도 한다.

NK 세포는 선행 감작(prior sensitization)이 없이도 시험관 내에서 특정 종양세포들을 죽이는 특징적 능력을 가지고 있으며, 감염 초기에 바이러스에 대한 세포성 방어벽을 구성한다. 감염 과정 후반, 즉 바이러스 항원에 대한 항체가 만들어지면 NK 세포는 **항체-의존성 세포-매개 세포독성**(***antibody-dependent cell-mediated cytotoxicity***, ADCC)을 통해 감염된 숙주세포를 제거할 수 있다. 또한 NK 세포가 생산하는 IFN-γ는 면역 체계가 적응면역 반응을 생성하도록 돕는 대식세포 기능의 강력한 활성자이다. **보체계**(***complement system***) 단백질들은 몇몇 바이러스의 외피를 손상시키는데, 이 또한 특정 바이러스 감염에 대한 방어 방법 중 일부이다.

IFNs, NK 세포, 그리고 보체를 포함하는 선천면역이 작동되어 많은 바이러스 감염을 지연시키고 억누르는 동안에도 감염은 바이러스 복제 그리고 적응면역 반응을 촉발하는 조직 손상과 함께 진행되기도 한다. 바이러스 단백질에 대한 항체는 체액성 반응으로 인해 생성된다. **중화항체**(***neutralizing antibodies***)라 불리는 항체는 바이러스가 다른 세포에 침입하는 것을 차단한다. IgG는 바이러스에 대해 가장 활성이 높은 아이소타입으로 알려져 있다. 옵소닌화(opsonization)는 체액성 및 세포성 면역 기전이 만나는 대표적 현상이다. IgG의 Fab 부위는 감염된 숙주세포 표면의 바이러스 항원들과 결합하는 한편, NK 세포, 대식세포, 그리고 다형핵 세포(PMN)의 Fc 수용체와도 연결된다. 이에 따라서, 이들 세포는 식세포작용을 하거나 ADCC를 통해 바이러스에 감염된 세포를 파괴할 수 있다.

바이러스 단백질에 대한 항체들은 바이러스가 숙주세포에 결합하는 것을 방해함으로써 감염을 차단할 수 있다. 분비성(secretory) IgA의 생성은 점막 표면 상피세포의 감염을 차단하여 숙주를 보호한다. 항체는 또한 바이러스 입자들의 응집, 바이러스 표면에서의 보체 활성화, 대식세포에 의한 바이러스 입자의 식세포 작용의 촉진에 의해 바이러스 감염의 진행을 방해할 수 있다. 항체 반응의 생성은 바이러스의 확산을 제한하고, ADCC를 통해 감염된 숙주세포의 파괴를 촉진한다. 요약하면, 바이러스에 대한 효과적인 항체 반응에는 다음과 같은 일을 하는 항체가 있다.

- 감수성이 있는 숙주세포에 대한 바이러스의 감염력을 중화시킨다(또는 방해한다).
- 보체를 고정하고 비리온의 보체에 의한 손상을 촉진한다.
- 바이러스 효소를 억제한다.
- 바이러스 입자의 옵소닌화를 촉진한다.
- 바이러스에 감염된 세포에 대한 ADCC를 촉진한다.

특정 종류의 바이러스 감염 조절을 위해서는 각기 다른 유형의 항체가 필요하다. 독감바이러스 및 홍역바이러스 감염을 살펴보자. 인플루엔자바이러스에 의한 호흡기관 상피 감염은 상피세포 내에서 바이러스가 생산되고, 인접한 상피세포로 전파된다. 적절하면서도 충분한 면역 반응은 상피 표면에서 항체의 작용을 수반하게 될 것이다. 이 작용은 국소적으로 분비된 IgA 또는 IgG나 IgM의 국소적 혈관외 유출(extravasation)을 통해서 이루어질 수 있을 것이다. 반면에, 홍역과 소아마비 같은 바이러스 질병들은 점막 상피(호흡기 및 창자)에서 감염이 시작되지만, 혈류를 따라 다른 표적 조직으로 확산된 이후에 주요 병원성 효과가 나타난다. 이 경우에 상피 표면의 항체는 바이러스에 대해 방어 역할을 하며, 순환하는 항체도 유사한 기능을 한다.

그러나 일단 바이러스가 숙주세포에 부착하면 대개는 항체에 의해 제거되지 않는다. 그러므로 효과적인 항체 반응이라도 바이러스 감염을 제거하기에는 보통 충분하지 않으며, 바이러스가 숙주세포 안에 자리를 잡았을 때에는 특히 어렵다. 확립된 바이러스 감염을 박멸하려면 효과적인 세포-매개성 반응이 요구된다. 적응면역의 세포 반응은 바이러스 감염 제거에 필수적인 특이적 $CD4^+$와 $CD8^+$ T 세포를 생성한다. $CD4^+$ T 세포는 항체의 아이소타입 클래스 전환(isotype class switching)과 친화도 성숙(affinity maturation)을 촉진시킴으로써 항체 반응을 효과적으로 일으킨다(10장 참조). 또한 $CD4^+$ T 세포는 바이러스 감염 지역에서 염증 반응 자극에 중요한 사이토카인을 생산하고, 대식세포 기능을 활성화시킨다. 세포독성 $CD8^+$ T 림프구

(CTL)는 바이러스에 대한 주요 효과(effector) T 세포이다. 이 세포는 바이러스 감염의 초기에 생성되어 대개 중화항체 전에 모습을 드러낸다. $CD8^+$ T 세포는 주조직적합성복합체(MHC) class I 분자의 맥락에서 바이러스 항원을 인식하고, 바이러스가 잠복해 있는 숙주 세포를 죽일 수 있다. 숙주 내 대부분의 세포 유형들이 MHC class I 분자를 발현하기 때문에 $CD8^+$ T 세포는 감염된 여러 유형의 세포들을 인식할 수 있으며, 결과적으로는 바이러스 감염에 대한 숙주의 적응면역 반응에서 가장 중요한 구성요소이다. 그러나 B형 간염바이러스와 같은 특정 비세포병변성(noncytopathic) 바이러스에 대해서는 $CD8^+$ T 세포들이 조직 손상을 일으킬 수 있다. B형 간염의 만성감염은 지속적인 염증과 간세포 손상을 일으켜서, 기관부전(organ failure)으로 발전할 수 있는 섬유증(fibrosis)을 초래한다.

요약하면, 선천면역 기전이 감염 초기 IFN의 생산과 NK 세포들에 의한 감염세포의 살해를 통해서 바이러스 감염을 방해한다. 이와 같은 초기 방어는 강력하면서도 병원체-특이적인 적응면역 반응이 생성될 때까지 시간을 벌어주게 된다. 적응면역 반응은 바이러스 입자들의 수를 줄여주는 중화항체와 감염된 세포들을 죽이는 CTL을 생산한다. 중화항체의 존재는 동일한 바이러스에 의한 차후의 노출에 대해서도 방어 역할을 할 것이다.

박테리아에 대한 면역

박테리아 병원체들에 대한 숙주 보호는 **체액성**(***humoral***) 및 **세포-매개 면역**(***cellular-mediated immunity***)를 포함하는 다양한 기전을 통해서 이루어진다. 항박테리아 방어 기전에는 **항체**(***antibody***)와 **보체**(***complement***)를 통한 박테리아의 용해, **옵소닌화**(***opsonization***), 그리고 **식세포 작용**(***phagocytosis***)이 있으며, 간, 비장, 그리고 세망내피계(reticuloendothelial system)의 여러 구성요소에 의한 포식된 박테리아 제거 등이 포함된다. 박테리아와 박테리아의 생성물은 대식세포나 수지상세포와 같은 APCs에 의해 세포 내로 들어오고 가공되어 T 세포에 항원으로 제시된다. 그렇게 가공되어 만들어진 펩타이드는 MHC class II 분자의 맥락에서 $CD4^+$ T 세포에 제시된다(10장 참조). 이 과정은 T 세포가 대식세포를 활성화시키는 사이토카인을 생산하여 숙주 반응을 증폭시키며, 부차적인 염증 세포를 모아 집중시킨다. 다양한 면역 기전의 상대적인 효능은 박테리아의 유형 및 박테리아 세포 표면의 특성에 따라 다르다.

박테리아 병원체는 세포벽과 세포막의 조성에 따라 대략 네 가지로 분류한다. (1) **그람 양성**(***Gram-positive***), (2) **그람 음성**(***Gram-negative***), (3) ***mycobacteria***, (4) ***spirochetes***. 일부 그람-양성과 그람-음성 박테리아는 다당류 협막(capsule)을 갖는다. 또 다른 결정적 차이점은 **세포내**(***intracellular***) 병원체인가 또는 **세포외**(***extracellular***) 병원체인가에 있다. 세포내 박테리아 병원체들은 세포 안에 자리 잡고 총체적인 숙주 면역 방어로부터 부분적으로 보호를 받는다. 반면에 세포외 박테리아 병원체들은 세포 밖에서 발견된다. 일반적으로, 체액성 면역은 세포외 박테리아에 대한 방어에 대단히 중요하며, 세포성 면역은 세포내 박테리아의 조절과 박멸을 위한 주요 면역 기전이다. T_H17 세포들은 이와 같은 숙주 방어 기전에 결정적인 역할을 하는 것으로 생각된다.

그람-양성 박테리아. 그람-양성 박테리아는 복잡하게 교차-결합된(cross-linked) **펩티도글리칸**(***peptidoglycan***)으로 구성되어 크리스탈 바이올렛(crystal violet) 염료가 빠져 나가지 않는 두꺼운 전자-밀집형(electron-dense) 세포벽을 가지고 있다(그러므로 그람-양성이라 부른다). 두꺼운 펩티도글리칸 층에 더하여, 그람-양성 박테리아의 세포벽에는 테이코산, 탄수화물, 그리고 단백질이 포함되어 있다. **테이코산**(***teichoic acids***)은 면역원성이 있어 그람-양성 박테리아의 주요 항원결정기이다. 이런 유형의 세포벽은 그람-양성 박테리아들이 보체계에 의한 용해에 저항성을 갖게 되는 두꺼운 보호층으로 작용한다. 그람-양성 박테리아에 대한 방어에는 옵소닌을 제공하는 특이 항원 반응과 호중구, 대식세포와 같은 포식세포가 박테리아를 포식하고 죽이는 작용을 포함한다. **옵소닌화**와 **식세포 작용**(***phagocytosis***)은 IgG 단독으로 또는 C3b와 함께 작용한다. 보체계의 대체경로(alternative complement pathway)는 그람-양성 박테리아 세포벽에 의해 직접적으로 촉발되면 세포 표면에 보체 옵소닌이 침착되고 염증 반응의 매개물이 생성된다. 비록 보체계가 그람-양성 박테리아를 직접적으로 용해시키지는 않더라도, 숙주 방어에 핵심적인 옵소닌들과 염증 매개 분자들을 제공한다.

그람-음성 박테리아. 그람-음성 박테리아는 크리스탈 바이올렛 염료를 보유하는 특성이 없으며, 주변세포질(periplasmic) 공간이 얇은 펩티도글리칸에 의해 나뉘어 있고, 외막과 세포막으로 구성된 여러 층의 세포벽을 가지고 있다. 그러므로 그람-양성과 그람-음성 박테리아는 세포벽 구조에서 주요 차이점들을 갖고 있다. 그람-음성 박테리아의 외막은 **내독소**(***endotoxin***)로 알려진 **지질다당체**(***lipopolysaccharide, LPS***)를 포함하고 있다. LPS의 다당류 부분은 항원 특이성을 좌우하는 항원결정기로 작용한다. 많은 그람-음성 박테리아의 종 내부에는 혈청학적으로 혈청형으로 확인할 수 있는 서로 다른 LPS 구조를 가지고 있는 변이체가 존재한다. LPS는 인간에게 매우 유독하며, 그람-음성 박테리아 감염 중 일어나는 심혈관 허탈(cardiovascular collapse), 저혈압, 쇼크를 일으킬 수 있다. 보체계의 대체경로는 그람-음성 박테리아 세포벽의 LPS에 의해, 또는 C3에 작용하는 그람-음성 박테리아의 다당류 협막에 의해 직접적으로 활성화된다. 보체계의 대체경로가 활성화되면 주화성 분자들인 C3a와 C5a, 옵소닌 C3b, 그리고 C5~C9 막 공격 복합체(MAC)에 의해서 박테리아 용균 작용이 일어난다(4장 참조). 두꺼운 펩티도글리칸 층 때문에 보체-매개 용균작용이 작동하지 않는 그람-양성 박테리아와는 대조적으로, 보체계는 몇몇 그람-음성 박테리아를 직접적으로 용균시킬 수 있다. 그람-음성 박테리아에 대한 방어에는 **보체계**(***complement system***), **특이 항체**(***specific antibody***), 그리고 **식세포**(***phagocytic cells***)가 포함된다.

마이코박테리아(Mycobacteria). 마이코박테리아는 그람-양성 및 그람-음성 박테리아와는 또 다른 세포벽을 갖고 있다. 마이코박테리아의 세포벽은 높은 지질 함량이 특징적이며, 이로 인해 박테리아를 염색하기 어렵다. 마이코박테리아 세포벽을 진단하는 유용한 미생물학적 특성은 산으로 처리한 후에 세포벽이 특정 염색약이 산으로 탈색되지 않는 **항산성**(***acid fastness***)이다. 마이코박테리아는 느리게 증식하며, 소수성 표면을 갖기 때문에 개체들이 함께 뭉쳐 존재한다. 마이코박테리아 세포벽의 구성요소들은 감염 동안에 **튜베르쿨린 반응검사**(***tuberculin test***)의 기반이 되는 **시연형 과민반응승**(***delayed-type hypersensitivity, DTH***)을 포함하므로, 강한 면역 반응을 불러일으킨다(15장 참조). 마이코박테리아 단백질에 대한 과민성 반응은 마이코박테리아 감염의 발병과 관련된 것으로 생각된다. 마이코박테리아는 강한 항체 반응을 이끌어내지만, 체액성 면역의 방어 역할은 명확하지 않다. 마이코박테리아에 대응하는 주요 방어 기작에는 **대식세포**(***macrophages***)와 **세포-매개 면역**(***cell-mediated immunity***)이 있다.

스피로헤타(Spirochetes). 얇은 나선형의 미생물들을 일컫는 스피로헤타에는 매독(*Treponema pallidum*)과 라임병(*Borrelia burgdorferi*)의 원인 병원체들이 포함된다. 스피로헤타에는 그람-양성 박테리아, 그람-음성 박테리아, 그리고 마이코박테리아에서 발견되는 세포벽이 없다. 그 대신 소량의 단백질이 포함된 얇은 외막(outer membrane)을 갖고 있다. 스피로헤타는 가늘고 부서지기 쉽기 때문에 현미경 상에서 관찰하려면 암시야 현미경법(dark-field microscopy)이나 면역형광법(immunofluorescence)과 같은 특별한 기술이 요구된다. 스피로헤타에 대한 중요한 숙주 방어체계에는 **보체**(***complement***), **특이 항체**(***specific antibody***), **세포-매개 면역**(***cell-mediated immunity***)이 포함된다.

기생충에 대한 면역

기생충에는 다세포성 **장내 기생충**(***helminths***)과 단세포성 **원생동물**(***protozoa***)을 포함하는 다양한 병원체가 포함된다. 전체 인구의 절반이 기생충에 감염되어 있다.

많은 기생충이 세포 내의 위치와 항원 조성이 서로 다른 다양한 조직 단계(tissue stage)를 가지기 때문에 면역계의 임무 수행을 어렵게 한다. 기생충의 다양성 때문에 기생충에 의한 질병을 방어하는 효과적인 숙주 기전을 일반화하는 것은 어려운 일이다. 그러나 선천면역 및 적응면역 기작 모두 다 기생충 감염에 대한 방어에 결정적으로 중요하다는 것은 명확하다. 소위 **제2형 면역 반응**(***type-2 immune responses***)이 장내 기생충과 다른 기생충에 대한 방어력을 주는 적응면역 기전 중 가장 중요하다. "제2형 반응"이라는 용어는 이들 반응이 T_H2 반응이 유도하는 특징을 가지기 때문이다. T_H2 세포는 IL-4, IL-5, IL-9 및 IL-13 같은 사이토카인을 분비하며, 독특한 전사인자(GATA-3, STAT-5 및 STAT-6)가 관련되어 있다. 비록 제2형 면역 반응이 장내 기생충 감염과 알레르기에 관련해서 광범위하게 연구되었음에도 불구하고(13장 참조), 이러한 면역 반응은 또한 뱀독(venoms), 알룸(alum) 같은 백신 보강제, 그리고 몇몇 박테리아 및 바이러스 감염에 의해서도 유도된다는 것에 주목할 만하다. 그러나 이러한 다양한 종류의 자극이 어떻게 전형적인 제2형 반응을 일으키는지, 그리고 이러한 반응과 관련된 세포성, 분자 네트워크의 정체는 무엇인지는 아직도 불명확하다.

원생동물(Protozoa). 원생동물은 **영양체**(***trophozoite***)라 불리는 물질대사가 활발한 형태 또는 **포낭**(***cyst***)으로 알려진 휴면기의 조직 형태(dormant tissue form)로 존재한다. 원생동물에 의한 질병으로는 아메바증(amebiasis), 말라리아(malaria), 리슈마니아증(leishmaniasis), 트리파노소마증(trypanosomiasis), 그리고 톡소플라즈마증(toxoplasmosis) 등이 있다. 원생동물에 대한 숙주 방어에는 선천면역 및 적응면역 각각의 체액성 및 세포성 기전이 모두 포함되지만, 각 기전의 상대적인 중요성은 각 병원체에 따라 다르다. 트리파노소마(trypanosome)와 같은 몇몇 원생동물 기생충들은 대체경로를 통해 보체계를 활성화시킬 수 있다.

선천면역 체계의 호중구와 대식세포에 의한 **식세포 작용**과 관련된 **보체 활성화**는 많은 기생성 병원체에 대응하는 중요한 방어선을 제공한다. 아메바증, 말라리아, 그리고 트리파노소마증과 같은 몇몇 원생동물성 감염에 대해 항체가 작용하는 체액성 면역이 감염에 대한 방어 작용을 한다고 알려져 있다. 이들 각각의 기생성 병원체에 대한 방어적 항체 반응을 유발할 수 있는 백신은 아직도 개발되지 않았다. 또한 리슈마니아증 및 톡소플라즈마증과 같은 다른 원생동물성 감염에 있어서는 세포성 면역이 더 중요하지만, 이에 대한 백신 역시 존재하지 않는다.

장내 기생충(Helminths). 병원성 원생동물 미생물들과는 달리, **장내 기생충**이라 부르는 다세포성 벌레(worm)는 1 cm ~10 m의 크기에 달하는 커다란 병원체들이다. 이들의 방대한 크기로 인하여 숙주 방어에 특별한 문제점들이 제기되는데, 장내 기생충 감염을 조절할 때 조직과 면역 반응 사이의 복잡한 상호작용이 요구된다는 점이다. 장내 기생충은 이들이 가진 항원에 대한 강력한 면역 반응을 일으키는 만성감염을 유발하는 것으로 악명이 높다.

호산구(***eosinophils***)나 **비만세포**(***mast cells***)와 같은 선천면역 체계의 구성요소가 기생충에 대한 중요한 효과기 세포라는 점에는 일반적으로 모두 동의하지만, 이 장내 기생충에 대한 숙주 반응은 아직 분명하지 않다. 장내 기생충 항원에 특이적인 ***IgE***는 ***ADCC***를 위한 호산구를 감작시키므로, 숙주 방어에 중요하다고 생각된다(그림 13.8 참조). 장내 기생충에 감염되면 종종 혈액 내 호산구가 증가하고, 혈청 IgE 농도가 증가한다.

진균에 대한 면역

진균 병원체(fungal pathogen)는 면역이 손상된 개체 내에서 심각한 감염을 유발하는 경향이 있는 진핵생물이다. 진균은 염증 반응을 유발하는 단백질분해효소를 발현하여 조직 손상을 일으킨다. 가장 흔한 진균 병원체는 *Candida albicans*이다. 이 생명체는 대개 해가 없는 공생체이지만 정맥주사용 카테터(catheters)나 외과수술에 의해 파손된 피부와 같이 정상적인 방어 기전이 손상되면 질병을 일으킬 수 있다. 심각한 *C. albican*-관련 질병들의 위험에 놓인 또 다른 그룹은 화학요법으로 인해 호중구가 일시적으로 결핍되는 개체들이다. 대부분의 심각한 *Candida* 감염 사례가 피부 손상이나 호중구의 결핍 때문이라는 사실은 주로 **선천 방어 기전**(***innate defense mechanisms***)이 전신적으로 질병의 방어를 담당한다는 것을 시사한다. 그러나 HIV 감염이 상당히 진행된 환자가 점막 칸디다증(mucosal candidiasis)을 앓는 것을 보면, 점막 표면에서 이 병원체를 방어할 때 세포-매개 면역이 중요하다는 것을 알 수 있다.

*Histoplasma capsulatum*과 *Cryptococcus neoformans* 같은 다른 진균은 이 병원체들이 발견되는 토양의 지역에서 흡입을 통해 환경으로부터 감염된다. *C. neoformans*는 병독성을 띠는 다당류 협막을 가지고 있다. 이와 같은 지역에 거주하면서 증상이 없는 개인들을 대상으로 하는 유병률 연구에서 항체 반응 또는 양성 피부 테스트(positive skin testing) 결과에서 나타나는 것처럼, 감염률은 높지만 발병률은 매우 낮다는 것이 밝혀졌다. 그러므로 이들 미생물의 경우 일차적으로 병원체에 노출되면 감염을 조절하는 적응면역 반응이 일어나는 것으로 생각된다. *H. capsulatum*과 같은 몇몇 진균은 대식세포 내에서 살아남아 세포 내 병원체가 된다. $CD4^+$ T 세포의 T_H17 계통이 세포내 진균 감염에 대한 숙주방어에 중요한 역할을 한다고 생각된다.

진균의 세포벽은 교차-연결된 다당류로 구성되지만 박테리아의 것과는 다르다. 진균 세포들은 일반적으로 보체계에 의한 용해 작용으로 손상되지 않는다. 진균 감염에 대한 숙주 반응에는 체액성 및 세포성 반응 둘 다 포함된다. 진균 병원체에 대한 숙주 방어의 주된 형태는 세포-매개 면역이라고 알려져 있다. 진균에 대해 저항성을 갖기 위해 온전한 T 세포 기능이 필요하다는 점은 *H. capsulatum* 및 *C. neoformans*와 같은 진균의 감염으로 생명까지 위협받는 AIDS 환자들의 경향을 볼 때 특히 분명해진다. 역사적으로, 항체-매개 면역은 진균에 대해 매우 중요한 것은 아닐 것으로 생각되어 왔지만, *C. albicans*와 *C. neoformans*에 대해 방어 기능을 갖는 여러 단일클론 항체가 최근 수년 동안 소개된 바 있다. 그러므로 세포성 및 체액성 면역 기전 모두 진균에 대응하는 방어 전략에 기여하고 있다.

병원체들이 면역 반응을 회피하는 기작

어떤 미생물들은 온전한 면역계의 만만치 않은 방어 기전에도 불구하고, 숙주 내에서 자신들의 위치를 확립하고, 생명을 위협하는 감염을 일으킨다. 이들 병원성 미생물은 숙주 면역계나 면역 반응을 회피하거나 극복할 수 있는 특수한 적응력을 가진다. 미생물 병원체가 숙주의 면역 반응을 회피하는 기작을 이해하는 것이 중요한 이유는 그것이 숙주의 방어 기전이 갖는 효능과 한계를 알려 주기 때문이다. 게다가 면역의 공격으로부터 미생물이 살아남는 데 사용하는 전략을 보다 잘 이해하는 것은 감염과 맞서 싸우기 위한 새로운 치료법이나 백신을 설계하는 데에 활용될 수 있다.

협막성 박테리아(Encapsulated Bacteria)

다당류 협막(***polysaccharide capsules***)은 *Streptococcus pneumoniae* (pneumococcus), *Haemophilus influenzae*, *Neisseria meningitidis* (meningococcus), 그리고 *Cryptococcus neoformans* 등을 포함한 여러 인간 병원체에서 중요한 **병독성 요소**(***virulence factors***)로 작용한다. 이러한 협막은 항포식성(antiphagocytic)을 나타내기 때문에 숙주의 식세포들에 의한 포식이나 살해 기능으로부터 병원체를 보호한다. 협막 중 어떤 종류들은 보체계의 작용도 방해한다. 다당류 분자들은 종종 면역원성이 약하기 때문에 협막성 병원체에 의한 감염에서 높은 역가(titer)의 항체 반응들이 반드시 나타나지는 않는다. 특히, 유아와 1~2살 정도의 어린이들은 협막성 박테리아에 의한 생명-위협적 감염에 취약한데, 이는 면역계가 미성숙하여 적절한 항체 반응을 일으키지 못하기 때문이다. 이는 부분적으로나마 비장(spleen)의 변연부 B 세포(marginal B cells)가 결여된 탓이다. 고위험군에 속하는 다른 경우는 선천적으로 또는 후천적으로 항체 생산이 결핍된 환자들이며, 정상적인 비장 기능이 결여된 경우이다. 박테리아는 비장과 간 내의 세망내피계(reticuloendothelial system)에 의해서 제거되기 때문에, 이와 같은 기관들은 협막성 병원체들에 대한 방어에 결정적인 역할을 한다. 질병(예, 겸상적혈구빈혈증) 또는 수술로 비장이 제거되어 세망내피계의 기능이 저하된 사람들은 협막성 박테리아에 특히 취약하다.

협막성 병원체들에 대응하는 항체 작용의 기전에는 호중구와 대식세포의 식세포 작용 및 살해를 위한 옵소닌이 포함된다. 협막의 다당류에 대한 항체는 직접적으로는 Fc 수용체를 통해, 간접적으로는 보체의 활성화에 의해서 식세포 작용을 촉진시키는 작용을 한다. 보체 활성화에 따른 C3b의 생성은 또한 식세포 작용을 위한 옵소닌화를 촉진하며, 이는 숙주 방어의 중복성의 또 다른 예이다.

독소

일부의 박테리아 감염에서, 질병의 징후는 **독소**(***toxins***)라 불리는 병독성 인자에 의해 나타난다. 박테리아 독소는 미세 농도에서 생리적 효과를 나타내는 단백질이다. 독소-생산 박테리아의 예로는 *Corynebacterium diphtheriae*, *Vibrio cholerae*, 그리고 *Clostridium tetani* 등이 있으며, 각각은 디프테리아(diphtheria), 콜레라(cholera), 그리고 파상풍(tetanus)을 일으킨다. 디프테리아란 비인두(nasopharynx)에서 *C. diphtheriae*가 증식하고 독소가 생성되어 환자를 질식시킬 수 있는 끈끈한 막이 인후 내부에 형성되는 상태이다. 콜레라는 *V. cholerae*에 의한 설사병이며, 장 점막의 세포 내에서 독소-매개에 의한 물의 재흡수 변화로 인한 것이다. 파상풍은 *C. tetani*에 의해 생성된 독소에 의해 말초 근육의 과도하게 흥분되어 엄청난 경련이 일어나는 상태이다. 독소의 기능과 박테리아의 침투 및 면역 반응의 회피의 상관관계는 가변성이 있으며 각 병원체에 따라서도 다르다. 파상풍 및 botulinum 독소와 같은 일부 독소는 직접적으로는 면역계 손상을 일으키지 않는다. 디프테리아 독소는 점막 손상을 통해 박테리아 감염을 촉진시킨다. 탄저병의 원인 병원체인 *Bacillus anthracis*는 대식세포의 세포예정사를 유발하는 병원성 독소들을 생산한다. 탄저병에서 나타나는 면역 회피의 주요 기전에는 **치사성 독소**(***lethal toxin***, LT)라 불리는 독소가 관련되어 있다. LT는 세포활성화에 뒤따르는 항세포예정사(antiapoptotic) 유전자의 전사에 필요한 대식세포의 단백질 인산화효소(protein kinase)를 억제한다.

대부분의 독소는 면역원성이 높기 때문에 강력한 체액성 및 세포성 면역 반응을 이끌어내며, 특이적 항체는 박테리아 독소와 결합하여 독소 중화작용을 한다. IgA도 콜레라 장독소(enterotoxin)처럼 특정 **외독소**(***exotoxins***)(예, 분비된 독소) 중화에 중요하지만, 독소에 대응한 방어는 주로 IgG와 관련이 있다. 외독소들은 표적이 되는 숙주 조직에 단단히 결합하기 때문에 감염 후 **항독소**(***antitoxin***)(독소-특이적 항체를 이용한 수동면역; 이 장의 후반부에서 설명한다)의 투여만으로는 제거될 수 없다. 그러므로 독소-매개 질병(예, 디프테리아)에서 신속한 항독소 투여는 (추가적인) 외독소 부착을 방지하여 독소에 의해 일어나는 손상을 최소화하는 데 필요하다. 이러한 현상은 인체에서 디프테리아 독소의 치사 억제를 위해 다양한 시점에 투여된 디프테리아 항독소의 효과분석에서 분명히 나타난다(표 19.1). 감염이 진행되면 디프테리아 항독소 투여의 효력은 현저하게 감소된다.

일부 박테리아의 독소는 *Clostridium perfringens*의 레시티나아제(lecithinase)와 독사의 독액처럼 효소로 작용한다. 그러나 독소에 항체가 결합한다고 해서 이러한 독소의 효소활성자

표 19.1 디프테리아 발병 후 표시된 날에 투여한 디프테리아 항독소에 의한 방어.

일	발생 수	치사율
1	225	9.0
2	1,445	4.2
3	1,600	11.1
4	1,276	17.3
5 (혹은 이후)	1,645	18.7

리를 억제하는 것은 아닐 수도 있다.

슈퍼항원

어떤 독소와 면역계의 상호작용은 수많은 T 세포의 TCR에 특정 독소가 결합할 수 있을 때 주요 면역학적 결과를 나타낸다. 이와 같은 독소는 **슈퍼항원(*superantigens*)**으로 알려져 있으며, 황색 포도상구균의 **독성쇼크 증후군(*Staphylococcal toxic shock syndrome*)** 독소가 여기에 포함된다. 1980년대 초기의 많은 황색 포도상구균 독성쇼크 증후군이 여성들이 월경 중에 사용하는 탐폰(tampon)과 관련이 있었다. 그 이후, 이 질병의 발생 빈도는 탐폰 제조기술이 변화하면서 현저하게 감소하였다.

슈퍼항원들은 다수의 T 세포를 대상으로 세포 증식, 사이토카인 합성, 그리고 이후의 세포예정사를 촉진하여 중요한 면역세포의 손실을 가져온다. T 세포에 의한 과도한 양의 사이토카인이 방출돼서, **저혈압**, **저혈량증(*hypovolemia*)**, 그리고 **기관 기능부전(*organ failure*)**을 일으킴에 따라 사망에 이르게 된다. 특정 면역글로불린 유전자 패밀리에 결합하여 발현 상태를 바꾸는 B 세포 슈퍼항원들도 보고되어 있다.

항원변이

병원체들은 항원 구성이 다른 변이체들을 생성함으로써 면역계를 회피할 수 있다. 숙주 방어를 회피하기 위한 이 같은 기작을 **항원변이(*antigenic variation*)**라 한다. 항원변이를 이용하여 숙주 방어를 회피하는 병원체의 고전적인 예로는 인플루엔자바이러스, HIV, *Streptococcus pneumoniae*, trypanosomes, 그리고 group A streptococcus가 있다. 이러한 병원체 각각은 항원변이 기전의 실례가 된다. Group A streptococcus의 경우, M 단백질은 병독성을 일으키며, 박테리아 표면에 피브리노겐을 침착시킴으로써 식세포 작용을 막는다. M 단백질에 대응하여 방어항체가 유도되지만 항원의 변이가 다양해서, 한 균주의 *Streptococcus*에 감염되었다 하더라도 다른 균주에 대한 저항력도 만들어지는 것은 아니다.

인플루엔자바이러스(독감바이러스)는 분절형 RNA 유전체를 가지고 있기 때문에 유전자 재편성(reassortment)이 일어나면, 두 가지의 주요 표면 항원인 적혈구응집소(hemagglutinin)와 뉴라미니다아제(neuraminidase)의 새로운 조합을 발현하는 비리온(바이러스 입자)이 생성될 수 있다.

인플루엔자바이러스의 항원 변이에는 **항원 소변이(*antigenic drift*)**와 항원 대변이(antigenic shift)에 의해 일어난다. 항원 소변이(antigenic drift)는 인플루엔자바이러스 유전체에 점 돌연변이(point mutations)가 누적된 결과로서, 적혈구 응집소와 뉴라미니다아제의 항원 변화를 일으킨다. **항원 대변이(*antigenic shift*)**는 인플루엔자바이러스가 적혈구 응집소 또는 뉴라미니다아제 단백질의 새로운 대립유전자를 발현할 때 발생하며, 대규모의 항원성 변화와 새로운 바이러스 주(strain)의 발생을 초래한다. 인플루엔자바이러스의 항원 소변이와 항원 대변이의 결과로 인해 바이러스는 빠르게 변화하기 때문에 한 종류의 인플루엔자 감염이 이후의 감염에 대해서 방어 면역을 가져다 주지 못한다. 더욱이, 각각의 유행병은 항원적인 차이가 있어서 인플루엔자에 대한 새로운 백신이 매년 재구성되어야만 한다.

HIV는 생체 내에서 빠른 항원 변이를 겪는다. 이는 실수율이 높은(error-prone) 역전사효소 때문에 돌연변이들이 생성되고, 그 결과로 표면 단백질의 항원 변화가 나타나기 때문이다. HIV의 항원 변이는 효과적인 백신 개발에 큰 장벽이 되고 있다. 한편, *Streptococcus pneumoniae*(폐렴구균, pneumococcus)와 같은 병원체는 항원 조성이 다른 다양한 혈청형으로 존재하기 때문에 숙주에 항원 변이가 존재하는 병원체가 존재하게 된다.

현재, 80개의 폐렴구균 혈청형들이 알려져 있고, 한 혈청형에 의한 감염 경력이 다른 혈청형의 감염에 대한 방어력을 제공하지는 못한다. 그러므로 숙주는 각 폐렴구균 혈청형에 의한 감염에 대해 마치 서로 다른 미생물에 의한 감염처럼 대응해야만 한다. 이러한 사실이 확인됨에 따라서, 대부분의 혈청형에 효과적인 백신이 개발되었다.

또한 어떤 병원체들은 자신의 유전체 내에 항원 변이를 암호화하기도 한다. **트리파노소마(*Trypanosomes*)**는 만성적인 감염을 일으키는데, 이는 새로운 항원형(antigenic type)들이 감염 동안에 나타나며, 이들 각각은 서로 다른 변이체 표면 당단백질(variant surface glycoproteins, VSGs)을 발현하기 때문이다. 트리파노소마에 감염되면, 숙주는 대부분의 기생충이 발현하는 VSG에 대한 항체 반응을 증진시켜서 그들 대부분을 제거한다. 그러나 모든 경우의 트리파노소마 감염에서는 항체 반응에 의해 인식되지 않는 다른 VSG 항원을 발현하는 소수의 병원체가 존재한다. 항체 반응은 원래 침투한 개체군을 제거하는 것에 집중하기 때문에, 이 틈에 다른 VSG를 발현하는 개체들이 증식하여 새 항체 반응에서 살아남을 수 있는 항원 변이체의 새로운 하위 개체군(subpopulation)을 생성한다. 이와 같은 주기는 감염기간 동안 계속해서 반복된다. 수 많은 VSG 유전자들이 존재하기 때문에 트리파노소마는 매 세대 항원 조성이 다른 회피 변이체를 생산함으로써 지속감염을 일으킬 수 있다.

세포 내에서의 생존

몇몇의 미생물들은 **식세포(*phagocytic cells*)**에 의해서 포식되지만, 세포 내 환경에서 살아남기도 한다. 이와 같은 병원체는 박테리아인 *Mycobacterium tuberculosis*와 *Listeria monocytogenes*, 진균인 *Histoplasma capsulatum*, 그리고 원생동물인 *Toxoplasma gondii* 등이 포함된다. *M. tuberculosis*는 폐결핵을 일으킨다. *L. monocytogenes*은 면역이 억제된 개체에서 뇌막염(meningitis)을 일으킬 수 있는 식품-기인성(food-borne) 미생물이다. *H. capsulatum*은 미국의 오하이오주와 미시시피강 계곡의 토양에서 흔한 진균인데, 대개 정상적인 개체들에서 자기-제한적 폐렴을 유발한다. 그러나 면역 기능이 손상된 개체에서는 *H. capsulatum*이 몸 전체로 퍼지는 생명에 위협적인 감염을 일으킨다. *T. gondii*는 충분히 조리되지 않은 음식을 섭취하여 얻게 되는 기생충으로, 대개는 징후가 없는 감염들을 유발한다. 그러나 임신부의 경우 *T. gondii*가 태아를 감염시켜 심각한 출산장애를 일으킬 수 있다. 특히, HIV 감염이 진행된 환자들은 톡소플리즈마증에 걸리기 쉽다. 이와 같은 병원체들은 서로 매우 다른 질병의 형태를 유발하지만, 세 각각 숙주세포 내에서 살아남기 위한 공통된 능력을 가지고 있다.

세포 내에 거주하는 병원체는 체액성 면역요소와 호중구의 간섭 범위를 벗어나면서도 영양분이 풍부한 미생물에 유리한 환경에 머무는 셈이다. 비록 몇몇 병원체에 대한 숙주 방어에 항체 반응이 기여하기는 하지만, 일반적으로 세포내 미생물에 대한 대응은 세포-매개 면역의 범주에 속한다. 이 같은 개념은 *M. tuberculosis*, *L. monocytogenes*, *H. capsulatum*, 그리고 *T. gondii* 등이 AIDS 환자들처럼 T 세포 기능이 손상된 사람들에서 심각한 질병들을 일으킨다는 사실에서 설명된다. 게다가, NK 세포는 특이적 저항력이 발달되기 전 단계에서 감염된 세포를 파괴함으로써 감염 초기에 중요한 역할을 담당한다. 육아종 염증 반응(granulomatous inflammation)은 세포 내에 감염하는 여러 병원체에 대한 방어와 관련된 세포-매개 면역이 나타나는 조직의 성상이다.

비록 식세포는 항미생물 기능을 담당할지라도, 세포내 생존 능력이 있는 미생물들은 식세포 작용 후 죽지 않기 위해서 여러 가지 전략들 중 어떤 것이든 활용한다. *M. tuberculosis*는 식세포의 포식 소낭(phagocytic vacuole)과 리소좀의 융합을 막아 식포(phagosome)로 항미생물 물질들이 전달되는 것을 막는다(3장 참조). *H. capsulatum*은 포식리소좀의 소낭(phagolysosomal vacuole)이 산성화되는 것을 막아 대식세포 내부의 효모세포가 죽지 않게 하는 것으로 여겨진다. *L. monocytogenes*가 만들어내는 생성물들은 포식리소좀의 소낭으로부터 박테리아가 빠져나와 세포질로 탈출하도록 돕는데, 이는 세포 내의 항미생물 기전을 회피하고 영양공급에도 더 유리한 생태적 지위를 제공받는 결과를 낳는다. *T. gondii*는 숙주의 리소좀의 공격을 피할 수 있도록 격리된 스스로의 소낭을 만든다; 이로써 감염된 세포들이 면역계에 의해서 인식되는 것을 피해갈 수 있다. 설사성 질병을 일으키는 미생물인 *Shigella flexneri*와 같은 박테리아는 식세포의 세포예정사와 죽음을 유발함으로써 식세포들 내에서 자신들의 생존 가능성을 높이기도 한다.

면역계의 억제

몇몇 병원체들은 숙주의 면역 반응을 능동적으로 억제하여 포유동물 숙주 내에서의 자신들의 생존을 보장한다. 다수의 바이러스들이 면역 반응을 조절할 수 있는 유전자들을 가지고 있는데, 예를 들면 B 세포에 감염하는 엡스타인-바 바이러스(EBV) 유전자 중 하나는 면역 반응을 하향 조절하는 IL-10과 유사한 상동성 단백질을 생성한다. 단순 헤르페스바이러스(herpes simplex virus, HSV)와 같은 바이러스는 항체 및 보체의 기능을 방해하는 Ig Fc 부위 및 보체 수용체와 닮은 바이러스성 단백질들을 암호화하고 있다. 또한 HSV는 감염된 세포의 MHC class Ⅰ 발현을 억제하여 바이러스 펩타이드를 제시하는 숙주 세포의 능력을 방해함으로써 면역계의 감염 세포 인식 작용을 차단할 수 있다. 아데노바이러스(adenovirus)는 숙주 염증 반응을 하향 조절하는 유전자들을 암호화하고 있다. 진균인 *C. neoformans*는 다량의 협막 다당류를 벗어 던지는 방법으로 조직 내 염증 반응의 형성을 막는다. HIV는 $CD4^+$

T 세포들을 포함, 다양한 세포들에 감염하기 때문에 효과적인 면역 반응에 요구되는 세포를 직접적으로 방해할 수 있다. HIV가 유도하는 $CD4^+$ T 세포의 결핍은 면역 기능을 점차 악화시키는 면역손상이 절정에 달하게 되면 AIDS에 이르게 돼서, 환자는 다양한 기회감염에 쉽게 노출된다.

세포 밖 효소들

몇몇 박테리아는 면역 분자들을 분해하는 효소를 생산한다. 예를 들어, 각각 수막구균성 뇌막염(meningococcus meningitis)과 임질(gonorrhea)의 원인인 *Neisseria meningitidis*와 *Neisseria gonorrhoeae*는 점막 표면에 자리한 IgA를 파괴하는 **IgA 단백질 분해효소**(IgA proteases)를 생산한다. Group A streptococcus (strep throat를 유발)와 같은 Streptococci는 **용혈소**(***hemolysins***)를 생산하여 박테리아 개체가 널리 퍼지는 것을 돕는 것으로 생각된다. 다른 박테리아들 일부는 C5a 보체 단백질을 절단하는 **펩타이드 가수분해효소**(***peptidase***)를 만든다.

항체-결합 단백질의 발현

*Staphylococcus aureus*와 같은 일부 박테리아는 자신들이 발현하는 면역글로불린의 Fc 부위에 결합할 수 있는 표면 단백질을 발현한다. 이와 같은 **Fc-결합 단백질**의 예로는 **단백질 A**(***protein A***)와 **단백질 G**(***protein G***)가 있다. 이러한 단백질이 면역글로불린에 결합하는 능력이 친화성(affinity) 크로마토그래피에서 IgG를 정제하는 데 이용되어 면역학적 연구에 활용된다.

면역의 원리

백신을 사용하여 감염성 질병들에 대응하는 것은 최고의 사건은 아닐지 모르지만 생물의학의 거대한 성취를 대표한다. 천연두 질병은 백신의 사용으로 완전히 제거되었고, 적어도 적당한 백신이 이용 가능하고 적절하게 투여되는 세계의 지역들 내에서는 여타 질병들의 발병률도 현저하게 감소하고 있다.

만일 충분히 많은 수의 개인을 면역시킬 수 있다면, **집단면역**(***herd immunity***)이 성취될 것이고, 사람들 간의 전염성 질병 확산을 차단할 수 있다. 계획적인 면역화만으로도 경우에 따라서는 질병의 발병률이 매우 낮은 수준으로 감소시킬 수 있기는 하지만, 성공적인 면역화 프로그램은 일반적인 보건 개선에 기여하는 개인 위생과 오물관리(hygienic and sanitary) 같은 정책을 함께 개선하려는 지혜로운 시행이 요구된다.

면역화는 능동적 방법과 수동적 방법 어느 쪽도 가능하다.

표 19.2 능동면역 및 수동면역의 예.

면역성의 종류	획득 방법
능동면역	
천연면역(비의도적)	감염
인공면역(의도적)	예방접종
수동면역	
천연면역	태반 혈액순환 또는 초유를 통한 모체로부터 태아/유아로의 항체 전달
인공면역	수동적 항체 치료(혈청요법, 면역화된 인간의 글로불린 투여)

능동면역(***active immunization***)은 일반적으로 방어적인 면역 반응을 유도해 낼 수 있는 백신접종을 말한다. **수동면역**(***passive immunization***)은 항체 또는 림프구의 접종을 말하며, 접종을 받은 숙주에게 일시적인 방어 능력을 제공한다(표 19.2).

면역화의 목표

능동면역의 목표는 감염성 병원체들에 대한 한 개체 내에 오래 지속되는 면역학적 보호 기능을 제공하는 것이다. 다수의 백신들은 대개 생애 초기부터 맞닥뜨리는 감염으로부터 보호하기 위해 어린 시절에 접종된다. 수동면역의 목표는 특정 감염에 대한 일시적인 보호를 제공하는 것이다. 일례로 광견병에 걸린 동물에게 물린 개체에게는 광견병바이러스(rabies virus)의 감염으로부터 보호하기 위해서, 이 바이러스에 대한 면역글로불린 주사를 투여할 것이다. 질병의 발생을 방지하기 위해서 노출 후(post-exposure) 면역화를 시행할 수도 있다. 예를 들면, 광견병바이러스에 노출된 개인은 광견병 백신과 광견병바이러스에 대한 면역글로불린을 모두 투여하여 치명적인 감염으로부터 보호할 수 있다. 노출후 면역의 다른 예로는 디프테리아(diphtheria)에 대한 변성독소(toxoid)와 항독소(antitoxin)의 사용, 외상 후에 파상풍균 변성독소 백신 주사의 사용, 그리고 A형 간염바이러스(hepatitis A virus, HAV)와 B형 간염바이러스(hepatitis B virus, HBV)에 대한 면역 혈청 글로불린 투여 등이 포함된다. 현재는 HIV 감염 환자들이 참혹한 AIDS로 진행하는 것을 사전에 막아 줄 치료용 백신을 개발하기 위한 많은 노력을 기울이고 있다.

사람의 특정 암들을 예방하기 위한 백신의 사용 가능성에 대해 18장에서 설명하였다. 몇몇 암들은 감염 후 암종(carcinoma)

으로 발전하게 될 감염을 방지해 줄 백신으로 예방할 수 있을 것이다. 그 예로, 간의 일차 암종과 HBV 감염 사이에는 강력한 연관성이 있다. 따라서 고위험군에서 재조합 HBV 백신을 사용하면 간염 및 뒤 이은 간세포암(hepatocellular carcinoma)의 발생 모두를 방지해 줄 것이다.

능동면역

1장에서 논의했던 것처럼, **백신접종**(***vaccination***)과 **백신**(***vaccine***)이라는 용어는 200여 년 전 우두(cowpox) 바이러스(천연두와 유사하지만 상대적으로 약한 질병을 일으킨다)에 감염된 젖짜는 소녀의 피부 상처에서 얻은 고름을 사람에게 접종할 경우, 전염성이 매우 높고 종종 치명적인 질병인 천연두로부터 보호받는다는 것을 보여준 Edward Jenner의 업적에서 유래한 것이다. Jenner는 라틴어로 "소(cow)"를 의미하는 *vacca*로부터 유래한 백신(*vaccine*)이라는 용어를 사용하였으며, 이 과정을 백신접종(vaccination)이라고 불렀다. 우두 바이러스(vaccinia virus)는 천연두 바이러스(smallpox virus)에 대한 보호 면역 반응을 이끌어내는데, 이는 두 바이러스가 항원결정기들을 공유하기 때문이며, 이로 인해 방어적 면역 반응을 유도하게 된다. 표 19.3은 현재 사용 중인 백신의 일부 목록이다. 이 장의 후반부에서 백신 발달에 관한 최근 접근법에 대해 논의할 것이다.

권고된 면역화

미국에서는 12세까지의 다양한 연령대에 따라서 능동면역을 위해 통상적으로 권고되는 일정표가 나와 있다(표 19.4). 미국 질병관리센터(The center for disease control and prevention)는 13세부터 성인까지를 대상으로 추가적인 권장 예방접종 정보를 제공하고 있다(www.cdc.gov/vaccines). 이는 다른 지역의 나라에서 권장되는 면역 일정표와는 다를 수 있다는 것에 주목해야 할 것이다. 최근 들어, *Haemophilus influenzae* type b의 다당류 디프테리아 변성독소 접합체가 어린아이들의 백신주사 일정표에 추가되었다(생후 2개월에 최초 투약). *H. influenzae* type b는 면역이 없는 어린이들에게 발생하는 뇌막염의 주요 원인이다. 이 백신주사를 맞은 어린이들에서 *H. influenzae* type b 감염이 극적으로 감소하였다. 최근에 일곱 가지 항원을 조합한 7가 pneumococcus 접합체 백신이 폐렴과 중이염(otitis media)을 포함한 침투성 질병 예방을 위해 아동들에게 사용이 승인되었다.

재조합 DNA 기술은 안전하고 효과적인 백신들의 개발에 크게 기여해 왔다. 이러한 종류에는 B형 간염바이러스(HBV) 및 인간유두종바이러스(HPV)의 발암성 유형들에 의한 감염을 예방하는 백신들이 포함된다. HPV 백신은 또한 **자궁경부암 백신**(***cervical cancer vaccine***)으로도 알려져 있다.

표 19.3 능동면역에 사용되는 백신.

백신 유형	백신 조성	예
사멸시킨 전체 생명체(whole organism)	사멸시켜 해가 없도록 만든 생명체 전체를 그대로 사용	장티푸스 백신
약독화 세균	생명체를 계대배양하여 병원성은 감소하였으나, 일부 병독성 항원은 존재	BCG 백신(항결핵); 서유럽, 인도, 러시아에서는 사용되었으나 미국에서는 거의 사용 안함
변성독소	단백질 변성을 위한 각종 처리(예, 포름알데히드)를 거쳐 병원성은 제거되었으나 방어적 항체 생산에 필요한 에피토프(항원결정기)는 함유한 세균의 독소	디프테리아, 파상풍
표면 분자	각종 병원체에서 분리, 정제된 표면 분자(예, 독감바이러스의 hemagglutinin)	독감 및 B형 간염 바이러스 표면 항원, 폐렴구균 협막 다당류, *H. influenzae* type b 협막 올리고당(후자는 단백질에 결합시킴)
불활성화된 바이러스	바이러스 입자 전체를 처리(예, 포름알데히드)하여 숙주 감염 능력은 제거되었지만 일부 변형되지 않은 에피토프는 보유함	Salk 소아마비 백신
약독화 바이러스	약화시켜 병원성을 없앤 생바이러스	Sabin 경구용 소아마비 백신, 홍역, 볼거리, 풍진 백신
재조합 바이러스 단백질	주요 캡시드 단백질	B형 간염, HPV(인간유두종바이러스) 백신

표 19.4 소아(생후에서부터 12세까지)의 능동면역 일정표.

연령	백신
출생시	B형 간염, 첫 접종
2개월	B형 간염 (2차 접종), 디프테리아, 파상풍 변성독소, 비세포성 백일해 백신(DTP); H. influenzae type b (Hib); 불활화 폴리오 백신(IPV); 폐렴구균 연결 백신 (PCV), 첫 접종
4개월	DTP, Hib, IPV 및 PCV, 2차 접종
6개월	DTP, Hib 및 PCV, 3차 접종 독감(이때부터 매년 접종)
6-18개월	B형 간염 및 IPV, 3차 접종
12-15개월	홍역, 유행성 이하선염(볼거리), 풍진(MMR), 첫 접종; 수두백신, A형 간염 (2회 연속)
14개월	B형 간염 2차 접종
15-18개월	DTP, 4차 접종
4-6세	DTP 5차 접종; IPV, 4차 접종; MMR, 2차 접종
11-12세	파상풍 변성독소 추가 접종

출처: 미국 질병관리센터에서 인용
(The Center for Disease Control and Prevention, www.cd.gove/vaccines)

선별 집단에 대한 백신 사용

표 19.4에 나타낸 통상적인 면역 일정표와 더불어 어떤 사람들에게는 추가적인 백신접종을 한다(표 191.5 목록 참조). 불활성화된 인플루엔자바이러스 백신은 60세 이상의 노인과 심폐 질환이 있는 성인과 어린이에게 접종한다. 불활성된 A형 간염 백신이 어린아이와 성인에게 사용이 승인되어 있다.

아데노바이러스 백신은 군인 신병들의 호흡기 감염 발생을 예방하기 위해 사용되며, 탄저 백신은 생물학전에서 *Bacillus anthracis* 포자 사용으로 제기되는 위협에 노출되는 군 요원들에게 접종된다. 천연두에 대한 백신접종은 일반인들에게는 더 이상 권고하지 않지만 일부 선별된 군인들에게는 여전히 접종된다. 그러나 오늘날 생물학적 무기로서 천연두 사용에 대한 우려가 증가함에 따라서, 이 백신의 확대 사용의 필요성에 대해 많이 논의되고 있다.

박테리아 감염에 대한 몇 가지 백신들 또한 특정 집단에게 사용된다. *Streptococcus pneumoniae*의 협막 다당류에 있는 여러 유형의 항원들로 구성된 다가(polyvalent) 백신은 심폐 질환을 가진 사람들, 해부학적 또는 기능적으로 비장 기능을 잃은 사람들, 그리고 겸상적혈구빈혈증, 신장 부전(renal failure), 알코올성 간경변(cirrhosis), 또는 당뇨병이 있는 환자들에게 사용된다. 이런 사람들에서는 *S. pneumoniae*와 같이 협막에 싸인 박테리아에 대한 대응에 필요한 항체/보체/식세포 활동이 제한되어 있다. 불행하게도, 이 백신은 pneumococcus 폐렴의 고위험 집단에게는 정상적인 사람에서와 달리 효과적이지 않을 수 있다. 그 이유는 면역계가 손상돼서 강력한 항체 반응의 생성이 어렵기 때문이다. *Neisseria meningitidis* 백신(협막 다당류의 여러 혈청군으로 구성)은 군인 신병들과 기타 고위험 지역의 아동들에게 접종된다. 이 백신은 수막구균성 수막염(miningococcal meningitis)의 고위험 집단인 대학 기숙사에 거주하는 젊은 성인들에게도 권고된다. 장티푸스(typhoid fever)의 원인인 *Salmonella typhi*에 대응하기 위해서는 살아 있는 약독화된 백신 및 다당류 백신 모두 사용이 가능하다. 특별한 경우에서의 필요성이나 제한된 효과로 인해서, 일부 백신들은 단지 제한된 특정 상황에서만 접종이 권고된다. 이와 같은 백신들과 적절한 상황에 대해 표 19.5에 나타내었다.

표 19.5 추가적인 접종.

백신	권장 집단
탄저병(Anthrax)	군인; 동물 가죽, 모피, 골분, 양털 취급자; 탄저균 연구원; 수의사
일본 B형 뇌염 (Japanese B encephalitis)	고위험 지역 여행자
수막구균(meningococcus)	군인, 대학 기숙사생
흑사병(Plaque, 페스트)	설치류 접촉자, 페스트균 연구원
광견병(Rabies)	수의사, 동물취급자, 동물에 물린 사람
장티푸스(Typhoid)	고위험지역 여행자
황열병(Yellow fever)	고위험지역 여행자

출처: 미국 질병관리센터에서 인용
(The Center for Disease Control and Prevention, www.cd.gove/vaccines)

방어의 기본 기전

1차 및 2차 면역 반응의 중요성

동일한 항원에 다시 노출될 때 일어나는 **기억 반응**(***anamnestic response***)의 신속성은 반복적으로 노출되는 감염원으로부터 숙주를 보호한다. 면역 예방법(immunoprophylaxis)을 응용하는 데 있어서 기억 반응은 적어도 두 가지 중요한 측면에서 의미가 있다. 첫째, 그림 19.3에서 보는 바와 같이 상대적으로 오랜 잠복기(7일 이상)를 갖는 감염에 특히 중요하다. 3일 간의 잠복기 후에 질병을 일으키는 병원체 A에 감염된 개인은 감염이 개시된 후, 어느 시점(말하자면, 7~14일)에 1차 면역 반응을 생성할 것이다. 병원체 A와의 두 번째 만남에서 그 개체에서는 질병이 다시 발생할 수 있는데, 이는 병원체의 잠복기 이후에야 기억 반응이 발생하기 때문이다. 14일 간의 잠복기 후 질병을 일으키는 병원체 B에 감염된 개인 또한 재감염 후 7~14일 만에 1차 반응을 생성할 것이다. 병원체 B와의 두 번째 만남에서, 7일 내에 발생하는 기억 반응은 질병의 심도를 감소시키거나 혹은 14일 잠복기 이내에 완전히 방어하는 데도 충분할 것이다.

기억 반응의 두 번째 영향은 면역 반응이 일어나는 정도와 관련이 있다. 위의 예에서, 3일 만에 질병을 일으키는 병원체 A는 만일 지속적으로 충분히 높은 수준의 항체가 존재한다면 재노출 후에도 질병을 일으킬 수 없을 것이다. 그런 수준은 연속적인 면역화(특히, 생명력이 없는 항원들에 적용 가능)에 의해서 계획적으로 이끌어낼 수 있다. 그러므로 아동기의 면역화를 위해서는 파상풍균 변성독소(복합 DTP 백신으로서)를 6개월 이상 수차례에 걸쳐 접종하는 것이 관례이다. 이 같은 1차적인 연속 접종은 기억성의 2차 반응을 생성시켜 항독소 항체의 농도를 방어 수준으로까지 성공적으로 상승시킴에 따라서, 10~20년 동안 혈청 내에서 유지된다.

면역화의 나이와 시기

방어와 관련한 다양한 기전은 영양 상태, 뒤에 숨은 질병의 존재(글로불린과 세포-매개 면역 수준에 영향을 미치는), 그리고 나이를 포함하는 여러 요인에 의해 영향을 받을 수 있다. 아동기 면역화의 시기는 특정 백신들의 효능이 아동의 나이에 따라 다르다는 사실에 의해 주로 결정된다. 특정 병원체들(즉, *rubella virus*와 *Toxplasma gondii*)은 임신부를 감염하고 태아를 심각하게 다치게 할 수는 있지만, 자궁 내에서(*in utero*), 사람의 태아는 항원 및 대부분의 감염원으로부터 잘 격리되어 있는 것으로 보인다. 임신부의 면역성은 감염성 병원체들이 자궁에 들어가기 전에 감염원을 차단하거나 제거하여 태아를 보호한다. 또한 태반을 통과하거나 엄마의 유선에 존재하는 항체들에 힘입어서 신생아를 보호한다.

태아와 신생아는 아직 잘 발달되지 못한 림프 기관을 가지고 있지만, 흉선은 예외적으로 출생 순간에 이후 어떤 시기보다도 신체 크기에 비해 상대적으로 크다. 태아는 주로 IgM의 생성 능력을 보이며, 이는 임신 6개월 후에 뚜렷해진다. IgM의 수준은 점차적으로 증가하여 출생 시점에는 성인 수준의 약 10%에 이른다.

모체로부터 넘어 온 IgG는 임신 약 2개월 때 태아에서 감지될 수 있다. 그림 19.4는 인간의 발생 기간 동안 혈청내 면역글로불린의 농도를 보여준다.

IgG 수준은 임신 약 4개월 즈음과 마지막 3개월 간 현저하게 증가한다. 출산 시기의 IgG 농도는 어머니의 IgG 농도를 약간 초과한다. 그러므로 태아는 어머니 몸에서 합성된 항독소, 항바이러스, 그리고 약간의 항박테리아 방어 기능을 제공해 줄 수 있는 IgG 항체들을 제공 받는다. 어머니가 제공하는 이 항체들의 수준은 항체의 반감기에 따라 점진적으로 감소하게 되고, 신생아는 자기 스스로 항체를 합성하기 시작하여 생후 23개월에 전체 IgG는 출생시의 50% 이하 수준으로 떨어진다. 수유는 어떤 모체 항체의 농도를 유지하고 모체로부터 유래한 IgA를 제공하게 된다. 사람이 발생하는 동안 면역글로불린의 혈청 농도를 그림 19.3에 나타내었다.

신생아 면역 반응의 어떤 측면들은 잘 발달되어 있지 못한 상태이며, 이는 세포-매개 면역이 특히 중요한 몇몇 감염성 병원체(*Toxoplasma gondii*, *Listeria monocytogenes*, Herpes Simplex Virus)들에 대한 사례에서 나타난다. 그러나 신생아는 비경구적으로 투여한 변성독소, 불활성화된 폴리오바이러스, B형 간염 항원 등과 같은 여러 종류의 항원에 대한 항체를 생성할 수 있다. 그러나 출생 후 너무 이른 시기에 백일해(pertussis) 백신을 접종하면 보호 반응을 이끌어내는 데 실패할 뿐 아니라, 같은 백신을 유아기에 다시 접종할 때 백신에 대한 반응 손상(관용, tolerance)이 일어난다. 그러므로 출생 후 짧은 기간 내에 투여되는 HBV 백신만 제외하면 대부분의 선진국에서 백신의 초기 투여는 어린이이가 2개월이 될 때까지 보류한다. 그러나 세계보건기구(WHO)는 개발도상국들에서는 보다 이른 시기에(6주경) 면역화를 시작할 것을 권고하고 있다.

모체의 항체는 다양한 감염성 병원체 또는 병원체의 독소에 대응하여 신생아를 보호할 수 있는 반면에, 항원에 대한 반응은 감소하기도 한다. 예를 들면, 충분한 양의 모체 홍역(measles) 항체가 1세 유아기까지 유지되어 유아의 백신에 대한 능동적인 반응을 방해하기 때문에 홍역에 대한 백신 요법은 적어도 1살이 될 때까지는 보류된다.

2세 미만의 아동은 일반적으로 *Haemophilus influenzae* type b, *Neisseria meningitidis*의 여러 혈청군들, 그리고 *Streptococcus pneumoniae* 혈청형들과 같은 박테리아 협막 다당류의 주사에 대한 반응에서 적절한 수준의 항체를 형성할 수 없다. 이는 유아들이 초기 자궁 내에서 IgM 생성 능력은 갖고 있지만, T-비의존성 항원에 대해서는 반응하지 못하기 때문일 것으로 여겨지고 있다. T-의존성 항원들(예, 디

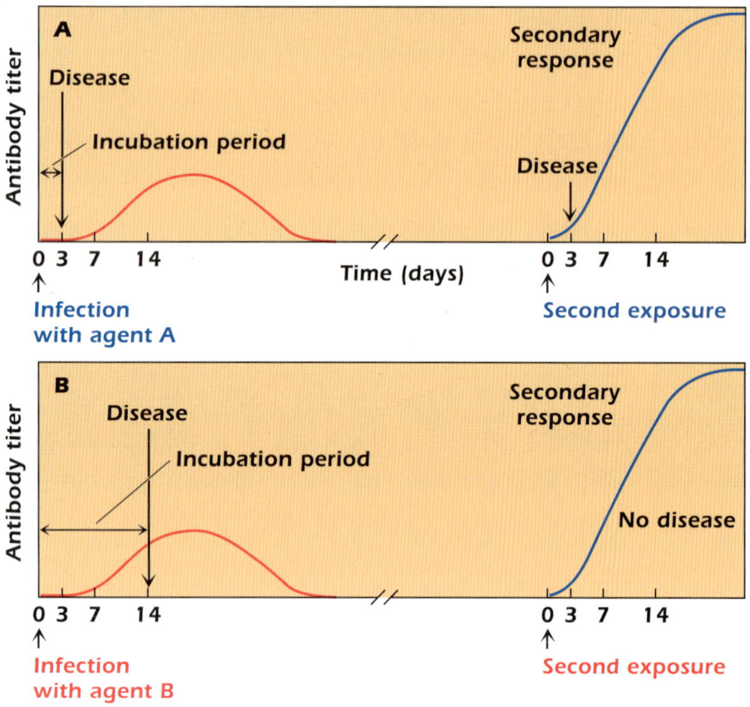

그림 19.3 1차 및 2차 면역 반응과 감염체 A, B에 의한 질병과의 관계. 감염체 A에 의한 감염은 B에 의한 것보다 잠복기가 짧다.

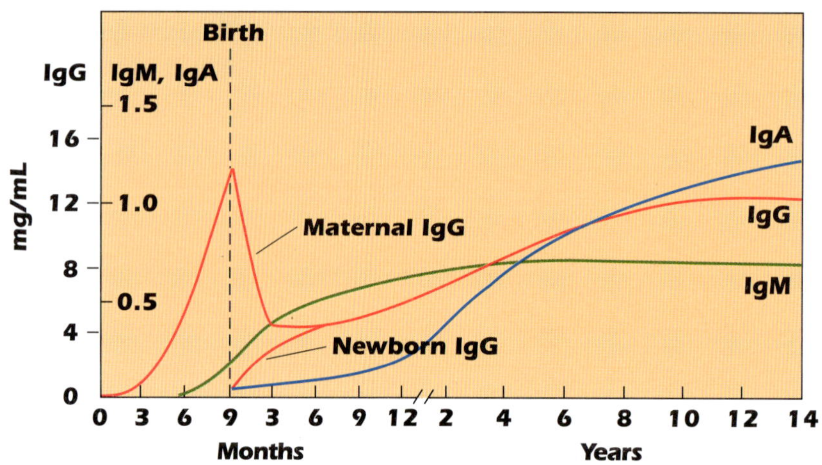

그림 19.4 인체 발생 및 성장 중 혈청 내 면역글로불린의 농도.

프테리아 변성독소) 또는 *N. meningitidis* 외막 단백질에 다당류를 화학적으로 결합시키면 면역원성이 향상되어 2세 미만의 아이들도 다당류에 반응하게 된다. *H. influenzae*에 대한 효과적인 접합체(conjugate) 백신은 이미 이용 가능하며, 백신을 접종한 아동들에서 이 감염은 실질적으로 사라지고 있다. 이제 *S. pneumoniae*에 대해서는 아동기에 흔히 감염되는 pneumococcus 혈청형(다당류 포함) 7가(heptavalent) 백신이 일상적으로 사용된다.

또한 상반되는 연령대(60세 이상의 사람들)에서는 인플루엔자 바이러스 백신과 같은 몇몇 항원들에 대응한 1차 반응에 이르는 능력이 감소되어 있는 것을 볼 수 있다; 그러나 노인들은 이전에 접했던 항원들에 대한 2차 반응에 이르는 능력은 보유하고 있다. 건강한 노인은 박테리아 다당류에 대해 잘 반응하므로 pneumococcus 다당류 백신을 접종하면 대개 보호 가능한 수준의 항체 반응이 나타난다. Pneumococcus 폐렴에 대해 특별한 감수성을 갖는 다른 그룹들(이 장의 초반을 참조)도 면역화가 필요하다. 협막에 싸인 호흡기 병원체인 *Streptococcus pneumoniae*에 대한 감수성이 높은 그룹과 노출 고위험군의 사람들(예, 양로원 거주자 및 의료 관계자)도 인플루엔자바이러스 백신을 접종받아야 한다.

백신접종의 유의점

항원의 투여 위치

성인의 경우 통상적인 백신의 비경구 투여 위치(진피내, 피하, 또는 근육 내)로는 팔이 일반적인데, 특히 삼각근(deltoid muscle) 안에 투여한다. 아동에서는 넓적다리(thigh)가 주로 이용된다. 연구 결과에 따르면, B형 간염 백신을 팔에 주사하였을 때보다 둔부에 주사하였을 때 반응이 차선(suboptimal)에 그친다는 것을 보여주었다. 불활성화된 소아마비 백신(Salk)의 비경구 투여는 약독화된 경구 소아마비 백신(Sabin)보다 혈청 내 높은 항체 반응을 이끌어내지만, 후자의 경우에도 분비성 IgA를 포함하여 충분한 보호를 이끌어낸다. 그러나 오늘날 경구를 통한 약독화 소아마비 백신의 사용은 중지되었는데, 이는 살아 있는 바이러스가 극히 드문 상황이나마 질병을 일으킬 수 있기 때문이다.

어떤 백신들은 주사에 의한 것(약독화 홍역백신처럼)보다 호흡기 경로를 통해 투여할 때 더 나은 항체 반응을 이끌어내지만, 호흡기 경로를 통한 접종은 아직 실험적 단계에 머무르고 있다.

위험성

백신 중 어떤 것들은 사용에 있어 잠재적 위험이 존재한다. 약독화 병원체(홍역, 유행성이하선염, 풍진, 경구 소아마비, 그리고 BCG 등)로부터 만들어진 백신들은 **면역손상 환자**(***immunocompromised patient***) 또는 **면역억제 치료**(***immunosuppressive therapy***)를 받는 환자들에서 진행성 질병을 일으킬 가능성을 가지고 있다. 드물지만, 백신을 접종한 사람의 장 내에서 약독화 poliovirus type III가 병독성 바이러스로 복귀하여 마비성 소아마비(paralytic polio)를 일으키기도 하였다. 백신-관련 마비성 소아마비에 대한 우려로 인해 소아마비 바이러스에 대한 백신접종 권고안은 변화되었으며, 지금 미국에서는 불활성화된 폴리오바이러스 백신을 권장하고 있다. 이러한 사례는 주어진 집단 내에서 감염성 질병의 유행에 대한 주의 깊은 감시가 필요하며, 백신의 위험성과 질병의 위험성을 견주어 볼 필요가 있음을 시사한다. 비록 백신의 독성이 일반적으로는 매우 낮고 수많은 사람들에게 투여될지라도, 감염성 질병의 확산이 줄어듦에 따라 백신접종의 위험은 오히려 확대될지 모른다. 그러므로 역설적이지만, 효과적인 백신은 보기 드문 백신-관련 합병증이 집단 내에서 감염성 질병보다 더 빈번하게 될 정도로 질병 확산을 낮은 수준으로 감소시킬 수 있다. 이러한 상황이 되면, 백신접종에 대한 대중의 불안감은 백신 사용을 우려하게 되고 결국 백신의 수용은 감소하게 될 것이다.

살아 있는 약독화 병원체들은 태아에 문제를 일으킬 잠재성이 있기 때문에 임신부에게는 일반적으로 사용하지 않는다. 약독화된 병원체로 인한 유해한 결과가 없더라도 풍진(rubella) 백신의 비리온이 태아에게 전달되는 것이 확인된 바 있으며, 이처럼 살아 있는 백신들은 백신의 성분인 약독화 병원체를 제어하지 못하는 중증면역장애 환자에게 일반적으로 금기시된다. 천연두 백신접종은 이 질병이 본질적으로 박멸되었기 때문에 일부 군인을 제외하고는 더 이상 실시하지 않는다. 그러나 앞서 말한 바와 같이, 천연두 바이러스(variola virus)의 생물학적 무기 이용 가능성에 대한 우려로 전 세계에서 백신접종이 재도입되어야 하는지에 대한 논쟁이 있어 왔다. 지금 시점에서의 계획은 생물학적 공격에 대응해야 하거나 노출될 수 있는 개인에게만 백신을 접종하며, 노출 후 예방조치에 사용하기 위해 비축해 놓는다는 것이다. 전 세계적으로 백신접종을 해야 하는지에 대한 논쟁 중 하나는 우두 바이러스 접종이 면역무방비 상태의 사람들뿐만 아니라 특정한 피부 손상이 있는 사람들에게도 큰 위험이 될 수 있다는 점이다. 백신접종을 받은 사람들과 피부에 상처를 입기 쉬운 사람들 사이의 접촉은 백신접종으로 인한 환부가 아물 때까지는 삼가야 한다.

관절염(arthritis)과 관절통(arthralgia)은 특히 성인 여성들 내에서 약독화된 풍진 바이러스 백신접종 후에 나타나는 흔한 일시적인 합병증이다. 불활성화 백신들 중 DTP 백신에서 죽인 *Bordetella pertussis* 박테리아 백신은 유아에게 뇌장애(encephalopathy) 등의 몇 가지 심각한 부작용과 관련되어 있다. 비록 심각한 부작용은 상대적으로 드물고 백일해 백신이 가져오는 장점이 어떤 추정 위험들보다 중요하긴 하지만, 죽인 박테리아 백신은 불활성화된 백일해 독소 및 하나 이상의 항원성 구성요소들[예, 섬유성 혈구응집소(filamentous hemagglutinin)와 섬모(fimbriae)]을 포함하는 비세포성 백신으로 대체되었다. 비세포성 백일해 백신은 초기 백신의 효력은 보유하고 있으면서 부작용은 눈에 띄게 낮게 나타난다.

파상풍과 디프테리아 변성독소는 국소적 과민반응을 일으킨다. 아동기에 이행된 충분한 일련의 초기 면역화가 10년 정도 지속되는 면역성을 주는 것으로 보이기 때문에, 파상풍 변성독소의 추가항원자극(booster) 주사의 사용여부는 질환의 본질과 과거의 면역접종 사례를 바탕으로 판단된다. 청소년과 성인에서는 디프테리아 변성독소에 대한 과민성이 높기 때문에 아동에 비해 더 적은 용량을 사용하도록 한다. 인플루엔자바이러스는 닭의 배아에서 배양되므로 달걀 단백질에 대한 알레르기가 있는 사람에게 독감 백신은 금기사항이다. 인플루엔자바이러스 전체를 이용한 백신은 성인에게 사용되지만, 아동에게 부작용을 일으키므로 13세 미만 아동들에게는 바이러스의 구성요소 일부를 이용한 백신을 권장한다. 유기 수은제인 치메로살(thimerosal, Merthiolate®) 등의 방부제 또는 네오마이신이나 스트렙토마이신과 같은 항생제를 함유하는 일부 백신들은 백신을 접종받은 사람들에게서 알레르기를 일으킬 수 있다.

끝으로, 질병의 항체-의존성 증진(antibody-dependent enhancement, ADE)은 항체치료와 백신에서 골칫거리가 된다. 그 이유는 어떤 바이러스에 대한 항체 방어의 근간이 되는 기전이 감염을 증폭시키거나 해로운 면역질환을 촉발시킬 수 있는 잠재력을 가지고 있기 때문이다. 항체-의존성 증진에 의해 질병이 악화된다는 것은 1960년대 포르말린으로 불화성화된(formalin-inactivated) 호흡기 융합 바이러스(respiratory syncytial virus, RSV)와 홍역 백신, 이종의 뎅기(dengue) 혈청형에 의한 2차 감염에 의한 뎅기 출혈열(Dengue haemorrhagic fever)이 투여된 개인에게서 임상학적으로 기록되어 왔다. 항체는 FcγR를 가지고 있는 세포로 바이러스가 유입되게 하며, 특이 수용체-매개 유입을 건너뛰게 한다.

백신 제조의 최근 전략

재조합 DNA 기술과 빠르고 자동화된 펩타이드 합성, 그리고 기타 단일클론 항체 등의 생명공학의 분야가 진보하면서 기존 백신의 개선과 백신 제조를 위한 새로운 기법에 대한 기대감이 높다.

핵산 백신

핵산에 기반을 두고 있는 기술은 항원을 암호화하고 있는 플라스미드 DNA나 mRNA, 또는 바이러스의 복제단위(replicon)를 이용한다. 세포로 유입되고 발현됨에 따라 핵산 백신은 항체 반응뿐만 아니라 세포-매개 T 세포 반응을 일으킨다. DNA 백신은 항원을 암호화하고 있는 진핵세포 발현 단위를 박테리아에서 유래된 플라스미드에 삽입하여 제조한다.

재조합 DNA 기술을 백신 생산에 적용한 성공사례 가운데 하나는 B형 간염 백신이다. B형 간염 바이러스(HBV)는 간의 주감염원이며, 장기적(long-term)으로는 간세포성 악성종양(hepatocellular carcinoma)의 위험과 관련되어 있다. HBV에 대한 효과적인 백신은 1970년대 만성감염 환자가 기증한 혈액에서 바이러스 항원을 정제하여 개발되었다. 1980년대, HIV 전염병이 혈액-유래 병원체들의 전염에 대한 의식을 증대시켰으며, 이 백신이 질병을 전염시킬 수 있으리라는 우려가 생겨났다. 몇 가지 연구들이 혈장-유래의 백신이 안전하다는 것을 보였음에도 불구하고, HBV의 항원을 효모(yeast)에서 발현시키는 재조합 DNA 기술을 사용하는 대체 방안이 개발되었다. 재조합 백신은 인간 혈액의 혈장에 의존하는 것을 피함으로써 항원의 생산 과정을 단순화시켰고, 백신 항원이 혈액-유래 병원체에 부주의하게 오염될 때 제기되는 가능한 잠재적 위험까지도 배제시켰다.

2006년, 11~12세의 여아들에게 사용될 수 있는 첫 번째 HPV 재조합 백신이 승인되었다. 이는 HPV에 의해 발생하는 여성 자궁경부암과 다른 질병들을 예방하기 위해서 개발된 첫 번째 항암 백신이었다. 재조합 기술로 생산된 다른 백신들은 여러 단계의 임상시험 중에 있다. 이러한 분자적 접근 방법은 현재 사용 가능한 것보다 실용적이고 안전하며 더 효과적인 면역화 수단을 제공할 것이다.

새롭게 최근 생겨난 질병을 일으키는 병원체에 의한 질병을 방지하기 위해서, 핵산에 기반을 둔 백신을 개발하기 위한 목표로 연구가 집중되고 있다. 예를 들면, 에볼라바이러스(Ebolavirus)에 대한 첫 번째 효과적인 백신이 DNA-벡터에 기반을 둔 항원 발현 방식을 채택한 전임상 실험으로부터 개발되었다. 이 접근법은 항체와 T 세포 반응을 목표로 한 핵단백질(nucleoprotein, NP)뿐만 아니라 중화 항체를 유도하기 위해 바이러스의 당단백질(glycoprotein, GP)을 발현시킨 것이다. 기니아 피그와 생쥐에 GP와 NP를 암호화하고 있는 DNA를 유전자총을 이용하여 각각을 근육내 주사 또는 진피에 주입하는 방식으로 예방접종함으로써, 설치류-적응 바이러스 변종에 대한 방어 효율뿐만 아니라 체액성 및 T 세포-매개 면역성이 유도된다는 것을 확인할 수 있었다. 그 외에 한 두가지 예를 들면, 인플루엔자 H1N1과 지카바이러스(Zikavirus)의 감염을 방지하기 위해서 DNA 백신을 이용하려는 전임상 연구가 진행 중에 있다.

끝으로, Severe Acute Respiratory Syndrome Coronavirus-2(SARS-CoV-2)라 불리는 새로운 코로나바이러스에 의한 전 세계적인 유행병이 최근 출현함에 따라, 백신으로서 mRNA를 포함하는 핵산 백신의 실험적 이용을 확대하고 있다. 2020년에

SARS-CoV-2 단백질을 암호화하고 있는 mRNA가 중화능과 방어 능력을 갖는 항체 반응을 유도할 수 있는 능력을 평가하기 위해서, 백신 후보로서 mRNA를 이용한 사람을 대상으로 한 임상시험이 시작되었다. SARS-CoV-2는 외피를 가지는, 단절되지 않은 양성 가닥 RNA 바이러스이다. 코로나바이러스에 의한 감염은 COVID-19라 불리는 질병을 일으킨다. 이 바이러스를 제거하기 위해 선천면역, 체액성 면역, 세포-매개 기전을 포함한 면역 반응이 일어난다. 어떤 경우엔 T_H2 반응에 의해 유도되는 사이토카인 증후군(사이토카인 폭풍, 18장 참조)에 의한 과도한 염증(hyperinflammatory)반응을 일으킨다. 이러한 상태는 이 질병의 증상 정도, 치사율과 관련이 있다.

접합 다당류들

접합 다당류(conjugated polysaccharide) 백신은 협막성 박테리아 병원체에 대한 백신접종의 접근법에 혁명을 일으켰다. 체액성 면역은 협막성 병원체들에 대한 보호에 결정적으로 중요하지만, 대부분의 미생물 다당류들은 T-비의존성 항원이어서 일반적으로 면역원성이 약하다. 다당류 백신의 또 다른 문제점은 어린아이들은 다당류 항원들에 대한 항체 반응을 일으키지 않는 경향이 있다는 것이다. 아이들은 *Streptococcus pneumoniae*와 *Haeophilus influenzae*와 같은 협막성 박테리아에 의한 감염의 고위험군이다. 다당류와 단백질(**파상풍** 또는 **디프테리아 변성독소**와 같은)을 접합시키면 T-의존성 항원처럼 작용하는 분자가 되어 다당류 영역에 대한 강력한 항체 반응을 이끌어낸다. 디프테리아 변성독소 같은 단백질에 박테리아(예, *H. influenzae*)의 다당류나 올리고당을 접합시키면 이들 연령대에서 효과적인 백신으로 작용하였다. 접합 다당류 백신은 현재 *H. influenzae* type b와 *S. pneumoniae*의 특정 혈청형에 대해 이용 가능하다. 접합 다당류 백신은 meningococci, group B streptococci, *S. typhi*, 그리고 *Shigella spp.* 같은 다른 병원체에 대해서도 개발 중에 있다. 접합 다당류 백신은 접합된 다당류 부분에 반응하는 강력한 항체를 유도함으로써 방어력을 갖는다.

합성 펩타이드 백신

합성 펩타이드(synthesized peptides) 백신 개발의 기본 전제는 방어 면역 반응을 이끌어 내기 위해 면역원성이 있는 펩타이드를 사용한다는 것이다. 합성 펩타이드 백신은 방어적 면역 반응을 유발하는 단백질 항원의 아미노산 서열에 대한 정보를 사용하여 고안된다. 이론적으로, 고도로 정제된 펩타이드는 대량 생산이 가능하며, 항원 구성을 단순하게 하면 더 적은 부작용으로 방어 기능을 얻을 수 있다는 장점이 있다. 일반적으로는 여러 가지 알고리즘을 사용하여 방어적 특성이 있는 단백질 항원 내의 잠재적인 항원결정기들을 확인하고, 이 결정기의 아미노산 서열에 따라 일련의 펩타이드를 합성한 다음, 면역학적 활성도를 시험하는 방식이다. 펩타이드 백신이 갖는 한 가지 문제점은 펩타이드들의 크기가 작기 때문에 면역원성이 약하므로 운반체 단백질과 접합을 시켜야 한다는 것이다. 현재 다양한 종류의 합성 펩타이드 백신들이 임상시험 중에 있으며, 그 중 구제역(hand-foot-and-mouth disease, 콕사키바이러스 A16이나 엔테로바이러스 71)과 말라리아를 일으키는 바이러스에 대해 가능성이 보이고 있다.

바이러스-운반체 백신

백시니아바이러스, 아데노바이러스 또는 소아마비바이러스(Vaccinia, adenovirus, poliovirus) 등처럼 살아 있는 바이러스에 다른 생명체로부터의 희망하는 항원을 암호화하는 유전자를 도입하는 것이 가능하다. 백시니아바이러스 구성물은 숙주 내에서 복제하고, 외부로부터의 유전자를 발현하여 특정 항원에 대한 백신으로 작용한다. 백시니아바이러스가 면역이 저하된 환자에게처럼 숙주에게 해롭지 않다면 쓸모가 있다. 이와 같은 바이러스-운반체 백신(virus-carrier vaccine)은 도입된 항원에 대해 세포-매개 면역과 항체-매개 면역 모두를 이끌어내는 추가적인 장점을 갖는다.

박테리아-운반체 백신

Salmonella typhimurium, *Escherichia coli*, 그리고 BCG 균주 등의 약독화된 박테리아도 병원체-특이 반응을 이끌어내기 위해 병원체 유전자들의 운반체 역할을 할 수 있다. 이와 같은 박테리아에 재조합 기술로 병원성 미생물의 항원을 발현시켜 면역 반응을 유발할 수 있는 외부 유전자를 도입하도록 조작할 수 있다. 이러한 바이러스-운반체 백신은 도입된 항원에 대한 세포-매개 및 항체-매개 면역성을 유도할 수 있는 잠재적인 부가적 장점을 가지고 있다.

DNA 백신

강력한 포유류 기원의 프로모터에 연결되어 방어 면역성을 일으킬 수 있는 항원 결정기(epitope)에 대한 DNA 서열을 암호화하고 있는 플라스미드는 그 단백질에 대한 면역 반응을 이끌어 낼 수 있다. DNA 백신은 이 플라스미드를 받아들인 숙주 세포 안에서 미생물 항원이 발현되어 작용하는 것으로 생각된다. DNA 백신은 숙주 세포 내에서 희망하는 항원을 발현시킴으로써 MHC 제시를 촉진시켜 작동된다. DNA 백신의 다른 이점들은 감염 위험이 없고, 단백질 백신들에 비해 상대적으로 안정성을 가지며, 때로는 특정 병원체에 의해 감수성이 없는 세포에도 항원을 전달하여 보다 나은 면역 반응의 조절이 가능하다는 것 등을 들 수 있다. DNA 백신은 아직 어머니의 항체를 가지고 있는 어린아이들의 면역화에 유용할 수 있다.

DNA 면역화의 편리성은 실험동물에서 여러 바이러스, 박테리아, 그리고 원생동물에 의한 감염에 대해 입증되어 왔다. 여러 DNA 백신들이 말라리아와 B형 감염에 의한 감염의 예방 또는 치료의 유용성을 확인하기 위해 사람을 대상으로 시험되고 있다. 그러나 현재 사람에게 사용되는 DNA 백신은 없다. 최근, 복제하지 않는 아데노바이러스(adenovirus) 벡터와 HIV *gag*, *pol*, *nef* 유전자들로 구성된 DNA-기반 HIV 백신의 효능을 검증하기 위한 임상시험은 아쉽게도 갑작스럽게 중단되어야만 했다. 감염되지 않은 상태에서 이 백신을 접종받은 사람들에서 플라시보 백신을 접종한 대조군의 개인들과 비교했을 때 HIV 감염이 현저하게 증가되는 것이 밝혀졌기 때문이었다. 이처럼 실망스러운 결과의 분명한 해석은 다름 아닌 흔한 감기 바이러스인 아데노바이러스에 의한 초기 감염이 HIV의 이상적인 표적인 기억 $CD4^+$ T 세포들 활성화시키기 때문이다. DNA 백신에 대한 우려 중 다른 하나는 백신 DNA가 숙주 DNA와 통합될 경우에 돌연변이가 유발될 수 있다는 가능성이다. 현재, DNA 백신은 꾸준하게 활발히 진행되는 실험 연구의 주제이기도 하다.

변성독소

독소를 백신접종에 사용될 수 있는 비병원성의 유독소, 즉 변성독소(toxoid)로 불활성화시킬 수 있다. 변성독소는 최초로 도입된 가장 성공적인 백신 가운데 하나이다. 파상풍(tetanus), 보툴리누스 중독증(Botulism), 또는 디프테리아(diphtheria) 독소를 불활성화해서 조제된 변성독소를 접종하면 질병을 막는 항체 반응을 이끌어낼 수 있다. 변성독소는 꽤 효과적인 것으로 알려졌는데, 그 이유는 자연적인 감염이 항상 장기적으로 지속되는 면역성을 항상 부여하는 것은 아니라는 사실에도 불구하고, 감염에서 생성되는 독소의 양이 강력한 면역 반응을 이끌어내기에는 충분하지 않은 경우도 있기 때문이다. 따라서 파상풍 또는 디프테리아에 한 번 걸렸다고 해도 재감염을 막는 면역성이 생기지 않을 수 있지만, 변성독소를 백신접종하면 완전한 보호 능력을 갖출 수 있다.

수동면역

수동면역은 항원에 의한 직접적인 자극에 이미 반응한 한 개체로부터 다른 개체로 항체 또는 면역세포를 전달한 결과로부터 얻게 된다. 능동면역과는 달리 수동면역은 적합한 반응을 얻기 위해서 숙주의 면역 능력에 의존하지 않는다. 따라서 항체를 통한 수동면역은 병원체에 대해 즉각적으로 방어할 수 있는 항체를 제공하는 것이다. 자연적인 수동면역은 태반 또는 초유를 통해 모체의 항체들이 태아로 전달될 때 일어나며, 치료법으로서의 수동면역은 이미 만들어진 항체를 감염성 질병의 예방 또는 치료를 위해 투여하는 경우 성취된다.

태반의 항체 전달을 통한 수동면역

발생 중인 태아는 태반을 통해 전달되는 모체의 IgG 항체를 통해 수동면역을 얻게 된다. 그 항체들은 출생 시에도 존재하며, 어머니가 면역성을 갖게 된 감염에 대해 충분한 IgG를 보유하고 있다면 유아기에도 방어능을 제공한다. 예를 들어, 독소(tetanus, diphtheria), 바이러스(measles, poliovirus, mumps), 그리고 특정 박테리아(*Haemophilus influenzae* 또는 *Streptococcus agalactiae* group B)에 대한 항체의 전달은 아이가 태어난 후 수개월 동안 방어 기능을 발휘할 수 있다. 그러므로 모체의 적절한 능동적인 면역화는 태아와 유아에게 수동적 방어 기능을 제공하는 간단하고도 효과적인 수단이다(그러나 미성숙 유아들은 달수를 다 채운 유아들에 비해서 모체의 항체를 충분히 얻지 못하기도 한다는 것에 주목하자). 모체에 변성독소 백신을 접종하면 태반을 통과 이동하여 태아와 신생아에게 방어력을 제공하는 IgG 반응을 이끌어낼 수 있다. 이러한 방어 전략은 비위생적인 출산 환경으로 인해서 신생아 파상풍(*tetanus neonatorum*)에 걸리는 지역에서 대단히 중요하다.

초유를 통한 수동면역

모유에는 수유 중인 유아를 감염시키는 병원체에 대한 반응에 영향을 미치는 많은 요소가 포함되어 있다. 이와 같은 요소들 중 몇 가지는 장의 미생물 군집에 영향을 미칠 수 있는 자연적인 선택 인자들이다. 이 자연적인 선택 인자는 유익한 박테리아의 성장을 증진시키거나, 리소자임(lysozyme), 락토페린(lactoferrin), 인터페론(interferon), 백혈구(대식세포, T 세포, B 세포, 과립구) 등의 작용을 통해서 일부 미생물에 비특이적으

표 19.6 초유 중의 면역글로불린 농도[a] (단위 mg/mL).

Class	출산 후				정상 성인에서의 농도
	1일	2일	3일	4일	
IgA[b]	600	260	200	80	200
IgG[c]	80	45	30	16	1,000
IgM	125	65	58	30	120

[a] After Michael et al.,(1971), Values given are mg/100 mL
[b] 약 80%가 분비형 IgA
[c] IgG가 초유 IgG의 약 15%, 혈장 IgG의 3.5% 차지

로 억제 작용을 한다. 항체(IgA)는 출산 후 바로 생산된 초유(colostrum, 첫 번째 모유)에 다량으로 존재한다(표 19.6).

이 항체의 생산은 장내 항원에 의해 자극된 B 세포에 의해 만들어진다. 이러한 B 세포는 유방으로 이동하여 그곳에서 항체를 생산한다(장-유선경로계, enteromammary system). 그러므로, 모체의 소화관에 감염하거나 균체를 형성하는 생명체는 초유 항체를 유도하게 되고, 이들 항체는 수유기 유아에게 소화관을 통해 침입하는 병원체에 대해 점막에서의 방어 능력을 제공할 것이다. *Escherichia coli*, *Salmonella typhi*, *Shigella spp.*, poliomyelitis virus, coxsackievirus, 그리고 echovirus 등과 같은 장내 병원체들에 대한 항체들이 밝혀져 있다. 어머니의 모유를 접하지 못했던 저체중으로 태어난 신생아들에게 인간 혈청으로부터 유래한 IgA(73%)와 IgG(26%)의 혼합물을 먹이면, 괴사성 장염(enterocolitis)으로부터 보호된다. 소화계 이외의 병원체들에 대한 항체들도 초유에 존재하는 것이 밝혀졌으며, 일례로서 파상풍과 디프테리아에 대한 항독소와 연쇄구균성 용혈소에 대한 항체가 있다.

튜베르쿨린-감수성 T 림프구들도 초유를 통해 유아에게 전달되지만, 세포-매개 면역에서 수동적으로 전달되는 이 세포들의 역할은 분명하지 않다.

수동적 항체 치료와 혈청 치료

특정 항체 제제의 투여는 최초의 효과적인 항미생물 치료법 가운데 하나였다. 특정 병원체들에 대한 항체를 말과 토끼(이종 항체, heterologous antibody) 같은 동물들 내에서 생성시켜, 혈청 치료법으로서 여러 가지 감염 질환의 치료를 위해 사람에게 투여할 수 있다. 특정 감염에서 회복된 사람들로부터 얻은 혈청은 항체를 다량으로 포함하고 있으며, 수동적 항체 치료법(동종 항체, homologous antibody)에 사용될 수 있다. 최근 몇 년 동안, 실험실에서 만들어진 몇몇 단일클론 항체는 감염성 질병의 수동적 항체 치료법에 사용되었다. 이는 대단히 흥미로운 연구 분야이며, 항체 투여를 목적으로 한 더 많은 항미생물 치료법들이 미래에 개발될 것이다.

혈청 치료법에서의 활성제제는 특정 항체이다. 항생제가 없던 시대(1935년 이전)에는 혈청 치료법이 감염의 치료를 위해 종종 이용된 유일한 치료법이었다. 혈청 치료법은 디프테리아, 파상풍, 폐렴구균성 폐렴(pneumococcal pneumonia), 뇌척수막염(meningococcal meningitis), 성홍열(scarlet fever), 그리고 다른 심각한 감염의 치료에 사용되었다. 예를 들어, 제1차 세계대전 도중 말에게 파상풍 변성독소를 주입시켜 생산된 파상풍 항독소가 부상당한 영국군대를 치료하기 위해 사용됨에 따라 파상풍 사례를 빠르게 감소시켰다. 이러한 경험을 바탕으로 방어에 필요한 항독소의 최소 농도를 결정할 수 있었고, 파상풍을 막아주는 기간이 일시적이라는 것도 알게 되었다(그림 19.5와 그림 19.6).

말에서 나온 이종 항체는 사람 몸에서 희석(dilution), 이화작

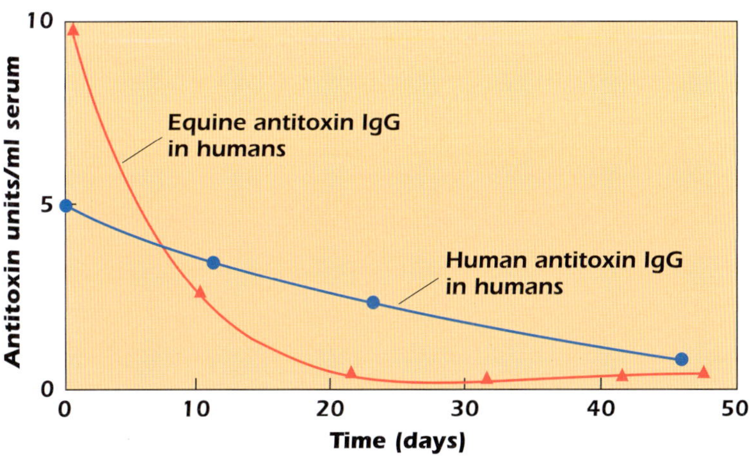

그림 19.5 인체 투여 후의 인간 및 말의 IgG 항독소의 혈청내 농도.

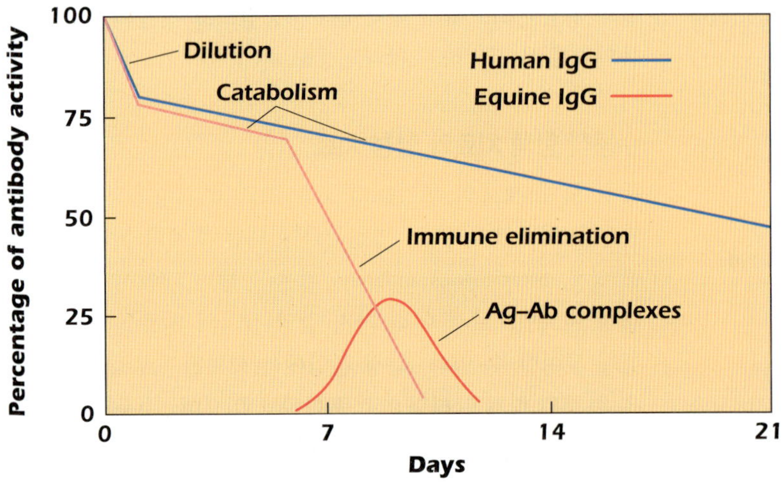

그림 19.6 인체 투여 후의 인간 및 말 IgG 항독소의 운명. 연분홍색 선은 비인간 IgG에 반응하는 숙주의 항체에 의해 일어나는 말 IgG 제거 비율을 나타낸다.

용(catabolism), 면역 복합체 형성(immune complex formation), 그리고 면역적인 배출(immune elimination) 등을 겪는다. 이와 대조적으로, 사람에서 나온 동종 항체는 피하주사 약 2일 후에 혈청 내에서 최고 수치에 도달하며, 약 23일 후에는 최고 농도의 절반으로 감소되는 희석과 이화작용을 겪는다(인간 IgG1, IgG2, 그리고 IgG4의 반감기는 23일이다; IgG3은 7일이다). 따라서 인간 항체의 방어능은 상당히 오래 유지된다.

말에서 얻은 것과 같은 이종의 항체는 적어도 두 가지 유형의 과민반응을 일으킬 수 있다: 제I형(즉시형 아나필락시스, anaphylaxis; 13장 참조) 또는 제III형(면역복합체에 의한 혈청병, serum sickness; 14장 참조). 만일 다른 치료법을 이용할 수 없다면, 외래 혈청을 수 시간 동안 미량으로 반복적으로 양을 증가시키면서 투여함으로써 이종 혈청을 제I형 감수성을 가지는 개인에게 사용하는 것이 가능하다. 이종 항체가 포함된 몇몇 제제[예, 말의 디프테리아 항독소와 항림프구 혈청(ALS)]는 여전히 사람들에게 사용되고 있다. 최근 몇 년 동안, 하이브리도마(hybridoma)와 재조합 DNA 기술이 발달되어 치료 목적으로 쓰이는 인간 면역글로불린을 합성하는 것이 가능해짐에 따라서, 치료용 항체를 위해 더 이상 동물 공급원에 의존하지 않게 되었다. 인간 항체는 이종 항체에 비하여 반감기가 현저하게 길며, 독성도 매우 낮다.

단일클론 및 다중클론 제제들

단일클론(monoclonal) 항체들의 생산을 실현시킨 하이브리도마 기술은 1975년에 발견되었다(20장 참조). 다중클론(polyclonal) 항체 반응은 면역화 또는 숙주가 감염으로부터 회복된 결과이다. 일반적으로 특정 병원체에 대한 항체는 다중클론 제제 전체 항체의 아주 일부분이다. 게다가, 다중클론 제제는 일반적으로 복합 항원에 대한 항체를 포함하고 있으며, 또한 여러 아이소타입의 항체를 포함하고 있다.

한편 다중클론 항체 제제와는 다르게, 단일클론 항체 제제는 한 종류의 특이성과 한 종류의 아이소타입으로 구성된다. 결과적으로, 단일클론 항체 제제의 활성은 단백질 총량을 기준으로 할 때 다중클론 제제에 비하여 상당히 높게 나타난다. 단일클론 제제들의 또 다른 이점은 항체가 변종이 없으며, 다중클론 항체 제제의 효능이 면역 반응의 양적, 질적인 측면에서 달라지는 생산 로트(lot) 사이의 차이를 갖지 않는다는 점이다. 그러나 다중클론 제제도 복합적인 특이성과 여러 아이소타입의 항체를 가지고 있어, 상대적으로 높은 생물학적인 다양성을 포괄하는 이점을 가지고 있다. 지난 5년 동안 적어도 12종류의 단일클론 항체들에 대해서 임상 적용이 허가되었다. 비록 어린 아동들의 호흡기 합포체 바이러스(respiratory syncytial virus)에 의한 감염 예방을 위해서 현재 허가된 것은 하나뿐이지만, 대부분은 암 치료법을 위해 개발되고 있다. 현재 여러 가지의 단일클론 및 다중클론 항체 제제들이 사람을 위한 치료에 사용되고 있다.

인간의 면역혈청 글로불린 제제와 특성

사람의 혈청에서 얻은 면역 글로불린을 사용한 첫 사례는 1900년대 초기에 있었다. 홍역(measles)에서 회복 중인 환자의 혈청을 홍역에 노출되었지만 증상이 아직 나타나지 않은 아동에게 투여하였다. 1916년 및 그 후에 시도된 추가적인 사례들을 통해, 감염에서 회복된 사람으로부터 얻은 혈청을 감염 초기에 투여하면 임상적으로 명백한 홍역의 발생을 방지할 수 있음이 밝혀졌다. 1933년에는 사람의 태반도 홍역 항체의 공급원이 될 수 있음이 인지되었다.

수동적 치료에 혈청을 사용할 때 나타나는 문제점은 혈청의 부피에 비해서 포함된 항체의 양이 상대적으로 적다는 것이다. 1940년대 초, Cohn과 그의 동료들은 차가운 에탄올을 이용한 침전법(precipitation)을 이용하여 사람의 혈청에서 감마글로불린(γ-globulin) 분획을 분리하는 방법을 고안하였다. 소위 Cohn 분획법(Cohn fractionation)으로 알려진 이 방법은 임상 사용 목적을 위해 균질의 인간 항체를 생산하기 위한 실용적이고 안전한 대표적인 방법이다.

혈장(plasma)은 건강한 기증자나 태반에서 수집한다. 수백 명의 기증자에서 얻은 혈장이나 혈청을 모두 혼합하고, 여러 처리 과정을 거쳐 임상에 사용한다. 만약 혈장이나 혈청이 면역접종 또는 (항원의 양을 늘린) 보강접종 이후나 특정 감염으로부터 회복된 후에 특별히 선택된 기증자들로부터 얻어졌다면, 이러한 면역글로불린 제제는 그에 따라 분류한다: 파상풍 면역글로불린(tetanus immune globulin, TIG), B형 간염 면역글로불린(hepatitis B immune globulin, HBIG), 대상포진 면역글로불린(varicella-zoster immune globulin, VZIG), 그리고 광견병 면역글로불린(rabies immune globulin, RIG). 다량의 혈장은 기증자에게 혈액 세포를 다시 복귀시키는 혈장 사혈(plasmapheresis)을 통해 얻어질 수 있다. 항체 글로불린을 포함하는 분획은 차가운 에탄올로 침전시킨다. 이로 인해 생성되는 제제는 (1) 이론적으로 간염 바이러스들 및 HIV와 같은 바이러스가 없고, (2) 약 25배 정도의 많은 IgG 항체들이 농축되어 있으며, (3) 수년 동안 안정하고, (4) 근육 내에 주사한 지 약 2일 후에는 혈액 내 최고 수치를 이끌어낼 수 있다. 정맥에 주사하는 항체(IVIG 또는 IVGG)로서 안전한 제제들은 냉 에탄올 침전법에 뒤이어 폴리에틸렌 글리콜 또는 이온 교환제를 사용한 분리; pH 4.5까지의 산성화; 펩신 또는 트립신 처리; 그리고 맥아당, 설탕, 포도당, 글리신에 의한 안정화 등의 여러 가지 후속 처리를 한다. 이와 같은 안정화 과정은 과민성 반응들을 유발할 수 있는 글로불린 응집현상을 감소시켜 준다(아래 참조). 이처럼 만들어진 새로운 정맥주사용 제제에는 근육주사용 면역 글로불린 제제에 비해서, IgG가 3분의 1 내지 4분의 1 정도가 존재하고, IgA와 IgM은 단지 미량만이 남아 있다(표 19.7).

표 19.7 인간 면역 혈청 글로불린 비교.

	면역글로불린(mg/100 mL)		
출처	IgG	IgA	IgM
전체 혈청	1,200	180	200
면역 혈청 글로불린	16,500	100-500	25-200
정맥용 면역글로불린	3,000-5,000	미량	미량
태반 면역 혈청 글로불린	16,500	200-700	150-400

면역 글로불린 사용을 위한 지침

RhD 항원에 대한 항체(**로감**, ***Rhogam***)는 임신 28주의 Rh^- 산모에게 주사하며, 태아의 Rh^+ 적혈구들에 대한 면역 반응으로 인해 후속 임신된 태아에 치명적 영향을 줄 수 있는 상황을 막기 위해서 분만 72시간 내에 2차 투여를 한다. 14장에서 논의한 바와 같이, 로감을 투여하면 산모가 임신 중 또는 출산 시기에 노출되는 Rh^+ 세포들의 제거를 촉진하여, Rh^+ 항원에 의해 Rh^- 산모가 감작되는 것을 방지한다. TIG(tetanus immune globulin, 항독소)는 파상풍균 변성독소에 의한 충분한 능동면역이 형성되어 있지 않은 경우 특정 부상 후에 수동적 방어를 위해 사용된다. 대상포진 글로불린(varicella-zoster globulin, VZIG)는 수두대상포진(varicella-zoster, chicken pox) 바이러스에 매우 취약한 백혈병 환자와 수구 바이러스에 노출되거나 감염된 임산부 및 유아에게 투여한다. 거대세포바이러스(cytomegalovirus) 인간 면역글로불린(CMV-IVIG)은 골수이식 수혜자들을 위해 질병 예방 차원에서 사용된다. RIG(rabies immune globulin)는 잠재적으로 광견병에 걸린 것으로 의심되는 동물에게 물린 사람에서 능동면역을 유도하기 위해 접종하는 인간 이배체세포(human diploid cell) 광견병 백신과 함께 투여된다(인간 RIG는 보편적으로 보급된 것은 아니므로, 지역에 따라서는 말의 항체가 사용되기도 한다). B형 간염 면역글로불린(HBIG)는 B형 간염의 감염 징후가 있는 산모의 신생아, 업무 중 피하 주사 바늘에 찔린 의료종사자, 또는 B형 간염에 걸린 사람과의 성관계 후에 투여된다. 면역 혈청 글로불린(ISG) 또한 B형 간염에 사용될 수도 있다. 백시니아 면역글로불린은 약독화 생백신(우두 바이러스)으로서, 천연두 예방을 위해 접종한 사람과 밀착 접촉한 습진 환자 또는 면역 저하 상태의 사람들에게 투여된다. 이처럼 면역 기능이 손상된 사람들에게는 약독화 백신일지라도 파괴적인 진행성 질병을 일으킬 수 있다.

IVIG는 항미생물 특성이 있어서 특정 상황들에서 사용되어 왔으며, 미성숙한 신생아의 group B streptococcus 감염, 에코바이러스(echovirus)에 의한 만성 수막뇌염(meningoencephalitis), 그리고 Kawasaki 질병(원인 불명)에 대해 매우 성공적인 결과를 거두었다. 면역 글로불린의 정맥 투여는 만성 B 세포-림프성 백혈병이나 다발성 골수종(multiple myeloma)과 같은 조혈성 악성종양(hematopoietic malignancies) 환자들에서 박테리아 감염을 억제할 수 있다. 장기적인 IVIG 투여는 면역억제 상태에 있는 아동이나 미성숙 유아들에게 유용하다; 저감마글로불린혈증(hypogammaglobulinemia)과 1차 면역결핍증의 경우에는 반복적인 ISG 주입이 필요하다. 또한 IVIG는 다양한 자가면역 상태에서도 치료적 가치를 지닌다. 예를 들어, 면역성 혈소판 감소성 자반증(immune thrombocytopenic purpura, ITP)에서, IVIG는 포식세포 표면의 Fc 수용체들을 차단함으로써 자가항체들로 뒤덮인 혈소판을 잡아먹거나 파괴하지 못하도록 하는 것으로 생각된다. IVIG는 또한 다른 유형의 면역 혈구감소증(immune cytopenias)을 처치하는 데 사용되고 있으며, 성공률은 다양한 편이다.

인간 면역 혈청 글로불린 치료법의 사용에 대한 주의

IVIG 이외의 글로불린 제제들은 근육 내 경로를 통해서 투여되어야 한다; 정맥 내 투여는 과민성 반응의 가능성 때문에 금기시된다. 과민성 반응의 원인은 아마도 에탄올 침전법에 의한 분획 중에 형성되는 면역글로불린 분자가 응집체를 형성하기 때문일 것이다. 이와 같은 응집체들은 아나필락시스 독소(anaphylatoxins)들이 생성되는 보체 활성화(고전경로에 의한 IgG1, IgG2, IgG3, 그리고 IgM; 대체경로에 의한 IgG4와 IgA), 또는 Fc 수용체들과 직접적으로 교차-결합하여 염증 매개 인자들의 방출을 유도한다. 특히, 무감마글로불린혈증(agammaglobulinemia) 환자에서처럼 반복된 투여가 요구될 때는 정맥 투여를 위해 안전한 IVIG가 점차적으로 많이 사용되고 있다.

일반적인 면역 글로불린 제제들을 사용할 때 한 가지 특별한 금기사항은 선천적으로 IgA가 결핍된 경우이다. 이러한 환자들은 IgA가 결핍되어 있기 때문에, IgA를 외래 단백질로 인식하고 IgA에 대한 항체들을 생산하여 반응한다. 이때 IgE도 형성될 수 있는데, 이들은 과민반응을 일으킬 수 있다. 따라서 문제를 줄이기 위해서는 IgA가 없는 IVIG 제제를 사용해야 한다.

집락-자극 인자

11장에서 논의된 것처럼, 집락-자극 인자(colony-stimulating factor, CSF)는 백혈구의 발생과 성숙을 자극하는 사이토카인들이다. 과립구 집락-자극 인자(granulocyte colony-stimulating factor, G-CSF), 과립구-대식세포 집락-자극 인자(granulocyte-macrophage colony stimulating factor, GM-CSF), 그리고 대식세포 집락-자극 인자(macrophage colony-stimulating factor, M-CSF)는 DNA 재조합 기술에 의해 클로닝이 되었으며, 이제는 임상에서도 이용 가능하다. CSFs는 암 환자나 장기 이식을 위한 골수억제성 치료(myelosuppressive therapy)를 받고 있는 환자들에서 골수세포들의 회복을 가속화시키는 데 유용한 것으로 입증되었다. 이와 같은 환자에서는 호중구감소증(neutrophil depletion, neutropenia)이 심각한 감염에 쉽게 걸리게 하는 주요인이다. CSF 처치로 호중구결핍증의 기간을 단축시키면 골수억제성 치료를 받는 환자들의 심각한 감염 발병을 감소시킬 수 있다. 또한 CSF는 백혈구 기능을 증진시키는데, 이와 같은 사이토카인 단백질들이 여러 병원체들에 대응하는 숙주 방어를 증진시키는 데 유용할 수 있다는 전망이 나와 있다.

이외에도 다른 여러 종류의 사이토카인은 면역계의 강력한 활성인자들이며, 감염성 질병들에 대한 보조 치료법으로써 사이토카인을 어떻게 사용할지를 연구하는 것은 매우 흥미롭다. IFN-γ는 대식세포 기능의 강력한 활성인자여서, 만성 육아종 질환을 가진 환자에서 심각한 감염 발병을 감소시켜 준다. IFN-γ는 약제 내성을 갖는 *Mycobacterium tuberculosis* 감염, B형 간염, C형 간염 및 일부 생소한 진균류 감염을 포함한 특정 감염 질환의 보조치료법으로써 유망한 결과들을 보여주고 있다.

요약

1. 미생물이 질병을 일으키려면 숙주에 손상을 주어야만 한다.
2. 각각의 병원체에 대응한 효과적인 숙주 방어는 병원체의 유형에 따라 다르다. 일반적으로 대부분의 병원체에 대한 성공적인 방어에는 선천 및 적응 면역의 체액성과 세포성 면역 요소가 모두 포함된다.
3. 병원체는 숙주의 방어를 회피하기 위해 다양한 전략을 사용하며, 여기에는 다당류 협막, 항원 변이, 세포내 생존, 단백질가수분해효소, 그리고 면역 반응에 대한 능동적인 억제 등이 포함된다.
4. 통상적으로, 병원체에 대한 효과적인 숙주 반응에서는 체액성 및 세포성 면역 요소들이 모두 사용된다. 그러나 일부 병원체의 경우 면역계의 한 수단이 1차 방어력 제공한다.
5. 감염 질환에 대응하는 방어는 수동면역뿐만 아니라 능동면역에

의해서도 이뤄질 수 있다.
6. 능동면역은 이전의 감염이나 백신접종의 결과인 반면, 수동면역은 자연적인 경로(태반이나 초유 수유를 통해 모체의 항체가 태아에게 전달) 또는 인위적 수단(면역 글로불린의 투여)으로 유도된다.
7. 능동면역은 한 종류의 면역원 혹은 여러 면역원의 조합을 투여하여 성취할 수 있다.
8. 한 질병의 잠복기와 방어 기능을 갖춘 항체의 역가가 생성되는 속도는 백신접종의 효능과 보강접종의 기억효과(anamnestic effect) 모두에 영향을 미친다.
9. 백신을 접종하는 위치도 매우 중요한 것으로 생각된다; 다양한 면역화 경로를 거쳐서 주로 혈청 IgM과 IgG 생성이 유도된다. 일부 경구 투여되는 백신은 소화관에서 분비성 IgA를 유도한다.
10. 면역예방법(immunoprophylaxis)은 지금까지 수많은 감염에 대응하여 놀라운 성과를 거두어 왔다; 감염 질환에 대한 면역치료법은 아직 제한적인 성공에 머물고 있다.

REFERENCES AND BIBLIOGRAPHY

Barr E, Tamms G. (2007) Quadrivalent human papillomavirus vaccine. Clin Infect Dis 45: 609.

Bijker MS, Melief CJ, Offringa R, van der Burg SH. (2007) Design and development of synthetic peptide vaccines: past, present and future. Expert Rev Vaccines 6: 591.

Carruthers VB, Cotter PA, Kumamoto CA. (2007) Microbial pathogenesis: mechanisms of infectious disease. Cell Host Microbe 2: 214.

Casadevall A, Pirofski L. (2000) Host–pathogen interactions: basic concepts of microbial commensalism, colonization, infection, and disease. Infect Immun 68: 6511.

Casadevall A, Pirofski L. (2003) The damage-response framework of microbial pathogenesis. Nat Rev Microbiol 1: 17.

Casadevall A, Scharff MD. (1994) "Serum therapy" revisited: animal models of infection and the development of passive antibody therapy. Antimicrob Agents Chemother 38: 1695.

Centers for Disease Control and Prevention. (2006) Recommended childhood immunization schedule—United States. Ann Pharmacother 40: 369.

Deitsch KW, Moxon ER, Wellems TE. (1997) Shared themes of antigenic variation and virulence in bacterial, protozoal, and fun-gal infections. Microbiol Molec Biol Rev 61: 283.

Doherty PC, Turner SJ. (2007) The challenge of viral immunity. Immunity 27: 363.

Hanke T. (2006) On DNA vaccines and prolonged expression of immunogens. Eur J Immunol 36: 806.

Hemming VG. (2001) Use of intravenous immunoglobulins for prophylaxis and treatment of infectious diseases. Clin Diagn Lab Immunol 8: 85963.

Hubel K, Dale DC, Liles WC. (2002) Therapeutic uses of cytokines to modulate cytokine function for the treatment of infectious diseases: current status of granulocyte colony-stimulating factor, granulocyte-macrophage colony-stimulating factor, macrophage colony-stimulating factor, and interferon-gamma. J Infect Dis 185: 1490.

Jackson NAC, Kester KE, Casimiro D. et al. (2020) The promise of mRNA vaccines: a biotech and industrial perspective. Vaccines 5:11

Letvin NL. (2007) Correlates of immune protection and the development of a human immunodeficiency virus vaccine. Immunity 27: 366.

Mirza A, Rathore MH. (2007) Immunization update. Adv Pediatr 54: 135.

Park JM, Greten FR, Li ZW, Karin M. (2002) Macrophage apoptosis by anthrax lethal factor through p38 MAP kinase inhibition. Sciencc 297: 2048.

Pulendran B, Artis D. (2012) New paradigms in type 2 immunity. Science 337: 431.

Rauch S, Jansy E, Schmidt KE. (2018) New vaccine technologies to combat outbreak situations. Front Immunol 19: 1963.

Reichert JM. (2001) Monoclonal antibodies and the clinic. Nat Biotech 19: 819.

Robinson HL. (2007) HIV/AIDS vaccines. Clin Pharmacol Ther 82:686.

Schiffman M, Castle PE, Jeronimo J, Rodriguez AC, Wacholder S. (2007) Human papillomavirus and cervical cancer. Lancet 370: 890.

Xu L, Sanchez A, Yang Z, et al. (1998). Immunization for Ebola virus infection. Nat Med 4: 37.

WHO. Coronavirus disease 2019 (COVID-19) Situation Report - 38. https://www.who.int/docs/default-source/coronaviruse/situation-reports/20200227-sitrep-38-covid-19.pdf?sfvrsn=9f98940c_2 (Accessed on 28th Feb 2020) 2020

복습 문제

각 질문에 대해 가장 알맞은 답을 하나만 고르시오.

1. 바이러스 감염에 대한 효과적인 면역 반응의 발생 과정 중 일어나는 사건들의 통상적인 순서는?
   A) 인터페론 분비, 항체 합성, 세포성 면역 반응, NK 세포의 ADCC
   B) 항체 합성, 인터페론 분비, NK 세포의 ADCC, 세포성 면역 반응
   C) NK 세포의 ADCC, 인터페론 분비, 항체 합성, 세포성 면역 반응
   D) 인터페론 분비, 세포성 면역 반응, 항체 합성, NK 세포의 ADCC
   E) 세포성 면역 반응, 인터페론 분비, 항체 합성, NK 세포의 ADCC

2. 그람-양성 세균과 그람-음성 세균의 차이점이 발견되는 곳은?
   A) 크리스탈 바이올렛에 의한 염색
   B) 보체의 세포 용해 능력
   C) 펩티도글리칸 층의 두께
   D) 그람-음성 세균 세포벽의 내독소
   E) 위의 내용 모두 맞음

3. 항원 변이는 면역 회피의 일종으로 다음의 결과를 초래한다.
   A) 숙주 수용체와 결합을 방해
   B) 면역 억제의 유도
   C) 주요 표면 항원의 변화로 인해서 면역 선택에 따른 회피 변이주(escape variant)가 발생한다.
   D) 표면 항원의 자연적 발현에 있어서의 변화
   E) 단백질 가수분해효소에 의한 항원 파괴

4. 신생아 파상풍(tetanus neonatorum)에 대한 면역을 제공하는 가장 좋은 방법은?
   A) 유아에게 인간 파상풍 항독소(human tetanus antitoxin)를 주사한다.
   B) 신생아에게 파상풍 변성독소(tetanus toxoid)를 주사한다.
   C) 출산 72시간 내에 산모에게 변성독소를 주사한다.
   D) 임신 전 또는 임신 초기에 모체에 파상풍 변성독소로 면역접종한다.
   E) 수동면역 및 능동면역의 목적으로 신생아에게 항독소와 변성독소를 투여한다.

5. 소아마비(poliomyelitis)에 대한 지속적인 능동면역은 약독화 생백신(Sabin)의 경구 투여 또는 불활성화 백신(Salk)의 비경구적 투여로 달성될 수 있다. 이 두 종류의 백신은 모두 소아마비 예방에 효과적인데, 그 이유는?
   A) 두 종류의 백신 모두 바이러스의 침투 경로인 장점막에서 IgA를 충분히 유도하기 때문이다.
   B) 혈청 중 항체가 소아마비에 이르는 바이러스 혈증에 대해 방어 작용을 하기 때문이다.
   C) 바이러스 항원이 척수 전각세포(anterior horn cell)에 결합하여 병독성 바이러스의 부착을 차단하기 때문이다.
   D) 두 백신 모두 인터페론 생성을 유도한다.
   E) 두 백신 모두 항체 생성으로 이어지는 미약한 감염을 초래한다.

6. 백신 투여는 때때로 위험성이 있다. 다음 중 면역 손상 환자에서 부작용을 유발할 가능성이 가장 낮은 백신은?
   A) 홍역 백신
   B) 폐렴구균 백신
   C) BCG
   D) 유행성이하선염(볼거리) 백신
   E) Sabin 소아마비 백신

7. 사람에게서 수동면역을 위한 이종-유래 항독소(예: 말혈청)의 투여는 혈청병(serum sickness)을 초래할 수 있다. 다음 중 혈청병의 특징이 아닌 것은?
   A) 외래 항체에 대한 숙주의 항체 생산
   B) 24~48시간 내에 발발
   C) 동종 항독소(homologous antitoxin)의 사용
   D) 숙주 내 다양한 부위에의 항원-항체 복합체 침착
   E) 지연되어 나타나지만, 제IV형 과민반응이 아닌 반응

8. 다음 중 폐렴구균 다당류 백신을 투여해야만 하는 대상이 아닌 것은?
   A) 만성 심폐질환자
   B) 60세 이상 노인
   C) 2세 이하 유아
   D) 만성심부전 환자
   E) 겸상적혈구 빈혈증 환자

9. 다음 인간 면역 혈청 글로불린에 관한 기술 중 틀린 것은?
   A) 그 원천은 인간의 태반이다.
   B) 글로불린은 냉 에탄올 침전법에 의해 얻어진다.
   C) IgG 농도가 혈중 농도보다 10배 이상 높다.
   D) IgA 및 IgM 농도는 혈중 농도보다 약간 낮다.
   E) 에탄올 침전법이 글로불린 제제에서 간염 바이러스를 완전히 제거하지 못한다.

10. 숙주 반응의 면역 기전이 포함되는 장내 기생충 감염의 공통적인 특징은 무엇에 의해 좌우되는가?
   A) T_H1 반응
   B) T_H2 반응
   C) T_H17 반응
   D) 항체 반응
   E) NK 반응

복습 문제의 답

1. D. 바이러스 감염에 대한 숙주 면역 반응은 통상적으로 인터페론 분비, 세포 면역 반응, 항체 생성, 그리고 NK 세포의 ADCC의 순서로 일어난다. 인터페론은 바이러스 감염 초기에 생산되며 인접한 세포에의 감염을 지연시킨다. 세포독성 CD8$^+$ T 세포 형태의 세포 면역 반응 역시 비교적 초기에 일어나며, 보통 혈청-중화 항체의 생성과 특이 항체를 필요로 하는 NK 세포-매개 ADCC의 출현에 선행한다.
2. E. 그람-양성 및 그람-음성 세균의 차이점에는 우선 크리스탈 바이올렛에 의한 염색에 있다. 그람-음성 세균은 보체에 의해 용해되지만, 그람-양성 세균은 두꺼운 펩티도글리칸 층으로 인해 보체 저항성이 있다. 그람-음성 세균은 세포벽 구조에 혈류 역학적인 장해와 그람-음성 세균 패혈증을 초래할 수 있는 내독소(endotoxin)를 가지고 있다. 그람-양성 세균에는 내독소가 없지만, 대신 면역원성을 가지는 테이코산을 가지고 있다.
3. C. 항원 변이는 다수의 병원균에 흔하게 나타나며, 이는 면역회피 기전의 일종이다. 돌연변이, 표면 단백질의 발현량 변화, 그리고 폐렴구균과 같이 자연적 변이 등을 포함하는 여러 기전의 결과로 항원변이가 일어날 수 있다. 미생물의 항원 변이 잠재력은 백신을 고안할 때 중요하게 고려되어야 한다.
4. D. 파상풍이나 디프테리아와 같은 외독소 질병으로부터 신생아를 보호하는 가장 간단하고 효과적인 방법은 모체에서 항체를 유도하는 것이다. 태반을 통과하는 항독소 IgG는 필요한 방어 기능을 제공할 것이다. 단기간의 수동면역을 위해 파상풍 항독소를 투여할 수도 있으나, 비용이 많이 들고 불필요한 고통스런 주사 과정이 필요하다. 출산 72시간 내에 산모에게 변성독소를 주사하는 것은 항체 유도를 위해서는 충분한 시간이 아니다. 항독소와 변성독소가 즉시적인 수동면역과 미래의 능동면역을 제공하기는 하지만, 후자는 미래의 추가적인 변성독소 주사를 필요로 할 것이고 전자는 상대적으로 고비용이다. 그리고 두 가지 경우 모두 바람직하지 않은 주사의 형태로 투여해야 한다는 단점이 있다.
5. B. 약독화 백신과 불활성화 백신 모두 순환 항체를 생성하며, 이 항체들은 바이러스가 중추신경계의 표적 조직에 도달하기 전에 차단함으로써 방어 작용을 한다. Sabin 백신은 침투 부위에서 바이러스를 차단할 수 있는 장점막 IgA를 생성하는 반면, 비경구로 주사된 Salk 백신은 점막 IgA를 유도함에 있어 효과적이지 않다. 백신 내의 바이러스 항원은 신경계의 척수 전각 세포에 결합할 수는 있지만, 지속적인 면역을 제공하지는 못할 것이다. 인터페론 분비의 유도는 잠재적으로 오로지 짧은 기간 동안만 면역을 제공할 것이다. 오직 약독화 생백신인 Sabin 백신만이 온화한 감염증을 유발할 수 있다.
6. B. 폐렴구균 다당체 백신은 *Streptococcus pneumoniae* 세균 유래의 협막 다당류를 함유하며, 감염으로 이어질 수 없는 증식 불능의 백신의 일종이다. 홍역 백신, 유행성이하선염(볼거리) 백신 및 Sabin 소아마비 백신은 약독화 바이러스를, 그리고 BCG는 약독화 세균을 함유하고 있다. 이 약독화 생명체들은 인간 숙주 내에서 증식이 가능하다. 건강한 숙주는 이들의 복제를 제한하겠지만, 면역 손상 숙주는 그러하지 못하므로 점진적인 감염이 일어날 수 있다.
7. B. 혈청병에서 일어나는 반응은 보통 외래 물질 투여한 후 6~12일에 발생한다. 이 기간 동안 숙주는 외래 물질과 반응하는 항체를 생산하는데, 이 항체는 숙주 내에서 상당 기간 유지되며, 관절, 림프절, 피부 등 다양한 부위에 침착할 수 있는 항원-항체 복합체를 형성하게 된다. 비록 뒤늦게 나타남에도 불구하고, 이 면역 반응의 결과는 세포-매개 지연성(제IV형) 과민방응이 아닌 제III형 과민반응으로 분류된다. 왜냐하면, 이 반응에 T 세포보다는 항체가 관여하기 때문이다.
8. C. 2세 이하의 어린이는 순수한 세균 협막 다당류 백신에 의한 면역접종에 잘 반응하지 못하므로 효과가 없다. 이는 T-비의존성 항원에 반응할 수 있는 변연부 B세포(marginal zone B cells)가 부재하기 때문이다. 그러므로 이들을 예방접종하는 것은 의미가 없다. 열거된 기타 다양한 개인들은 특히 *Streptococcus pneumoniae* 감염증에 취약하다. 이 아이들 중 일부가 백신에 대한 최적 이하의 반응을 보이더라도 면역접종은 필요하다.
9. E. 인간 혈청 내 간염 바이러스의 잠재적인 위험은 에탄올 침전법에 의한 글로불린의 분리로 극복될 수 있다. IgG 농도는 16,500 mg/dL로, 혈청농도 1,200 mg/dL과 비교된다. 이렇게 면역 혈청 글로불린 내의 IgG는 고도로 농축된다. 그러나 에탄올 침전된 면역 혈청 글로불린 내의 IgA 및 IgM 농도는 상대적으로 희박하며 원래 혈청 내의 농도와 유사하다.
10. B. 기생충 간염이 있는 사람들의 공통적인 특징은 T_H2 세포에 의해 매개되는 이른바 제2형 면역 반응이다.

20

실험 체계와 방법

서론

앞 장에서, 우리는 선천면역과 적응면역의 기초적인 특성의 이해를 돕기 위하여 사용되었던 몇 가지의 필수적인 기법과 기술 등에 대하여 간단히 살펴보았다. 이 장에서는 연구와 진단 실험실에서 이용하는 실험 체계와 방법에 대하여 상세하게 논의하고자 한다. 6장에서 논의했지만, 일부는 면역학적 방법은 단순히 항체에 기반(**혈청학적 방법**, ***serological method***), 다른 기법들은 면역체계의 생리학이나 병리 생리학을 이해하는 데 지대한 공헌을 한 분자생물학적 기법, 유전공학, 세포 배양 기술, 그리고 생체(*in vitro*) 동물 모델들을 활용한다. 2000년에 완성된 인간 유전체의 염기서열 분석과, 그 외의 미생물 유전체의 염기서열 분석에 대한 적극적인 노력 이후 생명정보학과 컴퓨터생물학(소위 말하는 *in silico* 분석)이 우리들의 면역체계 연구에 있어서 아주 유망한 기법으로 등장하였다. 유전체 및 단백질체 데이터베이스와 강력한 소프트웨어 도구와 알고리즘으로부터 얻은 정보를 기초로 이러한 기법들은 면역학에서 밝은 전망을 제시하고 있다. 특히, 백신의 후보로서 추가 연구가 가능한 병원균이 발현하는 항원결정기(epitope)를 동정하는 중요한 시도에서는 더욱 그러하다. 비록 이러한 주제는 이 장의 범위에서는 벗어나지만, 면역학 분야에서의 미래의 발전은 시험관(*in vitro*), 생체(*in vivo*), 그리고 *in silico* 기법의 조합에 의하여 이루어질 것이라는 것을 명심할 필요가 있다.

우리는 이 장을 항원-항체 면역 측정의 물리역학적 고찰로 시작하고자 한다. 면역학적 측정은 고도의 선택적인 생물학적 분석 방법으로 항체 혹은 항원을 생물학적 인식물로 사용해서 용액 내에 존재하는 저분자부터 거대분자까지 포함하는 분석 대상물의 존재와 농도를 측정하는 방법이다.

면역학적 측정법

직접 결합 면역측정법

비방사능 대체법이 가능하게 됨에 따라 일반적으로 더 이상 일반적으로 시행되고 있지 않지만, 방사면역측정법(radioimmunoassay, RIA)은 방사성 동위원소로 표지된 분자를 이용하며, 극히 적은 양의 항원, 항체 또는 항원-항체 복합체의 측정을 가능하게 한다. 이와 같이 표지된 분자의 농도는 화학적인 분석이 아니라 방사능의 측정에 의해서 결정된다. 따라서 검출의 민감도는 10의 몇 제곱 이상 증가된다. 호르몬 분석이나 체액 중 초저농도로 존재하는 다른 물질의 분석과 같이 응용 범위가 대단히 넓은 고민감도의 분석방법을 개발한 공로로 Rosalyn Yalow는 노벨상을 수상하였다.

방사면역측정법의 기본 원리는 그림 20.1에 나타나 있다. 양을 알고 있는 방사능으로 표지된 항원을 제한된 양의 항체와 반응시키면, 용액에는 항체에 결합된 표지된 항원과 결합되지 않은 표지된 항원이 존재하게 된다. 항체와 결합한 항원을 결합하지 않은 항원으로부터 분리한 후, 항체에 결합된 방사능을 측정한다.

이 검사는 이어서 동일한 양의 표지된 항원을 표지되지 않은 항원과 미리 혼합하여 동일한 과정을 시행한다(그림 20.2). 이

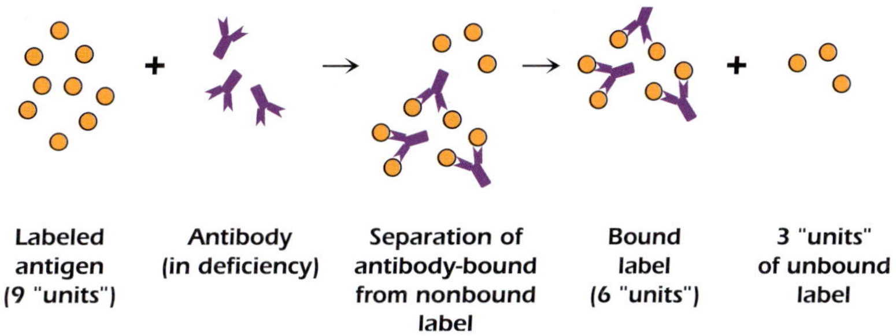

그림 20.1 일정량의 항체와 표지된 항원을 반응시킨 후 항체에 결합된 표지의 양.

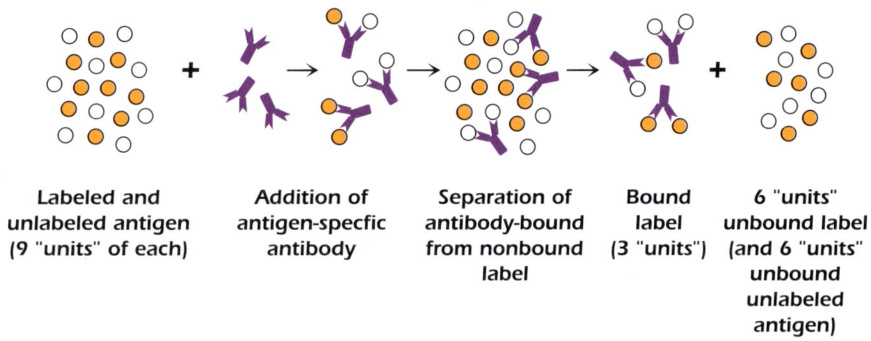

그림 20.2 표지되지 않은 항원과 표지된 항원 간의 항체에 대한 경쟁에 기초한 방사면역측정법.

혼합액을 이전과 동일한 양의 항체와 반응시키고, 항체에 결합한 항원을 결합하지 않은 항원으로부터 분리한다. 표지되지 않은 항원은 항체와의 결합에서 표지된 항원과 경쟁하게 되고, 그 결과 표지되지 않은 항원이 없을 때보다 적은 양의 표지가 항체에 결합하게 된다. 반응 혼합액에 표지되지 않은 항원이 많아질수록, 표지된 비결합 항원에 대한 항체-결합 표지 항원의 비율은 낮아지게 된다. 이러한 비율은 경쟁에 사용된 비표지 항원의 농도와 함수 관계의 그래프로 나타낼 수 있으며, 이는 용액 중에 알려지지 않은 항원의 양을 측정하는 데 이용할 수 있다. 결합된 방사능 항원과 결합하지 않은 방사능 항원의 비율은 방사능이 표지되지 않은 항원이 없을 때의 값과 비교할 수 있는데, 이때 후자의 값을 100%로 설정한다.

위에서 기술한 바와 같이, 방사면역측정법을 실시함에 있어서 중요한 과정은 항체에 결합하지 않은 항원을 결합한 항원으로부터 분리하는 것이다. 이 분리 과정은 항원에 따라서 다양하게 이루어질 수 있으며, 그중 대표적인 것이 항-면역글로불린 방법이다.

항-면역글로불린법은 면역글로불린에 결합된(표지되었거나 표지되지 않은) 항원에 항-면역글로불린에 대한 항체를 첨가하면 침전되고, 그 결과 상등액에는 결합하지 않은 항원만 존재하게 된다는 사실에 기반하여 고안되었다. 방사면역측정법은 목표 항원에 대한 토끼의 항체를 주로 이용한다. 이들 토끼 항체-항원 복합체는 토끼의 면역글로불린에 대하여 염소에서 만들어진 항체를 첨가하여 침전시킬 수 있다.

방사면역측정(RIA)에 필요한 항원과 항체의 양이 극히 적기 때문에, 항-면역글로불린과 반응한 항원-항체 복합체는 극소량의 침전물을 형성한다. 이들의 방사능 양을 측정하기 위하여 일반적인 방법으로 이 침전물을 정량적으로 회수하는 것은 불가능하지는 않지만 매우 어렵다. 따라서 이러한 문제를 해결하기 위해 통상적으로 반응 혼합액에 항원에 특이적이지 않은 면역글로불린을 첨가함으로써, 항-면역글로불린 항체에 의하여 침전될 수 있는 면역글로불린의 양을 증가시켜 회수가 쉽게 이루어지게 한다. 이와 같은 침전물에는 방사능으로 표지된 항원이 결합되지 않은 비특이적 면역글로불린이 많이 포함되게 된다. 그러나 여기에는 극히 소량의 항원-특이적 면역글로불린과 여기에 결합된 방사능이 표지된 항원을 포함하고 있다.

항체에 결합하지 않은 항원으로부터 항체에 결합한 항원을 분리하는 또 다른 방법은 면역글로불린이 33% 포화 황산암모늄 용액에서 녹지 않아 침전한다는 사실을 활용하는 것이다. 항원 자체만으로는 33% 포화 황산암모늄 용액에서 침전하지 않을 경우에 황산암모늄을 33%까지 첨가하면 항원에 결합한 항체는 침전되고 결합하지 않은 항원은 상등액에 남아 있게 된다. 물론 여기에서도 항원에 반응하는 항체(또는 비결합 항체)의 양은 극히 적어서 침전물을 형성할 수 없다. 방사면역측정(RIA)에서 항체에 결합된 항원을 결합하지 않은 항원과 분리하기 위하여 항-면역글로불린 항체를 이용하는 것처럼, 충분한 양의 비특이적 면역글로불린을 이 혼합액에 첨가하면 33% 포화 황산암모늄 용액에서 항체와 결합한 항원으로부터 결합하지 않은 항원을 분리할 수 있도록 침전물이 형성되게 된다.

고정상 면역측정법(Solid-Phase Immunoassay)

고정상(solid-phase) 면역측정법은 가장 널리 이용되는 면역 기법 중의 하나이다. 현재 이 방법은 자동화 되어 있으며, 항원이나 항체를 검출하기 위하여 임상의학에서 널리 이용되고 있다. 좋은 예로는 HIV에 대한 항체 검출을 위한 고정상 면역측정법의 활용이다(16장 참조).

고정상 면역측정법은 폴리비닐 또는 폴리스티렌과 같은 다양한 플라스틱의 표면이 단백질(항원) 단일분자층을 흡착하는 특징을 이용한다. 홈(well)에 흡착된 분자는 그들의 항원결정기(epitope)의 일부가 손실되기는 하지만, 충분한 양의 항원결정기가 변하지 않은 상태로 남아 있어 이에 대응하는 항체에 결합할 수 있다. 플라스틱 홈에 흡착된 항원에 결합한 항체는 과산화효소(peroxidase)와 같은 효소에 결합된 항체를 이용하여 검출할 수 있다. 발색 기질을 첨가할 경우, 항원에 결합한 항체에 결합된 효소에 의해서 정량적으로 검출할 수 있는 색의 변화를 볼 수 있다(그림 20.3). 좀 더 강한 색은 높은 농도의 항원이 결합되어 있음을 의미한다. 또 다른 방법으로 흡착된 항원에 대한 표지되지 않은 항체를 첨가한 후, 효소가 연결된 항-면역글로불린 항체를 첨가하여 검사를 수행할 수도 있다. 이 검사를 **효소면역측정법**(*enzyme-linked immunosorbent assay*, ELISA)이라 부른다. 형광성 기질을 이용할 수도 있으며, 이를 통해 민감도를 증진시킬 수 있다.

플라스틱 홈 표면을 항원으로 코팅한 후, 코팅되지 않은 플라스틱 표면에 다른 시약, 특히 표지된 시약이 흡착하는 것을 차단하는 것이 필수적이다. 이와 같은 차단은 항원을 투입한 후 젤라틴처럼 연관성이 없는 고농도의 단백질로 플라스틱의 표면을 코팅하여 진행한다.

고정상 면역측정은 플라스틱에 흡착된 항원에 결합하는 항체의 존재를 검출하는 데도 이용될 수도 있다. 플라스틱의 홈은 대개 상대적으로 많은 양의 항원으로 코팅되어 있기 때문에, 항원에 결합한 항체의 양이 많으면 많을수록 이 항체에 결합하는 표지된 항-면역글로불린 항체의 양도 많아진다. 따라서 항상 충분한 양의 표지된 항-면역글로불린 항체를 사용해서 포화량이 투입되도록 하는 것이 중요하다.

고정상 면역측정은 또한 항원의 정성적 또는 정량적 측정에 이용될 수 있다. 이러한 측정은 항원이 코팅되어 있는 플라스틱 홈에 항혈청을 첨가하기 전에 농도를 알고 있는 다양한 항원과 섞어 주어 수행할 수 있다. 이러한 사전 처리는 항체와 수용성 항원과의 결합을 미리 시행하여 플라스틱에 흡착되어 있는 항원에 결합하는 미결합 항체의 가용성을 감소시킨

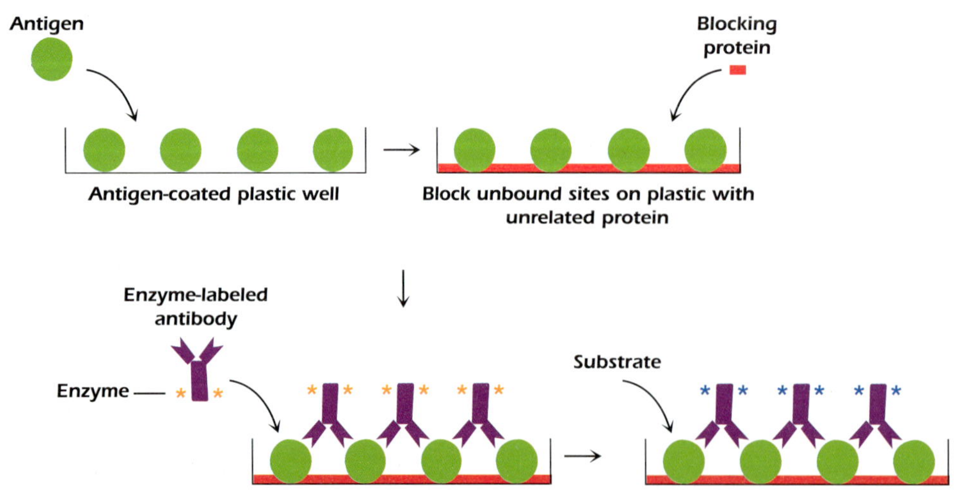

그림 20.3 항원으로 직접 코팅된 홈(well)을 이용한 ELISA의 대표적인 예.

다. 항체를 홈에 첨가하기 전에 항체와 반응하는 항원의 농도가 높을수록 플라스틱 홈에 흡착된 항원과 결합할 수 있는 항체의 수가 감소하며, 결과적으로 이들 항원-항체 복합체에 결합할 수 있는 표지된 항-면역글로불린의 숫자가 감소하게 된다. 표지된 항체 양의 감소는 사용된 항원 농도에 대한 함수의 그래프로 나타낼 수 있으며, 농도를 모르는 시료 용액 중에 포함된 항원의 양은 농도를 알고 있는 순수 항원에 의하여 감소되는 양과 농도를 모르는 시료용액에 의하여 감소되는 결합된 표지의 양을 그래프에서 비교함으로써 측정할 수 있다.

면역 블로팅

면역블로팅(웨스턴 블로팅이라고도 함)은 혼합된 단백질 중 개별 단백질을 분석하는 데 사용되는 기술이다. 웨스턴 블로팅(*Western blotting*)이라는 단어는 일종의 말장난에서 유래되었다. 특정 DNA 서열을 감지하는 방법을 이 기술을 처음 발견한 에드 서던(Ed Southern)의 이름을 따서 명명했는데, 웨스턴 블롯(면역 블롯)과 노던 블롯(RNA 감지에 사용)은 이러한 이름과 연계해서 명명되었다.

면역 블로팅은 항원을 감지하는데, 항원에 특이적인 항체를 사용하기 때문에 사용된 이름이다. 단백질 혼합체는 젤 전기영동(gel electrophoresis)을 통하여 전달 모체(carrier matrix, SDS-PAGE, native PAGE, 등점 전기영동(isoelectric focusing), 2차원 젤 전기영동(2D gel electrophoresis) 등)에서 단백질 크기, 극성 또는 다른 차이에 의해 개별 밴드로 분리된다. 분리된 단백질 밴드는 전달 막(예, 니트로셀룰로스, 나일론 혹은 PVDF)에 전달(blot)되는데, 극성 간 상호작용 때문에 원래 분리된 양상과 동일하게 막에 부착되게 된다. 블롯된 단백질은 항체와의 결합에 의하여 검출되는데, 일반적으로 1차 항체를 인식해서 결합할 수 있는 2차 항체를 첨가하게 된다. 보통은 효소가 결합된 2차 항체를 사용기 때문에 적절한 기질을 사용하게 되면 감지 가능한 신호가 생산된다. 발색 기질은 막 위에 침전을 생성하기 때문에 색깔 변화를 눈으로 알아볼 수 있게 된다. 민감한 감지를 위해서 화학발광 기질을 사용할 경우 항체에 결합된 효소의 반응 부산물로 빛이 생성되며, 생성된 빛 산물은 필름에 감광되게 한다.

대신에 형광이 결합된 항체를 사용할 수도 있는데, 이 경우 형광 신호를 포착할 수 있는 기기를 사용하면 신호를 감지할 수 있다.

면역형광

형광물질은 보다 짧은 파장의 빛에 노출되어 자극될 경우 특정한 파장의 빛을 방출하는 특징을 가지고 있다. 면역형광(immunofluorescence)은 형광물질로 표지된 항체를 이용하여 항원의 위치를 알아내는 방법이다. Coombs에 의해서 처음 보고된 이 방법은 항체의 활성에 변화를 일으키지 않는 형광 분자에 공유결합으로 연결된 항체를 이용한다.

면역학에서 널리 이용되는 형광물질 중의 하나는 fluorescein isothiocyanate(FITC)인데, 이 물질은 자외선에 의하여 자극되면 녹색 가시광선 형광을 방출한다. FITC는 유리 아미노기와 쉽게 결합시킬 수 있다. 널리 이용되는 또 다른 형광물질은 phycoerythrin(PE)으로, 이 물질은 붉은색 형광을 내며, 마찬가지로 유리 아미노기와 쉽게 결합할 수 있다. 자외선 광원이 설치되어 있는 형광현미경을 사용하면 현미경 시료에 존재하는 형광 항체를 관찰할 수 있으므로, 형광 항체는 다양한 조직 및 미생물에 존재하는 항원의 위치를 파악하는 데 널리 사용되고 있다.

형광 항체를 이용하는 방법에는 중요하고 서로 연관된 과정인 직접 면역형광과 간접 면역형광의 두 가지 방법이 있다.

직접 면역형광

직접 면역형광(direct immunofluorescence)은 주로 항원을 검출하는 데 이용되며, 대상 조직(또는 미생물)을 형광으로 표지된 특이 항체와 반응시키는 과정이 수반된다. 이 방법은 림프구의 아집단(subset)을 동정하거나, 전신홍반루프스(SLE) 환자의 신장과 피부와 같은 조직에서 특정 단백질(예, 자가항체, 보체)의 축적 여부를 확인하는 등의 임상적인 목적으로 널리 이용된다(12장 참조).

간접 면역형광

간접 면역형광(indirect immunofluorescence)은 먼저 표적을 표지되지 않은 특이 항체와 반응시키고, 이후 형광으로 표지된 항-면역글로불린 항체를 반응시키는 과정을 수반한다.

간접 면역형광 방법은 형광으로 표지된 하나의 항-면역글로불린 항체를 매우 다양한 특이성을 가지는 항체의 위치를 결정하는 데 이용할 수 있기 때문에 직접 면역형광보다 더 많이 이용된다. 더구나, 항-면역글로불린 항체는 특정한 면역 글로불린의 다양한 에피토프에 대한 항체를 포함하고 있으므로, 형광 표지된 항-면역글로불린을 사용하면 형광신호를 현저히 증폭시킬 수 있다. 간접 면역형광의 좋은 예로는 SLE 환자의 혈청으로부터 항-DNA 항체의 검색을 들 수 있다.

유세포 분석

세포 표면의 항원에 특이적인 형광 항체를 이용하여 새롭고 강력한 기법이 개발되었는데, 이는 **유세포 분석법**(***flow cytometric analysis***)과 **세포 분류**(***cell sorting***)이다. 유세포 분석기는 세포 크기, 세포의 원형도, 그리고 세포 표면 또는 내부의 단백질 발현을 측정할 수 있는 분석 장치(분석기, analyzer) 또는 이와 같은 모든 기능과 더불어 세포를 특정한 집단으로 분류할 수 있는 기능을 가지는 장치(세포 분류기, cell sorter)의 형태로 이용할 수 있다. 특정한 형광 항체로 표지된 세포 현탁액이 미세 방울의 형태로 연속적으로 장치를 통과하는데, 각각의 방울에는 하나의 세포가 포함되어 있다. 이 방울들은 자외선 빛이 레이저 광선과 표지된 세포가 방울 내에 있을 때 방출되는 형광을 감지하는 검출기 사이를 통과한다. 발광 신호는 방울에 전하를 띠게 만들어 주는 전극으로 전달되고, 그 결과 전자기장에서 이 방울의 굴절을 유도한다(그림 20.4). 따라서 모든 방울들은 레이저 광선을 통과하여 떨어지면서 숫자가 세어지고, 방출하는 신호의 여부에 따라 분류(예, 표지된 것과 표지되지 않은 것으로)된다. 세포 표면에 분포되어 있는 항원의 밀도를 반영하는 형광 염색의 강도는 정교한 전자 장치로 측정된다.

이러한 종류의 장비를 사용하여 세포 표면 분자 발현의 상대적인 발현, 각 세포에 발현된 표면 분자들의 상대적인 양, 그리고 각 세포들의 크기 분포와 수 등을 토대로 림프구 집단에 대한 특성을 신속하게 파악할 수 있게 되었다. 또한 이 장치를 사용하여 8가지 또는 그 이상의 서로 다른 형광 표지로 염색한 세포들의 혼합체로부터 특정한 세포를 선별하여 균일한 시료를 얻을 수 있게 되었다. 이러한 기법의 한 변형으로 세포 집단을 분리하기 위해 자성 입자에 결합된 형광항체를 이용하는 방법이 있다. 형광 항체에 결합된 세포들은 자석을 이용하여 염색되지 않은 세포로부터 분리될 수 있다. 유세포 분류기(fluorescence-activated cell sorter, FACS)와 자성 입자를 이용한 분리 방법 모두 조혈줄기세포와 같은 아주 희귀한

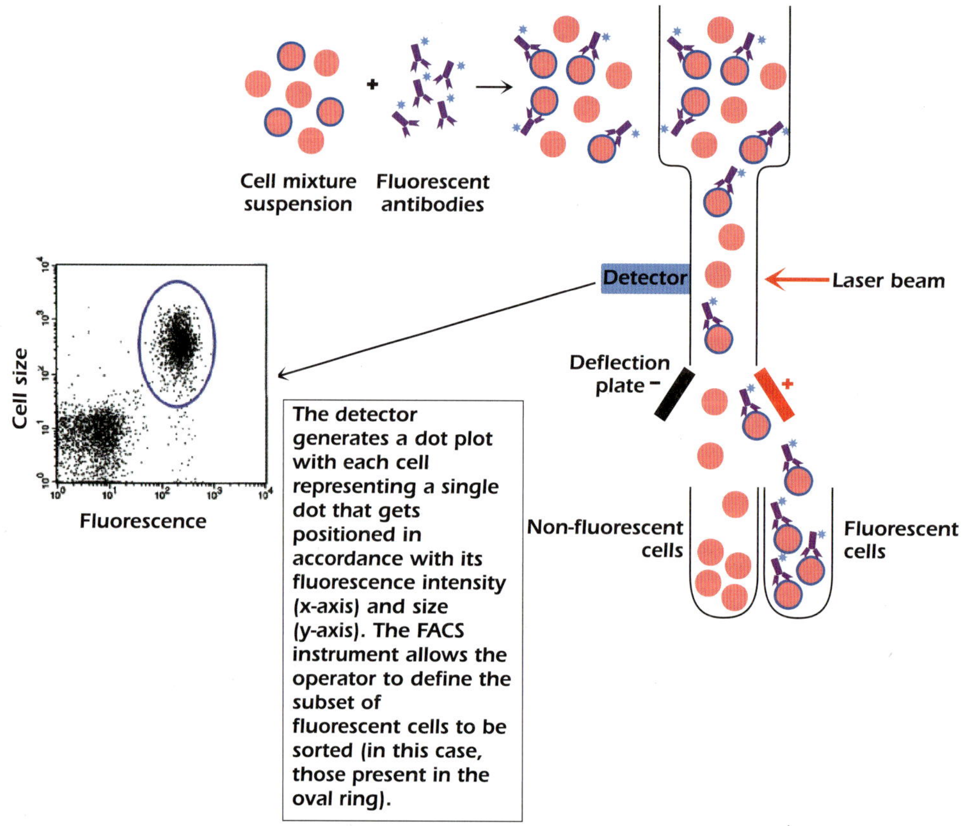

그림 20.4 대표적인 유세포 분류기(fluorescence-activated cell sorter, FACS) 모식도.

세포들의 분리를 가능하게 하였다.

세포의 표현형 결정과 분류의 가장 일반적인 방법은 **분화 집단**(*cluster of differentiation*, CD)이라고 불리는 세포 표면 단백질에 반응하는 항체를 이용해서 이루어진다. CD 명명법은 세포를 표현형 별로 구분하기 위한 단일클론 항체를 이용한 연구에서 유래하였다(이 장의 후반에서 논의). 세포 표면의 표지(CD 항원)는 특정한 분화 단계와 연관되어 있다는 것이 발견되었다. 뿐만 아니라, 이들 단백질은 정상적인 세포 생리를 위한 중요한 생물학적 기능을 가진다. B 세포와 T 세포의 분화 단계 및 이들 세포의 기능적 아집단은 CD 표지 발현에 기초하여 표현형적으로 분류할 수 있다. 그러나 특정 분자의 표면 발현이 하나의 세포나 세포 계통에 특이적이지 않을 수도 있다는 것을 알아야 한다. 그럼에도 불구하고, 세포 표면 발현 특성은 세포의 분리·정제 및 특성 연구에 이용될 수 있다.

실용적인 목적에서, CD를 머리 문자로 하여 그 다음에 특정한 세포 표면 단백질을 구별하는 임의의 숫자를 붙인다. CD 숫자는 국제면역과학연합 명명위원회(Nomenclature Committee of the International Union of Immunological Sciences)가 부여한다. B 세포, 다양한 T 세포 아집단, 그리고 기타 세포에서 발현되는 중요한 CD 항원 목록은 부록에 수록되어 있다.

면역흡수와 면역흡착

항원과 항체의 특이적 결합 때문에 용액 중 항원 혼합물로부터 대상 항체에 대한 특정한 항원을 포획하거나 선별적으로 제거할 수 있다. 마찬가지로 특정한 항원을 이용하여 항원에 특이적인 항체를 항체 혼합물로부터 선택적으로 제거할 수 있다.

일반적으로 두 가지 방법에 의하여 제거를 이룰 수 있다. 이들 방법은 서로 연관성이 있으며, 한 방법에서는 용액에 있는 두 물질의 흡수가 이루어지며(**면역흡수**, ***immunoabsorption***), 다른 방법에서는 두 물질 중 하나가 불용성 지지체에 부착된 상태에서 이루어진다(**면역흡착**, ***immunoadsorption***). 면역흡착은 pH를 낮추거나(염산-글리신 또는 초산, pH 2-3), 수소결합 억제 이온을 첨가하는 등의 항원-항체 복합체를 분리하는 조심스러운 처리에 의해서 복합체로부터 흡착된 물질을 분리해 낼 수 있기 때문에 특히 유용하다. 이러한 기법은 원하는 항원 혹은 항체의 순수 분리를 가능하게 한다.

세포 측정법

다른 몇 가지 면역측정법이 면역계 구성 세포 요소들에 대한 평가 또는 연구에 활용된다. 이러한 방법 중에는 림프구의 기능을 측정하기 위하여 일반적으로 사용되는 방법들이 있다. 항원 또는 **미토겐 자극**(***mitogenic stimulation***)에 대한 B 세포의 반응을 측정하기 위하여 고안된 방법이 임상적으로 체액성 면역 능력을 평가하기 위해서도 종종 이용된다. 실험적 조건에서, 이러한 측정법은 B 세포의 활성화와 관련된 조절 및 분자 기작을 이해하는 데 도움이 된다. 마찬가지로, T 세포의 기능을 측정하는 방법들은 T 세포의 증식 및 작동 반응 특성과 사이토카인 프로필을 측정하기 위하여 임상 및 연구에 활용된다. T 세포 측정법은 T 세포의 기능적 다양성과 특정 아집단 세포들이 생산하는 다양한 사이토카인의 동정에 많은 공헌을 하였다.

림프구 기능의 평가법

림프구의 기능을 평가하기 위한 측정법은 일반적으로 다음 문제 중 하나에 대한 답을 얻고자 수행된다: (1) B 또는 T 세포가 세포 증식 반응을 하도록 활성화하는 미토겐 자극에 대하여 정상적으로 반응하는가? (2) 미토겐이나 항원에 의하여 유도된 자극이 항체 생성(B 세포)이나 사이토카인 생성(T 세포)을 유도하는가? 뿐만 아니라, T 세포의 기능적 다양성을 고려할 때, T 세포 분석은 특정 아집단이 기능적으로 완전한지를 평가하는 데 이용될 수 있는가? 이는 특히 면역결핍 질환을 가지고 있는 것으로 의심되는 환자의 임상적 평가에서 특히 유용하다(16장 참조). 보조 T 세포 분석의 경우, 일반적으로 T 세포의 도움을 받는 표적 세포에 의하여 측정을 하고자 하는 기능적 요소가 결정된다. 예를 들어, T 세포의 항체 반응을 유도하는 능력을 시험하고자 고안된 측정법에서 목표 집단은 B 세포인데, 이 측정법에서는 생성된 항체의 양이 측정될 것이다. 마찬가지로, T 세포가 대식세포에 대한 최적의 활성화에 도움을 주는지를 알고자 한다면, 이들 식세포와 연관된 기능적 특성에 초점을 맞출 것이다.

조력 T 세포의 기능을 평가하기 위해 이용되는 많은 측정법들은 특정 사이토카인의 측정에 의존하는데, 이는 도움을 받는 세포들이 사이토카인을 생성하도록 활성화되기 때문이다.

B 세포와 T 세포의 증식 측정법

미토겐 자극에 의한 림프구의 활성화는 유전자 발현, 단백질 합성, 세포 증식 및 분화로 이어지는 생화학적 신호전달 경로를 촉발한다. 미토겐에 의한 증식 반응은 기본적으로 다중클론적이다. 미토겐은 비특이적 자극이라는 정의에 나타나듯이, 항원 특이적인 수용체를 통하여 작용하지 않는다. 미토겐은 B 세포나 T 세포 집단을 선택적으로 활성화시킬 수 있다. 따라서 적절한 항원 수용체를 가지고 있는 림프구 클론만 활성화하는 면역원과는 다르게 다클론 활성화제는 항원특이성과는 상관없이 많은 B 세포와 T 세포 클론들을 자극한다. 그람-음성 세균의 세포벽 구성성분인 **지질다당류**(***lipopolysaccharide***, LPS)와 같이 B 세포를 선택적으로 활성화하는 미토겐은 생쥐와 인간에서 B 세포의 다클론 활성화를 유도한다. 마찬가지로, **콘카나발린 A**(*concanavalin A*, Con A)와 **파이토헤마글루티닌**(***phytohemagglutinin***, PHA)을 포함한 렉틴(lectin) 계열의 몇몇 당결합 단백질은 매우 효과적인 T 세포 미토겐이다. **미국자리공 미토겐**(***pokeweed mitogen***, PWM)은 강력한 이토겐 측성을 가지는 또 다른 렉틴의 한 예이다. 그러나 Con A나 PHA와 달리 PWM은 B 세포와 T 세포 모두의 다클론 활성화를 유도한다.

미토겐에 대한 세포 증식의 정도는 색의 변화(비색 분석법) 혹은 형광물질(형광 분석법)을 감지할 수 있는 시약으로 표지된 뉴클레오사이드를 첨가함으로써 가능하다. 고전적인 방법에서는 방사능으로 표지된 뉴클레오사이드(예, 3중수소 티미딘)가 세포 분열의 정도를 측정하기 위하여 사용되었다. 이들 모든 방법에서, 표지된 뉴클레오사이드는 분열하는 세포의 DNA로 삽입된다.

B 세포에 의한 항체 생성

미토겐에 의한 B 세포와 T 세포의 자극은 많은 클론 세포들의 증식과 분화를 야기한다. 따라서 B 세포의 경우 LPS나 PWM 등의 다중클론 활성화제가 B 세포 집단의 항체 생산 능력을 평가하는 데 이용된다. ELISA는 항체의 농도를 측정하는 데 이용되는 가장 보편적인 정량분석법이다. 반면에, B 세포가 니트로셀룰로스 막 위에서 미토겐이나 항원으로 자극되면서 시험관 내에서 일시적으로 배양될 수 있는데, 이러한 기법을 enzyme-linked immunospot(ELISPOT) 측정법이라 한다. 니트로셀룰로스의 단백질 결합 특성은 개개의 B 세포에서 분비된 항체의 부착을 용이하게 한다. 그 결과 니트로셀룰로스에 결합된 항체가 집중된 곳이 형성되는데, 이 지역은 항체에 특이적인 효소로 표지된 2차 항체를 사용해서 검출할 수 있기 때문에 항체를 분비하는 세포의 숫자를 측정할 수 있게 된다.

T 세포 및 자연살해(natural killer, NK) 세포의 작동 세포 측정법

위에서 기술한 바와 같이, 효과 세포의 측정법 선택은 측정하고자 하는 내용에 따라 결정된다. T 세포 측정법은 기능적으로 다양한 T 세포의 아집단 만큼 다양하다. 따라서 다양한 종류의 보조 T 세포 기능의 측정법이 B 세포, 대식세포 및 다른 T 세포의 활성화에 대한 $CD4^+$ T 세포의 보조 활성을 측정하기 위하여 사용된다. 마찬가지로, $CD8^+$ T 세포의 세포독성 활성을 측정하기 위한 다양한 측정법들이 존재한다. 이 중의 한 측정법(**세포독성 측정법**, ***cytotoxicity assay***)은 세포독성 T 세포를 감작시킨 항원을 발현하면서 방사능으로 표지된 표적 세포를 죽이는 능력을 측정한다. 관련하여, NK 세포는 표적 세포에 특이적인 항체와 결합된 방사능-표지 표적 세포와 함께 배양된다. 이 방법에 대한 근거는 NK 세포가 특정한 면역 글로불린 개별형의 Fc 부분에 결합하는 Fc 수용체를 세포막에 발현한다는 사실에 따른 것이다. 이 방법은 **항체-의존성 세포-매개 세포독성**(***antibody-dependent cell-mediated cytotoxicity***, ADCC)으로 알려진 NK 세포의 기능을 측정하는 데 이용되는 중요 측정법이다.

세포 배양

몇몇 실험 시스템들이 면역계의 발달, 그 기능과 조절 특성, 그리고 면역결핍 및 자가면역 질환과 연관된 병리학적 기작에 대한 많은 의문을 풀기 위한 우리의 능력에 혁명적 변화를 제공하였다. 이러한 실험 시스템의 상당수는 세포를 시험관 내(*in vitro*)에서 유지하기 위하여 이용된 세포 배양법에 의존한다. 세포 배양법은, 70년대의 Kohler와 Milstein에 의한 B 세포의 **하이브리도마/단일클론 항체 기술**(***hybridoma/monoclonal antibody technology***) 개발을 포함한 다수의 중요한 과학적 진보를 가능하게 하였다. 림프계 세포를 유지하기 위하여 요구되는 성장인자에 대한 지식은 기능적으로 능력이 있는 세포를 분리하여 *in vitro*에서 배양하는 것을 가능하게 하였다. 더 나아가 재조합 DNA 기술은 클론된 세포주로의 유전자 도입을 가능하게 해서, 연구자들이 특정 유전자와 관련된 의문에 대한 답을 구하는 것을 가능하게 하였다. 마찬가지로, 재조합 DNA 기술은 유전적으로 조작된 면역 관련 분자나 수용체의 개발을 가능하게 하였으며, 이들은 세포로 도입되어 수용체의 발현이나 수용체에 의해서 촉발(예, 리간드 결합)되는 생물학적 결과를 설명하는 데 활용되고 있다.

이와 같은 *in vitro* 시스템은 면역계에 대한 우리의 지식을 발전시키고, 경우에 따라서는 임상적 응용을 위한 새로운 생물학적 치료법이나 백신의 개발에 지속적으로 이용되고 있다.

1차 세포 배양과 클론된 림프계 세포주

생명과학의 다른 많은 분야와 마찬가지로, 세포 배양 시스템은 세포의 발생, 성숙 및 생리적 특성에 대한 우리의 이해를 가능하게 하는 필수적인 연구 도구로 이용되어 왔다. 다양한 T 그리고/또는 B 세포 집단으로 구성된 1차 림프계 세포를 비록 제한적인 기간 동안이지만 배양할 수 있게 됨으로써, 면역학자들이 유전자 재배열과 같은 B 세포와 T 세포의 많은 중요한 생물학적 특성을 조절하는 생화학적 및 분자생물학적 기작을 연구하는 것이 가능하게 되었다. 세포 배양 시스템의 발달은 지난 수십 년 간 빠르게 발전하여, 세포의 클로닝 기술의 발달로 이어졌다. 특정 모세포에서 유래된 B 세포와 T 세포의 형질전환을 통한 클론된 불멸 세포주를 생산하기 위하여 발암물질이나 바이러스(예, B 세포 변환을 위한 Epstein-Barr 바이러스; T 세포 변환을 위한 제1형 인간 T 세포 백혈병 바이러스)에 노출시키는 방법 등 다양한 방법이 사용되었다. 많은 세포주들이 자연적 또는 실험적으로(발암 물질의 투여나 바이러스 감염 결과) 유도된 종양으로부터 유래되었음을 주목해야 한다.

클론된 세포주를 이용하는 가장 주된 장점은 연구를 위한 다량의 세포를 얻을 수 있다는 것이다. 발암 물질이나 바이러스에 의하여 변형된 세포를 이용하는 단점은 이들이 정의상 비정상 세포라는 것이다. 실제로 많은 변형 세포들이 비정상적인 염색체 숫자를 가지며, 종종 정상 세포에서 보이지 않는 표현형이나 기능적 특성을 나타낸다. 클론된 림프구 세포의 생성에 있어서의 중요한 진전은 1970년대 말 항원 및 항원제시세포와 함께

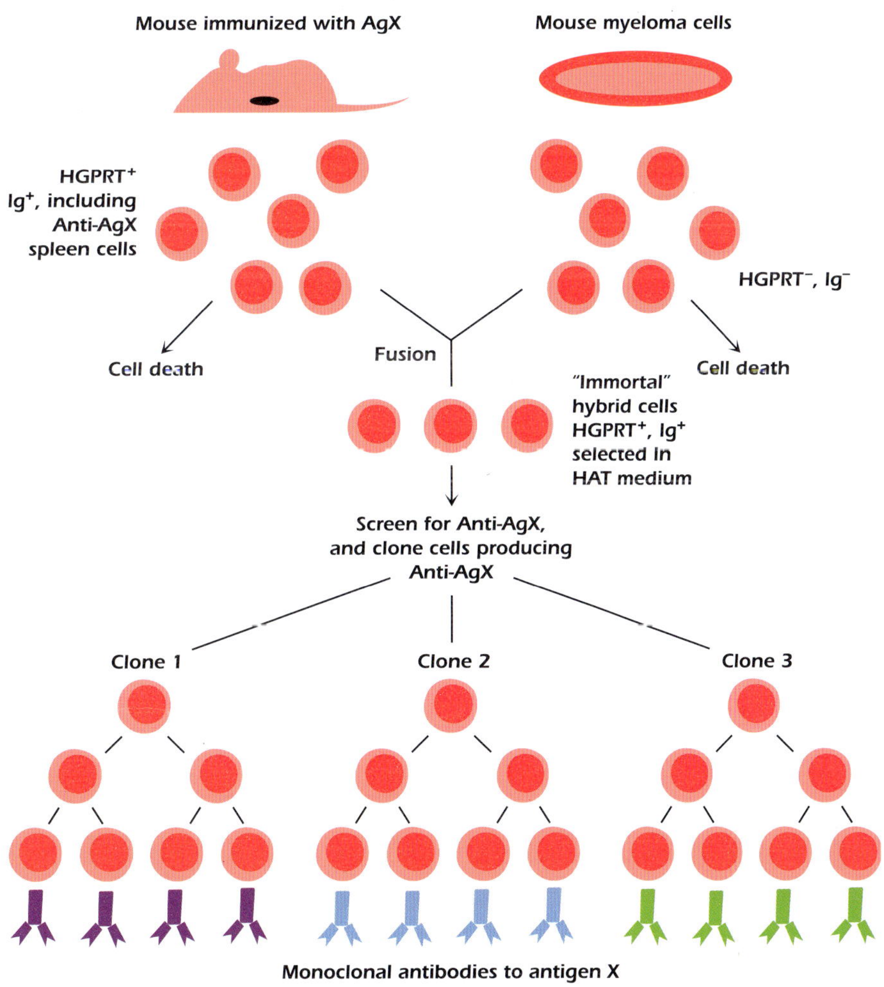

그림 20.5 단일클론 항체 생산 모식도.

T 세포 성장 인자(인터루킨-2)가 배지에 들어 있는 경우에는 변형되지 않은 항원-특이적인 T 세포주와 항원-특이적 T 세포 클론이 무기한 증식할 수 있다는 것이 발견되면서 이루어졌다. 이 배양법으로 유래된 세포들은 어느 점으로 보나 정상이기 때문에 변형된 세포를 이용하는 방법과 비교하였을 때 여러 가지 장점을 제공하였다. 따라서 많은 수의 변형되지 않은 항원-특이적 T 세포가 연구 목적으로 생산되었다. 실제로, 이와 같이 클론된 많은 T 세포들이 사이토카인의 발견 및 생화학적 특성연구에 사용되었으며, 결과적으로 이들 사이토카인 단백질을 암호화하는 유전자의 클로닝으로 이어졌다.

세포 클로닝 시스템, 유전자 전달 기법, 그리고 동물 모델을 함께 이용하여 림프계 세포가 자기관용을 어떻게 가지게 되며, 이들이 자기관용 기작을 회피하여 질병을 유도하는 자가 반응성 세포가 되는지를 이해할 수 있게 되었다. 간단히 말해, 세포 배양 시스템은 림프계 세포의 생리 및 병리 생리학적 특성을 규명하려는 연구 시도에 수단을 제공하는 역할을 하였다. 아래에 논의되겠지만, 세포 배양 시스템은 단일클론 항체와 같은 많은 유용한 진단 및 치료제의 개발에 생산적으로 이용되어 왔다.

B 세포 하이브리도마와 단일클론 항체

면역 반응의 특이성은 항체를 항원의 정성적 및 정량적 분석에 이용하는 혈청학적 반응의 토대 역할을 해왔다. 하지만, 혈청 항체의 식별 능력에도 한계가 있는데, 그 이유는 면역을 유도하는 항원은 많은 에피토프를 가지고 있어서 모든 에피토프에 대하여 특이성이 다른 항체 혼합물을 포함하는 혈청이 생성되기 때문이다. 실제로 하나의 에피토프에 대한 항체 조차도 미세한 특이성이 다르며, 결과적으로 에피토프에 대한 친화도가 다른 면역글로불린의 혼합물이다. 더 나아가, 한 가지 항원의 면역접종은 다양한 항체를 생산하는 림프구 집단의 팽창으로 유도한다. 이러한 세포들은 오직 짧은 기간(몇 일간)만 배양할 수 있기 때문에, 정상 세포를 배양하면서 단일 특이성을 가진 항체를 생산하는 클론을 얻는 것은 불가능하지는 않다 하더라도 비실현적이다.

항체의 해상 및 구별 능력의 비약적 발전은 1970년대 Kohler와 Milstein에 의하여 **단일클론 항체**(***monoclonal antibody***)를 생산하는 방법이 개발되면서 이루어졌으며, 이들은 이 발견으로 노벨상을 수상하였다. 단일클론 항체는 한 종류의 항체를 생산하는 세포로부터 유래한 균질한 항체 분자의 집합으로, 이들 항체는 동일하며 특정 에피토프에 대해서도 똑같이 정확한 특이성을 가진다. 단일클론 항체 생산을 위해서는 면역글로불린을 생성하지 않는 악성종양 형질세포(배양에서 불멸)가 이용된다. 이 세포는 하나의 효소(hypoxanthine guanine phosphoribosyl transferase, HGPRT)가 결핍되도록 조작되어 있는데, 그 결과 세포가 자라는 배지에 이 효소가 첨가되지 않는 경우 세포는 생존할 수 없다. 이 세포를 최근에 항원으로 면역접종된 생쥐에서 분리한 신선한 B 세포(예, 비장 세포)와 융합(잡종화)시키면 B 세포 하이브리도마가 생성된다(그림 20.5). 이러한 융합 과정은 일반적으로 폴리에틸렌글리콜(PEG)을 사용하여 이루어진다. 융합 후에 세포는 HGPRT가 결여된 배지에서 배양된다. 항체를 생산하는 B 세포는 HGPRT를 생성하기 때문에, B 세포와 악성종양 형질세포가 융합된 하이브리도마 세포는 배지에 HGPRT 존재 없이도 살아갈 수 있다. 수일 이내에 융합되지 않은 HGPRT를 생산하지 않는 형질세포는 죽게 되며, 마찬가지로 융합되지 않은 B 세포도 죽게 된다. 특정 항체를 생성하는 하이브리도마 세포는 항원에 대한 반응성 검사(예, ELISA)에 의해 선별되고 단일 세포들로부터 클론되어 세포 배양에 의하여 증식되는데, 각각의 클론은 단일 특이성을 가지는 항체를 합성한다. 이와 같이 특이성이 높은 단일클론 항체는 특이 진단시험에서부터 암 면역요법을 위한 생물학적 제재(28장 참조)에 이르기까지 다양한 과정에 이용된다.

면역요법에서는 다양한 약물이나 독소가 단일클론 항체에 중합되며, 그 결과 이들 물질은 항체가 특이적으로 유도된 대상 암세포에 전달된다.

T 세포 하이브리도마

하이브리도마 기술은 단일클론 항체 생산에만 국한되지 않는다는 점에 주목해야 한다. 1970년대 말 T 세포 하이브리도마를 생산하는 방법이 개발되었는데, 이는 악성종양 T 세포주를 항원 면역접종으로 증폭된 항원 특이적인 정상 T 림프구와 융합함으로써 이루어졌다. T 세포 하이브리도마는 단일 특이성을 가지는 T 세포와 이에 상응하는 에피토프의 상호작용을 분석하는 데 매우 유용하게 사용되었다.

유전적으로 조작된 분자와 수용체

현재까지 대부분의 단일클론 항체는 생쥐의 세포를 이용하여 만들어졌으며, 이들은 진단 및 다른 목적에 잘 사용되어 왔다. 그러나 이들을 사람에게 투여할 경우 생쥐의 면역글로불린에 대한 항체를 생성하는 합병증을 일으킬 위험이 있다. 시험관 내에서 인간의 단일클론 항체를 만들려는 시도는 대체로 성공적이지 못하였다.

인간의 단일클론 항체는 최근 다양한 접근법을 활용한 유전자 조작에 의하여 생산되고 있다. 한 가지 방법은, 생쥐-인간 키메라 단일클론 항체를 생산하기 위하여 재조합 DNA 기술을 이용하는 것이다. 소위 **인간화 항체**(***humanized antibody***)라고 불리는 키메라 항체는 인간 면역글로불린의 불변 부위(constant region)과 생쥐 면역글로불린의 가변 부위(variable region)으로 구성되어 있다. 이와 유사한 방법이 인간 항체의 불변 부위과 생쥐의 초가변 부위(hypervariable region)과 인간 항체 골격 부위(framework region)를 포함하는 가변 부위로 이루어진 인간화 항체를 만드는 방법이다. 또 다른 방법은 B 세포 하이브리도마나 형질세포의 DNA로부터 중쇄와 경쇄의 유전자 라이브러리를 생성하기 위하여 중합효소 연쇄반응(PCR)을 한 후에 다양한 중쇄와 경쇄의 조합으로 연결하고, 이렇게 하여 얻어진 클론으로부터 원하는 항원에 대한 항체 능력을 가지는 Fab 클론을 선별해내는 것이다. 현재 이 기술을 이용하여 서로 다른 특이성을 가지는 수백만 개의 클론을 생산해서 원하는 특이성을 가지는 것들을 신속히 검색할 수 있으며, 면역접종이나 인간 단일클론 항체 생산에서의 어려움을 겪을 필요 없이 원하는 단일클론 Fab 구조를 생산하는 것이 가능하다.

면역 단백질의 유전자 조작은 단일클론 항체 생산에만 국한된 것은 아니다. 림프계와 비림프계 세포에 발현되는 많은 종류의 막 수용체 유전자가 클론되었으며, 이들 중 일부는 이들 발현하지 않는 세포에 전달될 수 있도록 유전자 조작되었다. 특정 공통자극분자의 발현은 세포와 세포 사이의 상호작용(예, 세포독성 T 세포와 표적 세포의 물리적 접촉에 의한 표적 세포 사멸 유도)을 원활하게 한다. 유전자 전달에 의한 종양세포에서의 공통자극분자(예, B7)의 발현은 T 세포가 이들 세포를 인식하고 죽이는 능력을 크게 향상시킨다. 종양을 가지고 있는 동물에 B7 유전자가 도입된 그들 자신의 종양세포를 면역접종하는 실험적인 백신 전략(면역 요법의 일종)에서, T 세포가 원래의 암세포를 인식하고 이들을 파괴하는 능력이 향상된다는 것이 증명하였다. 특정한 사이토카인 유전자가 도입된 종양세포를 이용하는 유사한 방법이 동물 모델을 이용하여 일부 성공적으로 이루어졌다. 다양한 질병을 치료하기 위하여 이용되는 면역치료 전략은 이 책의 몇몇의 장에서 논의되고 있다(16~18장 참조).

세포사멸의 측정

정상적인 면역 반응의 끝은 항상성의 회복이다. 적응 면역 반응의 경우 활성화된 B 및 T 세포의 일부는 추후 항원 특이적 반응을 위한 기억세포가 되지만, 대부분의 반응 세포는 예정된 세포 사멸(programmed cell death, apoptosis) 혹은 괴사(necrosis)에 의하여 죽게 된다. 세포자살(apoptosis)에 의해 죽은 세포는 일반적으로 주변 세포와 대식세포에 의하여 포식된다. 더구나, 앞의 장에서 논의되었듯이 감염에 따른 많은 면역 반응의 결과는 감염되었거나 감염의 영향을 받은 세포의 사멸이다.

세포자살(그리고 괴사)에 의해서 죽은 세포는 세포막, 세포질, 핵, 그리고 미토콘드리아에서 특정한 변형을 보이는 특징을 수반하게 되는데, 세포질과 핵의 응축, DNA 분절, 세포소기관의 분리 및 세포 원형질막 붕괴 등의 특징적인 형태적 변형을 보인다. 세포자살의 생화학적 변화에는 포스파티딜세린의 세포 원형질막 외부로의 위치 이동, 아넥신(annexin) I과 칼레티큘린(calreticulin)의 세포 표면 노출, 그리고 세포질 내 사이토크롬(cytochrome) c 증가 등이 있다. 세포자살 과정에서 캐스패이스(caspase)들은 전구효소(proenzyme, zymogen) 형태로 존재하는 세포자살 유발 단백질의 가수분해에 의한 활성화를 통해 세포자살 경로를 진행시킨다. 이들은 일단 활성화되면 세포자살의 1차 작용을 유발하는 시스테인 단백질 분해효소로 작용하여 세포 단백질을 분해시키는데, 이 작용은 죽는 세포를 와해시키는 데 결정적인 역할을 한다. 또한, 캐스패이스에 의해서 활성화된 DNA 분해효소(caspase-activated DNase, CAD)는 염색체 DNA를 분해하여 뉴클레오솜 조각(nucleosome fragment)으로 만드는데, 이 조각은 특징적인 DNA 사다리를 형성하므로 아가로스 젤에서 쉽게 관찰된다.

세포자살을 측정할 수 있는 보다 정량적인 방법이 다양하게 존재한다: (a) 캐스패이스 활성화 측정; (b) 자멸하는 세포의 아넥신(annexin) V를 이용한 염색으로, 이는 원형질막의 외부 측에 포스파티딜세린이 존재할 경우 세포자살의 표시로 사용할 수 있음; (C) 원형질막 손상에 따른 젖산탈수소효소(lactate dehydrogenase) 유리; (d) TUNEL(terminal deoxynucleotidyl transferase dUTP nick end labeling) 측정. 각 측정법에는 장점과 약점이 있는데, 이에 대한 상세한 논의는 이 장의 관점을 벗어난다. DNA 절편화를 감지하기 위한 TUNEL 방법은 아래에 상세히 설명되어 있다.

TUNEL 측정법에서는 terminal deoxynucleotidyl transferase(TdT)라는 효소를 사용하여 DNA 서열의 절단된 말단에 염기를 첨가한다. 고전적인 방법에서는 TdT가 고정 및 투과화된 세포(그림 20.6b)에서 새로 합성되는 DNA(그림

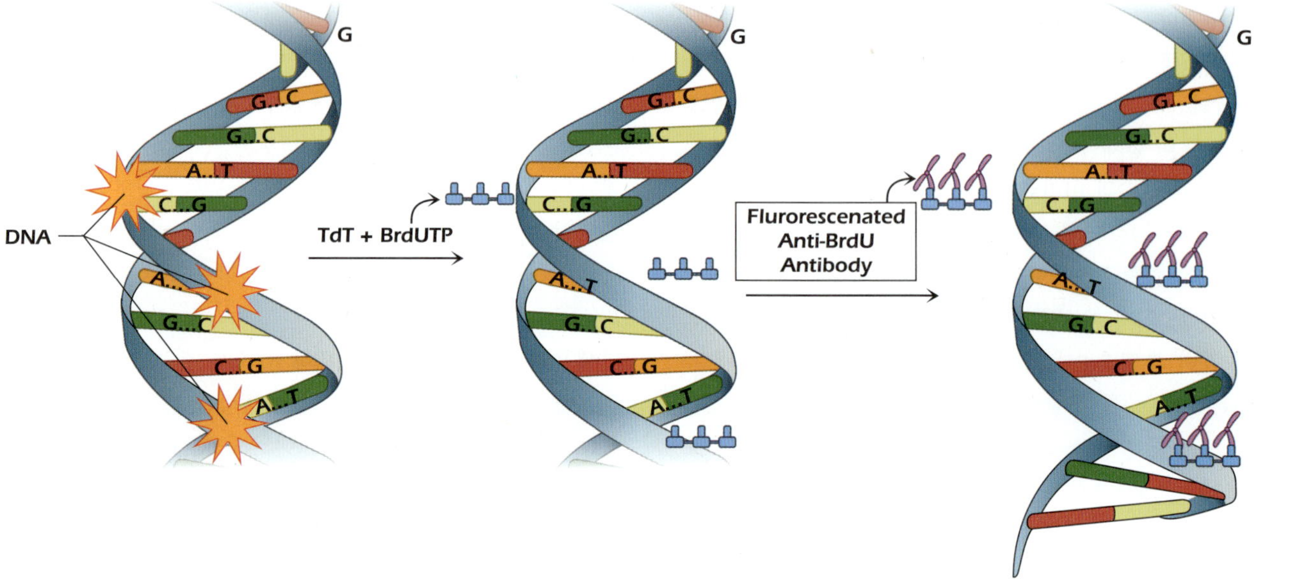

그림 20.6 TUNEL 방법을 이용한 세포자살의 측정. (Source: Reproduced with permission from Life Technologies Corp/Thermo Fisher Scientific (www. thermofisher.com)).

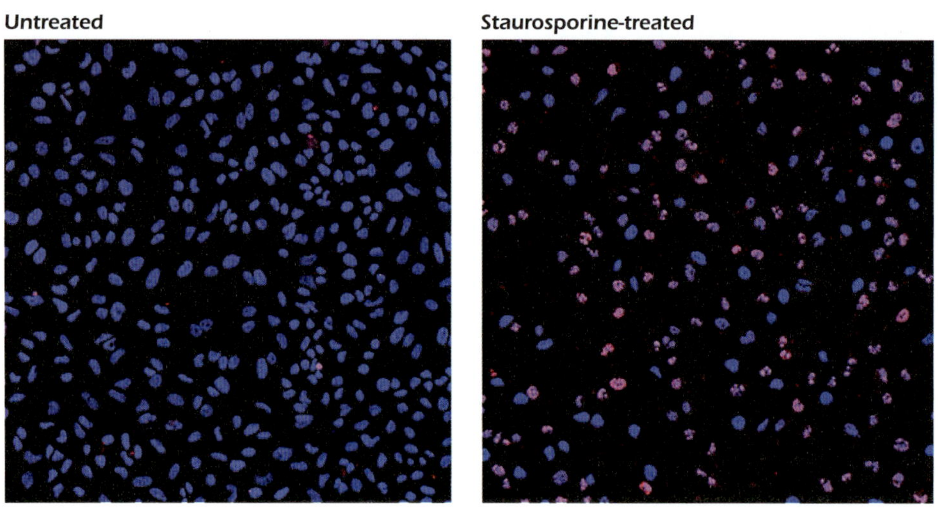

그림 20.7 TUNEL 세포자살 측정. 자궁경부암 세포(HeLa)를 세포자살 유도를 위하여 단백질 키나아제 저해제(staurosporine)가 포함된 상태에서 배양하였다. 핵은 일반적인 핵산 염색제인 Hoechst 33342(파랑)로 염색. 자살 세포(분홍)는 TUNEL 측정법으로 감지하였다. (Source: Reproduced with permission from Life Technologies Corp/Thermo Fisher Scientific (www. thermofisher.com)).

20.6a)에 BrdU를 첨가하게 되며, 형광이 부착된 항-BrdU 항체를 첨가하면 DNA(그림 20.6c)에 결합된 BrdU 뉴클레오시드를 감지하게 된다. 이러한 방법을 사용하여 형광으로 표지된 자멸세포의 양적인 측정은 형광현미경(그림 20.7) 혹은 유세포 분석을 통해서 이루어진다.

실험동물 모델

위에서 살펴본 *in vitro* 시스템의 적용에서 나타난 것과 유사한 실험적 가치와 임상적 효과를 가지는 *in vitro* 동물 모델이 개발되어 왔다. 이러한 *in vitro* 시스템은 다양한 유전적 프로필을 가지는 생쥐 근친교배계(inbred strain)를 이용하며, 이들 중 일부는 유전적으로 조작된 것이다. 일부 근친교배계는 특정 질병(예, 유방암, 백혈병, 자가면역 질환, 중증 복합면역결핍증)

에 대한 선천적 요인을 가지고 있다. 한편, 유전적으로 변형된 동물이 클론된 특정 외래 유전자를 발현하거나(형질전환 생쥐, transgenic mouse) 또는 목표 유전자의 발현을 방해하도록(녹아웃 생쥐, knockout mouse) 개발되었다. 이러한 동물 계통은 특정 외래 유전자 발현의 연구나 녹아웃 생쥐에서의 유전자 침묵(silencing)의 결과를 판정하는 데 유용하다. 우선 근친교배계 동물에 대한 논의로 시작하고자 한다.

근친교배계

면역학 분야에서의 많은 고전적 실험은 생쥐, 랫트(rat), 기니피그 같은 동물의 근친교배계(inbred strains)를 이용하여 이루어졌다. 한배 새끼에 대한 20 세대 이상의 선별적인 근친교배는 근친교배계의 생산을 유도한다. 근친교배계의 모든 개체는 유전적으로 동일하다. 따라서 이들은 일란성 쌍둥이와 같이 **동계**(***syngeneic***)로 불려진다. 근친교배계 면역 반응은 동물 간의 유전적 차이에 의한 변수 없이 연구할 수 있다. 17장에서 논의한 바와 같이, 근친교배계 개체 간의 조직 이식은 이들의 MHC(major histocompatibility complex) 항원이 동일하기 때문에 거부 반응 없이 받아들여진다. 실제로 조직 이식의 원칙과 MHC가 조직이식에서의 주된 유전적 장벽이라는 사실은 근친교배계를 이용한 연구를 통하여 알려졌다. 근친교배계를 이용한 실험은 MHC class I과 class II 유전자의 발견으로 이어졌는데, 이들이 항원 펩타이드 조각을 세포 표면에 전달함으로써 항원-특이적 T 세포에 의하여 인식될 수 있도록 하는 것이 MHC class I과 II의 주요 기능임을 알게 하였다. 앞 장에서 MHC가 (1) 정상적인 면역 반응의 생성; (2) T 세포의 발달; (3) 질병에 대한 감수성; (4) 장기 이식 등에서 주요 기능을 담당한다는 것을 설명한 바 있다.

입양 면역 전달(Adaptive Transfer)

다양한 질병에 대한 보호는 항체 매개(체액성) 면역보다는 항원-특이적 T 세포에 의한 **세포 매개 면역**(***cell-mediated immunity***)에 의하여 이루어진다. 면역 반응의 이 두 가지 무기에 대한 구분은 T 세포의 입양 면역 전달(adoptive immunity) 또는 항혈청이나 정제된 항체의 수동적 투여에 의하여 쉽게 입증할 수 있다. T 세포의 입양 면역 전달은 유전적으로 동일한 공여자와 수여자(예, 근친교배계)를 이용하여 수행되며, 항원자극 후 오래 유지되는 입양 면역을 유도한다. 이와 대조적으로, 항체를 포함하는 혈청의 수동적 전달은 MHC 장벽에 상관없이 이루어질 수 있으며, 전달된 항체가 수여자의 체내에서 활성을 유지하는 한 효과를 유지한다. 따라서 이런 형태의 전달을 **수동면역**(***passive immunization***)이라 한다.

SCID 생쥐

중증복합면역결핍증(***severe combined immunodeficiency disease, SCID***)은 B 세포와 T 세포가 발달하지 못해 개체의 림프계 방어 기작이 손상되는 질환이다. 16장에서는 인간에서 SCID의 다양한 원인에 대해 논의하였다. 1980년대에 하나의 생쥐 근친교배계에서 자연적인 상염색체 열성 변이로 인한 동형접합 *scid/scid* 생쥐에서 SCID가 발생하였다. SCID 생쥐는 기능을 가지는 T 세포 및 B 세포가 없기 때문에 다른 생쥐 계통 또는 다른 종으로부터 세포나 조직 이식편을 수용할 수 있다. SCID 생쥐에 인간의 조혈줄기세포를 이식하여 **SCID-인간 키메라**(***SCID-human chimera***)를 만들어낼 수 있다. 이러한 키메라 생쥐는 이식된 인간의 조혈줄기세포 전구체에서 유래한 성숙한 기능성 T 세포 및 B 세포를 생성한다. 이 동물 모델은 면역학자들이 *in vivo*에서 사람의 면역계를 조작하고 다양한 림프계 세포의 발달을 조사할 수 있도록 함으로써 유용한 연구 도구가 되어 왔다. 더 나아가, SCID-인간 생쥐는 인간을 HIV 감염으로부터 보호할 수 있는 유용한 백신 후보물질 등의 시험에도 이용될 수 있다.

흉선 제거 생쥐와 선천적 무흉선(Nude) 생쥐

성숙한 T 세포의 발달에 있어서의 흉선의 중요성은 출생 직후 흉선을 절제하고 방사선을 조사한 후, 동계의 골수를 이식한 생쥐에서 입증될 수 있다. 이러한 생쥐에서는 성숙한 T 세포의 발달이 일어나지 않는다. 이와 유사하게 *nude*라는 유전자에 동형접합 변이가 일어난 생쥐에서는 이러한 변이가 무흉선 표현형(그리고 무모증을 일으키므로, ***nude mouse***라는 용어 사용)을 초래하기 때문에, 성숙한 T 세포의 발달이 일어나지 않는다. 두 경우 모두 이들 생쥐에 흉선 상피조직을 이식함으로써 T 세포 발달을 회복할 수 있다. 이러한 동물 모델은 SCID 생쥐처럼 T 세포의 발달을 연구하는 데 유용하다. 이들은 또한 외래 세포에 대한 거부 반응에 필수적인 T 세포가 없기 때문에 종양 세포주 및 다른 계통이나 다른 종에서 새로 분리한 종양 조직을 생체 내에 증식하는 데 유용하게 이용되어 왔다.

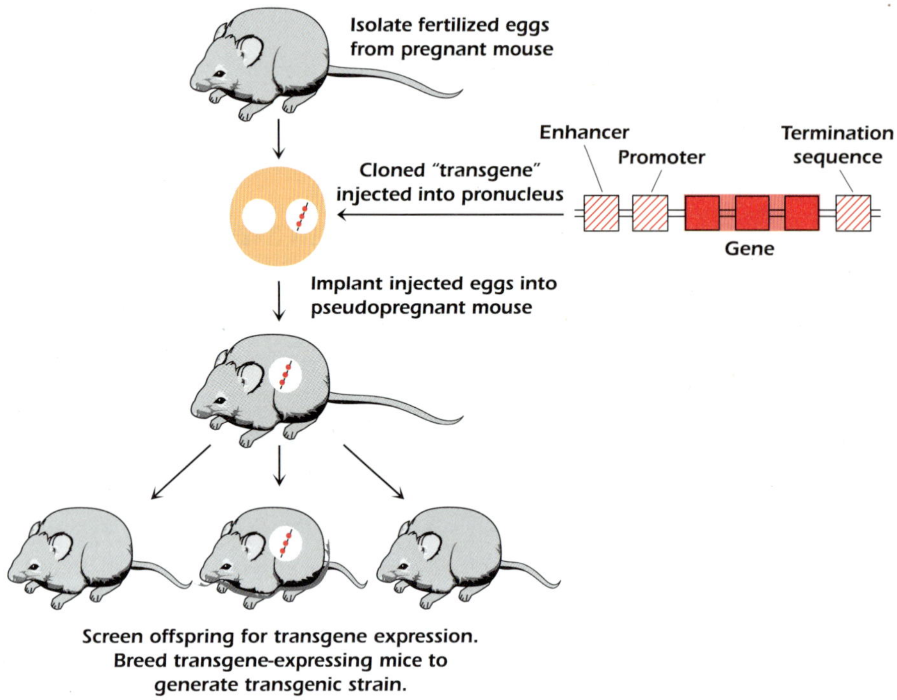

그림 20.8 형질전환 생쥐 생산의 일반적인 과정

형질전환 생쥐와 유전자 표적화

형질전환 생쥐

면역학 연구에서 널리 이용되는 또 다른 중요한 동물 시스템은 형질전환 생쥐이다. **형질전환 생쥐**(*transgenic mouse*)는 클론된 **유전자**(*transgene*)를 생쥐의 수정란에 주입하여 만든다. 이 수정란은 유사임신된 생쥐에 이식한다(그림 20.8). 이 기술의 성공률은 매우 낮아서 약 10~30%의 새끼들에서만 이식유전자가 발현된다. 이식유전자는 체세포와 생식세포 모두에 도입되므로 멘델의 법칙에 따라 자손에게 전달된다. 특정한 프로모터를 가진 이식유전자를 구축하면 유전자의 발현을 조절할 수 있다. 예를 들어, 특정 프로모터는 특정한 조직에서만 작용하는 반면(예, 인슐린 프로모터는 췌장 세포에서만 작용한다), 어떤 프로모터는 식이보충제로 제공될 수 있는 생화학적 신호에 반응하여 작용(예, 메탈로티오네인 프로모터는 식수에 첨가된 아연에 반응)한다.

형질전환 생쥐는 *in vivo*에서 보통 발현되지 않는 유전자(예, 종양유전자)의 연구와 특정 면역글로불린, T 세포 수용체, MHC class I과 class II 분자 및 다양한 사이토카인 등을 암호화하는 이식유전자의 영향을 연구하는 데 이용되었다. 생쥐의 전체 면역글로불린 유전자좌가 인간의 면역글로불린 유전자로 대체된 형질전환 생쥐가 개발되기도 하였다. 이들은 생쥐에서 인간 항체를 만드는 데 유용하다.

형질전환 방법에는 이식유전자가 무작위로 도입된다는 문제가 있다는 점을 기억해야 한다. 이러한 제한점은 원하지 않는 조직에서 많은 양의 이식유전자를 발현하는 것이 생리학적으로 부적합하다는 사실과 더불어 연구자들이 형질전환 생쥐를 이용하여 얻을 결과를 해석하는 데 상당한 주의를 기울이도록 요구한다.

녹아웃(Knockout) 생쥐와 녹인(Knock-in) 생쥐

때때로 특정 유전자 산물의 제거가 면역계에 어떠한 영향을 미치는가를 결정하는 것은 흥미로운 일이다. **유전자 표적화**(*gene targeting*) 기술을 사용하여 정상적인 유전자를 변이 또는 불능화시킨 유전자로 대체함으로써 소위 **녹아웃 생쥐**(*knockout mouse*)를 만드는 것이 가능하다. 따라서 녹아웃 생쥐는 형질전환 생쥐와는 다르게 상동성 재조합으로 알려진 매우 정교한 과정을 통해 특정한 내재 유전자에 도입된 이식 유전자를 발현한다. 변이되거나 변형된 유전자가 존재하는 거의 모든 유전자는 이러한 방법에 의하여 표적화할 수 있다. 특정 사이토카인이나 MHC 분자를 암호화하는 유전자를 포함하여 다양한 중요 유전자를 표적화하여 발현을 침묵시키는 이식유전자를 이용한 녹아웃 생쥐들이 만들어졌다. 또한 이들은 정상적인 기능을 위해 필수적인 유전자의 부위를 확인하는 데도 활용되어 왔는데, 기능성에 필요한 유전자 부위를 확인하기 위해서는 이 유전자의 다양한 변이 복사본의 유전자 도입에 의해서 어느 것이 정상적인 기능을 복구하는지를 확인하여 이루어진다.

유전자 녹인(*gene knock-in*)은 생물의 염색체의 특정 위치에 단백질을 암호화하는 cDNA를 삽입하는 유전공학적 기법을 말한다. 유전자 편집 도구로는 CRISPR(clustered regularly interspaced short palindronic repeats) 기술이 흔히 사용된다. 일반적으로 이 기술은 생쥐의 태아 줄기세포의 조작이 쉽기 때문에 생쥐에서 이루어진다. 녹인 기술이 형질전환 기술과 다른 점은 녹인은 특정한 유전자 좌에 유전자를 삽입하기 때문에 조준된 유전자 삽입이라는 점이다. 녹인 기술은 대체되는 원래 유전자의 발현을 조절하는 조절장치(예, 프로모터)의 기능을 연구할 수 있도록 하는 질병 모델을 만드는 데 일반적으로 이용된다. 이것은 대상 생물에서의 새로운 형질 관찰을 통하여 이루어진다.

유전자 발현 분석

유전자 발현 분석을 위한 마이크로어레이

마이크로어레이(microarray) 또는 **유전자 칩**(*gene chip*)은 수천 개의 유전자 발현을 동시에 조사하는 강력한 도구이다. 마이크로어레이는 각각 독특한 서열을 가진 수천 개의 DNA 절편을 유리 슬라이드나 기타 표면에 정돈된 배열로 부착되어 있는 형태이다. 이들 DNA 절편은 cDNA(일반적으로 500-5000 염기쌍) 또는 올리고뉴클레오티드(20-80 염기쌍) 형태로서, 유전체의 모든 부위로부터 유래한 유전자들을 대표하거나, 특별히 관심을 가지는 유전자 유래 DNA를 이용한 특수한 마이크로어레이도 만들 수도 있다.

마이크로어레이 분석에서는 다양한 시료에서의 유전자 발현을 비교하기 위해 조직이나 세포로부터의 전체 전령 RNA(mRNA: 활성화된 모든 유전자의 전사 산물) 시료를 표준 시료와 함께 비교 검사한다. 예를 들어, 서로 다른 세포 유형이나 조직이 비교될 수도 있으며, 서로 다른 분화 단계에 있는 세포가 비교될 수도 있고, 암세포가 정상 세포와 비교될 수도 있다. 마이크로어레이에서 처리되는 시료는 일반적으로 mRNA가 아니라, 전

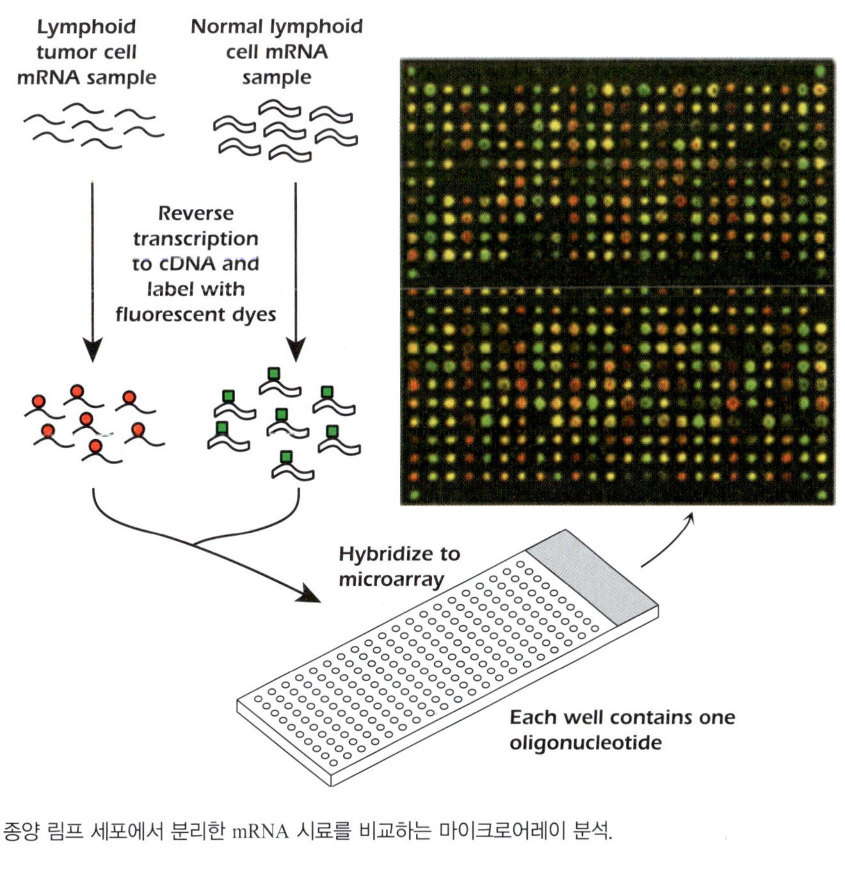

그림 20.9 정상 림프 세포와 종양 림프 세포에서 분리한 mRNA 시료를 비교하는 마이크로어레이 분석.

체 mRNA를 cDNA로 역전사한 후 형광물질(형광색소)로 표지한 것이다. 유래가 서로 다른 cDNA를 각각 다르게 표지하기 위해 서로 다른 색의 형광색소가 이용된다.

그림 20.9는 림프계 종양세포와 이에 상응하는 정상 세포에서의 유전자 발현을 비교하기 위해서 마이크로어레이가 어떻게 이용되는지를 보여준다. 붉은 형광 색소는 실험적인 종양세포의 cDNA를 표지하기 위하여 사용되었고, 녹색 형광 색소는 대조군인 정상 세포의 cDNA를 표지하기 위하여 사용되었다. 표지된 cDNA는 마이크로어레이 상에 결합 및 세척 처리하여 짝이 맞는 DNA 조각과 결합할 수 있게 한다. 두 시료에서 유래한 cDNA 시료를 혼합하여 마이크로어레이 표면의 결합 과정에서 경쟁하도록 한다. 결합되지 않은 물질은 세척되므로 형광이 없는 공백을 남기게 되고, 결합이 일어난 곳에서만 형광색을 발하는 포켓이 나타난다. 혼성결합 반응 후, 마이크로어레이를 레이저로 검사하면, 적색, 녹색 또는 노란색이 나타나는데, 이것은 실험 종양세포에 많이 존재하는 cDNA(예시에서는 적색으로 표지됨), 대조군에서 많이 발현되는 cDNA(녹색), 또는 두 개의 시료에서 동등하게 발현되는 DNA(노란색)을 각각 나타내게 된다. 이 결과를 해석하기 위해서 형광 스캐너로 슬라이드 상의 각 점에 대하여 정밀한 형광도를 측정한다. 이 데이터는 분석한 시료에서 어떤 유전자가 과발현 또는 저발현되는지를 결정하기 위해서 형광 정보와 유전자 데이터베이스를 통합하는 컴퓨터 프로그램에 의해 분석된다.

마이크로어레이에 결합하는 패턴과 양에 대한 특성 분석은 림프계 종양의 임상적 진단, 신약 개발(예, 면역억제제 후보물질에 대해서는 이들이 사이토카인 유전자의 발현에 미치는 영향 분석)과 새로운 유전자의 발견처럼, 역학 분야에서 많은 응용 가능성을 가능하게 한다.

요약

1. 고정상 면역측정법은 다수의 단백질이 플라스틱에 부착하여 단일 분자층을 이루는 특징을 이용한 검사법이다. 항원을 플라스틱의 홈에 넣고 여기에 항체를 첨가하여 반응시킨 다음, 항원에 결합하지 않은 항체를 세척하여 제거한다. 항원에 결합한 항체는 방사능으로 표지되었거나 효소가 결합된 항-면역글로불린 항체를 이용하여 측정한다.
2. 효소 면역측정법(ELISA)은 효소가 항-면역글로불린 항체에 결합된 고정상 면역측정법이다. 정량은 효소의 활성에 의하여 색이 변하는 기질을 첨가한 후, 비색 측정를 통해 이루어진다.
3. 면역형광은 항원을 형광물질로 표지된 항체를 이용하여 검출되는 방법이다. 직접 면역형광에서는 검출하고자 하는 항원에 대한 항체를 형광으로 표지한다. 간접 면역형광에서는 항원 특이적인 항체는 표지하지 않고, 형광물질로 표지된 항-면역글로불린 항체를 이용하여 검출한다. 형광 표지 유세포 분류기는 형광으로 표지된 세포의 정량이나 분류에 이용되는 기계이다.
4. 림프구의 기능을 평가하는 측정법은 일반적으로 세포의 증식 반응이나 효과기 기능을 측정한다. 예를 들어, B 세포는 LPS와 같은 B 세포 미토겐에 대한 증식 및 항체 생성 능력을 측정함으로써 기능적으로 평가된다. T 세포는 종종 다른 세포를 도와주는 능력($CD4^+$ 세포의 경우)이나 항원을 함유하고 있는 세포를 죽이는 능력($CD8^+$ 세포의 경우)을 측정함으로써 평가된다. 또한 T 세포는 PHA나 Con A와 같은 T 세포 미토겐에 반응하여 증식하거나 사이토카인을 분비하는 능력에 의해서 평가된다.
5. 단일클론 항체는 하나의 에피토프에 대하여 정확히 동일한 특이성을 가지는 균질한 항체 집단으로 구성된 매우 특이성이 높은 재료이다.

REFERENCES AND BIBLIOGRAPHY

Bendall SC, Noln GP, Roederer M, Chattopadhyay PK. (2012) A deep profiler's guide to cytometry. Trends Immunol 33: 323.

Camper SA. (1987) Research applications of transgenic mice. Biotechniques 5: 638.

Channing-Rodgers RP. (1994) Clinical laboratory methods for detection of antigens and antibodies. In Stites DP, Terr AI, Parslow TG (eds). Basic and Clinical Immunology, 8th ed. E Norwalk, CT: Appleton & Lange.

Elmore S. (2007) Apoptosis: a review of programmed cell death. Toxicol Pathol 35: 495.

Gibson G. (2004). A Primer Of Genome Science, 2nd Ed. Sunderland, MA: Sinauer.

Kabakov AE, Gabai VL. (2018) Cell death and survival assays. Methods Mol Biol 1709: 107.

Kitazumi I, Tsukahara M. (2011) Regulation of DNA fragmentation: the role of caspases and phosphorylation. FEBS J 278: 427.

Köhler G, Milstein, C. (1975). Continuous cultures of fused cells secreting antibody of predefined specificity. Nature 256: 495.

Koller BH, Smithies O. (1992) Altering genes in animals by gene targeting. Annu Rev Immunol 10: 705.

Lauber K, Blumenthal SG, Waibel M, Wesselborg S. (2004) Clearance of apoptotic cells: getting rid of the corpes. Mol Cell 14:277.

Mayforth RD. (1993) Designing Antibodies. San Diego, CA: Academic Press.

Mishell BB, Shiigi SM. (1980) Selected Methods in Cellular Immunology. New York: Freeman.

Parks DR, Herzenberg LA. (1984) Fluorescence-activated cell sorting: theory, experimental optimization, and applications in lymphoid cell biology. Methods Enzymol 98: 600.

Thompson KM. (1988) Human monoclonal antibodies. Immunol Today 9: 113.

Weir DM. (1986) Handbook of Experimental Immunology, Vol. 12, 4th Ed. Oxford, UK: Blackwell.

Winter G, Griffith AD, Hawkins RE, Hoogenboom HR. (1994) Making antibodies by phage display technology. Annu Rev Immunol 12: 433.

복습 문제

각 질문에 대해 가장 알맞은 답을 고르거나 완성하시오.

1. 웨스턴 블롯 분석은 혈청 시료에 HIV와 같은 감염원에 대한 항체의 존재여부를 검사하는 데 이용되는데, 특히 다음과 같은 이유 때문에 진단 분석에서 유용하다:
   A) 이들은 ELISA보다 민감하다.
   B) 다가의 항원 결정기에 특이적인 항체가 검출될 수 있다.
   C) 이들은 시료 분석에서 정량적인 데이터를 제공한다.
   D) 이들은 다수의 시료를 동시에 분석할 수 있도록 한다.
   E) 이들은 시행함에 있어 ELISA보다 비용이 저렴하며, 시간이 덜 걸린다.

2. 형질전환 생쥐와 녹아웃 생쥐의 주된 차이점은?
   A) 형질전환 생쥐는 한상 다른 종 유래의 클론된 유전자를 사용한다.
   B) 형질전환 생쥐는 상동성 재조합에 의하여 표적 유전자좌에 삽입된 외래 유전자를 가지고 있다.
   C) 형질전환 생쥐는 이들 유전체에 첨가된 기능성 외래 유전자를 가지고 있다.
   D) 녹아웃 생쥐는 항상 독특한 표현형을 가진다.

3. SCID 생쥐는 기능성을 가지는 다음의 세포 발달을 저해하는 유전적 결함을 가진다:
   A) 조혈 세포
   B) B 세포와 T 세포
   C) T 세포와 NK 세포
   D) 다능성 줄기세포
   E) 골수계 세포

4. B 세포 하이브리도마에 관한 다음 설명 중 옳은 것은?
   A) 이들은 하나 이상의 특이성을 가지는 항체를 생산하는 불멸화된 세포주이다.
   B) 이들은 클론된 후 짧은 기간 세포 배양을 통해서 배양된 B 세포로부터 유래한다.
   C) 이들은 두 개의 핵을 가지고 있다.
   D) 이들은 면역글로불린을 분비하지 못하는 악성 형질세포와 B 세포의 융합에 의해 만들어진다.

5. 새로운 병원성 균주에 대한 항체가 혈청 내에 존재하는지를 검사하기 위한 ELISA가 개발 중에 있다. 우선, 이 세균의 하나의 에피토프에 대하여 특이적인 단일클론 항체를 ELISA 플레이트의 홈을 도말하기 위해서, 그리고 통상적인 샌드위치 ELISA법에서 효소-결합 검출 항체로서 이용되었다. ELISA에서 다양한 범위의 농도 항체의 사용에도 불구하고 항원의 검출에 실패하였다. 이 문제의 가장 그럴듯한 원인은 무엇인가?
   A) 측정에 이용된 항원이 너무 크다.
   B) 항체가 항원에 대한 낮은 친화력을 가지고 있다.
   C) 홈을 도말하기 위하여 이용된 단일클론 항체가 에피토프를 향한 접근을 막고 있다; 따라서 동일한 항체가 효소로 표지되면 항체는 항원에 결합할 수 없다.
   D) 사용된 효소-결합 항체는 도말에 이용된 항체와는 다른 개별형을 가졌어야 한다.
   E) 사용된 단일클론 항체가 불안정하다.

6. 다음 방법 중 형광이 표지된 항체를 이용하여 자멸사하는 세포를 측정하는 방법은?
   A) 면역 측정
   B) 캐스페이스 활성화 측정
   C) TUNEL
   D) LDH 유리 측정
   E) ELISA

복습 문제의 답

1. **B.** 웨스턴 블롯 분석에서, 주어진 항원이나 항원 혼합물의 분자량을 구별하기 위하여 전기영동에 의한 분리기술이 이용된다. 감염원에 대한 항체 반응은 이 병원균에 의하여 발현되는 복잡한 항원 결정기로 인하여 다중클론 반응을 유도하기 때문에 웨스턴 블롯 분석은 이들 항체의 존재를 확인할 수 있으며, 이들 항체는 전기영동에 의하여 분리된 이미 알고 있는 분자량의 항원에 반응한다.
2. **C.** 동종 또는 다른 종으로부터 클론된 외래 유전자가 형질전환 주를 만들기 위하여 생쥐에 도입된다. 도입은 무작위로 일어나며, 체세포와 생식세포 모두에서 일어난다. 녹아웃 생쥐에서는 경우에 따라서 기능성 유전자를 비기능성 유전자로 대체하여도 중복 기작이나 보상 기작에 의하여 독특한 표현형을 가지지 않는 경우도 있기 때문에 선택 D는 잘못된 것이다.
3. **B.** SCID 생쥐는 B 세포와 T 세포의 발달이 일어나지 않는 상염색체의 열성 변이를 가지고 있다. 사람에서 볼 수 있는 동일한 현상과 마찬가지로, SCID 생쥐는 림프계 방어체계가 제대로 발휘되지 못한다. SCID 생쥐에 존재하는 다능성 줄기세포는 골수계 계보의 세포나 NK 세포를 포함한 다른 혈구세포 계보를 만들어낼 수 있다.
4. **D.** B 세포 하이브리도마를 만드는 데 이용되는 방법은, 면역접종된 생쥐에서 얻은 B 세포(예, 비장과 림프절에서 얻은 세포)와 면역글로불린을 분비하지 못하는 선별된 집단의 악성 형질세포를 융합하는 방법을 이용한다. 이 과정에서 융합된 B 세포와 형질세포에서 유래된 핵들을 가지고 있는 세포들로부터 분비되는 단클론 항체가 생산된다.
5. **C.** 샌드위치 ELISA에서 ELISA 판의 홈을 도말하기 위하여 사용된 항체(주로 단클론 항체)는 이에 대한 특이적인 에피토프에 결합한다. 주어진 예에서, 동일한 에피토프에 특이적인 단클론 항체가 효소가 결합된 검출용 항체로 이용되었다. 판을 도말하기 위하여 사용된 단일클론 항체는 효소로 표지된 단일클론 항체가 에피토프에 접근하는 것을 방해하고 있으므로, 결과적으로 이들은 결합할 수 없다.
6. **C.** TUNEL 측정법에서는 형광 표지된 항-BrdU 항체를 DNA 절단점에 TdT에 의해서 첨가된 BrdU 뉴클레오시드를 감지하는 데 사용된다.

용어 설명

αβ T-cell receptor (αβTCR) Form of TCR expressed by the majority of T cells. Each chain contains highly variable (V) regions which form the antigen-binding site, and constant (C) regions that insert in the cell membrane

ABO blood group system Antigens expressed on red blood cells used for typing human blood for transfusion. Individuals who do not express A or B antigens on their red blood cells naturally form antibodies that interact with these antigens.

accessory cell Cell required to initiate immune responses, often used to describe an antigen-presenting cell. See also *antigen-presenting cell.*

accessory molecules Molecules other than the antigen receptor and the major histocompatibility complex (MHC) that participate in activation and effector functions of T-lymphocytes.

acquired immune response Response of antigen-specific lymphocytes to antigen, including the development of immunologic memory; also known as the adaptive immune response.

acquired immunodeficiency syndrome (AIDS) Disease caused by human immunodeficiency virus (HIV) infection, characterized by depletion of $CD4^+$ T cells, leading to a profound defect in cell-mediated immunity. Clinically, AIDS manifests with opportunistic infections, malignant tumors, encephalopathy, and wasting.

activation-induced cytidine deaminase (AID) Enzyme induced in activated B cells that plays a key role in initiating the three major pathways that generate diversity of antibodies: class switch recombination, somatic hypermutation, and gene conversion. It removes cytidine groups from DNA to form uridine.

activation protein 1 (AP-1) Family of DNA-binding transcription factors that bind to one another through a shared structural motif called a leucine zipper. Important members of the AP-1 family include Fos and Jun.

acute-phase proteins Found in the blood after the onset of an infection, they participate in the early phases of host defense. Include cytokines such as IL-1, IL-6, TNF, and interferons as well as C-reactive protein.

acute-phase response (APR) Early phase (within hours) of systemic response to infection. See also *acute-phase proteins.*

acute rejection Form of graft rejection involving injury mediated by T cells, macrophages, and antibodies that usually begins the first week following transplantation.

adaptive immune response See *acquired immune response.*

adaptor proteins Key linkers between antigen-specific receptors and downstream components of signaling pathways.

ADCC See *antibody-dependent cell-mediated cytotoxicity.*

addressins Glycoproteins expressed on high endothelial venules of the vascular endothelium at the boundary of the nodes that bind adhesion molecules expressed on leukocytes.

adenosine deaminase (ADA) deficiency Form of severe combined immunodeficiency (SCID) in which B and T cells fail to develop. Affected individuals lack the enzyme adenosine deaminase (ADA), which catalyzes the deamination of adenosine as well as deoxyadenosine to produce inosine and deoxyinosine, respectively.

adhesion molecules Molecules that mediate the binding of one cell to another or to extracellular matrix proteins. They include integrins, selectins, and members of the immunoglobulin gene superfamily.

adjuvant Substance given with antigen that enhances the response to the antigen.

adoptive transfer Transfer of the capacity to make an immune response by transplantation of immunocompetent cells.

affinity Measure of the binding constant of a single antigen-combining site with a monovalent antigenic determinant.

affinity chromatography Purification of a substance by means of its affinity for another substance immobilized on a solid support; for example, an antigen purified by affinity chromatography on a column of antigen-specific antibody molecules covalently linked to beads.

affinity maturation Sustained increase in affinity of antibodies for an antigen with time following immunization. The genes encoding the antibody variable regions undergo somatic hypermutation with concomitant selection of B lymphocytes whose receptors express high affinity for the antigen.

Agammaglobulinemia See *X-linked agammaglobulinemia.*

agglutination Aggregation of particulate antigen by antibodies.

agonist peptides Peptide antigens that activate T cells with specific TCRs, inducing them to make cytokines and to proliferate.

AIRE See *autoimmune regulator*.

alleles Two or more alternate forms of a gene that occupy the same position or locus on a specific chromosome.

allelic exclusion Ability of heterozygous lymphoid cells to produce only one allelic form of antigen-specific receptor (Ig or TCR) when they have the genetic endowment to produce both. Genes other than those for the antigen-specific receptors are usually expressed codominantly.

allergen Antigen responsible for producing allergic reactions by inducing IgE synthesis.

allergic asthma Clinical phenomenon caused by constriction of the bronchial tree due to allergic reaction to inhaled antigen.

allergic reaction Response to environmental antigens or allergens, which most commonly involves responses mediated by IgE and $CD4^+$ T_H2 cells.

allergic rhinitis Allergic reaction in the nasal mucosa, also known as hay fever, that causes runny nose, sneezing, and tears.

allergy Reaction to nonpathogenic antigens in the environment. See *allergic reaction.*

alloantigens MHC antigens expressed on the cells of one individual that differ from the MHC antigens expressed by the cells of a genetically distinct individual. Differences in alloantigen expression stimulate powerful T-cell responses when a tissue is transplanted from one individual to a genetically distinct individual (an *allograft*).

allogeneic Describes genetic variations or differences among members or strains of the same species. Refers to organ or tissue grafts between genetically dissimilar humans or between unrelated members of the same species.

allograft Tissue transplant (graft) between two genetically nonidentical members of a species.

allotypes Antigenic determinants present in allelic (alternate) forms. When used in association with immunoglobulin, describes allelic variants of immunoglobulins detected by antibodies raised between members of the same species.

alternative complement pathway Complement activation initiated by deposition of C3b on cell surface. Occurs in the absence of antibody and part of the innate immune response. Many foreign substances activate this pathway.

alveolar macrophage Macrophage found in the lung alveoli; ingests inhaled material.

anamnestic Term used to describe immunologic memory, which leads to a rapid increase in response after reexposure to antigen.

anaphylatoxin Molecules including C3a and C5a synthesized during complement activation that are potent inducers of inflammatory responses. Trigger histamine release from mast cells, smooth muscle contraction, and enhance vascular permeability.

anaphylaxis Rapid, life-threatening allergic reaction (e.g., after insect bite or sting), resulting in throat swelling and low blood pressure. Caused by immediate hypersensitivity response mediated by IgE binding to mast cells, followed by release of pharmacologically active agents.

anchor residues Amino acid residues of peptide whose side chains fit into pockets in the peptide-binding cleft of an MHC molecule, thus "anchoring" the peptide in the cleft of the MHC molecule. Each MHC molecule binds preferentially to peptides with specific anchor residues.

anergy State of antigen-specific nonresponsiveness in which a T and/or B cell is present but functionally unable to respond to antigen.

ankylosing spondylitis Chronic inflammatory disease affecting the spine, sacroiliac joints, and/or large peripheral joints, leading to stiffening. Has major genetic predisposition—approximately 90% of patients are HLA-B27$^+$; however, only 1–2% of HLA-B27$^+$ individuals develop the disease.

antibody Serum protein formed in response to an immunogen; binds specifically to an antigen.

antibody-dependent cell-mediated cytotoxicity (ADCC) Mechanism by which target cells coated with IgG antibody are destroyed by specialized killer cells (NK cells and/or macrophages) that express receptors for the Fc portion of coating antibody (Fc receptors). These Fc receptors allow killer cells to bind to the antibody-coated target.

antigen Any foreign material specifically bound by antibody or lymphocytes; also used loosely to describe materials used for immunization (contrast with *immunogen*).

antigen-binding site Site on an antibody or TCR molecule where an antigenic determinant (epitope) is bound. In an Ig molecule, it is located in a cleft bordered by N-terminal variable regions of heavy- and light-chain parts of the Fab region.

antigen capture assay Antigen that binds to a specific antibody; presence is detected using a second antibody that binds to a different epitope.

antigen presentation Display of antigen as peptide fragments bound to MHC molecules on the surface of a cell. T cells recognize antigen only when it is presented in this way.

antigen-presenting cell (APC) Cells such as dendritic cells, macrophages, and B cells that express MHC class II molecules and are involved in presentation of antigen to T cells.

antigen processing Catabolism of proteins into peptides, some of which bind to MHC molecules for presentation to T cells.

antigen receptor The specific antigen-binding receptor expressed on T (TCR) or B (BCR) lymphocytes. The receptor is coded for by variable and constant region genes.

antigenic determinant Single antigenic site on a complex antigenic molecule or particle. See also *epitope*.

antigenic drift Variations in antigenicity of microorganisms (e.g., viruses, parasites) resulting from point mutations of genes, causing small differences in surface antigen expression.

antigenic shift Reassortment of segmented influenza virus genome with another influenza virus, causing surface antigens to change radically.

antiimmunoglobulin antibodies Antibodies specific for immunoglobulin constant domains useful for detecting bound antibody molecules in immunoassays and other applications.

antiserum (plural: antisera) Fluid component of clotted blood from an immune individual containing a heterogeneous collection of antibodies made in response to the immunizing molecule. This heterogeneity makes each antiserum unique. Antibodies in the antiserum bind the antigen used for immunization.

antitoxin Antibody specific for exotoxins produced by certain microorganisms, such as the causative agents of diphtheria and tetanus.

APC See *antigen-presenting cell*.

APECED See *autoimmune polyendocrinopathy candidiasis ectodermal dystrophy*.

apoptosis Form of programmed cell death caused by activation of endogenous molecules leading to the fragmentation of DNA.

appendix Gut-associated lymphoid tissue located at the beginning of the colon.

Arthus reaction Type of hypersensitivity reaction produced by local formation of antigen–antibody aggregates that activate the complement cascade and cause thrombosis, hemorrhage, and acute inflammation.

asthma Disease of the lungs characterized (in most cases) by reversible airway obstruction, airway inflammation with prominent eosinophil participation, and increased airway responsiveness to various stimuli. Some cases of asthma are allergic (see *allergic asthma*) and are mediated, in part, by IgE antibody to environmental allergens. Other cases are provoked by nonallergic factors.

ataxia telangiectasia Disorder characterized by cerebellar ataxia, oculocutaneous telangiectasia, variable immunodeficiency affecting function of both T and B lymphocytes, development of lymphoid malignancies, and recurrent sinopulmonary infections.

atopic allergy or atopy Term used to describe IgE-mediated allergic responses in humans, usually showing a genetic predisposition.

autoantibody Antibody produced in an individual that is specific for a self-antigen; can cause damage to cells and tissues.

autochthonous Pertaining to self.

autograft Tissue transplant from one area to another in single individual.

autoimmune disease Disease caused by breakdown of self-tolerance, such that the adaptive immune system responds to self-antigens and mediates cell and tissue damage.

Autoimmune diseases can be classified as systemic (e.g., systemic lupus erythematosus) versus organ specific (e.g., thyroiditis or diabetes); alternatively defined by predominant mechanism, either T-cell or B-cell and antibody mediated.

autoimmune polyendocrinopathy candidiasis ectodermal dystrophy Multiorgan autoimmune disease resulting from defects in the AIRE gene product and lack of negative selection in the thymus.

autoimmune regulator (AIRE) AIRE gene product codes for a protein that at least partly controls the expression of self-molecules in thymic medullary epithelial cells. When the AIRE gene product is lacking, deletion of autoreactive lymphocytes (negative selection) is impaired, resulting in autoimmune responses in several tissues. See *autoimmune polyendocrinopathy candidiasis ectodermal dystrophy*.

autoimmunity Immune response to self-tissues or components. Such immune responses may have pathologic consequences leading to autoimmune disease.

autologous Derived from the same individual, or self.

autophagy Pathway that transports proteins from cytoplasm into lysosomes for degradation and possible association with MHC class II molecules.

avidity Summation of multiple affinities; for example, when a polyvalent antibody binds to a polyvalent antigen.

azathioprine Potent immunosuppressive drug converted to its active form *in vivo*, then kills rapidly proliferating cells, including lymphocytes responding to grafted tissues.

β_2 microglobulin Invariant molecule that associates with the transmembrane α chain of MHC class I to form a four-domain molecule; coded for outside the MHC.

B cell See *B lymphocyte*.

B-cell receptor (BCR) B-cell antigen-specific receptor expressed at the surface and composed of a transmembrane immunoglobulin molecule associated in a noncovalent complex with the invariant Igα and Igβ chains.

B-cell tyrosine kinase (Btk) A Src family tyrosine kinase involved in B-cell activation. Mutations in the gene expressing Btk cause X-linked agammaglobulinemia, in which B cells fail to develop beyond the pre-B-cell stage.

B lymphocyte Lymphocyte that expresses immunoglobulin on its surface. It is the precursor of the plasma cell that synthesizes and secretes antibodies and is thus the central cellular component of humoral immune responses. B lymphocytes develop in the bone marrow, and mature B cells are found mainly in lymphoid follicles in secondary lymphoid tissues, in bone marrow, and in low numbers in the circulation.

B7 Family of co-stimulator proteins (B7.1 and B7.2) in the immunoglobulin superfamily; expression restricted to the surface of APC (e.g., dendritic cells, B cells, macrophages) that activate T lymphocytes. B7 binds to CD28 and CTLA-4 expressed on T cells.

BALT See *bronchus-associated lymphoid tissue*.

bare lymphocyte syndrome Immunodeficiency condition characterized by failure to express either HLA class I or class II gene products.

basophils White blood cells containing granules that stain with basic dyes. Thought to have a function similar to mast cells.

BCG (bacille Calmette–Guérin) *Mycobacterium bovis* strain long used outside the United States as a vaccine against tuberculosis.

BCR See *B-cell receptor*.

Bence Jones protein Dimers of immunoglobulin light chains in the urine of patients with multiple myeloma.

Blk See *tyrosine kinases*.

blocking antibody An antibody capable of blocking the interaction of antigen with cells or with other antibodies.

Bloom's syndrome Disease caused by mutations in DNA helicase and characterized by low T-cell numbers, reduced antibody levels, and increased susceptibility to respiratory infections, cancer, and radiation damage.

bone marrow Site of hematopoiesis, in which stem cells give rise to the cellular elements of blood, including red blood cells, monocytes, polymorphonuclear leukocytes, platelets, and lymphocytes.

bone marrow transplantation Procedure used to treat a variety of conditions, including neoplasia, that are not amenable to other forms of therapy. It has been especially used in cases of aplastic anemia, acute lymphocytic leukemia, and acute nonlymphocytic leukemia.

bradykinin Vasoactive peptide produced as a result of tissue damage and acts as an inflammatory mediator.

bronchus-associated lymphoid tissue (BALT) Secondary lymphoid organs connected to the bronchial tree.

Bruton's agammaglobulinemia See *X-linked agammaglobulinemia*.

bursa of Fabricius Site of development of B cells in birds; an outpouching of the cloaca.

β_2 microglobulin Invariant molecule that associates with the transmembrane α chain of MHC class I to form a four-domain molecule; coded for outside the MHC.

C (constant region) DNA sequence in an immunoglobulin or T-cell receptor gene that encodes the nonvariable portion of an Ig light or heavy chain or TCR chain.

C1 Complement component that initiates the classical complement pathway by attaching to the Fc regions of IgG or IgM.

C1 deficiencies Patients with C1 defects may manifest systemic lupus erythematosus, glomerulonephritis, or pyogenic infections as well as increased incidence of type III (immune complex) hypersensitivity diseases. (Only a few cases of C1q, C1r, or C1r and C1s deficiencies have been reported.)

C1 esterase inhibitor See *C1 inhibitor*. A serum protein that counteracts activated C1. This diminishes the generation of C2b, which facilitates development of edema.

C1 inhibitor or C1 esterase inhibitor (C1INH) Serum protein that binds to C1r and C1s, causing them to dissociate from C1q and preventing the first step in the activation of the classical complement pathway. C1INH also regulates the alternative pathway by inhibiting the function of C3bBb, and the lectin pathway by inhibiting MASP1 and MASP2. In addition, C1INH inhibits the function of enzymes in other serum cascades, particularly those involved in clotting and in the formation of kinins, potent mediators of vascular effects.

C1 inhibitor (C1 INH) deficiency Absence of C1 INH is the most frequently found deficiency of the classic complement pathway; seen in patients with hereditary angioedema.

C1q An 18-polypeptide-chain subcomponent of C1, the first component of the classical complement pathway.

C1q deficiency Deficiency of C1q may be found in association with lupus-like syndromes.

C1r Subcomponent of C1, the first component of complement in the classical activation pathway. Also, a serine esterase.

C1s Serine esterase that is a subcomponent of C1. Ca^{2+} binds two C1s molecules to the C1q stalk.

C2 Third complement protein in the classical complement pathway activation; a single polypeptide chain that binds to C4b molecules on the cell surface in the presence of magnesium.

C2 deficiency Rare deficiency with autosomal recessive mode of inheritance, characterized by pyogenic infections and systemic lupus erythematosus-like symptoms.

C3 Pivotal component of complement activation. All three activation pathways—the classical, alternative, and lectin—converge at C3. Cleavage of C3 results in the formation of C3a and C3b, described below.

C3a Low molecularweight (9 kDa) peptide fragment of complement component C3; it is an *anaphylatoxin*.

C3b Key opsonin and the principal fragment produced when complement component C3 is split by either the classical or alternative pathway convertases, i.e., C4b2a or C3bBb, respectively. It results from C3 convertase digestion of C3.

C3 convertase Enzyme that splits C3 into C3b and C3a. There are two types: one in the classical pathway designated C4b2a and one in the alternative pathway of complement activation termed *C3bBb*.

C3 tickover Continual generation of C3b from C3 in the alternative pathway. Hydrolysis of the C3 internal thioester bond is the initiating event.

C4 Cleaved immediately following C1 in the classical pathway of complement activation.

C5 Component in the complement cascade that binds to the C5 convertase in the classical and alternative pathways.

C5a An anaphylatoxin, a small peptide fragment released into the fluid after cleavage of C5.

C5b The larger molecular species that remains after C5 convertase splits C5. It has a binding site for complement component C6 and complexes with it on the cell surface to begin generation of the membrane attack complex (MAC).

C5 convertase Molecular complex that splits C5 into C5a and C5b in both the classical and the alternative pathways of complement activation.

C5 deficiency Very uncommon genetic disorder that has an autosomal recessive mode of inheritance. Individuals with this deficiency have a defective ability to form the membrane attack complex (MAC), which is necessary for the efficient lysis of some clinically relevant microorganisms. They have an increased susceptibility to disseminated infections by *Neisseria*.

C6 Complement component that participates in the membrane attack complex (MAC).

C6 deficiency Very uncommon genetic defect with autosomal recessive mode of inheritance. Affected individuals have only trace amounts of C6 in their plasma and have defective ability to form a membrane attack complex (MAC), with increased susceptibility to disseminated infections by *Neisseria* microorganisms.

C7 Complement component that binds to C5b and C6 to form C5b67 on the surface of a cell as part of the MAC. The complex has the appearance of a stalk with a leaf type of structure.

C7 deficiency Rare genetic disorder, with an autosomal recessive mode of inheritance, associated with a defective ability to form a membrane attack complex (MAC) and increased incidence of disseminated infections caused by *Neisseria* microorganisms.

C8 Complement component that binds to C5bC6C7 and participates in the membrane attack complex (MAC).

C8 deficiency Rare genetic disorder with an autosomal recessive mode of inheritance; associated with a defective ability to form a membrane attack complex (MAC) and an increased propensity to develop disseminated infections caused by *Neisseria* microorganisms such as meningococci.

C9 Complement component that binds to the C5b678 complex on the cell surface. The interaction of 12–15 C9 molecules with one C5b678 complex is the final step in the production of the membrane attack complex (MAC).

C9 deficiency Rare genetic disorder with an autosomal recessive mode of inheritance; defective ability to form the membrane attack complex (MAC).

c-*myc* Cellular protooncogene that encodes a nuclear factor involved in cell cycle regulation. Translocations of the c-*myc* gene into Ig loci are associated with B-cell malignant neoplasms.

C-reactive protein Serum protein produced by hepatocytes as part of the acute-phase response. Inflammation induced by bacterial infection, necrosis of tissue, trauma, or malignant tumors may cause an increase in the serum concentration within 48 hours of the inducing condition.

C region See *constant region.*

C-type lectin receptors (CLRs) Type of pattern recognition receptor—large family of membrane-bound receptors that bind to carbohydrates in a calcium-dependent manner (by definition, all lectins bind to carbohydrates). Involved in fungal recognition and modulation of the innate immune response.

calcineurin Cytosolic serine/threonine phosphatase that plays a crucial role in signaling via the TCR. The immunosuppressive drugs cyclosporine A and tacrolimus (FK506) form complexes with cellular proteins called *immunophilins* that inactivate calcineurin, thereby suppressing T-cell responses.

calnexin Endoplasmic reticulum (ER) protein that binds partly folded molecules of the Ig superfamily of proteins and returns them to the ER until folding is completed.

calreticulin Molecular chaperone that binds initially to MHC class I, class II, and other proteins containing immunoglobulin-like domains such as the TCR and BCR.

CAM Cell-surface adhesion molecule. See *adhesion molecules.*

carcinoembryonic antigen (CEA) Membrane glycoprotein epitope present in the fetal gastrointestinal tract in normal conditions. CEA levels are elevated in almost one-third of patients with colorectal, liver, pancreatic, lung, breast, head and neck, cervical, bladder, medullary thyroid, and prostatic carcinomas.

carrier Large immunogenic molecule or particle to which a hapten or other nonimmunogenic, epitope-bearing molecule may attach, allowing it to become immunogenic.

caspases Family of closely related cysteine proteases that cleave proteins at aspartic acid residues; play important roles in apoptosis.

CD See *cluster of differentiation.*

CDR See *complementarity-determining regions.*

CEA See *carcinoembryonic antigen.*

cell-mediated cytotoxicity Killing (lysis) of a target cell by an effector lymphocyte.

cell-mediated immunity (CMI) Immune reaction mediated by T cells, as opposed to humoral immunity, which is antibody mediated. Also referred to as *delayed-type hypersensitivity.*

central lymphoid organs Sites of lymphocyte development. In humans, B lymphocytes develop in bone marrow, whereas T lymphocytes develop with the thymus from bone marrow-derived progenitors.

central tolerance Self-tolerance induced in primary lymphoid organs as a consequence of immature self-reactive lymphocytes recognizing self-antigens, subsequently leading to their death or inactivation. Central tolerance prevents emergence of lymphocytes with high-affinity receptors for self-antigens present in the bone marrow or thymus.

centroblasts Large, rapidly dividing cells found in germinal centers that undergo somatic hypermutation and give rise to antibody-secreting and memory B cells.

CFU See *colony-forming unit.*

CH50 unit The amount of complement (serum dilution) that induces lysis of 50% of erythrocytes coated with specific antibody.

chaperone Molecule that binds to a newly synthesized molecule inside a cell and ensures that it traffics to the correct compartment.

Chédiak–Higashi syndrome Disorder with a defect in lysosomal fusion that leads to impaired intracellular killing of microorganisms.

chemokines Cytokines of relatively low molecular weight, released by a variety of cells. They are involved in inflammatory responses, and migration and activation of primarily phagocytic cells and lymphocytes.

chemotaxis Migration of cells along a concentration gradient of an attractant.

chimera Mythical animal possessing the head of a lion, the body of a goat, and the tail of a snake. Refers to an individual containing cellular components derived from another, genetically distinct, individual.

chromosomal translocation Chromosomal abnormality in which a segment of one chromosome is transferred to another chromosome. Malignant diseases of lymphocytes are associated with chromosomal translocations involving an Ig or TCR locus and a chromosomal segment containing a cellular oncogene.

chronic granulomatous disease (CGD) Disorder inherited as an X-linked trait characterized by an enzyme defect associated with NADPH oxidase. This enzyme deficiency causes neutrophils and monocytes to have decreased consumption of oxygen and diminished glucose utilization by the hexose monophosphate shunt.

chronic rejection Form of allograft rejection characterized by fibrosis with loss of normal organ structures occurring during a prolonged period. In many cases, the major pathological event in chronic rejection is graft arterial occlusion.

class I MHC genes See *MHC class I genes.*

class I MHC molecules See *MHC class I molecules.*

class II MHC genes See *MHC class II genes.*

class II MHC molecules See *MHC class II molecules.*

class Ill MHC genes See *MHC class Ill genes.*

class II-associated invariant chain peptide (CLIP) Peptide of variable length cleaved by proteases from the invariant chain when bound to newly synthesized MHC class II molecules. CLIP remains associated with the MHC class II molecule until removed by HLA-DM in endosomes. Once the CLIP is removed, antigenic peptides bind to the MHC class II molecule.

class III MHC molecules See *MHC class III molecules.*

class switch Phenomenon in which B cells initially synthesizing antibodies of class (=isotype) IgM switch to synthesizing antibodies of a different class: IgG, IgA or IgE. Class switch does not change the specificity of the antibody.

class switch recombination Mechanism by which a germinal center B cell interacting with a T follicular helper cell (TFH) switches from synthesizing IgM to IgG, IgA, or IgE. The enzyme AID induced in germinal center B cells is essential for class switch recombination.

classical complement pathway Mechanism of complement activation initiated by component C1 binding to antigen–antibody aggregates.

classical MHC molecules A set of highly polymorphic surface proteins encoded in the major histocompatibility locus that are characterized by an α and β chain which binds peptide for presentation to T cells.

classical pathway of complement activation The pathway of complement activation that is initiated by IgM or IgG binding to antigen to form immune complexes. C1q binds to these immune complexes leading to activation of C1-complex.

CLIP A protein that binds to the groove of MHC class II as it is assembled and carried to the cell surface.

clonal anergy A physiological state in which cells are unable to be activated.

clonal deletion Removal of lymphocytes of particular specificity after contact with either self- or foreign antigen.

clonal expansion Increase in the number of lymphocytes specific for antigen that results from antigen stimulation and proliferation of naïve T cells.

clonal ignorance Form of lymphocyte unresponsiveness in which self-antigens are ignored by the immune system even though lymphocytes with receptors specific for those antigens remain viable and functional.

clonal selection The antigen-mediated activation and proliferation of members of a clone of B cells that have receptors for the antigen (or for complexes of MHC and peptides derived from the antigen, in the case of T cells).

clonal selection theory Prevalent concept that specificity and diversity of an immune response are the result of selection by antigen of specifically reactive clones from a large repertoire of preformed lymphocytes, each with individual specificities.

clone Cells arising from a single progenitor cell.

clot Coagulated mass; usually refers to coagulated blood, in which conversion of fibrinogen in the plasma to fibrin has produced a jelly-like substance containing entrapped blood cells.

cluster of differentiation (CD) Antibodies that react with cell-surface molecules; used to name and define specific cell-surface molecule, e.g., CD1, CD8, etc.

c-myc Cellular protooncogene that encodes a nuclear factor involved in cell cycle regulation. Translocations of the c-*myc* gene into Ig loci are associated with B-cell malignant neoplasms.

co-dominant The expression of both the maternal and the paternal copy of a gene in a heterozygote.

cold agglutinin Antibody that agglutinates particulate antigen, such as bacteria or red blood cells, optimally at temperatures less than 37°C. In clinical medicine, the term usually refers to antibodies against red blood cell antigens, as in *cold agglutinin syndrome.*

colony-forming unit (CFU) Hematopoietic stem cell and progeny cells deriving from it. Mature hematopoietic cells in the blood are considered to develop from one CFU.

colony-stimulating factors (CSFs) Glycoproteins that govern the formation, differentiation, and function of hematopoietic progenitor cells. CSFs promote the growth, maturation, and differentiation of stem cells to produce progenitor cell colonies *in vitro.*

combinatorial joining The joining of V, D, and J segments of Ig and TCR genes to generate a genetic information unit that codes for the Variable region of Ig or TCR during development of B and T cells. Combinatorial joining allows multiple opportunities for two sets of genes to combine in different ways.

combined immunodeficiencies (CID) Any of a number of immune deficiency disorders resulting from an absence of T cells or significantly impaired T-cell function, combined with some disruption of antibody responses.

common lymphoid progenitors Stem cells that give rise to all lymphocytes.

common variable immunodeficiency (CVID) Relatively common congenital or acquired immunodeficiency that may be either familial or sporadic. The familial form may have a variable mode of inheritance. Hypogammaglobulinemia is common to all CVID patients and usually affects all classes of immunoglobulin, but in some cases only IgG is affected.

complement Key effector mechanism in both innate and adaptive immunity for the elimination of microbial pathogens. See also under individual components: *C1, C2*, etc.

complement receptors (CRs) Cell-surface proteins on a variety of cells that recognize and bind complement proteins that have bound pathogens or other antigens. CRs on phagocytes allow them to identify pathogens coated with complement proteins for uptake and destruction. Complement receptors include CR1, the receptor for C1q, CR2, CR3, and CR4.

complementarity-determining regions (CDRs) Hypervariable regions of immunoglobulins and T-cell receptors that determine their specificity and make contact with specific ligand. CDRs are the most variable parts of the molecule. Three such regions (CDR1, CDR2, and CDR3) exist in each V domain.

complete Freund's adjuvant (CFA) See *Freund's complete adjuvant.*

concanavalin A (Con A) A jack bean (*Canavalia ensiformis*) lectin that induces erythrocyte agglutination and is mitogenic for T lymphocytes; that is, activating all T cells to undergo mitosis and proliferate.

conformational epitopes Discontinuous epitopes on a protein antigen that are formed from several separate regions in the primary sequence of a protein brought together by protein folding. Antibodies that bind conformational epitopes bind only native-folded, not denatured, proteins.

congenic (also **coisogenic**) Describes two individuals who differ only in the genes at a particular locus and are identical at all other loci.

constant (C) region Invariant carboxyl-terminal portion of an Ig or TCR molecule, as distinct from the variable region at the amino terminus of the chain.

contact hypersensitivity Delayed-type (type IV) hypersensitivity mediated by T lymphocytes that develops 48–72 hours after contact with an allergen in contact with the skin. A classic example is poison ivy hypersensitivity, a contact hypersensitivity reaction resulting from exposure to pentadecacatechol, the chemical found in poison ivy leaves. Chemicals typically bind to and modify self proteins or molecules on the surfaces of APCs, which are then recognized by $CD4^+$ and $CD8^+$ T cells.

convertase Enzymatic activity that converts a complement protein into its reactive form by cleaving it. Generation of the C3/C5 convertase is the pivotal event in complement activation.

Coombs test Named for its originator, R.R.A. Coombs; conducted to detect antibodies by addition of an antiimmunoglobulin antibody.

co-receptor Cell surface protein—Igα/β on B cells and CD4 or CD on T cells—that increases the sensitivity of the antigen receptor to antigen, i.e., it lowers the threshold for activation by antigen and enhances signaling through the BCR or TCR complex.

cortex Outer region of a gland, such as the adrenal gland or thymus.

cortical thymic epithelial cells Stromal cells of epithelial origin that populate the cortex of the thymus and mediate positive selection of thymocytes.

corticosteroids Lympholytic steroid hormones derived from the adrenal cortex. Glucocorticoids (e.g., prednisone, dexamethasone) can diminish size and lymphocyte content of lymph nodes and spleen, while sparing proliferating myeloid or erythroid stem cells of the bone marrow.

co-stimulator molecules Membrane-bound molecules expressed by APCs that interact with the T-cell surface and provide a stimulus (second signal) in addition to antigen required for full activation of naïve T cells.

co-stimulatory receptors Receptors expressed on the surface of T cells that deliver one of two signals required for T cell activation (Signal 2). They are activated when engaged by ligands, which are typically expressed by professional APCs. The most well-studied co-stimulator receptor is CD28.

cowpox The common name for the virus and disease in cows caused by vaccinia virus. Antibodies generated after inoculation with cowpox cross-react with and thus protect against smallpox, a much more serious human disease. This was the principle that underlay Edward Jenner's successful vaccination (*vaccinus* = "of the cow" in Latin) against smallpox in the 1700s.

CpG nucleotides Unmethylated cytidine–guanine sequences found in microbial DNA that stimulate innate immune responses. CpG nucleotides are recognized by TLR-9 and have adjuvant properties in the mammalian immune system.

CR See *complement receptors*.

CR3 A cell-surface receptor for complement component iC3b and factor H.

CR4 A cell-surface receptor for complement component iC3b.

C-reactive protein Serum protein produced by hepatocytes as part of the acute-phase response. Inflammation induced by bacterial infection, necrosis of tissue, trauma, or malignant tumors may cause an increase in the serum concentration within 48 hours of the inducing condition.

cromolyn sodium Drug blocking release of pharmacological mediators from mast cells, diminishing symptoms and tissue reactions of type I hypersensitivity (i.e., anaphylaxis) mediated by IgE.

cross-presentation Pathway in APCs, particularly dendritic cells, for generating peptides derived from exogenous protein antigens and presenting them on MHC class I molecules to $CD8^+$ T cells.

cross-reactivity Ability of an antibody specific for one antigen to react with a second antigen; a measure of relatedness between two different antigenic substances.

cryptopatches Small aggregates of lymphoid cells found in the intestinal wall that are precursors of isolated lymphoid follicles (ILFs).

crypts The epithelial cell-lined valleys between the villi of the gastrointestinal tract; these are lined by specialized epithelial cells and include the stem cells that continually replenish the epithelial lining of the intestine.

CTLA-4 (CD152) High-affinity receptor for B7 molecules expressed on activated T cells. Interaction with B7 inhibits T-cell activation.

C-type lectin receptors (CLRs) Type of pattern recognition receptor—large family of membrane-bound receptors that bind to carbohydrates in a calcium-dependent manner (by definition, all lectins bind to carbohydrates). Involved in fungal recognition and modulation of the innate immune response.

cutaneous lymphocyte antigen (CLA) Cell surface molecule involved in lymphocyte homing to the skin in humans.

CXC subgroup A family of chemokines that contain a disulfide bridge between cysteines separated by a different amino acid residue (X).

cyclophosphamide Alkylating agent used to treat some tumors and autoimmune diseases. Predominantly kills T lymphocytes; may have severe side effects.

cyclosporine (also called **cyclosporine A or ciclosporin)** Immunosuppressive drug used in organ transplantation that inhibits T-cell signaling, thus preventing T-cell activation and effector function. It acts by binding to cyclophilin to create a complex that binds to and inactivates the serine/threonine phosphatase calcineurin.

cytokine receptors Cellular receptors for cytokines. Binding of the cytokine to the cytokine receptor stimulates signal transduction, resulting in new activities in the cell, such as growth, differentiation, or death.

cytokines Any of numerous secreted, low molecular weight proteins that regulate the intensity and duration of the immune response by exerting a variety of effects on lymphocytes and other immune cells that express the appropriate receptor.

cytophilic antibody Antibody that attaches via its FcR region to a cell expressing an Fc receptor, for example, IgE molecules binding to the Fcε receptor expressed on the surface of mast cells and basophils.

cytotoxic (or cytolytic) T lymphocyte (CTL) A type of T lymphocyte that expresses CD8 and interacts with cells expressing peptides bound to MHC class I molecules. Its major effector function is to recognize and kill host cells infected with viruses or other intracellular microbes and also kill tumors and transplanted tissues. CTL killing of infected cells involves the release of cytoplasmic granules whose contents include membrane pore-forming proteins and enzymes that initiate apoptosis of the infected cell.

cytotoxins Proteins made by cytotoxic T cells that participate in the destruction of target cells. Perforins and granzymes or fragmentins are the major defined cytotoxins.

D gene A small gene segment used in V(D)J recombination that is found in immunoglobulin heavy-chain and T-cell receptor β and δ loci DNA. It codes for amino acids found in the highly variable part of the V region of IgH and TCR β and δ chains.

dark zone A portion of the germinal center that is the site of rapid cell division by forms of B cells called centroblasts.

death domain Originally defined in proteins encoded by genes involved in programmed cell death but now known to be involved in protein–protein interactions.

decay-accelerating factor (DAF, CD55) Widely distributed cell surface glycoprotein molecule (human erythrocytes, leukocytes, and platelets) that regulates the classical and alternative pathway C3 convertases, C4b2a and C3bBb. Absent from the red blood cell membrane in paroxysmal nocturnal hemoglobulinuria, patients with this disorder experience destruction of their own red blood cells.

defensins Antimicrobial peptides generated by many cell types, including some T cells, epithelial cells of barrier tissue, and other innate immune cells; defensins can compromise bacteria, fungi,and certain viruses.

degranulation Mechanism whereby cytoplasmic granules in cells fuse with the cell membrane to discharge the contents from the cell. A classic example is degranulation of the mast cell or basophil in immediate (type I) hypersensitivity.

delayed-type hypersensitivity (DTH) Form of type IV, cell-mediated immunity elicited by antigen that appears hours to days after reexposure to antigen. Mediated by $CD4^+$ T_H1 cells and involves release of cytokines and recruitment of monocytes and macrophages to the area. See also *granuloma*.

dendritic cells Stellate cells derived from bone marrow precursors and closely related to monocytes/macrophages. Found in many tissues and organs as well as T-cell areas of secondary lymphoid organs. They are the most potent activators of naïve $CD4^+$ and $CD8^+$ T-cell responses. Dendritic cells present in nonlymphoid tissues stimulate T-cell responses once they have been activated by pathogens and after migration to the T-cell areas of draining lymphoid organs.

desensitization Procedure in which an allergic individual is exposed to increasing doses of allergens with the goal of inhibiting his or her allergic reaction. The mechanism involves shifting the response away from $CD4^+$ T_H2 responses to T_H1 or Treg types, thus changing the pattern of antibody produced from IgE to IgG.

determinant Part of the antigen molecule that binds to an antibody-combining site or to a receptor on T cells; also termed *epitope* (see *hapten* and *epitope*).

diapedesis Movement of blood cells, particularly leukocytes, from the blood across blood vessel walls into tissues.

differentiation antigen Cell-surface antigenic determinant found only on cells of a certain lineage and at a particular developmental stage; used as an immunological marker.

DiGeorge syndrome Immunodeficiency condition in which the thymus and parathyroid glands do not develop. Heart problems are also found. T-cell development is severely impaired, resulting in chronic viral and fungal infections.

diphtheria toxoid Immunizing preparation generated by formalin inactivation of *Corynebacterium diphtheriae* exotoxins. This toxoid, used in the immunization of children against diphtheria, is usually administered as a triple vaccine along with pertussis microorganisms and tetanus toxoid (DPT).

dissociation constant (Kd) The reciprocal of the association constant (1/K).

diversity Existence of a large number of lymphocytes with different antigenic specificities in any individual. A fundamental property of the adaptive immune system and the result of variability in the structures of the antigen-binding sites of lymphocyte receptors for antigens (antibodies and TCRs).

diversity gene segments See *D gene*.

DNA vaccination Vaccination procedure in which plasmid DNA is used to initiate an adaptive immune response to the encoded protein.

domain A compact segment of an immunoglobulin or TCR chain, made up of amino acids around an S–S bond. Domains have different st ructures from one another.

double immunodiffusion A type of precipitation in gel analysis in which both antigen and antibody diffuse radially from wells toward each other, thereby establishing a concentration gradient. As equivalence is reached, a visible line of precipitation, a precipitin line, forms.

double-negative thymocyte Early T-lymphocyte lineage cells in the thymus that do not express either CD4 or CD8.

double-positive thymocyte T lymphocytes in the thymus that express both CD4 and CD8. T cells outside the thymus generally do not express both CD4 and CD8.

DP, DQ, and DR molecules Human MHC class II molecules expressed constitutively on B cells, APCs, and thymic epithelial cells.

draining lymph node Any lymph node downstream of an infection or site of antigen injection that receives microbes and antigens from the site via the lymphatic system. Often enlarges during an immune response and can be palpated (a phenomenon known as "swollen glands").

DTH See *delayed-type hypersensitivity*.

ECAM Endothelial cell adhesion molecule. See *adhesion molecules*.

edema Abnormal accumulation of fluid in intercellular spaces often resulting from a failure of the lymphatic system to drain off normal leakage from the capillaries.

effector cells Lymphocytes that can mediate the removal of pathogens or antigens from the body without the need for further differentiation. They are distinct from naïve lymphocytes, which need to proliferate and differentiate before they can mediate effector cell functions. Also distinct from memory cells, which must differentiate and sometimes proliferate before they become effector cells.

effector cytokines Cytokines released by effector lymphocytes, including helper T-cell subsets and cytotoxic T cells, that regulate the immune response to pathogens.

effector memory T cells A memory T cell subset that circulates among or resides in peripheral, nonlymphoid tissue. It is generated during the primary response and participates in the secondary response to antigen.

effector phase The stage of immune activity when effector cells work to resolve pathogen infection at barrier tissues; preceded by the inductive phase.

effector response Immune cell action that contributes to the clearance of infection. It includes responses mediated by helper T cells. that secrete cytokines that enhance the activity of several other immune cell subsets.

ELISA See *enzyme-linked immunosorbent assay*.

ELISPOT assay An adaptation of ELISA in which cells are placed over antibodies or antigens attached to a surface. The antigen or antibody traps the cells' secreted products, which can then be detected using an enzyme-coupled antibody that cleaves a substrate to make a localized colored spot.

embryonic stem (ES) cell Stem cell isolated from early embryo and grown in culture. Mouse ES cells give rise to a variety of cell types and are used to develop transgenic or knockout mouse strains.

encapsulated bacteria Bacteria with thick carbohydrate coats that protect them from phagocytosis. They can cause extracellular infections and are effectively engulfed and destroyed by phagocytes only if they are first coated with antibody and/or complement components produced in an adaptive immune response.

endocytosis Mechanism whereby substances are taken into a cell from the extracellular fluid through plasma membrane vesicles; accomplished by either pinocytosis or receptorfacilitated endocytosis.

endogenous antigen Antigen synthesized inside host cells.

endogenous pathway Intracellular route taken by antigen that is processed for presentation by MHC class I, typically associated with proteins generated in the cytosol.

endogenous pyrogens Cytokines (e.g., IL-1, TNF-α) that can induce a rise in body temperature. Distinct from exogenous substances such as endotoxin from Gram-negative bacteria that induce fever by triggering endogenous pyrogen synthesis.

endosome Intracellular membrane-bound acidic vesicle into which extracellular proteins are internalized during antigen processing. Contain proteolytic enzymes that degrade proteins into peptides (epitopes), allowing these peptides to bind to MHC class II molecules.

endotoxins Bacterial toxins released when bacterial cells are damaged or destroyed. The most important endotoxin is the lipopolysaccharide of Gram-negative bacteria, which induces cytokine synthesis.

enterocyte Absorptive epithelial cell that lines the small intestine that is polarized with an apical surface folded into microvilli that faces the lumen of the intestine and a basolateral surface that faces the intestinal wall. These cells are responsible for absorbing food and play an active role in protecting the epithelial layer from infection.

enzyme-linked immunosorbent assay (ELISA) Assay in which an enzyme is linked to an antibody and a colored substrate is used to measure the activity of bound enzyme and hence the amount of bound antibody.

eosinophils Bone marrow-derived granulocytes important in defense against parasitic infections, including helminths. Found in abundance in inflammatory infiltrates of immediate hypersensitivity late-phase reactions, eosinophils contribute to many of the pathological consequences of allergic diseases.

epidermis The outermost layer of the skin.

epigenetic Describes modifications to genes other than changes in the DNA sequence that affect gene expression; examples include chromatin modifications such as histone methylation.

epitope Specific portion of a macromolecular antigen to which the antibody or TCR binds. An alternative term for **antigenic determinant**.

epitope mapping Localization of sites (epitopes) on an antigen molecule that are reactive with different antibodies or T-cell receptors.

erythroblastosis fetalis A type II hypersensitivity reaction in which maternal antibodies against fetal Rh antigens cause hemolysis of the erythrocytes of a newborn; also called *hemolytic disease of the newborn*.

erythrocyte sedimentation rate (ESR) Test that measures the rate at which red blood cells settle in a tube. It is nonspecific in that it is increased in inflammation, infectious diseases, and some neoplasms (e.g., myeloma). It may also be increased in hypercholesterolemia or anemia. ESR is increased when positively charged proteins in the serum (e.g., myeloma Ig, acute-phase proteins) neutralize the negative charges on red blood cells, overcoming the normal repulsion; this causes them to settle faster.

erythrocytes Red blood cells.

exocytosis Release of intracellular vesicle content to the exterior of the cell. The vesicles traffic to the plasma membrane, with which they fuse to permit the contents to be released to the external environment.

exogenous antigen An antigen taken into a cell, particularly an APC.

exogenous pathway Intracellular route taken by antigen that is processed for presentation by MHC class II, typically associate with proteins that are endocytosed.

exon Region of DNA coding for a protein or a segment of a protein.

exotoxins Toxic proteins secreted by Gram-positive and Gram-negative bacteria; some function as superantigens. They cause food poisoning, toxic shock syndrome, and other disease states.

experimental allergic encephalomyelitis (EAE) Inflammatory disease of the central nervous system in rodents used as a model of multiple sclerosis. Develops after mice or rats are immunized with antigens of the nervous system together with an adjuvant.

extravasation Movement of blood cells through an unruptured blood vessels.

F(ab)′$_2$ Fragment of an antibody containing two antigen-binding sites; generated by cleavage of the antibody molecule with the enzyme pepsin, which cuts at the hinge region C-terminally to the inter-heavy-chain disulfide bond.

Fab Fragment of antibody containing one antigen-binding site; generated by cleavage of the antibody with the enzyme papain, which cuts at the hinge region N terminally to the inter-heavy-chain disulfide bond. This generates two Fab fragments from one antibody molecule.

FACS See *fluorescence-activated cell sorter*.

factor B Alternative complement pathway component that combines with C3b and is cleaved by factor D to produce alternative pathway C3 convertase.

factor D An enzyme of the al ternative pathway of complement activation that cleaves factor B into Ba and Bb only when it is bound to either C3(H_2 0) or to C3b.

factor H A key regulator of complement activation: competes with factor B for binding to C3b on a cell surface; binds to C3b when it is part of the C3b convertase, C3bBb; and promotes the dissociation of the convertase.

factor I Regulator of both classical and alternative complement pathways; serine protease that splits C3b and C4b.

factor P (properdin) A key participant in the alternative pathway of complement activation that combines with C3b and stabilizes alternative pathway C3 convertase (C3bB) to produce C3bBbP.

farmer's lung Hypersensitivity disease caused by the interaction of IgG antibodies with large amounts of an inhaled allergen in the alveolar wall of the lung, causing alveolar wall inflammation and compromising gas exchange.

Fas (CD95) Member of the TNF receptor family expressed on many types of cells, making them susceptible to killing by cells expressing Fas ligand. The binding of Fas ligand to Fas triggers apoptosis in the Fas-expressing cells.

Fas ligand (CD178 or CD95 ligand) Cell surface protein and member of the TNF family. Binding of Fas to Fas ligand triggers apoptosis in the Fas-expressing cell.

Fc Fragment of antibody without antigen-binding sites, generated by cleavage with papain. The Fc fragment contains the C-terminal domains of the immunoglobulin heavy chains.

Fc receptor (FcR) Receptor on a cell surface with specific binding affinity for the Fc portion of an antibody molecule. FcRs are found on many types of cells.

FcεRI receptor The high-affinity receptor for the Fe of IgE that induces degranulation of mast cells, basophils, and eosinophils.

FcεRII (CD23) receptor The low-affinity receptor for IgE. Regulates B-cell activation, growth, and IgE synthesis; triggers transport of IgE and IgE/food allergen complexes across the intestinal epithelium;activates mac rophages to release TNF, IL-l, IL-6, and GM-CSF.

Fcγ receptor A receptor that binds to the Fe region of antibodies engaged in antigen:antibody complexes. Signals through this receptor downregulate B cell division and differentiation.

Fc (fragment crystallizable) region Region at the C terminus of the antibody molecule that interacts with Fc receptors on other cells and with components of the complement system. This crystallizable antibody fragment consists of the carboxyl-terminal portions of both heavy chains and is obtained by brief papain digestion.

fibrin A filamentous protein produced by the action of thrombin on fibrinogen; fibrin is the main element in blood clotting.

fibrosis A process responsible for the development of a type of scar tissue at the site of chronic inflammation.

ficolin Family of serum lectins that trigger the lectin pathway of complement activation. See *lectin pathway of complement activation*.

FITC See *fluorescein isothiocyanate*.

FK506 See *tacrolimus*. An immunosuppressive polypeptide drug that inactivates T cells by inhibiting signal transduction from the T-cell receptor.

flow cytometer An instrument that uses lasers along with sophisticated optics to measure multiple fluorescent and light scattering parameters from thousands of cells as they flow rapidly, one by one in front of the laser beam.

fluorescein isothiocyanate (FITC) Fluorescent dye that emits a yellow-green color and can be conjugated to antibody or other proteins.

fluorescence microscopy Microscope method that uses ultraviolet light to illuminate a tissue or cell stained with a fluorochrome-labeled substance, such as an antibody against an antigen of interest in the tissue.

fluorescence-activated cell sorter (FACS) Instrument that uses a laser to differentially deflect cells bound to fluorochrome-linked antibodies, thus sorting the cells into fluorescent-positive and fluorescent-negative populations.

fluorescent antibody Antibody coupled with a fluorescent dye used to detect antigen on cells, tissues, or microorganisms.

fluorochrome A molecule that fluoresces when excited with appropriate wavelengths of light. See *immunofluorescence*.

follicles Circular or oval areas of lymphocytes in lymphoid tissue rich in B cells, present in the cortex of lymph nodes and in the splenic white pulp. Primary follicles contain B lymphocytes that are small and medium sized. Antigen stimulation causes development of secondary follicles that contain large B lymphocytes in the germinal centers where tingible body macrophages (those phagocytizing nuclear particles) and follicular dendritic cells are present.

follicular dendritic cells Cells within lymphoid follicles crucial in selecting antigen-binding B cells during antibody responses. They have Fc receptors not internalized by receptor-mediated endocytosis; thus they hold antigen–antibody complexes on their surface for long periods.

follicular helper T (TFH) cells Helper CD4+ T-cell subset that supports the development of B lymphocytes in the follicle and germinal center and expresses the transcriptional repressor, Bcl-6.

fragmentin Enzymes present in the granules of cytotoxic lymphocytes that induce DNA fragmentation.

framework region A relatively conserved sequence of amino acids located on either side of the hypervariable regions in the variable domains of immunoglobulin heavy and light chains.

Freund's complete adjuvant An oil containing killed mycobacteria and an emulsifier that forms an emulsion when mixed with an immunogen in aqueous solution. Injection of the emulsion enhances the immune response to the immunogen. Called *incomplete Freund's adjuvant* if mycobacteria are not included.

FYN See *tyrosine kinases*.

γδ T-cell receptor (γδ TCR) The form of the TCR expressed by a minority of T cells, found mostly in epithelial barrier tissues. Each chain contains variable (V) regions, which form the antigen-binding site, and constant (C) regions that insert in the cell membrane.

γ (gamma)-globulin fraction The electrophoretic fraction of serum that contains most of the immunoglobulin classes.

G proteins Proteins that bind GTP and convert it to GDP in the process of cell signal transduction.

GALT See *gut-associated lymphoid tissue*.

gene knockout Term for gene disruption by homologous recombination.

gene segments Germline gene sequences that are combined with others to make a complete coding sequence; Ig and TCR genes are products of V, D, and J gene segments.

gene therapy Correction of a genetic defect by the introduction of a normal gene into bone marrow or other cells. Also known as *somatic gene therapy* because it does not affect the germline genes of the individual.

generation of diversity The generation of a diverse repertoire of antigen-binding receptors on B or T lymphocytes that occurs in the bone marrow or thymus, respectively.

genetic immunization Technique for inducing adaptive immune responses by injecting plasmid DNA encoding a protein of interest, usually into muscle; the protein is then expressed *in vivo* and elicits antibody and T-cell responses.

genome-wide sequence The sequence of all DNA (the entire genome).

genotype All the genes possessed by an individual; in practice it refers to the particular alleles present at the loci in question.

germinal centers Structures in secondary lymphoid organs that are sites of B-cell somatic hypermutation and class switch and the development of memory and plasma cells. They also include follicular dendritic cells and T (follicular) helper cells.

germline Refers to genes in germ cells as opposed to somatic cells. In immunology, it refers to immunoglobulin or TCR genes in their unrearranged state.

goblet cells Specialized cells in the epithelium that lines mucosal tissues; they are responsible for secreting mucus and are particularly abundant in the large intestine but are present in all mucosal tissues.

Goodpasture's syndrome Autoimmune disease in which autoantibodies against basement membrane or type IV collagen are produced and cause extensive vasculitis. Can be rapidly fatal.

G-protein-coupled receptors (GPCRs) Ligand receptors that interact wit h G proteins on the cytoplasmic side of the plasma membrane. G proteins are signal-transducing molecules that are activated when the receptor binds to its ligand.

graft-versus-host reaction (GVH) Pathological consequences of a response generally initiated by transplanted immunocompetent T lymphocytes into an allogeneic, immunologically incompetent host. The host is unable to reject the grafted T cells and becomes their target. The emerging graft-versus-host disease (GVHD) most often affects skin, liver, and intestines.

granulocyte See *polymorphonuclear leukocytes*.

granulocyte-macrophage colony-stimulating factor (GM-CSF) Cytokine involved in the growth and differentiation of myeloid and monocytic lineage cells, including dendritic cells, monocytes and tissue macrophages, and cells of the granulocyte lineage.

granuloma Structure in the form of a mass of mononuclear cells at the site of a persisting inflammation; mostly macrophages with some T lymphocytes at the periphery. A common delayed type hypersensitivity reaction associated with continuous presence of a foreign body or infection.

granzyme Serine protease enzyme found in the granules of CTL and NK cells released by exocytosis, enters target cells, and proteolytically cleaves and activates caspases to induce apoptosis.

Graves' disease Autoimmune disease in which antibodies against the thyroid-stimulating hormone receptor cause overproduction of thyroid hormone and thus hyperthyroidism.

Guillain–Barré syndrome Type of idiopathic polyneuritis in which autoimmunity to peripheral nerve myelin leads to a condition characterized by chronic demyelination of the spinal cord and peripheral nerves.

gut-associated lymphoid tissue (GALT) Lymphoid tissue situated in the gastrointestinal mucosa and submucosa that constitutes the gastrointestinal immune system. GALT is present in the Peyer's patches, appendix, and tonsils.

GVH See *graft-versus-host reaction.*

H chain See *heavy chain.*

H-2 The major histocompatibility complex of the mouse, situated on chromosome 17. H-2 contains the subregions K, I, D, and L. (Haplotypes are designated by a lowercase superscript, as in H-2^b.)

HAART See *Highly active antiretroviral therapy.*

haplotype Linked set of genes associated with one haploid genome; used mainly in connection with the linked genes of the major histocompatibility complex (MHC), usually inherited as one haplotype contributed by each parent. Some MHC haplotypes are overrepresented in the population, a phenomenon known as *linkage disequilibrium.*

hapten Compound, usually of low molecular weight, that is not itself immunogenic but becomes immunogenic and induces an antibody response after conjugation to a carrier protein or cells. The hapten alone can bind to the antibody in the absence of carrier.

hapten-carrier conjugate A covalent combination of a small molecule

Hashimoto's thyroiditis Autoimmune disease characterized by persistent high levels of antibody against thyroidspecific antigens, primarily thyroid peroxidase and the hormone thyroglobulin. $CD4^+$ T_H1 cells also contribute to the destruction of the thyroid gland.

HAT Hypoxanthine–aminopterin–thymidine, commonly used as a selective media cocktail in cell cultures to generate hybridomas.

heavy (H) chain Larger of the two types of chains that comprise a normal immunoglobulin or antibody molecule.

heavy-chain variable region That part of the immunoglobulin heavy chai n protein that varies from antibody to antibody and is encoded by the V, D, and J gene segments.

heavy-chain joining segment (JH) One of the gene segments encoding the immunoglobulin heavy chain or its protein product.

heavy-chain variable segment (VH) One of the gene segments encoding the immunoglobulin heavy chain gene, or its protein product.

helper T cells Class of $CD4^+$ T cell that cooperates with B cells to make antibody in response to thymus-dependent antigens.

hemagglutination The process of sticking together red blood cells using multivalent cells, viruses or molecules that bind to molecules on the red blood cell surface. Viruses such as influenza or antibodies are routinel y measured by hemagglutination assays.

hemagglutinin Any substance that causes red blood cells to agglutinate. Hemagglutinins in human blood are antibodies that recognize the ABO blood group antigens. Influenza and some other viruses have hemagglutinins that bind to glycoproteins on host cells to initiate the infectious process.

hematopoiesis Generation of cellular elements of blood, including the red blood cells, leukocytes, and platelets.

hematopoietic stem cell (HSC) Bone marrow cell that is undifferentiated and serves as a precursor for multiple hematopoietic cell lineages. Also demonstrable in the yolk sac and later in the liver in the fetus.

hemolysis Alteration or destruction of red blood cells, which libera tes hemoglobin.

hemolytic disease of the newborn (HDN) Also called *erythroblastosis fetalis*, HDN is caused by a maternal IgG antibody response to paternal antigens expressed on fetal red blood cells. The usual target of this response is the Rh blood group antigen. Maternal anti-Rh IgG antibodies cross the placenta, bind to fetal red blood cells, and trigger their destruction.

heptamer A conserved set of 7 nucleotides contiguous to each of the V, D, and J gene segments of all immunoglobulin and TCR gene segments. It serves as the recognition signal and binding site of the RAGJ/2 protein complex.

herd immunity Protection afforded to nonvaccinated individuals in a population when the majority have been successfully vaccinated.

hereditary angioedema Disorder due to decreased or absent C1 inhibitor (C1 INH) in which recurrent attacks of edema occur in the skin and gastrointestinal and respiratory tracts. The most serious consequence is epiglottal swelling leading to suffocation.

heterodimer Molecule comprising two components that are different but closely joined structures, such as a protein comprised of two separate chains. Major examples include the TCR—either α plus β chains or γ plus δ chains—and MHC class I and class II molecules.

heterophile antigen A cross-reacting antigen expressed by widely different species including humans and bacteria.

heterozygous Refers to individuals with two different alleles of a particular gene.

HEV See *high endothelial venules.*

high endothelial venules (HEV) Specialized venules found in lymphoid tissues. Lymphocytes migrate from blood into lymphoid tissues by attaching to and migrating across the high endothelial cells of these vessels.

highly active antiretroviral therapy (HAART) Combination chemotherapy for HIV infection consisting of a viral protease inhibitor and reverse transcriptase inhibitors. Can reduce plasma virus titers to below detectable levels and slow the progression of HIV disease.

hinge region Flexible, open segment of an antibody molecule that allows it to bend. Located between the Fab and Fc regions of an antibody molecule and susceptible to enzymatic cleavage.

histamine Vasoactive amine stored in mast cell granules released by antigen binding to IgE molecules on mast cells, causing dilation of local blood vessels and smooth muscle contraction. Histamine release produces some symptoms of immediate hypersensitivity reactions.

histiocyte An immobilized (sometimes called "tissue fixed") macrophage found in loose connective ti.ssue.

histocompatibility Literally, the ability of tissues to be compatible; in immunology, identity in all transplantation antigens. These antigens, in turn, are collectively referred to as *histocompatibility antigens.*

histocompatibility antigens Family of proteins that determines the ability of one individual to accept tissue or cell grafts from another. The major histocompatibility antigens, which are encoded by the MHC, function in antigen presentation.

histocompatible Denoting individuals whose major histocompatibility antigens are identical. Grafts between such individuals are generally accepted

HIV See *human immunodeficiency virus.*

HLA See *human leukocyte antigen.*

Hodgkin disease and Hodgkin lymphoma Malignant disease of B lymphocytes characterized by the presence of large cells, called *Reed–Sternberg cells.*

homeostasis Pertaining to processes that contribute to the maintenance and stability of a system, in this case, the immune system, under normal conditions.

homing Directed migration of different types of leukocytes into particular tissue sites and regulated by the selective expression of adhesion molecules and chemokine receptors. See also *lymphocyte homing.*

homodimer A protein comprising two identical peptide chains, for example, CD8.

homotypic An interaction between two molecules where the interacting domains have identical or very similar structures to one another.

human immunodeficiency virus (HIV) Retrovirus that infects human $CD4^+$ cells and causes AIDS.

humanization Describes the genetic engineering of mouse hypervariable loops of a desired specificity into otherwise human antibodies. DNA encoding hypervariable loops of mouse monoclonal antibodies or V regions selected in phage display libraries is inserted into the framework regions of human immunoglobulin genes. This allows the production of antibodies of a desired specificity that do not cause an immune response in humans treated with them.

humanized antibody A chimeric antibody (typically mouse-human) that contains the antigen-binding region derived from mouse and the Fc region derived from human Ig genes.

human leukocyte antigen (HLA) The human major histocompatibility complex; contains the genes coding for the polymorphic HLA class I and II molecules and many other important genes.

humoral immunity Refers to immune responses that involve antibody (contrast with cell-mediated immunity: T-cell responses in the absence of antibody). Can be transferred to another individual using antibody-containing serum.

hybridoma Immortalized hybrid cell resulting from the *in vitro* fusion of an antibody-secreting B cell with a myeloma; it secretes antibody without stimulation and proliferates continuously, both *in vivo* and *in vitro.* The term is also used for a hybrid T cell resulting from the fusion of a T lymphocyte with a thymoma (a malignant T cell), in which the T-cell hybridoma proliferates continuously and secretes cytokines upon activation by antigen and APC.

hygiene hypothesis Hypothesis that a lack of early childhood exposure to infectious agents, certain symbiotic microorganisms (such as the gut flora or probiotics), and parasites increases susceptibility to allergic diseases by suppressing the natural development of some components of the immune system.

hyper IE syndrome An immune deficiency syndrome characterized by overexpression of IgE and most frequently caused by mutations in the gene encoding STAT3. Also known as Job syndrome.

hyperacute rejection Form of graft rejection that begins within minutes to hours after transplantation, particularly of a xenograft, characterized by thrombotic occlusion of the graft vessels. Mediated by preexisting antibodies in the host circulation that bind to donor endothelial antigens, such as blood group antigens or MHC molecules, and activate the complement and blood-clotting cascades, leading to an engorged, ischemic graft and rapid loss of the organ.

hypergammaglobulinemia Elevated serum immunoglobulin levels. A polyclonal increase in immunoglobulins in the serum occurs in any condition where there is continuous stimulation of the immune system, such as chronic infection, autoimmune disease, or systemic lupus erythematosus.

hyper-IgM syndromes Conditions in which high levels of IgM but not other Ig classes are made. They result from defects in class switch recombination, most commonly from defects in CD40 ligand expression (T cells) but also may result from mutations in CD40 (B cells and APCs) or AID (B cells).

hyperimmune A descriptor for an animal with a high level of immunity that is induced by repeated immunization to generate large amounts of functionally effective antibodies, in comparison to animals subjected to routine immunization protocols, generally with fewer boosters.

hypersensitivity State of reactivity to antigen that is greater than normal; denotes a deleterious rather than a protective outcome. Four types are defined. See *types I–IV hypersensitivity*.

hypersensitivity diseases Immune-mediated diseases that include autoimmune diseases, in which immune responses are directed against self-antigens, and diseases resulting from uncontrolled or excessive responses against foreign antigens, such as microbes and allergens. The tissue damage that occurs in hypersensitivity diseases is due to the same effector mechanisms used by the immune system to protect against microbes.

hypervariable regions Portions of the antigen-specific receptors on T cells and B cells, the TCR and BCR, respectively, that are highly variable in amino acid sequence from one molecule to another and constitute the antigen-binding site. See also *complementarity-determining region*.

hypogammaglobulinemia Any immune deficiency disorder, either inherited or acquired, characterized by low levels of gammaglobulin (IgG).

Ia (I region associated) An older term for mouse MHC class II I-A and I-E genes and molecules.

idiotype Combined antigenic determinants (idiotopes) expressed in the variable region of antibodies of an individual; directed at a particular antigen.

Ig See *immunoglobulin*.

IgA Class of immunoglobulin characterized by α heavy chains. IgA antibodies are secreted mainly by mucosal associated lymphoid tissues.

IgD Class of immunoglobulin characterized by δ heavy chains. IgD is a cell-surface immunoglobulin co-expressed on naïve B cells together with IgM. May function as a coreceptor that binds to IgD receptors expressed on T cells.

IgE Class of immunoglobulin characterized by ε heavy chains; involved in allergic reactions.

IgG Class of immunoglobulin characterized by γ heavy chains. The most abundant class of immunoglobulin found in plasma.

IgM Class of immunoglobulin characterized by μ heavy chains. IgM is the first immunoglobulin to appear on the surface of B cells and to be secreted following B-cell stimulation with antigen.

Igα/β (CD79a/CD79b) Heterodimeric signal transduction molecule expressed at the surface of B lymphocyte lineage cells and associated with Ig heavy chains.

IL See *interleukins*.

IL-10 A member of the interferon family of

cytokines, that usually mediate an immunosuppressive effect.

IL-17 family A family of cytokines implicated in the early stages of the immune response. Most members of this family are proinflammatory.

IL-2 A cytokine produced by activated T cells that promotes T-cell proliferation.

IL-23-TH7 cell axis A cytokine/T-cell system that regulates inflammation and is responsible for several immune-mediated and inflammatory diseases; IL-23 induces differentiation of TH17 and ILC3 subsets, both of which can produce several potent proinflammatory cytokines, including IL-17, IL-22, and GM-CSF.

IL-7 receptor Receptor for the cytokine IL-7, which is important for lymphocyte development.

immature B cell IgM^+ cell in the B-cell lineage; tolerized by exposure to antigen.

immature dendritic cell Antigen-presenting cell in tissue that takes up and processes antigen.

immediate hypersensitivity An exaggerated immune response mediated by antibody (type I and II) or antigen–antibody complexes (type III) that manifests within minutes to hours after exposure of a sensitized individual to antigen.

immune adherence Adherence of particulate antigen coated with C3b to cells expressing C3b receptors; results in enhanced phagocytosis of bacteria by macrophages.

immune complex Molecules formed by the interaction of a soluble (i.e., nonparticulate) antigen with antibody molecules. Large immune complexes are cleared rapidly, but smaller complexes formed in antigen excess may deposit in tissues resulting in tissue damage (immune complex disease).

immune deficiency See *immunodeficiency*.

immune dysregulation, polyendocrinopathy, enteropathy, X-linked (IPEX) syndrome An inherited immune deficiency disorder that manifests as an autoimmune syndrome caused by a lack of FoxP3 expression and near absence of regulatory T cells.

immune modulators Substances that control the level of the immune response.

immune surveillance Concept that a physiological function of the immune system is to recognize and destroy clones of transformed cells before they grow into tumors.

immunity General term for resistance to a pathogen.

immunocompetent Denoting a mature lymphocyte that is capable of recognizing a specific antigen and mediating an immune response; also an individual without any immune deficiency.

immunodeficiency Any deficiency in the immune response, whether inherited or acquired. It can result from defects in phagocytosis, humoral immunity, cell-mediated responses, or some combination of these.

immunodiffusion Identifies antigen or antibody by the formation of antigen–antibody complexes in a gel.

immunodominant Referring to subunits of the antigenic determinant that are most easily recognized by the immune system.

immunogen Substance capable of inducing an immune response (as well as reacting with the products of an immune response); often used as a synonym for *antigen*.

immunoglobulin (Ig) General term for all antibody molecules (IgM, IgD, IgG, IgA, and IgE); each Ig unit is made up of two heavy chains and two light chains and has two antigen-binding sites.

immunoglobulin A See *IgA*.

immunoglobulin D See *IgD*.

immunoglobulin domain A three-dimensional globular structure found in many proteins in the immune system, including Igs, TCRs, and MHC molecules. Ig domains are about 110 amino acid residues in length, include an internal disulfide bond, and contain β-pleated sheets.

immunoglobulin E See *IgE*.

immunoglobulin fold Characteristic structure in immunoglobulins that consists of a domai n of 100 to 110 amino acids folded i nto two β-pleated sheets, each containing three or four antiparallel β strands and stabilized by an intrachain disulfide bond.

immunoglobulin G See *IgG*.

immunoglobulin heavy (H) chain With the light chain, it is one of the two basic structural units of a four-chain antibody molecule. The H chain can be μ, δ, γ, α, or ε, and so gives rise to the different antibody classes (isotypes): IgM, IgD, IgG, IgA, or IgE. The H chain variable (V) region combines with the light chain V region to form the antigenbinding site. The constant (C) region of the H chain mediates the effector function of the antibody molecule, such as binding to receptors on phagocytic cells and the activation of complement.

immunoglobulin light (L) chain With the heavy chain, it is one of the two basic structural units of a four-chain antibody molecule. The L chain can be either κ or λ, which are functionally identical. About 60% of human antibodies have κ light chains and 40% have λ light chains.

immunoglobulin M See *IgM*.

immunoglobulin superfamily Proteins involved in cellular recognition and interactions that are structurally and genetically related to immunoglobulins.

immunological memory The ability of the immune system to respond much more swiftly and with greater efficiency during a second, or later exposure to the same pathogen.

immunological synapse Area of contact between the surfaces of a T cell and an APC, such as dendritic cells or a B cell.

immunomodulatory Any compound or inducer that changes the behavior of immune cells. This is most often used to refer to the activity of co-stimulatory (e.g., Cn2S) or co-inhibitory (e.g., CTLA-4) molecules but encompasses both categories more broadly.

immunoreceptor tyrosine-based activation motif (ITAM) Pattern of amino acids in the cytoplasmic tail of many transmembrane receptor molecules, including Igα and Igβ and CD3 and z (zeta) chains, which are phosphorylated and then associate with intracellular molecules as an early consequence of cell activation.

immunoreceptor tyrosine-based inhibitory motif (ITIM) Pattern of amino acids in the cytoplasmic tail of receptors, such as the B-cell molecules FcγRIIB and CD22, which recruit phosphatases to the receptor site that remove the phosphate groups added by the tyrosine kinases.

immunosuppression Inhibition of one or more components of the adaptive or innate immune system, either as a result of an underlying disease or intentionally induced by drugs for the purpose of preventing or treating graft rejection or autoimmune disease. A commonly used immunosuppressive drug is cyclosporine, which blocks T-cell cytokine production.

immunosurveillance A theory concerning anticancer responses which states that cells of the immune system continually survey the body in order to recognize and eliminate tumor cells.

immunotherapy Treatment of a disease with therapeutic agents that promote or inhibit immune responses. Cancer immunotherapy, for example, involves either promoting active immune response to tumor antigens (e.g., by pulsing them onto dendritic cells) or by administering antibodies specific for molecules expressed on tumor cells to establish passive immunity.

immunotoxins Antibodies that are chemically coupled to toxic proteins usually derived from plants or microorganisms. They are being tested as anticancer agents and as immunosuppressive drugs in both mice and humans.

inducible NO synthase (iNOS) Produced by macrophages and many other cell types. Induced by many stimuli to activate NO synthesis, thereby playing a major role in host resistance to intracellular infection.

inductive phase The stage of immune activity when the response to pathogens encountered in barrier tissues is initiated; followed by the effector phase.

inflamed Manifesting redness, pain, heat, and swelling. See also *inflammation*.

inflammasome Multiprotein complex, assembled from NOD-like receptors (NLRs) and expressed in myeloid cells, activating the enzyme caspase-1 that in turn cleaves immature forms of certain cytokines, particularly IL-1, into active, mature cytokines.

inflammation An acute or chronic response to tissue injury or infection involving accumulation of leukocytes, plasma proteins, and fluid.

inflammatory bowel disease (IBD) Chronic intestinal inflammation that can be subdivided into two types: Crohn's disease and ulcerative colitis.

inflammatory response A localized tissue response to injury or other trauma characterized by pain, heat, redness, and swelling. The response includes both localized and systemic effects, consisting of altered patterns of blood flow, an influx of phagocytic and other immune cells, removal of foreign antigens, and healing of the damaged tissue.

inhibitor of NF-κ B A small protein that binds to the transcr iption factor NF-κB that inhibits its action, in part by retaining it in the cytoplasm.

innate immunity Nonantigen specific host defenses that exist prior to exposure to an antigen and involve anatomical, physiological, endocytic and phagocytic, antimicrobial, and inflammatory mechanisms, and which exhibit no adaptation or memory characteristics. See also *adaptive immunity*.

innate lymphoid cells (ILCs) Lymphocytes that lack antigen-specific B- and T-cell receptors and contribute to both innate and adaptive immune responses. Three subsets of ILCs (ILCl, ILC2, ILC3) are recognized, most of which share features with helper T-cell subsets (T_H1, T_H2, T_H17, respectively).

inositol trisphosphate (IP^3) A phosphorylated six-carbon sugar that binds to receptors in the membranes of the endoplasmic reticulum, leading to the release of Ca2+ ions i nto the cytoplasm.

insulin-dependent diabetes mellitus (IDDM) An autoimmune disease caused by T-cell attack on the insulin-producing β cells of the pancreas, necessitating daily insulin injections.

integrins Family of two-chain cell surface adhesion molecules found on leukocytes; important in the adhesion of APCs and lymphocytes and in leukocyte migration into tissues.

intercellular adhesion molecule (ICAM) 1, 2, and 3 Adhesion molecules on surface of several cell types, including APCs and T cells, which interact with integrins; members of the immunoglobulin superfamily.

interferon regulatory factors (IRFs) Transcription factors induced by signaling downstream of pattern recognition, interferon, and other receptors that activate interferon genes.

interferons (IFNs) Group of proteins having antiviral activity and capable of enhancing and/or modifying the immune response.

interleukin-1 (IL-l) family Interleukin-1 was the first cytokine to be dis covered. Members of this family interact with dimeric receptors to induce responses that are typically pro-inflammatory.

interleukin-2 See *IL-2*.

interleukins (ILs) A group of cytokines secreted by leukocytes that primarily affect the growth and differentiation of various hematopoietic and immune system cells.

intraepidermal lymphocytes (IEL) T cells found in epidermal layers.

intron Segment of DNA that does not code for protein; the intervening sequence of nucleotides between coding sequences or exons.

invariant chain (Ii) Nonpolymorphic protein that binds to newly synthesized MHC class II molecules in the endoplasmic reticulum; prevents loading of MHC class II peptidebinding cleft with peptides present in the endoplasmic reticulum. Ii also promotes folding and assembly of MHC class II molecules and directs newly formed MHC class II molecules to the specialized endosomal MHC compartment, where peptide loading takes place.

ISCOMs Immune stimulatory complexes of antigen held within a lipid matrix that act as an adjuvant and enable antigen to be taken up into the cytoplasm after fusion with the cytoplasmic membrane.

isoelectric focusing Protein identification technique; proteins migrate in an electric field under a pH gradient to the pH at which their net charge is zero (their isoelectric point).

isograft Tissue transplanted between two genetically identical individuals (same as *syngraft*).

isohemagglutinins Naturally occurring IgM antibodies specific for the red blood cell antigens of the ABO blood groups; thought to result from immunization by bacteria in the gastrointestinal and respiratory tracts.

isotype switch See *class switch*.

isotypes Also known as *antibody classes*, isotypes are antibodies that differ in the heavy-chain constant regions: IgM, IgG, IgD, IgA, and IgE. These differences result in distinct biological activities of the antibodies; distinguishable also on the basis of reaction with antisera raised in another species.

ITAM See *immunoreceptor tyrosine-based activation motif*.

ITIM See *immunoreceptor tyrosine-based inhibition motif*.

J (joining) chain Polypeptide involved in the polymerization of immunoglobulin molecules IgM and IgA, so is associated with the IgM pentamer and IgA dimer.

J (joining) gene segment The part of a rearranged immunoglobulin or T-cell receptor gene that joins the variable region to the constant region and encodes part of the hypervariable region. There are multiple J gene segments in germline DNA, but gene rearrangement leaves only one in each functional rearranged gene.

JAK See *Janus kinases*.

JAK/STAT signaling pathway A signaling pathway initiated by cytokine binding to type I and type II cytokine receptors, sequentially activating receptor-associated Janus kinase (JAK) tyrosine kinases, JAK-mediated tyrosine phosphorylation of the cytoplasmic tails of cytokine receptors, docking of signal transducers and activators of transcription (STATs) to the phosphorylated receptor chains, JAK-mediated tyrosine phosphorylation of the associated STATs, dimerization, nuclear translocation of the STATs, and binding of STAT to regulatory regions of specific target genes, causing transcriptional activation of those genes.

Janus kinases (JAKs) Tyrosine kinases activated by cytokines binding to their cellular receptors.

joining (J) gene segment Short gene segment within Ig and TCR loci that together with V and D segments, codes for the variable region of Ig or the TCR.

junctional diversity The diversity in Ig and TCR repertoires that results from the random addition or removal of nucleotide sequences at junctions between V, D, and J gene segments.

Kaposi sarcoma Malignant tumor of vascular cells; associated with infection by the Kaposi sarcoma-associated herpesvirus 8 that frequently arises in patients with AIDS.

Kappa (K) light chain One of the two types of immunoglobulin light chains that join with heavy chains to form the B cell receptor and antibody heterodimer. Lambda (L) is the other type.

Kd See *dissociation constant*.

keratinocytes Specialized epithelial cells of the skin that contribute to a many-layered epithelial barrier; they are part of the epidermis (the top layer of the skin).

killer activatory receptor (KAR) Receptor expressed on NK or cytotoxic cells that can activate killing by these cells.

killer-cell inhibitory receptor (KIR) Receptor expressed on NK cells that binds to MHC class I molecules on target cells; ligation of MHC class I inhibits the signaling that would otherwise lead to target cell killing.

killer T cell A T cell, also known as a cytotoxic T cell (CTL), that kills a target cell expressing antigen bound to MHC class I molecules on the surface of the target cell.

KIR See *killer-cell inhibitory receptor*.

knock-in genetics A genetic manipulation that results in the insertion of a desired mutant form of a gene or a marker gene in a preselected site in the genome.

knockout mouse Mouse with a targeted disruption of one or more genes created by homologous recombination techniques.

Kupffer cell A type of tissue macrophage found in liver.

L chain See *light (L) chain*.

LAK cells See *lymphokine-activated killer cells*.

Lambda (λ) chain One of the two types of immunoglobulin light chains that join with heavy chains to form the B cell receptor and antibody heterodimer. Kappa (K) is the other type.

Lamina propria Layer of loose connective tissue under the intestinal epithelium where immune cells are organized. The site of the GALT and part of the mucosal immune system.

Langerhans cell Cell of the monocyte/dendritic cell family that takes up and processes antigens in the epidermal layer of the skin. It migrates through lymphatics to lymph nodes draining the site of exposure to antigen, where it differentiates into a dendritic cell.

late-phase reaction Component of the immediate hypersensitivity reaction that develops 2–4 hours after mast cell and basophil degranulation characterized by an inflammatory infiltrate of neutrophils, eosinophils, basophils, and lymphocytes. Recurring late-phase inflammatory reactions can cause tissue damage.

Lck An Src family nonreceptor tyrosine kinase that noncovalently associates with the cytoplasmic tails of CD4 and CD8 molecules in T cells. Lck is involved in the early signaling events of antigen-induced T-cell activation and mediates tyrosine phosphorylation of the cytoplasmic tails of CD3 and ζ proteins of the TCR complex.

lectin pathway of complement activation Pathway of complement activation triggered, in the absence of antibody, by the binding of microbial polysaccharides to circulating lectins such as mannose-binding lectin (MBL) and ficolin. MBL and ficolin in the circulation associate with proteases, the mannose-associated serine proteases (MASPs). Once bound to a pathogen, one of the proteases, MASP-2, sequentially cleaves C4 and C2 to form C4b2a on the surface of the bacterium. The remaining steps of the lectin pathway, beginning with cleavage of C4, are identical to the classical complement pathway.

lectins Proteins that bind carbohydrates.

Leishmania An obligate intracellular protozoan parasite that infects macrophages and can cause a chronic inflammatory disease involving many tissues. T_H1 responses and associated IFN-γ production control *Leishmania major* infection, whereas T_H2 responses with IL-4 production lead to disseminated lethal disease.

leishmaniasis The disease caused by the protozoan parasite *Leishmania*.

leukemia Uncontrolled proliferation of a malignant leukocyte.

leukocyte A white blood cell. The category includes lymphocytes, granulocytes, platelets, monocytes, and macrophages.

leukocyte adhesion deficiency (LAD) One of a rare group of immunodeficiency diseases with infectious complications; caused by defective expression of the leukocyte adhesion molecules required for tissue recruitment of phagocytes and lymphocytes.

leukocyte common antigen (LCA, CD45) Protein tyrosine phosphatase that is expressed by both T and B lymphocytes.

leukotrienes Class of arachidonic acid-derived lipid inflammatory mediators produced by the lipoxygenase pathway in many cell types. They contribute significantly to the pathological processes of bronchial asthma.

ligand Molecule or part of molecule that binds to a receptor.

ligation Binding of a molecule or a part of a molecule to a receptor.

light (L) chain The light chain of the immunoglobulin molecule, either κ or λ.

linked recognition The requirement for the T helper and B cell involved in the antibody response to a thymus-dependent antigen to interact with different epitopes physically linked in the same antigen.

lipid rafts Parts of the membrane characterized by highly ordered, detergent-insoluble, sphingolipid- and cholesterol-rich regions.

lipopolysaccharide (LPS) Component of Gram-negative bacteria cell walls; also known as *endotoxin*.

locus The specific chromosomal location of a gene.

lower respiratory tract That part of the respiratory system that includes the smaller branches of the bronchi and the alveoli.

LPS See *lipopolysaccharide*.

LPS tolerance State of reduced responsiveness to LPS following an initial exposure to low/sublethal dose of LPS.

lumen The inside of a tube or sac, such as the inside of the gastrointestinal tract.

Ly49 Receptors in the C-lectin protein family expressed by murine natural killer cells that bind MHC class I and typically inhibit cytotoxicity.

Lyme disease Chronic infection with the spirochete *Borrelia burgdorferi*.

lymph Extracellular fluid that bathes tissues; contains tissue products, antigens, antibodies, and cells (predominantly lymphocytes).

lymph nodes Secondary lymphoid organs in which mature B and T lymphocytes interact with antigen and with each other.

lymphatic system System of vessels through which lymph travels and which includes organized structures, with lymph nodes at the intersection of vessels. It has three major functions: (1) to concentrate antigen from all parts of the body into a few lymphoid organs; (2) to circulate lymphocytes through lymphoid organs so that antigen can interact with rare antigen-specific cells; and (3) to carry products of the immune response (antibody and effector cells) to the bloodstream and tissues.

lymphatic vessels Thin-walled vessels through which the fluid and cells of the lymphatic system move through the lymph nodes and ultimately into the thoracic duct, where it joins the bloodstream.

lymphoblast Lymphocyte with enlarged and increased rate of RNA and protein synthesis.

lymphocyte homing Directed migration of subsets of circulating lymphocytes into particular tissue sites; regulated by the selective expression of adhesion molecules and chemokine receptors.

lymphocyte maturation Process by which bone marrow precursor cells develop into mature, antigen receptorexpressing naïve B or T lymphocytes in primary lymphoid organs—bone marrow (B cells) and thymus (T cells).

lymphocyte migration Movement of lymphocytes around the body. See also *lymphocyte homing*.

lymphocyte recirculation Continuous movement of lymphocytes through the blood and lymphatics, between the lymph nodes or spleen, and, if activated, to peripheral inflammatory sites.

lymphocytes Leukocytes that express antigen-specific receptors; divided into two major sets: B cells (Ig) and T cells (TCR); small cells with virtually no cytoplasm found in blood, tissues, and lymphoid organs such as lymph nodes, spleen, and Peyer's patches. Responsible for specificity, diversity, memory, and self–nonself discrimination.

lymphoid follicle B-cell-rich region of a lymph node or the spleen that is the site of antigen-induced B-cell proliferation and differentiation. In T-cell-dependent B-cell responses to protein antigens, a germinal center forms within the follicles.

lymphoid progenitor A cell committed to the lymphoid lineage from which all lymphocytes arise. Also known as common lymphoid progenitor (CLP).

lymphokine A cytokine secreted by lymphocytes.

lymphokine-activated killer (LAK) cells The heterogeneous population of lymphocytes, including NK cells, derived from the *in vitro* cytokine-driven activation of peripheral blood lymphocytes from a tumor-bearing patient.

lymphoma Lymphocyte tumors in lymphoid tissues or other sites but not generally found in the blood.

lymphotoxin (LT, TNF-β) Cytokine produced by $CD4^+$ TH1 cells and CTL that kills infected T cells and tumor cells and also has proinflammatory effects, including endothelial and neutrophil activation; also critical for the normal development of lymphoid organs.

Lyn A tyrosine kinase important in lymphocyte signaling.

lysosome Organelle abundant in phagocytic cells that contains proteolytic enzymes that degrade proteins derived both from the extracellular environment and from within the cell.

M cells Specialized epithelial cells overlaying Peyers's patches in the gut that deliver antigens to Peyer's patches.

macrophages Large phagocytic leukocytes found in tissues; derived from blood monocytes.

major histocompatibility complex (MHC) Cluster of genes encoding polymorphic cell surface molecules (MHC class I and class II) that are involved in interactions with T cells. These molecules also play a major role in transplantation rejection. Several nonpolymorphic proteins are also encoded in this region.

MALT See *mucosa-associated lymphoid tissue*.

mannose-binding lectin (MBL) Plasma protein that binds to mannose residues on bacterial cell walls and activates complement in the absence of antibody.

mannose receptor Carbohydrate-binding receptor (lectin) expressed by macrophages that binds mannose and fucose residues on microbial cell walls and mediates phagocytosis of the organisms.

mantle zone See *follicular mantle zone*.

MAP kinase cascade Mitogen-activated protein kinase cascade. A series of reactions initiated by a cellular signal that results in successive phosphorylations of intracellular kinases and culminates in activation of transcription factors within the nucleus, often initiating cellular locomotion.

marginal zone Peripheral region of splenic lymphoid follicles containing macrophages; associated with the trapping of polysaccharide antigens that may persist locally for prolonged periods of time within macrophages and allow them to be recognized by antigen-specific B cells or to be transported into follicles.

marginal zone B lymphocytes Subset of B lymphocytes, found exclusively in the marginal zone of the spleen, which respond rapidly to blood-borne microbial antigens by producing IgM antibodies with limited diversity.

mast cell Bone marrow-derived granule-containing cell found in connective tissues; releases mediators such as histamine and cytokines following cell activation; plays a major role in allergic responses.

mature B cells B cells that express both IgM and IgD of identical antigenic specificity on their surface.

medulla Inner region of a gland such as the thymus or adrenal.

medullary thymic epithelial cells Stromal cells of epithelial origin that populate the medulla of the thymus and mediate clonal deletion of autoreactive thymocytes, particularly those expressing TCRs that recognize tissue-specific antigens.

megakaryocytes Hematopoietic cells in the myeloid system that give rise to platelets.

membrane attack complex Terminal components of the complement cascade (C5b–C9), which form a pore on the surface of a target cell, resulting in cell damage or death.

memory Denotes second interaction of B or T lymphocytes with antigen or antigenic peptides, leading to a more effective and more rapid response than the first interaction (primary response).

memory lymphocytes B or T lymphocytes that mediate rapid and enhanced responses to antigen in a second or subsequent exposure. Memory B and T cells are produced by antigen stimulation of naïve lymphocytes and survive in a functionally quiescent state for long periods of time (years).

memory response See *memory, immunological.*

memory T cells T cells generated during a primary immune response that become long lived and more easily stimulated by the antigen to which they are specific. They include two main subsets, central and effector memory T cells, and are among the first participants in the faster, more robust secondary immune response to antigen.

memory, immunological The immune system mediated by memory cells whereby a second encounter with an antigen induces a heightened state of immune reactivity.

mesenteric lymph nodes The set of lymph nodes that drain the intestine; they can number from 100 to 200 and are situated in the membrane that connects the intestine to the wall of the abdomen (the mesentery).

metastasis The movement and colonization by tumor cells to sites distant from the primary site.

MHC (major histocompatibility complex) A group of genes encoding cell-surface molecules that are required for antigen presen- tation to T cells and for rapid graft rejection. It is called the HLA complex in humans and the H-2 complex in the mouse.

MHC class I molecule Molecule encoded by highly polymorphic genes of the MHC that binds peptides derived from exogenous antigens in the endoplasmic reticulum and interacts with $CD8^+$ (cytotoxic) T cells.

MHC class II molecule Molecule encoded by highly polymorphic genes of the MHC that binds peptides derived from exogenous antigens in acid compartments of the cell and interacts with $CD4^+$ T cells.

MHC class III molecules Complement components including C2, C4, and factor B that are encoded by genes in the MHC.

MHC restriction Property of T lymphocytes that they respond to antigenic peptides only when presented in association with either self-MHC class I or class II molecules.

MHC tetramers A soluble cluster of four MHC- peptide complexes used as a research tool to identify and trace antigen specific T cells *in vitro* and *in vivo*.

microglial cell A type of macrophage found in the central nervous system.

microvilli Folds in the membrane of epithelial cells that line mucosal tissues.

minor histocompatibility antigens Antigens encoded outside the MHC that stimulate graft rejection, but not as rapidly as MHC molecules.

minor histocompatibility loci Genes outside the MHC that encode antigens contributing to graft rejection.

mitogen Substance that stimulates the proliferation of many different clones of lymphocytes.

mixed-lymphocyte reaction (MLR) Proliferative response occurring when leukocytes from two individuals are mixed *in vitro*; T cells from one individual (the responder) are activated by MHC antigens expressed by APCs of the other individual (the stimulator).

MLR See *mixed-lymphocyte reaction.*

Mls antigens Non-MHC antigens that provoke strong primary mixed-lymphocyte responses.

molecular mimicry Identity or similarity of epitopes expressed by a pathogen and by a self-molecule. Molecular mimicry may explain how autoimmune responses develop.

monoclonal Derived from a single clone, the progeny of a single cell. Generally refers to a homogeneous population of T cells, or B cells, or an antibody that is reactive to only one antigen epitope.

monoclonal antibody An antibody produced by a B-cell hybridoma (a cell line derived by the fusion of a single normal B cell and an immortal B-cell tumor line) that is specific for one epitope of an antigen. Monoclonal antibodies are widely used in research, clinical diagnosis, and therapy. Contrast with *antiserum.*

monocyte Phagocytic leukocyte found in the blood; precursor to tissue macrophage.

motif Pattern of amino acids in the sequence of a molecule critical for the binding of a ligand.

mucins Highly glycosylated cell surface proteins. Mucin-like molecules are bound by L-selectin in lymphoid organs.

mucosa The layer of the intestinal wall that includes the epithelial boundary and the lamina propria; where most immune cells in the gastrointestinal tract are found.

mucosa-associated lymphoid tissue (MALT) System that connects lymphoid structures found in the gastrointestinal and respiratory tracts; includes tonsils, appendix, and Peyer's patches of the small intestine.

mucosal immune system Part of the immune system that responds to and protects against microbes that enter the body through mucosal surfaces within the gastrointestinal and respiratory tracts. The mucosal immune system comprises mucosa-associated lymphoid tissues composed of collections of lymphocytes and accessory cells in the epithelia and lamina propria of mucosal surfaces.

multiple myeloma Malignant tumor of antibody-producing clones of B cells that often secretes immunoglobulins or parts of Ig molecules. The monoclonal antibodies produced by multiple myelomas were critical for early biochemical analyses of antibody structure.

multiple sclerosis Disease of the central nervous system believed to be autoimmune in nature in which an inflammatory response results in demyelination and loss of neurological function.

Multipotent progenitors (MPPs) The stage of lymphoid differentiate that immediately precedes the LMPP stage. MPPs have lost the capacity for self renewal that characterizes the true stem cell, but they retain the capacity to differentiate along many different hematopoietic lineages, including lymphoid, myeloid, erythroid, and megakaryocytic.

multipotential Can divide to form daughter cells that are more differentiated than the parent cell and that can develop along distinct blood cell lineages.

multivalent Having more than one ligand binding site.

myasthenia gravis Autoimmune disease in which antibody specific for the acetylcholine receptor expressed in muscle blocks function at the neuromuscular junction.

mycoses Any disease caused by fungal infection.

MyD88 Myeloid differentiation factor 88; adaptor protein that binds to all the IL- l receptors and all TLRs except TLR3 and activates downstream signali ng.

myeloid progenitor cell A cell that gives rise to cells of the myeloid lineage.

myeloma Tumor of plasma cells generally secreting a single monoclonal immunoglobulin.

naïve lymphocytes Lymphocytes that have not yet encountered their specific antigen and therefore have never responded to it. All lymphocytes leaving the central lymphoid organs (bone marrow and thymus) are naïve.

natural killer (NK) cells Large granular lymphocyte-like cells that kill various tumor cells *in vitro* and may play a role in resistance to tumors; they also participate in ADCC.

necrosis Morphological changes that accompany death of individual cells or groups of cells and that release large amounts of intracellular components to the environment, leading to disruption and atrophy of tissue. See also *apoptosis*.

negative selection A step in the development of B and T cells at which cells with potential reactivity to self-molecules are functionally inactivated.

neoantigens Unique epitopes that arise from mutations to DNA that are associated with cancer and that generate new, nonself proteins, which may be capable of eliciting an immune response.

neonatal Fe receptor (FeRN) An MHC class-like molecule that controls IgG and albumin half-life and transports IgG across the placenta.

neonatal immunity Immunity mediated by maternally produced antibodies transported across the placenta into the fetal circulation before birth or derived from ingested maternal milk and transported across the epithelium.

neoplasm Any new and abnormal growth; a benign or malignant tumor.

neuraminidase An enzyme that cleaves N-acetylneuraminic acid (sialic acid) from glycoproteins. Most commonly a virally expressed enzyme found on the surface of influenza virus that facilitates viral attachment to and budding from host cells.

neutralization Ability of an antibody to block or inhibit the effects of a virus or bacterium.

neutralizing antibodies Antibodies that bind to pathogen and prevent it from infecting cells. The most powerful vaccines induce neutralizing antibodies.

neutropenia A situation in which there are fewer neutrophils in the blood than normal.

neutrophil Phagocytic cell morphologically characterized by a segmented lobular nucleus and cytoplasmic granules filled with degradative enzymes. Short-lived (<1 day) and the most abundant type of circulating white blood cells. It is the major innate immune cell type mediating acute inflammatory responses to bacterial infections.

NF-κB An important transcription factor, most often associated with mechanisms by which the innate immune system eliminates pathogens.

nitric oxide A vasoactive and microbicidal effector molecule produced by macrophages from L-arginine.

nitric oxide synthase Member of a family of enzymes that synthesize nitric oxide from L-arginine. Macrophages express an inducible form of this enzyme (see *inducible NO synthase (iNOS)*) following activation by various microorganisms or cytokines.

NK cells See **natural killer cells**.

NKT cells Small subset of T cells that express the NK1.1 marker normally found on NK cells as well as a TCR of limited diversity. They rapidly produce cytokines in response to pathogens. They are considered to have features of both innate and adaptive immunity, and are thought to play a regulatory role in several diseases and conditions.

NOD-like receptors (NLRs) Family of intracellular pattern recognition receptors (PRRs) whose primary role is to recognize cytoplasmic pathogen-associated molecular patterns (PAMPs) and/or endogenous danger signals, inducing immune responses.

Northern blotting Common technique for detecting specific mRNAs, in which denatured mRNAs are separated electrophoretically and then transferred to a polymer sheet, which is incubated with a radiolabeled DNA probe specific for the mRNA of interest.

n Treg cell A type of T cell that is induced to express FoxP3 and acquire regulatory function during development in the thymus, and is responsible for suppressing immune activity against specific antigen.

nuclear factor of activated T cells (NFAT) Transcription factor complex of a protein called NFATc that is held in the cytosol by serine/threonine phosphorylation and the Fos/Jun dimer called AP-1. Following cleavage of the phosphate residues of NFAT by calcineurin, it moves from the cytosol to the nucleus.

nuclear factor κB (NF-κB) Family of transcription factors composed of homodimers or heterodimers of proteins important in the transcription of many genes in both innate and adaptive immune responses.

Nucleoside reverse transcriptase inhibitors

nude mice Mice in which the thymus does not develop, so they lack T cells; also *hairless*.

oncofetal antigens Proteins expressed at high levels on some types of cancer cells and in normal developing fetal tissue but not adult tissues. Antibodies specific for these proteins are used as diagnostic histological tools to identify tumors or to monitor the progression of tumor growth in patients.

oncofetal tumor antigen An antigen that is present during fetal development but generally is not expressed in tissues except following transformation. α-Fetoprotein (AFP) and carcinoembryonic antigen (CEA) are two examples that have been associated with various cancers.

oncogenes Genes involved in regulating cell growth that, when defective in structure or expression, can cause cells to grow continuously to form a tumor.

opportunistic infections Infections caused by ubiquitous microorganisms that cause no harm to immune competent individuals but pose a problem in cases of immunodeficiency.

opsonin A molecule that becomes attached to the surface of a microbe and increases the efficiency of phagocytosis of the microbe by phagocytic cells (neutrophils and macrophages).

opsonization The coating of a particle such as a bacterium with antibody and/or a complement component (an opsonin) that leads to enhanced phagocytosis by phagocytic cells.

osteoclast A bone macrophage.

oxidative burst Metabolic reactions that use large amounts of oxygen to generate toxic oxygen metabolites such as hydrogen peroxide, oxygen free radicals, hypochlorous acid, and various oxides of nitrogen. These metabolites are generated within specialized vesicles in neutrophils and macrophages and are used to kill invading pathogens.

palindromic (P) nucleotides Nucleotides formed at the V-D and D-1 junctions by asymmetric clipping of the hairpin junction formed by RAG l/2-mediated DNA cleavage.

PALS See *periarteriolar lymphoid sheath*.

papain A proteolytic enzyme derived from papayas and pineapples. Papain cleavage of immunoglobulins releases two Fab and one Fe fragment per IgG.

paracortical area (or paracortex) The T-cell area of the lymph node.

paracrine A type of regulatory secretion, such as a cytokine, that arrives by diffusion from a nearby cellular source.

passive cutaneous anaphylaxis (PCA) Transfer of anaphylactic sensitivity by intradermal injection of serum from a sensitized donor.

passive hemagglutination Technique for measuring antibody in which antigen-coated red blood cells are agglutinated by adding antibody specific for the antigen.

passive immunity Temporary adaptive immunity conferred by the transfer of immune products, such as antibody (antiserum), from an immune individual to a nonimmune one. See also *active immunity*.

passive immunization Immunization of an individual by the transfer of antibody synthesized in another individual.

passive immunotherapy Treatment of an infectious disease by administration of previously generated antibodies specific for the infectious pathogen.

pathogen An agent that causes disease.

pathogen-associated molecular patterns (PAMPs) Evolutionarily conserved structures such as lipopolysaccharide, teichoic acid, and double-stranded RNA that are expressed by pathogens (viruses, bacteria, fungi) and bind to pattern recognition receptors (PRRs) expressed by cells of the innate immune system.

pathogenesis The means by which disease-causing organisms attack a host.

pattern recognition The ability of a receptor or ligand to interact with a class of similar molecules, such as mannose-containing oligosaccharides.

pattern recognition receptors (PRRs) Germline-encoded membrane or cytoplasmic receptors expressed by cells of the innate immune system that recognize pathogenassociated molecular patterns (PAMPs) expressed by microorganisms. Based on their molecular structure, PRRs can be divided into multiple families, including Toll-like receptors (TLRs), C-type lectin receptors (CLRs), NOD-like receptors (NLRs), and RIG-I-like receptors (RLRs).

PCA See *passive cutaneous anaphylaxis.*

PCR See *polymerase chain reaction.*

pentraxins A family of serum proteins consisting of five identical globular subunits; CRP is a pentraxin.

peptide-binding cleft The portion of an MHC molecule that binds peptides derived from antigen processing. The cleft or groove is composed of paired α helices resting on an eight-stranded β-pleated sheet. The polymorphic residues that account for differences in sequences among MHC alleles are located in and around the peptide-binding cleft.

perforin A molecule synthesized by cytotoxic T cells (CTLs) and NK cells that polymerizes on the surface of a target cell and creates a pore in the membrane, resulting in target-cell death.

periarteriolar lymphoid sheath (PALS) Part of the inner region of the white pulp of the spleen that mainly contains T cells.

peripheral Treg (p Treg) cells A class of T cell that, following antigen exposure in the periphery, is induced to express FoxP3 and acquire regulatory functions, suppressing immune activity against specific antigen.

peripheral lymphoid organs Lymphoid organs other than the thymus and bone marrow; they include the spleen, lymph nodes, and mucosa-associated lymphoid tissue.

peripheral tolerance Physiological unresponsiveness to antigens induced in mature lymphocytes outside the primary lymphoid organs: bone marrow (B cells) and thymus (T cells).

Peyer's patches Clusters of lymphocytes distributed in the lining of the small intestine.

Peyer's patches.

PHA See *phytohemagglutinin.*

phage display library Collection of bacteriophages engineered to express specific VH and VL domains on their surface.

phagocytosis The engulfment of a particle or a microorganism by leukocytes such as macrophages and neutrophils.

phagolysosome A phagocytic vacuole formed by the fusion of lysosomes and phagosomes containing foreign particles. Phagolysosomes release powerful enzymes, which digest the particle (e.g., bacteria).

phagosome Membrane-bound intracellular vesicle that contains particulate material, such as microbes, from the extracellular environment. Phagosomes are formed during the process of phagocytosis and fusion with other vesicular structures such as lysosomes, forming the phagolysosome (see above). This leads to enzymatic degradation of the ingested material.

phenotype Physical expression of an individual's genotype.

phosphatase Enzyme that removes phosphate groups from the side chains of specific amino acids.

phospholipase C-γ (PLC-γ) Enzyme involved in T- and B-cell activation pathways; splits phosphatidylinositol bisphosphate into diacylglycerol (DAG) and inositol triphosphate, leading to the activation of two major intracellular signaling pathways.

phytohemagglutinin (PHA) Mitogen that polyclonally activates T cells.

pinocytosis Ingestion of liquid or very small particles by vesicle formation in a cell.

P-K reaction Prausnitz–Kustner reaction, a local skin reaction to an allergen by a normal subject at the site of injected IgE from an allergic i ndividual. (No longer used because of risk of transmitting hepatitis or AIDS.)

PKCe A serine/threonine protein kinase activated by diacylglycerol and important in TCR signaling.

plasma Fluid component of unclotted blood.

plasmablasts Cells that have begun the pathway of differentiation to plasma cells, but have not yet reached the stage of terminal differentiation and are therefore still capable of cell division.

plasma cell Antibody-producing cell that is the end stage of B-cell differentiation.

plasmapheresis A procedure that involves the separation of blood into two components, plasma and cells. The plasma is removed and cells are returned to the individual. The procedure is done during pregnancy when the mother makes anti-Rh antibodies that react with the blood cells of the fetus.

plasmin A serine protease formed by cleavage of plasminogen. Its major function is the hydrolysis of fibrin.

platelets Bone marrow-derived cells crucial in blood clotting.

pleiotropic Having more than one effect. For example, a cytokine t hat induces both proliferation and differentiation.

pluripotency Ability of a cell to differentiate into numerous other types of cells.

PMN See *polymorphonuclear leukocytes*.

poison ivy Plant whose leaves contain pentadecacatechol, a potent contact-sensitizing agent and a frequent cause of contact hypersensitivity.

pokeweed mitogen Mitogen that polyclonally activates T and B cells.

polarizing cytokines Cytokines that regulate which helper subset naïve CD4+ T cells will differentiate into.

polyclonal activator Substance that induces activation of many individual clones of either T or B cells. See also *mitogen*.

polyclonal antibody A mixture of antibodies produced by a variety of B-cell clones that have recognized the same antigen. Although all of the antibodies react with the immunizing antigen, they differ from each other in amino acid sequence.

polygenic The presence of multiple genes within the genome that encode proteins with the same function but slightly different structures.

poly-Ig receptor Binds to IgA at one surface of an epithelial cell, transports it through the cell, and releases it at the opposite lumenal surface; IgA can then participate in protecting the outer surface of the mucosal system.

polymerase chain reaction (PCR) Reaction that produces large amounts of DNA from a sequence by repeated cycles of synthesis.

polymorphism Literally, having many shapes; in genetics, the existence of multiple alleles at a particular genetic locus, resulting in variants of the gene and product among different members of the species.

polymorphonuclear (PMN) leukocytes Leukocytes containing cytoplasmic granules with characteristic multilobed nucleus; the three major types are neutrophils, eosinophils, and basophils.

polyvalency The presence of multiple identical copies of an epitope on a single antigen molecule, cell surface, or particle; examples include bacterial capsular polysaccharides. Polyvalent antigens are often capable of activating B lymphocytes independent of helper T cells.

positive selection The process by which the double-positive thymocyte interacts with MHC molecules and peptides expressed on cortical epithelial cells in the thymus, receiving signals both to survive and commit to either the $CD4^+$ or $CD8^+$ lineages. In the absence of this interaction, the double-positive cell dies.

pre-B cell Cell in the B-cell lineage that has rearranged heavy- but not light-chain genes; expresses surrogate light chains and μ heavy chain at its surface in conjunction with Igα and Igβ; all these molecules comprise the pre-B-cell receptor.

pre-B-cell receptor (pre-BCR) Complex expressed in pre-B cells comprising μ and surrogate light chains plus Igα/β. Once expressed, the pre-B cells are ready to rearrange their light chains.

precipitin reaction Mixing of soluble antigen and antibody at different proportions that can result in the precipitation of insoluble antigen–antibody complexes.

prednisone Synthetic steroid with potent antiinflammatory and immunosuppressive activity used to treat acute graft rejection, autoimmune disease, and lymphoid tumors.

pre-T cell Cell in T-lymphocyte differentiation in the thymus that has rearranged TCR β genes and expresses TCR β polypeptide on its surface in association with pT-α (gp33), and CD3, forming the pre-T-cell receptor.

pre-T-cell receptor (pre-TCR) Expressed on the surface of pre-T cells, consisting of TCR β chains, pT-α, and CD3.

primary follicle Region of a secondary lymphoid organ containing predominantly unstimulated B lymphocytes; develops into a germinal center following antigen stimulation.

primary immunodeficiency A genetic defect in which an inherited deficiency in some aspect of the innate or adaptive immune system leads to an increased susceptibility to infections. Primary immunodeficiencies are frequently manifested early in infancy and childhood but sometimes are detected clinically later in life.

primary lymphoid organs Organs in which the early stages of T- and B-lymphocyte differentiation take place and antigen-specific receptors are first expressed.

primary response The adaptive immune response resulting from first encounter with antigen; generally small in magnitude with a long induction phase or lag period. In the primary B-cell response, IgM antibodies are made first.

priming Activation of naïve lymphocytes by exposure to antigen.

pro-B cell Earliest stage of B-cell differentiation in which a heavy-chain D gene segment rearranges to a J gene segment.

professional antigen-presenting cells (APCs) Refers to dendritic cells, mononuclear phagocytes, and B lymphocytes. APCs are capable of presenting antigen to T lymphocytes. All are capable of expressing MHC class II molecules and co-stimulators. Dendritic cells are the most important professional APCs for initiating primary T-cell responses.

progenitor cell A cell that has lost the capacity for self-renewal and is committed to the generation of a part icular cell lineage.

programmed cell death See *apoptosis*.

programmed death-1 (PD-1 or CD279) A co-inhibitory receptor that blocks T-cell activation, acting as a checkpoint that downregulates immune responses; upregulated by T cells after activation.

proinflammatory Tending to cause inflammation; TNF-a, IL-6 and IL-l are examples of proinflammatory cytokines.

promoter DNA sequence immediately 5′ to the transcription start site of a gene where the proteins that initiate transcription bind. The term *promoter* is often used to mean the entire 5′ regulatory region of a gene, including enhancers, which are additional sequences that bind transcription factors and interact with the basal transcription complex to increase the rate of transcriptional initiation. Other enhancers may be located at a significant distance from the promoter, either 5′ of the gene, in introns, or 3′ of the gene.

properdin (factor P) A positive regulator of the alternative pathway of complement activation; stabilizes C3bBb.

prophylaxis An action taken to prevent disease, especially by a specified means or against a specified disease.

prostaglandins Lipid products of metabolism of arachidonic acid that, like leukotrienes, have multiple effects (e.g., inflammatory mediators) on a variety of tissues.

protease Enzyme that cleaves peptide bonds and thereby breaks proteins down into peptides. Different kinds of proteases have different specificities for bonds between particular amino acid residues. Proteases within phagocytes are important for killing ingested microbes during innate immune responses. Within APCs, proteases generate peptide fragments of protein antigens that bind to MHC molecules during T-cell-mediated immune responses. Finally, when released from phagocytes at inflammatory sites, proteases can cause tissue damage.

proteasome Multiprotein cytoplasmic complex that catabolizes proteins to peptides.

protein A A membrane component of *Staphylococcus aureus* that binds to the Fc region of IgG and is thought to protect the bacteria from IgG antibodies by inhibiting their interactions with complement and Fc receptors. It is useful in purifying IgG.

protein kinase C Enzyme activated by calcium and diacylglycerol during T- and B-lymphocyte activation.

protein tyrosine kinases (PTKs) Enzymes that mediate the phosphorylation of tyrosine residues in proteins and thereby promote phosphotyrosine-dependent protein– protein interactions. PTKs are involved in many signal transduction pathways in cells of the immune system.

protooncogenes Cellular genes regulating growth control; mutation or aberrant expression can lead to malignant transformation of the cell.

protozoa Single-celled eukaryotic organisms, many of which are human parasites and cause disease. Examples of pathogenic protozoa include *Leishmania*, which causes leishmaniasis; *Entamoeba histolytica*, which causes amebic dysentery; and *Plasmodium*, which causes malaria.

provirus DNA form of a retrovirus integrated into the host DNA.

pseudogene Sequence of DNA resembling a gene but containing codons that prevent transcription into full-length RNA species.

pus Mixture of cell debris and dead neutrophils that is present in wounds and abscesses infected with extracellular encapsulated bacteria.

pyogenic Refers to the generation of pus at the sites of response to bacteria with large capsules.

pyrogen Substance that causes fever.

Rac Small guanine-nucleotide-binding protein that is activated by the GDP–GTP exchange factor Vav during the early events of T-cell activation. GTP-activated Rac triggers a three-step protein kinase cascade that culminates in activation of the stress-activated protein (SAP) kinase, c-*jun* N-terminal kinase (JNK), and p38 kinase, which are similar to the MAP kinases.

radioallergosorbent test (RAST) Solid-phase radioimmunoassay for detecting IgE antibody specific for a particular allergen.

radioimmunoassay (RIA) Technique for measuring the level of a biological substance in a sample, by measuring the binding of antigen to radioactively labeled antibody (or vice versa).

RAG-1* and *RAG-2 Recombination-activating genes; their products are expressed specifically in developing B and T cells and play a key role in V(D)J recombination.

rapamycin Immunosuppressive agent used to prevent transplantation rejection; blocks cytokine production.

Ras Member of a family of nucleotide-binding proteins with intrinsic GTPase activity that are involved in many different signal transduction pathways in diverse cells types.

reactive oxygen intermediates (ROIs) Highly reactive metabolites of oxygen, including superoxide anion, hydrogen peroxide, and hydroxyl radical, that are produced by activated phagocytes. Phagocytes use ROIs to form oxyhalides that damage ingested bacteria. ROIs may also be released from cells and promote inflammatory responses or cause tissue damage.

reagin IgE antibody that mediates an immediate hypersensitivity reaction.

receptor Generally in the immune system, a transmembrane molecule that binds to a ligand on the exterior surface of the cell, leading to biochemical changes inside the cell.

receptor editing Process in which the interaction of an immature B cell with self-antigen induces a secondary rearrangement of immunoglobulin light-chain genes, generating a different antigenic specificity.

recombinant vaccine See *synthetic vaccine*.

recombination See *V(D)J recombination*.

recombination-activating genes See *RAG-1 and RAG-2*

recombination signal sequences (RSSs) Highly conserved heptamer and nonamer nucleotide sequences that serve as signals for the gene rearrangement process and flank each germline V, D, and J segment.

red pulp An anatomical and functional compartment of the spleen composed of vascular sinusoids in which large numbers of erythrocytes, macrophages, dendritic cells, sparse lymphocytes, and plasma cells are scattered. Macrophages within red pulp clear the blood of microbes, other foreign particles, and damaged red blood cells.

Reed–Sternberg cells Large malignant B cells that are found in Hodgkin disease.

regulatory T (Treg) cells A population of T cells, most of which are $CD4^+$, that regulate the activation of other T cells and are necessary to maintain peripheral tolerance to self-antigens. Many Treg cells constitutively express CD25, the α chain of the IL-2 receptor, and the transcription factor FoxP3.

repertoire The complete and enormous range of antigenic specificities of either B or T lymphocytes in an individual.

RES See *reticuloendothelial system (RES)*.

respiratory burst Process by which reactive oxygen intermediates such as superoxide anion, hydrogen peroxide, and hydroxyl radical are produced in macrophages and polymorphonuclear leukocytes. Mediated by the enzyme phagocyte oxidase and often triggered by inflammatory mediators, such as TNF, LTB_4, and platelet-activating factor (PAF), or by products uniquely produced by bacteria, such as *N*-formylmethionyl peptides.

reticuloendothelial system (RES) A general term for the network of phagocytic cells.

reverse transcriptase Enzyme that transcribes the RNA genome of a retrovirus into DNA; used in molecular biology to convert RNA into complementary DNA (cDNA).

Rh antigen Any of a large number of antigens present on the surface of blood cells that constitute the Rh blood group. See also *erythroblastosis fetalis*.

Rh blood group antigens A complex system of protein alloantigens expressed on red blood cell membranes. Differences between maternal and paternal Rh antigens are the cause of transfusion reactions and hemolytic disease of the newborn.

rheumatic fever Caused by antibodies elicited after infection with some *Streptococcus* species. Some of these antibodies cross-react with heart, kidney, and joint antigens.

rheumatoid arthritis Autoimmune, inflammatory disease of the joints.

rheumatoid factor Autoantibody (usually IgM) that reacts with the individual's own IgG; present in rheumatoid arthritis.

Rhogam Antibody against Rh antigen; used to prevent Rh immunization, a condition in which an individual with Rh-negative blood develops antibodies after exposure to Rh-positive blood.

ring vaccination Public health strategy for immunizing a select group of individuals, usually within a relatively small geographic location, who have either been exposed to or potentially exposed to an infectious microorganism that poses a public health threat such as a biological weapon.

schistosomiasis A disease caused by the parasitic worm *Schistosoma*.

SCID See *severe combined immunodeficiency disease*.

SCID-human mouse Immunodeficient mouse into which elements of a human immune system, such as bone marrow and thymic fragments, have been grafted. Such mice support the differentiation of pluripotent human hematopoietic stem cells into mature immunocytes and so are valuable for studies on lymphocyte development. See also *Severe combined immunodeficiency disease*.

SDS-polyacrylamide gel electrophoresis (SDS-PAGE) An electrophoretic method for the separation of proteins.

second set rejection Accelerated rejection of an allograft in a primed recipient.

secondary immune response Adaptive immune response that occurs on second exposure to an antigen; characterized by more rapid kinetics and greater magnitude relative to the primary immune response, which occurs after initial exposure to the antigen.

secondary immunodeficiency Loss of immune function that results from exposure to an external agent, often an infection.

secondary lymphoid organs Organs such as the spleen and lymph nodes in which antigen-driven proliferation and differentiation of mature B and T lymphocytes take place following antigen recognition.

secondary response See *Secondary immune response*.

secretory component Cleaved component of the poly-Ig receptor that attaches to dimeric IgA and protects it from proteolytic cleavage as it is transported through an epithelial cell.

selectins A family of cell-surface adhesion molecules found on leukocytes and endothelial cells; they bind to sugars on glycoproteins.

selective immunoglobulin deficiency Immunodeficiencies characterized by the inability to produce one or more Ig classes or subclasses. Selective IgA deficiency is the most common, followed by IgG_3 and IgG_2 deficiencies. Patients with these disorders may be at increased risk for bacterial infections, but many are normal.

self-MHC restriction Phenomenon in which an individual's T cells respond only to peptides associated with MHC molecules that were present in the thymus during T-cell maturation (i.e., self-MHC molecules).

self-tolerance Unresponsiveness of B and T lymphocytes to self-antigens, largely as a result of inactivation or death of self-reactive lymphocytes induced by exposure to those self-antigens. Self-tolerance is a cardinal feature of the normal immune system, and failure of self-tolerance leads to autoimmune diseases.

sensitization Immunization by antigen; generally used for first encounter with allergen.

sepsis Infection of the bloodstream, frequently fatal.

septic shock Often lethal complication of severe Gram-negative bacterial infection with spread to the bloodstream (sepsis) that is characterized by vascular collapse, disseminated intravascular coagulation, and metabolic disturbances. Typically triggered by bacterial lipopolysaccharides (LPS, or endotoxin) that can induce a cytokine storm characterized by immune cell production of dangerous levels of multiple cytokines, including IL-1, IL-12, and TNF. Septic shock is also called *endotoxin shock*.

septicemia Blood poisoning due to the presence of bacteria and/or their toxins in the blood.

seroconversion The production of detectable antibodies in the serum specific for a microorganism during the course of an infection or in response to immunization.

serology Use of antibodies to detect antigens.

serotype Antigenically distinct subset of a species or subspecies of an infectious organism that is distinguished from other subsets by serological tests (i.e., serum antibody). Antibody responses to one serotype of microbes (e.g., influenza virus) may not be protective against another serotype.

serum Residual fluid derived from clotted blood; contains antibodies.

serum sickness Type III hypersensitivity reaction resulting from deposition of circulating, soluble, antigen–antibody complexes leading to complement and neutrophil activation in tissues such as the kidney; typically induced following therapy with large doses of antibody from a foreign source, such as monoclonal antibodies made in mice (or, originally, by treating patients with horse serum).

severe combined immunodeficiency disease (SCID) Disease resulting from early block in differentiation pathways of both B and T lymphocytes.

signal transducers and activators of transcription (STATs) Intracellular proteins phosphorylated by Janus kinases as a consequence of cytokine–cytokine receptor engagement.

signal transduction The process by which a molecular signal is passed from one part of a cell to another, usually by the binding of a signaling molecule to a receptor at the cell surface, followed by a conformational change in the receptor that causes a cascade of intracellular events, culminating in an alteration in transcription of one or more genes.

signal transduction pathway A sequence of intracellular events brought about by receipt of a signal by a specific receptor.

SLE See *systemic lupus erythematosus*.

slow-reacting substance of anaphylaxis (SRS-A) The collective term applied to leukotrienes that mediate inflammation.

smallpox Infectious disease caused by the variola virus that has been eliminated in the world by vaccination.

somatic gene conversion Nonreciprocal exchange of sequences between genes. Part of the donor gene or genes is copied into an acceptor gene, but only the acceptor gene is altered; it is the mechanism for generating diverse Ig repertoire in many nonhuman species.

somatic hypermutation Mutation in the variable-region sequence of an antibody produced by a B cell following antigenic stimulation in the germinal center; results in increased antibody affinity for antigen.

specificity Used in the immune system to indicate that adaptive immune responses are directed toward and able to distinguish between distinct antigens or small parts of antigens. Derives from the ability of BCRs and TCRs on B and T cells, respectively, to bind to one molecule but not to another with only minor structural differences.

spleen Largest of the secondary lymphoid organs; traps and concentrates foreign substances carried in the blood; composed of white pulp, and rich in lymphoid cells and red pulp, which contains many erythrocytes and macrophages.

splenectomy Surgical removal of the spleen.

Src-family kinases A family of tyrosine kinases critically important in the early stages of signaling pathways in many cell types, including lymphocytes.

Src homology 2 (SH2) domain Three-dimensional domain structure of about 100 amino acid residues present in many signaling proteins that permits specific noncovalent interactions with other proteins by binding to phosphotyrosines. Each SH2 domain has a unique binding specificity that is determined by the amino acid residues adjacent to the phosphotyrosine on the target protein. Several proteins involved in early signaling events in T and B lymphocytes interact with one another through SH2 domains.

Src homology 3 (SH3) domain Structural domain of about 60 amino acid residues present in many signaling proteins that mediates protein–protein binding. SH3 domains bind to proline residues and function cooperatively with the SH2 domains of the same protein.

STATs See *signal transducers and activators of transcription.*

stem cell Precursor cell that can differentiate into multiple lineages; for example, all blood cells arise from a common hematopoietic stem cell.

strain Set of animals (particularly mice and rats) in which every animal is bred to be genetically identical.

streptavidin A bacterial protein that binds to biotin with very high affinity. It is used in immunological assays to detect antibodies that have been labeled with biotin.

submucosa The layer of connective tissue in the intestinal wall just beneath the mucosa; the site of a network of blood vessels, lymphatics, and nerves.

superantigen A molecule that activates all T cells with a particular Vβ gene segment, irrespective of their Vα expression.

suppression A mechanism for producing a specific state of immunological unresponsiveness by which one cell or its products inhibit the function of another.

surface plasmon resonance (SPR) An instrumental technique for measurement of the affinity of molecular interactions based on changes in reflectance properties of a sensor coated with an interactive molecule.

surrogate light chains Nonrearranging chains (Vλ5 and V pre-B) expressed in conjunction with the μ chain in the pre-B cell; they form part of the pre-BCR.

switch recombination The molecular mechanism underlying Ig isotype switching in which a rearranged VDJ gene segment in an antibody-producing B cell recombines with a downstream C gene and the intervening C genes are deleted. It involves nucleotide sequences called *switch regions* located in the introns at the 5′ end of each C_H locus. Switch recombination is triggered by the binding of CD40 to CD40 ligand, and by interaction of antigen-stimulated B cells with T-cell-derived cytokines.

switch region Region of B-cell heavy-chain DNA at which recombination occurs in an antigen-stimulated cell; allows class (or isotype) switch (e.g., IgM to IgE).

syngeneic Literally, genetically identical, e.g., monozygotic twins or mice of the same strain.

syngraft Same as *isograft.*

synthetic vaccine Vaccine composed of recombinant DNA-derived antigens; also called *recombinant vaccine*. Synthetic vaccines for hepatitis B virus and herpes simplex virus are now in use.

systemic inflammatory response syndrome (SIRS) The systemic changes observed in patients who have disseminated bacterial infections ranging from mild forms characterized by neutrophilia, fever, and a rise in acute-phase reactants in the plasma to severe cases that include disseminated intravascular coagulation, adult respiratory distress syndrome, and septic shock. SIRS is stimulated by bacterial products such as LPS and mediated by cytokines of the innate immune system.

systemic lupus erythematosus (SLE) Autoimmune disease that affects many organs of the body and causes fever and joint pain. Patients produce high levels of antibodies against the components of cell nuclei, particularly DNA, and form circulating soluble antigen–antibody complexes. These complexes deposit in tissues such as the kidney, activate the complement cascade, and result in tissue damage.

tacrolimus Immunosuppressive polypeptide drug (also called FK506) that inactivates T cells by inhibiting signal transduction from the T-cell receptor.

TAP-1 and TAP-2 See *transporter associated with antigen processing*.

tapasin TAP-associated protein that is a key molecule for the assembly of MHC class I molecules. Cells deficient in this protein are unable to express MHC class I molecules on their surface.

target cell A cell killed by one of the body's killer cells, such as a CTL or NK cell.

TATA box A thymidine and adenine-rich sequence upstream of many genes that serves as part of the RNA pol ymerase recognition and binding sequence.

T-bet A T-box family transcription factor that promotes the differentiation of T_H1 cells from naïve T cells.

T cell See *T lymphocyte*.

T-cell hybridoma An artificially generated T-cell tumor formed by fusing a single T cell with a naturally occurring thymoma cell.

T-cell receptor (TCR) Two-chain clonally distributed heterodimer on the T cell that recognizes antigen. Each chain contains one Ig-like variable (V) domain, one Ig-like constant (C) domain, a hydrophobic transmembrane region, and a short cytoplasmic region. αβ is the most common form. It interacts with complexes of foreign peptides bound to self-MHC molecules on the surface of host cells. A smaller population of T cells uses γ and δ chains as their TCR. γδ T cells are found mostly in epithelial barrier tissues.

T-cell receptor complex Multiprotein plasma membrane complex expressed by T lymphocytes composed of the clonally distributed, antigen-binding TCR heterodimer and the invariant signaling proteins CD3 δ, ε, and γ plus the ζ chain.

TCR See *T-cell receptor.*

T cytotoxic (Tc) cells See *cytotoxic (or cytolytic) T lymphocyte (CTL).*

TD antigen See *thymus-dependent (TD) antigen.*

T-dependent antigen Immunogen that requires helper ($CD4^+$) T cells for B cells to synthesize antibody. Helper T cells produce cytokines and express cell surface molecules that stimulate B-cell growth and differentiation into antibody-secreting cells. Antibody responses to T-dependent antigens are characterized by class switching, affinity maturation, and memory.

terminal deoxynucleotidyl transferase (TdT) Enzyme that inserts nontemplated nucleotides at the junctions of V, D, and J gene segments of Ig and TCR locus DNA; these nucleotides increase the diversity of antigen-specific receptors.

T_H1 cells Subset of $CD4^+$ T cells that synthesize the signature cytokines IL-2, IFN-γ, and TNF-β, and are mainly involved in activating cells of cell-mediated immunity and in stimulating B cells to produce IgG_3 antibody.

T_H17 cells Subset of $CD4^+$ T cells that secrete the IL-17 family of proinflammatory cytokines as well as IL-22 and other cytokines. They are protective against certain bacterial and fungal infections and also involved in autoinflammatory diseases.

T_H2 cells Subset of $CD4^+$ T cells that synthesize the signature cytokines IL-4, IL-5, and IL-13, and are mainly involved in activating effector cells involved in responses to parasitic worms and to allergens.

T helper (T_H) cells T cells that are stimulated by antigen to provide signals that promote immune responses.

T helper type 1 (T_H1) cells Helper $CD4^+$ T-cell subset that enhances the cytotoxic immune response against intracellular pathogens and expresses the master transcriptional regulator T-bet.

T helper type 2 (T_H2) cells Helper CD4 $^+$ T-cell subset that enhances B cell production of IgE and the immune response to pathogenic worms. It expresses the master transcriptional regulator GATA-3.

T helper type 17 (T_H17) cells Helper $CD4^+$ T-cell subset that enhances an inflammatory immune response against some fungi and bacteria and expresses the master transcriptional regulator ROR-y.

thymic epithelial cells Epithelial cells found in the cortical and medullary stroma of the thymus that play a critical role in T-cell development. Cortical epithelial cells play a key role in positive selection: T cells must recognize self-peptides bound to MHC molecules on the surface to be rescued from programmed cell death. Medullary epithelial cells play a role in negative selection (also see *AIRE gene*).

thymic medulla The inner region of the thymic organ that is distinguishable from the outer cortical region.

thymocytes T cells differentiating in the thymus.

thymus The primary lymphoid organ for T-cell differentiation, comprising an outer cortex and inner medulla; developing thymocytes interact with MHC molecules and peptides expressed by thymic epithelial cells and dendritic cells.

thymus-dependent (TD) antigen Antigen that is unable to stimulate B cells to antibody production in the absence of help from T cells; response to such antigens involves isotype switching, affinity maturation, and memory cell production.

TIL See *tumor-infiltrating lymphocyte.*

T-independent (TI) antigen Immunogen that induces B lymphocyte antibody synthesis in the absence of T cells or their products; usually stimulates only IgM responses (no class switching) and no memory response.

tingible body macrophages Macrophages in the germinal center that phagocytize apoptotic B cells.

tissue typing A laboratory method to determine the particular MHC alleles expressed by an individual for the purpose of matching allograft donors and recipients. Often called *HLA typing*, it can be performed by testing whether sera known to be reactive with certain MHC gene products mediate complement-dependent lysis of an individual's lymphocytes. More commonly, PCR techniques are used to determine HLA allele expression.

titer Reciprocal of the last dilution of a titration giving a measurable effect, e.g., if the last dilution of an antibody giving significant agglutination is 1:128, the titer is 128. It is used generally as an empirical measure of the avidity of an antibody.

T lymphocyte The lymphocytes (also called *T cells*) that require the thymus for differentiation; they express an antigen-specific receptor, the TCR, and mediate cell-mediated immune responses in the adaptive immune system. Major subsets are defined by expression of different TCRs such as αβ or γδ, and surface markers and function: $CD4^+$ (cytokine synthesis), $CD8^+$ (cytotoxic), and NKT.

TNF See *tumor necrosis factor.*

tolerance Antigen-specific unresponsiveness of B or T cells.

Toll-like receptors (TLRs) Family of pattern recognition receptors (PRRs) expressed on cells of the innate immune system that recognize microorganisms and evoke a host defense response and the development of adaptive immunity through production of inflammatory cytokines and expression of co-stimulatory molecules.

Toll pathway Signaling pathway that activates transcription factor NF-κB by degrading its inhibitor I-κB.

toxic-shock syndrome Systemic reaction produced by the toxin derived from the bacterium *Staphylococcus aureus*; the toxin acts as a superantigen, which activates a high proportion of $CD4^+$ cells to produce cytokines.

toxoid Nontoxic derivative of a toxin used as an immunogen in vaccines to induce antibodies capable of cross-reacting with the toxin.

transformation Change that a normal cell undergoes as it becomes malignant, normally mediated by DNA alterations.

transfusion Transplantation of blood cells, platelets, or plasma from one individual to another. Performed to treat blood loss from hemorrhage or to treat a deficiency in one or more blood cell types resulting from inadequate production or excess destruction.

transfusion reaction Immunological reaction against transfused blood products, usually mediated by preformed antibodies in the recipient that bind to donor blood cell antigens, such as ABO blood group antigens or histocompatibility antigens. In severe cases, transfusion reactions can cause disseminated intravascular coagulation, kidney damage, fever, and shock.

transgenic mouse A mouse that expresses an exogenous gene that has been introduced into the genome by injection of a specific DNA sequence into the pronuclei of fertilized mouse eggs. Transgenes insert randomly at chromosomal break points and are subsequently inherited as simple Mendelian traits.

transplantation Grafting solid tissue (such as a kidney or heart) or cells (particularly bone marrow) from one individual to another. See *allograft* and *xenograft.*

transporter associated with antigen processing (TAP) Two-chain peptide transporter (TAP-1 and TAP-2) that mediates the active transport of peptides from the cytosol to the site of assembly of MHC class I molecules inside the endoplasmic reticulum.

Treg cells Subset of $CD4^+$ T cells that regulate or inhibit the function of other lymphocyte subsets. Synthesize inhibitory cytokines TGF-β and IL-10. See also *regulatory T cells.*

tuberculin test Subcutaneous injection of antigens derived from the organism causing tuberculosis; individuals who have been exposed to the organism and those who have been previously vaccinated with BCG develop a delayed hypersensitivity response at the injection site 24–48 hours later.

tuberculoid leprosy A disease caused by the intracellular bacteria *Mycobacterium leprae* and *Mycobacterium lepromatosis*, where the immune response successfully encapsulates the bacteria and prevents widespread tissue damage. This more controlled form of disease is associated with the production of a TH1 rather than TH2 response.

tumor immunity Describes immune responses against tumor cells.

tumor-infiltrating lymphocyte (TIL) Mononuclear cell derived from the inflammatory infiltrate of solid tumors.

tumor necrosis factor (TNF) Proinflammatory cytokine with functions including the selective killing of tumor cells; toxicity may be the result of the production of free radicals following the binding of high-affinity cell-surface receptors.

tumor necrosis factor-β (TNF-β) See *lymphotoxin.*

tumor-specific antigens (TSAs) Antigens that are unique to tumor cells. Originally referred to as tumor-specific transplantation antigens (TSTAs).

tumor-specific transplantation antigen (TSTA) Antigen uniquely expressed by certain tumor cells.

TUNEL assay Identifies apoptotic cells *in situ* by the characteristic fragmentation of their DNA.

two-signal hypothesis The hypothesis, now well established experimentally, that in order to be activated, a naïve T cell must receive signals through its TCR (signal 1) as well as co-stimulatory receptors such as CD28 (signal 2).

type 1 responses Immune responses to intracellular pathogens; they are typically dominated by TH1 and ILCI lymphocytes, activate cytotoxic cells, and heighten phagocytic activity.

type 2 responses Immune responses to worms and some other extracellular pathogens; they are typically dominated by TH2 and ILC2 lymphocytes, as well as IgE and the cytokines IL-4, IL-5, and IL-13.

type I diabetes (TID) An autoimmune disease caused by T-cell attack on the insulin-producing β cells of the pancreas, necessitating daily insulin injections.

type I hypersensitivity Immediate hypersensitivity reactions occurring rapidly after reexposure to allergen and involving IgE responses and triggering of mast cells.

type I interferons A group of cytokines belonging to the interferon family of cytokines that mediates antiviral effects.

Type I interferons are released by many different cell types and are considered part of the innate immune system.

type II hypersensitivity Hypersensitivity reactions involving IgG antibodies against cell-surface antigens that result in direct killing of the cell expressing the antigen.

type II interferon A cytokine belonging to the interferon family that is normally secreted by activated T cells. Also known as interferon-γ.

type III hypersensitivity Hypersensitivity reactions that involve antigen–antibody complexes depositing in filtering organs and triggering cytotoxic reactions.

type III interferons A subset of the interferon family of cytokines, also known as lambda interferons.

type IV hypersensitivity T-cell-mediated, delayed (24–72 hours after reexposure to antigen) hypersensitivity reactions involving mainly T_H1 cells and monocytes.

tyrosine kinases Family of enzymes that phosphorylates proteins on tyrosine residues, a critical step in lymphocyte activation. The key tyrosine kinases in T-cell activation are Lck, Fyn, and ZAP-70; those in B-cell activation are Blk, Fyn, Lyn, and Syk.

ubiquitin A small signaling peptide that can either tag a protein for destruction by the proteasome or, under some circumstances, activate that protein.

ulcerative colitis A form of inflammatory bowel disease (IBD) limited to the large intestine and characterized by an inappropriate type 2 response, accumulation of inflammatory cells, and damage to the epithelial layer.

unresponsiveness Inability to respond to antigenic stimulation. Unresponsiveness may be specific for a particular antigen (see *tolerance*) or broadly nonspecific as a result of damage to the entire immune system such as that occurring after whole-body irradiation.

upper respiratory tract That part of the respiratory system that includes the mouth, trachea, and major bronchi.

urticaria Swelling and redness of the skin caused by localized and transient leakage of fluid and plasma proteins from small vessels into the dermis during an immediate hypersensitivity reaction.

vaccination Any protective immunization against a pathogen. Originally referred to immunization against smallpox with the less virulent cowpox (vaccinia) virus.

vaccine A preparation of immunogenic material (antigen) used to induce an antigen-specific immune response.

valence, valency Numerical measure of combining capacity, generally equal to the number of binding sites. Antibody molecules are bivalent or multivalent, whereas T-cell receptors are univalent.

variability (Antibody) variability is defined by the number of different amino acids at a given position divided by the frequency of the most common amino acid at that position.

variable (V) region The N-terminal portion of an Ig or TCR that contains the antigen-binding region of the molecule; V regions are formed by the recombination of V, D, and J gene segments.

Variable (VJ) region The variable region of an antibody light chain.

V(D)J recombinase The set of enzymatic activities that collectively bring about the joining of gene segments into a rearranged V(D)J unit.

V(D)J recombination Mechanism for generating antigen-specific receptors of T and B cells. The process is mediated by the enzyme complex V(D)J recombinase and products of the *RAG-1* and *RAG-2* genes and involves the joining of V, D, and J gene segments.

virion Complete virus particle.

virus Organism comprising a protein coat and DNA or RNA genome; it requires a host cell for replication.

V region See *variable region*.

Western blotting Technique to identify a specific protein in a mixture; proteins separated by gel electrophoresis are blotted onto a nitrocellulose membrane, and the protein of interest is detected by adding radiolabeled antibody specific for the protein.

wheal and flare Itchy reaction at skin site where antigen has been injected into an allergic individual; characterized by erythema (redness due to dilation of blood vessels) and edema (swelling produced by release of serum into tissue).

white pulp Part of the spleen composed predominantly of lymphocytes, arranged in periarteriolar lymphoid sheaths and follicles, and other leukocytes. The remainder of the spleen (the red pulp) contains sinusoids lined with phagocytic cells and filled with blood.

Wiskott–Aldrich syndrome An X-linked immunodeficiency disease characterized by eczema and thrombocytopenia (reduced blood platelets). Individuals with this disease are highly susceptible to bacterial infections. The defective gene encodes a cytosolic protein involved in signaling cascades and regulation of the actin cytoskeleton.

xenoantigen Antigen expressed by a graft from another species.

xenogeneic Originating from a foreign species.

xenograft Tissue transplantation between individuals belonging to two different species.

X-linked agammaglobulinemia Disease in boys (also known as *Bruton's agammaglobulinemia*) in which B-cell differentiation does not progress beyond the pre-B-cell stage and so manifests as the absence of mature B cells; a tyrosine kinase btk is mutated in these individuals.

X-linked hyper-IgM syndrome Disease in boys manifesting as the inability to synthesize Ig isotypes other than IgM; it is a result of a defect in the CD40 ligand.

X-linked severe combined immunodeficiency (X-SCID) Immunodeficiency resulting from inherited mutations in the common γ chain of the receptor for IL-2, -4, -7, -9, and -15 that impair its ability to transmit signals from the receptor to intracellular proteins.

ZAP-70 Tyrosine kinase expressed normally only in T cells and critical in T-cell activation; defects result in immunodeficiency. Also expressed in chronic lymphocytic leukemia (CLL) cells.

zymogen A protein that is activated on proteolytic cleavage by a protease.

찾아보기

숫자

로마자

A

B

C

D

E

M

N

O

P

R

S

T

U

V

W

X

Y

Z

ㄱ

ㅂ

ㅅ

ㅊ

ㅋ

ㅌ

ㅍ

ㅎ